U0267489

心脏瓣膜疾病

——《Braunwald 心脏病学》姊妹卷（第 5 版）

Valvular Heart Disease

A Companion to Braunwald's Heart Disease

Fifth Edition

心脏瓣膜疾病
——《Braunwald 心脏病学》姊妹卷（第5版）

Valvular Heart Disease
A Companion to Braunwald's Heart Disease
Fifth Edition

原　著　**Catherine M. Otto**
　　　　Robert O. Bonow

主　审　韩雅玲

主　译　朱鲜阳　王琦光

北京大学医学出版社

XINZANG BANMO JIBING——《BRAUNWALD XINZANGBINGXUE》ZIMEI JUAN（DI 5 BAN）
图书在版编目（CIP）数据

心脏瓣膜疾病：《Braunwald 心脏病学》姊妹卷：第 5 版 /（美）凯瑟琳·奥托（Catherine M. Otto），（美）罗伯特·博诺（Robert O. Bonow）原著；朱鲜阳，王琦光主译 . —北京：北京大学医学出版社，2022.12
书名原文：Valvular Heart Disease：A Companion to Braunwald's Heart Disease，5E
ISBN 978-7-5659-2776-8

Ⅰ.①心… Ⅱ.①凯…②罗…③朱…④王… Ⅲ.①心脏瓣膜疾病–诊疗 Ⅳ.①R542.5

中国版本图书馆 CIP 数据核字（2022）第 211007 号

北京市版权局著作权合同登记号：图字：01-2022-4450

Elsevier（Singapore）Pte Ltd.
3 Killiney Road，#08-01 Winsland House I，Singapore 239519
Tel：（65）6349-0200；Fax：（65）6733-1817

Valvular Heart Disease: A Companion to Braunwald's Heart Disease, 5E
Copyright © 2021 by Elsevier, Inc. All rights reserved.
Previous editions copyrighted 2014, 2009, 2004, 1999 by Saunders, an imprint of Elsevier Inc.
ISBN: 978-0-323-54633-1

This translation of Valvular Heart Disease: A Companion to Braunwald's Heart Disease, 5E by Catherine M. Otto and Robert O. Bonow was undertaken by Peking University Medical Press and is published by arrangement with Elsevier（Singapore）Pte Ltd.
Valvular Heart Disease: A Companion to Braunwald's Heart Disease, 5E by Catherine M. Otto and Robert O. Bonow 由北京大学医学出版社进行翻译，并根据北京大学医学出版社与爱思唯尔（新加坡）私人有限公司的协议约定出版。
心脏瓣膜疾病——《Braunwald 心脏病学》姊妹卷（第 5 版）（朱鲜阳 王琦光 主译）
ISBN: 978-7-5659-2776-8
Copyright © 2022 by Elsevier (Singapore) Pte Ltd. and Peking University Medical Press.
All rights reserved. No part of this publication may be reproduced or transmitted in any form or by any means, electronic or mechanical, including photocopying, recording, or any information storage and retrieval system, without permission in writing from Elsevier (Singapore) Pte Ltd. and Peking University Medical Press.

注意

本译本由 Elsevier（Singapore）Pte Ltd. 和北京大学医学出版社完成。相关从业及研究人员必须凭借其自身经验和知识对文中描述的信息数据、方法策略、搭配组合、实验操作进行评估和使用。由于医学科学发展迅速，临床诊断和给药剂量尤其需要经过独立验证。在法律允许的最大范围内，爱思唯尔、译文的原文作者、原文编辑及原文内容提供者均不对译文或因产品责任、疏忽或其他操作造成的人身及（或）财产伤害及（或）损失承担责任，亦不对由于使用文中提到的方法、产品、说明或思想而导致的人身及（或）财产伤害及（或）损失承担责任。

Published in China by Peking University Medical Press under special arrangement with Elsevier（Singapore）Pte Ltd. This edition is authorized for sale in the People's Republic of China only，excluding Hong Kong SAR，Macau SAR and Taiwan. Unauthorized export of this edition is a violation of the contract.

心脏瓣膜疾病——《Braunwald 心脏病学》姊妹卷（第 5 版）

主　　译：朱鲜阳　王琦光
出版发行：北京大学医学出版社
地　　址：（100191）北京市海淀区学院路 38 号　北京大学医学部院内
电　　话：发行部 010-82802230；图书邮购 010-82802495
网　　址：http://www.pumpress.com.cn
E - m a i l：booksale@bjmu.edu.cn
印　　刷：北京信彩瑞禾印刷厂
经　　销：新华书店
策划编辑：高　瑾
责任编辑：梁　洁　　责任校对：靳新强　　责任印制：李　啸
开　　本：889mm×1194mm　1/16　印张：34.5　字数：1040 千字
版　　次：2022 年 12 月第 1 版　2022 年 12 月第 1 次印刷
书　　号：ISBN 978-7-5659-2776-8
定　　价：360.00 元

版权所有，违者必究
（凡属质量问题请与本社发行部联系退换）

译者名单

主　审　韩雅玲

主　译　朱鲜阳　王琦光

副主译　徐　凯　王忠超　王建铭

译　者（按姓名汉语拼音排序）

庚靖淞　中国人民解放军北部战区总医院
韩秀敏　中国人民解放军北部战区总医院
韩雅玲　中国人民解放军北部战区总医院
孟立立　中国人民解放军北部战区总医院
米　沅　中国人民解放军北部战区总医院
孙丹丹　吉林医药学院
王　斌　中国人民解放军北部战区总医院
王建铭　中国人民解放军北部战区总医院
王琦光　中国人民解放军北部战区总医院
王忠超　中国人民解放军北部战区总医院
肖家旺　中国人民解放军北部战区总医院
徐　凯　中国人民解放军北部战区总医院
姚　辉　中国人民解放军北部战区总医院
张端珍　大连医科大学附属第二医院
张　坡　中国医科大学附属盛京医院
赵科研　中国人民解放军北部战区总医院
赵　明　中国人民解放军北部战区总医院
朱鲜阳　中国人民解放军北部战区总医院
祝　岩　中国人民解放军北部战区总医院

朱鲜阳简介

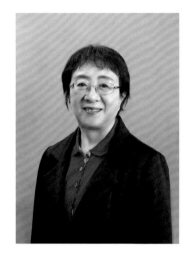

　　主任医师，教授，医学硕士，博士研究生导师，中国人民解放军北部战区总医院全军心血管病研究所副所长，先心病内科原主任。从事先天性心脏病和心脏瓣膜疾病、肺动脉高压的临床诊治、教学与研究工作40余年，在国内率先开展射频打孔并球囊扩张治疗室间隔完整的肺动脉瓣闭锁、肌部室间隔缺损、主肺间隔缺损等封堵术，开展先天性心脏病和瓣膜疾病介入治疗1.5万余例。

　　曾兼任中国医师协会心血管内科医师分会常务委员和结构性心脏病委员会副主任委员，中华医学会心血管病学分会委员和结构性心脏病委员会副主任委员，亚太心脏联盟结构性心脏病委员会主任委员，中国研究型医院学会心血管影像专业委员会副主任委员，全军心血管介入委员会先心与瓣膜病组组长。现任《临床军医杂志》副总编，《中华心血管病杂志》《中国介入心脏病学杂志》《心脏杂志》等10余家杂志编委。主持并发表心血管疾病诊治相关指南和共识4项，获国家实用新型专利2项。承担国家和军队、辽宁省科研基金4项，参与并完成国家"十五""十一五""十二五"科技支撑计划项目、国家863重点科技项目6项，获国家科学技术进步奖二等奖1项、军队医疗成果奖二等奖和辽宁省科技进步奖二等奖7项。发表学术论文250余篇；主编专著10部，参编专著26部。享受国务院政府特殊津贴和军队优秀专业技术人才一类岗位津贴。

王琦光简介

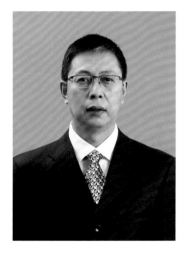

　　主任医师，医学博士，硕士研究生导师，现任中国人民解放军北部战区总医院先心病内科主任。在复杂先天性心脏病的术前诊断，以及各种先天性心脏病、心脏瓣膜疾病的介入性检查和治疗、各种心脏病所致心功能不全和肺动脉高压的相关诊治等方面积累了丰富的临床经验。

　　兼任中国医科大学、大连医科大学、辽宁医科大学、长春中医药大学硕士研究生导师，中华医学会心血管病学分会第十一届委员会肺血管病学组副组长，中国医师协会心血管内科医师分会第五届委员会委员，辽宁省医学会心血管病学分会第九届委员会委员与结构与心衰学组副组长，国家心血管病中心先心病与结构性心脏病质控中心副组长，全军心血管介入质控委员会委员兼先心病与结构性心脏病学组组长等。担任《中华心血管病杂志》通讯编委，《介入放射学杂志》与《介入放射学杂志》英文版、《临床军医杂志》编委。发表学术论文80余篇，参与撰写专著10余部，负责国家自然科学基金面上项目和省部级课题3项，参与国家自然科学基金项目3项。

Thomas Michael Bashore, MD
Professor of Medicine
Duke University Medical Center
Durham, North Carolina

Robert O. Bonow, MD, MS
Goldberg Distinguished Professor
    of Cardiology
Department of Medicine
Northwestern University Feinberg School
    of Medicine
Chicago, Illinois

Alan C. Braverman, MD
Alumni Endowed Professor in
    Cardiovascular Diseases
Department of Medicine
Washington University School of Medicine
Saint Louis, Missouri

John D. Carroll, MD
Director, Interventional Cardiology
Division of Cardiology
University of Colorado Denver
Aurora, Colorado

Javier G. Castillo, MD
Director, Hispanic Heart Center
Cardiovascular Surgery
The Mount Sinai Hospital
New York, New York

João L. Cavalcante, MD
Director, Cardiac MRI, Structural CT,
    and Cardiovascular Imaging Research
    Center & Core Lab
Minneapolis Heart Institute
Abbott Northwestern Hospital
Minneapolis, Minnesota

John B. Chambers, MD
Professor of Clinical Cardiology
Cardiothoracic Department
Guy's and St Thomas' Hospitals
London, United Kingdom

Andrew Cheng, MD
Assistant Professor
Department of Medicine
University of Washington/VA Puget Sound
    Health Care System
Seattle, Washington

Milind Desai, MD
Haslam Family Endowed Chair in CV
    Medicine
Director, Clinical Operations
Cardiovascular Medicine
Heart and Vascular Institute
Professor of Medicine
Cleveland Clinic Lerner College of Medicine
Cleveland Clinic
Cleveland, Ohio

Danny Dvir, MD
Cardiology
Shaarei Tzedek Medical Centre
Hebrew University
Jerusalem, Israel
Affiliate Assistant Professor of Medicine
University of Washington School of Medicine
Seattle, Washington

Marc R. Dweck, MD, PhD
BHF Senior Lecturer and Consultant
    Cardiologist
Center for Cardiovascular Science
University of Edinburgh
Edinburgh, United Kingdom

Maurice Enriquez-Sarano, MD
Division of Cardiovascular Diseases
    and Internal Medicine
Mayo Clinic
Rochester, Minnesota

John P. Erwin III, MD
Chair, Department of Internal Medicine
NorthShore University HealthSystem
Chicago, Illinois

Arturo Evangelista, MD
Department of Cardiology
Hospital Universitari Vall d'Hebron
Corazón-Quironsalud-Teknon Institute
Barcelona, Spain

Russell J. Everett, MD, PhD
Specialty Trainee in Cardiology
Center for Cardiovascular Sciences
University of Edinburgh
Edinburgh, United Kingdom

Benjamin H. Freed, MD
Assistant Professor of Medicine
Division of Cardiology
Department of Medicine
Northwestern University Feinberg School
    of Medicine
Chicago, Illinois

Paul Grayburn, MD
Director, Cardiology Research
Internal Medicine
Baylor University Medical Center
Dallas, Texas

Rebecca T. Hahn, MD
Director of Interventional Echocardiography
Center for Interventional and Vascular
    Therapy
Department of Medicine
Irving Medical Center
New York, New York

Mohanad Hamandi, MD
Postdoctoral Fellow
Cardiovascular Research
The Heart Hospital Baylor Plano
Plano, Texas

Howard C. Hermann, MD
John W. Bryfogle Jr. Professor of
    Cardiovascular Medicine
Cardiovascular Division
Perelman School of Medicine of the
    University of Pennsylvania
Philadelphia, Pennsylvania

Bernard Iung, MD
Cardiologist
Department of Cardiology
Bichat Hospital
Professor of Cardiology
Université de Paris
Paris, France

Yuli Y. Kim, MD
Medical Director
Philadelphia Adult Congenital Heart Center
Hospital of the University of Pennsylvania
    and The Children's Hospital
    of Philadelphia
Philadelphia, Pennsylvania

Susheel Kodali, MD
Assistant Professor of Medicine
Center for Interventional Vascular Therapy
Columbia University Irving Medical Center
New York, New York

Eric V. Krieger, MD
Associate Professor
Division of Cardiology
Department of Internal Medicine
University of Washington School
    of Medicine
Seattle, Washington

Roberto M. Lang, MD
Professor of Medicine and Radiology
Director, Noninvasive Cardiac Imaging
　　Laboratories
Section of Cardiology
Heart and Vascular Center
University of Chicago Medicine
Chicago, Illinois

James Lee, MD
Associate Director of Echocardiography
Advanced Cardiovascular Imaging
Division of Cardiology
Henry Ford Heart and Vascular Institute
Detroit, Michigan

Grace Lin, MD
Associate Professor
Cardiovascular Diseases
Mayo Clinic
Rochester, Minnesota

Brian R. Lindman, MD, MSc
Associate Professor of Medicine
Medical Director, Structural Heart and Valve
　　Center
Cardiovascular Division
Vanderbilt University Medical Center
Nashville, Tennessee

Jason P. Linefsky, MD
Associate Professor of Medicine
Department of Medicine
Emory University School of Medicine
Decatur, Georgia

Michael J. Mack, MD
Medical Director, Cardiovascular Service Line
Cardiovascular Services
Baylor Scott & White Health
Dallas, Texas

S. Chris Malaisrie, MD
Attending Cardiac Surgeon
Professor of Surgery
Bluhm Cardiovascular Institute
Northwestern Medicine
Department of Surgery
Division of Cardiac Surgery
Northwestern University Feinberg School
　　of Medicine
Chicago, Illinois

Patrick M. McCarthy, MD
Executive Director
Bluhm Cardiovascular Institute
Vice President, Northwestern Medical Group
Chief, Cardiac Surgery
Heller-Sacks Professor of Surgery
Department of Surgery
Division of Cardiac Surgery
Northwestern University/Northwestern
　　Memorial Hospital
Chicago, Illinois

David Messika-Zeitoun, MD, PhD
Professor of Cardiology
Department of Cardiology
University of Ottawa Heart Institute
Ottawa, Ontario, Canada

Akhil Narang, MD
Assistant Professor of Medicine
Northwestern University Feinberg School
　　of Medicine
Chicago, Illinois

David E. Newby, MD, PhD
BHF John Wheatley Chair of Cardiology
Center for Cardiovascular Sciences
University of Edinburgh
Edinburgh, United Kingdom

Patrick T. O'Gara, MD
Senior Physician
Division of Cardiovascular Medicine
Watkins Family Distinguished Chair in
　　Cardiology
Brigham and Women's Hospital
Professor of Medicine
Harvard Medical School
Boston, Massachusetts

Catherine M. Otto, MD
Professor of Medicine
J. Ward Kennedy-Hamilton Endowed Chair
　　in Cardiology
Department of Medicine
Division of Cardiology
University of Washington School of Medicine
Seattle, Washington

Donald C. Oxorn, MD
Professor of Anesthesiology
Adjunct Professor of Medicine (Cardiology)
University of Washington School of Medicine
Seattle, Washington

Amisha Patel, MD
Assistant Professor of Medicine
Center for Interventional Vascular Therapy
Columbia University Irving Medical Center
New York, New York

Philippe Pibarot, DVM, PhD
Professor of Medicine
Department of Medicine
Laval University
Québec Heart & Lung Institute
Québec City, Québec, Canada

Jyothy Puthumana, MD
Associate Professor of Cardiology
Northwestern University Feinberg School
　　of Medicine
Chicago, Illinois

Robert A. Quaife, MD
Professor of Medicine and Radiology
University of Colorado School of Medicine
Director, Advanced Cardiac Imaging
University of Colorado Hospital
Anschutz Medical Campus
Aurora, Colorado

Ernesto E. Salcedo, MD
Professor of Medicine
Medicine/Cardiology
University of Colorado Denver
Denver, Colorado

Paul Schoenhagen, MD
Professor
Department of Radiology
Cleveland Clinic Lerner College of Medicine
Cleveland, Ohio

Karen K. Stout, MD
Associate Chief
Division of Cardiology
Professor of Medicine
University of Washington School
　　of Medicine
Seattle, Washington

George Thanassoulis, MD, MSc
Associate Professor of Medicine
McGill University Health Center
Montreal, Québec, Canada

James Thomas, MD
Professor of Medicine
Northwestern University Feinberg School
　　of Medicine
Chicago, Illinois

Pilar Tornos, MD
Department of Cardiology
Hospital Quirónsalud
Barcelona, Spain

Wendy Tsang, MD, MSc
Assistant Professor
Division of Cardiology
Toronto General Hospital
University of Toronto
Toronto, Ontario, Canada

Alec Vahanian, MD
Professor of Cardiology
Université de Paris
Paris, France

Andrew Wang, MD
Professor of Medicine
Vice Chief for Clinical Servcies
Duke University Medical Center
Durham, North Carolina

《Braunwald 心脏病学》姊妹卷系列

BRAUNWALD'S HEART DISEASE COMPANIONS

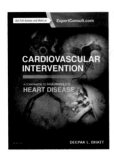

BHATT
Cardiovascular Intervention

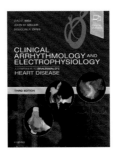

ISSA, MILLER, AND ZIPES
Clinical Arrhythmology and Electrophysiology

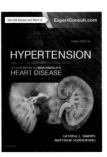

BAKRIS AND SORRENTINO
Hypertension

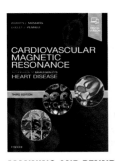

MANNING AND PENNELL
Cardiovascular Magnetic Resonance

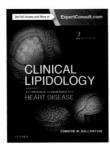

BALLANTYNE
Clinical Lipidology

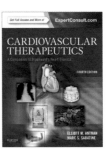

ANTMAN AND SABATINE
Cardiovascular Therapeutics

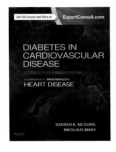

MCGUIRE AND MARX
Diabetes in Cardiovascular Disease

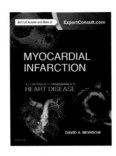

MORROW
Myocardial Infarction

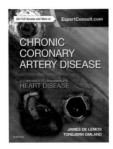

DE LEMOS AND OMLAND
Chronic Coronary Artery Disease

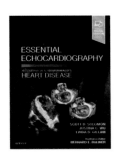

SOLOMON, WU, AND GILLAM
Essential Echocardiography

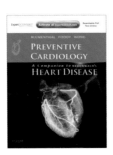

BLUMENTHAL, FOODY, AND WONG
Preventive Cardiology

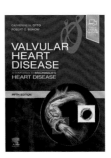

OTTO AND BONOW
Valvular Heart Disease

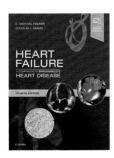

FELKER AND MANN
Heart Failure

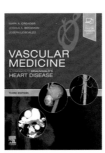

CREAGER
Vascular Medicine

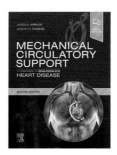

KIRKLIN AND ROGERS
Mechanical Circulatory Support

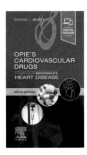

BHATT
Opie's Cardiovascular Drugs

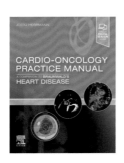

HERRMANN
Cardio-Oncology Practice Manual

BRAUNWALD'S HEART DISEASE REVIEW AND ASSESSMENT

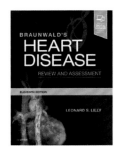

LILLY
Braunwald's Heart Disease Review and Assessment

BRAUNWALD'S HEART DISEASE IMAGING COMPANIONS

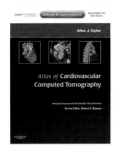

TAYLOR
Atlas of Cardiovascular Computed Tomography

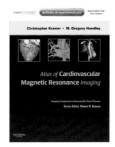

KRAMER AND HUNDLEY
Atlas of Cardiovascular Magnetic Resonance Imaging

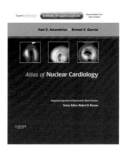

ISKANDRIAN AND GARCIA
Atlas of Nuclear Cardiology

心脏瓣膜疾病是近年来心血管领域研究的热点。据估计，我国现有心血管疾病患者 3.3 亿人，其中风湿性心脏病患者人数约 250 万。随着人类预期寿命的延长和老龄化的加剧，退行性心脏瓣膜疾病的发病率逐渐升高，已成为重大的疾病负担，严重危害着人类健康。以往心脏瓣膜疾病的唯一治疗方法是外科开胸手术矫治。近年来，心导管介入治疗技术在心脏瓣膜疾病领域取得了突破性的拓展。目前我国已有 400 多家医院成功开展了经导管主动脉瓣置换术（TAVR）技术，累计近 2 万例患者受益。二尖瓣、三尖瓣的介入技术也在积极推广应用中。经导管瓣膜疾病的治疗代表着新的结构性心脏病亚专科的出现，越来越多的心脏病学专家、影像学专家、介入治疗专家和心脏外科专家参与其中，在心脏瓣膜疾病患者的管理中发挥着积极作用。

第 5 版《心脏瓣膜疾病》是世界著名的心血管专著《Braunwald 心脏病学》系列丛书之一，已成为心脏瓣膜疾病领域的权威教科书。主编 Otto 博士和

Bonow 博士是这一领域的世界引领者。全书展示了国际最新、最先进的心脏瓣膜疾病诊疗理念、技术和器械应用；涵盖了心脏瓣膜疾病的发病机制、病理生理学、临床表现、影像学特点、自然病史和治疗选择；全面介绍了心脏瓣膜疾病影像技术的创新发展，如利用三维超声心动图、计算机断层扫描、心脏磁共振成像对患者进行准确的临床评估，使临床医师系统地掌握心脏瓣膜疾病的详细解剖与功能变化，深入理解心脏瓣膜疾病领域最新的诊疗进展，以及实施手术治疗的依据、方式和技巧。

中国人民解放军北部战区总医院心血管病研究所长期从事心脏瓣膜疾病诊疗和手术矫治。参与编译的内外科医师具有丰富的临床实践和操作技术经验，全面准确地表达了原著者的观点，达到语言表达流畅，词义简明准确，内容精微，可读性强。本书作为一本精品参考工具书，对从事此专业的内外科医师和介入专家将会大有裨益，对我国心血管专业心脏瓣膜疾病的诊治水平提升将会起到积极作用。

中国工程院院士
全军心血管病研究所所长
中华医学会心血管病学分会主任委员
中国医师协会心血管内科医师分会名誉会长
《中华心血管病杂志》总编辑
2022 年 8 月 18 日

心血管疾病一直是困扰人类的疾病，也是人类致死、致残的重要因素。心脏瓣膜疾病是这一领域中难以治愈的棘手疾病之一。在发达国家，随着人群寿命的延长，老年退行性瓣膜疾病的发病率日益升高，严重影响着老年人的健康生活；而在相对贫困的发展中国家，由于医疗条件、生活环境的差别，风湿性心脏病仍是常见的瓣膜疾病。以往心脏瓣膜疾病的唯一治疗方法是外科开胸手术矫治，2002 年法国医生 Alain Cribier 成功完成了全球首例经导管主动脉瓣置换术（TAVR），开创了心脏瓣膜疾病经导管介入治疗的新纪元。此项技术已使全球 80 余万例主动脉瓣狭窄患者（其中中国患者近 2 万例）获益，二尖瓣、三尖瓣的介入治疗技术也在国内如火如荼地推广应用。

第 3 版《心脏瓣膜疾病——Braunwald 心脏病学姊妹卷》于 2012 年由首都医科大学附属北京友谊医院李虹伟教授团队翻译。10 年来，心脏瓣膜疾病领域已发生了令人瞩目的巨大变化，在基础研究、临床评估和治疗方法上均有重大进展。

不同于其他类型的心血管疾病，心脏瓣膜疾病的数据库十分有限，缺乏相关的临床研究和大规模随机对照研究。心脏瓣膜疾病的诊治决策大多取决于这一领域专家的临床判断和经验。《心脏瓣膜疾病——Braunwald 心脏病学姊妹卷（第 5 版）》是实用的临床诊治教科书，全书共有 28 章，每一位原著者都是所撰写领域的杰出专家，在各自的专业范围内颇有建树。本书详细阐述了心脏瓣膜疾病的流行病学、分子生物学、遗传因素和临床风险因素，以及从诊断到治疗的基础知识，药物治疗原则和患者手术风险的评估方法。同时，本书系统展示了无创性影像技术的创新发展，重点讨论其在经导管介入治疗和外科手术过程中的作用。经导管介入治疗代表了心脏瓣膜疾病治疗措施的关键进展。本书详细讨论了心脏各个瓣膜的疾病，总结了经导管介入治疗或外科瓣膜置换术的选择与手术流程，以及在诊疗过程中可能遇到的问题。此外，本书进一步探讨了感染性心内膜炎、人工心脏瓣膜类型、人工心脏瓣膜结构性衰败以及妊娠期心脏瓣膜疾病的诊治。

本书的译者团队成员均为长期在此领域工作的一线临床医师。他们付出了大量的时间和精力，遵循严谨务实的原则，精心地翻译原著，力求表达流利，词义准确，帮助同行们更好地了解心脏瓣膜疾病的研究热点和动态，掌握疾病的发病机制、病理生理学、临床表现、影像学特点、自然病史和治疗选择。本书内容全面、翔实，文字和图片相辅相成。相信这本权威的工具书能够给中国心脏内外科医师，以及各层次医师拓展视野，提供诊疗思维。孔子曰，"学而不思则罔，思而不学则殆"，由于译者经验有限，理解尚有管窥蠡测之处，敬请专家同道斧正。

中国人民解放军北部战区总医院

2022 年 8 月 18 日

心脏瓣膜疾病是重要的临床问题。据估计，全球患病人数约为 1700 万，仅在美国，每年因该病死亡的人数约为 2 万，住院人数可达 10 万。近年来，心脏瓣膜疾病的流行病学、评估和治疗等方面取得了重大进展。尽管风湿热在高收入国家几乎消失，但这些地区的心脏瓣膜疾病患病率却在持续上升。随着人口老龄化加剧，心脏瓣膜疾病的患病率也随之升高。低收入国家心脏瓣膜疾病的发病率亦在上升，因为新发风湿性心脏病的发病率尚未下降，且老年人口及年龄相关性心脏瓣膜疾病的人数均在增长。

对心脏瓣膜疾病患者进行评估时，临床病史仍然是重中之重且不可忽视，因为临床症状和残疾评估对于决定是否采取有创性干预措施至关重要。不断改进的无创性成像技术（包括三维超声心动图、心脏磁共振成像和计算机断层扫描）为患者提供了丰富的解剖和功能信息。经导管介入技术代表了心脏瓣膜疾病治疗的关键进展。事实上，目前已经出现了新的亚专科——结构性心脏病学，它主要基于经导管的瓣膜疾病治疗。虽然已取得了一些进展，但对于这类患者，体外循环心脏手术仍保留重要地位。由心脏病学专家、擅长多模态成像的医师、介入心脏病学专家和心脏外科医师组成的"心脏团队"将在心脏瓣膜疾病治疗中发挥积极作用。

《心脏瓣膜疾病——Braunwald 心脏病学姊妹卷（第 5 版）》的主编 Otto 博士和 Bonow 博士是这一领域的世界引领者。本书中，他们系统深入地阐述了有关发病机制、病理生理学、临床表现、影像学特点、自然病程和治疗选择的内容。全面介绍了成功进行心脏瓣膜置换患者在诊疗过程中遇到的问题。

第 5 版《心脏瓣膜疾病——Braunwald 心脏病学姊妹卷》在既往版本的基础上编写，已成为该领域处于领先地位的教科书。所有章节均进行了认真细致的修订，并新增 4 个章节。本书共邀请 18 位新编者，每一位都是所撰写领域的权威学者。我们祝贺并感谢主编和作者们的重要贡献，并欢迎这一杰出的新版本加入我们日益壮大的《Braunwald 心脏病学》大家庭。

Eugene Braunwald, MD

Peter Libby, MD

Douglas L. Mann, MD

Gordon F. Tomaselli, MD

Deepak Bhatt, MD，MPH

Scott Solomon, MD

心脏瓣膜疾病的发病机制、临床评估和治疗以惊人的速度持续发展。在当前快速扩展的知识库背景下，我们高兴地推出第 5 版《心脏瓣膜疾病——Braunwald 心脏病学姊妹卷》，相信这本书将成为心脏内科和外科医生、培训医生以及各层次医学生的权威学习资源。

与前期版本保持一致，第 5 版涵盖了该领域的全部内容，提供从诊断到治疗的基础知识，着重强调振奋人心的最新进展及其改善心脏瓣膜疾病患者结局的临床转化潜力。在来自美国、加拿大和欧洲的多位国际知名专家的帮助下，我们全面修订了新版，以保证内容的生动性和新颖性。28 个章节中新编者约占 50%，他们均已在各自的专业领域中取得了很高成就并得到广泛认可。各章节已重新组织，紧密联系主动脉瓣和二尖瓣疾病的影像学和介入治疗方法。

本书从了解心脏瓣膜疾病的基础知识开始，包括流行病学、三维解剖、疾病的分子机制、遗传和临床危险因素、药物治疗的基本原则以及评估个体患者手术风险的方法。多个章节与主动脉瓣疾病相关，分别讨论主动脉瓣狭窄、主动脉瓣反流以及二叶式主动脉瓣，其他部分章节详细介绍了经导管主动脉瓣置换术和外科主动脉瓣置换术的患者选择与手术流程。第 15 章至第 22 章涵盖二尖瓣疾病的不同方面，包括风湿性二尖瓣狭窄、原发性二尖瓣反流、继发性二尖瓣反流、经导管干预和二尖瓣外科手术等。重点章节讨论经导管介入治疗和外科手术过程中影像学的作用。本书的最后一部分探讨了三尖瓣疾病、肺动脉瓣疾病、感染性心内膜炎、人工瓣膜、人工瓣膜狭窄的经导管介入治疗以及妊娠期心脏瓣膜疾病的治疗。

本书涉及的热点话题和关键操作包括经导管主动脉瓣置换术（TAVR）的时机和方法、经导管球囊二尖瓣成形术、经导管修复原发性和继发性二尖瓣反流、外科二尖瓣修补术和置换术、三尖瓣反流的治疗、经导管肺动脉瓣植入术和经导管主动脉瓣中瓣置换术、人工瓣膜患者的管理、主动脉瓣和二尖瓣的先进成像技术、妊娠期女性心脏瓣膜疾病的管理以及心内膜炎的诊断和治疗进展等。

第 5 版《心脏瓣膜疾病——Braunwald 心脏病学姊妹卷》包含超过 750 幅解剖和生理学插图、方法学、流程图和临床实例，以及美国心脏病学会 / 美国心脏协会和欧洲心脏病学会 / 欧洲心胸外科协会当前的指南推荐。

我们感谢所有的编者为本书投入了大量的时间和精力，以确保第 5 版《心脏瓣膜疾病——Braunwald 心脏病学姊妹卷》的高质量和权威性。很高兴这本书仍然是《Braunwald 心脏病学》大家庭的一员。

尽管在诊断和治疗（手术和介入治疗）方面取得了一定进展，但在世界范围内，心脏瓣膜疾病仍是导致全球发病率和死亡率的重要病因之一。风湿性心脏病对于发展中国家仍然是一个灾难，而发达国家与发展中国家先天性主动脉瓣和二尖瓣疾病使主动脉瓣狭窄、主动脉瓣反流和二尖瓣反流的中青年患者持续存在。全球人口老龄化导致患有退行性主动脉瓣狭窄和二尖瓣反流的老年患者增多。这些老年患者由于常伴有年龄相关的合并症而影响医疗决策。不同于大多数可根据多项大规模随机对照临床研究证据制定管理决策的其他类型心血管疾病，心脏瓣膜疾病由于缺乏相关临床研究，其证据十分有限。与其他领域相比，该领域专家的临床判断和经验是制定理性决策和患者最佳管理方案的基石。我们相信，本书汇集的杰出编者们的知识精华、经验和专家临床决策，将成为所有相关领域医护人员的宝贵资源。

Robert O. Bonow, MD, MS
Catherine M. Otto, MD

致　谢

衷心感谢所有帮助这本书最终出版的人。特别感谢撰写各个精彩章节的优秀编者们所付出的宝贵时间和精力。感谢爱思唯尔出版团队的指导和密切合作。

最重要的是，感谢我们的家人一直以来的理解、鼓励和支持。

目　录

心脏瓣膜疾病的流行病学

John B. Chambers

王忠超 译 朱鲜阳 审校

目录

要点

- 心脏瓣膜疾病在全球范围内较为常见，全球约2.5%的人口受其影响。
- 在工业欠发达国家，风湿性疾病是心脏瓣膜疾病最常见的病因。心内膜纤维化是常见于赤道非洲但研究较少的一类疾病。
- 在工业发达地区，以老年心脏瓣膜疾病为主，特别是钙化性主动脉瓣狭窄和继发性二尖瓣反流。
- 在美国，心脏瓣膜疾病在老年人中最常见，75岁以上人群的患病率约为13%。

- 5-HT2B受体激动剂所致药物诱导的瓣膜疾病不断增加。
- 感染性心内膜炎与医疗器械和静脉注射药物之间的关系愈加密切。
- 生物置换瓣膜衰败已成为全球所有地区的主要疾病负担之一。
- 获取卫生保健服务的巨大差异存在于包括工业发达国家在内的所有国家。
- 全球面临的主要挑战是预防慢性风湿性疾病，这需要社会、政府和医疗项目之间的合作。

心脏瓣膜疾病是指由心脏瓣膜解剖结构或功能异常所致的疾病。其严重程度跨度较大，从轻度二尖瓣脱垂到连枷状二尖瓣叶，从主动脉硬化到重度主动脉瓣狭窄。该术语描述的并非单一的诊断名称，而是受遗传、环境或获得性病理过程影响的累及4组心脏瓣膜中的1个或多个瓣膜的一系列病理状态，这些影响因素随地理和人口统计学的改变而变化。

人们对于心脏瓣膜疾病的流行病学的了解尚不完整。全球疾病调查[1-2]采用来自195个国家的56 356项独立数据，估计了328种疾病和损伤的发病率、患病率、死亡率与致残率。其中，风湿病（rheumatic disease，RhD）和感染性心内膜炎（infective endocarditis，IE）是仅有的心脏瓣膜疾病。部分国家和地区（如澳大利亚、柬埔寨、斐济、印度、老挝、马里、莫桑比克、新喀里多尼亚、新西兰、尼加拉瓜、巴基斯坦、萨摩亚、南非、汤加、也门）开展了针对RhD的国家级或大规模筛查项目[3]，但大多数RhD的筛查对象

是儿童和青年，且受地域和时间的限制。全国性的估计结果通常是以这些小型研究为基础推断所有年龄和社会经济阶层人群的情况，因此结论尚不明确。在工业发达地区，如美国[4]和挪威[5]对所有类型的心脏瓣膜疾病进行了人群普查，英国亦开展了针对老年人的心脏瓣膜疾病研究[6]。然而，研究工作主要集中于主动脉瓣狭窄[7-8]、二尖瓣脱垂[9]或二叶式主动脉瓣[10-11]。

现有认知还受到其他条件的限制，对于心脏瓣膜疾病患病率的估计因诊断方法的不同而有所差异，如RhD最初以临床诊断为主，近年来主要依赖超声心动图，其敏感性约为听诊的10倍[12]。心脏瓣膜疾病的患病率和类型亦因评估环境不同而存在差异，包括社区筛查[4,6,8]、超声心动图普查[13-14]或医院服务[15]。例如，社区筛查中的二叶式主动脉瓣发生率为0.5%～0.8%[10-11]，尸检调查中约为2%[16]，而在40～50岁行主动脉瓣置换术的患者中约

为 67%[17]。

这些限制使得难以获得心脏瓣膜疾病的总体流行病学资料，但这些资料大体上可分为两种模式（表 1.1）[3,8-10,17-26]。第一种模式见于经济欠发达地区，包括非洲、印度半岛、中东和南美洲的部分地区，其特点为住房、卫生和营养条件差，医疗资源欠缺。

心脏瓣膜疾病主要由风湿热和慢性 RhD 所致。患者通常较年轻，发病率和死亡率均较高。急性风湿热主要发生于 5～15 岁，而心力衰竭（通常由急性风湿性二尖瓣反流所致）常发生于风湿热急性发作后 1 年内[18-19]。在埃塞俄比亚，20% 的 RhD 患者在 5 岁前死亡，80% 在 25 岁前死亡。心内膜炎、卒中和心力衰竭是常见后遗症。二尖瓣脱垂是超声心动图诊断慢性 RhD 的重要鉴别诊断。还有一些地域性疾病，如在赤道非洲，心内膜心肌纤维化（endomyocardial fibrosis，EMF）的发病率仅次于 RhD；在撒哈拉以南非洲地区，瓣膜下动脉瘤是继

RhD 和二尖瓣脱垂之后导致二尖瓣反流的第三大常见病因。

第二种模式见于经济较发达地区，该地区心脏瓣膜疾病的流行病学特点在 20 世纪 50 年代后发生改变（框 1.1）[27]，避免过度拥挤的较好住房设施、营养改善[21]以及更好的医疗条件使风湿热发病率显著降低，链球菌血清型也有所变化。1961—1968 年，在芝加哥 50% 的咽炎儿童中发现了致风湿性血清型，而在 2000—2004 年，这一比例为 11%。钙化性退行性变、继发性二尖瓣反流以及主动脉扩张导致的主动脉瓣关闭不全主要累及老年人，而二尖瓣脱垂和二叶式主动脉瓣多见于年轻人。

由于药物或辐射暴露，新型心脏瓣膜疾病的发生率越来越高。IE 的模式与发展中国家不同，其更常累及老年人，金黄色葡萄球菌更为多见，更多由医疗行为导致（主要包括血液透析和植入电子装置[28]）。由心内膜起搏系统和除颤器引起的三尖瓣

表 1.1　心脏瓣膜疾病的主要病因及其患病率或发病率

项目	经济欠发达国家的患病率	经济发达国家的患病率	参考文献
病因			
慢性风湿性心脏病	0.9%～4.0%	0.3%	[17-22]
心内膜心肌纤维化	20%[a]		[23]
钙化性主动脉瓣狭窄		0.4%[b]	[3]
二叶式主动脉瓣		0.5%～0.8%[b]	[9-10]
二尖瓣反流		1.7%	[3]
二尖瓣脱垂		2%～3%	[8, 23]
二尖瓣脱垂和反流		0.2%～0.3%	[20-21]
继发性二尖瓣反流		1.4%[c]	
人工生物置换瓣膜衰败			
主动脉扩张			
炎症状态（如SLE、风湿性关节炎）			
药物、良性肿瘤、辐射			
每10万人的年发病率			
急性风湿热，全部发作	10～374	30	[17-19]
急性风湿热，初次发作	8～51	≤10	[17-19, 22]
新发风湿性心脏病	20		[24]
感染性心内膜炎	3.4	1.4～6.2	[25-26]

[a] 莫桑比克沿海地区

[b] 目前，世界人口约 70 亿，≥60 岁人口占比约为 10%，即 7 亿人。根据全球主动脉瓣狭窄患者约为 1200 万人，推测该年龄段人群主动脉瓣狭窄的患病率为 1.74%[3]。根据人群患病率为 0.5% 计算，二叶式主动脉瓣人数约为 3500 万[10]。一项对平均年龄为 32 岁的二叶式主动脉瓣患者随访 20 年的研究中，212 例患者中有 28 例（13%）因重度主动脉瓣狭窄需行主动脉瓣置换术[27]，表明全球约有 450 万人可能因二叶式主动脉瓣而患有重度主动脉瓣狭窄，而非风湿性疾病（≥65 岁为钙化性狭窄，<65 岁为二叶式主动脉瓣）所致的重度主动脉瓣狭窄的总患病人数可能为 1650 万

[c] 根据美国人群二尖瓣反流患病率减去二尖瓣脱垂所致的二尖瓣反流患病率进行估算

SLE，系统性红斑狼疮

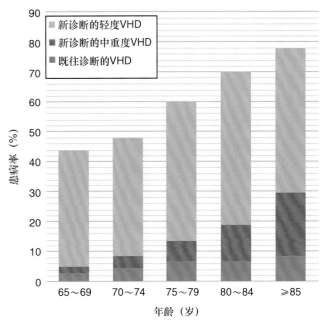

框 1.1　工业化国家心脏瓣膜疾病的流行病学变化

- 风湿病与急性风湿热病例减少的原因：①较好的住房设施，减少拥挤状况；②营养改善；③更好的医疗管理（如喉感染的治疗、抗生素二级预防）；④风湿病血清型减少[a]
- 预期寿命延长，导致出现更多的退行性疾病
- 出现需要治疗的新型心脏瓣膜疾病（如放疗、药物）
- 与医疗护理有关的感染性心内膜炎增多
- 人工生物瓣膜置换增多导致越来越多的年轻患者需要再次手术，包括经导管瓣中瓣植入术
- 随着超声心动图应用的增加，发现更多的轻度病变

[a] 1961—1968 年，芝加哥 50% 合并咽炎的儿童患者存在风湿病血清型，而 2000—2004 年这一比例为 11%[27]

图 1.1　OxVALVE 研究中按年龄划分的新发现的和既往诊断的心脏瓣膜疾病（VHD）的患病率。受试者年龄≥65 岁，无已知的心脏瓣膜疾病，在 5 个初级医疗保健中心之一注册。前 2500 例受试者的平均年龄为（73±6）岁，51.5% 为女性，99% 为白人。该图显示既往未发现心脏瓣膜疾病的重大疾病负担（From d'Arcy JL, Coffey S, Loudon MA, et al. Large-scale community echocardiographic screening reveals a major burden of undiagnosed valvular heart disease in older people: the OxVALVE Population Cohort Study. Eur Heart J 2016;37:3515-3522.）

反流也越来越多见[23]。

　　以上两种模式通常分别适用于工业欠发达地区和发达地区，然而，这是一种过于简单化的结论，因为在工业发达地区也存在贫困人口（如澳大利亚和新西兰的原住民）。相反，欠发达地区的富裕人口表现出的心脏瓣膜疾病模式更符合发达地区的特点。许多国家正处于快速发展阶段，其风湿热发病率呈下降趋势，但与美国或西欧相比，其老年人群慢性RhD 的患病率仍然保持较高水平[18]。

心脏瓣膜疾病的发病率和患病率

　　在发达国家和发展中国家，心脏瓣膜疾病的检出率仍较低（图 1.1）[6,12]。在发展中国家，仅通过临床检查而不进行系统超声心动图筛查的检出率约为 10%[12,24]。在美国[4]，以临床表现作为指征进行超声心动图评估后，中重度心脏瓣膜疾病的患病率为 1.8%，经年龄校正的人群患病率为 2.5%。OxVALVE（U.K. Oxford Valve）研究表明[6]，既往未诊断中重度心脏瓣膜疾病的≥65 岁的人群患病率为 6.4%，而在既往已诊断的患者中，患病率为 4.9%（图 1.1）。

　　一项对开放获取研究的调查发现，在显著心脏瓣膜疾病患者中，有 127 例患者因心脏杂音而被疑诊，另有 177 例未被疑诊[14]。尸检研究表明，仅约 50% 的主动脉瓣狭窄病例在死亡前被明确诊断[25]，未被发现或被低估的主动脉瓣狭窄是围手术期和孕产妇死亡的重要原因[26]。随着超声心动图技术的普及，以及借助移动电话技术结合人工智能对杂音进行识别分析，未来的检出率将会有所提升[29-30]。

获得心脏瓣膜手术的机会有限。在印度和非洲，每年心脏瓣膜手术率约为 1.8/100 000[31]。相比之下，荷兰的心脏瓣膜疾病年手术率约为 28/100 000[32]，而美国约为 122/100 000。在巴西，每年仅开展 11 000 例手术，80% 需要手术的患者仍停留在等待手术名单上[27]。工业发达国家中获得外科手术的机会亦存在差异。一项针对英国主动脉瓣置换率与预计需求的比较研究发现，实际手术率与预期值之间的变异度为 −356 ～ +230[33]，造成这种变异的原因尚未阐明，但可能部分反映了社区医生的积极程度。老年患者手术推荐率尤其较低，约 1/3 的主动脉瓣狭窄患者被不合理地拒绝手术[34]。由于导致临床上不合理转诊的主观障碍逐渐解除，开展经导管诊疗项目提高了常规手术率[35]。

工业欠发达地区的心脏瓣膜疾病

　　世界卫生组织（World Health Organization，WHO）在 2005 年[36]的一份报告以及 2011 年[18,37]的两份报告中对 RhD 所致的全球疾病负担进行了评估，

2017 年[1-2]的一项研究对全球疾病负担进行了更新。除第一份报告外，其余研究均采用超声心动图诊断，但超声心动图的诊断标准已经发生改变。

风湿热和慢性 RhD 的发病率

一项综合区域报告的 meta 分析表明，首次或再次发生急性风湿热的全球年发病人数预计为 471 000 例[38]。年发病率中位数范围为（10~374）/100 000[38-39]。几乎所有 WHO 有数据的地区的发病率均有所下降，仅美洲的发病率略有升高[18-19,39]。采用主动监测的调查研究的发病率 [（8~51）/100 000] 高于被动监测的调查研究 [（5~35）/100 000][40]。估计首次风湿热发病率的相关依据较少，但其年发病率在科威特为 23/100 000，在伊朗为 35/100 000，在印度为 51/100 000，新西兰毛利人群为 80/100 000[40]，澳大利亚北部原住民人群为 194/100 000[41]。

一项研究表明，男性与女性风湿热首次发作的发病率相近[40]，而另一项研究发现，女性发病率更高[41]。男性发病率在 5~14 岁达到高峰，约 150/100 000，在 15~24 岁时降至 55/100 000，在 25~34 岁时降至 25/100 000[41]。1 年内复发率约为 4.5%，5 年内复发率约为 12.5%[41]。目前尚无有关非洲首次发作发病率的相关数据。

新发 RhD 的发病率在 1 岁时为 27%~35%，5 岁时为 44%~51%，10 岁时为 52%~61%[42-43]。考虑到约 60% 的急性风湿热患者会进展为慢性 RhD，全球每年新发病例预计为 282 000 例[38]。然而，仍存在较为显著的地理差异。一项基于 37 项人口学调查的 meta 分析表明，平均年发病率为 160/100 000 [95% 置信区间（confidence interval，CI）80~230][43]。索韦托的年发病率约为 23.5/100 000，但呈 J 型年龄依赖性曲线分布，其 15~19 岁的发病率为 30/100 000，19 岁的发病率为 15/100 000，超过 60 岁时发病率为 53/100 000[44]。

RhD 的患病率

据全球疾病调查估计[1]，2016 年全球慢性 RhD 的患病人数接近 3000 万例，较 2006 年增加 3.4%。除欧洲外，WHO 调查的所有地区的患病率均升高[18,22,40-43]。据估计，每年由 RhD 导致的心力衰竭患者约 430 万例，占 RhD 患者总数的 6.9%，年龄标准化的年死亡率为 4.7/100 000[2]。

有关 RhD 的调查研究表明，随着超声心动图的

使用和超声心动图诊断标准的优化，近年来 RhD 患病率的预测值已发生改变。2007 年在柬埔寨和莫桑比克进行的一项开创性研究发现[12]，以临床检查为依据进行估计时，RhD 的儿童患病率为 230/100 000，而以超声心动图为依据进行估计时，其患病率为 2810/100 000。2006 年 WHO 的诊断标准采用了临床检查与超声心动图评估相结合的方法，其估计患病率约为 2110/100 000（95%CI 1410~3140）[43]，而以临床检查为依据时，估计患病率约为 270/100 000（95%CI 160~440）[43]。

目前，有关临床检查的局限性以及超声诊断标准的特异性和变异性存在隐忧。一项针对已有数据的回顾性再评估结果发现，依据不同的超声诊断标准，相同人群的患病率亦有所不同，其变化范围为（510~3040）/100 000[45]。据此，世界心脏联盟（World Heart Federation）于 2012 年发表共识，将 RhD 归类为使用反流、压力阶差和形态等超声心动图参数明确或临界诊断的一组疾病（图 1.2 和框 1.2）[45]。采用这些标准进行评估时，不同人群中临界或明确诊断 RhD 的患病率范围为（910~4020）/100 000（图 1.3）[47-54]。

超声心动图诊断标准的应用相对劳动密集，为了筛查儿童以进行二级预防，逐渐出现手持设备、非医生的操作者及更简化的标准（如典型的 ≥2 cm 的二尖瓣反流束或任意主动脉瓣反流）[54-55]。这使得一名超声医师可在 1 天内筛查 200~250 例患者，平均每例患者仅需 2 min[56]。这种方法敏感性较高，

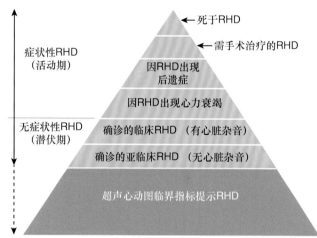

图 1.2　慢性 RhD 的分类。以超声心动图、体格检查、临床症状、并发症和不良结局为依据的疾病分期。RHD，风湿性心脏病（From Zühlke LJ, Steer AC. Estimates of the global burden of rheumatic heart disease. Global Heart 2013;8:189-195.）

框 **1.2**　世界心脏联盟对于≤20 岁风湿性心脏病患者的诊断标准

明确诊断须符合下列1项或多项标准：
- 病理性二尖瓣反流[a]及至少有2种风湿性二尖瓣疾病的形态学特征[b]
- 二尖瓣狭窄伴平均压差≥4 mmHg
- 病理性主动脉瓣反流[a]及至少有2种风湿性主动脉瓣疾病的形态学特征[c]
- 主动脉瓣和二尖瓣的临界性病变

临界诊断须符合下列任意1项诊断标准：
- 至少有2种风湿性二尖瓣疾病的形态学特征[b]（无狭窄或反流）
- 病理性二尖瓣反流[a]
- 病理性主动脉瓣反流[a]

[a] 病理性反流的诊断必须符合以下所有标准：①在 2 个切面观察；②至少 1 个切面反流束长度≥2 cm（二尖瓣）或≥1 cm（主动脉瓣）；③峰值速度≥3 m/s；④至少 1 个信号周期为全收缩期（二尖瓣）或全舒张期（主动脉瓣）
[b] 二尖瓣形态学特征：前叶增厚≥3 mm，腱索增厚，瓣叶活动受限，收缩期瓣尖运动过度
[c] 主动脉瓣形态学特征：不规则或局灶性增厚，交界处缺损，瓣叶活动受限、脱垂

From Marijon E, Celermajer DS, Taffl et M, et al. Rheumatic heart disease screening by echocardiography. The inadequacy of World Health Organization criteria for optimizing the diagnosis of subclinical disease. Circulation 2009;120:663-668.

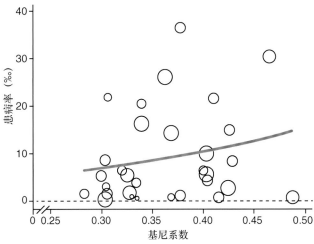

图 1.3　根据社会不平等情况获得的风湿病患病率。图中根据基尼系数（衡量收入不平等的指标）标绘风湿病患病率。系数越高，不平等越明显。这种关系只适用于疾病流行地区。美国的基尼系数为 0.40～0.45，英国为 0.35～0.40（From Rothenbühler M, O'Sullivan CJ, Stortecky S, et al. Active surveillance for rheumatic heart disease in endemic regions: a systematic review and meta-analysis of prevalence among children and adolescents. Lancet Global Health 2014;2:e717-e726.）

但特异性较低，需要更专业的复审以确认诊断。

超声心动图诊断的临界型 RhD 的临床意义尚不明确。最长随访 24 个月的小型研究表明，2/3 的轻度病灶维持不变，1/3 得以改善或完全消除[57-58]，也有研究显示 1/3 病情加重，特别是反流合并形态学异常的患者[59-60]。REMEDY（Global Rheumatic Heart Disease Registry）是一项大型前瞻性多中心注册研究，其目的是更准确地确定临界型 RhD 的自然病程，以及二级预防是否有益。对于临界型 RhD 患者，新西兰并不给予抗生素进行二级预防，而是仅在超声心动图出现改变时采取主动监测和干预措施。医疗资源匮乏的国家可能需要在筛查项目的成本与防治结核病（tuberculosis，TB）和人类免疫缺陷病毒（human immunodeficiency virus，HIV）感染的需求之间进行权衡，但也可能选择听诊进行预筛查。Sadiq 等[61]采用这种方法对 24 980 例巴基斯坦儿童进行筛查。

RhD 的患病率在流行地区随年龄增长而升高，5 岁时的患病率为 470/100 000，10 岁时为 1500/100 000，16 岁时则升高至 2100/100 000[62]。在尼加拉瓜，基于超声心动图诊断的 20～35 岁成人患病率为 2200/100 000[62]。与城市人口相比，RhD 患病率在农村人口和低收入人群中较高（图 1.4），因为这些因素会影响生活条件和医疗条件，包括二级预防。在开普敦的低收入地区，学龄儿童 RhD 的患病率约为 2700/100 000，而在高收入地区，其患病率仅为 1250/100 000[63]。同一项研究中，南非的平均患病率为 2000/100 000，而埃塞俄比亚的患病率为 3000/100 000，后者更贫穷且农村人口更多。同样，在亚的斯亚贝巴[64]，低社会经济阶层学龄儿童的 RhD 患病率是高社会经济阶层的 7 倍。

在工业欠发达国家中，10%～35% 因心脏病入院的患者是由急性或慢性 RhD 所致[65]。RhD 是心力衰竭的首要病因，全球共约 430 万例，占心力衰竭患者总数的 6.9%[1]。在澳大利亚北部地区的一项研究中，急性风湿热所致心力衰竭的 10 年累积发病率为 18.6%，心房颤动为 3.4%，IE 为 4%，卒中为 3.6%，死亡率为 10.3%[42]。

RhD（特别是二尖瓣狭窄）是妊娠期发病率和死亡率的首要病因。斐济和南非孕妇中，RhD 的患病率为 230/100 000[66]。塞内加尔的一项研究表明，RhD 的孕产妇死亡率为 34%[67]，而重度二尖瓣狭窄的孕产妇死亡率高达 54%。

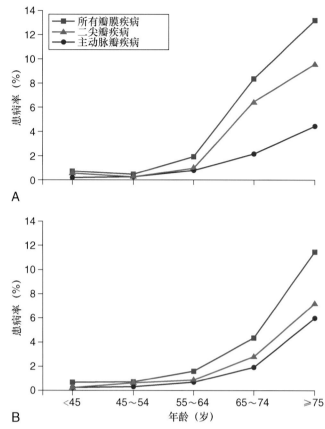

图 1.4 合并 3 项基于人群的研究中年龄对心脏瓣膜疾病患病率的影响。本图汇集了来自美国国家心肺血液研究所（NHLBI）数据库中 3 项基于人群的研究的超声心动图数据：CARDIA（Coronary Artery Risk Development in Young Adults）研究、ARIC（Atherosclerosis Risk in Communities）研究和 CHS（Cardiovascular Health Study）。共 11 911 例有超声心动图数据（40% 黑人，59% 白人）。这些数据与来自奥姆斯特德郡超声心动图注册研究的数据（数据未显示）进行比较。所有中重度瓣膜疾病的人群患病率为 5.2%，2000 年收集数据时经美国人口年龄和性别分布校正后为 2.5%（95% CI 2.2%～2.7%）。>64 岁人群的患病率升高，>74 岁人群的患病率为 13.2%。蓝线表示所有瓣膜疾病，绿线表示二尖瓣疾病，红线表示主动脉瓣疾病（Modified from Nkomo VT, Gardin JM, Skelton TN, et al. Burden of valvular heart diseases: a population-based study. Lancet 2006;368:1005-1011.）

工业发达地区的心脏瓣膜疾病

目前，有关心脏瓣膜疾病发病率的数据较少，根据纳入 2003—2010 年瑞典全国人口的医院注册研究数据，估计年发病率约为 63.9/100 000[65]。其发生率随年龄的增长进一步升高，≥65 岁人群心脏瓣膜疾病的发病率约为 69%。最常见的心脏瓣膜疾病包括主动脉瓣狭窄、二尖瓣反流和主动脉瓣反流。

美国心脏瓣膜疾病的人群患病率约为 2.5%[4]（表 1.2），而在挪威特罗姆瑟，≥25 岁人群的患病率约为 3.3%[5]。心脏瓣膜疾病的患病率与年龄相关，55 岁时开始上升，65 岁后急剧升高，美国≥75 岁人群的患病率为 13.2%。这一数字在英国 OxVALVE 研究人群中高达 18.7%（图 1.5 和表 1.3）[6]，可能是由于受试者因已知的心脏杂音或心脏症状而自愿参加研究。最常见的心脏瓣膜病变是二尖瓣反流和主动脉瓣狭窄，斯堪的纳维亚主动脉瓣狭窄的患病率与上述研究相似[7,68]。

与预期结果一致，轻度心脏瓣膜疾病较为常见，在 OxVALVE 研究的 2500 例社区人群中的患病率约为 44%[5]（图 1.1）。一项基于美国人群的研究中，二尖瓣疾病或主动脉瓣反流的患病率无性别差异，但主动脉瓣狭窄的患病率在男性中有升高趋势（P=0.06），该趋势经年龄校正后［比值比（odds ratio, OR）=1.52］具有统计学意义（P=0.04），这可能是由于二叶式主动脉瓣在男性中更为多见。心脏瓣膜病的易感因素包括年龄、低社会经济阶层和心房颤动（图 1.5）[6,69]。一项超声心动图调查研究表明，心房颤动也与心脏瓣膜疾病相关[14]。

多项针对特定患者群体的报告不可避免地得出了不同的结果。美国一项研究[70]以长期参加医疗保健的 1797 例≥60 岁的男性和女性受试者为研究对

表 1.2　合并 3 项基于人群的研究的心脏瓣膜疾病患病率					
	按年龄分组的数据				
	18～44岁	45～54岁	55～64岁	65～74岁	≥75岁
受试者总数	4351	696	1240	3879	1745
二尖瓣反流	23（0.5%）[a]	1（0.1%）	12（1.0%）	250（6.4%）	163（9.3%）
二尖瓣狭窄	0	1（0.1%）	3（0.2%）	7（0.2%）	4（0.2%）
主动脉瓣反流	10（0.2%）	1（0.1%）	8（0.7%）	37（1.0%）	34（2%）
主动脉瓣狭窄	1（0.02%）	1（0.1%）	2（0.2%）	50（1.3%）	48（2.8%）

[a] 患病率数值以病例数（占年龄组受试者总数的百分比）的形式显示

Modified from Lung B，Baron G，Butchart EG，et al. A prospective study of patients with valvular heart disease in Europe：the Euro Heart Survey on Valvular Heart Disease. Eur Heart J, 2003；24：1231-1243.

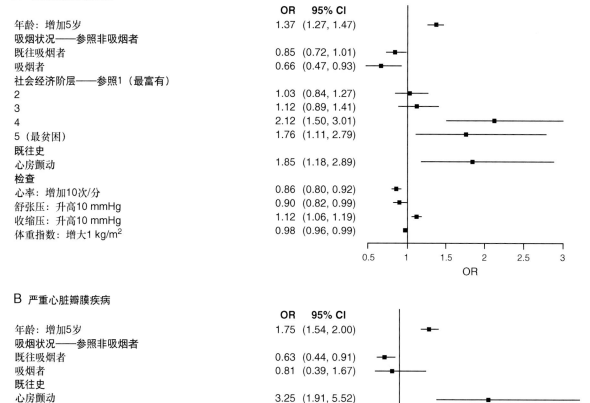

图 1.5　在基于人群的研究中，心脏瓣膜疾病的决定因素。受试者年龄＞65 岁，无已知的心脏瓣膜疾病，在 5 个初级保健医疗中心之一注册。前 2500 例受试者的平均年龄为（73±6）岁；51.5% 为女性，99% 为白人。这是与任意心脏瓣膜疾病（A）和显著（中重度）心脏瓣膜疾病（B）临床相关性多元回归分析的优势比森林图。图中仅显示有显著统计学差异的变量。点代表比值比（OR），短线代表 95%CI。社会经济阶层是根据全国五分位数确定（From d'Arcy JL, Coffey S, Loudon MA, et al. Large-scale community echocardiographic screening reveals a major burden of undiagnosed valvular heart disease in older people: the OxVALVE Population Cohort Study. Eur Heart J 2016;37:3515-3522.）

表 1.3　英国 OxVALVE 社区调查研究中既往未发现瓣膜病变患者的心脏瓣膜疾病患病率

瓣膜病变	轻度	中度/重度
二尖瓣反流	494（19.8%）	58（2.3%）
二尖瓣狭窄	7（0.3%）	2（0.1%）
主动脉瓣反流	341（13.6%）	41（1.6%）
主动脉瓣狭窄	866（34.6%）	17（0.7%）
三尖瓣反流		67（2.7%）
肺动脉瓣反流		7（0.3%）

From Lindekleiv H, Løchen ML, Mathiesen EB, et al. Echocardiographic screening of the general population and long-term survival. A randomized clinical study. JAMA Int Med 2013；173：1592-1598.

象，结果表明，22 例（1.2%）患二尖瓣狭窄，591 例（33%）患轻度二尖瓣反流，301 例（17%）患主动脉瓣狭窄，526 例（29%）患主动脉瓣反流。欧洲心脏调查研究 Ⅰ 和 Ⅱ [15,71] 记录了主要来自西欧和东欧的住院患者或内科、外科门诊患者的中重度心脏瓣膜疾病的病因。患者的平均年龄为 65 岁［标准差（standard deviation，SD）＝14 岁］[15]，年龄相关性心脏瓣膜疾病是最常见的病因 [71]（表 1.4），包括主动脉瓣狭窄（41%）、多瓣膜疾病（25%）和二尖瓣反流（21%）（表 1.4）。在欧洲心力衰竭调查研究中，心脏瓣膜疾病的患病率约为 29% [72]。

在西方国家，慢性 RhD 的发病率在 20 世纪 50 年代后有所下降。在主动脉瓣反流患者中，风湿源性

表 1.4 欧洲心脏调查研究中单发左心瓣膜疾病的病因				
病因	主动脉瓣狭窄[a] （ n = 1197 ）	主动脉瓣反流 （ n = 369 ）	二尖瓣狭窄 （ n = 336 ）	二尖瓣反流 （ n = 877 ）
退行性（%）[b]	81.9	50.3	12.5	61.3
风湿性（%）	11.2	15.2	85.4	14.2
心内膜炎（%）	0.8	7.5	0.6	3.5
炎症（%）	0.1	4.1	0	0.8
先天性（%）	5.4	15.2	0.6	4.8
缺血性（%）	0	0	0	7.3
其他（%）[c]	0.6	7.7	0.9	8.1

[a] 主动脉瓣狭窄定义为 V_{max} >2.5 m/s，二尖瓣狭窄定义为瓣口面积＜2.0 cm^2，二尖瓣或主动脉瓣反流占比≥2/4
[b] 定义为钙化性主动脉瓣病变、二尖瓣环钙化和二尖瓣脱垂。受试者为 2001 年 4 月 1 日至 2001 年 7 月 31 日参与医院招募的住院患者、内科或外科门诊患者（主要位于西欧和东欧国家）。平均年龄 65 岁（SD=14），＜50 岁占 16.8%，50～70 岁占 50%，70～80 岁占 30%，≥80 岁占 8.3%
[c] 右心瓣膜病变的总体发生率为 1.2%（42 例），多瓣膜联合病变的总体发生率为 20%（713 例）

From Iung B, Baron G, Butchart EG, et al. A prospective study of patients with valvular heart disease in Europe: the Euro Heart Survey on Valvular Heart Disease. Eur Heart J 2003;24:1231-1243.

所占比例由 1932—1967 年的 62% 逐渐降至 1970—1974 年的 29%，到 1985—1989 年，该比例下降至 20%[73-75]。在俄罗斯和中国的养老院人群中，仍有慢性 RhD 的报道[36]。2001—2002 年，在中国 9 个城市和半城市化省份的中老年人群中，超声心动图诊断的 RhD 患病率为 186/10 000[76]。急性风湿热仍有散发病例，如在美国犹他州[77]，总体年发病率为 30/100 000[36]，首次感染的年发病率≤10/100 000[40]。

检测轻度 RhD 的目的是给予抗生素二级预防。目前尚无公认的治疗方法以降低轻度非风湿性心脏瓣膜疾病进展的概率，在出现头晕、心悸或非心脏性胸痛等非特异性指征时，应用超声心动图可提高检出率。一项开放获取的超声心动图调查研究中[14]，1637 例无心脏杂音的受试者中仅 8% 发现有无血流动力学意义的轻度心脏瓣膜疾病。与中重度心脏瓣膜疾病相比，有关轻度心脏瓣膜疾病自然病程的研究较少，目前倾向于密切监测，但存在引发健康焦虑的风险[78]。

心脏瓣膜疾病的病因

风湿热

风湿热好发于 5～15 岁儿童，常继发于机体对 A 组 β - 溶血性链球菌咽喉炎的免疫反应。该反应通常发生于感染后 1～5 周，由链球菌 M 蛋白和人肌球蛋白的分子模拟及链球菌与瓣膜组织中 A 组碳水化合物之间的分子模拟所致。

基因决定的免疫标志物会影响患者首次感染的易感性，有助于确定发展为慢性 RhD 的风险[79-80]。HLA-DR7 是最常见的关联基因。另有证据表明，胚胎学通路的信号机制紊乱和再激活亦可能参与其中[81]。部分链球菌血清型（emm 3、5、6、14、18、19 和 29 编码型）可能较其他类型更易导致风湿热[79]。这些宿主和细菌因素因地域不同而有所差异。一项关于澳大利亚原住民的研究证实，脓皮病（而不是咽炎）与 C 组、G 组链球菌可能在风湿热发病中发挥重要作用[58]。

风湿热不常见于单次咽炎发作后，但可见于 75% 反复发作咽炎的人群。10%～40% 首次发生风湿热的患者存在心脏受累，更多见于多次发生风湿热的患者[83]。

瓣膜和瓣环胶原蛋白的增殖性渗出性炎症的特征是变形的组织细胞，即阿绍夫小体（Aschoff 小体）。瓣膜、瓣环和腱索出现水肿和炎症可引起瓣环扩张、腱索拉长[83]，有时会导致二尖瓣脱垂、瓣叶增厚和结节。上述改变所致的重度二尖瓣反流是年轻患者急性风湿热的特征性表现。目前，有关主动脉瓣反流的机制研究较少，可能是由于炎症和脱垂导致的瓣尖牵拉。

慢性 RhD 的发展取决于急性风湿热发作时的年龄、严重程度和频率[83]，以及免疫反应的程度。多发生于多个瓣膜受累、未能获得医疗救治或缺乏二级预防等情况（图 1.6）[83-90]。超过 90% 的病例存在二尖瓣受累[56]。单瓣受累和二尖瓣狭窄常见于合并非活动期心肌炎的老年人[82-83]。心房颤动、心力衰竭、卒中等并发症多见于风湿热首次发作后的第 1 年，并且比第 2 次发作后进展更快，这强调了预防的必要性。并发症和生存率也与合并情况（如饮酒）相关。

心内膜心肌纤维化

心内膜心肌纤维化（EMF）是非洲获得性心脏病的第二大病因，仅次于 RhD[94]。EMF 最初被发现于赤道非洲地区、乌干达、尼日利亚和科特迪瓦，随着超声心动图的使用，该病出现于更多地区，包括埃及和南非。EMF 主要发生于儿童和青少年。男性和女性发病率相似，但育龄期女性存在第二个发病高峰[95]。一项针对莫桑比克沿海地区 1063 例各年龄段人群的研究发现，超声心动图诊断的患病率为 20%（95%CI 17.4%～22.2%）[96]。

EMF 以发热性疾病起病，潜伏期为 2～10 年。

随着左心室、右心室血栓和纤维化的进展，可出现症状，导致右心室、左心室或双心室限制型心肌病、二尖瓣后叶或三尖瓣非隔瓣瓣叶粘连。

EMF 的病理学机制尚不明确。有证据表明胚胎学通路再激活[81]和假定的发病因素可能参与其中[96]，且相互之间并不排斥，包括以下几点：

- 嗜酸性粒细胞增多：其特征与嗜酸性粒细胞增多综合征相似，在 30% 的 EMF 患者中，嗜酸性粒细胞数可表现出一过性增高。
- 感染：EMF 可能与蠕虫感染、血吸虫病、丝虫病以及支原体肺炎有关。
- 自身免疫：发生针对心肌蛋白的免疫球蛋白 G（immunoglobulin G，IgG）反应。
- 遗传易感性：在某些种族人群中发病率较高。
- 饮食：在非洲绿猴中，食用未煮熟的木薯会引起类似 EMF 的免疫反应，这可能与人类疾病相似，尤其是低蛋白质饮食的人群。
- 地球化学：在部分莫桑比克海岸的 EMF 患者心

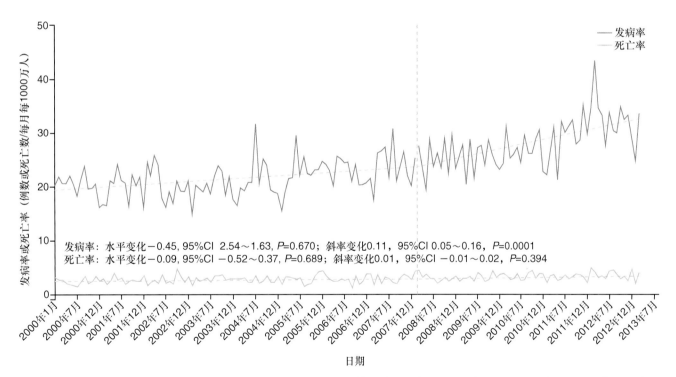

图 1.6　感染性心内膜炎（IE）发病率及其相关死亡率。对于 IE 中等风险的患者，在进行侵入性牙科操作前不再推荐抗生素预防性治疗。根据欧洲、美国及澳大利亚的指南[84-86]，瓣膜置换术、既往心内膜炎或瓣膜矫治的先天性病变仍推荐预防性应用抗生素。2008 年澳大利亚指南中增加澳大利亚原住民风湿病[91]，美国心脏移植患者的心脏瓣膜疾病[92]。过去 10 年，IE 发病率有逐渐升高的趋势[93]，预计每月较前增加 35 例。该图显示每月记录的 IE 病例数（蓝色实线）和相关的住院患者死亡率（橙色实线）。数据根据英国人口变化进行校正。垂直虚线表示 2008 年 3 月，即 NICE 建议停止对 IE 进行抗生素预防治疗的时间。图中可见 NICE 指南引入前、后的 IE 发病率（蓝色虚线）和相关住院患者死亡率（红色虚线）的趋势。剔除 2012 年 3 月 IE 发病率的离群值后，发病率趋势线的变化仍具有统计学差异（水平变化−0.28，95%CI −2.27～1.70，*P*=0.78；斜率变化 0.09，95%CI 0.04～0.14，*P*=0.0001）[From Dayer MJ, Jones S, Prendergast B, et al. Incidence of infective endocarditis in England, 2000-13: a secular trend, interrupted time-series analysis. Lancet 2015;385(9974):1219-1228.]

脏中发现铈水平升高。

尼日利亚南部地区的 EMF 发病率有所降低，可能与医疗服务改善和生活水平提高有关。

钙化性主动脉瓣狭窄

主动脉瓣狭窄的发生率和严重程度随年龄增长而升高，其过程包括活性脂质沉积、炎症、新生血管形成和钙化（见第 3 章）。主动脉瓣狭窄与其他动脉粥样硬化过程有许多共同的危险因素。银屑病已被证明是冠状动脉疾病和主动脉瓣狭窄的独立危险因素[97]，可能通过炎症机制发挥作用。

主动脉瓣硬化是指主动脉瓣膜增厚，且超声心动图显示跨主动脉瓣峰值速度<2.5 m/s。约 20% 的主动脉瓣硬化患者在 10 年内进展为主动脉瓣狭窄[98-99]。主动脉瓣硬化亦与血管疾病密切相关，是心肌梗死高风险的标志[100]，尤其是无冠状动脉疾病病史或传统危险因素提示低风险的患者，如女性或年龄<55 岁的年轻患者[101]（见第 4 章）。

年龄相关性瓣膜钙化可影响二尖瓣环功能，但极少引起需要手术治疗的重度阻塞性瓣膜疾病，仅偶见于少数慢性肾衰竭患者[102]。如果钙化同时累及主动脉瓣、主动脉和二尖瓣瓣环，则很有可能合并冠状动脉三支病变[103]。

主动脉硬化十分常见，在巴塞罗那，≥65 岁人群的患病率为 45%[8]，在牛津为 34%[6]。≥85 岁人群的患病率约为 73.5%[8]。在美国≥18 岁人群中，中重度主动脉瓣狭窄的患病率为 0.4%，65～74 岁人群为 1.3%，≥75 岁人群为 2.4%[4]。Tromso 研究[68]报告的患病率略高，60～69 岁人群为 1.3%，70～79 岁人群为 3.9%，80～89 岁人群为 9.8%。另有两项研究[7,104]报告的患病率介于 Tromso 研究[68]和美国研究[4]结果之间。与患者年龄预期一致，因髋部骨折住院的患者中，主动脉瓣狭窄的发病率约为 8%[105]。

主动脉瓣狭窄的发病率正在发生变化。在瑞典[106]，1989—2009 年基于医院编码的大致发病率保持在（19～26）/100 000，经年龄校正后，男性发病率由 15.0/100 000 降至 11.4/100 000，女性发病率由 9.8/100 000 降至 7.1/100 000。相反，一项针对苏格兰 10 年间医院编码的分析研究显示[69]，主动脉瓣狭窄的住院率有所增加，从 1997 年的 24.6/100 000 增长至 2005 年的 36.5/100 000，以上差异可能反映了危险因素管理的差别。

二尖瓣脱垂

二尖瓣脱垂的定义是二尖瓣的 1 个或 2 个瓣叶在心脏收缩期全部或部分异常移位至左心房。二尖瓣脱垂与瓣叶黏液样浸润或纤维弹性缺陷有关。这些组织病理学改变可能共存[107-108]，虽然纤维弹性缺陷在老年人中更为常见[107]，但尚不清楚这两个过程在遗传学上是否相关。

黏液样变性可引起瓣叶增厚、纤维环扩张和腱索异常。异常腱索易于牵拉、断裂甚至缺损，特别是在后叶结合处或中间部位。纤维弹性缺陷可致瓣叶变薄而光滑，缺乏胶原蛋白、弹性蛋白和蛋白多糖，以及轻度瓣环扩张和腱索拉长。

二尖瓣脱垂可呈散发或家族性（即综合征型和非综合征型）。基于小谱系的遗传学研究存在选择偏倚。编码细丝蛋白（filamin A，FLNA）的基因异常可引起 X 染色体相关性二尖瓣脱垂[109]，尽管已知它们位于 16 号、11 号和 13 号染色体，但更常见的常染色体显性遗传性非综合征型二尖瓣脱垂的致病基因尚未可知[108]。综合征型二尖瓣脱垂与马方综合征、Ehlers-Danlos 综合征Ⅳ型、成骨不全、Loeys-Dietz 综合征、弹性纤维假黄瘤及动脉瘤-骨关节炎综合征相关，且与多种基因突变有关，包括 *FBN1*、*TGFBR1* 或 *TGFBR2* 和 *MADH3*[108]。

随着超声心动图诊断技术的进步，特别是认识到二尖瓣环呈马鞍状后，二尖瓣脱垂的定义方法逐渐完善。二尖瓣脱垂在儿童和年轻成人中较为少见，但在 30 岁之后，采用现行标准时，未选择的社区人群的患病率为 2%～3%[9,110]，住院患者、合并二尖瓣脱垂综合征或有症状患者的患病率更高。二尖瓣脱垂合并三尖瓣脱垂的比例约为 10%[111]，极少数情况下可合并主动脉瓣脱垂。

6%～9% 的二尖瓣脱垂患者可出现二尖瓣反流[42,112]，但在黏液样变性所致瓣叶增厚的患者中，该比例高达 25%[111]。反流的程度取决于瓣叶增厚和脱垂的程度，当腱索断裂导致连枷或部分连枷瓣叶节段时，反流程度更加严重。在这些病例中，无心力衰竭患者的平均 10 年生存率仅为 37%[113]。然而，当二尖瓣脱垂较轻、仅为轻度二尖瓣反流、窦性心律且左心房大小正常时，病情进展的风险较低，该类患者不需要随访[114]。

继发性二尖瓣反流

缺血性二尖瓣反流和继发性二尖瓣反流这两个术语的使用尚未完全标准化。缺血性反流通常指乳头肌断裂所致的急性缺血性二尖瓣反流，需要紧急手术治疗（见第 17 章）。继发性二尖瓣反流是一种慢性疾病，主要由左心室功能不全导致，可引起二尖瓣结构应力改变和瓣叶受限，瓣环也可能发生扩张。瓣叶受限多为非对称性，主要累及后叶，最常见于下后壁心肌梗死；亦可能为对称性，由更广泛的左心室功能不全所致。

由心力衰竭相关病因导致的左心室功能不全可引起功能性二尖瓣反流，因地域差异而有所不同。重要病因包括缺血性疾病、高血压和饮酒。在西方国家，约 20% 的慢性左心室收缩功能不全患者合并重度继发性二尖瓣反流[115]。在欧洲心力衰竭调查研究中[72]，29% 的患者合并心脏瓣膜疾病，且继发性二尖瓣反流是其最可能的病因。Chagas 病（美洲锥虫病）和 HIV 感染是流行地区的重要病因。2013 年，Chagas 病所致心力衰竭患者约为 383 900 例[1]，占全球总病例数的 0.6%，占巴西病例数的 11.4%。

主动脉扩张所致的继发性主动脉瓣反流

功能性主动脉瓣反流继发于主动脉根部扩张。器质性瓣膜反流的病因多为二叶式主动脉瓣或动脉硬化。主动脉扩张的危险因素包括年龄、主动脉壁薄弱，以及高血压、血脂异常、吸烟、糖尿病等动脉硬化的危险因素。由中膜坏死所致的主动脉壁薄弱可见于马方综合征和 Ehlers-Danlos 综合征 Ⅳ 型。

二叶式主动脉瓣属于普通的胸主动脉疾病，约 20% 的病例因中膜坏死[116]而出现主动脉显著扩张（>40 mm）[117]。约 1/2 的病例累及主动脉根部，其余影响升主动脉。主动脉扩张可能与主动脉缩窄更为相关[118]，而主动脉夹层相对少见，但手术成功率相对较高，这与患者年龄较小和健康状况较好有关。一项为期 20 年的随访研究表明，约 5% 的病例需要预防性手术[16]（见第 11 章）。

血管炎（尤其是巨细胞动脉炎和大动脉炎）可导致动脉管壁薄弱。引起主动脉扩张的其他病因包括创伤、滥用可卡因和苯丙胺类药物。与常见的对称性主动脉节段梭形扩张不同，梅毒导致的主动脉囊性动脉瘤较为少见。

继发性三尖瓣反流

三尖瓣反流与风湿性二尖瓣疾病或二尖瓣脱垂相关。有时由瓣膜或瓣环的器质性病变导致，更多的是由于肺动脉高压引起的右心室扩张。如果不予纠正，三尖瓣反流可能在左心手术后继续进展，其在二尖瓣脱垂修复术后的 3 年复发率约为 75%[84]。合并三尖瓣反流患者的 8 年死亡率为 16%，而无三尖瓣反流患者的 8 年死亡率仅为 5%，且三尖瓣反流对患者生存的影响独立于左心室收缩功能[85]。因此，继发性三尖瓣反流应在左心手术时同期修复，以确保患者在至少 10 年内不会进展至重度三尖瓣反流[86]。

随着心脏起搏器和除颤系统的使用不断增加，心脏植入电装置所致三尖瓣反流的现象逐渐增多。在无植入系统感染的情况下，新发或加重的三尖瓣反流可见于 20%～32% 的病例中[87-88]，且植入式除颤器比起搏器病例更为多见。

2 级或更严重的显著三尖瓣反流与右心进行性增大有关，且患者 1～1.5 年的预后比无或 1 级三尖瓣反流患者差[88]。三尖瓣反流不能通过改变植入装置工作模式的方法予以解决，且与右心室起搏电极置于心尖部或右心室流出道无关。一项研究纳入了 41 例心脏起搏器或除颤装置植入术后 6 年因重度三尖瓣反流需手术治疗的患者[23]，结果显示，在导致三尖瓣反流的病因中，16 例为电极导线碰撞，14 例为粘连，7 例为瓣膜穿孔（通常为隔瓣），4 例为电极导线缠绕。22 例需行三尖瓣置换术，19 例需行三尖瓣环成形术。纤维化和粘连最早可发生于植入后 17 天。三尖瓣反流也可继发于经皮心内电极拔除术；208 例患者中有 19 例（9.1%）出现连枷状三尖瓣叶[89]，也可发生致密瘢痕所致的三尖瓣狭窄，但并不常见。

感染性心内膜炎

2016 年，全球感染性心内膜炎（IE）的发病率估计为 1 172 000 例（95%CI 1 068 000～1 280 000）[1]。贫困国家与富裕国家的发病率相近，约为 3.4/100 000[90]。西方国家估计发病率为（1.4～6.2）/100 000[24]。70～80 岁以上人群的年发病率可升至 14.5/100 000[93,119]，然而，其流行病学特点不同。

在工业欠发达地区，心内膜炎患者多为年轻人，1/2～3/4 的患者合并风湿性心脏病；其余为人工瓣膜置换术后患者。IE 在 RhD 确诊后 1 年的发病风险为

1%，5 年为 2%，10 年则为 4%[65]。与西方国家相比，医疗相关性 IE 较少见[90,120]。

西方国家的 IE 流行病学特点不同于欠发达国家，且在过去 20 年间发生了显著改变。患者年龄较大，多合并糖尿病和免疫抑制[121]。获得性心脏病患者数量有所减少，而医疗相关性病例有所增加，尤其是心脏瓣膜置换、起搏器[122-124]或血液透析[123]。在西方国家，受 IE 影响的人工瓣膜患者比例为 20%～30%[125]，英国人工瓣膜 IE 的发病率为 464/100 000（与普通人群相比，相对危险度为 70），荷兰的发病率为 600/100 000[126]。

主要的地域差异在很大程度上取决于医疗器械的使用频率和静脉注射药物的应用[28]。与欧洲相比，透析相关性 IE 在美国更常见（21% vs. 4%），因其自体动静脉瘘的应用率较低[22,28]，男女性发病比例为（1.2～2.7）∶1，这可能与二叶式主动脉瓣在男性中更常见有关。

口腔链球菌仍然是欠发达地区的主要致病微生物[127]，但金黄色葡萄球菌越来越多见[120]。转诊中心的病例报告显示，金黄色葡萄球菌是西方国家的主要致病微生物，可能与医疗相关性 IE 和静脉注射药物使用增加有关。但是，这些系列报告存在重症患者偏倚，基于人群的发病率调查表明，金黄色葡萄球菌相关性 IE[128]的年发病率在 1991 年为 0.52/100 000，2008 年为 0.82/100 000，发病率呈逐渐升高趋势，但无统计学差异。同时，口腔链球菌相关性 IE 的发病率从 0.81/100 000 下降至 0.65/100 000。部分微生物呈区域聚集性，布鲁氏菌主要见于地中海和中东地区，而在其他地区极为少见。巴尔通体可见于 1%～4.4% 的法国、加拿大和巴西病例，在印度的发病率高达 7%。非 HACEK［嗜血杆菌（H）、聚集杆菌（A）、心杆菌（C）、埃肯菌（E）和金氏杆菌（K）］及革兰氏阴性杆菌是 IE 的罕见致病因素，但在南非、印度和巴基斯坦的发病率为 9%～15%[120]。

一项前瞻性队列研究[129]纳入了 25 个国家共 58 所医院收治的患者，将西方国家和发展中国家进行对比研究。2781 例确诊 IE 的成人患者中，大部分来自美国（$n=597$，21.5%）或欧洲（$n=1213$，43.6%），254 例（9.1%）来自南美和其他国家（$n=717$，25.8%）。中位年龄为 58 岁，72.1% 的患者为自体瓣膜 IE。大多数患者（77.0%）在起病后 30 天内出现症状，典型的 IE 临床特征较少见。金黄色葡萄球菌是最常见的致病菌，总体占比为 31.2%，在

美国为 43%，而南美为 17%。口腔链球菌感染在南美的发病率为 26%，在美国仅为 9%。在同一项研究中，RhD 的发病率低于 5%。医疗相关性 IE 的总体发病率为 25%，美国为 38%，而南美仅为 20%[129]。美国院内死亡率为 17.7%，与欠发达国家相似，17% 的患者发生卒中，32% 患者出现心力衰竭。48% 患者接受手术治疗，与欠发达国家比例相当[130]。

近年来，预防性应用抗生素的情况逐渐减少，仅在高危心脏状况患者（如瓣膜置换、既往心内膜炎病史或使用带瓣管道矫治成人先天性心脏病）行侵入性牙科操作前应用。上述适应证与欧洲心脏病学会（European Society of Cardiology，ESC）、美国心脏协会（American Heart Association，AHA）和澳大利亚指南一致[91,131-132]。2008 年澳大利亚指南[91]增加了澳大利亚原住民 RhD，AHA[132]增加了心脏移植患者的心脏瓣膜疾病。

尽管 IE 的发病率逐渐升高[92]，ESC 和 AHA 指南的更新并未改善这一点[121,133]，美国[134]和德国[135]的两项研究表明，自从指南中更改了有关抗生素预防性应用的建议以来，IE 的发病率有所升高。美国研究[134]证实，链球菌相关性 IE 的发病率升高，但该研究没有明确这些病例是否为口服应用抗生素。在英国，2008 年英国国家卫生与临床优化研究所（National Institute for Health and Care Excellence，NICE）指南[136]建议，取消所有人群在任何操作下的抗生素预防性应用。有证据表明，随着指南的改变，IE 发病率有所升高[92]，与指南更新前相比，预计每月增加 35 例（图 1.6）[16,133-139]。随后，NICE 指南弱化了该项建议，目前建议医生可根据实际情况预防性应用抗生素，从而与 ESC 和美国指南保持一致。

心脏瓣膜置换术

心脏瓣膜置换术是治疗心脏瓣膜疾病的一种方法，但可能带来瓣膜结构性衰败、非结构性衰败、血栓形成或血栓栓塞事件、感染或出血等风险。发达地区和欠发达地区瓣膜置换术的模式不同，全球 85% 的瓣膜应用于 11% 的人口[137]。在欠发达国家，安全抗凝并不可行。因此，即使是 RhD 患者，瓣膜修复术也优先于植入机械瓣膜。患者结局较好[138]，术后 10 年和 14 年生存率均为 90%，相比之下，瓣膜置换术后（主要使用机械瓣膜）10 年生存率为 79%，14 年生存率仅为 44%。

国际标准化比值（international normalized ratio，

INR）控制不佳可用于解释机械瓣膜置换术后死亡风险较生物瓣膜置换术增加 2.17 倍，与新西兰白人相比，毛利人瓣膜置换术后死亡风险增加 8.45 倍，太平洋岛居民死亡风险增加 6.54 倍[139]。虽然已知年轻患者出现早期瓣膜结构性衰败的风险大于老年患者，部分年轻患者仍采用生物瓣膜置换以避免应用抗凝药物。与工业发达地区相比，因生物瓣膜置换术后瓣膜结构性衰败而行二次手术是外科手术更常见的原因，占圣保罗手术量的 41%[27]。

然而，美国[140]和英国[141]的年轻患者使用生物瓣膜的趋势很明显。虽然指南建议≤60 岁的患者主要使用机械瓣膜进行主动脉瓣置换（见第 14 章），56～60 岁选择生物瓣膜进行单纯性主动脉瓣置换的患者比例由 2004 年的 25% 升至 2008 年的 40%[33,141]。这种差异在一定程度上反映出第三代生物瓣膜耐用性及经导管瓣中瓣手术治疗原发性瓣膜衰败的可能性[140]。

在美国 2009—2013 年适合使用机械瓣膜的成人体型儿童患者中，约 31% 最终选择生物瓣膜[142]。但是，对于年轻患者（特别是≤40 岁的年轻患者），生物瓣膜的耐用性是有限的[143-144]。渥太华的一项研究表明，≤40 岁行主动脉瓣生物瓣置换术后 10 年无需再次手术的患者比例为 50.9%，而≥60 岁患者的比例为 99.7%[144]。因此，再次手术的需求正逐渐增加。在英国，7% 的主动脉瓣手术为再次手术[33]。采用超声心动图来定义瓣膜衰败（而非再手术需求）表明部分瓣膜设计的衰败发生率较预期更高[145]。

先天性病变

先天性病变约占全球心脏瓣膜手术的 5%。二叶式主动脉瓣是最常见的畸形，占尸检研究人群的 2.0%[16]，占更大规模研究人群的 0.5%～0.8%[10-11]。有证据表明，部分病例呈地域聚集性特征[146]，可能由遗传因素导致[147-148]，因为先证者一级亲属患二叶式主动脉瓣或主动脉疾病的风险约为 10%[149-150]，男女性患病比例约为 2∶1。1/3 的患者为解剖学或真正的二叶式主动脉瓣，2/3 的患者由于胚胎期两瓣尖不完全分离而出现功能性二叶式主动脉瓣。80% 的病例为左、右冠瓣分离失败，可能与主动脉扩张的关系更为密切[151]，而右冠瓣和无冠瓣分离失败与二尖瓣脱垂的关系更为密切[151]。

一项为期 20 年的随访研究显示，24% 的患者因二叶式主动脉瓣进展为重度主动脉瓣狭窄或反流而需要手术治疗[152-153]。当基线水平即存在瓣膜增厚时，即使仅为轻度增厚患者，其心血管事件也更为常见，瓣膜增厚患者 12 年手术率为 75%，而瓣膜未增厚患者的手术率仅为 8%[152]。由于年轻患者更可能接受手术治疗，在未选择的手术病例中二叶式主动脉瓣的发生率约为 1/3[154]。但是，术中切除瓣膜的病理学研究结果表明，接受手术的二叶式主动脉瓣狭窄患者中，40～50 岁患者占 67%[17]，80～90 岁患者占 28%[155-160]（图 1.7）。

先天性二尖瓣疾病并不常见。累及二尖瓣的先天性畸形包括双孔二尖瓣、单纯性二尖瓣裂隙（不伴有房室隔缺损）、瓣膜发育不良（与左心发育不全相关）以及二尖瓣下移畸形[161-162]。累及腱索的畸形包括极短腱索引起的拱形二尖瓣、腱索与双心室相连所致的二尖瓣骑跨。在降落伞式二尖瓣中，腱索仅附着于单个乳头肌起点。

二尖瓣下动脉瘤可见于撒哈拉以南非洲人群，多由先天性二尖瓣环薄弱引起。动脉瘤好发于后叶瓣环，通常位于内侧呈蛇形，向心外方向或向左心房内隆起[58]。其偶尔可发生于主动脉瓣下，部分来源于结核[130]。

全身炎症状况

心内膜受累常见于系统性红斑狼疮（systemic lupus erythematosus，SLE），尤其是抗磷脂抗体阳性的患者[163-164]，通常临床症状不明显。有症状的心脏瓣膜疾病常继发于复发性瓣膜炎。免疫球蛋白和补

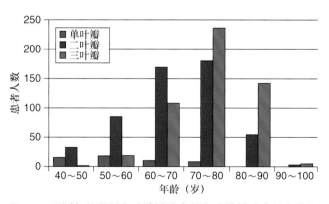

图 1.7　不同年龄段因主动脉瓣狭窄行主动脉瓣手术的患者的瓣叶数据。由于年轻人更可能行手术治疗，二叶式主动脉瓣的比例约为未选择的手术病例数的 1/3[133]。但是，对 932 例患者切除的瓣膜行病理检查后发现[16,134-139]，在因主动脉瓣狭窄行手术治疗的患者中，二叶式主动脉瓣在 40～50 岁患者中占 67%，50～60 岁占 57%，60～70 岁占 59%，70～80 岁占 42%，80～90 岁占 28%，≥90 岁占 33%

体的内皮下沉积可导致血管增生、炎症、血栓形成和纤维化。

二尖瓣融合粘连可导致瓣膜狭窄，最常见瓣叶广泛增厚（30%～70%）合并反流（30%～50%）[163,165-166]。Libman-Sacks 疣状赘生物的直径通常＜10 mm，固定、混合回声，通常为圆形，可发生于任何部位，常见于二尖瓣心房面的瓣叶边缘，较少见于主动脉瓣心室侧，很少累及右心瓣膜。活动性赘生物为合并纤维化和炎症浸润的中央纤维蛋白样变性，而愈合的赘生物为轻度或无炎症的中央纤维化。

瓣膜病变可见于无 SLE 特征的抗磷脂综合征。抗磷脂抗体可导致以下改变[166]：

- 内皮细胞活化。
- 氧化型低密度脂蛋白（low-density lipoprotein，LDL）摄取增加，导致巨噬细胞活化。
- 干扰凝血酶原调节功能，降低蛋白 C 和蛋白 S 生成。

类风湿性关节炎[166]可引起免疫复合物瓣膜炎，伴有浆细胞、组织细胞、淋巴细胞和嗜酸性粒细胞浸润，导致纤维化和挛缩。结节由中央纤维蛋白样坏死组织组成，周围为单核细胞、组织细胞、朗汉斯巨细胞和纤维组织边界。结节直径为 4～12 mm，可见于二尖瓣或主动脉瓣基底部，偶可出现泛发性瓣膜炎。愈合的瓣膜炎可导致瓣叶纤维化和挛缩，最终引起反流。

强直性脊柱炎与 HLA-B27 介导的慢性炎症、主动脉根部及左心瓣膜增生性动脉内膜炎相关。常导致以下改变[166]：

- 主动脉根部动脉炎导致主动脉瓣增厚、主动脉根部扩张以及功能性主动脉瓣反流。
- 主动脉瓣炎伴有瓣叶增厚及瓣尖挛缩。
- 主动脉根部向下移位导致二尖瓣前叶基底部向主动脉瓣下凸出，引起二尖瓣前叶挛缩伴交界处减少。

心脏瓣膜疾病的发生率尚未确定，因为相关研究规模较小，且倾向于重症患者。主动脉瓣增厚占 40%，二尖瓣增厚占 34%，主动脉显著扩张占 25%[166]。

类癌、药物和辐射

类癌

类癌起源于神经嵴胃肠道肠嗜铬细胞，这种情况很罕见，发病率约为 1/75 000[167]。约 1/2 的患者因肝转移出现类癌综合征，约 40% 的患者出现类癌性心脏病[168-169]。心脏病变是由血管活性物质的副肿瘤效应引起，特别是 5- 羟色胺（5-HT）。已知的导致心脏瓣膜疾病的药物（表 1.5）包括激动剂本身或 5-HT2B 受体激动剂代谢物，具有 5-HT2A 和 5-HT2C 受体亲和力的药物不会导致心脏瓣膜疾病。

药物

药物介导的病变与类癌相似。但在类癌中，以右心瓣膜病变为主[168-169]，因为血管活性物质在肺组织中失活，左心瓣膜受累仅占肺转移癌或卵圆孔未闭病例的 5%[168-169]。相反，药物介导的病变主要累及左心瓣膜，类癌患者瓣叶挛缩较药物介导的瓣膜病变患者更加严重。

与 5-HT2B 受体的相互作用可刺激心脏成纤维细胞增殖，导致瓣膜和腱索上出现呈珍珠白样的纤维斑块。超声心动图检查可有以下发现[169]：

- 瓣膜增厚。
- 腱索增厚、缩短。
- 瓣膜开放受限。
- 瓣膜闭合障碍。
- 瓣膜反流。

二尖瓣受累的最早期征象为瓣膜关闭时向外膨出，即瓣尖与瓣环之间的距离增大[169]，由于以下方法学问题，瓣膜受累的发生率很难确定：

表 1.5　导致心脏瓣膜疾病的药物		
药物	心脏瓣膜疾病	患病率
食欲抑制剂		
芬氟拉明	AR、MR、TR	女性 20%，男性 12%
苯氟雷司	AR	个案报道
帕金森病药物		
培高利特	AR、MR、TR	22%
卡麦角林	AR、MR、TR	34%
偏头痛药物		
麦角胺	AR、MR、TR	个案报道
二甲麦角新碱	AR、MR	个案报道
其他药物		
MDMA	AR、MR	28%

AR，主动脉瓣反流；MDMA，3,4- 甲二氧基甲基苯丙胺；MR，二尖瓣反流；TR，三尖瓣反流

- 缺少临床随机对照研究数据。
- 缺少对照组。
- 超声心动图医生的经验。
- 使用减肥药物（食欲抑制剂）。
- 研究群体较小。
- 未认识到药物性心脏瓣膜疾病的具体特征。
- 药物剂量和疗程的影响。
- 心脏瓣膜疾病的共同决定因素，包括年龄和高血压。

美国食品药物监督管理局（Food and Drug Administration，FDA）于 1973 年批准使用芬氟拉明作为短期（< 3 个月）食欲抑制剂。芬氟拉明可代谢为去乙芬氟拉明，具有 5-HT2B 活性[170]。1997 年的一份报告提示[171]，芬氟拉明联用去甲肾上腺素能激动剂芬特明平均 11 个月可导致 92% 的病例出现二尖瓣反流，79% 出现主动脉瓣反流。芬氟拉明及其同分异构体右芬氟拉明于 1997 年被禁止使用。一项大型观察性研究表明[172]，主动脉瓣或二尖瓣反流的患病率较低（但仍具有临床意义），女性为 20%，男性为 12%。

苯氟雷司是一种在结构上与芬氟拉明相似的食欲抑制剂和降血脂药，自 1976 年以来一直被用于治疗糖尿病伴代谢综合征的肥胖患者。与芬氟拉明相似，苯氟雷司可被代谢为去乙芬氟拉明，引起心脏瓣膜损伤[173]。确切的发病率尚未确定，因为目前仅有病例报告和小型病例匹配研究，该药于 2009 年在欧洲被停用，芬特明本身未被证明可引起心脏瓣膜病变。

溴隐亭的 5-HT2B 效应较弱，但培高利特和卡麦角林在较高剂量下治疗帕金森病时，其 5-HT2B 效应较强，可导致心脏瓣膜疾病[174]。一项研究表明[175]，出现中重度瓣膜增厚的卡麦角林或过氧化物的平均累积剂量为 4015 mg（SD = 3208 mg）。相比之下，没有或仅有轻度瓣膜增厚时的剂量仅为 2820 mg（SD = 2523 mg）。

关于使用小剂量卡麦角林治疗微小催乳素瘤（通常累积剂量为 200~414 mg）是否会引发心脏瓣膜疾病尚存争议[176]。研究涉及的卡麦角林剂量、用药时间和试验设计各不相同，有证据表明超声心动图医生的经验可能影响所报告畸形的患病率[177]。卡麦角林所致心脏瓣膜疾病较为罕见[176]，仅见于阶段性应用相对高剂量超过 10 年的个案报道[177]。指南草案建议，对于每周服用卡麦角林剂量 < 2 mg 的患者，不需要定期监测超声心动图。

麦角生物碱麦角胺、双氢麦角胺、甲基角胺及其代谢产物甲基麦角新碱可能导致心内膜纤维化，但鲜有报道[178]，因此无法预测准确的发病率。娱乐性使用 3，4- 甲二氧基甲基苯丙胺（3，4-methylenedioxy methamphetamine，MDMA）所致瓣膜病变的发生率较高[179]。

辐射

辐射暴露可引起主动脉瓣重度增厚和二尖瓣环钙化。常见于高剂量、大容量的纵隔放疗术后，通常用于治疗霍奇金病，少数用于治疗乳腺癌。尽管疾病进展速度有所差异，但 80% 的患者仅为轻度增厚，11 年后可能进展为无症状性瓣膜功能障碍，15 年后会出现症状[180]。一项研究表明[180]，尚未确定化疗能增强放疗效果，由于左心机械应力较高，病变更易影响左侧心脏瓣膜，三尖瓣和肺动脉瓣也可能受累，后者更为少见[181]，主动脉瓣和二尖瓣受累的概率相同。主动脉瓣通常有以下表现：

- 广泛钙化和活动度减低，与年龄相关性钙化疾病相似。
- 二尖瓣后叶瓣环钙化。
- 瓣叶增厚，从二尖瓣-主动脉瓣间纤维膜延伸至二尖瓣前叶基底部。

不同类型的心脏瓣膜疾病

主动脉瓣狭窄和反流

在工业欠发达地区，RhD 仍然是主动脉瓣疾病的最常见病因。在工业发达地区以及全球老年人群中，主动脉瓣疾病的主要病因为钙化（框 1.3 和框 1.4）。在 ≥65 岁的人群中，25%~35% 出现主动脉瓣增厚[6,7]，≥75 岁的人群约 2.8% 患有中重度主动脉瓣狭窄[4]。< 65 岁的主动脉瓣狭窄或反流患者最常见的病因是二叶式主动脉瓣（图 1.4）。主动脉瓣狭窄在 > 18 岁[4] 或 > 25 岁[4] 人群的患病率为 0.4%~0.9%[4,5]。

基于美国人群的系列研究显示，主动脉瓣狭窄在男性中的患病率呈上升趋势（$P = 0.06$），经年龄校正后，这一趋势具有统计学意义（$P = 0.04$；OR = 1.52）。主动脉瓣狭窄的罕见或不常见病因（框 1.4）包括辐射暴露、褐黄病、家族性高胆固醇血症及骨佩吉特病。褐黄病是一种遗传性尿黑酸氧化酶缺失，尿黑酸在心内膜和结缔组织中沉积，通常不会引起血流动力学损害，沉积物偶可引起主动脉瓣显著狭窄且需要手术治疗[158-159]。

在赫尔辛基老年人群研究（Helsinki Ageing Study）中[7]，552 例 55～86 岁的受试者接受了超声心动图检查。主动脉瓣反流的整体患病率为 29%，中重度反流的患病率为 13%。主动脉瓣反流的发生率随年龄增长而有所升高。在美国，≥75 岁人群的中重度主动脉瓣反流患病率为 2%（图 1.8）。主动脉瓣反流的患病率也取决于主动脉根部和升主动脉的内径[160]，提示反流可能为功能性或继发于主动脉扩张的器质性病变，主动脉扩张最常见的病因是动脉硬化和中膜坏死。1932—1967 年，258 例尸检研究发现，梅毒性主动脉扩张所致的主动脉瓣反流发生率为 11%[73]，而自 1955 年开始，梅毒引起主动脉瓣反流的重要性逐渐下降。主动脉瓣反流的罕见病因见框 1.3。

急性主动脉瓣反流可由心内膜炎、夹层或外伤引起。在过去 30 年中，IE 导致的主动脉瓣反流发生率已从手术病例的 9% 升至 25%[161-162]。

二尖瓣狭窄

RhD 是世界范围内导致二尖瓣狭窄的最主要病因（框 1.5），所致单纯性二尖瓣狭窄的比例为 40%。二尖瓣狭窄在工业发达国家的人群患病率仅为 0.1%～0.2%[3-4]，占欧洲基于医院的系列研究病例的 10%[15]。尽管 RhD 仍为主要病因，但在该项欧洲调查研究中，约 10% 的病例为退行性病变[15,71]。高龄患者（尤其是合并肾衰竭的患者）可能进展为重度二尖瓣环钙化，从而延伸至整个瓣叶并导致中度梗阻，但极少出现需要手术治疗的重度梗阻。由于超声心动图二尖瓣叶尖成像困难以及较大的心房波增加了跨二尖瓣平均压差的预测值，其严重程度可能被高估。

罕见的先天性因素包括瓣膜发育不良（即瓣叶边缘增厚、卷曲，腱索缩短、增厚、与纤维组织缠绕，乳头肌发育不全，乳头肌间距离缩短），其他罕见病因包括 SLE、Whipple 病、Fabry 病和淀粉样变性[163-165]。

二尖瓣反流

在工业欠发达地区，RhD 仍然是最常见的病因，EMF 是赤道非洲人群的常见病因，二尖瓣下动脉瘤是南非人群的常见病因。在工业化国家或其他地区的老年人群中，二尖瓣反流主要由左心室功能不全

框 1.3　主动脉瓣反流的病因

常见病因
风湿病
钙化性疾病
主动脉扩张
　动脉粥样硬化、马方综合征、二叶式主动脉瓣、梅毒
二叶式主动脉瓣
心内膜炎

少见病因
主动脉扩张
　主动脉夹层、Ehlers-Danlos 综合征、主动脉窦瘤
主动脉脱垂
辐射
药物
抗磷脂综合征

罕见病因
类癌
创伤：减速性损伤、器械损伤
主动脉扩张
　反应性关节炎
　巨细胞动脉炎
　大动脉炎
　韦氏肉芽肿病
　结节病
　白塞综合征
复发性多软骨炎
弹性纤维假黄瘤
黏多糖贮积症 I 型和 IV 型

框 1.4　主动脉瓣狭窄的病因

常见病因
风湿病
钙化性疾病
二叶式主动脉瓣

少见病因
辐射
药物
先天性疾病（如主动脉瓣下隔膜）

罕见病因
褐黄病[a]
儿童高胆固醇血症
佩吉特病
其他先天性疾病
单叶瓣或四叶瓣
瓣上狭窄

[a] 褐黄病是一种遗传性尿黑酸氧化酶缺乏症。尿黑酸可积聚在结缔组织（包括心内膜）中，通常不会造成血流动力学损害。然而，沉积物偶尔会导致严重的主动脉狭窄，需要手术治疗[164-165]

引起，其次为二尖瓣脱垂。

在美国，中重度二尖瓣反流的人群患病率为
1.6%～1.7%[4-5]，≥75 岁人群的患病率升至 9.3%[4]。
欧洲一项基于医院的调查研究表明[15]，32% 患者为
二尖瓣反流。不常见或罕见的原因见框 1.6。

框 1.5　二尖瓣狭窄的病因
常见病因
风湿病
钙化性疾病
少见病因
辐射
系统性红斑狼疮
心内膜心肌纤维化
类癌
罕见病因
先天性疾病[140-141]
瓣膜发育不良（即瓣叶边缘增厚、卷曲，腱索缩短、增厚、与纤维组织缠绕，乳头肌发育不全，乳头肌间距离缩短）
降落伞式二尖瓣（单个乳头肌）
与左心发育不良相关的瓣膜发育不良
二尖瓣上环
Whipple病[168]
Fabry病
黏多糖贮积症 Ⅰ 型和 Ⅳ 型[169]

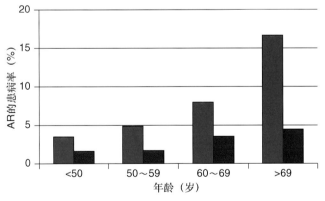

图 1.8　年龄对主动脉瓣反流（AR）患病率的影响。1316
例男性中有 97 例（7.4%）出现轻度反流（1+）（蓝色柱），
2185 例女性中有 160 例（7.3%）出现轻度反流。38 例（3.0%）男性
和 55 例（2.5%）女性出现中重度反流（≥2+）（红色柱）。受年
龄影响，轻度反流的患病率为 4.5%～16.4%（P<0.001），中重
度反流的患病率为 1.6%～4.55%（P<0.002）（From Lebowitz
NE, Bella JN, Roman MJ, et al. Prevalence and correlates of aortic
regurgitation in American Indians: the Strong Heart Study. J Am
Coll Cardiol 2000;36:461-467.）

右心瓣膜疾病

右心瓣膜疾病并不常见，欧洲心脏调查显示发
病率为 1.2%[15]，美国基于人群的研究并未提及[4]，
英国的一项人口学调查研究显示轻度右心瓣膜疾病
的发病率仅为 3%[6]。

三尖瓣疾病

三尖瓣狭窄（框 1.7）几乎均为风湿性，并伴
有风湿性二尖瓣疾病。三尖瓣狭窄也可能是先天性，

框 1.6　二尖瓣反流的病因
常见病因
继发性病因
冠状动脉疾病
高血压
饮酒
Chagas病（南美）
HIV感染
原发性或器质性病因
风湿病
二尖瓣脱垂（黏液瘤病）
心内膜炎
少见病因
继发性病因
特发性扩张型心肌病
化疗
二尖瓣收缩期前向运动（SAM征）：肥厚型心肌病、弗里德赖希（Friedreich）共济失调、淀粉样变性
原发性或器质性病因
辐射
药物
系统性疾病：系统性红斑狼疮、抗磷脂综合征、强直性脊柱炎、类风湿性关节炎
创伤性：减速性损伤、器械损伤
心内膜心肌纤维化
罕见病因
继发性病因
非洲瓣膜下动脉瘤
血色素沉着病
Fabry病
系统性硬化病
弹性纤维假黄瘤
原发性或器质性病因
先天性疾病：二尖瓣下移畸形、双孔二尖瓣、单纯性二尖瓣裂隙、瓣膜发育不良（与左心发育不良有关）、拱形二尖瓣（短腱索）、降落伞状二尖瓣（单乳头肌）

少数与 SLE 或起搏器所致的纤维化有关。90% 的异常三尖瓣反流由左心病变引起，通常继发于肺动脉高压所致的右心室扩张，也可能继发于任何导致右心室疾病的病因，包括心肌病和心肌梗死。起搏器电极引起的三尖瓣反流越来越常见。导致三尖瓣反流的其他病因见框 1.7。

肺动脉瓣疾病

肺动脉瓣反流常继发于肺动脉高压（框 1.8）。肺动脉瓣狭窄或反流约占所有先天性心脏病的 14%。类癌常累及肺动脉瓣膜。金黄色葡萄球菌心内膜炎（无论是社区获得性还是静脉用药所致）可累及肺动脉瓣。

多瓣膜疾病

多瓣膜受累（框 1.9）较为常见，欧洲心脏调查

框 1.7　三尖瓣疾病的病因

三尖瓣狭窄
风湿病
起搏器
先天性疾病（如三尖瓣闭锁、三尖瓣下移畸形）
类癌

三尖瓣反流
继发性病因
肺动脉高压
右心室功能不全（如心肌病、心肌梗死）

原发性或器质性病因
风湿病
黏液样变
与 5-HT2B 受体相互作用的药物
类癌
心内膜炎
创伤
先天性疾病（如三尖瓣下移畸形）
起搏器
心内膜心肌纤维化

框 1.8　肺动脉瓣疾病的病因

继发性反流
肺动脉高压
肺动脉瘤

器质性病因
先天性疾病
类癌
心内膜炎

框 1.9　多瓣膜疾病的病因

风湿病
黏液瘤病
心内膜炎
药物
类癌
辐射

框 1.10　根除风湿病的步骤

- 改善生活条件
- 治疗宣教
- 治疗链球菌性咽喉炎，即使是单剂量青霉素
- 研发疫苗
- 通过超声心动图筛查确定瓣膜受累并进行二级预防
- 研究发育生物学以延缓慢性病变的进展
- 将风湿病重新归类为应上报的疾病以获得相关组织的资金支持

人群的发病率为 20%～25%[15,71]，牛津的调查研究中，≥65 岁人群的发病率为 38.5%[6]。在 RhD 患者中，单纯性二尖瓣狭窄是最常见的疾病，但主动脉瓣联合二尖瓣病变也较为常见；主动脉瓣反流较狭窄更常见。三尖瓣病变较预期更为多见，因为无显著的瓣膜增厚使右心瓣膜病变很难由超声心动图检测出来。

总结

心脏瓣膜疾病在全球范围内较为常见。由于检出率不足，对预后产生不利影响。指南主要基于已发表的共识意见，但目前几乎没有随机对照试验的支持，因此需要进行更多的研究以提供依据[25,182]。研究和提供医疗服务的目的是提高检出率[183]，为 RhD 患者提供二级预防（框 1.10），并将患有严重心脏瓣膜疾病的患者转入专业医疗机构救治[184]。当前所面临的挑战仍是对所有心脏瓣膜疾病患者进行及时的手术治疗，最大限度地优化二尖瓣脱垂患者的二尖瓣修复率。

参考文献

扫二维码见参考文献

2

主动脉瓣和二尖瓣的三维解剖

Wendy Tsang，Benjamin H. Freed，Roberto M. Lang
王建铭　译　朱鲜阳　审校

目录

要点

二尖瓣

- 三维超声心动图（three-dimensional echocardiography，3DE）提供了复杂二尖瓣结构（包括瓣环、瓣叶、腱索和乳头肌）的实时、详细的非平面图像。

- 与二维超声心动图（two-dimensional echocardiographic，2DE）平面成像相比，使用3DE对二尖瓣的解剖学、功能和运动进行定量分析更为准确，并且具有可重复性。

- 用3DE评估二尖瓣退行性疾病有助于指导选择最佳的手术策略，改善手术预后。

- 3DE为缺血性二尖瓣反流的病理生理学以及手术和经导管修复的潜在作用提供了机制上的理解。

- 与2DE相比，多平面成像测量能更准确地评估二尖瓣反流的严重程度。

- 3DE在多种介入手术术前、术中和术后发挥重要作用，包括二尖瓣狭窄瓣膜成形术、二尖瓣反流的缘对缘修复和瓣周漏封堵。

主动脉瓣

- 3DE正面视图可提高对主动脉根部结构的评估能力，如主动脉瓣叶数量、主动脉瓣环形状和左心室流出道（left ventricular outflow tract，LVOT）直径。

- 通过将LVOT区域的3DE平面面积代替连续性方程，将连续性方程的分子替换为3DE测得的每搏量，或通过直接主动脉瓣平面面积测量，提高了对主动脉狭窄严重程度的评估能力。

- 使用3DE平面化射流束最小横截面测量可提高对主动脉反流严重程度的评估能力。

- 通过3DE，从LVOT视角可对人工主动脉瓣环和主动脉进行良好的可视化显像；然而，可靠的人工主动脉瓣叶的可视化仍具有挑战性。

- 3DE改善了对瓣膜质量特征的显像。

- 3DE在经皮手术的术前、术中和术后发挥着重要作用，如经导管主动脉瓣置换术（transcatheter aortic valve replacement，TAVR）和瓣周漏封堵。

3DE技术的进步已使其成为主流的临床实践应用手段，3DE可以提供二尖瓣和主动脉瓣及其与邻近组织结构空间关系的真实图像。其所呈现独特的解剖和功能视角，进一步加深了对心脏瓣膜疾病病理生理学的理解。本章将讨论3DE在评估二尖瓣和主动脉瓣的瓣膜解剖、容积定量、术前计划、术中指导和术后评估方面的价值。

二尖瓣

二尖瓣解剖学

二尖瓣的三维结构较为复杂，涉及多个解剖结构，包括瓣环、交界处、瓣叶、腱索、乳头肌和左心室，各部分协同作用达到最佳状态对其功能的完整性至关重要。

二尖瓣环

二尖瓣环是一个纤维肌肉环，与前、后二尖瓣瓣叶相连。正常二尖瓣环呈三维结构的马鞍形，其最低点位于前外侧和后内侧交界处水平。这使得在收缩期能够有正确的瓣叶附着，瓣叶压力最小化[1]。根据对应的瓣叶，二尖瓣环可分为前瓣环和后瓣环。

二尖瓣叶

二尖瓣分为前叶和后叶。心房及光滑的表面没有附着，而左心室或粗糙的表面通过腱索与乳头肌相连。后叶呈四边形，附着在瓣环周长约 3/5，半圆形的前叶附着在瓣环周长约 2/5[2]。虽然后叶附着在二尖瓣环的较大部分，但后叶比前叶短。

Carpentier 提出的瓣叶分段法是应用最广泛的分类方法[3]。该方法利用后叶两个明确的切迹将其分为 3 个独立的部分或扇贝形小叶。前外侧扇形小叶定义为 P1，中间扇贝形小叶定义为 P2，后内侧扇贝形小叶定义为 P3。前叶表面通常更光滑，没有凹痕。P1 对面的前叶节段为 A1（前段），P2 对面的节段为 A2（中间段），P3 对面的节段为 A3（后段）（图 2.1）。

二尖瓣交界处

二尖瓣交界处是一个独特的区域，此处在收缩期时前、后叶彼此相对，Carpentier 将其分为前外侧和后内侧交界[3]。交界处的组织量从几毫米的瓣叶组织到不同的瓣叶节段不等。

二尖瓣腱索

腱索负责确定左心室收缩末期时前、后叶的位置和张力。腱索起源于乳头肌头部的纤维延伸，少量来自左心室下外侧室壁。根据腱索连接二尖瓣叶上的位置来命名。边缘腱索或初级腱索连接到二尖瓣的游离边缘，有助于防止瓣叶边缘脱垂。中间腱索或次级支柱腱索连接瓣叶的左心室表面，防止瓣叶卷曲，同时减少瓣叶组织的张力[4-5]。由于腱索参与形成左心室与瓣膜的连续性，其可能在左心室的动态形状和功能方面发挥作用[6-7]。基底腱索或三级腱索连接后叶基底部和二尖瓣瓣环，具体功能尚不清楚。

乳头肌

乳头肌包括前外侧乳头肌和后内侧乳头肌，起源于左心室游离壁的顶端和中 1/3 之间的区域。前外侧乳头肌由前、后部组成，后内侧乳头肌通常由前、

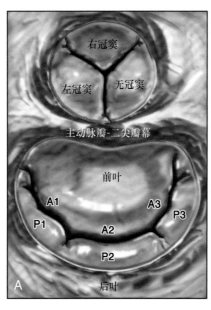
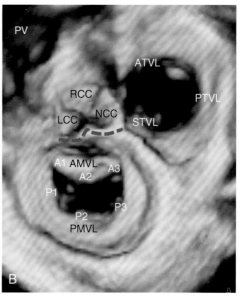

图 2.1　从左心房（LA）或外科医生视角观察的典型二尖瓣解剖关系的模式图（A）和 3DE 模式图像（B）。该视图主动脉瓣位于 12 点钟位置。主动脉瓣-二尖瓣幕将二尖瓣前叶和主动脉瓣分开。Carpentier 系统根据瓣叶切迹将二尖瓣后叶分为 3 部分（P1、P2、P3）。前叶根据与后叶的对应关系分为 3 部分（A1、A2、A3）。AMVL，二尖瓣前叶；ATVL，三尖瓣前叶；LCC，左冠瓣；NCC，无冠瓣；PMVL，二尖瓣后叶；PTVL，三尖瓣后叶；RCC，右冠瓣；STVL，三尖瓣隔瓣

中、后部组成[8]。由于乳头肌直接与左心室相连，因此左心室几何形状的变化会改变腱索和瓣叶的轴向关系，导致瓣叶闭合不良。

3DE 和二尖瓣结构

随着 3DE 成像的出现，临床很容易获取瓣环、交界处、瓣叶和瓣膜下几何形状的新定量参数[2,9]。这些测量提供了对二尖瓣力学的新见解，有助于指导二尖瓣修复，因为 3DE 能够对二尖瓣功能障碍进行分类（表 2.1）。一项研究发现，术前 3DE 评估的腱索长度与术中测量值具有强相关性（r＝0.93，$P<0.0001$），强调 3DE 在术前手术计划中的重要作用（图 2.2）[10]。图 2.3 中显示了最常用的参数[2]。

3DE 成像

图像采集

获取二尖瓣 3D 经胸超声心动图（transthoracic echocardiographic，TTE）图像主要采用胸骨旁长轴和心尖四腔心切面（表 2.2）。虽然 2D TTE 的胸骨旁短轴切面可提供二尖瓣膜的正面视图，但从左心室的角度观察，仅显示二尖瓣叶的正面。

当使用 3D 经食管超声心动图（transesophageal echocardiography，TEE）进行成像时，60° 二尖瓣双交界视图和 120° 长轴食管中段视图最适合观察整个二尖瓣及其相关组织结构[11]。经胃长轴切面最好采用多平面模式来评估二尖瓣和瓣下结构。与 TTE 相比，3D TEE 凭借其更高的空间分辨率提供更加清晰的解剖细节。

图像显示

在获得 3D 数据集后，可进行锥体体积的平面裁剪和旋转，以呈现二尖瓣正面 3D 动态图像。3DE 促进了成像系统和心血管外科医生之间的沟通，因其能以类似外科医生在手术室从左心房观察瓣膜的方式来显示二尖瓣。图 2.4 所示的手术视图是通过从左

表 2.1 二尖瓣功能障碍的 Carpentier 功能分型				
特点	Ⅰ型	Ⅱ型	ⅢA型	ⅢB型
瓣叶边缘运动	正常	脱垂或连枷	瓣叶开放受限	瓣叶闭合受限
相关疾病	慢性心房颤动、细菌性心内膜炎	退行性疾病（巴洛病、纤维弹性缺陷）	风湿病	心肌梗死、扩张型心肌病
相关病变	瓣环扩张　瓣叶穿孔	瓣叶增厚　瓣叶卷曲　瓣叶伸长　腱索增厚　腱索断裂	瓣叶交界处融合　瓣叶增厚　腱索增厚	乳头肌移位　腱索粘连　瓣环扩张

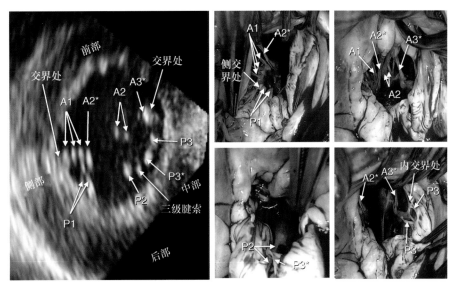

图 2.2　3D 数据集中提取的短轴切面显示的腱索对应结构（左）。手术中显示相应的解剖结构（右）

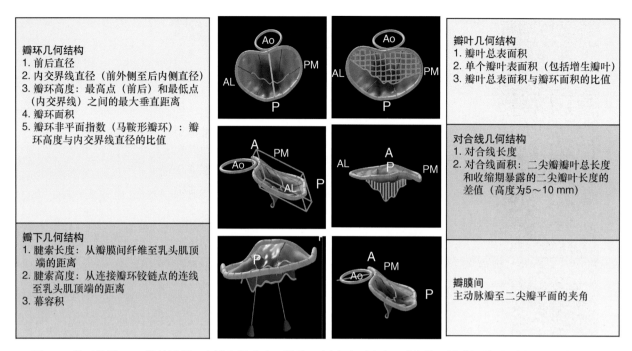

图 2.3　基于使用 3DE 软件进行二尖瓣容积重建，测量二尖瓣环、瓣叶、对合线、瓣膜间关系和瓣下的几何结构。A，前部；Ao，主动脉瓣；P，后部

表 2.2　3D 超声心动图采集与显示

成像	视图	二尖瓣	主动脉瓣
采集	经胸	胸骨旁长轴切面 心尖四腔心切面	胸骨旁长轴切面 胸骨旁短轴切面 心尖三腔心切面
	经食管	食管中部≈0°　四腔心切面 食管中部≈120°　长轴切面	食管中部≈60°　主动脉瓣短轴切面 食管中部≈120°　长轴切面
显示		无论从左心房还是左心室观察，须将主动脉瓣定位在12点钟位置	无论从主动脉还是LVOT观察，均将右冠瓣定位在6点钟位置

心房观察二尖瓣并旋转瓣膜以使主动脉位于其正上方 12 点钟位置获得。

3DE 显示二尖瓣功能障碍的机制

退行性二尖瓣疾病

在发达国家，二尖瓣脱垂是引起二尖瓣反流最常见的原因[12]。3DE 技术大大提高了医生诊断和手术治疗二尖瓣脱垂的能力[13]。二尖瓣脱垂主要由两种类型的退行性疾病引起：巴洛病（Barlow disease）和纤维弹性缺陷（表 2.3）。巴洛病由于黏液样组织过量引起，即黏多糖在 1 个或 2 个瓣叶和腱索中异常积累。相反，纤维弹性缺陷是由于结缔组织结构和（或）功能异常而导致机械完整性的急性表

失[14]，腱索延长或腱索断裂通常会造成局部或单瓣脱垂（图 2.5）。

很多研究表明，3DE 在准确诊断退行性瓣膜疾病的定位方面优于 2DE[15-17]。3DE 对操作人员的依赖性较小，更具有可重复性。研究者比较了大量因脱垂而接受二尖瓣修复患者的 3D TEE 和 2D TEE 的诊断准确性，并将超声心动图结果与手术患者进行对比[18]。3D TEE 正确识别出 92% 的瓣叶脱垂患者，而使用 2D TEE 仅识别出 78%。使用参数图（即将二尖瓣的 3D 图像转换为彩色编码的二尖瓣解剖图，颜色分级表示瓣叶从二尖瓣环形平面到左心房的距离）也提高了诊断准确性（图 2.6）[16]。一项研究发现，二尖瓣的 3D 彩色编码参数图可以轻松区分二尖瓣脱垂和二尖瓣瓣叶卷曲，无须使用 2DE 检查

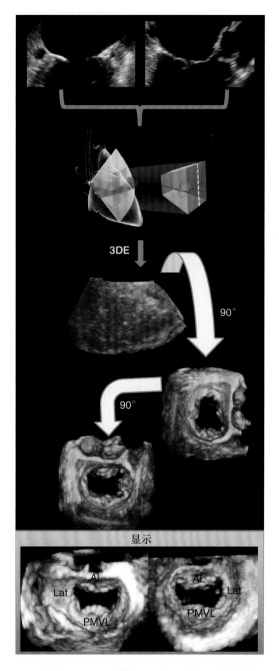

图 2.4　二尖瓣 3D TEE 采集和显示。顶部两张图为 3D TEE 采集前采用双平面模式优化二尖瓣的正交视图。获取图像后，3DE 探头应沿 X 轴旋转 90°，以获得二尖瓣正面视图。旋转 3DE 探头，使主动脉瓣位于 12 点位置。从左心房或左心室视角显示二尖瓣，均应使主动脉瓣位于 12 点位置。AL，二尖瓣前外侧瓣叶；Lat，外侧；PMVL，二尖瓣后叶

鉴别特征	巴洛病	纤维弹性缺陷
病理特点	黏液瘤样组织过多	结缔组织生成受损
典型发病年龄	较年轻（＜40岁）	年龄较大（＞60岁）
疾病持续时间	数年至数十年	数天至数月
体格检查	收缩中期喀喇音、收缩晚期杂音	全收缩期杂音
受累瓣叶	多节段	单节段
瓣叶病变	卷曲和增厚	瓣叶伴有增厚的受累节段
腱索病变	腱索增厚、伸长	腱索伸长、腱索断裂
Carpentier分型	Ⅱ型	Ⅱ型
功能障碍类型	双瓣叶脱垂	脱垂和（或）连枷
瓣膜修复的复杂程度	高	低

表 2.3　巴洛病与纤维弹性缺陷的鉴别要点

多个平面[19]。

　　3DE 不仅在诊断退行性瓣膜疾病方面具有优越的准确性，还可区分巴洛病和纤维弹性缺陷。当使用 3D 定量参数来鉴别是否存在退行性二尖瓣疾病时，瓣叶卷曲的高度和体积是退行性二尖瓣疾病的最强预测因子[15]。3D 成像上二尖瓣叶卷曲高度的临界值为 1.0 mm，可区分正常和退行性瓣膜疾病，而无重叠；二尖瓣卷曲容积的临界值为 1.15 ml，用于鉴别巴洛病与纤维弹性缺陷，这些测量结果具有高度的可重复性。

　　3DE 研究增进了人们对纤维弹性缺陷和巴洛病之间病理生理学差异的理解，这两种疾病的二尖瓣环动力学和瓣叶组织改变不同[20-21]。除明显的瓣叶脱垂外，巴洛病患者在心脏周期中瓣环动力学减弱，超过了左心室和左心房重构的程度[20]，表明二尖瓣反流的严重程度可能主要取决于二尖瓣环异常[22]。瓣环的这些变化也可以解释二尖瓣环和瓣叶分离所导致左心室和二尖瓣环之间的功能失调[22]。尽管重度脱垂伴有明显的瓣环扩张，但巴洛病患者与纤维弹性缺陷症患者的二尖瓣反流严重程度相似，这是由于收缩中晚期二尖瓣组织储备 / 扩张增加的代偿[20]。相比之下，纤维弹性缺陷患者瓣环的功能相对保留，而组织减少，收缩期瓣叶面积减小导致重度二尖瓣反流，其形态学变化较少。总之，这些差异表明两种疾病需要采用不同的手术方法来进行修复。

　　通过二尖瓣的 3DE 正面视图，能够更清楚地识别退行性瓣膜病患者存在深裂样凹陷（图 2.7），从而鉴别退行性瓣膜疾病与房室隔缺损所致的真正裂隙，主要在于确定有无完整的隔膜[23]。了解这些裂隙在二尖瓣反流中的作用，以决定经导管缘对缘

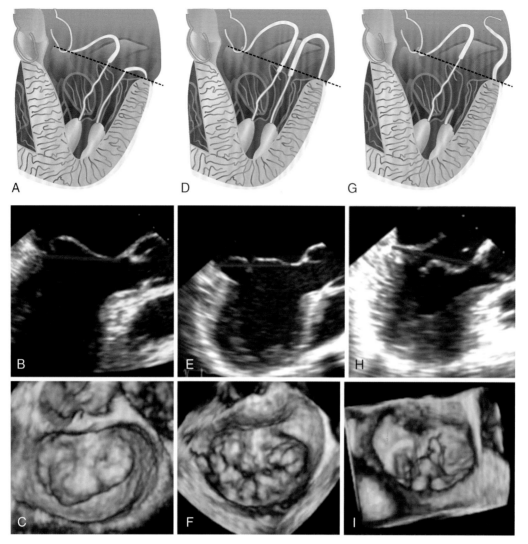

图 2.5　黏液瘤伴二尖瓣脱垂。A. 示意图。B. 从左心房正面观察与 A 图对应的 2D TEE 图像。C. 与 A 图对应的 3D TEE 图像。在收缩期，当瓣叶游离缘超过二尖瓣环平面时诊断为瓣叶脱垂。D. 瓣叶脱垂，腱索伸长，二尖瓣双侧卷曲的示意图。E. 从左心房正面观察时与 D 图对应的 2D TEE 图像。F. 与 D 图对应的 3D TEE 图像。多余的瓣叶组织在收缩期时偏移进入左心房，瓣叶游离缘保留在二尖瓣环平面以下，诊断为瓣叶卷曲。G. 腱索断裂导致二尖瓣前叶脱垂和后叶连枷的示意图。H. 对应 G 图的二尖瓣 P2 连枷段的 2D TEE 图像。I. 从左心房正面观察与 G 图对应的 3D TEE 图像

修复术的可行性，并用于装置植入后残留二尖瓣反流的测量。

缺血性二尖瓣反流

缺血性二尖瓣反流是由缺血性心脏病引起左心室重构的病理生理结果。传统上，缺血性二尖瓣反流被认为主要由于后内侧乳头肌功能障碍，因为此处乳头肌的血液供应单一。但在过去 10 年中，多项 3DE 研究表明，乳头肌功能障碍并不是缺血性二尖瓣反流的原因，而是由左心室重构引起广泛的几何变形导致这种类型的瓣膜功能障碍。3DE 检查结果

重塑了对缺血性二尖瓣反流的认识。

二尖瓣是动态变化的，从收缩期的马鞍形（即双曲抛物线）到舒张期的平坦结构。在收缩期，竞争性力量作用于二尖瓣瓣叶，左心室压力的增加将瓣叶推向左心房，而腱索的拉力将瓣叶向左心室方向牵拉。马鞍形被认为是通过优化瓣叶曲率和最小化二尖瓣叶壁应力来平衡这些力[1]。在心肌梗死和由此导致左心室重构的情况下，后内侧乳头肌向外和顶端移位，使二尖瓣瓣叶束缚在左心室中，限制了其在二尖瓣环水平上有效对合的能力[24]。此外，二尖瓣环也会扩张，使瓣叶闭合更加困难[25]。

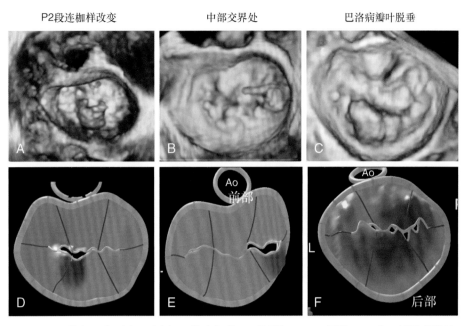

图 2.6　A. 从左心房观察二尖瓣 P2 段连枷的正面视图 3D TEE 图像。B. 由于纤维弹性缺陷，显示内侧交界处连枷。C. 巴洛病患者的双瓣叶脱垂。D. 为相对应的参数图用于评估 P2 段连枷，其中朝向橙色的颜色渐变表示瓣叶从二尖瓣环平面向左心房的距离。E. 内侧连枷病变。F. 巴洛病

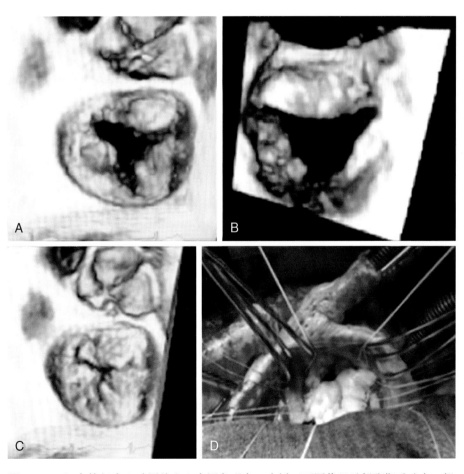

图 2.7　A. 经食管超声心动图从左心房视角观察二尖瓣正面图像显示舒张期后叶有一假性裂口。B. 从左心室视角观察到的瓣膜图像。C. 收缩期瓣膜外观及脱垂节段。D. 相应的瓣膜手术图像显示瓣膜有明显脱垂和深度褶皱

虽然有时会交替使用术语"缺血性二尖瓣反流"和"功能性二尖瓣反流"，但它们的含义不同。与缺血性二尖瓣反流的后内侧乳头肌移位不同，功能性二尖瓣反流是双侧乳头肌位移（即对称腱索）的结果，通常是由扩张型心肌病所致。二尖瓣反流的射流束方向可用于区分这两种类型的瓣膜功能障碍。缺血性二尖瓣反流的射流束通常为偏心性，指向后部"受限"的瓣叶，而功能性二尖瓣反流的射流束通常指向左心房的顶部（图 2.8）。

3DE 提供了对功能性和缺血性二尖瓣反流的病理生理学理解。例如，许多研究者使用 3DE 发现左心室的球形度增加使双侧乳头肌移位，从而导致功能性二尖瓣反流，而不是由收缩功能障碍所致[26-27]。3DE 显示，下壁心肌梗死并非是缺血性二尖瓣反流的唯一原因[28]，心尖前部的心肌梗死向下扩散，即使后内侧乳头肌下方的心肌未直接受累，也可以发生缺血性二尖瓣反流。

缺血性二尖瓣反流中的二尖瓣腱索。 二尖瓣叶腱索异常是导致缺血性二尖瓣反流的主要因素，2DE 已被广泛用于计算二尖瓣幕的面积和长度，但研究表明，与术中结果相比，这些单平面测量不对称且通常不准确[29]，3DE 通过提供更精确和可重复的测量而克服了这一限制。在一项早期采用 3DE 检查瓣叶腱索的研究中，与对照组相比，重度二尖瓣反流患者的二尖瓣幕的长度和面积明显增大[30]。这项研究发现，不同个体在二尖瓣幕的瓣叶部位各不相同，表明不同的腱索参与了疾病发展过程。虽然二尖瓣反流的严重程度受二尖瓣幕牵拉的影响，但幕的面积不对称与更大程度的反流有关。

缺血性二尖瓣反流中的二尖瓣环。 二尖瓣环的构象变化可导致缺血性二尖瓣反流。多项研究表明，二尖瓣环的扩张和松弛在整个心动周期中基本呈动态变化[24,30]。3DE 成像能够显示更细微的解剖学改变，如与下壁心肌梗死相比，前壁心肌梗死时瓣环前后直径增大，呈整体扩张和扁平化[30-31]。3DE 可用于评估整个心动周期中二尖瓣环表面积和瓣环纵向位移的动态改变[32]。研究证明，缺血性二尖瓣反流患者的二尖瓣环表面积较大，瓣环搏动性和位移减小。随着二尖瓣环增大，其运动功能失调，在整个心动周期中逐渐无法调节其形状。

缺血性二尖瓣反流中的瓣叶增生。 3DE 最有意思的发现之一是，当瓣叶腱索和瓣环的几何结构变化导致缺血性二尖瓣反流时，会出现瓣叶增生来弥补瓣叶交界处粘连导致的瓣膜面积减少[33]。Chaput 等最早的一项研究中发现，左心室功能不全患者的瓣叶面积增加了 35%[34]。心肌梗死 2 个月后，与非腱索连接的瓣叶相比，腱索连接的瓣叶面积和厚度显著增加[35]。分子组织病理学研究表明，这种瓣叶增长是由于腱索相连的瓣叶中平滑肌 α 肌动蛋白的增加，提示内皮间质转化。

一项 3DE 研究探讨了瓣叶腱索、瓣环扩张和扁平化以及瓣叶伸长之间的相互作用[36]。研究者测量了多个变量，包括二尖瓣幕的长度和体积、瓣叶总面积、瓣环总面积以及交界处长度和面积。研究证明，虽然二尖瓣总面积代偿性增加，但随着乳头肌位移的增加，二尖瓣瓣叶对合成比例减少。与轻度二尖瓣反流患者相比，重度二尖瓣反流患者为确保收缩中期代偿对合所需的瓣叶总面积与瓣环总面积

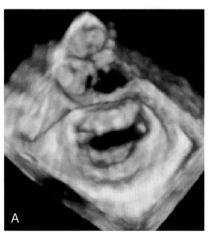
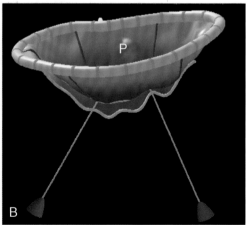

图 2.8 A. 从左心房视角观察二尖瓣的正面视图 3D TEE 图像，显示扩张型心肌病所致对称性双瓣叶腱索。B. 相应的参数图显示腱索顶端位移和其后两个瓣叶的腱索。P，后部

的比值降低，对合口面积是二尖瓣反流严重程度的最强决定因素。部分患者能产生足够代偿的瓣叶增生而其他患者不能的原因尚不明确[37]。

缺血性二尖瓣反流的治疗。在二尖瓣环成形术后进行 3DE 的多项研究表明，虽然该手术减小了二尖瓣环的尺寸，但由于其固有的刚性结构，也降低了整个瓣膜的搏动性和运动[32,38]。由于这一发现，正在研发能够更好地顺应二尖瓣环自然 3D 动力学的新型瓣膜成形环[39]。用 3DE 量化二尖瓣环高度和直径有助于评估旨在恢复或维持马鞍形瓣环的不同定制人工瓣膜和修复策略的适用性[38]。尽管如此，瓣环成形术通常不能解决腱索群组成分，且不足以减少二尖瓣反流。3DE 显示瓣环后连合（即 P2 和 A3-P3 段）有显著粘连的患者，术后二尖瓣反流复发的风险更高。3DE 可能有助于选择那些应接受瓣膜修复而不是瓣膜置换的缺血性二尖瓣反流患者。

二尖瓣反流的 3DE 定量分析

通过定量分析确定二尖瓣反流的严重程度是二尖瓣疾病管理的重要步骤。由于二尖瓣结构的几何形状复杂，3DE 的主要优势是通过缩流颈面积、近端等速表面积和解剖反流表面积来准确地评估有效反流口面积（表 2.4）[40]。

3D 缩流颈面积

通过 3DE 直接评估缩流颈显示二尖瓣反流时缩流颈面积具有明显的不对称性，强调单平面测量缩流颈宽度对有效反流口面积的估计能力较差[41]。缺血性二尖瓣反流尤其如此，因为二尖瓣反流的射流束通常是偏心的。3DE 测量缩流颈面积可提供单一、直观、可靠的有效反流口面积的测量值，对二尖瓣反流的严重程度进行分类，类似于目前临床实践中

使用的美国超声心动图学会推荐的 2D 综合方法（图 2.9）[42]。

许多将 3DE 测量的缩流颈面积与各种 2D 定量参数进行比较的研究发现，使用 3DE 测量缩流颈面积评估二尖瓣反流严重程度的准确性和可重复性更为精确[43-45]。一项比较 2D 近端等速表面积法量化反流口面积与 3DE 测量缩流颈面积的研究发现，3D 测量缩流颈面积的临界值为 0.41 cm^2 时区分中度和重度二尖瓣反流的敏感性为 82%，特异性为 97%[43]。

3D 近端等速表面积法

2D 量化有效反流口面积是假设近端血流汇集区域为半球形，反流口为圆形。3D 计算流体力学模型证明，随着反流口增大，靠近反流口的汇集区域变为扁平的半球状，远离反流口的区域拉长呈椭圆形[46]。研究表明，在体外和临床研究中，半椭圆形模型比半球形模型可以更准确地估计有效反流口面积[47-48]。

3D 解剖反流口面积

由于二尖瓣开口复杂、非平面的 3D 几何结构，2D 平面测量二尖瓣反流的有效反流口面积不准确，3D 解剖反流口面积测量是确定二尖瓣反流严重程度的合理替代方案[49]。解剖反流口面积的测量是在二尖瓣正面视图下完成。

确定解剖反流口面积有多种测量方法。其中一种方法需要手动跟踪 3D 数据集中的瓣叶边缘。该方法与 2D 近端等速表面积衍生的有效反流口面积具有良好的相关性，可重复性更好[49]。利用 TEE 获得二尖瓣实时 3D 放大模式，可以很容易地测量解剖反流口面积[50]。

表 2.4　二尖瓣反流的 3DE 定量评估				
项目	缩流颈	近端等速表面积	解剖反流口面积	每搏量
优势	TTE 和 TEE 缩流颈的正面视图 多平面宽度评估 更准确、可重复	TTE 和 TEE 汇聚区在瓣口近端扁平，远端拉长 半径评估更准确，无须几何假设	二尖瓣直接正面视图 可实时计算	整个心动周期的流速积分 更准确和可重复
限制	3DE 彩色多普勒的局限性 需要选择合适的收缩期时相	需要大量线下处理 3DE 彩色多普勒的局限性	TTE 数据有限 需要选择合适的收缩期时相	TEE 数据有限 不适用于合并心脏瓣膜疾病或心内分流的患者

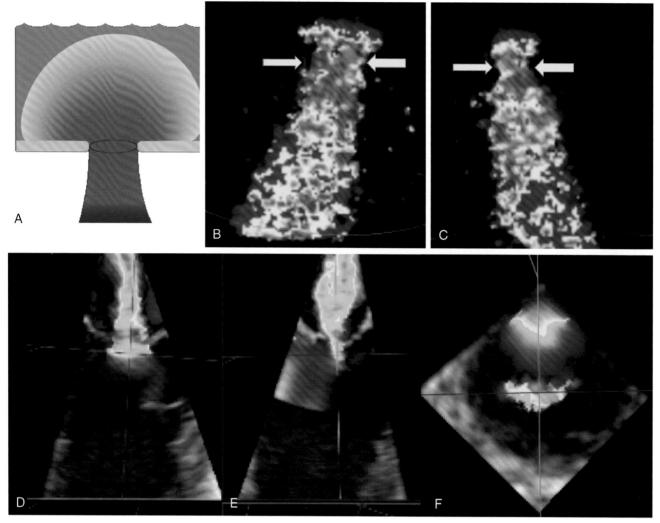

图 2.9　A. 使用近端等速表面积（PISA）的经典方法，通过将近端表面积视为半球形（而非半椭圆形模型）。B-C.3DE 对二尖瓣反流射流束的直接评估表明，缩流颈面积为椭圆形而非圆形。D-F. 对二尖瓣反流射流束的 3DE 容积评估显示椭圆形有效反流口面积。这些校正能够更准确地测量二尖瓣反流的程度并更好地指导治疗

3D 测量二尖瓣流入道和 LVOT 每搏量

与 2DE 相比，3DE 的最大优势之一是允许在没有几何假设、流量剖面假设或依赖于单平面测量来量化每搏量。该技术使用感兴趣区域的 3D 彩色多普勒数据来计算每搏量。一些研究已经证明了 3D 技术在 LVOT 和二尖瓣流入道每搏量测量的准确性[51-52]。

一种定量二尖瓣反流容积的新方法包括使用单个 3D TTE 容积数据集来获得 3D 技术测量的 LVOT 和二尖瓣流入道每搏量。Thavendiranathan 等在 44 例无心脏瓣膜疾病患者中使用了该方法，将结果与 2D 脉冲多普勒测量结果进行比较，心脏磁共振（cardiac magnetic resonance，CMR）速度编码成像作为参考[53]。研究表明，使用实时 3DE 测量 LVOT 和二尖瓣流入道每搏量明显比 2DE 测量得更准确、更具有可重复

性，这种技术的可行性非常高，数据后处理时间少于 1 min。

3D 定量测量二尖瓣反流的局限性

尽管使用 3DE 评估二尖瓣反流的准确性和可重复性有所提高，但每种技术仍有其局限性。3D 测量缩流颈面积受彩色多普勒的限制，并取决于收缩期时相的正确选择，因为它可以显著影响测量的准确性和可重复性[54]。近端等速表面积仍然需要较长时间的离线处理，在繁杂的临床环境中并不实用[54]。虽然 3D 近端血流汇聚与角度无关，但 3D 彩色多普勒较低的时间分辨率可能会影响对最大血流汇聚区域的正确选择。解剖反流口面积需要正确选择收缩期时相，并受到 3DE 相对较差的时间分辨率的限制。3D 测量二尖瓣流入道和 LVOT 每搏量具有广阔的应

用前景，但该方法在二尖瓣反流患者中仍需要进一步验证。

二尖瓣狭窄

虽然风湿性二尖瓣疾病在美国的患病率已经显著下降，但其仍然是全球二尖瓣狭窄和二尖瓣反流的主要病因[55]。经皮二尖瓣成形术是选定的二尖瓣狭窄患者的首选治疗方法[12]。超声心动图在确诊、评估二尖瓣形态及其相关结构、判断二尖瓣狭窄的严重程度等方面发挥着重要作用。

相比于 2DE，3DE 在检查二尖瓣解剖结构方面具有很多优势[56]。超声心动图 Wilkins 评分（包括瓣叶增厚、瓣膜钙化和瓣膜下结构受累）旨在预测从经皮二尖瓣成形术中获益最大的患者。通过 3DE 从左心房和左心室的角度观察二尖瓣，可使对二尖瓣的形态学评估更加精确。3DE Wilkins 评分的观察者间和观察者内变异性已被证明远优于 2DE 评估[57]。在导管室，3DE 比 2DE 能更快速地识别瓣膜成形术后即刻瓣膜交界处裂开和瓣叶撕裂。

有多种方法可以量化二尖瓣狭窄的严重程度。平面面积测量是最佳方法，因其可直接测量二尖瓣面积，与负荷条件和相关的心脏条件无关[58]。2D 平面面积测量用于二尖瓣狭窄患者的主要局限性在于不能保证所选的平面测量面积是二尖瓣开口最小和最垂直（正面）的切面。

3DE 平面测量法优于 2DE，因其可提供二尖瓣漏斗孔最窄处横截面的面积，从而更准确地评估二尖瓣口面积。许多研究表明，3DE 在风湿性二尖瓣狭窄患者的检查中具有优势[57,59-60]。3DE 平面测量二尖瓣面积的准确度优于有创性 Gorlin 法测量[59]，与 2DE 平面测量法、2DE 压力减半时间和 Gorlin 法相比，3DE 平面测量法对瓣膜成形术前、术后二尖瓣面积的评估更为准确（图 2.10）[60]。

3DE 有助于预测风湿性二尖瓣狭窄患者发生栓塞性卒中。由于左心房压力升高而导致的左心房重构增加了血栓形成及后续栓塞性卒中的风险。在一些研究中，全身栓塞的风险接近 10%～20%[61]。一项针对 212 例二尖瓣狭窄患者的研究中，3DE 被用于评估左心房体积、排空分数和瓣口横截面积[62]。研究发现，近球形的左心房形状与栓塞性卒中风险增加独立相关，与年龄和左心房功能无关。

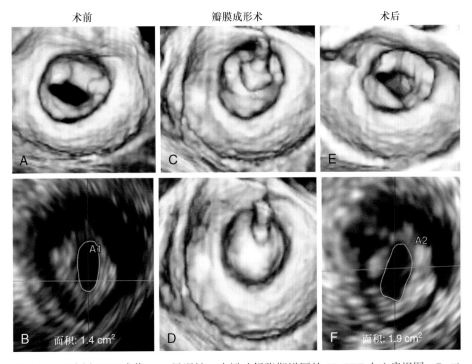

图 2.10　二尖瓣 TEE 成像。A. 风湿性二尖瓣叶舒张期增厚的 3D TEE 左心房视图。B. 二尖瓣成形术前 3D TEE 放大成像，解剖瓣口面积为 1.4 cm²。C-D.3D TEE 显示球囊二尖瓣成形术。E-F. 二尖瓣成形术后 3D TEE 视图显示解剖瓣口面积增加至 1.9 cm²

主动脉瓣

主动脉瓣解剖学

主动脉瓣叶

主动脉瓣由 3 个瓣叶组成，沿主动脉根部全长以半圆形的方式连接，瓣叶连接点最高位于窦管交界部水平，最低位于解剖心室动脉连接处下方的左心室心肌。3 个瓣叶的各自游离缘从连接处向上弯曲，在瓣叶尖端或中部略有增厚呈结节状，又称 Arantius 结节。每个瓣叶均由其与冠状动脉的关系来确定名称，左、右冠瓣分别位于左、右冠状动脉起点的下方，无冠瓣毗邻房间隔。

3 个瓣叶都存在显著变异，包括高度、宽度和表面积。主动脉瓣区是指左心室收缩期顶端的区域，该区域的形状可呈星形、圆形、三角形或介于这些形状的中间形式[63]。

主动脉瓣环

主动脉瓣环因基于主动脉瓣叶基底连接点而有多种定义，这些点不在单一平面上，而是沿主动脉根部分布。由于这种解剖学特点，主动脉瓣环的外科学定义是指由主动脉瓣 3 个瓣叶连接的半月形皇冠结构；影像学定义是指连接主动脉根部的 3 个瓣叶基底部连接点的虚拟环或投影环。3D 研究表明，当使用影像学定义时，主动脉瓣环不是圆形，而是椭圆形[64]。用 3DE 图像通过平面法测量的正常成人主动脉瓣环面积为（4.0 ± 0.8）cm^2[65-66]。一些 3DE 研究发现，投影的主动脉瓣环面积在收缩期的前 1/3 最大，在等容舒张期时最小[67]。

主动脉根部复合体

主动脉瓣、主动脉窦和瓣叶间纤维三角共同构成主动脉根部复合体[68-70]。主动脉窦为主动脉瓣连接主动脉根部的扩张区域，下缘位于主动脉瓣叶基底部的连接点，上缘位于窦管交界部。每个窦在基底部被纤维三角隔开[71]。这些纤维三角的缺失会导致瓣叶连接点的冠状形态消失而更加趋向于环状，这与瓣膜狭窄相关[71]。

主动脉根部从主动脉瓣叶基底部连接的左心室开始，窦管交界部将主动脉根部与升主动脉分开。沿着主动脉根部的前缘是肺动脉瓣下漏斗部，后缘

是二尖瓣开口和肌部室间隔。总之，主动脉根部下方约 2/3 的周长与室间隔相连，其余 1/3 通过主动脉瓣-二尖瓣纤维连续（主动脉瓣-二尖瓣幕）与二尖瓣相连（图 2.1）。

主动脉瓣生理学

左心室收缩期，主动脉瓣叶向主动脉窦移动，而在舒张期，瓣叶在主动脉瓣环水平闭合。当主动脉瓣叶打开时，血液从窦管交界部的嵴部流入瓣叶和主动脉窦之间的空间形成旋涡，使瓣叶不会直接撞击主动脉壁[72]，冠状动脉开口也不会被堵塞，这些旋涡也促进瓣膜关闭。由于这些涡流在主动脉窦中的重要性，主动脉窦的曲率对确定瓣叶上的壁应力分布至关重要[73]。尽管血流参与主动脉瓣的开放与关闭，但主动脉瓣叶的实际运动并不完全平行于血流模式，因为主动脉瓣叶在任何正向血流进入主动脉之前打开，在正向血流停止前关闭[63,74-77]。

3DE 成像

主动脉瓣叶菲薄和严重钙化的患者，瓣叶脱垂明显，相对于超声探头的方向和瓣膜钙化造成的伪影，使主动脉瓣的 3DE 成像具有局限性。

图像采集

3D TTE 图像采集主要使用胸骨旁长轴和短轴切面以及心尖三腔心切面（表 2.2），与胸骨旁切面相比，心尖三腔心切面的空间分辨率较低，但不影响评估主动脉瓣形态或 LVOT 的准确性。

获取 3D TEE 数据集的主要切面包括食管中部、约 60° 主动脉瓣短轴切面和约 120° 长轴切面（图 2.11）。

图像显示

主动脉瓣成像时，无论采用主动脉切面还是 LVOT 切面的视图，均应将右冠瓣位于下方[11]。主动脉瓣切面最适合评估瓣膜形态，左心室切面能很好地观察主动脉瓣肿瘤/赘生物或瓣膜下梗阻状况（表 2.2）。

3DE 的作用

主动脉瓣解剖学

自体瓣膜。 在 2DE 上，心动周期内的主动脉瓣

平面运动通常会影响主动脉瓣形态的充分可视化。使用 3DE 时，无论主动脉根部的实际空间方向如何，主动脉瓣的正面视图都包含在 3D 数据集中。尽管 3DE 主动脉瓣叶成像存在局限性，但通常可观察到瓣叶边缘[13,78]。与 2DE 相比，3DE 能准确识别主动脉瓣叶形态异常，特别是二叶主动脉瓣和四叶主动脉瓣（图 2.12）[79-83]。3DE 可用于评估主动脉瓣叶占位性病变，如兰伯赘生物（Lambl excrescences）

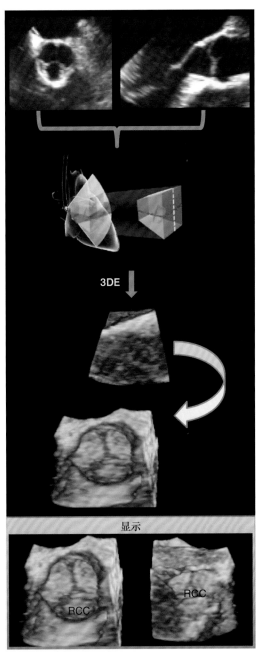

图 2.11　主动脉瓣 3D TEE 采集和显示。顶部，主动脉瓣的两个正交视图（短轴和长轴）在 3D TEE 采集前用双平面模式进行优化。一旦采集，3DE 探头应沿 y 轴旋转 90°，以便呈现主动脉瓣的正面视图。无论从左心室还是主动脉角度观察，主动脉右冠瓣（RCC）都应位于 6 点钟位置

和主动脉瓣乳头状弹力纤维瘤[84-86]，还可判断主动脉瓣与毗邻结构（如 LVOT 和二尖瓣环）的空间关系。

人工瓣膜。3DE 在评估主动脉机械瓣膜和生物瓣膜方面具有优势，无论从 LVOT 还是主动脉视角观察，都能显示人工瓣环真实的正面视图，同时可对瓣周漏进行可视化评估，定位并量化其严重程度[87-88]。相比之下，无论何种视角，人工瓣膜的可视化都很差，因为主动脉瓣离探头较远，其位置相对于超声束入射角度是倾斜的，这也是自体主动脉瓣叶图像质量相对较差的原因。

心内膜炎。3DE 在治疗自体和人工瓣膜心内膜炎方面很有价值，与 2DE 相比，正面视图增强了对瓣膜穿孔的识别和定位。3DE 可准确评估人工瓣膜的并发症，如瓣膜撕裂及反流束[88-92]。从手术视图中显示瓣膜图像可以与外科医生进行更好的沟通。在人工瓣膜心内膜炎中，3DE 与手术和 2D TEE 的检查结果关联性良好，可以识别出 2D TEE 未发现的其他赘生物[88]。3DE 有助于区分赘生物和松散的缝合材料，部分撕裂瓣膜的摇摆运动常可在 3D 成像中更好地显示。但是，由于 3DE 的帧频限制，2DE 在识别小的活动性赘生物方面仍具有优势。3DE 的优势在于能够更详细地描述赘生物的质量，而不仅关注其是否存在。

主动脉瓣狭窄的评估

3DE 通过精确测量 LVOT 面积、使用直接容积测量每搏量和直接平面测量主动脉瓣面积，提高了量化主动脉瓣狭窄程度的准确性和可重复性（表 2.5）[93-97]。

LVOT。3DE 研究表明，LVOT 的横截面不是圆形，而是椭圆形（图 2.13），这种差异至关重要，因为使用 2DE 测量 LVOT 直径的连续性方程计算主动脉瓣面积，该直径被替换成假设 LVOT 为圆形的公式，导致对主动脉瓣面积的低估。用 3DE 平面测量的 LVOT 面积代替连续性方程可提高主动脉瓣面积计算的准确性[11,98-101]。

3DE 研究表明，主动脉瓣狭窄患者的 LVOT 扩张性较小，这种扩张性降低主要影响短轴。通过 2D TEE 在短轴上测量的 LVOT 前后径，可能低估其面积，导致每搏量减少，主动脉瓣面积被低估[102]。

量化每搏量。有两种 3DE 方法可以提高对每搏量的量化能力。第一种是使用 3DE 测量的收缩末期

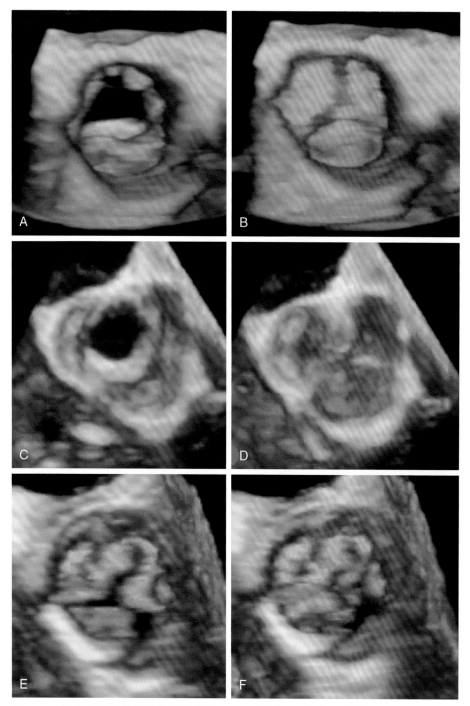

图 2.12   从主动脉角度观察主动脉瓣的 3D TEE 视图，正常主动脉瓣收缩期（A）和舒张期（B）开闭图像，单一主动脉瓣收缩期（C）和舒张期（D）图像，钙化主动脉瓣收缩期（E）和舒张期（F）图像

和舒张末期容积来确定每搏量；第二种是直接测量每搏量（图 2.14 和图 2.15）[103-106]。主动脉瓣面积通过 3DE 测得的每搏量除以主动脉瓣连续多普勒时间-速度积分来计算。这些方法的应用证明 3DE 比 2DE 计算每搏量具有更高的准确度，对于 LVOT 形状扭曲的患者特别有用，因为由 3DE 每搏量确定的主动

脉瓣面积明显比 2DE 测量的面积更准确[103]。

　　主动脉瓣平面测量。 评估主动脉瓣面积的另一种方法是从 3DE 数据集中直接测量主动脉瓣面积（图 2.16）[107-110]。许多研究表明，与有创性测量相比，平面面积测量在临床可行且相对准确，等同于 2D 平面测量[108-109,111]。准确度的提高是由于能够在

表 2.5　主动脉瓣狭窄的 3DE 评估	
主动脉瓣狭窄的定量	3DE评估
连续性方程	LVOT面积：3DE改进了椭圆形结构的测量
	3DE LVOT测量每搏量：避免LVOT测量误差
	直接容积量化每搏量：避免LVOT测量误差
直接平面测量	直接追踪狭窄口区域：识别狭窄口的非平面性质

3DE 上追踪狭窄瓣膜开口的 3D 形状，其通常小于 2DE 追踪的平面瓣膜开口。

经导管主动脉瓣置换术

经导管主动脉瓣置换术（transcatheter aortic valve replacement，TAVR）是一种针对无法进行外科手术或中高手术死亡风险的重度主动脉瓣狭窄患者的微创治疗。瓣膜置入会导致人工瓣膜支架和动脉壁之间的自体瓣叶被挤压。根据各中心的专业技能不同，在术前、术中和术后使用不同的成像方式，3DE 在这些阶段中均发挥着重要的作用。

术前：主动脉根部评估。应准确测量主动脉瓣环来确定 TAVR 的瓣膜大小。置入瓣膜尺寸过小可能导致瓣周漏、瓣膜脱落或栓塞，而置入瓣膜尺寸

过大会导致主动脉夹层或瓣环撕裂。准确测量从主动脉瓣环到冠状动脉开口的距离对于避免瓣膜置入后冠状动脉开口阻塞非常重要。虽然许多中心使用计算机断层扫描（computed tomography，CT）来获得这些测量值，但也有相当一部分患者无法进行 CT 检查。对于这些患者，采用 3DE 优于单纯使用 2DE。

整个心动周期中主动脉瓣和主动脉根部的 3DE 定量测量可从使用多平面的手动分析、半自动或全自动分析软件中获得[112]。采用 3DE 多平面分析能够获得准确的主动脉瓣和主动脉根部横截面积和直径，以及主动脉瓣环到冠状动脉开口的距离（图 2.17）[65,113]。多平面分析允许切面与相关结构精确对齐，这在横位心或主动脉根部病变的 2DE 短轴切面上有时不可能获得。随着多平面分析的使用，主动脉瓣环的矢状面测量有所改进，此切面应使左冠瓣和无冠瓣交界处排列一致，并通过右冠瓣的中部。应认识到主动脉瓣环的冠状面直径是最大直径，而非矢状面直径（图 2.18）。多平面分析可利用 3D 容积评估瓣上和瓣下的解剖结构，评估连续的主动脉流出道狭窄。

总之，3DE 获得的主动脉根部测量值与多层计算机体层摄影（multislice computed tomography，MSCT）和（或）CMR 获得的测量值具有良好的相关性。3DE 的测量值通常比 2DE 的测量值大，但比 MSCT 和 CMR 的测量值小，当使用体外金标准比较

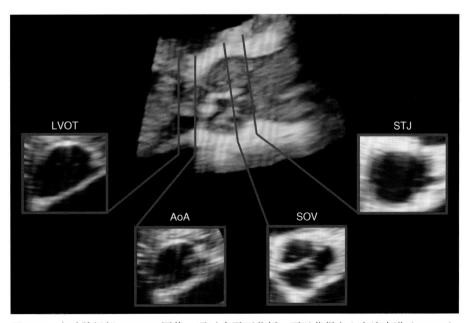

图 2.13　主动脉根部 3D TEE 图像，通过多平面分析，可以获得左心室流出道（LVOT）、主动脉瓣环（AoA）、主动脉窦（SOV）和窦管交界部（STJ）的精准正面图像

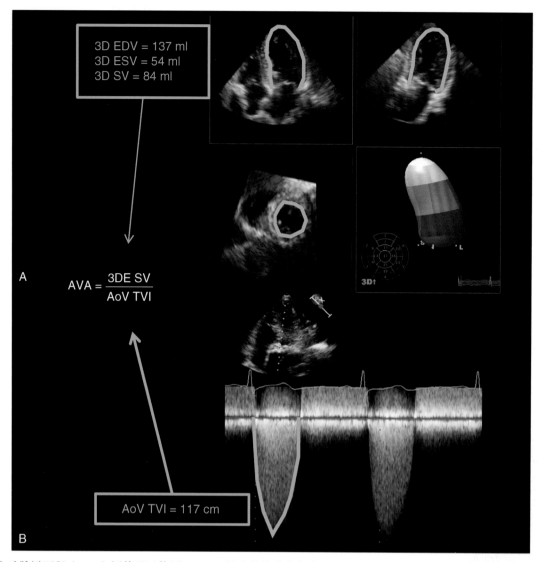

图 2.14 　主动脉瓣面积（AVA）评估通过使用 3D TTE 导出的收缩末期容积（ESV）和舒张末期容积（EDV）（A）确定每搏量（SV）并除以 2DE 测得的主动脉瓣连续多普勒速度–时间积分（TVI）（B）可以改善对主动脉瓣面积（AVA）的评估。3D TTE 通过左心室的广角多拍采集获得

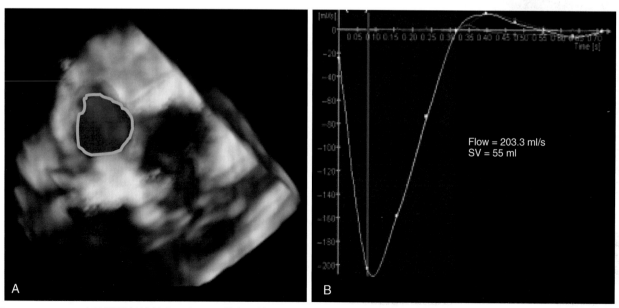

图 2.15 　3D TEE 直接测量每搏量（SV）。A. 单次心搏，用 3DE 彩色多普勒采集通过主动脉瓣环血流的正面视图。3DE 软件可通过感兴趣区域（绿色轮廓）计算通过瓣膜的 SV。B. 描绘基于 3DE 软件获得通过瓣膜的血流数据

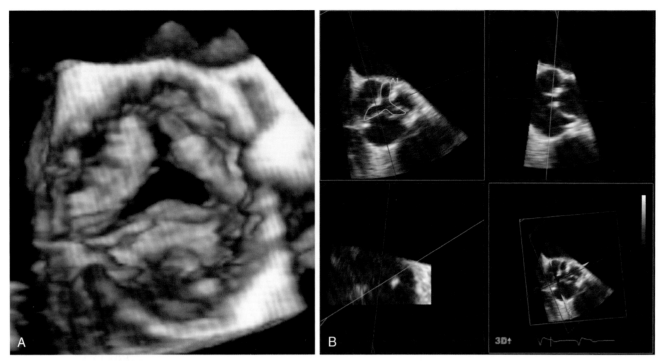

图 2.16　A. 主动脉瓣狭窄收缩期最大开口时的 3D TEE 放大图像。B. 采用多平面分析方法测量主动脉瓣口面积

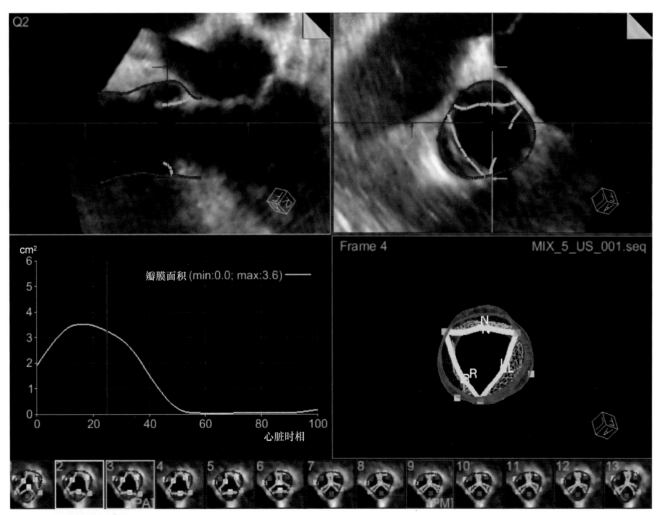

图 2.17　使用来自 3D TEE 数据集的专门软件，可以在整个心动周期追踪主动脉瓣复合体。几乎可以获得所有主动脉根部的测量数据，本例中，生成的 3D 模型正在追踪主动脉瓣膜面积

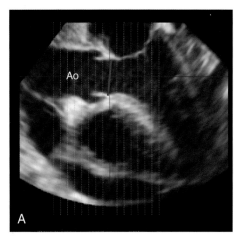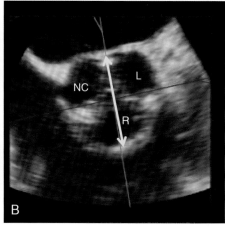

图 2.18　使用 3D 数据集正确测量主动脉（Ao）瓣环的前后（矢状）直径（A）在主动脉窦正中的切面（B）。切面应从无冠窦与左冠窦交界处之间穿过右冠窦中部（黄线）

这些成像方式的准确性时[120]，尽管 3DE 和 MSCT 相当准确，但 CMR 是最准确的成像方式[121]。与 3DE 和 MSCT 相比，钙化程度降低了准确性和观察者间的可重复性[121]。

研究人员观察了使用不同成像方式获得的主动脉瓣环测量值对选择置入经皮瓣膜尺寸的影响。研究发现，采用 2DE 选择的患者中有 40%～42% 置入瓣膜的大小会发生变化[64]。然而，当由 2D TEE 测量值确定人工瓣膜尺寸时，只有少数患者因置入瓣膜尺寸相关的并发症而预后较差[64]。即使超声心动图测量值偏低，但患者结局无明显差异，因为大多数有关确定置入主动脉瓣尺寸的指南均使用超声心动图测量方法所制定[115]。

围手术期。随着基础麻醉等镇静方案的实施，TTE 在 TAVR 过程中的作用越来越重要，使 TEE 的应用减少，但仍有一部分患者和中心使用 TEE。3D TEE 有助于引导导管和人工瓣膜进入最佳位置，将瓣膜装置置放在主动脉过多时会导致冠状动脉开口阻塞，而进入 LVOT 过多时可能会干扰二尖瓣前叶的运动而导致二尖瓣反流[122]。

术后。3D TEE 可用于评估结果和识别潜在并发症，包括瓣周漏和跨瓣反流、新的室壁运动异常、二尖瓣反流、主动脉瓣环损伤、主动脉夹层、心包积液和心脏压塞。除瓣周漏的定位和定量外，3DE 还可直接引导瓣周漏的介入封堵治疗[123]。

主动脉瓣反流的评估

3DE 研究对主动脉瓣反流机制提供了新见解。

例如，对于伴有主动脉根部扩张的主动脉瓣反流，3DE 能发现主动脉瓣叶重构，但在中央性主动脉瓣反流或过度偏心反流的情况下不理想[124]。实际上，3DE 可通过评估主动脉瓣反流机制和量化程度来改进对主动脉瓣反流的评估。

分类。描述主动脉瓣反流的作用机制对于决定修复手术方案具有重要意义。主要通过评估瓣叶活动性、主动脉根部病变和瓣叶穿孔的分类方案来实现（表 2.6）[125-127]。使用这些分类标准可以指导修复并减少主动脉瓣反流的复发[128]。3DE 通过改善对瓣叶活动性的评估和量化整个心动周期瓣叶大小和形状的变化，有助于主动脉瓣反流的分类[65,67]。

缩流颈（vena contracta）。缩流颈横截面积是有效反流口面积的替代指标，也是主动脉瓣反流程度的良好预测因子。但是，由于 2D 彩色多普勒图像中反流口的形状不对称，缩流颈直径的定量可能不准确。3DE 多平面重建缩流颈测量的横截面积已被证明比 2D 方法更准确[129-131]。3DE 可测量不同方向的多个射流束。但是，当缩流颈形状在舒张期发生显著变化时，可能导致低估或高估测量结果。目前正在研究直接测量近端等速表面积的 3DE 方法[132]。

每搏量（stroke volume）。3DE 可通过比较主动脉瓣与二尖瓣或肺动脉瓣的每搏量来改善对主动脉瓣反流程度的量化。3DE 改进了对左心室每搏量的测量，与单纯性主动脉瓣反流中 LVOT 每搏量相似。另一种 3DE 计算方法是确定的左、右心室的每搏量或 LVOT 与二尖瓣流入道每搏量的差别[133-135]。

表 2.6　主动脉瓣反流的功能分类及修复策略

主动脉瓣反流的类型	主动脉瓣反流的机制	主动脉瓣修复的类型
I A	窦管交界部扩张 瓣叶活动正常	窦管交界部重塑 ● 交界处下瓣环成形术
I B	主动脉窦扩张 瓣叶活动正常	保留瓣膜的主动脉根部置换术
I C	左心室-主动脉连接处扩张 瓣叶活动正常	窦管交界部下瓣环成形术 ● 窦管交界部重建
I D	主动脉瓣叶穿孔 瓣叶活动正常	主动脉瓣叶修复 ● 自体心包或牛心包
II	主动脉瓣叶脱垂 瓣叶活动过度	窦管交界部下瓣环成形术联合脱垂瓣叶修复 ● 局灶性脱垂：折叠术、三角形切除术 ● 整体脱垂：游离边缘再悬吊
III	瓣叶活动受限 增厚、纤维化、钙化	窦管交界部下瓣环成形术联合瓣叶修复 ● 削薄、脱钙、修补

主动脉瓣和二尖瓣的相互作用

二尖瓣和主动脉瓣在解剖学上通过共同的纤维交界连接，主动脉瓣和二尖瓣的功能相互依存（图2.1）[136]，随着 3DE 的发展，两者的关系得到充分的重视[67]。研究发现，在心动周期中，当主动脉瓣环面积最大时，二尖瓣环面积最小，反之亦然。在左心室射血期，主动脉瓣和二尖瓣之间的角度最小。总之，主动脉瓣与二尖瓣的纤维连续性可影响两个瓣膜的功能，在心脏的泵效率中发挥作用。

这种相互作用表明，一个瓣膜的病变或手术会对另一个瓣膜的血流动力学产生意想不到的影响[3]。3DE 对两个瓣膜的定量测量已被用于退行性二尖瓣疾病患者在二尖瓣环成形术前、后的评估[137]。在退行性二尖瓣疾病患者中，主动脉瓣似乎不受影响，二尖瓣修复后，由于二尖瓣成形环的硬性结构，使整个心动周期中主动脉瓣环的搏动和运动减少。

在单纯主动脉瓣狭窄患者中，3DE 发现二尖瓣环面积减小和功能降低，即使对主动脉瓣进行手术或介入治疗，这些改变仍会持续存在[138-139]。临床上，可通过主动脉瓣置换术后二尖瓣反流严重程度

降低来观察瓣膜间的相互作用[140-141]。总体来说，累及主动脉瓣或二尖瓣的疾病及其干预措施应包括评估对两个瓣膜的影响。

总结

3DE 是对二尖瓣和主动脉瓣疾病诊断和治疗的宝贵补充，它改进了对这些瓣膜的解剖学评估，提供了对发病机制的新见解。使用 3DE 可提高评估瓣膜狭窄和反流的准确性并指导介入治疗。总而言之，3DE 在二尖瓣和主动脉瓣评估中的应用不断增加，并且进一步扩展对患者的关注。

参考文献

扫二维码见参考文献

3

钙化性主动脉瓣疾病的分子机制

Russell J. Everett, David E. Newby, Marc R. Dweck

王忠超　译　王琦光　审校

目录

要点

- 钙化性主动脉瓣疾病是一个活跃、高度调节的过程。
- 起始阶段与动脉粥样硬化有多个相似之处，包括内皮损伤、炎症细胞浸润和脂质氧化。
- 瓣膜间质细胞的活化会导致病理性细胞外基质重塑和瓣膜纤维化。
- 瓣膜中的促钙化过程受高度调节的成骨细胞样

- 信号通路（成骨性）或被动钙沉积和积累（营养不良性）的控制。
- 进展阶段最终被钙化、血管损伤和疾病进展的自我延续循环所取代。
- 持续的压力超负荷会引起左心室病理性肥厚，主要表现为心肌纤维化、心内膜下缺血和心肌细胞死亡，最终导致左心室失代偿。

知识背景

　　主动脉瓣疾病是全球范围内难以攻克的疾病。主动脉瓣狭窄的患病率随年龄的增长呈指数升高，是西方国家最常见的需要手术治疗的心脏瓣膜疾病[1]。据估计，在年龄大于 75 岁的老年人中，3.4%患有严重主动脉瓣疾病[2]。

　　主动脉瓣狭窄的特点是瓣膜进行性狭窄且左心室逐渐适应增加的后负荷，症状和不良事件与心肌和瓣膜发生的病理过程有关。本章重点介绍瓣膜进行性狭窄和左心室肥厚反应的分子机制，强调这种常见临床疾病的潜在治疗靶点。

正常主动脉瓣

　　正常的主动脉瓣由 3 个瓣叶组成，这些瓣叶基底部附着在纤维状主动脉瓣环上，并在心室舒张期沿着瓣环的游离缘接合，防止血液逆行流入左心室。

瓣叶厚度通常<1 mm，由 3 层组成：纤维状纤维层、海绵状纤维层和心室纤维层（图 3.1）。

　　纤维状纤维层正对主动脉，由沿圆周排列的 I 型和 III 型胶原组成，是主要的承重层。海绵状纤维层连接外纤维膜和心室纤维层，有助于润滑它们在心动周期中变形时的相对运动，这一层主要由蛋白多糖组成，以及少量胶原纤维、纤维连接蛋白和层粘连蛋白作为黏附蛋白。心室纤维层面向左心室，除胶原蛋白外，还含有径向弹性蛋白纤维，当主动脉瓣完全打开时，弹性蛋白有助于减轻径向应变，并增加反作用力以帮助主动脉瓣关闭（表 3.1）。

基本概念

　　钙化性主动脉瓣疾病长期被认为是一种退行性疾病，其中进行性"磨损"导致钙在瓣叶中被动积累。然而，新出现的证据表明，主动脉瓣疾病是高度复杂且严格受控的一系列过程的一部分，每个过

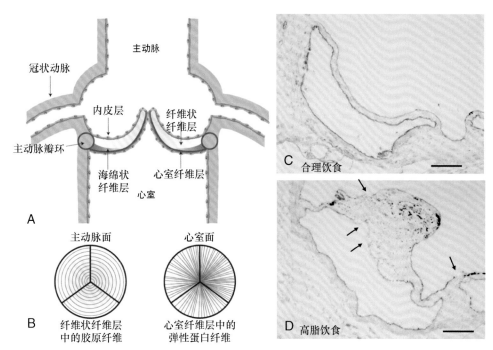

图 3.1　正常主动脉瓣。A. 正常主动脉瓣包括 3 层结构。纤维状纤维层位于瓣膜的主动脉侧，主要包含成纤维细胞和胶原纤维。海绵状纤维层由糖胺聚糖组成，可润滑两个最外层的相对运动并抵抗外部压缩力。心室纤维层面向左心室，含有径向的弹性蛋白纤维。内皮单层覆盖瓣膜的两个面并与周围组织连续。B. 主动脉瓣的短轴视图显示纤维状纤维层中胶原纤维的圆周方向和心室纤维层中弹性蛋白的径向方向。C-D. 显微照片显示合理饮食或西式饮食 16 周后小鼠的主动脉瓣内皮（箭头）的破坏（使用抗内皮型一氧化氮合酶抗体进行免疫组织化学染色）（A and B from Dweck MR, Boon NA, Newby DE. Calcific aortic stenosis: a disease of the valve and myocardium. J Am Coll Cardiol 2012;60:1854-1863. C and D from Matsumoto Y, Adams V, Jacob S, et al. Regular exercise training prevents aortic valve disease in low-density lipoprotein receptor-deficient mice. Circulation 2010;121:759-767）

表 3.1　主动脉瓣细胞起源和表型的分类		
细胞类型	起源	功能
内皮	心内膜垫内皮	旁分泌调节 VIC 功能
		通过 ECM 维持 VIC 数量
	循环内皮祖细胞	损伤后修复
		通过 ECM 维持 VIC 数量
静止的常驻间质细胞	心内膜垫内皮（通过 ECM）或神经嵴	维持瓣膜结构/生成结缔组织
		分泌抗血管生成因子
		潜在的成骨前体
来源于瓣膜外的间质细胞	骨髓/循环祖细胞	损伤后修复
		潜在的成骨前体
活化的间质细胞（α-SMA⁺）	常驻或循环免疫复合物细胞	修复损伤（迁移、增殖）
		分泌血管生成因子伴有瓣尖增厚
		增强 ECM 生成/基质重塑酶表达
		潜在的成骨前体

ECM，细胞外基质；SMC，平滑肌肌动蛋白；VIC，瓣膜间质细胞

程都可能成为医疗干预的靶点[3]。

当前认为主动脉瓣狭窄的病理生理学可以细分为两个阶段：早期的起始阶段与动脉粥样硬化有许多相似之处，其中内皮损伤、瓣膜脂质沉积和炎症作用占主导地位；后期的进展阶段，成骨性和促钙化机制占主导地位并驱动进行性瓣膜狭窄（图 3.2）[4-5]。

实验模型

虽然人体组织的细胞和分子变化是研究的关键组成部分，但利用动物模型的实验可以提供重要的

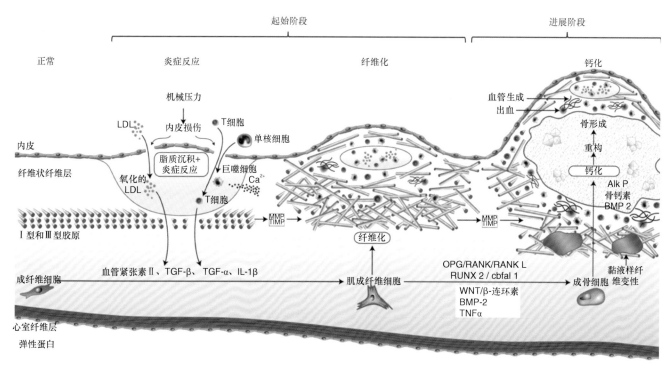

图 3.2　钙化性主动脉瓣狭窄的病理改变总结。内皮损伤是由于机械应力增加和剪切应力降低，导致氧化的脂质和炎症细胞浸润。炎症细胞因子和其他因素（如血管紧张素Ⅱ）可导致成纤维细胞活化为分泌胶原蛋白的肌成纤维细胞。胶原蛋白合成增加和基质金属蛋白酶（MMP）的作用导致细胞外基质重塑和瓣膜纤维化。巨噬细胞的基质囊泡分泌会启动瓣膜钙化，瓣膜钙化始于巨噬细胞分泌基质囊泡，其加速过程由分化为成骨细胞样表型的 VIC 控制。该过程由多种成骨因子驱动，如 WNT/β‑连环素、RANKL/RANK 信号通路和 CBFA/RUNX2 转录因子。成骨细胞样细胞在类似骨骼形成的过程中协调进一步钙化，该过程涉及 BMP、骨钙素和碱性磷酸酶信号通路。该过程受血管生成的支持，可观察到瓣膜出血，致使疾病加速进展。进展阶段产生进行性钙化和重塑，因此在终末期钙化性瓣膜疾病中可以观察到板层骨、微骨折和造血组织的特征。BMP，骨形态发生蛋白；IL‑1β，白介素‑1β；LDL，低密度脂蛋白；RANK，核因子 κB 受体激动剂；RANKL，核因子 κB 配体的受体激动剂；RAS，肾素‑血管紧张素系统；TGF，转化生长因子；VIC，瓣膜间质细胞（Modified from Dweck MR, Boon NA, Newby DE. Calcific aortic stenosis: a disease of the valve and myocardium. J Am Coll Cardiol 2012;60:1854‑1863.）

思路，即这种变化是主动脉瓣钙化的病理生理驱动因素或仅是一种附带现象。在评估实验数据或决定哪个模型对特定研究设计有用时，必须解决几个重要问题（表 3.2）。

- 该模型是否需要转基因动物，这些突变是否与当前的具体问题有关？
- 驱动钙化的潜在刺激是什么（如高脂血症、高血压）？
- 组织病理学变化是否与人类疾病有关（如纤维化、钙化）？
- 动物是否会出现与血流动力学相关的主动脉瓣功能障碍和狭窄？还是仅会出现主动脉瓣硬化？

对临床前动物模型的一个质疑是，它们在很大程度上未能准确反映人类的主动脉瓣狭窄，这延迟了对有效治疗的开发。由于人类的实际情况与动物模型中诱发的情况存在差异，因此必须始终谨慎地解释动物模型中的数据。

起始阶段

主动脉瓣狭窄的起始事件被认为是与机械应力增加和剪切应力降低相关的内皮损伤。与主动脉瓣的心室部相比，瓣叶的主动脉部剪切应力更小，无冠瓣的剪切应力甚至更低，因为没有相应的冠状动脉血流，这可以解释为什么瓣膜病变好发于瓣膜的主动脉部，特别是无冠瓣[6]。二叶式主动脉瓣疾病模型证实了这一点。2 个（而不是 3 个）瓣叶会导致机械应力消散效率较低，因此，二叶式主动脉瓣患者普遍发生主动脉瓣狭窄，且病变进展更快，需要平均提前 5～10 年进行主动脉瓣置换术[7-8]。

起始阶段的早期类似于动脉粥样硬化，主要是

表 3.2　主动脉瓣硬化和狭窄动物模型的超声心动图和血流动力学变化

物种/品系	饮食	主动脉瓣的组织病理学改变	显著狭窄的血流动力学变化
小鼠			
C57BL/6	HF	脂质沉积 中度钙化	无
ApoE$^{-/-}$	自由饮食	脂质沉积 钙化 单核细胞/炎症细胞浸润	<2%
	HF/HC	脂质沉积 纤维化 钙化 单核细胞/炎症细胞浸润	<2%
Ldlr$^{-/-}$	HF/HC	脂质沉积 钙化 单核细胞/炎症细胞浸润	无
Ldlr$^{-/-}$/apoB$^{100/100}$	自由饮食	脂质沉积 钙化 单核细胞/炎症细胞浸润 肌成纤维细胞活化	有，约30%的小鼠 有，>50%的小鼠
	HF/HC	脂质沉积 钙化 纤维化 单核细胞/炎症细胞浸润 肌成纤维细胞活化	
EGFR$^{Wa2/Wa2}$	自由饮食	纤维化 钙化 炎症细胞浸润	有，但取决于品系背景
eNOS$^{-/-}$ 　三叶式主动脉瓣子代 　二叶式主动脉瓣子代	自由饮食 HF/HC HF/HC	约40%的小鼠为二叶式主动脉瓣 钙化 纤维化 钙化 纤维化	无 无 有
Notch1$^{+/-}$	HF/HC	钙化	无
Periostin$^{-/-}$	自由饮食 HF/HC	钙化 纤维化 瓣膜增厚及纤维化减少	未知 无
MGP$^{-/-}$	自由饮食	钙化	未知
Klotho$^{-/-}$	自由饮食	钙化	无
Col1a2$^{Oim/Oim}$	自由饮食	纤维化/细胞外基质破坏	无
Twist1$^{Tg/0}$	自由饮食	细胞增多、瓣膜增厚	无
Sox9$^{Fl/+}$/Col2a1^{Cre}	自由饮食	钙化 纤维化	无
Chm1$^{-/-}$	自由饮食	血管生成 脂质沉积 钙化	未知
家兔			
新西兰白兔	HF/HC	脂质沉积 钙化 炎症细胞浸润	<10% 大部分为中度硬化
	自由饮食＋高血压	纤维化 炎症	<10%
渡边兔	HF/HC	脂质沉积 纤维化 钙化 炎症细胞浸润	无
猪			
约克郡长白猪	HF/HC	脂质沉积	无

Apo，载脂蛋白；EGFR，表皮生长因子受体；eNOS，内皮型一氧化氮合酶；HC，高胆固醇；HF，高脂；Ldlr，低密度脂蛋白受体；MGP，基质 GLA 蛋白

内皮损伤、脂质浸润和炎症。这或许可以解释为什么主动脉瓣狭窄的发病率与动脉粥样硬化相似的危险因素有关，大型纵向研究一致证明主动脉瓣狭窄与年龄、吸烟、高血压和高胆固醇血症等因素有关（表 3.3）[9-11]。起始阶段的后期可观察到血管生成，以及基质重塑和瓣膜钙化形成的最早阶段。

脂质沉积

与动脉粥样硬化相似，主动脉瓣狭窄中内皮损伤后会出现瓣膜脂质浸润，主要是脂蛋白 a 和低密度脂蛋白（low-density lipoprotein，LDL）胆固醇。观察性研究表明，总胆固醇[10-11]、低密度脂蛋白[11]、脂蛋白 a[9,12] 是主动脉瓣狭窄的独立危险因素；而高密度脂蛋白似乎具有保护作用[11]。

一项大型全基因组连锁研究显示，主动脉瓣钙化与脂蛋白 a 基因座中的单核苷酸多态性（single nucleotide polymorphism，SNP）有关[12]。这种关联带来了希望，他汀类药物治疗可能会改变主动脉瓣狭窄的进展，并得到临床前数据的支持（使用高胆固醇血症小鼠主动脉瓣狭窄模型）。3 项随机对照试验显示，他汀类药物并没有改变疾病的自然病程，尽管脂质沉积和炎症与疾病的发生有关，但其在疾病进展方面并不重要。

主动脉瓣狭窄进展阶段涉及的病理过程与早期起始阶段不同，由于蛋白质原转化酶枯草杆菌蛋白酶 /kexin 9 型（proprotein convertase subtilisin/kexin type 9，PCSK9）抑制剂的开发，人们对降脂药物改变疾病进展重新产生关注。PCSK9 是一种内化 LDL 受体的肝转化酶，抑制 PCSK9 可导致 LDL 和脂蛋白 a 的循环水平显著降低[13]。丹麦的一项大型观察性研究显示[14]，PCSK9 R46L 功能失去突变与主动脉瓣狭窄风险较低有关。在一项小型横断面研究中，PSCK9 水平与主动脉瓣疾病的存在相关，但与严重程度无关[15]。一项比较 PCSK9 抑制剂与安慰剂对主动脉瓣狭窄患者疾病进展影响的随机试验（NCT03051360）正在进行中。

炎症反应

与动脉粥样硬化相似，瓣膜中脂质的沉积和氧化会诱导促炎症反应，其特征是巨噬细胞、T 淋巴细胞和肥大细胞的趋化和浸润[16]。在与反复瓣膜损伤、活性氧类（reactive oxygen species，ROS）、细胞死亡和瓣膜机械应力增加相关的疾病后期也能观察到瓣膜炎症。与该发现一致，在患有钙化性主动脉瓣疾病的人和动物中，促炎性细胞因子［如肿瘤坏死因子 α（tumor necrosis factor-α，TNF-α）、白介素（interleukin，IL）-6 和 IL-1］的生成也显著增加[17-21]。虽然很少有研究检测促炎性细胞因子在人类钙化性主动脉瓣疾病进展中的作用，但 3 项非临床证据表明它们在疾病的发生和进展中发挥作用。

首先，IL-1 受体拮抗剂（IL-1 receptor antagonist，IL-1ra）缺陷小鼠的主动脉瓣增厚、钙累积，并出现轻度主动脉瓣功能障碍（主动脉瓣峰值血流速度为 2 m/s）。这种表型在 IL-1ra/TNF-α 双基因敲除小鼠中消失，表明 TNF-α 是 IL-1 诱导炎症的主要下游介质，至少在该鼠模型中是这样[17]。

其次，越来越多的研究表明，高级糖基化终产物（glycosylation end product，RAGE）受体的激活可能加速心血管钙化。具体而言，S100A12 过表达可能通过烟酰胺腺嘌呤二核苷酸磷酸（nicotinamide adenine dinucleotide phosphate，NADP）氧化酶依赖性机制加速高胆固醇血症小鼠的血管钙化[22-23]。RAGE 激活可驱动体外瓣膜间质细胞（valve interstitial cell，VIC）中促炎性细胞因子的生成和成骨基因表达[24]。虽然主动脉和主动脉瓣导致氧化应激增加的机制存在显著差异（见下文）[25-26]，但许多研究表明，RAGE 激活与 TNF-α 增加密切相关[27-28]，这可能是导致主动脉瓣钙化和主动脉钙化的炎症信号通路的交点。

最后，在体外培养的主动脉 VIC 中添加外源性

表 3.3　钙化性主动脉瓣疾病的危险因素和潜在的分子介质	
危险因素	潜在分子介质
高血压	血管紧张素 Ⅱ
	力/剪切应力引发的信号通路
	活性氧类
糖尿病	高血糖
	晚期糖基化终产物受体（RAGE）激活
	血管紧张素 Ⅱ
	活性氧类
高血脂	低密度脂蛋白
	脂蛋白相关受体蛋白5/6激活
	局部血管紧张素 Ⅱ 生成
	活性氧类
吸烟	活性氧类
年龄	表观遗传
	活性氧类

TNF-α 可增强骨形态发生蛋白（BMP）信号通路并加速体外钙累积。TNF-α 加速钙化仅可见于钙化性主动脉瓣疾病患者的细胞中（即不存在于非狭窄对照瓣膜的细胞中），表明体内发生的表型改变和（或）表观遗传变化在体外培养的 VIC 中持续存在[29]。TNF-α 促进 VIC 钙化的分子机制仍在研究中，但在主动脉肌成纤维细胞中的研究表明，由 TNF 受体 1 激活产生的 ROS 可能是不可或缺的[30-31]。

血管生成

活跃的炎症反应过程由血管生成维持，血管生成是指现有毛细血管形成新血管的过程。当瓣膜严重增厚并且中心部位相对缺血时，血管生成尤为重要。85% 的主动脉瓣疾病患者的瓣叶中可见血管生成，并出现在炎症、纤维化和钙化区域[32-34]。

血管生成受血管生成因子〔如血管内皮生长因子（vascular endothelial growth factor，VEGF）和成纤维细胞生长因子 2（fibroblast growth factor 2，FGF2）〕以及多种抑制剂的调节[35]。在钙化性瓣膜疾病的过程中，促血管生成和抗血管生成因子的平衡发生改变。例如，抗血管生成糖蛋白软骨调节素 1 在患病瓣膜的细胞外基质（extracellular matrix，ECM）中下调，这与血管生成相关[36]。钙化性主动脉瓣疾病过程中形成的新血管发生渗漏且容易破裂，可能导致瓣叶出血，这是瓣膜进一步钙化的潜在重要触发因素[37-38]。

基质重塑和纤维化

在狭窄的主动脉瓣中可观察到 ECM 的组成、组织和机械特性发生重大变化[39]。进行性纤维化会导致瓣叶增厚，其特征是所有瓣膜层中胶原蛋白的沉积增加，以及相关的重构和解体[32]。该过程的发生部分是由基质金属蛋白酶〔基质金属蛋白酶 1（matrix metalloproteinase，MMP1）、MMP2、MMP3 和 MMP9〕及其组织抑制剂（TIMP1 和 TIMP2）[40-41]、组织蛋白酶（强效弹性分解酶）的活性增加介导[42-43]。

瓣膜的进行性纤维化与钙化共同导致主动脉瓣硬度增加，从而直接导致主动脉瓣进行性狭窄。少数通常较年轻的主动脉瓣狭窄患者钙化极少或无钙化，纤维化是导致瓣膜狭窄的主要过程[44-45]（图 3.3）。但是，更常见的广泛瓣膜钙化与 ECM 累积和周转的增加有关[46-47]。瓣膜中发生的促纤维化过程

被认为与在骨骼骨形成中观察到的过程相似，为随后发生的钙化提供了支架。因此，纤维化和钙化似乎密切相关，并且是主动脉瓣狭窄进展的主要驱动因素。

血管紧张素 II

肾素 - 血管紧张素系统的激活与主动脉瓣狭窄的瓣膜和心肌发病机制在多个层面有关。肾素 - 血管紧张素系统参与高血压的发生，因此可能通过增加相关的瓣膜机械应力加速瓣膜疾病的进展[48]。血管紧张素 II 在局部瓣膜水平上也具有促炎和促纤维化作用，其中促纤维化作用由血管紧张素 II 1 型（angiotensin II type 1，AT1）受体介导。尽管 AT2 受体能产生抗炎和抗纤维化作用，但其在主动脉瓣钙化的过程中被下调。类似地，通过 Ang（1-7）/MAS 途径介导抗纤维化和抗炎作用的血管紧张素转化酶 2（angiotensin-converting enzyme type 2，ACE2）也被下调[49]。总体而言，肾素 - 血管紧张素系统在主动脉瓣狭窄中主要发挥促纤维化和促炎作用。

血管紧张素 II 通过两种方式上调。第一，钙化性主动脉瓣疾病过程中 ACE 活性增加，在内皮损伤后，ACE 可通过其天然载体 LDL 被输送到瓣膜处。第二，浸润性巨噬细胞的数量丰富，它们表达的糜蛋白酶可将血管紧张素 I 转化为血管紧张素 II，这是血管紧张素 II 浓度增加的主要来源[50]。

虽然回顾性临床研究表明抑制 ACE 可能会减缓主动脉瓣疾病的进展[51]，然而，由于缺乏随机对照试验数据，以及抑制 ACE 对糜蛋白酶活性没有影响，使抑制 ACE 未得到广泛关注。高胆固醇血症兔模型的临床前实验表明，血管紧张素 I 受体被阻断后会减弱主动脉 VIC 激活、内皮破坏和瓣膜疾病早期的瓣膜炎症，表明直接抑制血管紧张素有效[52]。

VIC 和瓣膜基质的相互作用

VIC 类似于活化的肌成纤维细胞，可能是瓣膜纤维化和其后钙化的关键调控点。VIC 与其环境之间的相互作用在纤维化和钙化的调节中很重要，它们在功能上可分为基质细胞信号通路、基质信号通路、通过基质弹性变化的机械信号通路和外力变化引起的机械信号通路（图 3.4）。

基质细胞信号通路是指通过与 ECM 成分的直接相互作用在 VIC 内诱导信号[39]。例如，VIC 和生腱

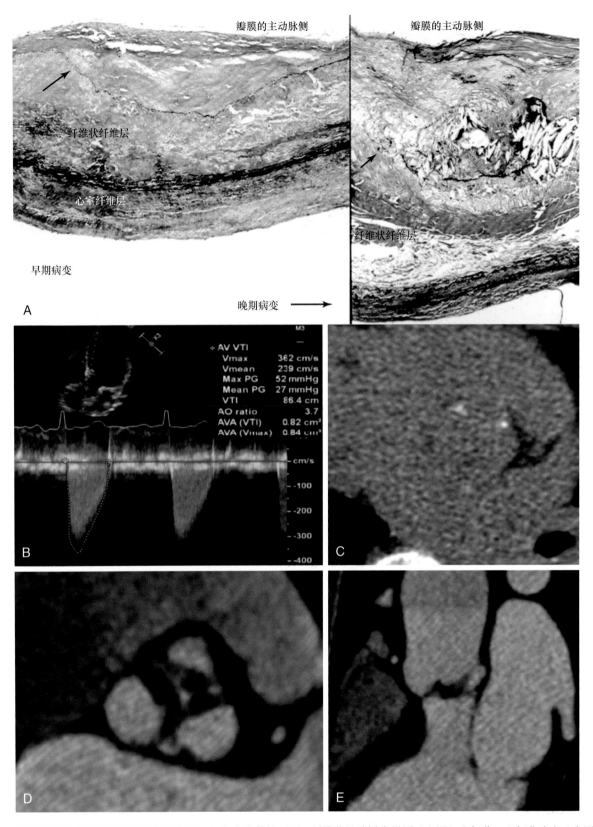

图 3.3　瓣膜纤维化在主动脉瓣狭窄中的作用。A. 在大多数情况下，纤维化导致瓣尖增厚（左图）和钙化，以钙化为主（右图，大量钙沉积），尤其是在疾病晚期。B-E. 一例 58 岁女性患者的三尖瓣形态。超声心动图（B）显示主动脉峰值血流速度为 3.6 m/s，连续性方程显示瓣膜面积为 0.8 cm²，表明主动脉瓣中重度狭窄。但是，非增强 CT 钙化积分（C）显示轻微瓣膜钙化（钙化积分 37 AU）。进一步的对比增强序列（D 和 E）显示增厚的瓣叶信号减弱，提示瓣叶纤维化。AO，主动脉；AV，主动脉瓣；AVA，主动脉瓣面积；PG，压力梯度；VTI，速度-时间积分（A from Freeman RV, Otto CM. Spectrum of calcific aortic valve disease: pathogenesis, disease progression, and treatment strategies. Circulation 2005;111:3316. B-E from Cartlidge TR, Pawade TA, Dweck MR. Aortic stenosis and CT calcium scoring: is it for everyone? Heart 20171;103:8-9.）

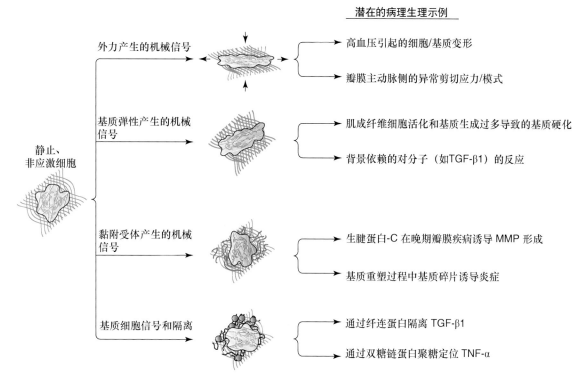

图 3.4　瓣膜间质细胞与其周围基质和可能促进钙化性主动脉瓣疾病发展的潜在病理生理刺激之间的相互作用。MMP，基质金属蛋白酶；TGF，肿瘤生长因子；TNF，肿瘤坏死因子（Modified from Chen JH, Simmons CA. Cell-matrix interactions in the pathobiology of calcific aortic valve disease: critical roles for matricellular, matricrine, and matrix mechanics cues. Circ Res 2011;108:1510-1524.）

蛋白 C 的相互作用。尽管正常瓣膜中生腱蛋白 C 水平较低，但随着主动脉瓣钙化的严重程度逐渐升高，生腱蛋白 C 的表达显著上调，且表达部位从内皮下转移到瓣膜间质。有研究表明，由生腱蛋白 C 启动的基质细胞信号通路可以上调 VIC 中的 MMP 表达和碱性磷酸酶（alkaline phosphatase，ALP）活性[53-54]。

基质信号通路是指基质通过其隔离和定位来调节生长因子的生物利用度和结合的能力[39]。例如，潜在转化生长因子 β（transforming growth factor-β，TGF-β）组装的调节、纤维连接蛋白的储存和双糖链蛋白聚糖结合 TGF-α[55]，以及组织蛋白酶释放促炎性和促钙化性弹性蛋白降解产物[56]。ECM 分子的上调在促纤维化和促炎性分子定位到瓣膜钙化和损伤部位中起关键作用[57]。

机械信号通路是指外部机械力的变化，最终由 ECM 传输到主动脉 VIC[39]。高血压是钙化性主动脉瓣疾病发生发展的主要危险因素，可增加肌成纤维细胞的活化，并加速细胞向成骨细胞样表型的分化[30,58-60]。需要进一步研究高血压实验模型中 VIC 生物学的变化（如有或没有 ECM 蛋白的遗传学改变），从而了解 ECM 在体内的生理和生化作用。

ECM 的硬度对各种谱系的细胞分化产生深远的影响[61]。报告表明，基质硬度是细胞分化的独立决定因素，并决定细胞在特异性刺激（如 TGF-β）后是否发生凋亡或骨发生[39,57,62]。总体而言，随着主动脉瓣钙化的进展，基质硬度增加可能以独立的方式促使持续骨发生、凋亡和钙化。这可能是疾病进展阶段的主要机制，由此钙化会导致进一步的钙化。

进展阶段

尽管炎症和脂质沉积与主动脉瓣狭窄的发生有关，但钙化似乎是在进展阶段推动瓣膜进行性狭窄和疾病进展的关键过程。动脉粥样硬化的危险因素不能预测疾病进展；而疾病进展与瓣膜钙化标志物［超声心动图、计算机断层扫描（computed tomography，CT）或正电子发射断层成像（positron emission tomography，PET）参数］密切相关[63-65]。在制订延缓主动脉瓣狭窄疾病进展的治疗方案时，钙化是一个关键目标[5]。

主动脉瓣钙化的进展阶段是一个严格调控的过程，取决于形成成骨表型的成骨细胞样细胞的影响。

约 20% 的主动脉瓣狭窄在行瓣膜手术时发现有骨基质存在。在组织学上，骨基质与类似成骨细胞和破骨细胞的细胞有关（图 3.5）[33]。这一发现表明，这种病理过程是有组织和可调节的，且可以通过特异性治疗来改变。

骨骼形成和主动脉瓣狭窄的相似性已得到基因分析研究的进一步支持，研究显示主动脉瓣中 runt 相关转录因子 2 基因（RUNX2）[即核心结合因子 α1 亚基（core-binding factor subunit α1，CBFA1）]的表达增加是成骨细胞分化和调节的重要组成部分[66-68]。随后的研究证明了与成骨细胞过程密切相关的多种

ECM 蛋白质上调，包括骨桥蛋白和骨唾液蛋白，它们具有复杂的作用，包括促进成骨细胞与骨基质的黏附[34]。

成骨细胞样细胞的来源尚不清楚。虽然自体瓣膜组织中的多种细胞类型可以在体外分化为成骨细胞表型，但 VIC 的可能性最大。成纤维细胞可被多种细胞信号通路激活（包括血管紧张素 II）[69]，以采用 VIC 证明的肌成纤维细胞表型，其特征是表达 α- 平滑肌肌动蛋白（α-SMA）和 I 型胶原合成增加。VIC 的百分比在钙化性瓣膜疾病中增加（高达 30%），且 VIC 被认为会转化为成骨细胞样表型[69-70]。

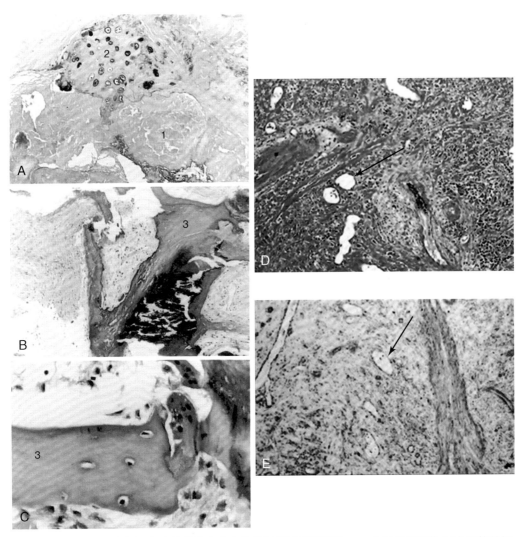

图 3.5　钙化性主动脉瓣疾病中骨软骨发生变化的组织病理学证据。A. 动脉粥样硬化（1）和软骨细胞样（2）改变。B-C. 成熟的骨样结构（3）。D-E. 大量瓣膜胶原累积 / 纤维化（Masson 三色染色）和 α- 平滑肌肌动蛋白（免疫组织化学染色）和新生血管形成区域（箭头）（Modified from Mohler ER 3rd, Gannon F, Reynolds C, et al. Bone formation and inflammation in cardiac valves. Circulation 2001;103:1522-1528; Rajamannan NM, Nealis TB, Subramaniam M, et al. Calcified rheumatic valve neoangiogenesis is associated with vascular endothelial growth factor expression and osteoblast-like bone formation. Circulation 2005;111:3296-1301.）

VIC 向成骨表型的转化是疾病进展阶段的关键步骤，受到越来越多的信号分子和复杂通路的调控。在早期阶段，巨噬细胞衍生的促炎细胞因子似乎很重要[42,71-72]。随后，延续的促钙化通路占主导地位，包括骨形态发生蛋白、WNT/β- 连环素（β-catenin）和核因子 κB 受体激动剂（receptor activator of nuclear κ-B，RANK）/RANK 配体（RANK ligand，RANKL）/护骨因子（osteoprotegerin，OPG）通路。钙化产生成骨细胞分化和进一步钙化的恶性循环似乎已经建立，部分原因是与钙沉积相关的机械应力增加和瓣膜损伤（图 3.6）。

BMP 信号通路

BMP2～BMP7 蛋白属于 TGF-β 超家族的多功能细胞因子。大量研究报告，在患病的人类瓣膜中，多种 BMP 同源物的表达增加，包括 BMP2、BMP4 和 BMP6[73-76]。

BMP 似乎在驱动细胞（包括 VIC）向成骨细胞样表型分化方面发挥核心作用[76-77]。BMP 的形成被认为起源于瓣膜主动脉面上的内皮[78]（图 3.7），此处的剪切应力为非层状，且 BMP 信号传导的抑制剂不成比例地降低。BMP 与其主动脉 VIC 上的受体复合物的结合导致 SMAD1/5/8 磷酸化，随后 SMAD 复合物易位到细胞核，通过结合 SMAD 结合元件来驱动促成骨基因表达[79-80]。尽管 SMAD6 在 BMP 信号的活性抑制中起主要作用[81]，对其他抑制性分子（如 SMURF1/2）在调节主动脉瓣钙化中的作用仍然知之甚少。

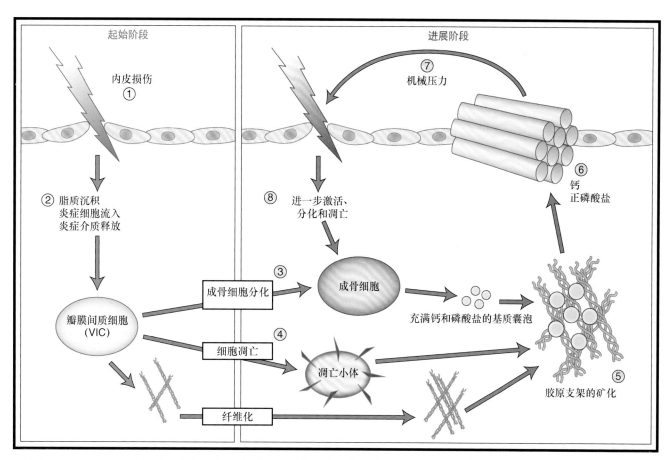

图 3.6　进展阶段。起始阶段：内皮损伤（1）促进脂质和炎症细胞浸润瓣膜，随后释放促炎介质（2）。内皮损伤和炎症触发 VIC 的激活和分化，以形成成骨细胞样表型（3）、VIC 和炎症细胞的凋亡（4）。该过程涉及多种机制，如 RAS 激活、BMP 和 TGF-β 信号通路以及 RANKL 与 RANK 的结合。这会加速胶原基质沉积并上调其他骨相关蛋白，导致瓣膜增厚和变硬。然后钙和磷酸盐通过基质囊泡和凋亡小体的组合沉积在细胞外基质中（5）。瓣膜钙化（6）导致瓣膜血流动力学改变，并增加机械应力和损伤（7）。通过成骨细胞分化和细胞凋亡（8），以及钙化、瓣膜损伤、细胞凋亡和成骨激活的自我循环导致进一步的钙化。BMP，骨形态发生蛋白；RANK，核因子 κB 受体激动剂；RANKL，核因子 κB 配体的受体激动剂；RAS，肾素－血管紧张素系统；TGF-β，转化生长因子-β；VIC，瓣膜间质细胞（Modified from Pawade TA, Newby DE, Dweck MR. Calcification in aortic stenosis: the skeleton key. J Am Coll Cardiol 2015;66:561-577. ）

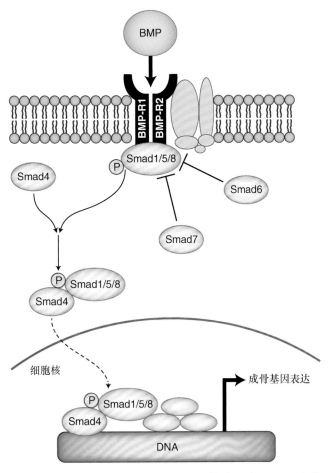

图 3.7　典型骨形态发生蛋白（BMP）信号通路。BMP 配体与其受体复合物的结合导致 SMAD1/5/8 磷酸化（P），激活的 SMAD 复合物易位至细胞核，并诱导成骨基因表达

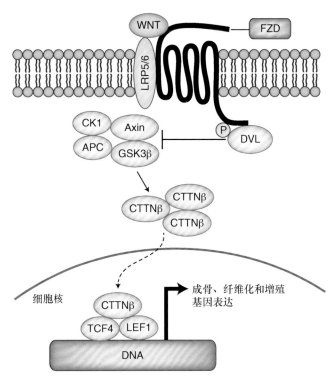

图 3.8　典型 WNT/β - 连环素信号通路。WNT 配体与脂蛋白相关蛋白受体复合物结合，从而抑制 β - 连环素降解。然后 β - 连环素易位到细胞核，调节成骨基因的表达。APC，腺瘤性结肠息肉病抑癌基因；CK1，c 激酶 1；CTTNβ，β - 连环素蛋白；DVL，凌乱的蛋白质；FZD，卷曲蛋白；GSK3β，糖原合成酶激酶 3β；LEF1，淋巴增强子结合因子；TCF4，转录因子 4

BMP 信号在主动脉瓣钙化的实验动物模型中也增加。在高胆固醇血症小鼠中，SMAD1/5/8 磷酸化的增加先于主动脉瓣功能障碍[82]，表明 BMP 信号的增加不仅是终末期瓣膜钙化和狭窄相关的附带现象。

WNT/β – 连环素信号通路

主动脉瓣钙化中激活的第二个主要成骨途径是 WNT/β - 连环素信号通路（图 3.8）。WNT 家族成员是影响胚胎发育、细胞分裂和分化的多效性信号通路蛋白。典型信号通路的激活涉及 WNT 配体的受体结合，导致 β - 连环素的激活和核易位，以及促成骨基因表达增加[83-84]。该通路的许多成分与钙化的人和动物主动脉瓣有关，包括 WNT 配体（如 WNT3A、WNT7A）[57,85-87]、脂蛋白受体相关蛋白（lipoprotein receptor-related protein，LRP）受体复合成分（如 LRP5/6、卷曲受体）[87-88]和 β - 连环素转

录因子复合物的核易位[57,86,89]。

WNT/β - 连环素信号通路可以在多个水平上受到负性调节，包括通过抑制 WNT 结合、抑制 β - 连环素激活和 β - 连环素的蛋白酶体降解[83-84]。尚不清楚 WNT/β - 连环素信号通路的内源性抑制剂在主动脉瓣狭窄中的作用。

TNF–β 信号通路

与 BMP 信号通路相同，典型 TGF-β 信号通路涉及 SMAD 蛋白（特别是 SMAD2 和 SMAD3）的磷酸化和激活的 SMAD 复合物向细胞核易位[79,90]。尽管 TGF-β 表达增加、SMAD2/3 磷酸化和多个 SMAD2/3 靶基因已在患有钙化性主动脉瓣疾病的人和动物中得到证实（图 3.9）[62,82,89,91]，但典型 TGF-β 信号通路在主动脉瓣疾病钙化发生中的真正作用仍存在争议。

表明 TGF-β 参与钙化的关键观察结果是，体外培养的主动脉 VIC 加入外源性 TGF-β 可通过胱天

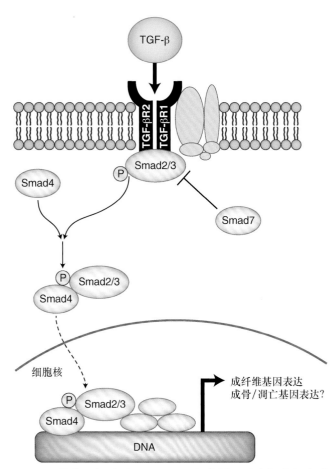

图 3.9　肿瘤生长因子 β（TGF-β）信号通路在钙化性主动脉瓣疾病中的作用。在典型 TGF-β 信号通路中，TGF-β 配体与其受体复合物的结合导致 SMAD2/3 磷酸化（P），激活的 SMAD 复合物易位至细胞核，并诱导成纤维和成骨基因表达。P，磷酸化；TGF-β R，TGF-β 受体

蛋白酶 / 细胞凋亡依赖性机制迅速形成钙化结节[91]。然而，来自动物模型的一些观察结果表明，TGF-β 不会加速主动脉瓣钙化。在晚期主动脉瓣疾病小鼠模型中，降脂降低了成骨基因的表达，但不会降低 SMAD2/3 的磷酸化[90]，提示 TGF-β 不是钙化性主动脉瓣疾病中成骨基因表达的主要驱动因素。其次，缺失 1 个拷贝的 SMAD3 小鼠（即 Smad3$^{+/-}$ 小鼠）的骨矿物质密度高于其野生型同窝小鼠[92]，提示 TGF-β 可能在骨骼中抑制骨发生。

尽管典型的 TGF-β 信号通路不会促进（甚至抑制）瓣膜钙化，但新的数据表明 TGF-β 受体激活可能反向激活 WNT/β-连环素信号通路[57]，这可能促进 VIC 介导的骨发生。须进一步利用主动脉瓣钙化的在体模型对 TGF-β 信号通路进行实验操作，以明确其在瓣膜钙化和狭窄中的作用。

RANK、RANKL 和护骨因子

钙稳态处于严格的全身调节下，部分因素可能对骨骼和脉管系统的钙化有不同的影响，解释了在这两个过程中观察到的负相关。骨质疏松症患者的血管和瓣膜钙化也会增加[93]，这种现象被称为钙化悖论，部分原因可能是 RANK/RANKL/ 护骨因子通路的活性。

细胞因子 RANKL 是 TNF 家族的成员，与跨膜蛋白 RANK 结合。骨骼中 RANK 在破骨细胞上表达，破骨细胞被这种受体偶联激活，驱动去矿化和骨吸收（图 3.10）。然而，在血管组织中则观察到相反的效果；RANKL 似乎会诱导体外人 VIC 中的成骨细胞样表型，增加 ALP 和骨钙素的表达并形成钙化结节[94]。

钙化性主动脉瓣的免疫组织化学分析显示，与对照瓣膜相比，其 RANKL 表达增加，同时护骨因子水平相应降低，护骨因子是 RANKL 的可溶性诱饵受体，可降低 RANKL/RANK 信号通路[94]。护骨因子缺陷小鼠会出现骨质疏松症和血管钙化加速，同时 RANKL 水平升高[95]。RANKL 在骨骼和血管组织中的不同作用被认为与细胞类型有关：破骨细胞前体在骨骼中丰富，但在瓣膜组织中不存在，而促成骨细胞 VIC 在瓣膜组织中占主导地位[96]。

RANK/RANKL/ 护骨因子轴可使用地诺单抗（Denosumab）进行修改，该抗体已被批准用于治疗骨质疏松症，可以减少瓣膜钙化，同时保持骨骼健康。

核酸外切酶和基质囊泡

核酸外切酶是膜结合的核苷酸代谢酶家族，可调节嘌呤能信号通路，与血管钙化密切相关。活化的肌成纤维细胞分泌富含核酸外切酶 [如外切核苷酸焦磷酸酶 / 磷酸二酯酶 1（ectonucleotide pyrophosphatase/phosphodiesterase 1，ENPP1）和 ALP] 的基质囊泡，其中还含有大量的钙和磷酸盐以及其他促成骨因子[97]。该过程在动脉粥样硬化斑块中得到了更好的定义[4, 42, 98-99]，其基质囊泡为羟基磷灰石结晶的形成提供了成核位点[97, 100]。但是，类似的机制被认为存在于主动脉瓣钙化中，这也证明了高水平的 ENPP1 和 ENPP1 多态性可导致活性增加[101]。

基质囊泡的分泌被认为是将钙、磷酸盐和促钙化因子输送到瓣膜中活跃的骨发生区域的关键机制。

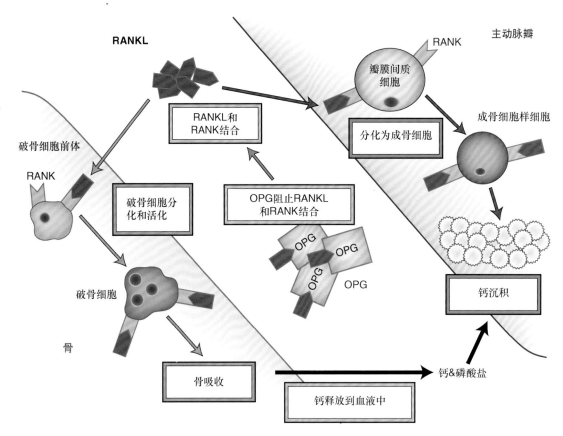

图 3.10　骨骼和瓣膜组织中 RANK/RANKL 信号通路的不同机制。RANKL 与骨中破骨细胞前体上的 RANK 结合，导致骨吸收并增加可获得的钙和磷酸盐。RANK/RANKL 与瓣膜间质细胞（VIC）的结合被认为可诱导成骨细胞样表型，从而导致瓣膜钙骨发生。OPG 结合并隔离 RANKL，降低其在骨骼和血管系统中的活性。OPG，护骨因子；RANKL，核因子 κB 配体的受体激动剂；RANK，核因子 κB 受体激动剂（From Pawade TA, Newby DE, Dweck MR. Calcification in aortic stenosis: the skeleton key. J Am Coll Cardiol 2015;66:561-577.）

巨噬细胞分泌基质囊泡已在动脉粥样硬化中有所描述，这与炎症存在潜在关联，并为瓣膜中早期钙沉积的机制提供了见解[102]。

细胞死亡是促进非成骨性钙化的因素

细胞死亡后形成的凋亡小体表现出类似于基质囊泡的钙化特性，表明钙化与细胞死亡之间存在进一步的联系。细胞死亡可通过细胞凋亡（内部和外部细胞膜被保留以便细胞及其内容物通过吞噬作用被清除）、坏死（细胞膜裂解释放细胞内容物并导致炎症）或继发性坏死后的细胞凋亡[103]。细胞死亡促进瓣膜钙化的确切机制尚未通过实验确定。然而，具有坏死核的细胞死亡被认为是动脉粥样硬化中内膜钙化的强效刺激物。在主动脉瓣狭窄的早期阶段可观察到点状微钙化，其似乎与脂质沉积区域共定位[16]。

细胞死亡和凋亡小体（其中可能含有钙和无机磷酸盐离子）的释放可促进囊泡内针状羟基磷灰石结晶的出现[4,104]。羟基磷灰石结晶会膨胀，可刺穿

外囊泡膜并充当细胞外环境中钙沉积的细胞核，其过程类似于骨骼中所见[105]。羟基磷灰石沉积被认为可导致进一步的局部巨噬细胞驱动的促炎反应，从而形成炎症和钙化的正反馈环路[106]。

多个关键的观察性结果证明了上述过程是如何发生的。首先，诱导细胞死亡后形成的钙化结节通常具有晶体超微结构，且在钙化团块本身的核心内缺乏活细胞[33]。其次，TGF-β1 诱导的钙化与体外培养时的胱天蛋白酶激活和程序性细胞死亡（细胞凋亡）密切相关，用胱天蛋白酶抑制剂共同处理细胞可显著减弱体外钙化结节的形成[107]。利用胱天蛋白酶抑制剂和减轻细胞坏死的分子等治疗可能是减缓主动脉瓣狭窄进展的有效替代治疗方案。

其他成骨活性的调节因素

上述机制相对完善地概括了主动脉瓣钙化的发病机制。然而，实际情况可能更复杂，涉及许多其

他机制和通路。以下总结了其中最有可能的机制。

成骨信号通路的直接抑制剂

SMAD6

成骨信号通路抑制剂的表达降低在主动脉瓣钙化的发生和进展中起重要作用。在无其他外源性应激原的情况下[81]，SMAD6 基因的缺失可导致心血管钙化，表明抑制 BMP 信号活性对于预防瓣膜钙化至关重要。

基质 GLA 蛋白

激活或中和 BMP 配体的螯合对预防心血管钙化很重要，因为缺乏基质半乳糖苷酶 -α（galactosidase-α，GLA）蛋白（结合 BMP2 并使 BMP2 失活）的小鼠在生命早期即表现出自发性心血管钙化[108]，过表达基质 GLA 蛋白（matrix GLA protein，MGP）的小鼠可免受高胆固醇血症引起的血管钙化[109]。虽然 MGP 水平受转录和翻译调控，但 MGP 翻译后的 γ - 羧化是与 BMP2 结合所必需的[110]。

多项回顾性研究报告，抑制 γ - 羧化酶的药物（如华法林）与心血管钙化和主动脉瓣狭窄的风险增加有关[111-112]。按照这一思路，给予幼鼠华法林会导致显著的血管钙化[113]。总之，在细胞内和细胞外水平对 BMP 信号的活性抑制是减缓心血管钙化的重要潜在策略，尽管华法林对血管钙化的临床影响仍需要进一步研究。

氧化应激

虽然 NADPH 氧化酶产生的自由基多年来一直被认为与动脉粥样硬化的发病机制有关[114-115]，但氧化应激在钙化性主动脉瓣疾病中的作用才刚开始被认识到。然而，氧化应激似乎在驱动细胞死亡和瓣膜钙化中起关键作用。

狭窄主动脉瓣中超氧化物和过氧化氢水平显著升高[25-26,82,89]（图 3.11）。这种升高几乎只发生在瓣膜的钙化区和钙化周围区域，其与动脉粥样硬化不同，主要是未偶联的一氧化氮合酶（nitric oxide synthase，NOS）活性和抗氧化酶表达减少的结果[25-26]。尽管 NADPH 氧化酶产生的自由基有助于升高部分钙化区域的 ROS 水平[116]，但是大多数氧化酶催化亚基的整体表达在人类钙化性主动脉瓣疾病中显著降低[26]。

多项观察结果表明，ROS 在钙化性主动脉瓣疾

病的发病机制中发挥重要作用。首先，ROS 增加发生在高胆固醇血症小鼠的出现主动脉瓣功能障碍之前[82]，说明 ROS 升高不仅是主动脉瓣功能障碍的结果。其次，越来越多的数据表明，ROS 在与骨发生相关的多个信号级联的转导中发挥关键作用，包括 TGF-β 和 BMP 信号通路[28,117-118]。最后，增加超氧化物或过氧化氢水平会加速体外 VIC 的钙化[117]。给予 α - 硫辛酸（一种降低超氧化物和过氧化氢水平的抗氧化剂）[而不是四甲基哌啶（仅降低超氧化物水平）]可减少钙化性主动脉瓣疾病兔模型中的瓣膜钙化[116]。

其他数据表明，ROS 不是钙化性主动脉瓣疾病中成骨信号通路的主要驱动因素。首先，对于严重瓣膜功能障碍和钙化性主动脉瓣疾病的小鼠，血脂下降会降低 BMP 信号通路、WNT 信号通路和瓣膜钙化，但不会降低 ROS 水平[89]。其次，虽然外源性 ROS 在体外确实会加速血管平滑肌细胞（vascular smooth muscle cell，VSMC）钙化，但在无成骨性刺激的情况下，增加 ROS 水平不会诱导钙化。

对 ROS 在钙化性主动脉瓣疾病发病机制中复杂作用的了解才刚刚开始，需要进一步研究不同 ROS 生成系统的作用以及 ROS 在不同亚细胞区室中的作用，从而开发补充治疗以减缓瓣膜疾病的进展[119]。

一氧化氮信号通路

一氧化氮（Nitric oxide，NO）是由 NOS 的作用产生。3 种同源物中的 2 种（内皮型和神经元型）是结构性表达，且依赖于钙。第 3 种同源物为诱导型 NOS，不依赖钙离子，参与免疫反应。与氧化应激一样，NO 生物利用度和信号传导的降低在血管舒缩功能障碍和动脉粥样硬化中发挥主要作用[120-121]。尽管 NO 信号通路和 ROS 生成密切相关，但 NO 在钙化性主动脉瓣疾病中的确切作用仍不清楚。

在动物模型和人类的钙化主动脉瓣疾病过程中，内皮 NOS 表达和蛋白质水平降低[122-123]。ROS 化合物会通过形成过氧亚硝基（ONOO-）来减少局部 NO 的产生[124]，从而进一步消耗局部 NO。ROS 介导的可溶性鸟苷酸环化酶的氧化使其对 NO 水平的增加不敏感，进一步降低下游的 NO 信号传导[125]。钙化性主动脉瓣疾病中未偶联的 NOS 大量增加（可能是由于四氢生物蝶呤耗竭[126]）导致进一步的 ROS 生成（主要是超氧化物）和氧化应激的自我延续循环[26]（图 3.11）。

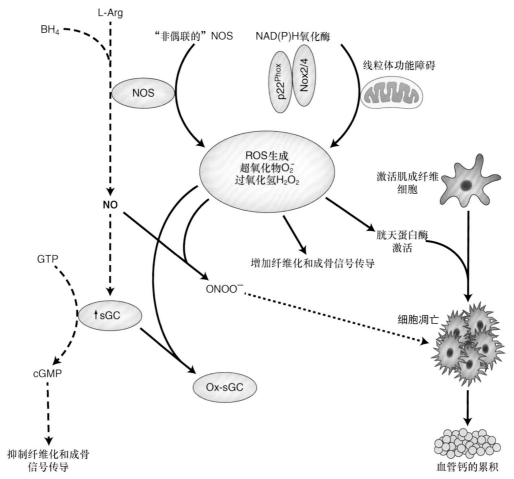

图 3.11   瓣膜组织中氧化应激和 NO 可能的相互作用。在狭窄的主动脉瓣中，超氧化物和过氧化氢水平显著升高，主要是由于未偶联的 NOS 活性［通过消耗四氢生物蝶呤（BH4）］和抗氧化酶表达减少。线粒体功能障碍导致的 NADPH 氧化酶产生的自由基和 ROS 生成的作用较小。内皮型一氧化氮合酶（eNOS）催化血管系统和瓣膜组织中 NO 的生成。NO 导致血管扩张并通过增加循环 GMP 的生成来调节血管系统中的内皮功能。主动脉瓣中 NO 的功能尚不清楚，但 NO 水平降低与主动脉瓣疾病有关。ROS 可通过多种方式影响 NO 下游信号通路；例如，与 NO 反应形成过氧亚硝酸盐（ONOO⁻）会降低 NO 的生物利用度并氧化可溶性鸟苷酸环化酶（sGC），使其对 NO 水平的升高不敏感。ROS 可通过胱天蛋白酶通路驱动肌成纤维细胞凋亡，导致含有钙的凋亡小体的释放，为细胞外矿化提供底物。GMP，鸟苷一磷酸；GTP，鸟苷三磷酸；L-Arg，L- 精氨酸；NOS，一氧化氮合酶；Nox2，NADPH 氧化酶催化亚基 2；p22^{Phox}，细胞色素 b$_{245}$ 多肽；ROS，活性氧类（Modified from Miller JD, Weiss RM, Serrano KM, et al. Lowering plasma cholesterol levels halts progression of aortic valve disease in mice. Circulation 2009;119:2693-2701. ）

尽管钙化性主动脉瓣疾病与有利于减少 NO 信号传导的情况密切相关，但很少有研究通过实验检查 NO 生物利用度对成骨信号传导和瓣膜钙化的影响。早期研究显示，用他汀类药物治疗高胆固醇血症兔与内皮型一氧化氮合酶（endothelial nitric oxide synthase，eNOS）水平升高和减缓主动脉瓣钙化进展有关[122]。随后的研究表明，添加外源性 NO 可减缓体外 VIC 钙化的进展[127]。在体检查 NO 在钙化性主动脉瓣疾病中作用的研究发现，在具有三叶式主动脉瓣的 eNOS 缺陷小鼠中，主动脉瓣功能障碍的进展并未加速，但在二叶式主动脉瓣的小鼠中进展加速[128]。

对这些数据有两种可能的解释：① NO 水平的降低在三叶式钙化性主动脉瓣疾病的进展中不发挥主要作用，因为减少 NO 生成不会加速瓣膜疾病的进展；②在钙化性主动脉瓣疾病中 NO 生成已经显著减少，进一步降低 NOS 并不会显著加速恶化已经受损的瓣膜功能。

无论减少 NO 对瓣膜功能的影响如何，大量证据表明，增加 NO 的治疗方案作为减缓钙化性主动脉瓣疾病进展的手段仍值得探索。饮食中的无机亚硝酸盐（如甜菜根汁中的亚硝酸盐）已被用于补充心力衰竭和周围动脉疾病患者的 NO[129-130]，但尚未探索它们在主动脉瓣狭窄中的作用。

过氧化物酶体增殖物激活受体 γ 信号通路

在多能细胞（如间充质干细胞、主动脉 VIC）的分化过程中，细胞进入成骨细胞样谱系或脂肪细胞样谱系是一个关键的决定点[131]。该决定点通常取决于 RUNX2（骨发生的主要调节因子）和过氧化物酶体增殖物激活受体 γ（peroxisome proliferator-activated receptor- γ，PPAR γ）（脂肪生成的主要调节因子）之间的平衡[131-132]。

PPAR γ 可使用噻唑烷二酮类（thiazolidinedion，TZD）进行修饰，后者可激活 PPAR γ 并减轻高胆固醇血症兔和小鼠的主动脉瓣钙化和功能障碍[24,133]。然而，TZD 也抑制骨中的成骨细胞分化，因此这些药物可能需要仔细调节剂量，以减少心血管钙化而不会对骨骼骨化产生副效应。

NOTCH1/ 钙黏着蛋白 11 信号通路

NOTCH1 属于细胞表面受体家族，可能对心脏发育和重构至关重要。几年前，NOTCH1 的功能失去突变被证明与人类的二叶式主动脉瓣形成和严重瓣尖钙化密切相关[134]。这一观察结果为在实验动物和体外模型系统中进行的一系列研究提供了动力，这些研究验证了 NOTCH1 在钙化性主动脉瓣疾病的发生和进展中的作用。

研究结果可以归纳为两个关键点。第一，*NOTCH1* 功能失去突变的发育结局高度依赖于周围环境，因为在小鼠中删除 1 个拷贝（即 *Notch1*[+/-]）不会导致二叶式主动脉瓣形成[135]。第二，NOTCH1 可能抑制瓣膜钙化；在体外和体内，降低 NOTCH1 水平会加速主动脉 VIC 钙化[135]。从机制上讲，这一发现归因于 RUNX2-、BMP2- 和 β - 连环素依赖性信号传导的增加[134,136]。

Notch1[+/-] 小鼠过度表达钙黏着蛋白 11[136]，这是一种被 TGF- β 1 上调的细胞连接蛋白。钙黏着蛋白 11 是肌成纤维细胞分化的强效驱动因子[137]，与体外主动脉瓣组织中钙化结节的形成有关[138]。一项研究表明，体外 VIC 中的促钙化 Notch1[+/-] 表型可通过给予钙黏着蛋白 11 阻断抗体来消除，使其有望成为未来研究的治疗靶点[139]。

半乳凝素 3

半乳凝素 3 是一种属于 β - 半乳糖苷凝集素结合家族的蛋白质，参与多种细胞过程，包括细胞分裂、炎症和纤维化。在颈动脉中，半乳凝素 3 通过 WNT/β - 连环素通路驱动 VSMC 的成骨细胞分化。半乳凝素 3 是 VSMC 完全转分化为成骨细胞表型所必需的。半乳凝素 3 缺陷型 VSMC 显示 RUNX2 和 ALP 的表达下降[140]。

半乳凝素 3 共定位于炎症标志物、活化的肌成纤维细胞和人主动脉瓣钙化部位，并通过细胞外信号调控的激酶（extracellular signal-regulated kinase，ERK）1/2 通路诱导 IL-1 β 、IL-6、Ⅰ 型胶原蛋白、TGF- β 、BMP2 和 BMP4 的表达[141]。同时给予改良后的柑桔果胶（modified citr uspectin，MCP）（半乳凝素抑制剂）可减弱半乳凝素 3 诱导的促纤维化和促钙化信号通路。这些发现需要在更大规模的临床试验中进一步研究，但表明半乳凝素 3 是一个潜在的治疗靶点。

抑制二肽基肽酶 4

二肽基肽酶 4（dipeptidyl peptidase 4，DPP4）是一种能使胰高血糖素样肽 1（GLP1）失活的酶。在 2 型糖尿病患者中，使用 DPP4 抑制剂可提高 GLP1 水平并改善血糖控制。可能的作用机制是其调节 ERK1/2 通路，从而减弱在高糖状态下观察到的细胞增殖、细胞凋亡和钙化[142]。一项研究显示，DPP4 抑制可阻断人类 VIC 的成骨细胞分化，并在小鼠模型中产生较低水平的主动脉瓣钙化[143]。在兔模型中观察到主动脉瓣狭窄进展较慢，需要进一步研究 DPP4 抑制剂的临床研究[143]。

胎球蛋白 A

胎球蛋白 A 是一种肝糖蛋白，其组成性分泌到循环中并防止异位部位钙化的累积[144-145]。胎球蛋白 A 缺陷小鼠可出现全身大量钙化沉积物，这是胎球蛋白 A 是软组织钙化的主要抑制剂的证据[146]，当与载脂蛋白 E（apolipoprotein E，ApoE）缺陷小鼠杂交时，内膜斑块钙化显著增加[147]。

MMP 降解胎球蛋白 A 可明显降低其减弱钙累积的能力[148]。临床上，血清胎球蛋白 A 水平降低与血管和瓣膜钙化密切相关[149]，但尚需要进一步的临床研究。

成骨信号通路的表观遗传调控

表观遗传修饰正在成为众多病理生理条件下转录因子结合和基因表达的主要调控因子。虽然对钙化性主动脉瓣疾病中基因表达的表观遗传调控知之甚少，但来自衰老和其他心血管疾病文献的数据表明，组蛋白乙酰化和 DNA 甲基化的改变可能在瓣膜钙化和纤维化的发病机制中发挥重要作用。

改变转录因子结合和亲和力的组蛋白乙酰化受 I～IV 类组蛋白去乙酰化酶的调节[150]。I 类去乙酰化酶［如组蛋白去乙酰化酶 3（histone deacetylase 3，HDAC3）］和 III 类去乙酰化酶［如沉默信息调节因子（sirtuin protein，SIRT）］与已知驱动心血管钙化的蛋白质的调节有关。HDAC3 可抑制 RUNX2 的活性并阻止成骨细胞分化（即发挥保护作用）[151]，而 SIRT1 抑制血管炎症和内皮细胞活化[152]。在实验中降低 SIRT1 和 SIRT6 可增加组蛋白乙酰化，促进基因组不稳定性，并增加细胞核中的 NF-κB 结合[153-154]。虽然预计 HDAC3 和（或）SIRT1 或 SIRT6 的年龄相关性减少会增加心血管钙化，但尚不清楚这些脱乙酰酶同源物在狭窄瓣膜中的表达是否发生改变。

组蛋白乙酰化被认为能在相对较大的范围内改变基因表达，但 DNA 甲基化的变化可能以更离散的方式改变基因表达[155]。DNA 甲基化参与调控主动脉瓣钙化的证据可从血管钙化领域中获得，其显示成骨表型的诱导与 α-SMA 启动子的超甲基化有关，加入 DNA 去甲基化药物（如普鲁卡因）可显著减少体外 VSMC 钙化[156]。尚不清楚 DNA 甲基化是否会抑制钙化性主动脉瓣疾病中抗钙化基因的表达，这仍然是未来研究的一个备受关注的领域。

瓣膜中的分子机制总结

主动脉瓣狭窄的起始阶段以内皮损伤、脂质沉积和炎症为特征，其与动脉粥样硬化有相当大的重叠，包括常见的危险因素。一旦开始，疾病会进入进展阶段，在该阶段，主动脉瓣钙化的进展成为主导。进展阶段涉及许多与骨骼形成更相关的通路，并为治疗提供潜在的靶点。纤维化也是进展性瓣膜僵硬的重要因素，并参与心肌从肥大到心力衰竭的转变。

心肌对压力超负荷的反应

进行性瓣膜狭窄通常伴随代偿性左心室肥厚，这是对压力超负荷的反应，可使左心室壁应力正常化，并维持每搏量。与生理性肥厚、正常发育或对体育锻炼的反应相比，病理性肥厚由不同的细胞和分子特征所驱动（图 3.12 和表 3.4）[157]。

肥厚反应可维持室壁压力和左心室功能多年或数十年，但最终会发生失代偿，出现心力衰竭、症状和不良事件。这种转变主要由两个过程驱动：心肌细胞死亡和心肌纤维化。

左心室肥厚

在压力超负荷的情况下，恢复室壁应力是通过肌细胞肥大实现的，其模式具有高度异质性。常被描述的是向心性肥厚、向心性重构和离心性肥厚，室壁增厚的不对称模式也越来越受到重视[158]。影响肥厚反应模式和程度的因素尚未完全清楚，包括年龄、性别、肥胖和代谢综合征[159-161]。遗传因素亦有涉及，如 ACE1/D 多态性[162]。全身性高血压通常是造成左心室总后负荷的主要因素，因此会影响肥厚反应。

上述因素的个体差异解释了为什么肥厚反应的幅度与主动脉瓣狭窄程度之间的相关性较弱[158]。疾病的持续时间很重要，但几乎不能准确地确定持续时间，因为在明确诊断之前，疾病可能已存在多年或数十年而未被发现。

运动引起的生理性心脏肥厚由生长因子介导，如胰岛素样生长因子 1（insulin like growth factor 1，IGF1）、VEGF 和 FGF2。导致受体酪氨酸激酶和 PI3K-AKT-mTOR 通路激活，最终导致心脏肥厚伴有毛细血管密度成比例增加。因此，心肌不会呈现缺血性，其特征是缺乏胎儿基因再表达或心肌纤维化[163]。

相比之下，病理性左心室肥厚表型是由直接机械力、缺血和儿茶酚胺（即血管紧张素 II 和内皮素 1）水平升高共同驱动。这些强效的肥厚刺激会激活 Gαq/磷脂酶通路、MAPK 和钙调磷酸酶/NFAT 信号级联以及细胞质钙离子增加[164]。其结果是平行排列的肌节元件增加和发展为向心性肥厚[157]，从而恢复正常的室壁张力，但优先使心内膜下层承受更高的机械应力，导致能量需求增加、室壁内压力升高、冠状动脉阻力增大以及以心内膜下为主的供需

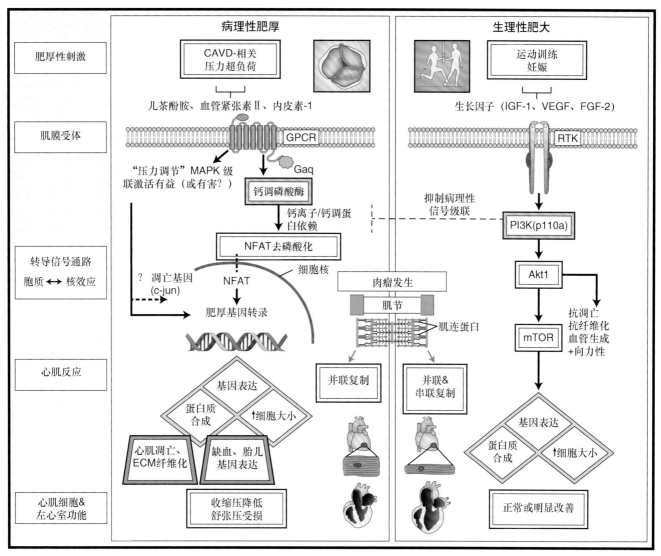

图 3.12　参与生理性和病理性左心室肥厚的通路。在生理性肥厚中，生长因子激活受体酪氨酸激酶（RTK），后者通过 PI3K-AKT mTOR 通路修饰基因表达，导致偏心性或向心性肥厚，伴有肌节串联和并联扩张，并增加收缩功能。相比之下，压力超负荷会导致 Gαq/ 磷脂酶通路引起适应不良变化、细胞质钙离子增加以及 MAPK 和钙调磷酸酶 /NFAT 信号级联的激活。导致肌节仅以并联复制，增加细胞外基质（ECM）重塑和纤维化、心内膜下缺血和细胞凋亡。最终导致收缩功能和舒张功能不全，伴随心腔扩张和临床心力衰竭。FGF-2，成纤维细胞生长因子 2；IGF，胰岛素样生长因子 1；VEGF，血管内皮生长因子（From Pasipoularides A. Calcific aortic valve disease. Part 2. Morphomechanical abnormalities, gene reexpression, and gender effects on ventricular hypertrophy and its reversibility. J Cardiovasc Transl Res 2016;9:374-399.）

性缺血。

多个通常只在胎儿发育期间表达的基因会被激活，包括肌球蛋白重链 β 同源物，与 α 型相比，其收缩功能较差，能量使用效率较低[165]。

弥漫性心肌间质纤维化

心肌 ECM 在支持心肌细胞和毛细血管的 3D 排列以及在心室收缩期间为产生收缩力提供锚定方面发挥着重要作用。其主要成分是胶原蛋白 I 和胶原蛋白 III。与瓣膜组织不同，正常心脏中基本不存在肌成纤维细胞[166]。但是，在受 MMP、TGF-β 和血管紧张素 II 等因素影响的病理性肥厚过程中，心脏成纤维细胞会转变为活跃的肌成纤维细胞[166]。

与其在瓣膜组织中的作用相似，肌成纤维细胞是 ECM 成分的活跃分泌者，导致病理性重构，同时胶原蛋白和蛋白聚糖的沉积增加且排列紊乱。其生理后果是心肌僵硬度增加、舒张功能不全、心肌细胞电耦合减少，最终损害收缩功能。

表 3.4　生理性和病理性左心室心肌肥厚的不同点		
项目	生理性肥厚	压力超负荷引起的病理性肥厚
刺激	锻炼 妊娠	主动脉瓣狭窄 高血压
信号通路	PI3K-AKT-mTOR信号通路	钙调磷酸酶-NFAT和MAPK信号级联
心肌细胞形态	增加心肌细胞长度和宽度	只增加心肌细胞宽度
肌节复制	串联和并联	仅并联
重构	偏心性或向心性	通常为向心性 相对室壁厚度增加
形态学变化	正常细胞外基质重塑	弥漫性间质纤维化 局灶替代性纤维变性
胎儿基因表达	正常	上调
ATP生成	正常	减少
缺血	无	心内膜下至整个心脏
细胞更新	正常	偏向于细胞凋亡
远期结果	心肌功能正常或改善 刺激去除后可逆转	舒张功能不全 收缩功能不全 不可逆 心力衰竭症状 易患心律失常

From Pasipoularides A. Calcific aortic valve disease. Part 2. Morphomechanical abnormalities, gene reexpression, and gender effects on ventricular hypertrophy and its reversibility. J Cardiovasc Transl Res 2016;9:374-399.

心肌细胞死亡和替代纤维化

总体来说，心脏被视为有丝分裂后的终末分化器官，其生长是通过增厚（而不是增生）和细胞更新。但是，目前的证据支持心肌的动态观点，其中细胞凋亡导致的细胞死亡及内源性和外源性心脏祖细胞的再生是至关重要的持续过程[167]。这种范式转变是由 Bergman 等在 2009 年推动的，他们使用 ^{14}C 年代测定表明人类心脏在其一生中更新了约 50% 的心肌细胞[168]。心肌细胞凋亡可通过两种机制发生：1 型（外源性）途径涉及与死亡受体结合的外源性配体，而 2 型（内源性）途径的特征是细胞能量消耗导致线粒体释放细胞色素 C。在发生一系列复杂事件后，最终导致胱天蛋白酶 3（caspase 3）激活和细胞凋亡。

虽然病理性肥厚时的血流动力学负荷会启动促凋亡和抗凋亡信号通路，但平衡似乎更有利于细胞凋亡，每年增加 5%～10%，以及肌细胞净损失[169]。细胞凋亡是由直接的、极端的机械力、血管紧张素 Ⅱ 作用[170] 和心内膜下缺血共同驱动。这是由于壁内压力增加导致冠状动脉阻力增加、左心室壁张力增加而致肌细胞能量需求增加，以及冠状动脉微血管网无法充分扩张，导致毛细血管到心肌细胞的距离增加[171]。细胞死亡的最终结果是在血管紧张素 Ⅱ 和 TGF-β 的影响下发生局灶性胶原沉积（即替代性纤维变性）[172]。

转变为心力衰竭

细胞凋亡引起收缩单位损失、心肌纤维化增加和持续的心内膜下缺血最终导致心脏失代偿、收缩和舒张功能受损以及向心力衰竭的转变。胶原蛋白累积干扰心肌的正常电生理特性，增加心律失常的可能性[173]。

通过替代标志物来检测患者的细胞死亡和心肌纤维化变得越来越可能。高灵敏度肌钙蛋白测定结果与细胞死亡有关，心血管磁共振成像可评估弥漫性和替代性纤维变性[174-176]。钙调控的失调也被认为参与左心室失代偿，SERCA2A 的下调和功能障碍可增加细胞溶质钙浓度，致使收缩功能不全和心律失常[177]。

向干预治疗和未来方向的转化

近年来，随着对主动脉瓣狭窄病理生理学的了解的不断加深，制订干预措施以减缓并最终逆转瓣膜纤维化和钙化的目标也随之改变。由于主动脉瓣狭窄的起始阶段与动脉粥样硬化的相似性，降脂治疗有望被证明有效。这一观点得到高胆固醇血症动物模型数据的支持。然而，多项大型随机临床试验表明，他汀类药物不能有效减缓钙化性主动脉瓣疾病患者的进展[178-180]，提示一旦进入进展阶段，针对起始阶段的治疗就不太可能成功，而应该更直接地针对钙化。

骨骼形成和钙化性主动脉瓣疾病的关联提供了多个干预目标。但是，任何针对减缓瓣膜钙化进展的治疗都不能对骨骼骨化产生负面影响。大多数钙化性主动脉瓣疾病患者为老年人，近期数据表明，许多患者的骨矿物质密度低于没有瓣膜疾病的同龄患者[181]。不加选择地降低心血管和骨骼系统中成骨细胞活性的治疗（如许多 PPARγ 激动剂）可能会减缓钙化性主动脉瓣疾病的进展，但会加速骨质疏松症。

开发驱动特异性信号级联反应的特异性亚组分（如 PPARγ 激动剂的抗炎作用）或优先激活特异性组织中的信号级联反应的药物可能会克服既往的限制。一个有希望的候选药物是靶向钙黏着蛋白 11 的人源化鼠抗体（正在被用于治疗类风湿性关节炎的 I 期临床试验中）可能对在体主动脉瓣具有抗钙化作用[139]。

其他对骨骼和脉管系统中钙代谢有不同影响的药物已在临床前研究和小型观察性研究中显示出应用前景。例如，双膦酸盐抑制破骨细胞性骨吸收，导致瓣膜骨发生的全身钙和磷酸盐水平降低[182]。双膦酸盐还能下调关键的炎症细胞因子（如 IL-1β、IL-6、TNF-α），降低 MMP 表达，抑制 VIC 形成成骨细胞表型。观察性研究显示，双膦酸盐的使用与减少瓣膜钙化[183]和减缓主动脉狭窄进展[181,184]有关。

地诺单抗是 RANKL 的人单克隆抗体，可减少RANK 信号传导，从而减少小鼠模型中的主动脉瓣钙化[185]，同时增加骨骼矿化。一项双盲随机对照试验（SALTIRE 2 试验）正在主动脉瓣狭窄患者中验证双膦酸盐和地诺单抗的疗效[182]。

从病理性反应到生理性反应调节左心室肥大是可能的。靶向病理转录通路很有吸引力，因为它们由相对较少的分子（如 NFAT）控制。然而，如果不同时治疗进行性瓣膜狭窄和伴随的压力超负荷恶化，这种尝试的疗效有限。因此，以肾素-血管紧张素-醛固酮轴为靶点的药物在治疗瓣膜和心肌纤维化方面具有特殊的前景。

新技术的应用有助于发现新的治疗靶点。全基因组关联分析（genome-wide association study，GWAS）既往强调主动脉瓣狭窄所涉及的生物学过程[186-187]。但是，将 GWAS 数据与来自人类主动脉瓣组织的转录组学数据相结合可以识别新的主动脉瓣狭窄的潜在驱动因素。将染色体 1p21.2 上的 palmdelphin 基因（PALMD）确定为候选致病基因的一项大型研究显示，PALMD 表达降低与主动脉瓣疾病的存在和严重程度密切相关，一种常见的 PALMD SNP 占人群归因风险的 12.5% 以上[188]。这些发现随后在英国生物银行队列中得到验证，但仍然需要进一步的工作来探索确切的作用机制和潜在的治疗靶点。

总结

主动脉瓣狭窄是一种复杂且高度调节的疾病过程，其特征是进行性瓣膜狭窄和对左心室心肌的有害影响。目前缺乏可改变该病自然病程的治疗，强调了需要更深入地了解主动脉瓣狭窄的分子机制，以便确定合适的治疗靶点。

参考文献

扫二维码见参考文献

4

钙化性心脏瓣膜疾病的临床和遗传危险因素

George Thanassoulis

王忠超　译　朱鲜阳　审校

要点

- 尽管疾病负担很大，但对影响钙化性心脏瓣膜疾病进展的临床和遗传危险因素的认识仍不完全，尚无药物治疗可预防疾病进展。

- 除了与钙化性心脏瓣膜疾病相关的传统动脉粥样硬化性危险因素外，新发现的危险因素还包括脂蛋白（a）、矿物质代谢（如磷酸盐水平）和骨质疏松症。

- 遗传学研究已确认 NOTCH1 和 LPA 是钙化性主

动脉瓣疾病的强相关致病基因位点。此外，还发现了其他位点。

- 孟德尔随机化研究证实，循环脂蛋白（a）和低密度脂蛋白是钙化性主动脉瓣疾病的致病因素，甘油三酯是二尖瓣环钙化的致病因素，其可能成为疾病早期的潜在治疗靶点。

- 识别临床和遗传危险因素并为钙化性心脏瓣膜疾病的发生和发展提供病因证据的工作正在进行中。

　　钙化性心脏瓣膜疾病是发达国家心脏瓣膜疾病的最常见病因[1]。病变主要累及主动脉瓣叶，也可累及二尖瓣环，引起瓣膜进行性钙化和纤维化，最终导致瓣叶弹性丧失、血流受限和瓣膜狭窄。虽然疾病带来的负担很大，但对钙化性心脏瓣膜疾病发生和发展的危险因素和潜在病因的认识尚不完全。随着人口老龄化和患者数量的持续增加，对危险因素的研究（包括遗传学的作用）已使人们对该病的认识更加深入，希望这些发现能够为预防和治疗主动脉瓣狭窄及其他钙化性心脏瓣膜疾病开辟新的途径。

钙化性主动脉瓣疾病

　　钙化性主动脉瓣疾病代表疾病的连续性演变过程，起始于主动脉硬化，此时虽无症状但可通过

超声心动图或心脏 CT 等无创性方法进行检测（图 4.1），最终进展为主动脉瓣狭窄，重度主动脉瓣狭窄以血流动力学障碍和伴随症状为特点。

　　钙化性主动脉瓣疾病的自然病程包括一个长期的无临床症状的瓣膜钙化和变硬（即瓣膜硬化）的阶段，通常持续至少 10 年，提示将进入临床疾病阶段。主动脉瓣硬化十分常见，≥65 岁人群的患病率为 26%，≥75 岁为 40%，≥85 岁为 75%[2]。主动脉瓣硬化长期以来被认为是良性的衰老结果，但目前已知其可独立于年龄和心血管危险因素，使整体死亡风险增加 40%，心血管死亡风险增加 66%[3]。

　　主动脉瓣狭窄是发达国家最常见的瓣膜疾病，仅在美国的患者就超过 250 万人。在 ≥65 岁的人群中，约 2% 患有主动脉瓣狭窄，而在 ≥80 岁的人群中，这一数字增加至 7%[4-5]。据估计，美国每年因晚期主动脉瓣狭窄造成的直接医疗费用超过 10 亿美

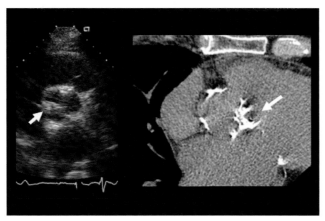

图 4.1　主动脉瓣钙化。重度主动脉瓣狭窄患者超声心动图（左）和 CT（右）所示瓣膜钙化。箭头所指为瓣膜钙化区域。两种图像均可见瓣环钙化

表 4.1　观察性研究与流行病学研究中发现的临床危险因素与钙化性主动脉瓣疾病的相关性强度

危险因素	钙化性主动脉瓣疾病分析		
	横截面相关性	发生	进展
年龄	＋＋＋	＋＋＋	＋＋＋
男性	＋＋/－	＋＋	0
身高	＋＋	＋＋	0
BMI	＋＋	＋＋	0
高血压	＋＋	＋＋	0
糖尿病	＋＋＋	＋＋＋	0
代谢综合征	＋＋	＋＋	＋
脂蛋白（a）	＋＋＋	NA	＋＋
血脂异常	＋＋	＋＋	0
吸烟	＋＋	＋＋	＋
肾功能不全	＋	0	0
炎症标志物	＋	0	0
磷	＋＋	0	NA
钙含量	0	0	NA
基线钙评分	NA	NA	＋＋＋

BMI，体重指数；NA，可用数据不足；＋，弱正相关；＋＋，中度正相关；＋＋＋，强正相关；－，弱负相关；0，无相关性

元[6]。随着人口老龄化的不断进展，预计到 2040 年主动脉瓣狭窄患病率将增加 2 倍，而到 2060 年将增加 3 倍[1,7]。尽管钙化性主动脉瓣疾病可能成为造成医疗保健支出、死亡和残疾的主要原因之一，但尚无可阻止或延缓疾病进展的有效治疗手段。

虽然钙化性主动脉瓣疾病一直以来被认为是高龄人群的退行性病变，但过去 30 年的研究表明，作为该病的特征性表现，钙化和纤维化受到严密调控，并可能与多种动脉粥样硬化的危险因素有关。尽管在早期病变和部分共同的危险因素之间有明显的重叠[8-11]，但这些疾病潜在的病理生理学机制存在显著差异，包括疾病早期以矿化阶段为主和其他的组织病理学差异。

在因（非先天性）主动脉瓣狭窄接受主动脉瓣置换的患者中，仅 40% 合并严重的冠状动脉疾病需要旁路移植术[12]，提示钙化性主动脉瓣疾病的病理进程与冠状动脉粥样硬化不同。对预防动脉粥样硬化有显著疗效的降脂药物在钙化性主动脉瓣疾病的随机研究中并未带来任何益处[13-15]，进一步证明动脉粥样硬化和钙化性主动脉瓣疾病是两种相关却独立的疾病。

临床危险因素

高龄

高龄是发生钙化性主动脉瓣疾病及其主要临床表现（主动脉瓣狭窄）的最重要危险因素（表 4.1）。CHS（Cardiovascular Health Study）表明，以超声心动图作为诊断依据，钙化性主动脉瓣疾病（包括硬化）的患病率在 65～74 岁为 21%，75～84 岁为 38%，≥85 岁为 52%[10]。

在多变量模型中，年龄每增加 10 岁，钙化性主动脉瓣疾病的校正比值比（odds ratio，OR）为 2.18［95% 置信区间（confidence interval，CI）2.15～2.20，$P < 0.001$］。一项 meta 分析表明，在年龄 ≥75 岁的人群中，约 12% 患有主动脉瓣狭窄，其中 4% 为重度主动脉瓣狭窄[16]。基于 MESA（Multi-Ethnic Study of Atherosclerosis）的纵向数据，采用 CT 测量瓣膜钙化程度的结果表明，年龄可能是瓣膜钙化进展以及正常瓣膜新发钙化的影响因素[17]。尽管年龄已被证实是一个关键的危险因素，但尚不清楚年龄是否标志着作用于瓣叶的其他危险因素的暴露时间，或是年龄本身即导致易出现瓣膜钙化和纤维化。

男性

与冠状动脉疾病在男性中多发的情况相似，钙化性主动脉瓣疾病也存在相似的性别差异。多项研究表明，男性是钙化性主动脉瓣疾病的危险因素，这可能与男性的二叶式主动脉瓣患病率较高、心血管危险因素的负担较大以及缺乏保护因素（如雌激

素）有关。对 Framingham 子代研究队列的多变量分析表明，即使考虑了其他可能的危险因素，男性患瓣膜钙化的 OR 增加 1.56（95%CI 1.19～2.12，P＝0.005）[11]。在 CHS 中，男性是钙化性主动脉瓣疾病进展为主动脉瓣狭窄的重要预测因子（OR＝3.05，95%CI 1.76～5.27，P＜0.001）[10]。

种族和民族

关于种族和（或）民族是否影响钙化性主动脉瓣疾病患病率的数据十分有限。在 MESA 中，白人的基线患病率为 14%，中国人为 7%，黑人为 11%，西班牙裔为 12%[18]。然而，对其他风险因素进行多变量校正后，上述差异均不存在，提示种族或民族背景并无独立影响。

一项采用电子健康记录的大型研究发现，与白人患者相比，钙化性主动脉瓣疾病或二叶式主动脉瓣所致主动脉瓣狭窄的患病率在非洲裔美国患者中显著降低（校正 OR＝0.41，95%CI 0.33～0.50，P＜0.001）[19]。重度主动脉瓣狭窄在非洲裔美国人中亦明显降低（校正 OR＝0.47，95%CI 0.36～0.61，P＜0.05）。这些结果独立于传统的危险因素。为证明以上结果并非源于偏倚（如转诊），研究证实二尖瓣反流患病率并无种族差异。CHS 研究证明，钙化性主动脉瓣疾病进展至主动脉瓣狭窄的风险在非洲裔美国人中亦显著降低（OR＝0.49，95%CI 0.25～0.95，P＝0.035）[10]。以上观察性研究结果是否能够真正揭示遗传或其他因素所致的种族相关差异，尚需进一步研究予以证实。

吸烟

多项研究表明，吸烟与钙化性主动脉瓣疾病有关。在 CHS 中，Stewart 等报道当前吸烟的校正 OR 为 1.35（95%CI 1.1～1.7，P＝0.006）[10]。同样，在 Framingham 子代研究中，吸烟与主动脉瓣钙化的校正 OR 为 1.22（95% CI 1.06～1.39，P＝0.005）[11]。MESA 表明，吸烟也是主动脉瓣钙化的重要危险因素（OR＝2.49，95%CI 1.49～4.15，P＝0.001）[17]。

血压、高血压和血管僵硬度

多项研究表明，高血压与钙化性主动脉瓣疾病相关。Lindroos 等采用横断面研究数据发现[20]，与血压正常者相比，高血压患者（定义为血压＞165/95 mmHg）瓣膜钙化的 OR 增加 74%（95%CI

19%～155%）。同样，在纳入 5201 例受试者的 CHS 中，Stewart 等发现 48% 的瓣膜钙化患者合并高血压，而主动脉瓣正常者中合并高血压的患者比例为 43%（校正 OR＝1.23，95%CI 1.1～1.4，P＝0.002）[10]。

在一项小型回顾性超声心动图研究中，Capoulade 等发现高血压患者较血压正常者的心脏瓣膜疾病进展更快［主动脉峰值流速（Vpeak）的年进展值：（0.26±0.23）m/s $vs.$（0.17±0.20）m/s；P＜0.01][21]。Linefsky 等采用 CT 观察到高血压各阶段主动脉瓣钙化患病率均有所增加，根据美国预防、检测、评估与治疗高血压全国联合委员会第 7 次报告（JNC 7）的高血压诊断标准[22]。瓣膜钙化发生于 6% 的正常血压者，11% 的临界高血压患者，17% 的 I 级高血压（收缩压 140～159 mmHg 或舒张压 90～99 mmHg）患者以及 16% 的 II 级高血压（收缩压 ≥ 160 mmHg 或舒张压 ≥ 100 mmHg）患者。多变量校正结果表明，I 级或 II 级高血压与瓣膜钙化密切相关（OR＝2.31，95% CI 1.35～3.94），但仅发生于＜65 岁的个体。在＞65 岁的受试者中，仅观察到无显著差异的弱相关性（OR＝1.33，95% CI 0.96～1.85）。与上述结果一致，Tastet 等证实[23]，与血压正常者相比，高血压患者 2 年主动脉瓣钙化进展速度更快［主动脉瓣钙化中位变化（第 25～75 个百分位数）：+370（126～824）$vs.$ +157（58～303）；P＝0.007]。

一项中位随访时间为 13 年的研究表明，在 112 万加拿大人中，高血压被证实是主动脉瓣狭窄的强危险因素［风险比（hazard ratio，HR）＝1.71，95%CI 1.66～1.76，P＜0.001][24]。英国一项超过 500 万人（包括 20 680 例主动脉瓣狭窄患者）的大型队列研究中，Razimi 等证实了高血压和主动脉瓣狭窄之间存在持续关联。收缩压每增加 20 mmHg、舒张压每增加 10 mmHg、脉压每增加 15 mmHg，主动脉瓣狭窄的患病风险分别增加 41%（HR＝1.41，95%CI 1.38～1.45）、24%（HR＝1.24，95%CI 1.19～1.29）和 46%（HR＝1.46，95%CI 1.42～1.50）[25]。

Linefsky 等报道[22]，血压测量指标中脉压与主动脉瓣钙化的相关性最强。脉压每增加 10 mmHg，＜65 岁的患者主动脉瓣钙化的 OR 为 1.41（CI 1.21～1.64），＞65 岁的患者主动脉瓣钙化的 OR 为 1.14（CI 1.05～1.23）。脉压是血管僵硬度的标志物，提示主动脉血流动力学异常（如僵硬度及动脉波反射增加）可能是钙化性主动脉瓣疾病的危险因素。其相关性是因为传递到主动脉瓣尖的压力（即拉伸应力）参与主动脉瓣叶的基质重塑，促进主动脉瓣增厚和钙化。一项研究表明，校正传统危险因素后，增强指数（如测量动脉波反射）是主动脉瓣钙化的独立预测因子（增强指数每增加 1% 的 OR＝1.08，95%CI 1.02～1.14，P＝0.005）[26]。

与前期研究结果一致，Sverdlov 等研究表明[27]，增强指数和血小板一氧化氮反应性（即内皮功能失调的测量指标）亦与疾病进展相关，强调中央及外周血管在瓣膜钙化的发生和发展中的重要性。

虽然已有很多观察性研究，但目前尚无评估降低血压对钙化性主动脉瓣疾病预防作用的随机对照研究。多项观察性研究表明，降压药物可能减缓瓣膜钙化。O'Brien 研究证实[28]，接受血管紧张素转化酶抑制剂（angiotensin-converting enzyme inhibitor，ACEI）联合或不联合血管紧张素受体拮抗剂（angiotensin receptor blocker，ARB）的患者瓣膜钙化进展延缓，其中 42% 接受 ACEI 或 ARB 的患者存在疾病进展的征象，而未接受上述药物的患者中，这一比例为 75%。经多变量校正后，疾病进展的 OR 为 0.29（95%CI 0.11～0.75，P＝0.01）。相反，Rosenhek 等[29]并未观察到轻度及以上主动脉瓣狭窄患者在疾病进展方面的相关差异，该研究中的主动脉瓣狭窄程度高于 O'Brien 等研究中的亚临床瓣膜疾病。

后期的一项研究纳入 338 例主动脉瓣狭窄患者[21]，结果表明，ARB（非 ACEI）可减缓疾病进展。以上所有结果均出自观察性回顾性研究，因此可能存在多种偏倚，包括混杂偏倚。在没有随机对照研究的情况下，上述结果只能被认定为假说，但仍提示肾素-血管紧张素轴在疾病中可能扮演重要角色。

血脂异常和脂蛋白（a）

多项观察性研究表明，血脂异常与主动脉瓣钙化和狭窄相关，该结论促进了降脂治疗在预防疾病进展中作用的相关研究。在一项设病理学研究中，Otto 等证实[8-9]载脂蛋白 B 与脂蛋白（a）[lipoprotein（a），Lp（a）]共定位于外植主动脉瓣的钙化区域。家族性高胆固醇血症患者可表现出重度瓣膜钙化和主动脉瓣狭窄，提示低密度脂蛋白胆固醇（LDL-C）水平与主动脉瓣狭窄相关。在 CHS 中，Stewart 等证实 LDL-C 水平升高与钙化性主动脉瓣疾病横向相关 [OR（每 mg/dl）＝1.12，95%CI 1.03～1.23，P＝0.008][10]。

在 CHS 中，Novaro 等发现 LDL-C 水平是钙化性主动脉瓣疾病进展至主动脉硬化的预测因子[30]。Thanassoulis 等研究表明，成年早期总胆固醇含量是 20 年后主动脉钙化的强预测因子[11]。相似地，Owens 等研究发现，所有年龄段受试者中，总胆固醇/HDL-C 比值均与主动脉钙化密切相关，在≤65 岁的人群中，LDL-C 水平与瓣膜钙化的相关性最强[18]。

LDL-C 水平与钙化性主动脉瓣疾病的相关性并非在所有研究中均一致，多项研究并未发现两者之间存在关联，提示 LDL-C 与钙化性主动脉瓣疾病之间的关系可能存在异质性，受年龄、疾病严重程度和其他因素的影响。多项观察性研究表明，使用他汀类药物与主动脉瓣狭窄和瓣膜钙化的发生率较低相关。

虽然上述观察性研究存在许多局限性，且 LDL-C 水平与主动脉瓣狭窄之间的相关性存在不同程度的异质性，但提出了可信度较强的假说（经动物实验支持），即使用他汀类药物降低 LDL-C 水平可以预防钙化性主动脉瓣疾病进展至主动脉瓣狭窄。这一假说为 3 项验证血脂降低对钙化性主动脉瓣疾病作用的随机对照研究提供了原动力[13-15]（表 4.2）。SALTIRE（Scottish Aortic Stenosis and Lipid Lowering Trial，Impact on Regression）[14]检测了 155 例中重度主动脉瓣狭窄患者应用 80 mg 阿托伐他汀 25 个月是否可以减缓主动脉瓣狭窄的进展，但并未发现显著效果。SEAS（Simvastatin and Ezetimibe in Aortic Stenosis）试验纳入了 1873 例患者（与 SALTIRE 受试者特征相似），并随机分为辛伐他汀 40 mg/d 组和依折麦布 10 mg/d 组，持续应用 56 个月。结果表明，患者的缺血事件显著减少，但瓣膜疾病进展情况并无改善[15]。ASTRONOMER（Aortic Stenosis Progression Observation：Measuring Effects of Rosuvastatin）试验随机纳入 269 例轻中度主动脉瓣狭窄患者，每天服用 40 mg 瑞舒伐他汀，持续 42 个月，结果显示未能延缓疾病进展[13]。

上述研究显示的未能降低主动脉瓣狭窄疾病活动性的结果显著削弱了研究人员对钙化性主动脉瓣疾病的 LDL 假说的热情，但有两点需要注意。首先，所有研究均纳入瓣膜疾病相对较重的受试者（平均主动脉瓣口面积≤1.5 cm²，伴有跨主动脉瓣压力阶差增大）。当瓣膜压力阶差显著时，脂类的作用可能不再重要，疾病发展到该阶段后，其进一步进展主要由跨瓣膜的湍流性血流动力学改变调控。来自

表 4.2　有关他汀类药物减缓钙化性主动脉瓣疾病进展的随机对照研究

项目	SALTIRE试验[48]	SEAS试验[49]	ASTRONOMER试验[50]
主动脉瓣狭窄程度			
主动脉瓣射流速度（m/s）	3.7	3.1	3.2
主动脉瓣口面积（cm^2）	1.0	1.3	1.5
受试者人数	155	1873	269
平均年龄（岁）	68	67	58
二叶式主动脉瓣患病率（%）	3	5	49
基线LDL（mg/dl）	135±32	139±35	122±26
他汀类药物使用	阿托伐他汀80 mg	辛伐他汀40 mg＋依折麦布10 mg	瑞舒伐他汀40 mg
中位随访时间（月）	25	52	42
瓣膜预后评估	主动脉瓣射流速度 主动脉瓣钙化评分	主动脉瓣事件 主动脉瓣射流速度	主动脉瓣峰值压差 主动脉瓣口面积
结果	无获益	缺血事件减少，但主动脉瓣事件未减少	无获益

ASTRONOMER，Aortic Stenosis Progression Observation：Measuring Effects of Rosuvastatin trial；LDL：低密度脂蛋白胆固醇；SALTIRE，Scottish Aortic Stenosis and Lipid Lowering Trial，Impact on Regression；SEAS，Simvastatin and Ezetimibe in Aortic Stenosis trial

CHARGE（Cohorts for Heart and Aging Research in Genomic Epidemiology）联盟的大型孟德尔随机化研究证实[31]，LDL-C 与早期瓣膜钙化相关，具有高水平 LDL-C 遗传倾向者，其主动脉钙化的发病率及狭窄的患病风险均更高。其次，由于伦理要求，上述 3 项研究纳入的受试者均为中低 LDL-C 水平，这些受试者无需接受降脂治疗，而最有可能从降脂治疗中获益的高 LDL-C 水平患者被排除。尽管上述研究已经证实降脂药物不能延缓中低 LDL-C 水平个体重度钙化性主动脉瓣疾病的进展，但在高 LDL-C 水平个体中，降脂是否能在疾病的最早期阶段（即主动脉硬化）预防钙化尚未可知。

数十年来，LDL-C 作为钙化性瓣膜疾病的治疗靶点得到了最为广泛的关注，但近期数据表明，另一种脂蛋白 [Lp（a）] 可能与钙化性主动脉瓣疾病的关系更为密切。Lp（a）是一种 LDL 样分子，由载脂蛋白 B 分子与载脂蛋白（a）共价结合而成。Lp（a）水平在很大程度上取决于遗传，Lp（a）水平升高是全球最常见的遗传性血脂异常，发生率约 20%。

数十年来，Lp（a）水平升高已被证实与冠心病和心肌梗死密切相关，但鲜有研究评估其在瓣膜钙化和主动脉瓣狭窄中的作用。早期关注 Lp（a）与主动脉瓣狭窄相关性的研究常受限于小样本量和横断面相关性。然而，2013 年 CHARGE 联盟报道，对瑞典和丹麦大型队列等多个队列的前瞻性分析表明，*LPA* 位点突变与钙化性主动脉瓣疾病呈强相关，该位

点可控制循环血浆 Lp（a）水平[32]。上述结果已被多个独立研究团队重复，为 Lp（a）与钙化性主动脉瓣疾病可能存在的因果关系提供了有力支持。

糖尿病、肥胖和代谢综合征

血糖水平、胰岛素抵抗以及代谢综合征与钙化性主动脉瓣疾病的独立联系并不一致且存在异质性。MESA 表明，代谢综合征和糖尿病与主动脉瓣钙化（代谢综合征 OR＝1.4，95%CI 1.1～1.9；糖尿病 OR＝2.1，95%CI 1.5～2.9）以及瓣膜钙化进展密切相关[33-34]（图 4.2）。但是，在 CHS 和 Framingham 子代研究中并未发现类似的关联。Framingham 研究表明，体重指数（body mass index，BMI）增加与主动脉瓣钙化患病率的升高趋势相关（OR＝1.15，95%CI 0.99～1.33，$P＝0.06$）[11]。

在 ASTRONOMER 试验的一项子研究中，代谢综合征与钙化性主动脉瓣疾病快速进展相关 [0.25 m/（s·yr）*vs.* 0.19 m/（s·yr），$P＝0.03$][35]。一项大型加拿大队列研究纳入了 21 000 例主动脉瓣狭窄患者，结果表明，糖尿病与主动脉瓣狭窄风险增加相关（HR＝1.49，95% CI 1.44～1.54，$P<0.001$）[24]。Larsson 等开展的两项独立队列研究（共纳入 1297 例新发主动脉瓣狭窄患者）显示，与正常体重者相比，超重（25 kg/m^2≤BMI<30 kg/m^2）和肥胖（BMI≥30 kg/m^2）均与主动脉瓣狭窄相关（超重 HR＝1.24，95%CI 1.05～1.48；肥胖 HR＝1.81，95%CI 1.47～2.23）[36]。

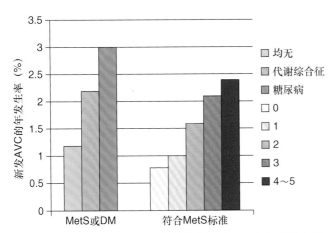

图 4.2　与糖尿病（DM）和代谢综合征（MetS）相关的新发主动脉瓣钙化（AVC）发生率。数据显示 5723 例 MESA 受试者中合并代谢综合征 [诊断标准来自检测、评估和治疗高胆固醇血症成人患者专家组第三次报告（ATP- Ⅲ）] 或糖尿病（左）以及符合代谢综合征诊断标准（右）的数量 [Modified from Katz R, Budoff MJ, Takasu J, et al. Relationship of metabolic syndrome with incident aortic valve calcium and aortic valve calcium progression: the Multi-Ethnic Study of Atherosclerosis (MESA). Diabetes 2009;58:813-819.]

　　不同队列研究获得的肥胖、糖尿病和代谢综合征的相关性差异可能源于校正 BMI 或血脂后的分析策略，这会削弱其与糖尿病和代谢综合征之间的相关性。综上所述，已有数据表明，肥胖是主动脉瓣狭窄的重要危险因素，部分由血糖代谢异常、血脂异常或其他直接作用所介导。

慢性肾脏病和矿物质代谢

　　晚期慢性肾脏病与心血管系统（包括瓣膜结构）的快速进行性钙化相关[37-45]。多种机制参与其中，包括血压和脂蛋白升高以及矿物质代谢失调。Maher 等研究发现[39-40]，≤70 岁的血液透析患者主动脉瓣钙化和狭窄的患病率较高（28%）。瓣膜钙化最强的预测因子是高钙-磷酸产物水平。与正常对照组相比，终末期肾病亦提示主动脉瓣狭窄快速进展（ $-0.19 \, cm^2/yr$ $vs.$ $-0.07 \, cm^2/yr$ ，$P<0.001$ ）[42]。

　　轻度慢性肾脏病与瓣膜钙化的相关性并不一致，缺乏相关性可能是由于多数队列中肾功能不全的发生率较低以及检验效能不足。慢性肾功能不全队列研究表明，低肾小球滤过率与瓣膜钙化发生率高及严重程度高存在明确相关性[46]。瑞典的一项纳入超过 120 万人（其中 5850 例为新发主动脉瓣狭窄病例）的大型队列研究进一步证实了这种相关性。与估算的肾小球滤过率（estimated glomerular

filtration rate，eGFR）正常者相比，eGFR 降低与主动脉瓣狭窄患病风险增加相关，其相对危险度波动于轻度肾病 [$eGFR$ $60\sim90 \, ml/$ （ $min \cdot 1.73 \, m^2$ ）] 的 1.14（95%CI 1.05～1.25）与晚期肾病 [$eGFR$ $30 \, ml/$ （ $min \cdot 1.73 \, m^2$ ）] 的 1.56（95%CI 1.29～1.87）之间。以上相关性独立于传统的心血管危险因素[47]。

　　多项研究表明，磷酸盐浓度与主动脉瓣钙化相关。Linefsky 等通过 MESA[48] 及 CHS[49] 研究证实，高血清磷酸盐水平与主动脉瓣钙化的患病率升高相关（CHS：OR=1.3，95%CI 1.1～1.5，$P<0.001$；MESA：磷酸盐浓度每增加 1mg/dl OR=1.4，95%CI 1.1～1.7，$P=0.01$）[49]。以上相关性独立于传统危险因素及肾功能。磷酸盐代谢异常是否是独立于肾功能障碍的主要发病机制之一，以及其能否成为潜在的治疗靶点，仍需进一步研究。

骨质疏松症与骨代谢

　　瓣膜钙化与骨形成有许多共同特征，并遵循类似的胶原沉积以及钙沉积过程。瓣叶的钙化过程拥有与骨形成过程相同的调节因子和信号通路（如成骨细胞分化、细胞外基质重塑）[50-59]。导致骨快速转换的疾病 [包括晚期肾病和原发性骨疾病（如 Paget 病）] 与心血管钙化相关，提示钙化悖论[60]。这促使研究人员进一步评估骨骼健康与钙化性主动脉瓣疾病的联系。

　　评估骨质疏松症和骨质减少的相关性的研究结果尽管不尽一致，却引人关注。Aksoy 等在一项纳入 114 例受试者的小型队列研究中证实[61]，骨密度降低与瓣膜钙化相关（骨密度每降低 1 个单位 OR=0.59，95%CI 0.41～0.87，$P=0.007$）。同样，纳入超过 25 000 例（包括 122 例新发主动脉瓣狭窄病例）受试者的 EPIC-Norfolk（European Prospective Investigation of Cancer-Norfolk）研究表明，较高的骨密度与主动脉瓣狭窄发生率降低相关（HR=0.80/SD 骨密度，95%CI 0.65～1.0，$P=0.046$）[62]。然而，在纳入 1317 例受试者的 Framingham 子代研究中[63]，未观察到骨密度与瓣膜钙化之间的关联。

　　Hekimian 等发现，骨吸收的标志物（即 1 型胶原末端肽和骨钙素）、甲状旁腺激素水平和维生素 D 水平均为主动脉瓣狭窄疾病进展的预测因子[64]。但是，Dweck 等采用分子成像方法证实，瓣膜钙化和骨吸收可能是平行但相互独立的过程[65]。骨密度和瓣膜钙化的相关性较弱。更重要的是，他们发现与骨上活性测量相比，^{18}F 标记的氟化钠（NaF）活性（一种活性钙沉积的在体检测方法）与新瓣膜钙化的相关性更强（在瓣膜和骨上测量的 NaF 活性几乎没有相关性）。以上结果表明，虽然可能通过共同的机制，但发生在骨和瓣膜中的钙化在其各自的部位（即骨和瓣膜）属于完全独立的过程。

基于上述的相关性，多项研究提示抗再吸收药物（如双膦酸盐）对钙化性主动脉瓣疾病具有保护性作用[66-69]。尽管这些研究表明抗再吸收药物可用于预防主动脉瓣狭窄，但只有严谨的随机对照研究才能最终说明这一问题。

主动脉瓣钙化

主动脉瓣钙化的存在和程度以及基线血流动力学水平（如跨瓣压力阶差）是疾病进展和临床结局的最佳标志物[17,70]。MESA 表明，基线主动脉瓣钙化水平和 2 年内年进展率呈强相关，基线主动脉瓣钙化水平越高，疾病进展越快（2～5 倍）[17]。

多重危险因素和风险评分

针对 1 个或多个危险因素（即危险因素评分）对主动脉瓣狭窄进展的联合效应的研究较少。Framingham 研究证实，主动脉瓣钙化的存在和严重程度均与传统的 Framingham 心血管疾病风险评分相关[11]（图 4.3）。同样，Yan 等研究发现，危险因素（包括高血压、血脂异常和糖尿病）的数量与主动脉瓣狭窄密切相关。有 1 种、2 种或 3 种危险因素的个体的 HR 分别为 1.73（95% CI 1.67～1.79）、2.31（95% CI 2.22～2.40）和 2.77（95% CI 2.57～2.98）[24]。

遗传因素

遗传率

二叶式主动脉瓣具有高遗传倾向性（估算遗传率约为 90%）[71]，但尚无研究估算钙化性主动脉瓣狭窄的遗传率。多项证据表明，钙化性主动脉瓣狭窄可能存在潜在的遗传因素。首先，采用犹他州人口数据库（包括 200 多万例有详细系谱数据的个人记录）的数据发现，与普通对照人群相比，死于（非风湿性）主动脉瓣疾病个体的平均亲缘度更高[72]。上述病例的平均亲缘度持续维持在高于对照人群水平，甚至是其第二代、第三代亲属，其共享生活环境的可能性较小。

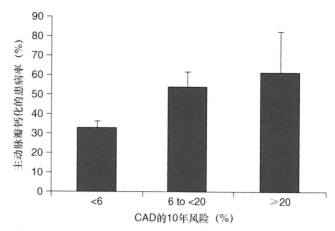

图 4.3 成年早期 Framingham 风险评分与中位随访 27 年时主动脉瓣钙化患病率的比较。冠状动脉疾病（CAD）的 10 年风险分为低危（<6%）、中危（6%～<20%）和高危（≥20%）。总风险评分高与主动脉瓣钙化患病率高相关（组间趋势 P<0.001）。误差线代表 95% 置信区间（From Thanassoulis G, Massaro JM, Cury R, et al. Associations of long-term and early adult atherosclerosis risk factors with aortic and mitral valve calcium. J Am Coll Cardiol 2010;55:2491-2498.）

其次，钙化性主动脉瓣狭窄病例集中于相近的地理区域。LeGal 等采用法国非尼斯泰尔省的数据表明，该地区病例为非随机分布，且包含多个特定的高危聚集区域[73]。鉴于该地区人口相对稳定（人口流动性较小），且在生活方式和其他环境影响方面也相对一致，这些数据为主动脉瓣狭窄可能存在的遗传倾向提供了部分支持，尽管证据力度有限。

最后，利用来自法国的地理数据，Probst 等确认了 5 个主动脉瓣狭窄患病率显著高于预期的家族[74]。其中，最大的家族有 135 例成员，13 例患重度主动脉瓣狭窄，另有 20 例患轻度主动脉瓣疾病。上述病例均无家族性高胆固醇血症或肾衰竭。载脂蛋白 E（apolipoprotein E，ApoE）候选基因分析和维生素 D 受体基因多态性检测结果均为阴性。对其就诊医院记录的进一步分析发现，另有 15 例来自同一地区的重度主动脉瓣狭窄患者接受手术治疗。随后，对来自该地区的另外 199 人进行主动脉瓣狭窄筛查，发现 20 例主动脉瓣狭窄和 11 例轻度主动脉瓣异常。研究者进行了长达 400 年的详尽的家谱分析，并确定了一位生于 1650 年的共同祖先，为 48 例患有重度主动脉瓣狭窄的病例提供了明确的家族关联。研究估计这组病例重度主动脉瓣狭窄的一级亲属复发率为 33%，这为可能的遗传学病因提供了有力证据。

钙化性主动脉瓣狭窄的孟德尔性疾病

长期以来，家族性高胆固醇血症被认为与主动脉瓣疾病的发展密切相关，后者表现为主动脉和主动脉瓣明显受累[75-76]。家族性高胆固醇血症患者有合并瓣膜型和瓣上型主动脉瓣狭窄的记录，其中以瓣上型主动脉瓣狭窄更为常见。上述发现已在高胆固醇血症的动物模型中得到证实[77-78]，提示胆固醇升高可能参与主动脉瓣狭窄的疾病进程，但这些疾病可导致极高的 LDL 水平，这在普通人群中极少见，发生率约为 1/250。

尿黑酸尿症是另一种罕见病，由于缺乏可代谢酪氨酸的尿黑酸（homogentisic acid，HGA）二氧合酶，导致 HGA 在组织中沉积。主动脉瓣狭窄是其最常见的并发症，在 70 岁前的患病率为 17%[79]。钙化似乎与 HGA 产生的色素沉积区域密切相关；然而，钙化的确切机制尚不清楚。这些罕见的遗传性疾病在钙化性主动脉瓣狭窄病例中占比极低，与临床上常见的钙化性主动脉瓣狭窄几乎没有共同之处。

除罕见类型的主动脉瓣狭窄外，一项针对一个主动脉瓣疾病大家族的连锁研究首次确定其真正的遗传学机制[80]。Garg 等发现了一个具有五代人的大家族中有 11 例先天性心脏病（9 例主动脉瓣异常，其中 6 例为二叶式主动脉瓣）患者。7 例家庭成员有进展型主动脉瓣钙化的证据，包括 2 例三叶式主动脉瓣。对该家族进行全基因组扫描发现，在染色体 9q34-35 的单个位点上存在连锁信号。对该染色体区域进一步详细分析确定 *NOTCH1* 为候选致病基因。*NOTCH1* 基因测序确定了 1108 位点（R1108X）的无义突变，随后在所有受累的家族成员中均发现该突变（但未见于未受累的家族成员），提示为常染色体显性遗传模式，具有完全外显率。*NOTCH1* 的第二种变异在合并二叶式主动脉瓣和主动脉瓣钙化的第二个家族中被发现。

尽管 *NOTCH1* 已被证实在心脏（特别是主动脉瓣）发育中具有不可或缺的作用，但该基因似乎也在出生后主动脉瓣钙化的调节中发挥着独立且同等重要的作用。NOTCH1 蛋白是 RUNX2 的强效抑制因子，后者在瓣膜钙化动物模型中表达上调，并决定成骨细胞特异性基因的表达[80]。NOTCH1 还可抑制 BMP2（一种强效的成骨细胞分化诱导物）[81]。虽然严重的 *NOTCH1* 突变易加速钙化，但这种突变极为少见，在钙化性主动脉瓣狭窄的散发病例中发挥的作用可能非常有限。

钙化性主动脉瓣狭窄的候选基因

多项小型遗传关联研究相继开展，以评估可能参与钙化性主动脉瓣狭窄的候选基因。大多数研究开展于 21 世纪初期，当时尚无基因关联研究的现行标准。由于结果不一致以及假阳性率非常高，必须谨慎对待当时的遗传学研究结果，这在很大程度上归咎于样本量小、缺乏独立重复试验以及较强的阳性结果发表偏倚[82]。

Ortlepp 等开展了首个主动脉瓣狭窄候选基因研究。他们检测了一种常见的维生素 D 受体基因多态性[83]。在 100 例重度钙化性主动脉瓣狭窄和 100 例仔细匹配的对照者中，B 等位基因在主动脉瓣狭窄组中显著多于对照组（56% vs.40%，$P < 0.001$），但随后两项大样本量病例对照研究未能重复出该结果。

同样，Nordstrom 等研究了 41 例因主动脉瓣狭窄行主动脉瓣置换术的患者和 41 例对照者中雌激素受体 α（estrogen receptor-α，ER-α）基因（*ESR1*）以及转化生长因子 β1（transforming-growth factor-β1，TGF-β1）基因（*TGFB1*）多态性与主动脉硬化的相关性[84]。ER-α 中 Pvu Ⅱ 多态性在主动脉瓣狭窄病例中更为普遍（OR＝3.38，95% CI 1.13～10.09；$P = 0.03$）。TGF-β 多态性未见差异。上述发现未被进一步证实或驳斥。

脂蛋白代谢通路候选基因作为钙化性主动脉瓣狭窄的潜在遗传学致病因素而受到广泛关注。多项研究对 *APOE*、*APOB* 和 *APOA1* 基因多态性进行检测，并报道了相互矛盾的结果。Avakian 等在 62 例主动脉瓣狭窄和 62 例对照者中评估了以上 3 种基因的多态性[85]。结果显示，*APOE* e2 等位基因和 APOB（X-X-）基因多态性与主动脉瓣狭窄病例状态相关，未发现 *APOA1* 基因相关信号。然而，在一项纳入 43 例主动脉瓣狭窄和 759 例对照者的研究中，Novaro 等未能重复出与 *APOE* e2 等位基因的相关性[86]，但发现另一种 *APOE* 等位基因（*APOE* e4）与主动脉瓣狭窄相关。在一项纳入超过 500 例主动脉瓣狭窄和 500 例对照者的大型研究中，Ortlepp 等未发现 *APOE* 基因位点（包括 *APOE4*）与主动脉瓣狭窄的相关性[87]。Gaudreault 等在一项大型主动脉瓣狭窄病例对照研究中证实了这一阴性结果，并提出 *APOE* 基因与主动脉瓣狭窄无显著相关性[88]。

综合现有证据，*APOE* 基因位点与主动脉瓣狭窄似乎并无可识别的关联信号，但这需要更大规模的研究予以证实。Gaudreault 等采用现代方法和严格的统计学标准确实发现了与 APOB 基因多态性相关的证据[88]，后者可能在主动脉瓣狭窄的发展过程中涉及 LDL。但是，与 APOB 基因多态性的相关性不同于（且非连锁不平衡）APOB 的 X-X- 多态性，后者已在前期研究中被证实[85]。

Ortlepp 等研究了多种促炎基因和抗炎基因多态性在主动脉瓣钙化中的作用：包括白介素 -10（IL10）、结缔组织生长因子（CTGF，现在特指 CCN2）和 CCR5[89]。虽然 CCR5 与 CTGF/CCN2 基因多态性无相关性，但 IL10 高表达单体型与瓣膜钙化显著相关，尽管有些自相矛盾，但仍提示抗炎细胞因子可能参与瓣膜钙化。

Gaudreault 等报道了完全相反的结果[88]，他们的研究结果表明，IL10 低表达单体型与主动脉瓣狭窄的相关性最强。这一发现在生物学上更为合理，其研究方法也更为严谨，但其重要性仍不清楚，体现了许多与主动脉瓣狭窄候选基因相关研究结果的不确定性。

一项纳入 265 例主动脉瓣狭窄患者和 961 例对照者的病例对照研究采用两步发现法和验证设计以及严格的统计学标准，评估一组钙化性主动脉瓣疾病的候选基因和来自 8 个主动脉瓣狭窄候选基因的 29 个附加 SNP[90]。在主动脉瓣狭窄的 29 个候选 SNP 中，并未发现显著的统计学差异，但 3 个钙化性主动脉瓣疾病候选基因的多态性位点与主动脉瓣狭窄病例状态相关，包括：MYO7A，编码一种非常规肌球蛋白；AGTR2，编码 Ⅱ 型血管紧张素 2 受体；ELN，编码弹性蛋白。虽然与 AGTR2 变异相关性的发现十分有意义，因为其他证据提示血管紧张素可能参与主动脉瓣狭窄，但因缺乏在独立队列研究中重复验证，且样本量小、验前概率低，导致该基因及其他与主动脉瓣狭窄相关的候选基因研究结论的重要性大打折扣。

GWAS 和孟德尔随机化

自 2005 年开展 GWAS 以来，已证实多种人类疾病与基因改变密切相关。GWAS 方法包括对每个个体的数十万个全基因组 SNP 进行基因分型（常用于推测超过 1500 万个基因多态性的基因分型）。然后采用病例对照方法检测每种基因多态性与疾病的相关性。由于统计检验的多样性，只有非常严谨的关联证据（即基因组显著性 $P < 5 \times 10^{-8}$）才能提示新的疾病相关位点。

为确保仅识别真正的阳性基因，每一个全基因组多态性结果均由与某种疾病相关性一致的独立队列研究进行重复。这种严谨的方法刚刚开始应用于钙化性主动脉瓣疾病的相关研究，但已成功用于识别多种与疾病相关的关键基因变异。

作为 CHARGE 联盟的一部分，Thanassoulis 等采用 CT 评估了 3 项队列研究中的 6942 例主动脉瓣钙化患者，重复了与多项大型队列研究一致的结果[32]。脂蛋白（a）基因（LPA）内含子 25 中的 1 个 SNP 达到全基因组显著性差异，并在多个种族间成功复制（图 4.4）。另外 44 个 SNP 被证实可能具有相关性，但未达到全基因组显著性差异；这些基因中的大多数不在上文讨论的候选基因的 60 kB 范围之内。

rs10455872 突变在所有验证的队列中均可观察到可成倍增加主动脉瓣钙化风险（表 4.3）。该 SNP 是循环血浆 Lp（a）的主要决定因素，且 2 项前瞻性队列研究表明，新发主动脉瓣狭窄风险显著增加。基于该 SNP 已知的生物学特性并采用孟德尔随机化方法进行分析（利用遗传物质固有的随机化特点），研究者证实，由 LPA 基因型决定的 Lp（a）水平的"遗传学增加"与主动脉瓣狭窄密切相关，每个风险等位基因的 HR 为 1.68。

LPA 与主动脉瓣狭窄的相关性已被多个独立团队重复和验证[91-93]。这些发现支持循环 Lp（a）水平与主动脉瓣狭窄发生的因果关系，首次提出一种潜在的新型治疗策略以降低主动脉瓣疾病发病率。虽然目前降低 Lp（a）水平的方法有限，但新的治疗方法正在开发中，包括载脂蛋白（a）反义剂，可使 Lp（a）水平降低 90% 以上，最终可能用于随机试验，以评估 Lp（a）水平降低在主动脉瓣狭窄中的作用[94-95]。

近期的研究证据同样支持 Lp（a）在主动脉瓣狭窄进展中的作用。Capoulade 等在 ASTRONOMER 试验的一项辅助研究中证实，Lp（a）水平最高的前 1/3 个体的进展率更高，尤其是年轻受试者[96]。高 Lp（a）水平个体（>58.5 mg/dl）快速进展的风险增加 2.6 倍（95%CI 1.4～5.0，$P = 0.003$），出现主动脉瓣置换或心脏性死亡的复合终点的风险增加 2 倍（95% CI 1.0～3.4，$P = 0.04$）。年龄 >57 岁的人群中，快速进展的 OR 为 4.9（95% CI 1.8～13.7，$P = 0.002$），瓣膜置换 / 心脏性死亡的 OR 为 5.5（95% CI 1.7～17.5，$P = 0.004$）。

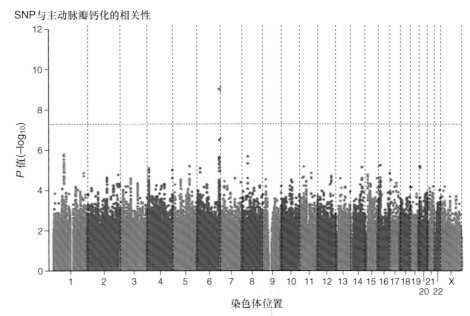

图 4.4　基于染色体位置的单核苷酸多态性（SNP）与主动脉瓣钙化的相关性。曼哈顿图提供了与主动脉瓣钙化相关的证据（基于 y 轴 P 值的负对数），横跨全基因组（x 轴上的染色体位置）的所有 SNP。峰值越高，P 值越低。在 6 号染色体上看到的峰值是 *LPA* 位点，与瓣膜钙化密切相关（From Thanassoulis G, Campbell CY, Owens DS, et al. Genetic associations with valvular calcification and aortic stenosis. N Engl J Med 2013;368:503-512.）

表 4.3　发现队列与重复队列研究中欧洲白人 *LPA* SNP rs10455872 位点与主动脉瓣钙化的关系				
队列	最小等位基因频率	受试者人数	OR（95%CI）	*P* 值
发现队列				
FHS	0.07	1298	2.33（1.42～3.81）	7.9×10^{-4}
AGES-RS	0.06	3120	2.04（1.52～2.74）	1.9×10^{-6}
MESA	0.06	2527	1.80（1.09～2.97）	0.022
FHS、AGES-RS和MESA队列合并研究	0.07	6942	2.05（1.63～2.57）	9.0×10^{-10}
重复队列				
HNR	0.06	745	2.04（1.13～3.67）	0.018
FHS、AGES-RS、MESA和HNR队列合并研究	0.07	7687	2.05（1.66～2.53）	2.8×10^{-11}

AGES-RS，Age，Gene/Environment Susceptibility-Reykjavik Study；FHS，Framingham Heart Study；HNR，Heinz Nixdorf Recall study；MESA，Multi-Ethnic Study of Atherosclerosis

From Thanassoulis G, Campbell CY, Owens DS, et al. Genetic associations with valvular calcification and aortic stenosis. N Engl J Med 2013; 368:503-512.

　　为进一步评估其他脂类的作用，CHARGE 联盟报道了一项大规模孟德尔随机化研究，该研究采用全基因组的强相关基因突变，检测 LDL-C、高密度脂蛋白胆固醇（high-density lipoprotein cholesterol, HDL-C）以及甘油三酯的作用。结果表明，高水平 LDL-C（而非其他脂质）的遗传易感性与主动脉瓣钙化（遗传评分每增加 1 分，OR=1.38，95% CI 1.09～1.74，$P=0.007$）和主动脉瓣狭窄（遗传评分每增加 1 分，OR=2.78，95% CI 1.22～6.37，$P=0.02$）相关（图 4.5 和图 4.6）[31]。

　　以上结果有力地支持高 LDL-C 水平在钙化性主动脉瓣疾病发展中的因果作用，并提示降低 LDL-C 水平可能成为一种预防策略。鉴于他汀类药物治疗主动脉瓣狭窄的失败教训，这些结果也提示在疾病进程更早期（即在发生显著钙化之前）开始脂质干预的重要性。

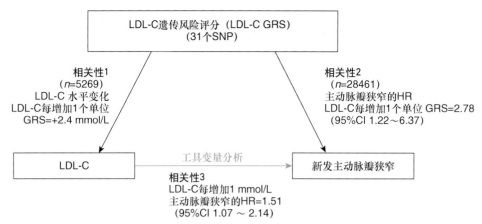

图 4.5　Malmö 饮食与癌症研究中，低密度脂蛋白胆固醇（LDL-C）和主动脉瓣狭窄风险的孟德尔随机化分组。孟德尔随机化为 LDL-C 与主动脉瓣狭窄的相关性（即相关性 3）提供强有力的证据。相关性 3 可通过标准流行病学方法进行检验，但这些方法可能存在偏倚（如混杂因素、反向因果关系）。为避免偏倚，孟德尔随机化首先通过线性回归建立 LDL-C 相关单核苷酸多态性（SNP）增加 LDL-C（即相关性 1），间接检验相关性 3。然后检测 LDL-C SNP 与主动脉瓣狭窄的相关性（即相关性 2）。假设 LDL-C SNP 对主动脉瓣狭窄的整体影响（即相关性 2）是通过增加 LDL-C 水平（即相关性 1）介导的，则可获得相关性 3 的准确评估（即工具变量估计）。GRS，遗传风险评分；HR，风险比（From Smith JG, Luk K, Schulz C-A, et al. Association of low-density lipoprotein cholesterol-related genetic variants with aortic valve calcium and incident aortic stenosis. JAMA 2014;312:1764-1771.）

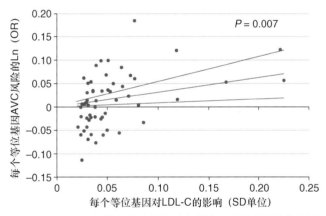

图 4.6　CHARGE 联盟受试者队列中所有低密度脂蛋白胆固醇（LDL-C）单核苷酸多态性（SNP）中单个 SNP 增加 LDL-C 的幅度与主动脉瓣钙化风险。每个点代表 1 个 LDL-C SNP。在 57 个与 LDL-C 相关的 SNP 中，给定的 LDL-C 增加与主动脉瓣钙化风险的增加相关。实线表示最佳拟合线，虚线表示此关联的 95% 置信区间；P 值代表线性关联（From Smith JG, Luk K, Schulz C-A, et al. Association of lowdensity lipoprotein cholesterol-related genetic variants with aortic valve calcium and incident aortic stenosis. JAMA 2014;312:1764-1771.）

另外 2 个与主动脉瓣狭窄密切相关的基因位点亦被确认。2 项大规模研究表明，靠近 *PALMD* 基因的 1 号染色体上的变异和靠近 *TEX41* 基因的 2 号染色体上的第 2 个变异与主动脉瓣狭窄相关[97-98]。这两种变异也与其他先天性畸形相关，提示其在心脏瓣膜发育中发挥作用。

二尖瓣环钙化

　　二尖瓣环钙化定义为二尖瓣纤维基底部钙沉积。相比于前叶瓣环，二尖瓣环钙化更常见于后叶瓣环，且易通过超声心动图和心脏 CT 观察。人群队列研究发现[11,99]，二尖瓣环钙化的患病率为 9%～20%，取决于年龄及心血管危险因素的患病率。二尖瓣环钙化与心血管事件增加（包括心血管死亡率升高）、冠状动脉疾病和卒中风险增加、二尖瓣反流以及偶发二尖瓣狭窄相关[100-105]。

危险因素

　　二尖瓣环钙化的病因尚不明确，可能与动脉粥样硬化和主动脉瓣钙化有许多相似的危险因素，但也存在一些潜在的差异。与钙化性主动脉瓣疾病相似，二尖瓣环钙化最重要的危险因素是高龄[11,81,99,106]。与钙化性主动脉瓣疾病相同的其他危险因素包括吸烟、糖尿病和 BMI 增加。高血压及左心室肥厚与二尖瓣环钙化相关，提示血流动力学应激增加可能在瓣环钙化中发挥作用[107]。

与钙化性主动脉瓣疾病一样，肾功能不全和磷酸钙代谢异常也与二尖瓣环钙化相关[108]。与钙化性主动脉瓣疾病不同，多数队列研究表明，LDL-C 和 HDL-C 与二尖瓣环钙化的相关性较弱，而女性（相对于男性）与二尖瓣环钙化更为相关[99,109]。Framingham 心脏研究表明，炎症标志物高敏 C 反应蛋白（C-reactive protein，CRP）与二尖瓣环钙化（而不是主动脉瓣钙化）相关[11]。

遗传因素

目前对二尖瓣环钙化遗传因素的了解有限。二尖瓣环钙化在成年早期与马方综合征（由 *FBN1* 基因突变引起）相关，但尚不清楚其直接归因于原纤蛋白 1 丢失或继发于瓣膜功能异常所致的血流动力学改变。Hurler 综合征患者可在儿童时期发展为二尖瓣环钙化，其病理生理学机制尚不清楚[110]。

针对二尖瓣环钙化的唯一一项 GWAS 由 CHARGE 联盟开展，他们发现了一种常见的具有全基因组统计学差异的变异，该变异位于 *IL36G* 基因（既往被称为 *IL1F9*）附近，*IL36G* 编码 IL-36 γ（图 4.7）。该变异使二尖瓣环钙化的 OR 增加了 1.66（95%CI 1.39～1.98，$P=1.5×10^{-8}$）[32]。然而，这种变异仅在纳入西班牙裔美国人的 MESA 中被重复。尽管这一发现引人注意，因为它涉及了可能通过药物靶向治疗的促炎通路，但仍需进一步研究予以证实。

CHARGE 联盟报道了第一项检测血脂水平的二尖瓣环钙化孟德尔随机化研究。研究证实，高甘油三酯（而非 LDL-C 或 HDL-C）水平的遗传易感性与二尖瓣环钙化密切相关（遗传风险评分每增加 1 分，OR=1.73，95%CI 1.24～2.41）[111]。这些结果在针对西班牙裔美国人的 MESA 中被重复，并且在多个针对遗传多效性的敏感性分析中被可靠验证。这些结果表明，循环甘油三酯是二尖瓣环钙化的原因之一，亦可能是预防二尖瓣环钙化及其并发症的治疗靶点。这种相关性也可以解释二尖瓣环钙化与肥胖、代谢综合征和糖尿病的紧密联系，这些疾病的特征均为甘油三酯水平升高。

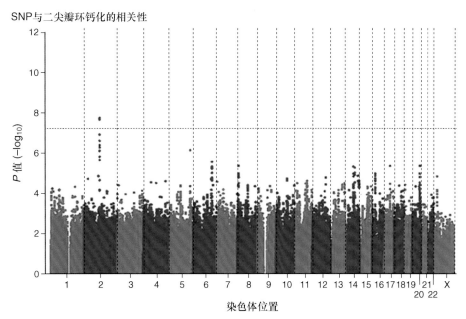

图 4.7　基于染色体位置的每个单核苷酸多态性（SNP）与二尖瓣环钙化的相关性。曼哈顿图提供了与二尖瓣环钙化相关的证据（基于 *y* 轴上 *P* 值的负对数），横跨全基因组（*x* 轴上的染色体位置）。峰值越高，*P* 值越低。2 号染色体上的峰值为 *IL1F9* 位点，它与二尖瓣环钙化密切相关（From Thanassoulis G, Campbell CY, Owens DS, et al. Genetic associations with valvular calcification and aortic stenosis. N Engl J Med 2013;368:503-512.）

总结

　　二尖瓣和主动脉瓣钙化常见于老年人，由于其可发展为明显的、有症状的瓣膜疾病，故与发病率和死亡率密切相关。尽管钙化性瓣膜疾病的病因和危险因素尚未明确，但现有证据表明，其与传统的动脉粥样硬化危险因素和新危险因素（如血管僵硬度、炎症和矿物质代谢等）相关。遗传学证据表明，Lp（a）与 LDL-C 是钙化性主动脉瓣疾病的致病因素，甘油三酯及炎症是二尖瓣环钙化的致病因素，这些致病因素同时可成为相应疾病的治疗靶点。采用新型降脂药物（如 PCSK9i、*LPA* 反义分子）或抗炎药物进行早期高强度降脂及抗炎是否能够降低瓣膜病的发生率仍有待观察。然而，正在进行的观察研究，特别是钙化性主动脉瓣疾病的遗传学研究，无疑将发现新的治疗策略。

参考文献

扫二维码见参考文献

5

心脏瓣膜疾病中左心室和血管的改变

Brian R. Lindman

韩秀敏 译 朱鲜阳 审校

目录

要点

- 对于严重心脏瓣膜疾病的患者，瓣膜病变修复后的症状发作、发病率和死亡率受心室和血管因素的影响。
- 随着时间的推移，左心室的结构和功能对压力超负荷（如主动脉瓣狭窄）和容量超负荷（如二尖瓣反流）的适应程度不同。
- 瓣膜病变修复后，心室结构和功能可能发生适应性或适应不良性改变，以及不同程度的逆转。
- 肥厚性心室重构的模式、程度和时间受除特异性瓣膜异常以外的许多因素的影响。

- 肺动脉高压在心脏瓣膜疾病患者中很常见，与症状发作、严重程度和生存率较低相关。
- 左心瓣膜疾病患者中，肺静脉压通常升高，肺循环的反应性变化可导致肺血管阻力增加。
- 心脏瓣膜疾病（包括主动脉瓣狭窄）患者的体循环参与左心室的后负荷。
- 从病理生理学和临床的角度来看，应将肺循环、左心房和左心室、二尖瓣和主动脉瓣，以及体循环视为一个整体，且各组成部分相互之间具有双向影响。

左心瓣膜病变的适应性和后果是伴随其发病率和死亡率的基础。通常，适应性反应的概念是其如何改变左心室的大小、重构和功能。二尖瓣反流为容量超负荷的病变，随着时间的推移会导致左心室扩张和离心性肥厚，而主动脉瓣狭窄为压力超负荷的病变，最初表现为较小的左心室腔和向心性肥厚。这些左心室大小和重构的变化伴随心脏舒张功能和收缩功能的改变，瓣膜进展迥然不同使这些病变会更加异常。

虽然左心室结构和功能改变对心脏瓣膜病变非常重要，但肺循环和体循环的改变在疾病的进展和临床预后中的重要性也越来越明确[1-4]。最好能从肺循环、左心房、二尖瓣、主动脉瓣、左心室和体循环的整体关系进行综合管理，瓣膜-心室-血管的关系不是线性或单向，而是双向的（图5.1），这些复杂的相互作用受到遗传学、环境、性别、代谢、年龄、冠状动脉疾病和其他因素的影响。活动或锻炼

的动态变化也会影响这些相互作用和左心瓣膜病变的预后。

在治疗心脏瓣膜疾病前，左心室和血管系统的一些结构和功能变化可能不会明显地表现出来［如左心室射血分数（left ventricular ejection fraction，LVEF）降低］，这可能是适应不良性反应且仅为部分可逆，使患者在瓣膜干预后更易发生心力衰竭或其他不良后果[5]。为了优化以患者为中心的远期效果，必须阐明这些心室和血管改变的病理生理学，了解其短期和长期的预后，以便明确更适当的瓣膜修复时机，从而确定辅助药物治疗的新靶点[6]。

左心室血流动力学：压力-容积环

熟悉压力-容积（pressure-volume，PV）环是了解左心室对二尖瓣或主动脉瓣狭窄或反流的反应的

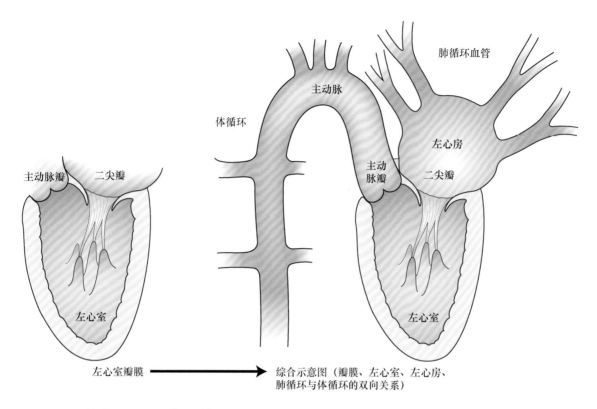

图 5.1　瓣膜、心室和血管相互作用的综合示意图。主动脉瓣和二尖瓣、左心室、左心房、肺循环和体循环之间的双向关系，而不是主动脉瓣和二尖瓣单独与左心室的相互关系

基础[7]。核心概念包括前负荷、后负荷和收缩性。图 5.2 显示了常见的 PV 环。

前负荷指收缩前舒张末期心肌肌节的伸展。前负荷与舒张末期心室容积成正比，但也受心室容积所需压力的影响。前负荷通过增加血容量或增加静脉系统血管舒缩张力，使返回心脏的血液增多。如果后负荷和收缩力保持不变，前负荷的增加（特别是舒张末期容量的增加）可增加每搏量（图 5.3）。

相反，前负荷降低可使每搏量减少（图 5.3）。瓣膜疾病会改变心脏的正常血流，增加左心室舒张末期容积（如二尖瓣反流、主动脉瓣反流）。此外，即使在相同的舒张末期容积下，心脏舒张期特殊的变化也会增加前负荷。心脏顺应性降低的肥厚性重构可使舒张末期 PV 环或顺应性曲线向上和向左移动，即在给定的左心室舒张末期容积下，舒张期末压增高（图 5.4）。

后负荷是指在心动周期中收缩期或射血期对肌纤维缩短的阻力。肌纤维张力或壁应力可由拉普拉斯定律量化，即壁应力等于心室压力乘以左心室腔

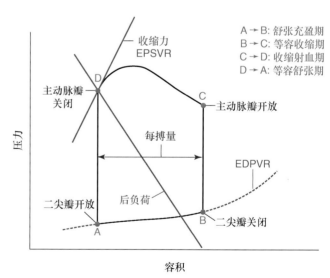

图 5.2　PV 环。二尖瓣开放（A）、二尖瓣关闭（B）、主动脉瓣开放（C）、主动脉瓣关闭（D）、舒张充盈期（A 至 B）、等容收缩期（B 至 C）、收缩射血期（C 至 D）和等容舒张期（D 至 A）。收缩末期压力-容积关系（ESPVR）曲线代表收缩力。舒张末期压力-容积关系（EDPVR）曲线代表心室顺应性。X 轴上舒张末期最大值点与 PV 环上主动脉瓣关闭点之间的连线代表后负荷。图中可见每搏量。Y 轴代表左心室压力。X 轴代表左心室容积

半径，除以左心室壁厚度的两倍。通常，心室压力基本等于主动脉压力。主动脉压力增加（如高血压）和左心室扩张可增加后负荷，而室壁厚度增加可降低壁应力和后负荷。

在 PV 环上，X 轴上左心室舒张末期最大点与收缩末期主动脉瓣关闭点之间的线表示后负荷或动脉弹性（图 5.5）。这条线的斜率增加反映后负荷的增

加，同时在给定的前负荷和收缩力下，每搏量减少（图 5.5）。相反，该线的斜率减小可能与使用血管扩张剂有关，反映了后负荷的减小，且在给定的前负荷和收缩力下，每搏量增加（图 5.5）。左心室流出道梗阻（如主动脉瓣狭窄）可增加左心室排空的阻力。狭窄瓣膜的压力阶差会产生显著高于主动脉压力的心室压力，导致更高的壁应力，随着瓣膜狭窄严重程度的进展，壁应力亦增加。

收缩力是肌肉在特定纤维长度下收缩或产生力的钙依赖性能力。在 PV 环上，心室收缩力可被多种因素改变，包括肌力、酸中毒和运动。然而，由于心肌梗死、非心肌细胞浸润、电激活变化和其他区域差异，整体心脏的心肌收缩力存在差异。在 PV 环上，连接 X 轴和 Y 轴的交点和代表收缩末期的点的直线（即收缩末期 PV 线）表示收缩力（图 5.6）。这又被称为收缩末期弹性。

对于给定的前负荷和后负荷，收缩力增加会导致左心室收缩末期容积减小，导致每搏量的增加（图 5.6）。相反，收缩力减小与收缩末期容积的增加和每搏量减少有关（图 5.6）。对于瓣膜疾病患者，在应对前负荷或后负荷增加时，改变收缩力以保持血流动力学的代偿机制将会随着时间的推移而失效，这可能先于或伴随患者的临床症状恶化。

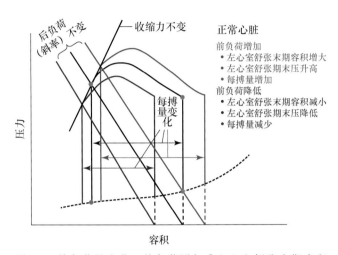

图 5.3 前负荷的变化。前负荷增加［左心室舒张末期容积（LVEDV）增加］与左心室舒张期末压（LVEDP）增高和每搏量（蓝色）增加有关。前负荷减小（LVEDV 减小）与LVEDP 降低和每搏量减少（红色）有关

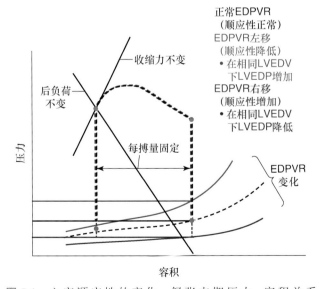

图 5.4 心室顺应性的变化。舒张末期压力-容积关系（EDPVR）曲线向上和向左（蓝色）移动表示心室顺应性降低，与左心室舒张期末压（LVEDP）的升高有关。EDPVR 曲线向下和向右（红色）移动表示心室顺应性增加，与 LVEDP的降低有关。LVEDV，左心室舒张末期容积

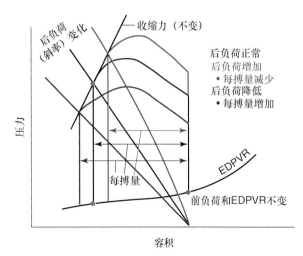

图 5.5 后负荷的变化。当前负荷和心肌收缩力保持不变时，后负荷增加（后负荷曲线更陡）与每搏量减少相关（蓝色）。当前负荷和心肌收缩力保持不变时，后负荷减小（后负荷曲线较平坦）与每搏量增加相关（红色）。EDPVR，舒张末期压力-容积关系

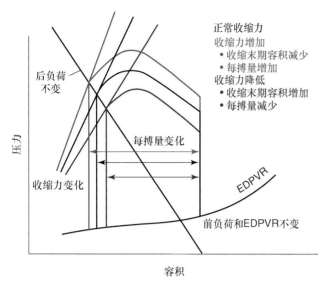

图 5.6　收缩力的变化。当前负荷和后负荷保持不变时（蓝色），收缩力的增加（EDPVR 曲线更陡）与每搏量增加有关（蓝色）。当前负荷和后负荷保持不变时，收缩力的降低（EDPVR 更平坦）与每搏量减少有关（红色）

左心室肥厚性重构

　　心脏可在各种刺激下进行肥厚性重构。根据刺激因素的不同，这种肥厚性生长可能是部分或完全可逆的[8]。肥厚性生长可为适应性（如运动）或病理性（如肥厚型心肌病）。

　　肥厚性重构的 4 个主要类型包括：①正常几何形状；②向心性重构；③向心性肥厚；④离心性肥厚[9]（图 5.7）。图 5.7 显示每个左心瓣膜病变相关的肥厚性重构模式。许多因素会影响特定个体重构的类型和程度，包括年龄、性别、遗传学、代谢因素、冠状动脉疾病和血压[10]。心脏瓣膜疾病导致的压力超负荷和（或）容量超负荷对左心室肥厚性重构具有重要影响。

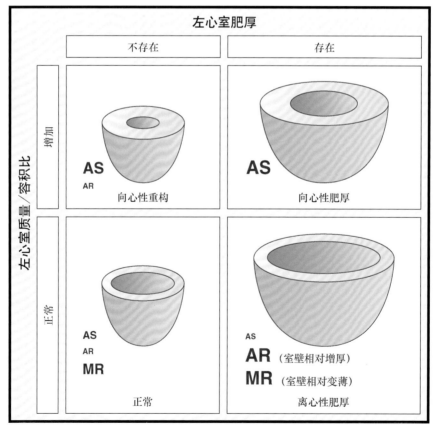

图 5.7　左心室肥厚性重构。左心室肥厚的模式基于左心室质量及其相对于心腔内径的增加量。每个左心瓣膜病变的重构模式基于左心瓣膜病变的程度。AS，主动脉瓣狭窄，AR，主动脉瓣反流；MR，二尖瓣反流（Modified from Lindman BR, Clavel MA, Mathieu P, et al. Calcific aortic stenosis. Nat Rev Dis Primers 2016;3.2:16006.）

左心瓣膜疾病的左心室改变

主动脉瓣狭窄

压力超负荷

主动脉瓣狭窄的简化 PV 环可表现为后负荷增加（由于瓣膜阻塞相关的心室压力升高）和每搏量减少（图 5.8）。然而，多种适应性和适应不良性机制可影响主动脉瓣狭窄患者的前负荷、后负荷和收缩力，产生更加复杂的血流动力学反应。

大多数主动脉瓣狭窄患者的每搏量可维持在正常水平，即使是重度主动脉瓣狭窄。后负荷增加通常会导致舒张末期容积和压力的增加（即右侧 PV 环右移）。肥厚性重构损害左心室顺应性，导致左心室舒张末期 PV 环向上和向左移动。前负荷增加可激活 Frank-Starling 机制，同时循环儿茶酚胺增加使收缩力增强。左心室壁厚度增加可减轻由心室压力增加引起的壁应力增加。老年主动脉瓣狭窄患者体循环血管阻力和僵硬程度较高，可能导致体循环压力和左心室射血阻力更高，进而增加瓣膜阻塞外的血管对后负荷的影响（图 5.9）。

根据主动脉瓣狭窄的严重程度以及适应性和适应不良性心室和血管变化的程度，主动脉瓣狭窄患者个体的 PV 环有所不同，且随着时间的推移及病情的进展，代偿机制失效。

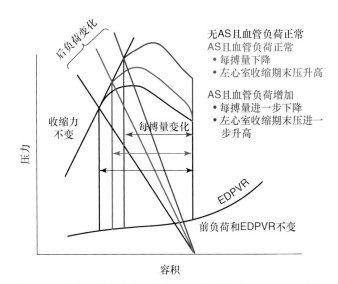

图 5.9　不同血管负荷条件下的主动脉瓣狭窄（AS）。血管负荷正常的 AS 与每搏量减少以及收缩期末压升高有关。体循环中脉动负荷和阻力负荷增加所致后负荷增加超出瓣膜阻塞所引起的后负荷增加，从而进一步降低每搏量并升高收缩末压。这些变化的前提是前负荷和收缩力保持不变。EDPVR，舒张末期压力-容积关系

对左心室重构及功能的影响

根据欧姆定律的原理，随着主动脉瓣进行性狭窄导致左心室血液流出阻力增加，心室内的压力必须增加以维持流量。1975 年，Grossman 等使用超声心动图和血流动力学检测显示，尽管左心室压力升高，但主动脉瓣狭窄患者的壁应力与正常对照组相当[11]。此外，主动脉瓣狭窄患者的绝对和相对室壁厚度增加，左心室质量指数增大。根据拉普拉斯定律，研究者假设最初由左心室压力增加引起的壁应力增加是一种肥厚性反应的刺激因素，可导致室壁厚度增加，使壁应力正常化。由于 LVEF 直接受后负荷（即壁应力）的影响，这种肥厚性重构被视为心脏应对主动脉瓣狭窄压力超负荷时的重要代偿机制，但生理过程并不是那么简单[12]。

由压力超负荷引起的肥厚性重构发生在宏观和微观水平。在宏观水平上，左心室壁厚度和质量增加，最常见的表现为向心性重构（即室壁厚度增加，而左心室质量不增加）或向心性肥厚（即室壁厚度和左心室质量均增加），较少表现为离心性肥大（图 5.7）[13]。这些变化的基础是心肌细胞肥大、凋亡、替换和间质纤维化。关于这些变化所涉及的分子机制详见第 3 章，特别是表 3.4。

主动脉瓣狭窄患者的冠状动脉血流储备受损，

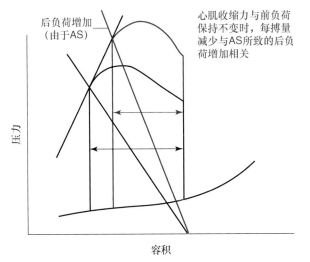

图 5.8　主动脉瓣狭窄（AS）的 PV 环。AS 可增加左心室后负荷，表现为后负荷直线的角度更陡。当前负荷和收缩力保持不变时，每搏量减少

左心室肥厚的程度与冠状动脉血流储备受损程度相关[14-16]。心肌质量和心室内压力的增加可导致心内膜下缺血。虽然压力超负荷是肥厚性重构的刺激因素，但主动脉瓣狭窄的严重程度与肥厚程度并不密切相关[17-18]。性别、遗传、血管负荷、代谢异常等因素可影响对压力超负荷的肥厚性反应[18-21]。

心肌结构变化（特别是纤维化）、心肌细胞张力被动增加、晚期糖基化终产物增加、钙调控和代谢异常、肌动蛋白同工酶转移和低磷酸化与舒张功能受损和僵硬度增加有关，这是压力超负荷引起心室舒张功能不全的特征[22-26]。

左心室舒张功能异常是主动脉瓣狭窄患者出现心力衰竭症状的主要原因，预示着有症状和无症状主动脉瓣狭窄患者的预后较差[27-29]。瓣膜置换术后左心室舒张功能可能有所改善，但也可能恶化[30-31]。

通过射血分数评估左心室收缩功能可能会误导左心室重构患者。整体纵向应变可检测与死亡率升高相关的亚临床收缩功能不全[32-34]。如果重度瓣膜狭窄未经治疗，最终将出现以射血分数降低为特征的收缩功能不全。越来越多的临床证据表明，虽然左心室肥厚可降低室壁应力，但严重的肥厚性重构与收缩功能恶化、心力衰竭症状加重以及瓣膜置换术后围手术期和远期临床结果更差相关[35-41]。

临床前研究表明，左心室壁应力增加将阻断对压力超负荷的肥厚性反应而不会对左心室功能产生有害影响[42-43]。不仅心肌质量显著增加有害，肥厚性重构（即心肌纤维化）也已被确定为不良预后的标志[44]。心室壁中的纤维化增加（而非既往心肌梗死引起的纤维化）是中重度主动脉瓣狭窄患者死亡的独立预测因子，且与瓣膜置换术后左心室功能改善较少相关[45-47]。Weidemann 等报道，重度纤维化的患者虽然 LVEF 保留，但仍有可能出现更严重的术前心力衰竭症状，以及瓣膜置换术后 9 个月症状不能缓解，而无或轻微纤维化的患者的症状通常在术后可以得到改善[48]。纤维化的范围似乎与肥厚性重构的程度无关（至少不密切）[45,48]。

心脏肥厚性重构可能是适应不良性或适应性，在主动脉瓣狭窄患者中，两者均存在[8,20,49]。左心室肥厚性重构的适应性或适应不良性及其产生的功能和临床影响不只是有多少心肌的简单问题，心肌质量和几何形状仅是一部分，心肌组成及其能量是关键[49]。

这会对决策瓣膜置换的最佳时机产生影响。一些重度无症状的主动脉瓣狭窄，甚至中度主动脉瓣狭窄但有适应不良性肥厚性重构证据的患者，在出现症状及肥厚性重构不可逆之前行瓣膜置换获益更大。由于肌肉的组成很重要，基于左心室质量或几何形状确定手术转诊的简单临界点可能非常不敏感和非特异性，循环生物标志物或心脏磁共振成像在这方面的作用需要进一步的研究来确定[50-52]。

在瓣膜置换术缓解压力超负荷后，左心室的肥厚性重构倾向于逆转，且通常伴随着左心室功能的改善[5,53]。但是，在这些患者中，这种逆向重构的进展速度和程度不同[5,41,54-55]。多种因素可能影响逆转肥厚性重构的速度和程度，但逆转具有临床后果[5,56-57]。在一系列接受经导管主动脉瓣置换术（transcatheter aortic valve replacement，TAVR）的严重左心室肥厚患者中，术后 30 天左心室质量指数下降较明显的患者次年住院率降低 1/2[5]。需要进一步的研究来确定特定的药物治疗是否会促进瓣膜置换术后左心室肥厚的逆转，以及是否可能对临床有益[58]。

二尖瓣反流

容量超负荷

由于二尖瓣关闭不全，以及主动脉瓣关闭期间左心室压力超过左心房压，二尖瓣反流患者没有等容收缩期或舒张期。正常情况下，在等容收缩期间，主动脉瓣打开之前，血液开始从左心室流入左心房，从而使左心室容积减少。主动脉瓣关闭后，在等容收缩期间，血液继续从左心室向后流入左心房，左心室容积继续减少。因此，这些时相及收缩期射血时均会产生反流。

由于反流容积在舒张期填充左心室，使得血容量增加。二尖瓣反流患者表现为左心室舒张末期容积增加，并导致舒张末期压力升高。由于左心室顺应性的改善，代偿性重构（即左心室扩张）倾向于降低舒张末期 PV 曲线。此时左心室舒张末期容积增加，但收缩末期容积减少，故总每搏量增加。正向和反向每搏量取决于有效反流口面积、体循环压力和动脉负荷。二尖瓣反流患者的 PV 环形状受多种因素影响，部分因素可能随时间的推移而发生改变，包括二尖瓣反流的严重程度、左心室重构及代偿、全身容量状态、体循环血管压力及负荷（图 5.10）。

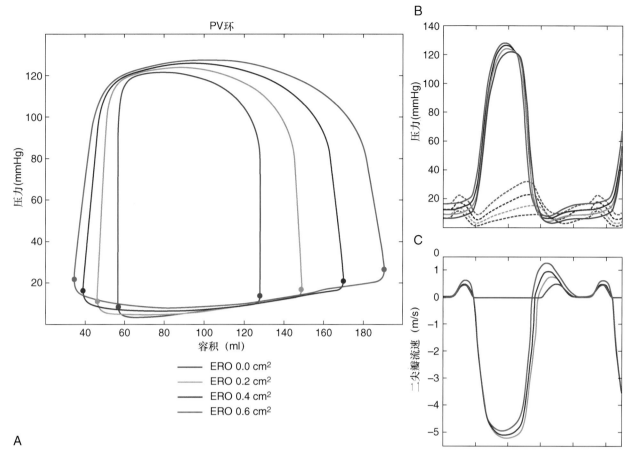

图 5.10　二尖瓣反流的 PV 环。A. 当有效反流口（ERO）＞0.0 cm² 时，等容相的消失表现为 PV 环垂直段的逐渐成角；圆点表示反流期的开始和结束。B. 左心室（实线）和左心房（虚线）压力随时间的变化。C.跨二尖瓣流速，显示随着二尖瓣反流程度的增加，反流时间逐渐缩短（From Martinez-Legazpi P, Yotti R, Bermejo J. How heavy is the load? The ventricular mechanics of mitral regurgitation revisited in the era of percutaneous therapies. Heart 2017;103: 567-569.）

对左心室重构及功能的影响

　　二尖瓣反流增加的舒张期流入左心室的血量与反流量成比例。根据左心室舒张末期压力 - 容积的关系，容积的增加倾向于增加左心室舒张末期压力。然而，在慢性容量超负荷的情况下，左心室腔顺应性增加，从而允许心室适应更高的舒张容积，同时维持正常或接近正常的舒张末期压力。与此相关，总每搏量增加，而正向每搏量保持不变。这是因为舒张末期血容量更大，可通过 Frank-Starling 机制增加前负荷。交感神经张力增加最初也可能增加收缩力[59]。总之，这些适应性改变使许多重度二尖瓣反流患者能够保持正常的正向每搏量，并达到预期的峰值运动能力水平[60]。

　　二尖瓣反流对后负荷的影响更为复杂。二尖瓣反流通常被定义为由于低阻抗反流至左心房而导致

后负荷减小的状态[61-62]。在这方面，术语很重要。阻抗是一种液压阻力、阻塞或血流阻力，而后负荷与心肌力学和抵抗心肌缩短的力（即壁应力）有关。

　　Gaasch 等阐述了血流进入左心房代表低阻抗通路[63]。双出口模型显示，在高达 57% 的反流分数范围内，反流入左心房的阻抗大于反流入主动脉的阻抗（图 5.11）。虽然与主动脉相比，左心房的压力相对较低，但与心室和主动脉间的压力阶差相比，心室和心房间的压力阶差更大，但与正常主动脉瓣口面积相比，通过二尖瓣的有效反流口面积相对较小。瓣口越小，血流阻力越大，在有效反流口变得相当大之前，反流的阻抗相对大于正向血流的阻抗。然而，双出口左心室流出的总阻抗低于正常左心室流入的阻抗。

　　后负荷可用拉普拉斯定律进行量化，其中壁应力等于左心室压力乘以左心室腔半径，除以室壁厚

度的两倍。Gaasch 和许多其他研究者证明，二尖瓣反流患者的后负荷在慢性代偿期是正常的，但其在失代偿期由于左心室逐渐增大而异常增大[63-67]。

作为左心室性能或功能的衡量标准，由于其负荷依赖性，射血分数是一种具有误导性的工具[68]。既往研究表明，术前射血分数<60%～64% 与死亡率升高和术后左心室功能不全的发生率升高相关[69-70]。尽管许多二尖瓣反流患者的射血分数正常，但其表现出收缩力降低[71-72]。随后的研究表明，在休息和运动时测量整体纵向应变是一种更敏感的收缩功能测量方法，可预测原发性二尖瓣反流患者的心血管事件和术后左心室功能不全（图 5.12）[73-76]。相比之下，在这些研究中，射血分数不能作为术后左心室功能的良好预测因子[77]。鉴于监测左心室功能是确定无

症状二尖瓣反流患者最佳手术时机的重点，仅随访 LVEF 似乎不够。

二尖瓣手术后 LVEF 的变化是由于前负荷、后负荷、收缩力和左心室大小的改变。通常认为，术后射血分数降低是由于反流口的消除，使心室流出的低阻力路径消失，后负荷增加。然而，除非反流口非常大，否则反向流入左心房的通道实际上是阻抗较高的路径。在修复前，来自左心室双出口（即正向和反向）产生的流出心室的整体阻抗低于正常水平。当解除其中一个出口时，阻抗会增加，最初射血分数可能会降低，随着左心室舒张末期和收缩末期容积的减少，只要腱索及心肌收缩功能正常，射血分数会迅速恢复正常[68,72]。

二尖瓣反流矫正后，左心室的逆向重构及其最

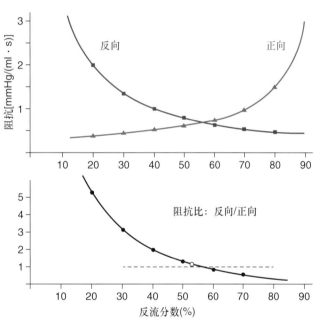

图 5.11　慢性二尖瓣反流中的反向和正向血流阻抗。该模型基于舒张末期容积为 180 ml、射血分数为 60%、左心室平均收缩压为 100 mmHg。血液正向和反向的流动时间分别设定为 400 ms 和 300 ms。上图中，反向血流阻抗（实心方形）基于反流分数绘制曲线；横坐标以较大区间反流分数进行计算（间隔 10%）。正向血流阻抗（实心三角形）在同一反流分数范围内基于反流数值绘制。反流分数<57% 时，反向血流阻抗大于正向血流阻抗。当反流分数>57% 时，反向血流阻抗小于正向血流阻抗。下图中，根据反流分数绘制反向血流阻抗与正向血流的阻抗比（实心圆形）。该模型表明，比值>1（虚线）时反向血流阻抗高于正向血流阻抗。患者的平均比值（1.22±0.19）和反流分数（53%±4%；空心圆形）叠加在该模型上（From Gaasch WH, Shah SP, Labib SB, Meyer TE. Impedance to retrograde and forward flow in chronic mitral regurgitation and the physiology of a double outlet ventricle. Heart 2017;103:581-585.）

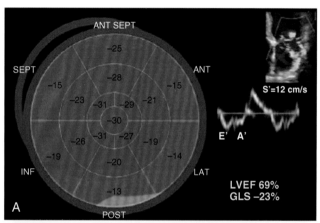
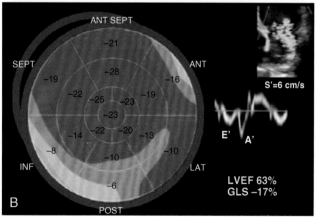

图 5.12　左心室射血分数（LVEF）保留的重度原发性二尖瓣反流患者的整体纵向应变（GLS）。牛眼图显示 2 例 LVEF 正常的重度原发性二尖瓣反流（MR）患者的 GLS 差异。在 B 图患者中观察到的 GLS 减小可归因于更严重的亚临床左心室功能不全（From Galli E, Lancellotti P, Sengupta PP, Donal E. LV mechanics in mitral and aortic valve diseases: value of functional assessment beyond ejection fraction. JACC Cardiovasc Imaging 2014;7:1151-1166.）

佳长期功能依赖于慢性容量超负荷时可能发生的微观和宏观结构变化及收缩力受损。例如，已观察到原发性二尖瓣反流患者术后的心肌中氧化应激增加的证据，这可能影响术后心室功能[71]。为了优化术后左心室功能和避免心力衰竭，未来的研究需要明确更加复杂的工具，从而为了解心肌生物学提供一个窗口。未来需要采用敏感性更高的检测方法来识别心室适应不良性病变和预后变化的早期征象，以完善关于手术矫治最佳时机的决策。

主动脉瓣反流：混合性压力超负荷和容量超负荷

　　主动脉瓣反流与左心室容量超负荷和压力超负荷有关。在舒张期，从压力较高的主动脉经主动脉瓣反流使经过二尖瓣的正常舒张期充盈量增加，导致左心室舒张末期容积增大（图 5.13）。在较低的左心室舒张期末压下，左心室通过扩张以增加顺应性来适应容量的增加。通过 Frank-Starling 机制，这种前负荷的增加伴随着收缩力的增强使心室得到代偿，产生正常的收缩末期容积。但是，根据拉普拉斯定律，左心室的扩张会伴随着壁应力的增加[66]。这会触发肥厚性重构，其特征是心肌细胞肥大和间质纤维化增加[78]。虽然主动脉瓣狭窄患者倾向于发展为向心性肥厚，二尖瓣反流患者倾向于发展为离心性肥厚，主动脉瓣反流患者通常发展为离心性肥厚，但其室壁厚度大于二尖瓣反流患者。

　　与二尖瓣反流一样，主动脉瓣反流患者没有等容舒张或收缩期（图 5.13）。由于主动脉压超过左心室压，因此收缩期后血液即刻开始从主动脉流入心室。在舒张末期，当二尖瓣关闭时，主动脉压力仍然超过左心室压力，血液继续从主动脉流入左心室。

　　随着时间的推移，主动脉瓣反流不断加重，左心室舒张末期容积可明显增大（图 5.14）。收缩期壁应力增加，收缩功能开始下降，导致左心室收缩末期容积和左心室舒张期末压增加。主动脉瓣置换术可降低心室壁应力，改善左心室射血功能，但收缩功能可能仍会受损[79]。

血管特性和负荷

　　肺循环和体循环的特性在心脏瓣膜疾病的病理生理学和临床表现中具有重要影响。人们通常仅考虑压力，但生理学更为复杂。总血管液压负荷或血

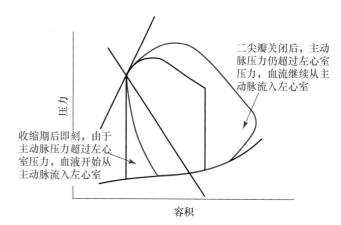

图 5.13　主动脉瓣反流的 PV 环。主动脉反流最初可增加左心室的容量负荷。由于主动脉瓣关闭后的反流，二尖瓣开放时左心室容量已经增加。二尖瓣关闭后，主动脉瓣反流使左心室容量持续增加，由于左心室容量增加，每搏量随之增加。代偿机制包括左心室扩张，其可随时间的推移导致后负荷增加（未显示）

流阻力必须根据血管脉动波反射和血管硬度相关的稳定负荷或阻力负荷（如体循环阻力）和脉动负荷（即阻抗）来综合考虑（表 5.1）[80-82]。虽然压力与脉动负荷和阻力负荷相关，但它们并不相等，且通常不一致。例如，休克患者处于低血压时，体循环阻力可能呈现极高（如心源性休克）或极低（如分布性休克）的状态。

　　根据欧姆定律（V＝IR；电压＝电流×电阻）可计算血管阻力。阻力等于跨血管床的压力阶差除以流量。例如，体循环阻力约等于近端主动脉到右心房的压力阶差（即平均动脉压）除以心排血量。血管阻力部分与平滑肌张力有关，且通常对药物干预（如血管升压药、血管扩张剂）有反应。

　　阻抗是指压力脉动变化除以给定血管中流量脉动变化的比值[81]。它与血管硬度直接相关，血管硬度通常通过脉搏波传导速度来测量，并间接与血管的横截面积有关。脉动负荷或阻抗的变化较小，因为它与血管硬度有关（通常由于钙化和纤维化），而血管硬度对药物干预的反应较差[83]。

肺循环的变化

　　肺动脉高压的定义为平均肺动脉压≥25 mmHg[84]。毛细血管前肺动脉高压的特征为肺毛细血管楔压或左心室舒张期末压≤15 mmHg，而毛细血管后肺动脉高压的特征为肺毛细血管楔压或左心室舒张期末压≥15 mmHg[84]。毛细血管后肺动脉高压可为孤立

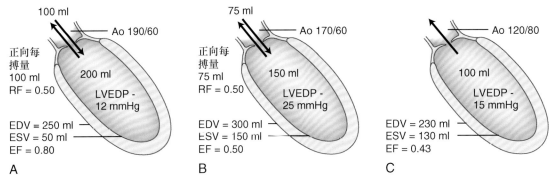

图 5.14　主动脉瓣反流的血流动力学特征。慢性代偿性主动脉瓣反流（AR）会发生血流动力学变化。离心性肥厚可增加舒张末期容积（EDV），从而增加总每搏量及正向每搏量。A. 逐渐适应容量超负荷，左心室充盈力正常。心室排空和收缩末期容积（ESV）保持正常。B. 在慢性失代偿性 AR 中，左心室排空受损导致 ESV 增加，射血分数（EF）、总每搏量和正向每搏量下降。心脏进一步扩张，左心室充盈压再次升高。C. 瓣膜置换术后即刻，通过 EDV 和充盈压降低估测的前负荷。ESV 亦降低，但程度较小；导致初期 EF 值下降。尽管发生上述变化，但 AR 解除后，正向每搏量可逐渐增加，随着恢复时间的延长，EF 逐渐升高。Ao，主动脉压；LVEDP，左心室舒张期末压；RF，反流分数

表 5.1　血管负荷参数

血管负荷类型	定义	使用术语	测量
阻力负荷	非振荡（稳定）的血流阻力；与血管舒缩特性和血管平滑肌细胞增殖有关	体循环阻力、肺循环阻力	有创性测量或结合超声心动图和血压计读数测量
脉动负荷	搏动血流的阻抗；压力变化除以流量变化；与血管硬度、内径、容量和反应有关	特征性阻抗、输入阻抗、动脉硬度、脉搏波传导速度、顺应性、扩张性、弹性	使用超声心动图和血压计读数、磁共振成像或血管张力检测的技术进行有创性或无创性测量

性（即肺动脉舒张压减肺动脉楔压＜7 mmHg）或合并毛细血管前肺动脉高压（即肺动脉舒张压减肺动脉楔压≥7 mmHg）[85]。

其他用于区分毛细血管后肺动脉高压患者的术语包括被动性肺动脉高压［即跨肺压力阶差≤12 mmHg；肺血管阻力（pulmonary vascular resistance，PVR）＜3 Wood 单位］与反应性或混合性肺动脉高压（即跨肺压力阶差＞12 mmHg；PVR≥3 Wood 单位）[84,86]。毛细血管后肺动脉高压或由左心疾病引起的肺动脉高压被归为 WHO 分类的 Ⅱ 类疾病，是肺动脉高压最常见的原因[86-87]。

二尖瓣和主动脉瓣疾病是导致左心房压升高的原因之一，左心房压会传递到肺循环，导致肺动脉压升高。即使肺循环没有任何变化，肺静脉压的升高也与肺动脉压升高有关。肺循环重构和（或）血管收缩可导致 PVR 增加，进一步升高肺动脉压。虽然肺静脉压主要与左心室和左心室对瓣膜病变的适应性有关，但左心瓣膜疾病患者的肺循环反应难以预测。血管舒缩张力和血管重构的变化可能与多种因素有关，包括慢性肺静脉高压、性别、遗传学、

肺部疾病、代谢环境、内皮功能障碍、利尿钠肽诱导的血管扩张脱敏和一氧化氮利用降低[85,88]。

虽然肺动脉高压与瓣膜疾病之间的联系最常归因于二尖瓣狭窄，但肺动脉高压也见于二尖瓣反流和主动脉瓣狭窄的患者。在接受主动脉瓣置换术的年轻、健康患者中，约 1/2 的患者可出现肺动脉高压，而在接受 TAVR 的老年、重症患者中，肺动脉高压占 64%～75%，其中 25% 为中重度[4,89-90]。在二尖瓣反流中，患病率相似[91-92]。

在左心瓣膜疾病患者中，肺动脉高压及严重程度有评估临床预后的意义，最重要的是其与死亡率升高有关[4,89,91-92]。PVR 升高的患者风险更大[89-90]。一些患者在休息时没有肺动脉高压，但运动试验后可能会发现运动诱导的肺动脉高压，且具有预后意义。在无症状的重度原发性二尖瓣反流患者中，近 1/2 的患者存在运动诱导的肺动脉高压，其是无症状患者生存率的预测因子[93]。同样，在无症状的重度主动脉瓣狭窄患者中，55% 的患者存在运动诱导的肺动脉高压，并与无心脏事件生存率降低相关。

左心瓣膜病变经治疗后，肺动脉高压通常可得

到改善，甚至恢复正常[94-97]。然而，由于多种因素（包括人工瓣膜与患者不匹配、术前 PVR 增加），瓣膜手术后肺动脉压仍可能升高[90,98-99]。残留的肺动脉高压与主动脉瓣置换术后的死亡率升高相关[89,100]。

由于瓣膜手术后肺动脉高压的存在和严重程度及其可逆性具有预后意义，因此会影响瓣膜手术时机的决策。即使在无症状的情况下，美国和欧洲的心脏瓣膜疾病指南也建议出现肺动脉高压时应治疗原发性二尖瓣反流[101]。如果肺动脉高压很严重或有证据表明 PVR 显著升高，则可能存在肺动脉高压是否可逆以及瓣膜手术是否无效的问题。虽然硝普钠有时被用于血管扩张剂激发试验，以评估肺动脉高压和 PVR 升高的可逆性，但尚不清楚对硝普钠有无急性反应性是否能预测瓣膜手术后的可逆性或远期临床结果。当使用一种药物（如前列腺素 E_1）测试时肺动脉高压值固定的患者，在使用另一种药物［如磷酸二酯酶 5（phosphodiesterase type 5，PDE5）抑制剂］测试时，可能出现可逆性 PVR[102]。应结合其他临床信息评估对血管扩张剂的肺血流动力学反应，且不应将其作为决定是否进行手术的唯一考虑因素，应牢记大多数患者术后的肺动脉压和 PVR 均有改善[94]。

鉴于肺动脉高压靶向药物的可用性，辅助药物治疗有可能会改善瓣膜疾病和肺动脉高压患者的临床结果。在瓣膜手术前进行药物治疗可能降低手术中的风险，而瓣膜手术后给予药物治疗可能有助于肺动脉高压的逆转。

重度症状性主动脉瓣狭窄患者对 PDE5 抑制剂的即刻血流动力学反应已被评估。单剂量西地那非可通过适度降低体循环压力而减轻左心负荷，并使右心负荷降低（即 PVR 下降，肺动脉顺应性增加），导致肺动脉压持续降低（即中位数下降 25%）（图 5.15）[6]。在毛细血管后肺动脉高压合并毛细血管前肺动脉高压（PVR≥3 Wood 单位）的患者中，单剂量西地那非可使 PVR 的中位数急剧降低 52%。对于小部分重度主动脉瓣狭窄和失代偿性心力衰竭伴重度肺动脉高压的患者，使用 PDE5 抑制剂数天或数周可减轻心脏负荷，改善肺循环血流动力学，降低手术风险。同样，在心脏瓣膜手术后出现持续性肺动脉高压的患者中，PDE5 抑制剂可能缓解残余肺动脉高压并改善临床结果，尽管一项研究表明该策略存在潜在危害[103]。PDE5 抑制剂和其他针对肺动脉高压的药物的临床疗效需要通过前瞻性研究来验证。

体循环的变化

体循环参与二尖瓣或主动脉瓣疾病患者的左心室后负荷，影响左心室重构和功能变化。即使在主动脉瓣狭窄患者中，由于瓣膜阻塞，左心室后负荷并不固定。相反，瓣膜和体循环均对左心室流出的血流产生阻抗（图 5.16）。体循环负荷表现为压力、硬度（即脉动负荷）和阻力（即阻力负荷）[1,81-82]。

以体循环为靶点的药物可导致心脏压力和性能的急性改变，即使是重度钙化性主动脉瓣狭窄患者。尽管长期以来一直认为重度主动脉瓣狭窄患者的左心室后负荷相对固定，且担心血管扩张剂会导致严重低血压，但 Khot 等[104]对重度主动脉瓣狭窄、左心室功能不全和失代偿性心力衰竭患者静脉注射硝普钠后发现，与预期的一样，硝普钠能使体循环阻力显著下降，但平均动脉压轻度下降，因为每搏量显著增加但主动脉瓣面积无变化。同样，当重度症状性主动脉瓣狭窄患者口服西地那非时，尽管肺毛细血管楔压降低，但每搏量仍有所增加[6]。由于左心室后负荷减小，这些受试者转向不同的 Frank-Starling 曲线。每搏量的增加与体循环阻力降低和体循环血管顺应性增加密切相关，而主动脉瓣口面积无明显变化。西地那非对右心系统的预期疗效是通过降低左心负荷来实现的[6]。

对于类似重度主动脉瓣阻塞，血管较硬（通过体循环血管顺应性测量）的患者更常出现左心室收缩功能不全[105]。血管系统硬化可能在反常性低流量、低压差表型的发展中发挥作用。Dahl 等比较了低流量、低压差型重度主动脉瓣狭窄患者与流量正常、高压差型重度主动脉瓣狭窄患者，采用超声心动图标准指数和血流动力学数据，观察 5 年内参数的变化。

进行超声心动图检查时，这些患者的主动脉瓣面积相似。然而，在反常性低流量、低压差型重度主动脉瓣狭窄患者中，血管系统开始轻微硬化，5 年期间逐渐僵硬［即体循环血管顺应性为 0.83～0.63 ml/（m^2·mmHg）］，而高压差型主动脉瓣狭窄患者的血管硬度没有变化［即体循环血管顺应性为 0.91～0.96 ml/（m^2·mmHg）］。在进行超声心动图时，反常性低流量、低压差型主动脉瓣狭窄患者的体循环血管顺应性比高压差型主动脉瓣狭窄患者低 1/3。其后 5 年来，出现反常性低流量、低压差型重度主动脉瓣狭窄的患者体循环血管顺应性进行性降

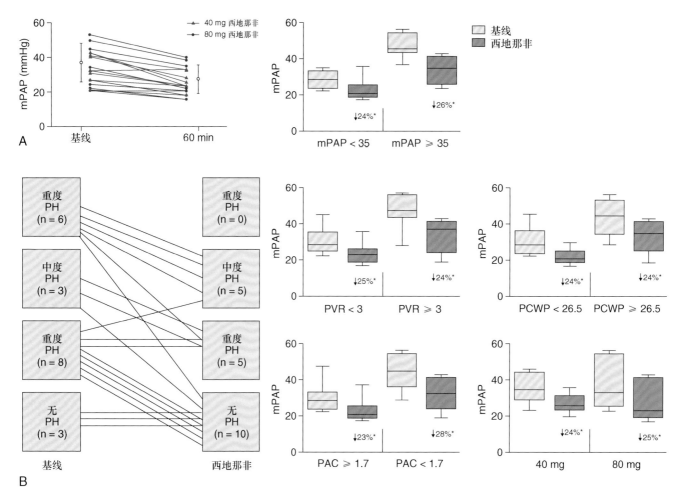

图 5.15　西地那非对重度主动脉瓣狭窄患者肺血管血流动力学的影响 *。A. 按剂量显示每例患者的平均肺动脉压（mPAP）从基线到 60 min 的变化；标准差（SD）。B. 每例受试者的肺动脉高压（PH）严重程度从基线到 60 min 的变化；无 PH（mPAP＜25）、轻度 PH（25～34）、中度 PH（35～44）、重度 PH（≥45）。C. 根据剂量或基线血流动力学情况显示使用西地那非从基线到 60 min 的 mPAP 变化（中位百分比变化）；肺动脉压（PAP）和肺毛细血管楔压（PCWP）的分组截点由整个队列的中位数确定。* 基于 Wilcoxon 符号秩检验确定从基线到 60 min 变化的百分比；$P<0.05$ 有统计学差异。PVR，肺血管阻力（From Lindman BR, Zajarias A, Madrazo JA, et al. Effects of phosphodiesterase type 5 inhibition on systemic and pulmonary hemodynamics and ventricular function in patients with severe symptomatic aortic stenosis. Circulation 2012;125:2353-2362.）

低，伴随 LVEF 和每搏量的下降、减速时间下降和肺动脉压升高，而高压差型重度主动脉瓣狭窄的患者这些参数没有变化。

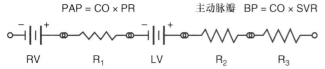

$$PAP = CO \times PR \qquad \text{主动脉瓣} \quad BP = CO \times SVR$$

图 5.16　电路循环示意图。BP，体循环血压；CO，心输出量；LV，左心室；PAP，肺动脉压；PR，肺动脉阻力；R_1，总肺动脉阻力；R_2，主动脉瓣阻力；R_3，体循环阻力；RV，右心室；SVR，体循环阻力（From Carabello BA. Georg Ohm and the changing character of aortic stenosis: it's not your grandfather's Oldsmobile. Circulation 2012;125:2295-2297.）

尽管有些违反直觉，但新的数据表明，瓣膜功能可能会影响体循环血管功能。Yotti 等使用高保真传感器测量 TAVR 术前及术后即刻的主动脉近端压力和流量，研究发现，TAVR 后压力和血管功能指数发生急性变化（图 5.17）[2]。瓣膜阻塞可抑制前后压缩波，瓣膜阻塞缓解后，体循环血管硬度立即增加。瓣膜病变可能被掩盖，瓣膜干预将会揭示和影响血管系统的功能特征。

近期来自 PARTNER 试验的一项分析强调了血压水平和血管特性的潜在临床重要性。Lindman 等评估了 TAVR 后 30 天的患者，瓣膜修复后收缩压较低的患者在术后 30 天至 1 年的死亡率（特别是心血管死亡率）升高[1]。脉动负荷增加（而不是阻力负荷）

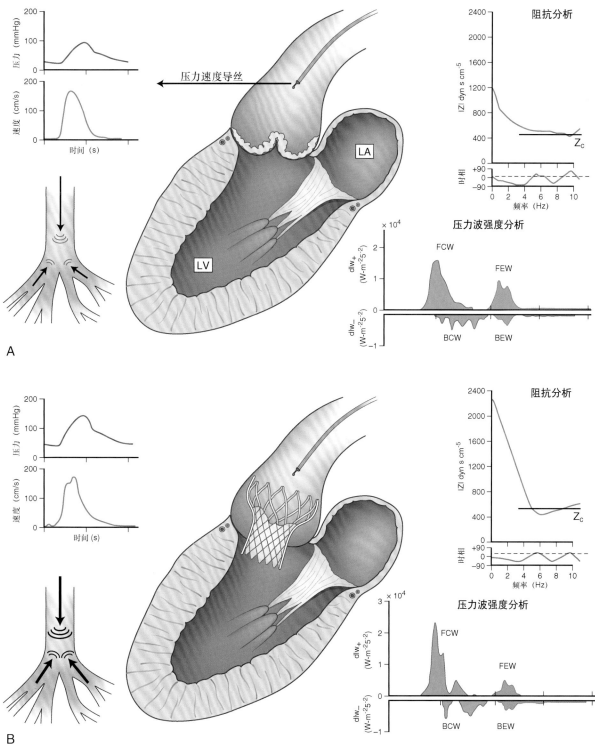

图 5.17　主动脉瓣狭窄患者的主动脉阻抗和压力波强度分析。一例经导管主动脉瓣置换术（TAVR）患者的术前（A）和术后（B）主动脉阻抗和压力波强度分析。TAVR 术后主动脉收缩压和脉压升高。对同期主动脉压力和速度信号进行 Fourier 解析，结果表明，TAVR 术后 SVR 和阻抗谱的前 3 个谐波频率（Z）均增大。压力波强度分析用以将总波强度分为正向（dlw₊）和反向（dlw₋）行波。压缩波（浅橙色）增加压力，膨胀波（绿色）降低主动脉压。TAVR 术后即刻，正向压缩波（FCW）增加。BCW，反向压缩波；BEW，反向压缩波；dlw，波强度；FEW，正向膨胀波；LA，左心房；LV，左心室；SVR，体循环阻力（From Yotti R, Bermejo J, Gutierrez-Ibanes E, et al. Systemic vascular load in calcific degenerative aortic valve stenosis: insight from percutaneous valve replacement. J Am Coll Cardiol 2015;65: 423-433. ）

与死亡率升高有关。当结合收缩压和脉动负荷时，收缩压较低且血管硬度较大的患者 30 天至 1 年的死亡率是血压较高且血管硬度较小患者的 3 倍[1]。

　　瓣膜、血管系统和心室之间的相互作用对症状的发作和严重程度、瓣膜干预的时间及瓣膜手术后预期的临床改善都有影响。例如，中度主动脉瓣狭窄患者的全身血管僵硬或高血管阻力可能与运动时的呼吸困难有关。此外，低流量、低压差型主动脉瓣狭窄和体循环血管硬化的患者在置换瓣膜后仍无法获得相同程度的症状改善。这种相互作用对我们如何看待瓣膜疾病患者的治疗也有潜在的影响。也许，在瓣膜干预前针对血管系统的治疗可以减轻心室适应不良性改变，瓣膜干预后的治疗可能有助于心室的逆向重构和改善临床结果。

参考文献

扫二维码见参考文献

6

心脏瓣膜疾病的药物治疗原则

John P. Erwin III，Catherine M. Otto

韩秀敏　译　朱鲜阳　审校

目录

要点

- 心脏瓣膜疾病患者应在多学科心脏瓣膜疾病临床专科的协作下得到最好的治疗。
- 成人心脏瓣膜疾病的许多不良事件是由疾病的并发症引起，包括心房颤动（atrial fibrillation，AF）、栓塞事件、左心室功能不全、肺动脉高压和心内膜炎。
- 成人心脏瓣膜疾病的药物治疗侧重于并发症的预防和诊治，因为目前尚无预防心脏瓣膜疾病进展的特异性治疗方法。
- 感染性心内膜炎（infective endocarditis，IE）的预防指南建议，置入人工瓣膜的患者（不包括自体心脏瓣膜疾病患者）应在牙科或其他与菌血症相关的手术前使用抗生素。
- 定期评估疾病的严重程度和左心室对慢性容量和压力超负荷的反应，可为手术和经皮介入治疗提供最佳治疗时机。
- 一般健康维护很重要，包括评估和治疗冠状动脉疾病的危险因素、定期锻炼、标准的免疫接种和最佳牙科护理。
- 基于心脏瓣膜血流动力学的潜在混杂效应，合并的心血管疾病的管理应遵循标准方法并根据需要进行调整。
- 抗凝治疗的标准指南适用于 AF 和自体主动脉瓣疾病、三尖瓣疾病或二尖瓣反流患者。对于生物瓣膜或二尖瓣修复术的 AF 患者，无论风险评分如何，均建议抗凝治疗。这些患者适合直接口服抗凝剂或维生素 K 拮抗剂。
- 风湿性二尖瓣狭窄或机械瓣膜的 AF 患者应使用维生素 K 拮抗剂进行抗凝治疗。
- 接受非心脏手术的心脏瓣膜疾病患者，管理的重点在于准确评估疾病严重程度和临床症状，围手术期进行合理的血流动力学监测并优化负荷状态。
- 由于冠状动脉疾病的高患病率和同期行冠状动脉血运重建可改善手术预后，因此在心脏瓣膜手术前需要对冠状动脉解剖结构进行评估。

心脏瓣膜疾病的临床诊疗要点

心脏瓣膜疾病患者的基本管理原则包括：

- 利用病史、体格检查、多普勒超声心动图和其他先进的成像方式，准确诊断特定的心脏瓣膜病变及评估疾病的严重程度。
- 监测患有中度或重度心脏瓣膜疾病的无症状患者。
- 预防和管理疾病过程中的并发症，如心内膜炎、AF 和栓塞事件。
- 定期重新评估心室的大小和功能，以识别早期心功能不全，优化手术或经皮介入治疗的时机。
- 提供相关情况的最佳管理。
- 制定和遵循瓣膜干预的标准，包括瓣膜修复或置换手术以及经皮介入技术。

- 为患者提供有关疾病过程、预期结果、症状监测和潜在的内科或外科治疗的教育。
- 在非心脏手术或妊娠前进行评估。

这些目标最好通过由多学科医疗保健团队组成的心脏瓣膜疾病专科来实现。随着人类寿命的延长，退行性疾病患者日益增多，尽管≥75 岁人群有 13% 患有中度或重度心脏瓣膜疾病，但许多普通心脏病医生在处理这些复杂患者方面缺乏经验[1]。来自欧洲心脏病调查（Euro Heart Surveys）的数据显示，很多患者没有按照现行的指南进行治疗，一些患者被不恰当地拒绝接受可提高生存率和生活质量的干预，而另一些患者则在疾病病程中过早地接受干预[2]。

最佳决策需要心脏瓣膜疾病专家、介入心脏病学专家、影像学专家和心血管外科医生的意见。在某些情况下，也需要其他团队（如神经科医生、麻醉师和姑息治疗专家）共同参与（图 6.1）。移除起搏器或除颤器导线和发生器的专业人员在心脏装置植入后感染的患者管理中发挥着重要作用。随着远程医疗的发展，通过与心脏瓣膜团队的远程会诊，处理普通急诊的心脏瓣膜疾病患者是合理的。欧洲心脏病学会发表了一份关于心脏瓣膜疾病临床管理的意见，对管理目标、患者群体、临床结构、心脏瓣膜疾病临床团队每个成员的任务提出了具体建议[3]。

心脏瓣膜疾病的诊断

心脏瓣膜疾病可能首先在急性医疗事件中被诊断，如心力衰竭、肺水肿、AF 或 IE。常见的情况是，根据体检时发现心脏杂音，筛查家族史，发现异常心电图，胸部 X 线检查或因不相关原因进行的超声心动图检查，在出现明显症状之前即疑诊心脏瓣膜疾病（框 6.1）。在全球范围内，许多患者因在急性风湿热发作期间闻及心脏杂音而被首次诊断为心脏瓣膜疾病。

有心脏杂音的患者，首先应根据病史和体格检查进行临床评估[4]。如果临床怀疑有严重的心脏瓣膜疾病，下一步可通过超声心动图确诊，并评估瓣膜解剖和功能[5-6]。

有心脏或呼吸系统症状且听诊时有心脏杂音的患者，谨慎的做法是行超声心动图检查，以确定可能的瓣膜疾病。当存在症状时，很难通过体格检查

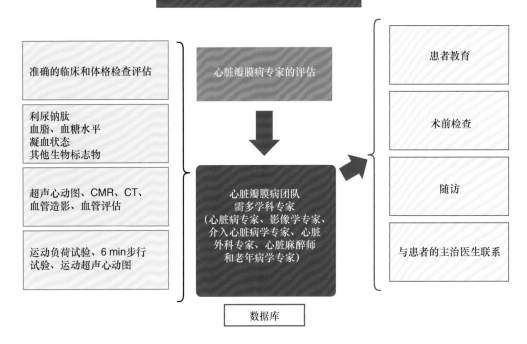

心脏瓣膜疾病临床专科的组织构架

准确的临床和体格检查评估

利尿钠肽
血脂、血糖水平
凝血状态
其他生物标志物

超声心动图、CMR、CT、血管造影、血管评估

运动负荷试验、6 min 步行试验、运动超声心动图

心脏瓣膜病专家的评估

心脏瓣膜病团队
需多学科专家
（心脏病专家、影像学专家、介入心脏病学专家、心脏外科专家、心脏麻醉师和老年病学专家）

数据库

患者教育

术前检查

随访

与患者的主治医生联系

图 6.1　先进的心脏瓣膜疾病临床专科的职能。最佳决策的制定需要心脏病学专家、影像学专家、心血管外科医生和其他专家（如神经病学专家、麻醉师和姑息治疗专家）共同参与。CMR，心脏磁共振（From Lancellotti P, Rosenhek R, Pibarot P, et al. ESC Working Group on Valvular Heart Disease position paper—heart valve clinics: organization, structure, and experiences. Eur Heart J 2013;34:1597-1606.）

框 6.1　疑似或已知心脏瓣膜疾病成人的超声心动图指征

疑似心脏瓣膜病
- 有心肺症状和心脏杂音
- 杂音提示结构性心脏病（即使无症状）
  - 舒张期杂音
  - 连续性杂音
  - 全收缩期或收缩晚期杂音
  - 杂音呈喷射性喀喇音或向颈部或背部传导
  - 3级或以上收缩中期杂音

已知自体瓣膜病
- 狭窄
  - 血流动力学严重程度的初步诊断和评估
  - 评估左心室和右心室的大小、功能和血流动力学
  - 症状或体征改变后的重新评估
  - 评估妊娠期间瓣膜或心室功能的变化
  - 定期重新评估
  - 当二尖瓣狭窄患者的症状与静息血流动力学不相符时，通过运动评估肺动脉压
  - 二尖瓣狭窄患者经皮瓣膜手术前应行TEE检查
- 反流
  - 血流动力学严重程度的初步诊断和评估
  - 左心室和右心室大小、功能和血流动力学的初步评估
  - 评估主动脉根部扩张时的主动脉瓣反流
  - 症状发生变化时重新评估
  - 定期重新评估，即使是无症状患者
  - 重新评估妊娠期间的瓣膜和心室功能
- 二尖瓣脱垂

- 评估瓣叶形态、血流动力学严重程度和心室代偿情况
- 感染性心内膜炎[a]
  - 无论血培养是否为阳性，均应检测瓣膜赘生物
  - 已知心内膜炎的血流动力学严重程度
  - 检测脓肿、瘘管和分流等并发症
  - 重新评估高危患者（致命性微生物、临床症状恶化、持续或复发性发热、新出现杂音、持续菌血症）

心脏瓣膜疾病的干预措施
- 二尖瓣疾病替代治疗的选择（球囊瓣膜成形术、经皮瓣膜置换vs.外科瓣膜修复术）[a]
- 在导管室中监测介入技术（3D TEE、ICE或TTE）
- TEE可用于瓣膜修复术的术中监测
- TEE可用于无支架生物瓣膜、同种移植物、自体移植物或经主动脉、经心尖部或静脉-主动脉瓣置换术的术中监测
- TEE可用于感染性心内膜炎瓣膜手术的术中监测

人工心脏瓣膜
- 术后检查的基线（出院或出院后6～8周）
- 人工生物瓣膜植入后的5年内应每年进行评估
- 临床症状和体征变化或疑似人工瓣膜功能障碍[a]
- 人工瓣膜心内膜炎
  - 检测心内膜炎并确定瓣膜和心室的功能
  - 检测心内膜炎并发症，重新评估复杂心内膜炎[a]
  - 无菌血症的持续发热或新出现杂音[a]
  - 未知来源的菌血症[a]

[a] 通常需要进行 TEE

ICE，心内超声心动图；TEE，经食管超声心动图；TTE，经胸超声心动图；3D，三维

Modified from Nishimura RA, Otto CM, Bonow RO, et al. 2014 AHA/ACC guideline for the management of patients with valvular heart disease: a report of the American College of Cardiology/American Heart Association Task Force on Practice Guidelines. J Am Coll Cardiol 2014;63:e57-e185.

准确地排除明显的瓣膜疾病，因为发现的概率较低[7]。例如，一些重度主动脉狭窄患者在体格检查时只有2级或3级杂音，由于同时存在颈动脉粥样硬化，常见颈动脉斑块所致卒中[8]。随着肥胖患病率日益升高和体格检查水平的下降，体格检查的敏感性也降低了[9-10]。其他情况下诊断可能更加困难，如许多急性二尖瓣反流的患者听不到杂音[11]。

体格检查中发现杂音的无症状患者，应区分良性血流杂音与病理性杂音[12]。虽然没有绝对可靠的标准来鉴别，但根据病史和体格检查结果可合理预测疾病的验前概率。血流杂音被定义为无器质性心脏病时可闻及的收缩期杂音，在年轻患者和具有高输出量状态的患者中最为常见。90%的孕妇均可闻及血流杂音，是妊娠期的正常现象[13]，血流杂音也可见于贫血或发热患者。

通常，血流杂音为1～2级较低强度的收缩期杂音，基底部最响亮，传导范围小，在第二心音之前结束，呈递增-递减或喷射性杂音，峰值出现在收缩早期。这些杂音与心脏瓣膜功能正常时泵入主动脉或肺动脉的血流速度增快、高流量和心音向胸壁传导良好有关[11]。体格检查时有典型的血流杂音而无心脏症状的患者，仔细询问亦无心脏病史和症状，且超声心动图诊断的阳性率较低。

超声心动图检查适用于有舒张期或连续性杂音、3级或3级以上收缩期杂音、收缩早期喷射音、收缩中期喀喇音、全收缩期（而不是射血期）反流性杂音或非典型传导模式的患者，即使其无症状。在某种程度上，杂音的响度与疾病严重程度相关，但这对于个体患者的诊断决策并不可靠[14-15]。超声心动图可以区分瓣膜疾病与血流杂音，识别具体的受累

瓣膜，确定瓣膜疾病的原因，量化病变的血流动力学严重程度以及左心室的大小和功能。根据这些数据可判断患者是否需要采取预防措施、后续检查的时机，及估计患者的预后。

老年患者比年轻患者更难区分良性杂音和病理性杂音。许多老年患者有一定程度的主动脉瓣硬化或轻度二尖瓣反流，可以通过听诊发现杂音，患者有轻微的症状（不能确定是否与心脏病相关）[16-17]。此时进行基线超声心动图检查非常必要。主动脉硬化的存在与不良心血管事件的风险增加有关，一些患者会出现进行性瓣膜狭窄。轻度二尖瓣反流杂音与二尖瓣环状钙化引起的轻中度反流相关，通过超声心动图确定诊断并排除其他二尖瓣反流的原因，如缺血性疾病或二尖瓣脱垂。

虽然超声心动图是评估瓣膜疾病的主要诊断方式，但心脏磁共振（cardiac magnetic resonance，CMR）成像和 CT 在某些情况下很有价值（见第 8 章和第 15 章）。诊断性心导管检查在选定的患者中，特别是当超声心动图的数据不能提供诊断或与其他临床数据不相符合时会有帮助。

预防措施

风湿热的诊断与预防

风湿热是一种累及多器官的炎症性疾病，发生在 A 组链球菌性咽炎后 10 天至 3 周。临床诊断基于先前发生的链球菌喉部感染史和该病的典型临床表现，包括心脏炎、多关节炎、舞蹈症、环形红斑和皮下结节[18]。由于风湿热的许多临床表现也可见于其他情况，故风湿热的临床诊断指南中提供更多的特异性表现（框 6.2）[19]。虽然这些指南对风湿热的初步诊断有所帮助，但也有例外。链球菌感染后反应性关节炎与急性风湿热在症状和体征上有部分重叠，但其与心脏受累无关[20]。

风湿热相关的心脏炎是全心炎，可能累及心包、心肌和瓣膜组织。风湿病最易侵犯二尖瓣，二尖瓣反流是急性发作的特征，而二尖瓣狭窄是疾病过程长期影响的表现[21]。虽然超声心动图可增加风湿热早期诊断的敏感性，但轻微二尖瓣反流在正常人中很常见，应避免过度诊断[22]。

风湿热的一级预防基于链球菌性咽炎合理应用抗生素和足疗程的治疗（表 6.1）[23]。既往有风湿热

框 6.2　初发风湿热的 Jones 诊断标准

主要标准
- 心脏炎（累及心内膜、心肌和心包）
- 多关节炎（最常见的表现，通常为游走性）
- 舞蹈症（难以获得近期A组链球菌感染的证据）
- 环形红斑（躯干和近端肢体出现特征性消逝性的皮疹）
- 皮下结节（肘、膝和腕关节伸直表面的坚硬无痛性结节）

次要标准
- 临床表现（关节痛、发热）
- 实验室检查结果（红细胞沉降率和C反应蛋白水平升高）
- 心电图（PR间期延长）

既往有A组链球菌感染的证据
- 喉部培养或快速链球菌抗原试验呈阳性
- 链球菌抗体滴度升高

高度疑诊风湿热
- 2个主要标准或1个主要标准加2个次要标准，且有A组链球菌感染的证据

Modified from Ferrieri P, Jones Criteria Working Group. Proceedings of the Jones Criteria workshop. Circulation 2002;106:2521-2523.

病史的患者复发的风险很高，导致反复发生心脏瓣膜炎并增加对瓣膜结构的损害。由于复发性链球菌感染可能无症状，故应基于持续性抗生素治疗进行二级预防（表 6.2）。疾病复发的风险与既往发病次数、上次发作的间隔时间、接触链球菌感染的风险（接触儿童或周围环境拥挤）和患者年龄有关。对于有心脏炎或持续性瓣膜疾病证据的患者，建议比无瓣膜损害的患者进行更长时间的二级预防。

低收入国家和中等收入国家在实施对风湿性心脏病有效的内科和外科干预措施方面存在差距，包括：二级预防中使用青霉素不佳，口服抗凝治疗的监测和控制不足，缺乏对风湿性心脏病女性的生殖服务，以及不同国家在使用经皮介入治疗和手术治疗方面的差异[24]。

IE 的预防

当菌血症导致细菌黏附和增殖，并在受损内皮表面上的血小板和纤维蛋白沉积处增殖时，就会发生 IE。由于高速和湍流的血流模式导致瓣叶内皮破坏，自体或人工心脏瓣膜疾病患者发生 IE 的风险增加（见第 22 章）。约 50% 的心内膜炎患者有潜在的先天性瓣膜疾病，心内膜炎可能促使既往无症状的患者确诊瓣膜疾病。

预防细菌性心内膜炎的基础是在高危患者预期出现菌血症时进行短期抗生素治疗。美国心脏协会

表 6.1　预防风湿热的建议

药物	成人	儿童（≤27 kg）
用于一级预防（即 A 组链球菌性扁桃体咽炎的治疗）		
口服青霉素 V[a]（苯氧甲基青霉素）	500 mg，2～3 次 / 日，连续 10 天	250 mg，2～3 次 / 日，连续 10 天
单次肌内注射青霉素	青霉素 G 苄星青霉素和青霉素 G 普鲁卡因（比西林 C-R）2 400 000 U 或青霉素 G 苄星青霉素（比西林 L-A）1 200 000 U	青霉素 G 苄星青霉素和青霉素 G 普鲁卡因（比西林 C-R 900/300）1 200 000 U（包括苄星青霉素 G 900 000 U 与普鲁卡因青霉素 G 300 000 U 混合）[b]
阿莫西林[c,d]	875 mg，2 次 / 日，或 500 mg，3 次 / 日，口服，连续 10 天	50 mg/（kg·d）（最大剂量 1000 mg/d）1 次 / 日或 2～3 次 / 日，口服，连续 10 天
头孢氨苄[d,e]	500 mg，2 次 / 日，口服，连续 10 天	25～50 mg/（kg·d），2 次 / 日（最大剂量 1000 mg/d），口服，连续 10 天
对 β- 内酰胺类抗生素（如青霉素、头孢菌素）严重过敏的患者		
阿奇霉素[f]	第 1 天 500 mg，第 2～5 天 250 mg/d，口服	12 mg/kg，1 次 / 日，口服，连续 5 天
克拉霉素	250 mg，2 次 / 日，连续 10 天	7.5 mg/kg，口服，2 次 / 日，连续 10 天
克林霉素	体重 28～70 kg：20 mg/（kg·d），分 3 次口服，连续 10 天 体重 >70 kg：450～600 mg/d，分 3 次口服，连续 10 天	20 mg/（kg·d），分 3 次口服，连续 10 天
头孢羟氨苄	—	30 mg/kg，1 次 / 日（最大剂量 1000 mg/d），连续 10 天

[a] 口服青霉素 V 是治疗 A 组链球菌性咽炎的首选药物

[b] 青霉素 G 苄星青霉素和青霉素 G 普鲁卡因（比西林 C-R 900/300）在成人或青少年中常规使用前尚需要进一步研究。<27 kg 的患者使用比西林 L-A（苄星青霉素 G 600 000 U/ml）是可接受的替代方案

[c] 虽然 2009 年美国健康协会指南推荐使用单剂量阿莫西林，其所列剂量的优势尚未得到证实，也未批准用于≤12 岁的儿童

[d] 严重肾功能不全需要调整剂量

[e] 可使用其他头孢菌素（头孢羟氨苄、头孢丙烯、头孢克洛、头孢呋辛、洛拉卡贝夫、头孢地尼、头孢泊肟、头孢呋辛和头孢替丁）。美国 FDA 批准使用头孢泊肟和头孢地尼（连续 5 天）；其他头孢菌素需要治疗 10 天

[f] 可接受红霉素或克拉霉素治疗（连续 10 天）

Modified from Shulman ST, Bisno AL, Clegg HW, et al. Clinical practice guideline for the diagnosis and management of group A streptococcal pharyngitis: 2012 update by the Infectious Diseases Society of America. Clin Infect Dis 2012;55:1279-1282.

表 6.2　复发性风湿热的二级预防

药物	成人	儿童（≤27 kg）
青霉素 G 苄星青霉素	每 4 周（或在高风险情况下每 3 周）肌内注射 1 200 000 U	每 4 周（或在高风险情况下每 3 周）注射 600 000 U[a]
青霉素 V	500 mg，2 次 / 日	250 mg，2 次 / 日，口服
磺胺嘧啶	1000 mg/d，口服	500 mg/d，口服
对青霉素和磺胺嘧啶过敏的患者		
阿奇霉素	250 mg/d，口服[b]	5 mg/（kg·d）（最大剂量 250 mg/d），口服
风湿热患者二级预防的持续时间（以较长者为准）		
心脏炎和残余瓣膜病（包括瓣膜手术后）：10 年或至 40 岁，有时是终身		
有心脏炎但无残余瓣膜病：10 年或至 21 岁		
无心脏炎：5 年或至 21 岁		

[a] 幼儿和婴儿：每 4 周（或在高危情况下每 3 周）肌内注射 25 000U/kg

[b] 使用该类药物前应进行大环内酯类药物敏感性试验。红霉素是阿奇霉素的一种可接受的替代药物，尽管阿奇霉素的不良反应较少，且允许每日服用 1 次。成人红霉素剂量：250 mg，2 次 / 日。儿童红霉素剂量：20 mg/（kg·d），2 次 / 日（最大剂量 500 mg/d）

Modified from Gerber MA, Baltimore RS, Eaton CB, et al. Prevention of rheumatic fever and diagnosis and treatment of acute streptococcal pharyngitis: a scientific statement from the American Heart Association Rheumatic Fever, Endocarditis, and Kawasaki Disease Committee of the Council on Cardiovascular Disease in the Young, the Interdisciplinary Council on Functional Genomics and Translational Biology, and the Interdisciplinary Council on Quality of Care and Outcomes Research. Circulation 2009;119:1541-1551. Copyright © 2009 Lippincott Williams & Wilkins.

和美国心脏病学会发布了针对高危患者人群的修订指南，提出了 IE 的预防性治疗流程（框 6.3），以及牙科手术合理使用抗生素的方案（表 6.3）[7]。针对其他操作的预防措施包括应用对可能的致病微生物最有效的抗生素，详见指南。推荐在手术植入人工心脏瓣膜或其他心脏内装置（如心脏植入式电子设备）时使用抗生素。

根据已发表的高质量文献和专家意见，现行指南对自体心脏瓣膜疾病患者不再推荐进行心内膜炎预防性治疗。更改建议的关键因素包括：①正常日常活动（如刷牙、牙线和咀嚼）导致的菌血症比牙科手术相关的菌血症发生率更高；②尚无临床对照研究证实疑诊菌血症时短期使用抗生素能够预防心内膜炎，且估计总体获益很小；③使用抗生素出现不良反应的风险高于任何潜在益处；④减少日常菌血症的最重要因素是保持最佳的口腔健康和卫生，包括定期牙科护理[25-26]。

现行指南的建议导致抗生素的预防性使用量减少了约 80%，来自英国和美国的大型数据没有证实心内膜炎病例有所增加[27-28]。2016 年发表的一项系统综述纳入了 7 项观察性研究，提供了指南建议更改前后 IE 诊断率的评估[29]。这些研究的证据质量存在差异，但大多无法证明修改后的指南建议对 IE 事件发生率的影响，其中一项研究报道的发生率稍有升高，而其他研究报道与指南修改前相比无显著变化。此外，近年来葡萄球菌性心内膜炎的患病率不

框 6.3 牙科操作时需要预防心内膜炎的心脏情况
获益
1. 人工心脏瓣膜，包括经导管植入的人工瓣膜和同种移植物
2. 心脏瓣膜修复时使用人工材料，如瓣环成形术时的瓣环
3. 既往患感染性心内膜炎
4. 未修复的发绀型先天性心脏病或已修复的先天性心脏病伴有残余分流或瓣膜反流
5. 心脏移植后由于瓣膜结构异常而导致瓣膜反流
无获益
无活动性感染的心脏瓣膜疾病患者在非牙科手术（经食管超声心动图、胃镜检查术、结肠镜或膀胱镜）中，不建议进行心内膜炎预防性治疗（推荐类别Ⅲ类，证据等级B级）

From Nishimura RA, Otto CM, Bonow RO, et al. 2017 AHA/ACC focused update of the 2014 AHA/ACC guideline for the management of patients with valvular heart disease: a report of the American College of Cardiology/American Heart Association Task Force on Clinical Practice Guidelines. J Am Coll Cardiol 2017;70:252-289.

断上升，需要大规模研究来确定指南更改后 IE 发生率的变化。

栓塞事件的预防

预防心脏瓣膜疾病患者的栓塞事件是最佳药物治疗的关键部分，特别是对于有人工瓣膜、二尖瓣狭窄或 AF 的患者[23,30]。人工瓣膜患者的抗凝治疗将在第 26 章讨论；本部分讨论成人自体瓣膜疾病的抗凝治疗。体循环栓塞事件的后果非常严重，甚至

表 6.3　美国心脏协会（AHA）对于牙科手术预防心内膜炎的建议			
情况	药物	**方案：手术前30～60 min单次给药**	
		成人	儿童
口服	阿莫西林	2.0 g	50 mg/kg
不能口服药物	氨苄西林或	2.0 g，IM或IV	50 mg/kg，IM或IV
	孢唑啉或头孢曲松	1.0 g，IM或IV	50 mg/kg，IM或IV
对青霉素或氨苄西林过敏，可口服药物	头孢氨苄[a, b]	2.0 g	50 mg/kg
	克林霉素	600 mg	20 mg/kg
	阿奇霉素或克拉霉素	成人500 mg；儿童15 mg/kg，术前1 h口服	15 mg/kg
对青霉素或氨苄西林过敏，不能口服药物	头孢唑啉或	1.0 g，IM或IV	50 mg/kg，IM或IV
	头孢曲松[b]克林霉素	600 mg，IM或IV	20 mg/kg，IM或IV

[a] 或同等成人或儿童剂量的其他第一代或第二代口服头孢菌素

[b] 有过敏反应、血管性水肿或荨麻疹患者不能应用头孢菌素，可使用青霉素或氨苄西林替代

IM，肌内注射；IV，静脉注射

From Wilson W, Taubert KA, Gewitz M, et al. Prevention of infective endocarditis: guidelines from the American Heart Association. Circulation 2007;116:1736-1754.

可以发生在既往无症状的患者中。

在出现手术和抗凝治疗以前，估计有 25% 的体循环栓塞死亡由二尖瓣狭窄造成[32]。有关二尖瓣反流中血栓栓塞患病率的研究得出了截然不同的结果，主要与二尖瓣反流的多种发病机制相关。常见二尖瓣脱垂，有时是先天性二尖瓣疾病。虽然早期病例报道和对照研究提示与卒中有关的证据，但更高质量的研究未能重复这一发现[31-32]。体循环栓塞通常是由扩张的左心房血流缓慢而形成血栓所致，伴或不伴 AF（图 6.2）[35-40]。

尚无证据表明主动脉瓣狭窄比 AF 具有更高的血栓栓塞风险，AF 常与主动脉瓣狭窄并存，主动脉瓣关闭不全也是如此。主动脉瓣或二尖瓣钙化碎片引起的栓塞事件并不常见，可能发生于导管穿过瓣膜时[41]。

预防心脏瓣膜疾病患者栓塞事件的治疗包括抗血小板药物、维生素 K 拮抗剂［（vitamin K antagonist，VKA）；如华法林］和直接口服抗凝剂（direct oral anticoagulant，DOAC）。DOAC 不推荐用于人工机械瓣膜的患者，已有多项病例报道其血栓栓塞事件的发生率较高，RE-ALIGN 试验早期终止也是因为达比加群酯治疗组患者瓣膜血栓形成、卒中和心肌梗死的发生率高于 VKA 治疗组[42-44]。这些发现促使 FDA 发布了反对人工心脏机械瓣膜患者使用达比加群酯的黑框警告[35]。

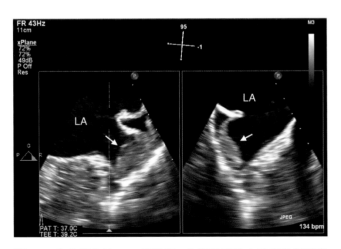

图 6.2　左心房血栓。45 岁重度二尖瓣狭窄的女性患者行球囊瓣膜成形术，经食管超声心动图房室瓣交界处切面显示左心耳内有一符合左心房血栓的不规则团块影（箭头）（From Otto CM. Textbook of clinical echocardiography. 5th ed. Philadelphia: Elsevier; 2013.）

伴有 AF 的自体瓣膜病

当患有自体主动脉瓣疾病或非风湿性二尖瓣疾病时，阵发性、持续性或永久性 AF 应按照现行 AF 指南进行抗凝治疗[35-36,45]。最初有人担心 DOAC 可能不适用于瓣膜疾病和 AF 患者，因为临床试验排除了心脏瓣膜疾病患者。但是，在比较阿哌沙班与 VKA 预防 AF 患者发生栓塞事件的 ARISTOTLE 研究中，没有收集心脏瓣膜疾病严重程度的超声心动图信息，瓣膜病变的分类和严重程度依赖于病例报告中的临床数据[36]。该研究排除了中重度二尖瓣狭窄和人工机械瓣膜患者，但纳入了其他形式的心脏瓣膜疾病患者，包括轻度二尖瓣狭窄、二尖瓣反流、主动脉瓣狭窄或反流、三尖瓣疾病和既往心脏瓣膜手术的患者[37]。这些数据的亚组分析表明，与华法林相比，阿哌沙班可减少卒中或全身性栓塞和出血事件，同时降低了心脏瓣膜疾病患者和非心脏瓣膜疾病患者的死亡率（表 6.4）。

大多数专家认为，AF 和主动脉瓣疾病或非风湿性二尖瓣疾病患者应采用与无瓣膜疾病的 AF 患者相同的治疗指南，特别是当瓣膜疾病仅为轻度或中度时[38-39]。但是，VKA 治疗仍被推荐用于伴有风湿性二尖瓣疾病的 AF 患者。伴有二尖瓣狭窄的成人 AF 患者发生心房血栓和栓塞的风险极高；建议这些患者的国际标准化比值（international normalized ratio，INR）控制在 2.0～3.0，风湿性二尖瓣狭窄患者禁用 DOAC。二尖瓣狭窄和既往有栓塞事件或左心房血栓的患者，即使目前处于窦性心律也推荐进行抗凝治疗[7,40]。

二尖瓣修复术后抗凝的最佳选择和需求尚不明确[46]。注册数据表明，在二尖瓣修复术后的前 3 个月进行 VKA 治疗与卒中或死亡风险降低相关，且无大出血风险[47]。目前迫切需要一项随机对照试验来指导治疗，以确定节源增效的最佳方案[48]。

其他抗凝治疗的适应证

一些数据支持窦性心律伴左心房内径＞55 mm，超声心动图左心房自发性显影提示血栓形成高风险，即使无 AF 的二尖瓣狭窄患者使用 VKA 抗凝治疗[49]，此临床决定受狭窄的严重程度和共存疾病的影响。

在无 AF 的情况下，主动脉瓣疾病或无症状性二尖瓣脱垂的患者不适合进行抗凝治疗，因为这些病变发生栓塞事件的风险较低。虽然老年二尖瓣环状

表 6.4　在直接口服抗凝剂治疗心房颤动的 II 期和 III 期临床试验中非瓣膜性心房颤动作为排除标准的定义

研究名称	研究药品	AF的排除标准
SPORTIF-III[152]	希美加群	二尖瓣狭窄、心脏瓣膜手术史、活动性感染性心内膜炎
SPORTIF-IV[153]	希美加群	二尖瓣狭窄、心脏瓣膜手术史、活动性感染性心内膜炎
PETRO[154]	达比加群酯	二尖瓣狭窄、人工心脏瓣膜
RE-LY[155-156]	达比加群酯	心脏瓣膜疾病史（包括血流动力学相关的瓣膜疾病和人工瓣膜）
ROCKET-AF[157]	利伐沙班	血流动力学上显著改变的二尖瓣狭窄、人工心脏瓣膜（植入或未植入人工瓣环的成形术、瓣膜交界处切开和瓣膜成形术的患者可入组）
J-ROCKET AF[158]	利伐沙班	血流动力学显著改变的二尖瓣狭窄、人工心脏瓣膜
AVERROES[159-160]	阿哌沙班	需要手术的心脏瓣膜疾病
ARISTOTLE[36]	阿哌沙班	具有临床意义的（中重度）二尖瓣狭窄
ARISTOTLE-J[161]	阿哌沙班	心脏瓣膜疾病
Edoxaban II 期[162-163]	依度沙班	合并风湿性瓣膜疾病、瓣膜手术史、感染性心内膜炎
ENGAGE AF-TIMI 48[164]	依度沙班	中重度二尖瓣狭窄、未切除的心房黏液瘤、机械心脏瓣膜（使用生物人工心脏瓣膜和瓣膜修复术的患者可入组）
EXPLORE-Xa[165]	贝曲沙班	除AF以外的需要长期抗凝治疗的情况

AF，心房颤动；ARISTOTLE，减少 AF 卒中和其他血栓栓塞事件的阿哌沙班研究；ARISTOTLE-J，口服直接 X a 因子抑制剂阿哌沙班在日本非瓣膜性 AF 患者中的安全性和有效性研究；AVERROES，阿哌沙班与乙酰水杨酸对维生素 K 拮抗剂治疗已失败或不适合的 AF 患者卒中的预防作用研究；Edoxaban phase II study，随机、平行、多中心、多国家 II 期研究，比较口服 X a 因子抑制剂依度沙班和华法林预防 AF 患者卒中的疗效；ENGAGE AF-TIMI，依度沙班在 AF- 心肌梗死溶栓 48 中的有效抗凝作用研究；EXPLORE-X a，比较口服 X a 因子抑制剂贝曲沙班与华法林的安全性、耐受性和引导效应的 II 期研究；J-ROCKET AF，日本非瓣膜性 AF 患者每日口服 1 次直接 X a 因子抑制剂利伐沙班与维生素 K 拮抗剂预防卒中和 AF 血栓栓塞的比较研究；PETRO，达比加群酯联合或不联合阿司匹林与单独使用华法林的比较研究；RE-LY，长期抗凝治疗的随机评估研究；ROCKET-AF，利伐沙班与华法林治疗非瓣膜性 AF 研究；SPORTIF-III，口服直接凝血酶抑制剂希美加群与华法林预防非瓣膜性 AF 患者卒中的比较研究；SPORTIF-IV，希美加群与华法林预防非瓣膜性 AF 患者血栓栓塞的比较研究：配对临床研究的原理、目标和设计以及基线患者特征

Modified from De Caterina R, Camm AJ. What is 'valvular' atrial fibrillation? A reappraisal. Eur Heart J 2014;35:3328-3335.

钙化患者发生栓塞事件的风险较高，但无证据表明在没有同时发生 AF 时抗凝治疗有益[7,49-51]。如果二尖瓣脱垂患者有不明原因的短暂性脑缺血发作，建议使用阿司匹林。长期 VKA 抗凝治疗适用于合并至少 1 种其他危险因素（即年龄＞65 岁、二尖瓣反流或左心房血栓）的二尖瓣脱垂，且伴或不伴体循环栓塞事件的 AF 患者[52]。

患有二尖瓣脱垂和 AF 的较年轻患者（＜65 岁）推荐使用阿司匹林，但有卒中、高血压、二尖瓣反流或左心房血栓病史时，建议使用 VKA。一些临床医生也建议二尖瓣脱垂伴卒中和瓣叶过度增厚（＞5 mm）或冗余（即使无 AF 或其他危险因素）的患者，以及使用阿司匹林后仍有持续短暂性脑缺血发作的患者使用 VKA[53]。除短期心电图监测的标准方法外，建议进行 30 天无创性动态心电图监测，以提高在这些情况下对 AF 的检测水平[54]。

对于 IE 患者，由于栓塞性卒中出血性转化的风险增加和缺乏获益的证据，一般应避免抗凝治疗[55-56]。主要的例外情况是有人工机械瓣膜的心内膜炎病例，大多数研究表明，除非该类患者出现卒中，否则应继续长期抗凝治疗[57]。静脉注射肝素（发生卒中时可以立即停止抗凝）与 VKA 治疗的选择存在争议，取决于每个病例的具体临床情况。如果使用 VKA，则需要密切监测，因为许多抗生素会影响其代谢。

抗凝治疗门诊

当需要 VKA 治疗时，与标准护理相比，医院抗凝门诊管理可降低并发症发生率，与传统的医生管理相比，处于治疗窗口期的患者比例更高且成本更低（图 6.3）[58-59]。典型的抗凝治疗门诊由具有抗凝专业知识的药剂师与主治医生组成，共同合作制订书面措施和治疗流程，监测并根据血液 INR 调整药物剂量。

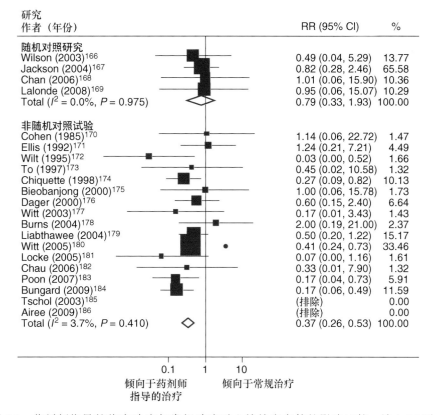

图 6.3　药剂师指导的临床治疗与常规治疗对血栓栓塞事件的影响比较。纳入 24 项研究（共 728 377 例患者）的 meta 分析数据显示，在血栓栓塞事件的发生率方面，药剂师指导的抗凝治疗相对于标准治疗更有优势。这些研究中的患者因各种适应证接受华法林抗凝治疗，包括心房颤动和心脏机械瓣膜。菱形表示总风险比（RR）和 95% 置信区间（CI）。每个正方形的大小与研究方差的倒数成正比（From Saokaew S, Permsuwan U, Chaiyakunapruk N, et al. Effectiveness of pharmacist-participated warfarin therapy management: a systematic review and meta-analysis. J Thromb Haemost 2010;8:2418-2427）

治疗初始时，转诊医生根据已发表的指南和患者自身的临床状态，为每例患者制订 INR 目标值及可接受的范围。药剂师与每位患者面谈时，应特别注意患者当前使用的药物、饮食、生活方式和任何可能影响长期抗凝治疗的因素。通过口头和各种媒体途径向患者提供有关抗凝、饮食和药物相互作用、识别治疗并发症以及仔细监测 INR 必要性的知识。

通常情况下，治疗开始后应每周或更频繁地监测 INR，处于稳定状态的患者，最佳检测间隔时间为 4 周。根据患者每次随访和过去几次随访中 INR 的变化趋势来确定下一次检测 INR 的时间。需要向患者提供进一步的教育和咨询。药剂师应重点关注患者同时使用的药物是否有潜在的药物相互作用，患者或医生在使用新处方或非处方药物前应联系药剂师，通过选择合适的替代药物以避免发生药物相互作用，同时提醒药剂师如果可能出现相互作用，应更频繁地监测 INR。

轻微的出血并发症可由抗凝治疗门诊与医生协作管理，取决于每个机构的具体方案。出现大出血或血栓栓塞事件的患者应及时进行急诊治疗。当患者需进行手术或侵入性操作时，抗凝治疗门诊需要与转诊医师共同管理抗凝治疗（图 6.4 和图 6.5）。

另一种选择是患者通过使用小型家庭监测设备来分析手指血液样本进行抗凝自我管理。在随机试验中，常规治疗和家庭管理显示出相似的抗凝控制率，两组患者的 INR 在治疗范围内的时间均约占 2/3，但家庭管理组的主要并发症发生率较低[60]。针对 14 项家庭监测 VKA 治疗随机研究的 meta 分析显示，血栓栓塞事件发生率、全因死亡率和大出血发生率较低[61]。所有研究均强调，家庭监测仅适用于选定的患者，需要详细的教育和监督[62]。

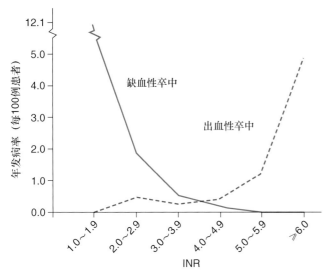

图 6.4 卒中的风险与国际标准化比值（INR）。根据 INR 数值，心脏机械瓣膜患者缺血性卒中和出血性卒中的发病率（From Cannegieter SC, Rosendaal FR, Wintzen AR, et al. Optimal oral anticoagulant therapy in patients with mechanical heart valves. N Engl J Med 1995;333:11-17.）

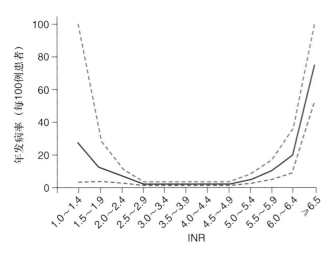

图 6.5 口服抗凝剂的患者的不良事件风险与国际标准化比值（INR）。所有不良事件（即所有血栓栓塞事件、大出血事件和未分类卒中）的 INR 特异性发生率。虚线表示 95% 置信区间（From Cannegieter SC, Rosendaal FR, Wintzen AR, et al. Optimal oral anticoagulant therapy in patients with mechanical heart valves. N Engl J Med 1995;333:11-17.）

一般健康维护

应鼓励轻中度无症状心脏瓣膜疾病的成人患者保持正常体重，定期进行体育活动，保持身体健康。对于正常窦性心律、左心室大小和收缩功能正常、休息和运动时肺动脉压正常的无症状心脏瓣膜疾病患者，无须限制参与竞技性运动。对于重度无症状心脏瓣膜

疾病患者，应鼓励规律参与低强度有氧运动，但应避免参加竞技性运动和剧烈活动（框 6.4）[63]。关于对中度心脏瓣膜疾病患者的竞技性运动建议存在争议，应根据左心室扩张或功能障碍以及患者对运动的血流动力学反应进行个体化处理（图 6.6）。正在接受慢性抗凝治疗的 AF 或有人工瓣膜的患者应避免参与会发生身体接触或跌倒的运动。

推荐所有 ≥65 岁的成人接种肺炎球菌疫苗和每年接种 1 次流感疫苗，这对于心脏瓣膜疾病患者尤其重要，因为急性感染时血流动力学需求增加可能导致心脏失代偿。年轻的心脏瓣膜疾病患者只有合并免疫功能低下时才需要常规免疫。

应评估心脏瓣膜疾病患者的冠状动脉疾病的危险因素，并酌情对危险因素进行调整。由于主动脉瓣硬化与心肌梗死和心血管死亡风险增加相关，超声心动图发现主动脉硬化时应立即对已知的心脏危险因素进行仔细评估并开始治疗[64-65]。许多心脏瓣膜疾病患者最终需要手术干预，当合并冠状动脉疾病时会使心脏瓣膜疾病复杂化，手术死亡率和发病率显著升高。合并冠状动脉疾病对二尖瓣反流的不利影响尤为显著，冠状动脉疾病使其手术死亡率升高 4 倍，尽管这一数字在不同的手术中心有所差异[66-68]。

框 6.4　无症状心脏瓣膜疾病成人患者参与竞技性运动的建议 [a]
● 不应参加任何竞技性运动
● 重度二尖瓣狭窄
● 运动后肺动脉压 >50 mmHg 的所有二尖瓣狭窄
● 重度二尖瓣反流伴肺动脉高压、左心室扩张（左心室舒张末期内径 ≥60 mm）或左心室收缩功能不全
● 重度主动脉瓣狭窄
● 重度主动脉瓣反流和左心室扩张（左心室舒张末期内径 ≥65 mm）
● 避免有身体接触风险的运动
● 所有接受长期抗凝治疗的心脏瓣膜疾病患者
● 可以参加竞技性运动
● 正常窦性心律的轻度二尖瓣狭窄，运动时肺动脉压 <50 mmHg
● 正常窦性心律的轻中度二尖瓣反流，左心室大小和功能正常
● 轻度主动脉瓣狭窄（每年评估主动脉瓣狭窄严重程度，定期评估二叶式主动脉瓣患者的主动脉根部）
● 轻中度主动脉瓣反流，左心室大小正常

[a] 中度无症状心脏瓣膜疾病患者的建议是个体化的，具体取决于运动的类型和水平，以及患者运动反应的客观指标

Modified from Bonow RO, Cheitlin MD, Crawford JH, et al. Task Force 3: valvular heart disease. J Am Coll Cardiol 2005;45:1334-1340.

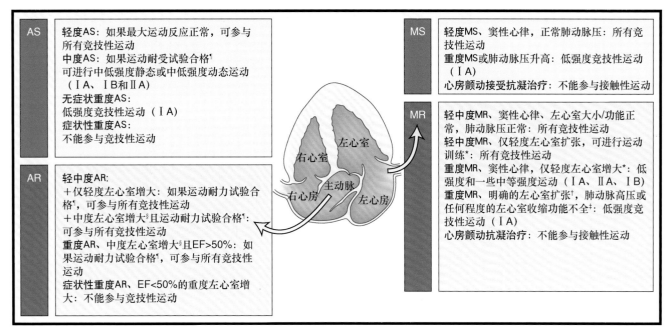

图 6.6　心脏瓣膜疾病患者参加竞技性运动的建议。参数包括运动能力良好且无症状、ST 段压低、快速室性心律失常和正常血压反应（¶）；左心室收缩末期直径（LVESD）男性＜50 mm，女性＜40 mm，或男女性＜25 mm/m²（§）；男性左心室舒张末期内径（LVEDD）＜60 mm 或 35 mm/m²，女性＜40 mm/m²（*）；男性 LVEDD≥65 mm 或 35.3 mm/m²，女性≥40 mm/m²（†）；射血分数（EF）＜60% 或 LVESD＞40 mm（‡）。AR，主动脉瓣反流；AS，主动脉瓣狭窄；MR，二尖瓣反流；MS，二尖瓣狭窄（From D'Silva A, Sharma S. Management of young competitive athletes with cardiovascular conditions. Heart 2017;103:463-473.）

主动脉瓣狭窄合并冠状动脉疾病时，手术死亡率约升高 1 倍[69-71]。

注册数据显示，随着外科技术的提升和针对冠状动脉疾病合并心脏瓣膜疾病的基于团队的护理，在调整年龄和其他合并症后，许多中心已经大大缩小了这些患者的短期死亡风险差距，但围手术期并发症仍然较高[72]。在医疗团队中，了解这些情况的结果，及时为患者提供咨询，并在知情同意的情况下共同做出决策非常重要。随着治疗选择的扩展超越了传统的外科干预，有必要了解心脏瓣膜疾病合并的冠状动脉疾病及适当治疗的重要性；这一患者人群血运重建的预后将影响接受瓣膜治疗的患者血运重建策略的决定[73]。

监测疾病进展

心脏瓣膜疾病患者的定期随诊、体格检查和无创监测对于确定最佳干预时机至关重要。疾病进展可表现为瓣膜解剖或运动功能变化；瓣膜狭窄或反流的严重程度增加；压力或容量超负荷引起的左心室扩张、肥厚或功能障碍；瓣膜病变的继发性疾病，如肺动脉高压或 AF（表 6.5）。应根据每个病例量身

分期	定义	描述
表 6.5　心脏瓣膜疾病进展阶段的分期		
分期	定义	描述
A	危险期	有心脏瓣膜病危险因素的患者
B	进展期	进行性心脏瓣膜疾病患者（轻中度，无症状） 达到重度心脏瓣膜疾病标准的无症状患者
C	无症状的重度病变期	C1：左心室或右心室仍处于代偿状态的无症状重度心脏瓣膜疾病患者 C2：左心室或右心室失代偿的无症状重度心脏瓣膜疾病患者
D	有症状的重度病变期	因心脏瓣膜疾病而出现症状的患者

Adapted from Nishimura RA, Otto CM, Bonow RO, et al. 2014 AHA/ACC guideline for the management of patients with valvular heart disease: a report of the American College of Cardiology/American Heart Association Task Force on Practice Guidelines. J Am Coll Cardiol. 2014;63:e57-e185.

定制评估频率，这取决于初次评估时病变的严重程度、已知的自然病程、手术干预的指征，以及每个患者的其他临床因素。

尚无可以定义最佳或最具经济效益的评估频率的简单规则。但是，基于对心脏瓣膜疾病自然史的理解，已提出了定期评估的框架（表 6.6）。首先进行初步全面的诊断性超声心动图检查，以明确疾病的严重程度、左心室大小和收缩功能、肺动脉压及相关异常。随后，根据心脏瓣膜疾病的严重程度以及瓣膜反流时左心室对慢性容量超负荷的反应，提出对每个瓣膜病变进行复查的基本频率建议。

复查的具体时间需要根据症状或体格检查结果的临时变化、新发 AF、进行性左心室扩张、早期收缩功能不全或肺动脉压升高的证据进行调整。例如，慢性反流患者的心室直径明显增加时，须在较短的时间间隔内重复评估，以区分病理性改变与正常生理性改变或测量变异。同样，黏液瘤二尖瓣疾病患者的症状改变需要重新评估，因为可能发生腱索破裂导致的反流严重程度突然变化。当定量参数接近手术干预最佳时机的阈值时，需要进行更频繁的检查。

在其他临床情况下，重新评估适用于检测生理条件改变时（如妊娠期间）的血流动力学或评估其他受累的结构（如主动脉瓣病变合并二尖瓣病变）[74]，用于指导外科或介入手术或评估干预后的结果和并发症[75]。对于患有合并症的患者（如接受非心脏手术的患者），需要复查超声心动图，以协助内科或外科治疗。

药物治疗

进展性瓣膜病的预防

理想情况下，心脏瓣膜疾病的治疗应针对影响瓣膜解剖和功能的潜在疾病过程。在世界范围内，风湿性心脏病的一级预防将对心脏瓣膜疾病的发病率产生重大影响[22]。对于风湿性心脏病患者，预防风湿热反复发作而加重瓣膜损伤和进展性疾病至关重要。然而，没有特定的治疗方法来预防或逆转其他类型瓣膜疾病的原发性疾病过程。

认识到钙化性瓣膜病是与动脉粥样硬化相似的活动性疾病过程，引发了降脂治疗可能阻止疾病进展的假设（见第 3 章和第 4 章）。针对成人轻中度钙化性主动脉瓣疾病的随机前瞻性试验显示，降脂治疗不影响疾病进展或对瓣膜置换术的需求[18,76-78]。希望进一步的靶向治疗研究能有效地防止成人钙化性瓣膜疾病的进展[79-80]。

表 6.6　心脏瓣膜疾病患者定期超声心动图检查的规范流程

步骤1：初始诊断

综合基线超声心动图和多普勒检查。如果经胸超声心动图不能诊断，应考虑经食管超声心动图检查

步骤2：检查频率

超声心动图检查的基本频率为每位患者提供了检查的起点；步骤3和步骤4中可进行适当调整

瓣膜病变	严重程度	基本频率
主动脉瓣狭窄	轻度（V_{max}<3.0 m/s）	3～5年
	中度（V_{max}3.0～4.0 m/s）	1～2年
	重度（V_{max}>4.0 m/s）	1年
主动脉瓣反流	轻度	2～3年
	中度，左心室大小正常	1～2年
	重度，左心室大小正常	1年
	重度，左心室扩大	6～12个月
二尖瓣狭窄	轻度（瓣口面积>2.0 cm²）	2～3年
	中度（瓣口面积1.0～2.0 cm²）	1年
	重度（瓣口面积<1.0 cm²）	6～12个月
二尖瓣反流	轻度	2～3年
	中度	1～2年
	重度，左心室大小正常	1年
	重度，左心室大小或功能变化	6个月

步骤3：调整检查频率

增加频率

- 症状或体格检查结果出现临时变化
- 新发心房颤动
- 有左心室进行性扩张和（或）早期收缩功能不全的证据
- 有肺动脉压升高的证据
- BNP水平升高

减小频率

- 在2～3个检查间隔期内，检查结果稳定

步骤4：特殊情况

非心脏手术的术前检查

妊娠

介入治疗过程中的监测

治疗后评估并发症和血流动力学结果

术中经食管超声心动图监测

BNP，脑钠肽；V_{max}，通过瓣口的最大速度

Adapted from Nishimura RA, Otto CM, Bonow RO, et al. 2014 AHA/ACC guideline for the management of patients with valvular heart disease: a report of the American College of Cardiology/American Heart Association Task Force on Practice Guidelines. J Am Coll Cardiol 2014;63:e57-e185.

左心室收缩功能不全的预防

如第 5 章所阐述，左心室对主动脉瓣或二尖瓣反流所致慢性容量超负荷的基本反应是腔室增大。最初，左心室收缩功能正常，但长期患病时可能出现收缩功能不全，纠正反流病变后也不会改善。虽然大多数患者出现症状时会促使考虑瓣膜手术，但在一部分患者中，左心室功能不全发生在症状出现之前[81]。慢性瓣膜反流患者管理的重点是定期进行无创性评估，以监测左心室大小和收缩功能，连续监测的基本原理是在发生收缩功能不全之前或之后的短期内进行手术干预。

虽然脑钠肽（brain natriuretic peptide，BNP）尚未被用作瓣膜疾病干预的指标，但在连续随访检查中，BNP 水平的升高令人担忧，可能有助于指导治疗[82]。在利用 BNP 随访心脏瓣膜疾病时应谨慎。虽然心脏瓣膜疾病患者的 BNP 浓度升高，但血浆 BNP 浓度在正常范围内时患者仍可发生明显的不良心脏重构[83-84]。

在慢性反流患者的药物治疗中，更难以实现的目标是预防或延迟进行性左心室扩张和收缩功能不全，从而延迟手术干预。降低后负荷的治疗可改善急性血流动力学障碍，但针对降低后负荷预防慢性主动脉瓣或二尖瓣反流时进行性左心室扩张潜在益处的临床研究得出不同的结论（见第 12 章和第 19 章）。慢性无症状主动脉瓣或二尖瓣反流的非高血压成人不属于降低后负荷治疗的 I 级适应证[7,82,85]。然而，慢性反流和高血压的成人患者（这一患者群体中很常见）应接受适当的降压治疗。

除改变全身血管阻力外，另一种治疗方法是预防左心室心肌的不良影响。一项针对二尖瓣反流患者的初步研究表明，与安慰剂相比，β 受体阻滞剂治疗显示出有利于预防左心室收缩功能不全的趋势[86]。这些数据会促使进行更大的针对左心室功能正常的心脏瓣膜疾病成人患者的前瞻性试验[87]。

在无症状主动脉瓣狭窄的患者中，左心室收缩功能不全并不常见，发生率不足 1%[88]，手术干预的时机取决于症状发作和狭窄的严重程度，而不是左心室的几何形状或功能变化[89-91]。目前尚无已知的药物治疗方法可预防或改善成人主动脉瓣狭窄患者左心室肥厚的发展，且尚不明确阻止这种适应性反应是否会改善预后。超声心动图斑点追踪应变成像显示，左心室纵向缩短的亚临床改变可发生在疾病的早期[92]。

主动脉瓣狭窄患者出现舒张功能不全已引起广泛关注[93-94]。有研究推测，在心肌发生不可逆改变之前进行手术干预会改善长期临床结果[95-97]。然而，目前尚无药物治疗可以预防压力超负荷性心肌肥厚患者出现早期收缩期或舒张期功能不全。

左心房扩大和 AF 的预防

进行性左心房扩大和 AF 通常会使二尖瓣疾病的临床病程复杂化。二尖瓣反流和二尖瓣狭窄时，左心房压力和容量超负荷，可导致左心房扩张[98-100]。AF 很常见，特别是有严重和慢性疾病的老年患者。心房扩大和 AF 会使主动脉瓣疾病加重，通常发生在病程的晚期，由于心房失去对心室充盈的作用而可能使血流动力学严重恶化[101-102]。

虽然有人提出早期手术或经皮干预可能预防心房扩大和最终的 AF，但尚无特异性治疗可预防这些并发症。与 AF 持续时间较长的患者相比，AF 发生后不久（3 个月内）进行二尖瓣反流的干预手术更有可能恢复窦性心律，但不总是成功[63]。在二尖瓣狭窄患者中，AF 通常在干预后复发或持续存在。

肺动脉高压的预防

二尖瓣疾病合并慢性左心房压升高可导致肺动脉压被动升高，手术或经皮介入治疗降低左心房压后，升高的肺动脉压可缓解。但是，肺血管系统的反应性变化可能会叠加于这种被动性压力升高，伴有继发性组织学改变可导致不可逆的肺动脉高压。在发生不可逆的改变之前进行干预是可取的，以避免右心衰竭的长期并发症。在一些患者中，运动导致的肺动脉压急剧升高可能是需要干预以预防肺血管进一步发生不可逆改变的首要线索[103-105]。

对于成人主动脉瓣疾病患者，肺动脉高压是升高手术死亡率和降低长期生存率的危险因素[106]。初步研究表明，PDE5 抑制剂有利于降低主动脉瓣狭窄患者的全身血管阻力和肺血管阻力[107]。

心脏瓣膜疾病引起的症状

虽然心脏瓣膜疾病患者的治疗目标是通过优化手术干预的时机来避免症状产生和对药物治疗的需要，但一些患者在手术后仍持续有症状，仅在叠加的血流动力学应激（如妊娠）下出现症状，或不适合手术干预。这些情况下，药物治疗主要是基于调整负荷状态，控制心率和节律。

无论左心房压力升高是由于左心室功能不全、二尖瓣反流或二尖瓣狭窄，肺充血患者均应使用利尿剂来降低左心房压和肺静脉压。但是，当存在二尖瓣狭窄时，须注意确保左心房压力通过狭窄瓣膜后能够允许左心室获得足够的舒张充盈。主动脉瓣狭窄患者应谨慎使用利尿剂，因为肺动脉充血通常是由舒张功能不全（而不是容量超负荷）引起的。利尿剂引起的心室舒张期容积进一步降低会使症状恶化，因为小型、肥厚、高动力的左心室中会出现心室中腔梗阻。

后负荷降低对治疗急性主动脉瓣或二尖瓣反流患者的心力衰竭症状最有益。急性反流时，可持续静脉注射硝普钠。对于急性二尖瓣反流的患者，主动脉内球囊反搏可有效降低后负荷，同时维持冠状动脉舒张期灌注压。然而，主动脉内球囊反搏是主动脉瓣反流的禁忌证，因为主动脉舒张压升高会导致更严重的瓣膜反流。对于有症状的慢性反流患者，在没有手术指征或心力衰竭发生在可逆性血流动力学应激的情况下，采取心力衰竭的标准治疗是合理的，包括降低后负荷的治疗。降低后负荷的治疗对于二尖瓣狭窄患者没有益处，因其心室通常较小，且收缩功能正常。

在过去，人们担心成人重度主动脉瓣狭窄的后负荷降低会导致外周血管扩张而使血压急剧下降，因为只有固定的每搏量可通过狭窄的瓣膜口泵出[108-109]。然而，其他研究表明，当谨慎使用降低后负荷的治疗时，重度主动脉瓣狭窄的患者具有良好的耐受性，且可在进行病因治疗前获益[110-111]。降低后负荷最有可能的益处是当心排血量增加时，瓣叶运动程度增加，功能瓣膜面积增加[112-113]。特别是同时存在左心室功能不全时，全身血管阻力降低可使左心室收缩力改善和左心室瓣叶开口扩大而增加左心室排血量[114]。但是，随着介入/手术方法日益增多，若患者希望积极治疗，则需要在专门的瓣膜中心进行治疗。第 12 章讨论失代偿性主动脉瓣患者的急性机械介入治疗方法。这些患者的死亡率较高，对于不希望在这一疾病阶段进行积极机械治疗的患者，须谨慎考虑姑息治疗和临终关怀[115-116]。

合并心血管疾病的处理

高血压

成人心脏瓣膜疾病合并高血压很常见，65 岁以上人群的患病率近 50%，血压升高是发生主动脉瓣和二尖瓣疾病的危险因素[117-118]。许多心脏瓣膜疾病患者同时患有高血压，应根据已发表的指南进行治疗。二尖瓣疾病患者对高血压治疗具有较好的耐受性，很少由于瓣膜病变而需要调整治疗。

在主动脉瓣疾病患者的高血压治疗中，降低心室的总后负荷尤为重要，包括瓣膜病变和体循环血管阻力施加的负荷。伴有主动脉瓣反流时，治疗高血压有两个重要因素。首先，重度主动脉瓣反流的特征是脉压增大，过度治疗由总每搏量较大引起的高收缩压会导致舒张压过低。理论上，舒张期压力降低会使冠状动脉血流灌注减少。其次，减慢心率的治疗可使舒张期充盈期延长，每搏量增加，导致收缩压更高。因此，使用 β 受体阻滞剂时需要加用降低后负荷的药物治疗。

主动脉瓣狭窄时治疗高血压应遵循标准方法，从低剂量开始循序渐进地缓慢滴定至治疗剂量，避免出现低血压。应避免使用利尿剂，尤其是患有主动脉瓣狭窄的老年女性，这些患者的心室通常较小且肥厚，前负荷降低会减少前向心排血量。虽然过去人们担心全身血管扩张会导致低血压，因为随着全身阻力的减小，狭窄的瓣膜使心排血量无法代偿性增加，但 ACEI 治疗在中度主动脉瓣狭窄的成人患者中耐受性良好[119-120]。在主动脉瓣狭窄患者中，降低后负荷对于保留心室收缩功能和舒张功能具有潜在益处，但尚未被证实[121]。高血压会影响测量主动脉瓣狭窄严重程度的准确性，所以在评估瓣膜疾病严重程度之前应控制血压[122-125]。

冠状动脉疾病

根据年龄、性别和临床危险因素，冠状动脉疾病在成人心脏瓣膜疾病患者中很常见[126]。大多数接受瓣膜手术的患者需要行冠状动脉造影，如果发现严重病变，建议同时行冠状动脉旁路移植术。同样，瓣膜干预的时机会受冠状动脉疾病的存在和严重程度的影响，尤其是在无症状主动脉瓣狭窄的患者需要接受瓣膜手术时。

对于无症状的瓣膜疾病成人患者，基于危险因素评估和纠正来预防冠状动脉疾病至关重要。当出现症状，尤其是心绞痛时，很难鉴别是由冠状动脉疾病还是瓣膜病变所致[127]。静息心电图常表现为由瓣膜疾病引起的左心室肥厚和 ST 改变，当存在心脏瓣膜疾病时，运动和药物应激试验识别冠状动脉狭窄的准确性较低，因为运动持续时间受到瓣膜疾病（而不是冠状动脉疾病）的限制，冠状动脉的血流模式亦受瓣膜血流动力学的影响[128]。

可能需要通过冠状动脉造影和高分辨率冠状动脉 CT 血管造影（coronary computed tomographic angiography，CTA）获得冠状动脉的解剖图像[129]。如果考虑瓣膜和冠状动脉疾病的严重程度后，症状的原因仍然不清楚，可先选择经皮冠状动脉介入治疗。若症状缓解，则针对冠状动脉疾病的持续治疗是合理的；若症状仍持续提示病因是心脏瓣膜疾病。经皮治疗和药物治疗冠状动脉疾病的标准方法适用于成人心脏瓣膜疾病[130]。

主动脉瓣疾病

主动脉瓣功能障碍可能由主动脉根部异常引起或与其相关。在二叶式主动脉瓣的成人患者中，主动脉窦或升主动脉扩张很常见，二叶式主动脉瓣患者发生主动脉夹层的风险增加（见第 13 章）。在成人原发性主动脉异常（如马方综合征）患者中，主动脉瓣反流由主动脉扩张所致，瓣膜解剖相对正常。由于超声心动图不能准确地评估主动脉的整个长度，因此通常还需要心脏 CT 或 CMR 评估和监测主动脉扩张的位置和程度。在主动脉扩张的病例中，主动脉病变的严重程度是通过重复成像来确定外科干预时机的主要因素[131-132]。

心律失常

对于心脏瓣膜疾病和 AF 的患者，恢复和维持窦性心律对于预防心房血栓形成和保留心房参与左心室舒张期充盈至关重要。这些患者恢复和维持窦性心律的方法与无瓣膜病的患者相同，只是需要注意栓塞风险和适当抗凝的必要性（表 6.4）[38]。

在对二尖瓣疾病进行手术时，人们越来越关注同时进行的恢复窦性心律的手术，如迷宫手术[133-134]。除非血流动力学异常得到纠正，否则在严重瓣膜病变的情况下 AF 消融不太可能成功[135]。出现 AF 通常是慢性、缓慢进展的瓣膜病患者血流动力学失代

偿的首要征象。同时进行恢复窦性心律的操作（如迷宫手术）并未证明可降低血栓栓塞事件的风险，根据目前的最佳数据，这些恢复窦性心律的手术不能消除对慢性抗凝的需要[38,136-137]。

当不能维持窦性心律时，可采用标准治疗来控制心室率。心率控制对于二尖瓣狭窄的患者尤其重要，因为舒张期充盈时间缩短会导致正向心排血量减少而出现临床症状[138-139]。

即使具有窦性心律，心脏瓣膜疾病患者也需要控制心率。例如，心脏瓣膜狭窄患者妊娠时心率增加（舒张期充盈时间缩短）会导致心室充盈不足和心排血量减少。使用 β 受体阻滞剂减慢心率可改善舒张期充盈，恢复正常的心排血量[140]。另一个例子是老年主动脉瓣狭窄患者，这些患者可能因心脏传导系统钙化发生传导阻滞或病窦综合征而出现心动过缓，这进一步降低了狭窄瓣膜的总心排血量，导致心脏相关症状。

了解主动脉瓣置换术中心脏传导阻滞的风险十分重要。无论采用传统的手术方法还是微创方法，主动脉瓣置换术后 3%～7% 的患者需要植入永久起搏器[141-142]。手术规划时应考虑到术前发现的重度二尖瓣环钙化与围手术期需要植入永久起搏器（OR=2.83）和总死亡率较高相关[143]。植入起搏器后，心动过缓引起的症状可缓解，可能允许推迟主动脉瓣手术。

心脏瓣膜疾病患者因慢性主动脉瓣反流导致显著的左心室扩张或功能障碍时，猝死风险增加[144]，这可通过主动脉瓣置换术得到改善。二尖瓣脱垂也与猝死风险增加相关，但抗心律失常治疗或植入自动除颤器是这些手术的标准适应证，而不仅基于瓣膜疾病的存在[145]。

心力衰竭

主动脉瓣或二尖瓣狭窄或反流引起的心力衰竭是手术或经皮介入治疗的指征。当心脏瓣膜疾病较严重时，心力衰竭很可能是瓣膜病变的结果。例如，重度主动脉瓣反流可导致左心室扩张和收缩功能不全，及时置换瓣膜后，心室大小和功能可恢复正常。

如果瓣膜疾病为轻中度改变，且有心力衰竭的证据，应考虑由其他原因所致。中重度主动脉瓣狭窄合并中重度左心室功能不全是一个特殊的临床难点，因为很难区分是主动脉瓣狭窄导致的心室功能

不全还是心室功能差导致主动脉瓣开口受限（见第 11 章）。

如果心力衰竭不是由瓣膜功能障碍引起的，则标准的药物治疗和连续监测瓣膜疾病是合理的。主动脉瓣狭窄需要以低剂量开始治疗，缓慢滴定增加剂量，以避免由于全身血管阻力突然变化而导致的低血压。容量状态的评估应包括考虑瓣膜功能障碍对心室充盈的影响和标准参数。例如，二尖瓣狭窄时，如果中心静脉压和肺静脉压升高，左心室可能仍然存在充盈不足。

心力衰竭是导致瓣膜功能障碍的原因。例如，原发性心室扩张和功能障碍可因正常二尖瓣环-心室几何形状扭曲而引起继发性（功能性）二尖瓣反流，即使二尖瓣结构正常。区分原发性和继发性二尖瓣反流可通过评估心室和瓣膜功能障碍的相对时间进程、瓣膜解剖和其他心肌功能障碍的原因，对于继发性二尖瓣反流患者，治疗心室功能障碍可能减轻瓣膜反流的严重程度（见第 19 章）。

心脏瓣膜疾病患者的非心脏手术

大多数心脏瓣膜疾病患者能够安全地进行非心脏手术，特别是仅有轻中度瓣膜病变时[146-147]。管理接受非心脏手术的心脏瓣膜疾病患者的关键原则如下：

- 准确评估心脏瓣膜疾病的严重程度。
- 评估临床症状。
- 围手术期的血流动力学监测。
- 优化心脏的负荷状态。

大多数成人心脏瓣膜疾病患者进行非心脏手术后的不良结果是由术前未能识别的瓣膜疾病所致[148]。如果根据病史或体格检查结果怀疑有心脏瓣膜疾病，超声心动图有助于评估和诊断心脏瓣膜病的严重程度。

在无症状患者中，瓣膜反流（即使较严重）通常在非心脏手术中可以很好地耐受。然而，中重度左心瓣膜狭窄的患者风险较高，因为前负荷升高会导致肺水肿，而降低前负荷会出现心排血量下降而导致低血压。当全身血管阻力下降时，外周血管扩张的耐受性较差，不能增加心排血量。

对于无症状的瓣膜狭窄患者，通常在术前采取有创性血流动力学监测，有助于优化心脏负荷状态，并在术后容量状态发生重大变化期间持续监测

48～72 h。建议术中进行超声心动图检查并有经验丰富的心脏麻醉师参与。当左心瓣膜阻塞非常严重时，可以考虑在非心脏手术前缓解狭窄，这取决于非心脏手术的紧迫性以及是否可以采用经皮介入治疗缓解瓣膜阻塞[149]。

心脏瓣膜疾病出现临床症状是瓣膜矫正手术的指征。择期非心脏手术应尽可能推迟到瓣膜病变矫治术后。在需要进行紧急非心脏手术时，应根据血流动力学参数使用心力衰竭的标准方案处理有症状的瓣膜反流。有症状的严重左心瓣膜狭窄有时可通过有创性血流动力学监测、术中超声心动图和咨询经验丰富的心脏麻醉师来处理。但是，对于二尖瓣狭窄，如果瓣膜解剖合适且无左心房血栓，应考虑经皮瓣膜成形术。有症状的重度主动脉瓣狭窄和紧急非心脏外科手术时可考虑球囊瓣膜成形术或经皮瓣膜植入术。妊娠期心脏瓣膜疾病的处理将在第 27 章讨论。

患者教育

心脏瓣膜疾病的患者教育是坚持定期无创性监测、预防并发症和早期识别症状的关键。每位患者应了解瓣膜疾病的长期预后、潜在并发症、典型表现、序贯监测的基本原理和手术干预的适应证。适当的教育可避免患者不必要的担忧，促使其及早报告症状，从而确定最佳的手术干预时机。越来越多的患者能够积极参与决策是否干预、干预时机和干预方式[150-151]。

患者还应了解 IE 的风险和保持最佳口腔卫生的重要性，包括定期牙科护理。应针对心内膜炎的临床表现和使用抗生素前进行血液培养的重要性进行教育，使患者能够确保初级保健医生考虑到发热性疾病引起心内膜炎的可能性。人工瓣膜患者应了解需要预防心内膜炎的情况和特异性抗生素治疗方案。

长期抗凝的患者需要接受教育并获得可靠的咨询，从而了解 VKA 剂量、与其他药物的相互作用和及时评估并发症。

所有心脏瓣膜疾病患者均应评估冠状动脉疾病的危险因素，并接受降低冠状动脉危险因素的教育和适当的治疗。虽然在某些情况下患者需要改变运动习惯，但大多数心脏瓣膜疾病患者可以安全地运动。

由于心脏瓣膜疾病患者的妊娠风险可从无风

险到极高风险，故应评估风险并与患者进行讨论（见第 27 章）。风险极高的瓣膜病变患者应考虑在计划妊娠前进行手术矫治。长期抗凝的女性在妊娠期间应解决使用 VKA 抗凝还是肝素抗凝的问题。所有心脏瓣膜疾病女性患者均应仔细检查避孕的方法。

对于马方综合征等遗传性瓣膜疾病患者，医生应尽一切努力确保其家庭成员接受该病的遗传筛查。随着人们对黏液瘤样二尖瓣疾病和二叶式主动脉瓣遗传学基础的认识日益加深，进行家庭成员筛查是合适的，特别是有猝死或主动脉夹层家族史的患者。

参考文献

扫二维码见参考文献

7

心脏瓣膜疾病外科手术和介入治疗风险评估

Mohanad Hamandi, Michael J. Mack

赵 明 译 张端珍 审校

目录

要点

- 准确的风险评估是知情同意书的关键组成部分。
- 风险评分是一种预测概率，由多变量 logistic 回归模型计算得出，并用固定时间内特定治疗的数据予以校正，因此仅适用在其开发和验证时期内的特定人群和治疗。
- 美国胸外科医师学会死亡率风险预测（Society of Thoracic Surgeons' Predicted Risk of Mortality，STS-PROM）模型和欧洲心脏手术风险评估系统（European System for Cardiac Operative Risk Evaluation，EuroSCORE）是评估外科瓣膜手术

和经导管瓣膜手术患者最常用的风险预测模型。
- 进行临床决策时，须重点考虑患者机体功能受限情况或衰弱程度。
- 衰弱的指标包括步行速度、握力、血清白蛋白水平和日常生活活动。
- 外科瓣膜手术和经导管瓣膜手术前推荐进行综合风险评估。
- 风险评估包括全面的临床评估、衰弱和功能状态评估、使用风险评分等，同时还需要考虑手术是否存在特异性障碍。

　　外科手术和经导管介入治疗成人主动脉瓣狭窄的效果分析和两者的有效性对比是当前研究的热点。虽然基于尽可能少的重要危险因素制定一个针对所有心脏瓣膜疾病患者的通用风险预测模型最为可取，但现实是，已提出针对不同治疗效果的多种评估。随着校正漂移的发生，以及治疗策略、患者选择、手术方式和手术技能的不断革新，风险预测方法也必须不断更新（图 7.1）。

风险评估

目的

　　治疗结果的数据通常用于不同治疗方法或不

同器械之间的对比，建立数据库的最初目的是评估心脏外科手术的结果，主要是冠状动脉旁路移植术（coronary artery bypass grafting，CABG）。在美国，这些注册系统率先由美国医疗保健财政管理局（Health Care Financing Administration，HCFA）的行政索赔数据系统构建，HCFA 是美国医疗保险和医疗补助服务中心（Center for Medicare and Medicaid Services，CMS）的前身。数据库的目的是评估不同临床项目的结果差异，但并未考虑可能影响疗效的患者特异性因素[1-2]。为预测患者特异性对手术效果的影响，已构建了多个针对心脏手术患者的高质量临床数据库和风险模型[3-4]。

　　治疗效果受疾病严重程度、治疗有效性和治疗时机等影响，且组间比较必须说明各组危险因素患

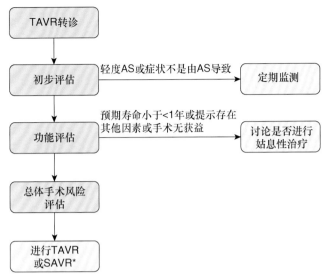

*根据美国心脏协会/美国心脏病学会（AHA/ACC）心脏瓣膜疾病管理的现行指南绘制

图 7.1　转诊进行 TAVR 患者的手术时机和手术风险评估流程。AS，主动脉瓣狭窄；AVR，主动脉瓣置换术；SAVR，外科主动脉瓣置换术；TAVR，经导管主动脉瓣置换术

病率的差异，即病例组合是否存在差异[5-9]。由于病例组合不同而导致的疗效差异可通过多种方法减小或排除，最常用的方法是严格随机化，从而平衡各种已知和未知的危险因素。然而，随机对照临床试验的结果不适用于更大的未经选择的患者群体。

利用使用协变量匹配或倾向得分匹配技巧的注册数据，比较不同治疗方法和提供者的疗效差异，以解释病例组合至关重要[10-11]。采用统计建模技术（通常使用多变量回归分析）可确定个体危险因素（即预测变量或协变量）与效果之间的关系[12]。从某个抽样人群确定每个危险因素的影响（即权重）后，就可以评估具有特定危险因素组合患者的治疗效果[13]。

风险模型的构建

风险评分是一种预测概率，由多变量 logistic 回归模型计算得出，并用固定时间内特异性治疗的数据予以校正。构建风险模型的第一要素是临床数据库尽可能完整、准确[14]，第二要素是模型需由经验丰富的统计学家构建，以确保多变量模型有价值[15]。

美国胸外科医师学会（Society of Thoracic Surgeons，STS）风险评分系统，以及纽约州[16]、退伍军人管理局[17]和北新英格兰州心血管疾病研究组[18]风险模型均采用 logistic 回归模型。其他模型（如

Parsonnet 评分[19]和 EuroSCORE[20]）使用简单的累加评分，其权重也来自 logistic 回归模型。有证据表明，logistic 回归模型的预测性能更好[21]。

构建风险模型时，研究人群通常被分为二组：开发或训练样本和验证或测试样本。在 STS 单纯心脏瓣膜疾病风险模型中，研究人群被随机分为 60% 的开发样本和 40% 的验证样本，开发样本用于识别预测变量并估计模型的系数，验证样本数据则用于模型拟合、判别和校正评估[22]。

"判别"是指模型区分两组研究人群的能力，如幸存者和非幸存者。一致性统计（即 C 指数）可计算受试者操作特征曲线下面积（area under the receiver operating characteristic curve，AUROC），其范围为 0.5～1.0。C 指数越高，判别能力越强，接近 0.5 表明模型判别能力仅为 50%，意义不大[23]。大多数心外科手术风险预测模型均要求 AUROC 为 0.75～0.80。

局限性

进行风险调整时，须考虑其重要的局限性，以确保模型校正后获得有效信息而不是误导[24]。第一，风险算法仅在特定人群中及模型开发和验证的时间段内比较准确。第二，针对某些极端人群进行风险调整将失去准确性，因为患者太少，无法建立有效的统计模型。钟形曲线的尾部即指主动脉瓣狭窄高危患者，许多模型因此而高估其风险[25-26]。第三，风险算法不能直接照搬用于模型开发之外的人群和治疗方法。也就是说，虽然外科主动脉瓣置换术（surgical aortic valve replacement，SAVR）和经导管主动脉瓣植入术（transcatheter aortic valve implantation，TAVI）均用于治疗主动脉瓣狭窄，但主动脉瓣置换术风险算法仅基于 SAVR 的结果，不能直接用于 TAVI。第四，风险算法不能对未收集或未分析的变量进行解释，原因包括：①某些因素或情况（如瓷化主动脉、肝病）的发生率太低，其影响无法评估；②该因素既往未知，尚不明确与结果是否存在因果关系，或不能准确测量或量化。衰弱的作用及其对疗效的影响便是例证。第五，所有风险预测因子均存在"无用输入等于无用输出"现象。除非构建算法的因素是基于完整而准确的数据，否则会出现不准确的预测因子。获取推论时，风险预测因子必须具有用户友好性。构建风险算法时收集的变量越多，预测越准确，但数据收集负担越重，信

息将越不完整和不准确。因此，必须在纳入所有可能存在因果关系的危险因素和用户友好性之间取得平衡，后者要求尽量减少信息收集负担，以保证信息收集完整而准确，且确保临床决策时常规使用模型工具。例如，主动脉瓣狭窄的一个风险算法 ACEF 评分仅使用了 3 个危险因素（即年龄、血清肌酐水平和射血分数）便能提供合理的预测[27]。

临床应用

对接受医疗操作的患者进行风险分析有多重目的[28]。首先，可对个体患者的结果进行预测，使患者和护理人员掌握更多信息，在决策前能权衡特殊医疗操作的可行性与风险。其次，手术患者常存在合并症，不同程度地增加手术风险，对手术结果造成负面影响。对不同治疗方法和护理人员进行比较时，风险调整通过对不同患者群体危险因素的差异而对疗效进行平衡分析（即比较有效性）。这种校正使得疗效评估更为公平，可进行同类比较是临床疗效数据库的优势，而官方数据库的风险调整能力有限。

风险调整使得在比较不同医院、不同治疗方法的安全性和有效性时能进行更有意义的分析（表 7.1）。例如，可对不同中心的两种标准操作（如 CABG 与经皮冠状动脉介入治疗）或一种新手术与一种标准手术（如 TAVI 和 SAVR）进行比较。美国公开报告的外科手术结果均已进行风险调整，是一个基于已知危险因素的实际观察结果与预期结果的比值。该方法创建了一个专有名词：实际观察 / 预期结果比值（O/E），将实际观察的病死率以倍数形式表示，O/E<1 表示疗效优于预期，O/E>1 表示由于患者的合并症和危险因素，疗效差于预期。如果不考虑可能对疗效产生负面影响的患者特异性因素而进行风险调整，疗效比较也将毫无意义。

结果预测

风险预测最早期和最常见的用途是评估单纯 CABG 的早期死亡率。由于该手术非常常见且结果会公之于众，因此在不同 CABG 手术的外科中心之间进行比较，风险预测便成为常态。STS 将早期死亡定义为，发生于院内或出院后 30 天内的死亡，以及院内任何时间发生的死亡，而其他风险预测模型仅将住院期间的死亡定义为早期死亡，导致 10%～40%

的早期死亡被漏报。报告住院死亡率的优点是更易收集数据，且更加准确，但缺点是术后很可能死亡的重症患者常在术后 30 天内予以出院，转入急危重症或专业护理中心进行长期治疗，因此这类死亡未计算在内。2012 年 EuroSCORE II 疗效分析报告显示，住院死亡率约 4%，但若纳入 30 天内的死亡数据，则死亡率增加约 0.6%（相对增加 15%），如进一步纳入 90 天内的死亡数据，则死亡率将升高约 0.9%[29]。因此，在比较各种风险预测因子时，确保每个模型中的参数定义完全相同非常重要。

心脏手术早期死亡率的风险预测模型现已扩展至其他手术，单纯 CABG（C 指数=0.78）风险预测也适用于单纯 SAVR、单纯二尖瓣修复术或置换术、CABG 联合主动脉瓣替换术、CABG 联合二尖瓣修复或置换术等。根据美国数据库参与单位上传的 1005 个心脏手术项目的最新数据，STS 成人心脏数据库制定的每个最新版本对不同危险因素权重进行了重新校正。

Rankin 等[30] 发表了联合瓣膜手术风险预测模型，包括主动脉瓣和二尖瓣联合手术，二尖瓣、三尖瓣和主动脉瓣联合手术，以及二尖瓣和三尖瓣联合手术等，判别能力在可接受范围内（C 指数=0.711～0.727）[30]。除早期死亡率外，STS 风险预测算法还预测了单纯 CABG 的长期生存率，其 1 年、3 年、5 年和 10 年生存率的 AUROC 值与 30 天生存率相似（C 指数=0.794）[31]。

SAVR 术后死亡率和主要并发症发生率的综合评分已发表[32]。STS 主动脉瓣置换术的综合评分完全根据结果制定，包括风险标准化死亡率和风险标准化全或无并发症发生率（即胸骨感染、再次手术、卒中、肾衰竭或需延长机械通气时间等）。STS 在线风险评估可计算 SAVR 术后主要并发症的发生率和死亡率[33]。

外科主动脉瓣置换术的风险评估

针对不同人群和不同时期，目前已至少构建了 12 种预测 SAVR 结果的风险算法，其中使用最为广泛的是 Logistic EuroSCORE 和 STS-PROM[28,34-35]。

Logistic EuroSCORE

Logistic EuroSCORE 作为一种附加评分（即 Additive EuroSCORE）于 1995 年被开发，后演变为

表 7.1　结合临床数据、STS 风险评估、衰弱、主要器官系统功能障碍和手术特异性障碍进行的风险评估步骤

第一步：初步评估		
瓣膜相关症状和严重程度	症状 主动脉瓣狭窄严重程度	强度、敏度 超声心动图和其他影像学
基线临床数据	心脏病史 体格检查和实验室检查结果 胸部X线检查 牙科评估 过敏史 社会支持	心脏手术史 常规血液检测、肺功能检查 手术入路对心脏的其他影响 经导管主动脉置换术前接受牙科治疗 对比剂、乳胶、药物 康复、转运、出院后治疗计划
主要心血管合并症	冠状动脉疾病 左心室收缩功能不全 其他瓣膜疾病 肺动脉高压 主动脉疾病 胸部或血管入路	冠状动脉造影 左心室射血分数 重度二尖瓣反流或狭窄 评估肺动脉压 瓷化主动脉（CT） 既往心脏开胸手术后禁止再次开胸（CT） 胸部塌陷 周围血管疾病
主要非心血管合并症	恶性肿瘤 胃肠道疾病和肝病、出血 肾病 肺部疾病 神经系统疾病	静止期或活动期、预期寿命 肠易激综合征、肝硬化、静脉曲张、胃肠道出血（能否服用抗血小板药物/抗凝药物） 估算的肾小球滤过率<30 ml/（min·1.73 m²）或需要透析 需要吸氧、第一秒用力呼气量（FEV_1）<50%或肺一氧化碳弥散功能<50%预计值 运动障碍、痴呆
第二步：功能评估		
衰弱或残疾	衰弱评估 营养风险/状态	步速（<0.5 m/s或<0.83 m/s伴残疾/认知障碍） 衰弱（评估是否衰弱） 营养风险状况（体重指数<21 kg/m²，白蛋白<3.5 mg/dl，过去1年体重下降>5 kg或微型营养评价≤11）
生理功能	躯体功能与运动耐量 自理能力	6 min步行距离<50 m或不能行走 有一项以上活动需要依赖他人
认知功能	认知障碍 抑郁症 既往卒中致残	简易精神状态检查<24或痴呆 抑郁病史或抑郁筛查阳性
治疗无效	预期寿命 获益滞后时间	预期寿命<1年 2年生存率获益<25%
第三步：总体手术风险		
风险类别	低风险	STS-PROM<4% 无衰弱 无合并症 无手术特异性障碍
	中风险	STS-PROM为4%～8% 或轻度衰弱 或1个主要器官系统功能受损且术后不能改善 或可能存在手术特异性障碍
	高风险	STS-PROM>8% 或中重度衰弱 或≥2个主要器官系统受损且术后不能改善 或可能存在手术特异性障碍
	禁忌	1年时STS-PROM>50% 或≥3个主要器官系统受损且术后不能改善 或重度衰弱 或存在严重手术特异性障碍

Data from Otto CM, Kumbhani DJ, Alexander KP, et al. 2017 ACC expert consensus decision pathway for transcatheter aortic valve replacement in the management of adults with aortic stenosis: a report of the American College of Cardiology Task Force on Clinical Expert Consensus Documents. J Am Coll Cardiol 2017;69:1313-1346.

Logistic 回归模型。模型数据来源于 8 个欧洲国家数据集，包括接受各种心脏手术的 1.5 万患者。该模型确认了 12 个可用于早期死亡率预测的协变量。Logistic EuroSCORE 的优点在于用户友好性，仅需 18 个数据字段即可进行计算。缺点是不太适用于美国，该算法基于近 20 年前的相对小样本的数据，且均为外国人群。这些因素使得该风险模型是否适用于目前接受 SAVR 的患者（尤其是美国患者）仍有待商榷。研究表明，Logistic EuroSCORE 模型在评估高危手术患者时常会高估其实际风险[25-26]。这是由于纳入的高危患者太少，导致无法准确分析，且均为早期手术人群数据。为克服这些缺点，现已将 Logistic EuroSCORE 更新为 EuroSCORE Ⅱ[36]（表 7.2）。

更新后的风险预测因子来源于 2010 年 43 个国家的超过 2.2 万例手术患者，包括所有心脏手术，共有 18 个协变量可预测主动脉瓣外科手术死亡率。EuroSCORE Ⅱ 的准确性是否有所提高仍有争议。Grant 等[37]汇集了同期多个机构的数据发现，EuroSCORE Ⅱ 在英国的总体表现良好，是可以接受的当代通用心脏外科手术风险模型，但是，该模型对单纯 CABG、最高风险和最低风险患者的校正较差。研究人员建议定期对 EuroSCORE Ⅱ 进行重新验证，以识别校正漂移或与临床矛盾，这也是临床预测模型的常见问题。

Chalmers 等[38]将该模型应用于 5500 例的患者队列后发现，总体而言 EuroSCORE Ⅱ 的校正优于 EuroSCORE，判别能力总体占优，C 指数为 0.79（旧模型 C 指数＝0.77），且对二尖瓣和冠状动脉外科手术的判别能力最强，C 指数分别为 0.87 和 0.79，而对单纯主动脉瓣置换术的判别能力最弱（C 指数＝0.69），仅略优于旧模型（0.67）[38]。另一项研究也发现 EuroSCORE Ⅱ 的表现优于原模型[39]（表 7.1）。

STS-PROM 风险模型

整体而言，STS-PROM 模型的预测结果与临床的相关性良好。该模型于 2002—2006 年由美国开发，数据源于 67 000 例仅行单纯主动脉瓣置换术的患者[22]。模型确定了 24 个预测死亡率的协变量。至少有两组病例研究显示，STS-PROM 预测早期死亡率的能力优于 Logistic EuroSCORE，尤其是对于接受主动脉瓣替换术的高危患者[40-41]。但是，STS-PROM 模型仍有低估风险的趋势。

STS-PROM 已从 2.61 版更新至 2.73 版，更新版本纳入了多个既往没有收集的潜在危险因素，如辐射暴露史、肝病和利用步速评估的衰弱等。与所有风险算法一样，校正漂移将随原始数据集的过时而发生，当患者量足够多时，即需要更新算法，获得具有更多新的预测因子的新版本。虽然已构建了多种其他风险预测模型，但并未广泛应用[42-46]。

经导管主动脉置换术的风险评估

最初开发主动脉瓣狭窄患者的预测模型是为了外科手术。随着 TAVI 的问世，这些风险算法的应用已偏离其开发的初衷[47]（表 7.3）。由于别无他选，该模型在当时也是合理的。然而，使用外科手术风险模型可能会在无意中夸大 TAVI 的价值，因为人们发现，采用外科手术预测模型后，TAVI 术后早期实际死亡率低于预期，尤其是使用 Logistic EuroSCORE。导致外科风险模型预测 TAVI 结果不准确的原因之一是使用风险模型评估 TAVI 结果的患者风险极高，而开发外科手术风险预测模型时纳入的高风险患者很少，因此无法对此类患者的风险进行判别。外科手术风险模型没有考虑可能在外科手术和 TAVI 风险中发挥重要作用的因素，如严重主动脉钙化或瓷化、胸部放疗史、肝病和衰弱等。由于当时没有收集这些数据或因发生率太低而无法将其准确纳入风险模型，因此原始模型没有考虑这些因素。许多研究证实，Logistic EuroSCORE 对 CABG 和主动脉瓣置换术患者的预测并不准确[36,48-55]，TAVI 患

表 7.2 Logistic EuroSCORE、STS-PROM 和 EuroSCORE Ⅱ 风险模型比较			
特征	Logistic EuroSCORE	STS-PROM	EuroSCORE Ⅱ
人群分析年份	1995 年	2002—2006 年	2010 年 5 月—2010 年 7 月
地区	欧洲（8 个国家）	美国	全球 43 个国家
手术量	14 799	67 292	22 381
手术类型	所有心脏手术	仅主动脉瓣手术	所有心脏手术
主动脉瓣手术死亡率的协变量数目	12	24	18

表 7.3　TAVI 专用风险模型比较

项目	德国主动脉瓣评分	FRANCE 2	TAVI2-SCORe	OBSERVANT	CoreValve美国评分	STS/ACC TVT
瓣膜类型	TAVI SAPIEN（5%） SAVR（95%）	CoreValve（67%） SAPIEN（33%）	CoreValve（2%） SAPIEN（98%）	CoreValve（52%） SAPIEN（48%）	CoreValve	CoreValve、SAPIEN
患者人数	11 794	3833	511	1878	3687	20 586
C指数	0.81	0.67	0.72	0.73	30天为0.75 1年为0.79	0.67
TAVI死亡率的协变量数目	15	9	8	7	30天和1年死亡率的协变量均为4个	9
死亡率定义	院内	院内和30天	1年	30天	30天 1年	院内
地区	德国	法国	法国和荷兰	意大利	美国	美国
人群分析年份	2008 年	2010—2011 年	2007—2012 年	2010—2012 年	2010—2014 年	2011—2014 年

者人群则更甚。

德国主动脉瓣评分

为帮助解决目前针对接受 TAVI 和 SAVR 的成人患者的风险预测模型的不足，德国主动脉瓣登记处（German Aortic Valve Registry，GARY）小组开发了德国主动脉瓣评分[56]。基于 2008 年德国 11 794 例接受 SAVR 或 TAVI 的患者数据，Kötting 等[55]采用多变量 logistic 回归分析发现了 15 个影响住院死亡率的危险因素，其中最重要的风险预测因子是年龄、体重指数、肾病、急症状态和左心室功能。该风险模型的判别能力很高，AUROC 达 0.808。

德国主动脉瓣评分是第一个针对 TAVI 或 SAVR 患者开发且具有一定准确性的风险预测模型。该评分的一个局限性在于 TAVI 发展迅速，基于 2008 年患者数据的预测模型可能已经不适用于当前的治疗方案。第二，TAVI 患者仅占研究人群的 5.1%（573/11 147 例），这降低了对 TAVI 风险预测的效度。在参与建模的 81 个机构中，仅 25 个开展 TAVI，限制了该评分的通用性。第三，该评分仅被开发用于医院间比较，因此只能预测德国医院的总体结果，并不能在不同手术方式、不同手术径路和不同手术器材之间的差异进行判别分析。

不幸的是，德国主动脉瓣风险评分不能确定对个体而言 SAVR 和 TAVI 哪种手术方式更优。不同的手术方式可能需要采用不同的危险因素构建不同的风险特征。例如，相比于 TAVI，衰弱对 SAVR 结果的影响更大。实施 TAVI 时，操作路径不同，风险也

可能不同，严重肺部疾病可能是影响经心尖部入路的手术结果的重要因素，而经股动脉入路则不然。

德国主动脉瓣评分的另一个局限性是该风险模型在构建时存在方法学问题。大多数风险模型在开发时仅使用研究人群的一部分（通常为 50%～60%）以构建加权风险模型，其余则用于验证。由于 TAVI 的手术量较少，该研究省略了内部验证过程，因此需要使用其他人群进行外部验证。此外，该模型基于住院死亡率，死亡率显著低于 STS 模型，因为后者采用 30 天死亡率。

FRANCE 2 风险模型

FRANCE 2 风险模型是由 FRANCE 2（French Aortic National CoreValve and Edwards 2）研究组开发[57]TAVI 专用的风险评分，其基于 2010 年 1 月 1 日—2011 年 12 月 31 日共 3833 例接受 TAVI 的患者。研究人群随机被分为两组，2552 例用于开发，1281 例用于验证。FRANCE 2 发现了 8 个患者因素和 1 个手术因素与全因住院死亡率或 30 天死亡率有关。然而，开发组和验证组的 C 指数仅分别为 0.67 和 0.59，使得与其他已构建的风险模型相比，FRANCE 2 的价值有限。

TAVI2-SCORe 评分

TAVI2-SCORe（Transcatheter Aortic Valve Replacement-System for Cardiac Operative Risk Evaluation II）评分的开发基于 2007—2012 年荷兰和意大利两大中心的共 511 例接受 TAVI 的患者[58]，该

评分使用 8 个患者相关因素预测其 1 年死亡率。该衍生模型的 C 指数为 0.715，而在同一人群中 EuroSCORE- Ⅰ 模型的 C 指数仅为 0.609，Euro-SCORE- Ⅱ 为 0.633，STS-PROM 为 0.50。在该人群中，TI1-SCORe 模型的表现远优于其他风险模型，但该模型中 98% 的患者使用 Edwards SAPIEN 球囊扩张瓣膜，仅 2% 使用 CoreValve 自膨式瓣膜，使其预测自膨式瓣膜手术风险的能力受限，这已被一项单中心研究证实[59]。

OBSERVANT 风险模型

OBSERVANT 风险模型数据源于 OBSERVANT（Observational Study of Appropriateness, Efficacy, and Effectiveness of AVR-TAVI Procedures for the Treatment of Severe Symptomatic Aortic Stenosis）中的 TAVI 队列[60]。该评分基于 2010—2012 年 1256 例意大利手术患者，并用 622 例接受 TAVI 的患者予以验证，发现 7 个变量对 30 天死亡率具有预测价值，其中肾功能不全（肾小球滤过率＜45 ml/min）是 30 天死亡率的最强预测因子。该模型在开发和验证数据集中均具有良好的判别能力（C 指数分别为 0.73 和 0.71）。然而，内部验证和患者样本量小可能降低其准确性。多项独立研究显示，与其他风险模型相比，OBSERVANT 风险模型的预测能力并不占优[59,61]。

CoreValve 美国风险评分

CoreValve 是另一个 TAVI 专用的风险预测模型，用于预测极高风险和高风险患者 TAVI 术后 30 天和 1 年死亡率，数据来源于 CoreValve 美国关键性研究和后续注册资料[62]。该评分纳入 2482 例和 1205 例患者分别进行开发和验证，其独特之处在于添加了衰弱和残疾评估。该模型认为，年龄＞85 岁、需要家庭氧疗、生活起居需要辅助工具和白蛋白水平＜3.3 g/dl 等对术后 30 天死亡率有显著预测价值，而 1 年死亡率的预测因子包括需要家庭氧疗、白蛋白水平＜3.3 g/dl、STS-PROM 评分＞7% 和 Charlson 合并症指数评分较高等。

CoreValve 美国风险评分强调，应将衰弱纳入当前的风险模型，以预测早期和晚期死亡率。CoreValve 风险模型的局限性在于仅纳入接受 TAVI 的患者，95% 置信区间（CI）较宽，将 TAVI 扩展到包括低风险患者可能会进一步限制该风险模型的适用性。

STS/ACC TVT 风险模型

STS/ACC TVT 风险模型完全基于 2011—2014 年 STS/ 美国心脏病学会（American College of Cardiology，ACC）经导管瓣膜治疗（Transcatheter Valve Therapy registry，TVT）注册数据而开发[63]。该评分通过 13 718 例患者开发，以 6868 例后续手术患者进行验证，其优势在于纳入了美国上市的所有瓣膜，用 9 个变量来预测住院死亡率。虽然验证时 C 指数达 0.66，显示该模型优于 STS-PROM、EuroSCORE 和 FRANCE 2 等模型，但研究人员同时也强调，即使该模型可提供有关手术死亡率的有用信息，但在制订决策时不能仅依靠该模型确定哪位患者适于 TAVI。此外，该模型不能预测院外长期死亡率，且衰弱指数和生活质量指标并未纳入模型中。

纳入 2013—2015 年 946 例行 TAVI 的德国患者的队列研究显示，TVT 风险模型预测住院死亡率与德国患者队列具有相似的 C 指数[64]。STS-PROM 和 TVT 评分在预测 30 天死亡率方面性能相似，但优于德国主动脉瓣评分、EuroSCORE Ⅰ 和 EuroSCORE Ⅱ 模型。

Pilgrim 等[65] 对 2011—2016 年 3491 例接受 TAVI 的瑞士患者进行队列研究发现，TVT 风险模型对住院死亡率和 30 天死亡率具有中等判别能力，C 指数分别为 0.66 和 0.67。与 STS-PROM 评分相比，TVT 风险模型在住院死亡率和 30 天死亡率方面的校正有所改善。

Codner 等[66] 纳入 2014—2016 年 1068 例接受 TAVI 的美国患者的队列研究发现，TVT 风险模型对住院死亡率具有较高的判别能力（C 指数＝0.74，95%CI 0.59～0.88），但在预测住院死亡率和 30 天死亡率方面与 STS-PROM 和 EuroSCORE Ⅱ 无明显差异。

STS/ACC TVT 注册系统拟将衰弱评估作为危险因素之一，构建一个 30 天死亡率风险预测模型。其他正在构建的模型包括从 6 万多例 TAVI 患者数据库中分别开发术后 30 天卒中、死亡率和出现主要并发症的风险预测模型。还有研究者正在开发 1 年死亡率预测模型和存活患者 1 年生活质量改善程度自评结果预测模型。由于目前有关 TAVI 的试验除死亡率外还纳入其他结果指标，因此可以预见，最终构建的风险模型可对包括死亡率、卒中和生活质量功能分级在内的综合结果进行预测。

衰弱和手术评估

尽管越来越多人意识到机体功能降低（即衰弱）对短期和长期临床结果均具有重要影响，但目前心脏瓣膜疾病风险预测模型均未将衰弱作为危险因素纳入（表 7.4）。评估心血管疾病患者衰弱程度最常用的方法是 5 m 步行试验，但也有人提出其他评估方法[67-68]。

Green 等[69]开发了衰弱综合评分，纳入指标包括步速、握力、血清白蛋白水平和日常生活活动等。与非衰弱患者相比，高评分者的 1 年死亡率升高 3 倍（表 7.5）。Hermiller 等[62]发现，需要家庭氧疗、需要生活辅助工具、血清白蛋白水平<3.3 g/dl、6 个月内有跌倒史和年龄>85 岁是 30 天死亡率的预测因子[62,70]。此外，有研究者建议纳入新的衰弱指标，如肌肉减少、胸主动脉钙化和心理健康等，从而进行全面的风险分层[70]。

除衰弱外，手术特异性障碍也会影响人们最终决定是否行 SAVR、TAVI 和姑息治疗。例如，诸多因素可导致外科手术风险增加，如瓷化主动脉、胸部放疗史，以及手术时损伤冠状动脉旁路移植术患者的桥血管等[71-76]。

术后或住院期间卒中仍然是 TAVI 重要的并发症之一。Thourani 等[77]利用 TVT 注册系统的 97 600 例患者资料开发了评估住院期间卒中风险的预测模型。这为 TAVR 后患者住院期间卒中发生率预测和危险因素评估创建了一个基准。

表 7.4	当前风险评分未纳入的危险因素
手术变量	胸部放疗
	既往行冠状动脉旁路移植术且桥血管开放
	瓷化主动脉
基础疾病	肝病
	衰弱
	营养状况
	身体虚弱

表 7.5	衰弱的评估工具			
	衰弱指数 （0~7项）[73]	基本衰弱工具集 （0~5项）[74]	"Fried量表" （0~5项）[75]	Rockwood 临床衰弱评分（Clinical Frailty Scale, CFS） （多项量表，≥7项）[76]
评估工具	定时起床并进行测试 简易精神状态检查 微型营养评价 日常生活活动能力 术前6个月内步行200 m或爬楼梯的频次下降	不用手辅助站立5次的时间 简易精神状态检查 血红蛋白 血清白蛋白 微型营养评价	5 m步行试验 惯用手握力（取3次试验平均值） 6个月内非刻意减肥体重下降≥2 kg 回答SF-12调查问卷（5类评分表）中的问题6	基于日常生活中活动、不活动、体力衰竭和残疾4个等级，对累积健康赤字进行半定量评估

综合评估

- 对拟行 SAVR 或 TVAI 的患者，推荐采用综合评估方法进行风险评估。
- 风险评估应包括全面的临床评估、衰弱和功能状态检测、使用风险评分，同时考虑手术特异性障碍。

参考文献

扫二维码见参考文献

8

主动脉瓣的影像学

Rebecca T. Hahn, João L. Cavalcante

王　斌　译　朱鲜阳　审校

目录

要点

- 超声心动图是评估主动脉瓣形态、病因和功能障碍严重程度的主要方法。

- 除症状外，应用超声心动图对左心室大小及收缩功能进行定量评估，是对成人心脏瓣膜疾病做出临床决策的重要依据。

- 主动脉瓣狭窄程度的评估指标包括主动脉瓣的血流峰值速度、平均压力阶差和连续方程获得的瓣膜面积。还应考虑多普勒速度指数，尤其是在超声心动图声窗较差时。

- 主动脉瓣反流的评估指标包括缩流颈宽度、连续多普勒血流速度信号和存在反向主动脉血流。在部分病例中，推荐计算反流容积和反流口面积。

- 与主动脉瓣膜疾病相关的主动脉扩张可通过超声心动图诊断，但需要进行门控主动脉 CT 血管造影横断面成像和心脏磁共振检查（CMR）以全面评估。

- 当超声心动图不能诊断或症状与超声心动图结果有差异时，CT 和 CMR 可用于明确主动脉瓣疾病的病因和严重程度。

- 经食管超声心动图的主要适应证包括观察主动脉瓣膜形态、量化瓣膜功能和评估主动脉根部形态。当门控主动脉 CT 血管造影不能作为经导管主动脉瓣植入术（TAVI）术前评估的最优方法时，三维（3D）经食管超声心动图评估主动脉瓣环是有效的替代方法。

主动脉瓣解剖影像

多种影像技术被用于评估主动脉瓣和主动脉根部的形态和功能。超声心动图是主要的影像学方法之一，因其操作简便、可移动，且较高的空间分辨率可通过二维（2D）或 3D 模式实时准确评估心脏结构及血流，并获得心室和瓣膜功能的相关数据[1-2]。CT 和 CMR 可为主动脉瓣疾病提供重要的补充信息。各种影像学检查的优缺点将在下文中阐述。

主动脉瓣和主动脉根部的正常解剖

了解主动脉瓣膜和主动脉根部解剖对解释这些结构的影像学成像至关重要。主动脉瓣复合体包括左心室流出道（LVOT）、主动脉瓣叶和主动脉根部至窦管交界部（图 8.1）[3]。了解正常或先天性异常的主动脉瓣复合体结构特点应从其早期发育开始[4]。在发育早期，流出道心肌包绕主动脉根部，随着主动脉瓣膜和主动脉窦的发育而逐渐退化。由于包绕的心肌组织退化，心包腔不再与左心室腔直接连续，这是在主动脉根部心包壁层和脏层形成反折的原因。二尖瓣-主动脉瓣幕部分是由于这个区域心肌的退化而形成二尖瓣和主动脉根部之间的纤维连接。

主动脉瓣叶为半月形结构，由主动脉窦支撑[5]。每个半月形瓣叶以弧形弯曲的形式附着于主动脉壁上，其基底部位于左心室与主动脉连接处下方，远端附着于窦管交界部[6]。沿瓣叶的附着区进行追踪

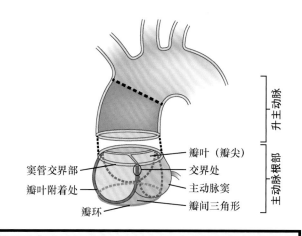

图 8.1　主动脉根部结构的术语。主动脉瓣复合体由主动脉瓣（仅瓣叶）和主动脉根部组成。主动脉根部由主动脉窦、瓣间三角形、窦管交界部、瓣叶附着处、瓣叶和瓣环组成（From Sievers HH, Hemmer W, Beyersdorf F, et al. The everyday used nomenclature of the aortic root components: the tower of Babel. Eur J Cardio-Thorac Surg 2012;41:478-482.）

图注内方框文字：
主动脉瓣：仅有3个瓣叶
主动脉根部：所有组成部分（主动脉窦、瓣间三角形、窦管交界部、瓣叶附着处、瓣叶、瓣环）

图中标注：
升主动脉
主动脉根部
窦管交界部
瓣叶附着处
瓣环
瓣叶（瓣尖）
交界处
主动脉窦
瓣间三角形

可见主动脉瓣的 3D 空间结构形似皇冠[7]。窦管交界部是瓣叶远端的附着区域，对瓣叶功能有重要意义，窦管交界部扩张将导致主动脉瓣对合不良和反流。每个瓣叶的体部从瓣叶附着区延伸至瓣叶游离缘，瓣叶游离缘的重叠对合确保了瓣膜的正常功能，但随着年龄的增长，瓣叶的长度、位置发生变化可能造成瓣叶之间的空隙增大而引起反流。瓣叶近端和远端附着区域分别受左心室和主动脉血流动力学和解剖学的影响。

3 个瓣叶的对合处不超过主动脉根部高度的 1/2[4]。心室与主动脉瓣叶铰链线之间的三角形是以真正的心室与主动脉窦管交界部为基础，或二尖瓣 - 主动脉瓣幕平面的基底处。三角形顶端位于窦管交界部水平，从主动脉根部的心室面可以很容易地看到瓣间三角形，但从主动脉侧不能看到。室间隔膜部位于右冠窦和无冠窦之间的右侧瓣间三角形下方，瓣叶间交错的三角形构成左心室和心脏外空间的分界线。横窦或其组织平面将主动脉根部与肺动脉瓣下肌性漏斗部分开。

主动脉瓣叶位于主动脉窦上，左冠窦通常最小，右冠窦稍大，无冠窦最大[8]。较大的主动脉窦承受更大的压力和张力，更易出现钙化、扩张或动脉瘤样改变。无冠窦被称为非毗邻窦，因其不同于右冠窦和左冠窦，不与肺动脉根部毗邻。

最大的瓣间三角形位于无冠瓣和左冠瓣之间（左冠瓣和右冠瓣之间的三角形最小）。右冠窦和左冠窦下方均有肌组织支撑，而无冠窦下方仅有纤维组织。此纤维组织由中央纤维体（希氏束从中穿过）、二尖瓣-主动脉幕（与二尖瓣前叶连接）和左侧纤维三角形构成。主动脉根部形态随心动周期发生变化，开始时为圆锥形，然后变成圆柱形，最后呈倒圆锥形。这种改变源于瓣间纤维三角形的形态改变。

正常主动脉瓣解剖的超声心动图

根据指南[1]，经胸超声心动图（TTE）是一种推荐的诊断性影像学检查，可用于主动脉瓣疾病的初步评估，包括明确诊断、寻找病因、确定严重程度、评估血流动力学、预后及干预时机。

可通过多个标准 2D TTE 成像平面获得主动脉瓣和主动脉根部影像，包括胸骨旁长轴切面、胸骨旁短轴切面、心尖五腔心切面和三腔心切面、剑突下切面（图 8.2）。当 TTE 成像质量不佳时，可行经食管超声心动图（TEE）或 CMR。标准的 TEE 主动脉瓣成像切面包括食管中段短轴切面、食管中段长轴切面、经胃长轴切面和经胃深部五腔心切面（图 8.3）[9]。

超声心动图显示的主动脉瓣环是一个虚拟的解剖结构。瓣环平面由半月形瓣叶的最低点确定，但没有其他的解剖或组织学定义[7]。瓣环周长的 1/2 以上由瓣间三角形的底部构成。在心室射血期间，瓣环可扩大 1/6，收缩中期时瓣环最大、最圆，舒张末期最小、呈椭圆形[10-13]。

利用 2D TTE 精准且可重复的测量虚拟瓣环的直径并不可行。原因有两点，第一，三叶式主动脉瓣的任何一端瓣叶铰链点在一分为二的长轴切面上都不会在另一端成像铰链点，而是扇形瓣叶之间成像纤维组织区域；第二，主动脉瓣环通常不对称且呈椭圆形，瓣环直径在冠状面最大而在矢状面最小[12,14-15]。准确测量应将长轴切面恰好平分瓣环或 LVOT 的最大直径，同时使用同步双平面成像（3D 矩阵探头功能）有助于确定这些测量的最佳位置[16-18]。

多项 3D 超声心动图研究提高了人们对主动脉瓣复合体结构的认识，包括 LVOT 和主动脉瓣环[10,12,14,19-22]、主动脉根部[23-24]和主动脉瓣叶[25-26]。美国超声心动图学会发布了有关标准 3D 超声心动图

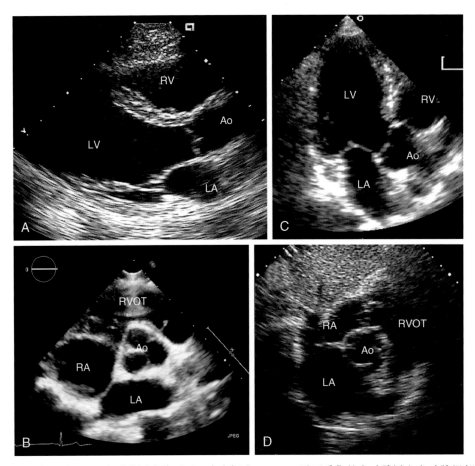

图 8.2　标准经胸超声心动图（TTE）主动脉瓣成像平面。多个标准 2D TTE 平面采集的主动脉瓣和主动脉根部图像，包括胸骨旁长轴（A）和胸骨旁短轴切面（B）、心尖五腔心和三腔心切面（C）、剑下切面（D）。当 TTE 图像质量不理想时，可考虑进行 TEE。Ao，主动脉；LA，左心房；LV，左心室；RA，右心房；RV，右心室；RVOT，右心室流出道

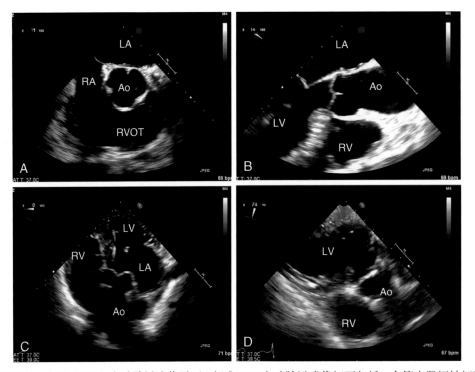

图 8.3　标准经食管超声心动图（TEE）主动脉瓣成像平面。标准 TEE 主动脉瓣成像切面包括：食管中段短轴切面（旋转角度为 25°～45°）（A）。食管中段长轴切面（旋转角度为 120°～140°）（B）。经胃深部五腔心切面（旋转角度为 0～20°）（C）。经胃长轴切面（旋转角度为 120°～140°）（D）。Ao，主动脉；LA，左心房；LV，左心室；RA，右心房；RV，右心室；RVOT，右心室流出道

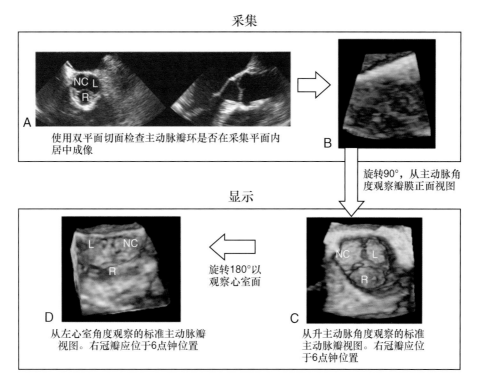

图 8.4　标准 3D 采集和显示主动脉瓣的建议。美国超声心动图学会指南对主动脉瓣 3D 采集和显示提出的标准建议。A. 双平面同时成像的采集视图。B. 从食管中段视图获取的放大容积。C-D. 旋转该容积以显示瓣膜的主动脉视图（C）或 心室视图（D）。L，左冠瓣；NC，无冠瓣；R，右冠瓣（From Hahn RT, Abraham T, Adams MS, et al. Guidelines for performing a comprehensive transesophageal echocardiographic examination: recommendations from the American Society of Echocardiography and the Society of Cardiovascular Anesthesiologists. J Am Soc Echocardiogr 2013;26:921-964.）

采集和显示主动脉瓣图像的指南（图 8.4）[17]。获得优化的 2D 超声图像后，可使用窄角或宽角（由实施者决定）成像模式来优化 3D 图像，检查主动脉瓣和主动脉根部的解剖特征。3D TTE 可经彩色或非彩色胸骨旁长轴（即窄角采集和放大采集）获得图像。3D TEE 体积可用彩色或非彩色（即放大采集或全容积采集）在食管中段 60°短轴切面与 120°长轴切面上获得。

采集后，当以正面视图显示时，无论是主动脉切面还是 LVOT 切面，主动脉右冠瓣均位于最下方。彩色多普勒 3D TEE 可检测收缩期开始时的血流情况。

正常主动脉瓣的横断面成像

通常不推荐正常主动脉瓣患者进行横断面成像，除非超声图像不清晰或症状与超声心动图结果不符。门控 CT 血管造影（CTA）或 CMR 能提供无视觉误差的主动脉瓣形态和功能特征，但 CTA 需要静脉注射对比剂、低剂量辐射和控制心率。CMR 无辐射，且不需要注射对比剂或控制心率，但不能很好地显

示钙化。两种成像方法均能很好地显示和量化主动脉疾病，在某些情况下甚至无明显主动脉瓣病变时也可以看到（图 8.5）。

先天性主动脉瓣解剖结构异常

二叶式主动脉瓣（bicuspid aortic valve，BAV）是最常见的先天性主动脉瓣异常，发生率可达 2%[27]。除主动脉瓣形态异常［可促进早期退化（即狭窄或反流）］外，BAV 患者还可能出现其他伴随情况，如累及主动脉根部或胸主动脉的主动脉疾病、主动脉缩窄[28]。尽管存在主动脉疾病，但与其他结缔组织病患者相比，BAV 患者发生主动脉夹层的风险较小[27,29]。

BAV 通常有单一的对合缝，通过两个解剖明确的瓣间三角形延伸至两端的窦管交界部。单叶式主动脉瓣仅有一条对合缝，起自窦管交界部延伸至瓣膜开口的中心，在无冠瓣和左冠瓣之间形成明确的瓣间三角形。

超声心动图评估主动脉瓣形态需要从主动脉短

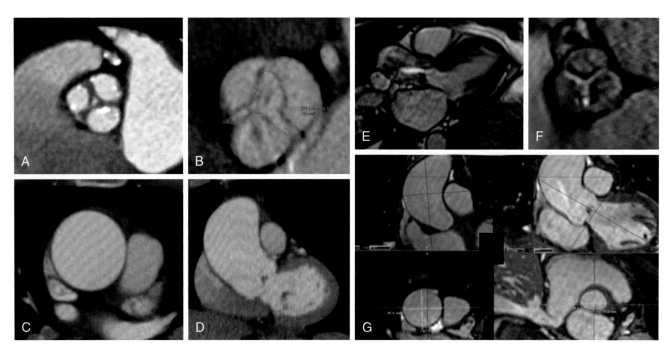

图 8.5　CT 和 CMR 显示的主动脉瓣和主动脉病理改变。主动脉瓣及其相关病变可通过 CT 和 CMR 成像显示。A. 主动脉瓣反流患者舒张期主动脉瓣的 CT 短轴重组图像。B. 用于平面测量解剖学主动脉瓣口面积的主动脉瓣尖部 CT 短轴图像。C-D. 短轴切面（C）和长轴切面（D）显示二叶式主动脉瓣患者升主动脉扩张。E-F. 长轴切面（E）和短轴切面（F）显示重度主动脉瓣狭窄的 CMR 图像。G. 无对比剂的 3D CMR 数据集可对主动脉病变和主动脉瓣环进行多平面重复测量

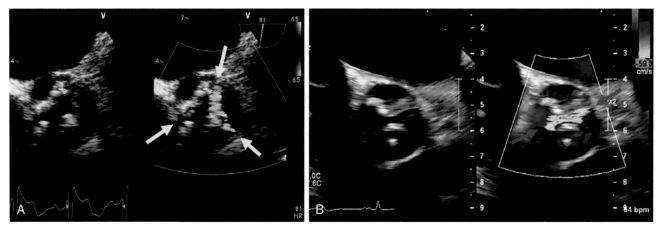

图 8.6　超声心动图诊断二叶式主动脉瓣狭窄。主动脉瓣收缩期短轴切面（SAX）的彩色多普勒图像有助于区分主动脉瓣重度狭窄伴瓣叶活动度降低时的二叶式主动脉瓣和三叶式主动脉瓣。A. 三叶式主动脉瓣的短轴切面，未见交界处融合，3 个交界处可见彩色血流（黄色箭头）。B. 二叶式主动脉瓣及单一交界处，其延伸至两端的窦管交界部（红色箭头）

轴切面获取图像。在舒张期很难识别融合的功能瓣叶间缝隙，在收缩期的短轴切面能区分瓣叶重合区和融合区。

对于无严重 BAV 钙化的患者，高质量 TTE 图像的诊断敏感性和特异性分别超过 70% 和 90%[30-31]。但是，超声心动图不能确诊的情况仍占 10%～15%[29]。尤其在瓣叶钙化时，收缩期彩色多普勒超声有助于区分无融合且活动度差的三叶式主动脉瓣和已融合的 BAV（图 8.6）。TEE 和 3D 模式显著提高了 BAV 的诊断和症状分型准确度[32-35]。

既往曾使用多种 BAV 分型法，多数基于瓣叶融合和融合嵴的方向和数量[36-38]。这些方法中部分将无融合嵴的主动脉瓣定义为单纯 BAV 或 0 型 BAV[38]。一种分型方法将 BAV 分为两种类型，即

左右冠瓣融合型（BAV-AP）和右冠瓣或左冠瓣与无冠瓣融合型（BAV-RL）[39]。这两种表型已在动物研究中得到证实，这些研究确定不同胚胎结构的发育缺陷[40]。

瓣膜形态对 BAV 患者的风险分层具有重要价值[39,41-42]。Kang 等进行的一项纳入 167 例患者的小样本研究表明，中重度主动脉瓣狭窄在 BAV-RL 型中比 BAV-AP 型更多见（66.2% vs. 46.2%；P=0.01），而中重度主动脉瓣反流在 BAV-AP 型中比 BAV-RL 型更多见（32.3% vs. 6.8%；P<0.0001）。BAV 与升主动脉扩张的相关性已得到证实[43-45]。部分学者认为主动脉异常与瓣叶病变无关[43,45]，只有原发性主动脉瓣异常才可能与主动脉疾病相关。

为了全面评估 BAV 的形态和功能，除其他相关情况外，均须进行门控 CTA 或 CMR 的横断面成像[1,46]。表 8.1 概括了各种横断面成像方法的优点和缺点。

虽然 TTE 足以筛查患者，但需要横断面成像来明确监测和主动脉干预的时机。由于其良好的空间分辨率和具备 3D 重建功能，门控 CTA 或 CMR 被认为是最佳的影像学诊断方法。为了获得准确的测量，必须使用双斜面重建的多平面重组进行充分的后处理[47]。BAV 的干预时机和预后将在第 11 章阐述。

利用先进的四维（4D）血流 CMR 成像技术的研究表明，血流动力学因素（如偏心血流模式下的局部壁应力）是造成主动脉扩张的因素[48-51]。

主动脉瓣狭窄的严重程度

主动脉瓣狭窄的程度通过症状、瓣膜血流动力学，以及瓣膜梗阻对左心室结构和功能的影响等衡量。超声心动图仍是首要的检查手段，用以诊断、分型、评估血流动力学和初步评估胸主动脉（表8.2）。随着评估心脏瓣膜疾病变得更为复杂，CTA 和 CMR 已成为评估主动脉瓣狭窄的非常重要的辅助检查手段。

表 8.1	评估心脏瓣膜疾病的不同成像方法的优点及局限性	
成像方法	优点	局限性
超声心动图	易于操作和便携 包括经胸超声心动图和经食管超声心动图 不使用静脉含碘对比剂 无辐射 良好的时间分辨率 良好的空间分辨率 可提供功能和血流动力学信息 自动化后处理工具已在研发	广泛应用需要充分的培训和技术技能 3D 和瓣环评估可能需要更多技巧 经食管超声心动图为半有创性，通常需要镇静 超声物理的局限性（如声学阴影、远场成像）可能会影响结果 横向分辨率×帧速率的问题
CT	良好的空间分辨率（获取解剖学信息和结构信息的金标准） 无创、快速 综合血管评估 易于操作/熟练 自动化后处理工具可用于全面的血管评估	需要多次使用含碘对比剂（慢性肾功能不全患者风险增加） 辐射剂量有所改善，但四维（功能性）CT 的辐射剂量较高 时间分辨率较差（双源 CT 更好） 心率快/心律失常患者的次优选择 不便携 钙质、瓣膜支架、心内电极导线和其他情况下可能会出现伪影
CMR	良好的时间和空间分辨率 对身体习惯的影响最小 评估心室容积、质量和射血分数的金标准（不需要使用对比剂） 瓣膜反流显示良好 心肌组织特征显示良好 无辐射、无创 可在不静脉注射钆的情况下评估解剖学 血管评估 血流动力学信息	空间分辨率低于 CT 和 3D 经食管超声心动图（厚切片） 时间分辨率低于超声心动图 全面采集图像和解读结果需要接受充分培训 检查时间更长（CMR 期间可自由呼吸） 幽闭恐惧症 与某些心内装置和心脏再同步化治疗不兼容；人工瓣膜衰败与患者不匹配的病例 快速和不规则心律失常可能出现量化不准确（除非有较新的脉冲序列） 不能很好地显示钙化 可能低估峰值流速

表 8.2　评估主动脉瓣狭窄严重程度的标准

	轻度	中度	重度
瓣膜解剖学			
		二叶式或三叶式主动脉瓣轻中度钙化，伴收缩期运动减少；风湿性瓣膜改变与交界处融合	重度瓣叶钙化或先天性狭窄伴瓣叶开放严重减少
定量参数（流量依赖性）			
峰值流速	<3 m/s	3～4 m/s	>4 m/s
平均压力阶差	<20 mmHg	20～40 mmHg	>40 mmHg
定量参数（非流量依赖性）			
多普勒流速指数	>0.5	0.25～0.5	<0.25
主动脉瓣口面积（AVA）	>1.5 cm²	1.0～1.5 cm²	<1.0 cm²
AVA指数	>0.85 cm²/m²	0.6～0.85 cm²/m²	≤0.6 cm²/m²

Data from Baumgartner H, Hung J, Bermejo J, et al. Recommendations on the echocardiographic assessment of aortic valve stenosis: a focused update from the European Association of Cardiovascular Imaging and the American Society of Echocardiography. Eur Heart J Cardiovasc Imaging 2017;18:254-275.

超声心动图

根据指南，当出现不能解释的收缩期杂音、单一第二心音、BAV 病史或症状可能由主动脉瓣狭窄引起时，应行 TTE[1-2]。主动脉瓣面积（aortic valve area，AVA）的评估包括直视法、平面测量法和多普勒评估。多普勒超声心动图评估可分为流量依赖性测量和非流量依赖性测量。流量依赖性测量是利用通过狭窄瓣膜的连续多普勒参数（包括射流速度、峰值压力阶差和平均压力阶差）进行评估[52-55]。非流量依赖性测量包括应用连续方程测算 AVA[52-55]、无量纲指数或速度-时间积分（velocity-time integral，VTI）比值[56]。

直视法或平面测量法

超声心动图评估主动脉瓣狭窄严重程度时，不应低估直接观察到的瓣膜钙化位置与严重程度（瓣尖、瓣叶连合部或主动脉窦）和瓣叶活动度。

直接平面测量狭窄的主动脉开口面积的有效性已被证实[57-60]。Okura 等[61]通过比较收缩早期瓣口开放最大的短轴切面测量瓣叶内侧边缘，与 TEE 上的相似测量以及通过连续方程和 Gorlin 公式测得的面积，评估了 2D TTE AVA 平面测量的可靠性。三

者结果的相关性很高（r 分别为 0.98、0.9 和 0.89），估计值的标准误差很低（分别为 0.04 cm²、0.09 cm² 和 0.10 cm²）。多项研究显示，3D 平面测量的 AVA 大于 2D 测量值[58-62]，但 3D 测量值与连续方程计算值的平均差值较小[58]。

在临床实践中，受限于扫描窗口及主动脉瓣口开放的清晰程度，通过 2D TTE 进行直接 2D 平面测量并不总是可行的。收缩期主动脉瓣环明显向上移动，使操作者很难看清瓣尖平面。在这种情况下，双平面显示瓣尖的短轴水平或通过 3D 多平面重建进行直接平面测量可有所帮助。

流速和压力阶差

最大跨瓣血流速度（V_{max}）可通过连续多普勒测量，是评估主动脉瓣狭窄的重要指标。自然病程研究显示，主动脉瓣狭窄患者的预后取决于跨主动脉峰值血流速度，超过 4 m/s 后，患者的预后逐渐变差[63-65]。流速变化是预测预后的另一个重要参数。Rosenhek 等[64]发现中重度主动脉瓣狭窄患者的主动脉血流速度每年增加 ≥0.3 m/s，2 年内 79% 的患者接受手术或死亡。

跨瓣压力阶差（ΔP）与 V_{max}、近端血流速度（V_{prox}）、血液密度（ρ）有关。根据伯努利（Bernoulli）方程，包括势能向动能转换的术语（即对流加速度）、局部加速度效应和黏度（v）影响：

$$\Delta P = 1/2 \rho (V_{max^2} - V_{prox^2}) + \rho (dv/dt) dx + R(v)$$

其中 dv/dt 代表流速的变化率；dx 代表在血流方向上单位距离流速的变化；R 代表血流和开口黏度丢失的常数。

在临床实践中，局部血流加速度和黏度丢失可被忽略，1/2 ρ 被转换为压力（mmHg）和速度（m/s），即

$$\Delta P = 4 (V_{max^2} - V_{prox^2})$$

当近端流速低至 1.5 m/s 且主动脉瓣射流速度较高时（$V_{prox^2} \ll V_{max^2}$）时，方程可进一步简化为校正后的伯努利方程，即

$$\Delta P = 4 (V_{max^2})$$

校正的伯努利方程在有些情况下不适用，如严重贫血、动态 LVOT 梗阻或伴随的主动脉瓣下狭窄等，此时不能假设近端血流速度可以忽略不计。

最大瞬时跨主动脉瓣压力阶差可由最大跨瓣流速计算得出，而平均压力阶差由收缩期平均瞬时压力阶差计算。平均压力阶差 ≥40 mmHg 被认为是重

度主动脉瓣狭窄，对应的峰值流速为 4 m/s。大样本研究显示，AVA 临界值为 1.0 cm² 对应的平均压力阶差为 30~35 mmHg[66]。

低估 V_{max} 和压力阶差常发生在连续多普勒超声探头方向与血流方向不平行时。由于主动脉根部天然的不对称性，右冠瓣和无冠瓣承受的压力最大，易出现更严重的钙化，尤其是无冠瓣[67]。老年患者多发生主动脉根部成锐角而使钙化不均匀，并与前向的主动脉射流有关，在非心尖切面上成像更加清晰（图 8.7）[68-69]。研究显示，V_{max} 在右侧胸骨旁切面最易测得（50%），其次为心尖切面（39%）[68]。

经胸骨旁长轴切面测量左心室流出道与主动脉

根部成锐角的老年患者多伴有室间隔基底部肥厚，从右侧胸骨旁切面获得的 V_{max} 比从心尖切面获得的频率更高（65% vs. 19%）。经非心尖切面未获取 V_{max} 可能导致 8%~15% 的主动脉瓣狭窄患者被错误分级。因此，必须进行多窗口多普勒评估。为了获取最佳的超声探查角度，通常使用专用的小型双晶体连续多普勒超声探头。

导致 V_{max} 错误测量的其他原因包括误判血流信号（如将二尖瓣反流信号误认为是主动脉瓣狭窄）、呼吸运动和测量误差。由于流速和压力阶差取决于血流，多种生理状态可导致低流速 / 低压力阶差的重度主动脉瓣狭窄，如心动过速[70]、心动过缓[71]、高

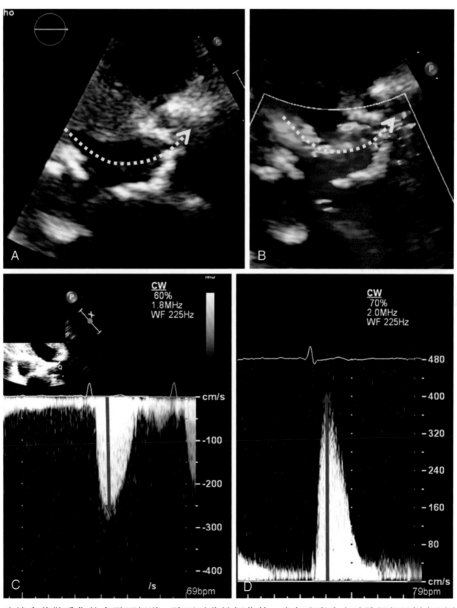

图 8.7　连续多普勒采集的多平面频谱。除不对称性钙化外，老年患者中主动脉根部呈锐角更为普遍（A），且伴有前向射流（B）。C. 连续多普勒可捕获到来自非心尖部切面（而不是心尖部切面）的最大流速。D. 飞利浦频谱多普勒超声探头采集的最大流速

血压[72-74]、心室腔小[75]、严重舒张功能不全、重度二尖瓣或三尖瓣疾病、肺动脉高压、左心室或右心室功能不全[76]。

连续方程计算瓣膜面积

非流量依赖性测量 AVA 是应用连续方程[52-55]和多普勒指数获得。连续方程是基于质量守恒定律，即通过任意连续管状结构的血流量是恒定的。每次心脏射血时，经过 LVOT 的每搏量与经过主动脉瓣的每搏量相同（图 8.8）。由于经过主动脉瓣的每搏量等于横截面积（cross-sectional area，CSA）和速度–时间积分（VTI）的乘积，经过 LVOT 的每搏量（SV_{LVOT}）的计算公式为：

$$SV_{LVOT}=CSA_{LVOT}\times VTI_{LVOT}$$

CSA_{LVOT} 即 LVOT 的横截面积（cm^2），VTI_{LVOT} 为脉冲多普勒测量 LVOT 的每搏量距离（cm）。$CSA_{LVOT}=\pi(D/2)^2$，D 为 LVOT 的直径。同理，$SV_{主动脉瓣}$也可通过类似方法计算：

$$SV_{主动脉瓣}=AVA\times VTI_{主动脉瓣}$$

其中 AVA 的单位为 cm^2，$VTI_{主动脉瓣}$为连续多普勒测量的经过主动脉瓣的每搏量距离（cm）。由于 $SV_{LVOT}=SV_{主动脉瓣}$，计算 AVA 的连续方程为：

$$AVA=(CSA_{LVOT}\times VTI_{LVOT})/VTI_{主动脉瓣}$$

由于个体所需的心输出量取决于机体体积，AVA 与体表面积（body surface area，BSA）的比值是衡量严重程度的另一重要指标。肥胖患者不需要与非肥胖患者有相同的心输出量，美国超声心动图学会报告[77]，对于身高<135 cm、BSA<1.5 m^2 或体重指数（body mass index，BMI）<22 kg/m^2 的患者，使用 AVA BSA/≥0.6 cm^2/m^2 定义重度主动脉瓣狭窄尤为重要。

在计算 AVA 时，最有可能出现误差的是收缩期 LVOT 直径的测量，因为连续方程假设 LVOT 的横截面是圆形，并使用单一直径的平方来计算 LVOT 的

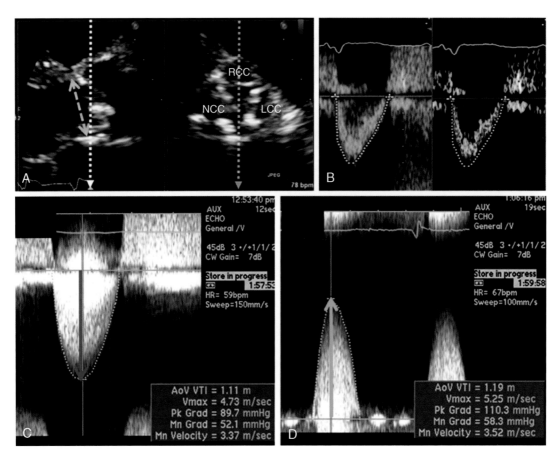

图 8.8 通过连续方程计算主动脉瓣面积。左心室流出道（LVOT）双平面同时成像（A）显示右冠瓣（RCC）和左冠瓣（LCC）与无冠瓣（NCC）之间的瓣叶间三角区，可测量收缩期 LVOT 的最大直径。量化每搏量时，测量 LVOT 处脉冲波血流的模态流速，同时避免测量最高的速度频谱（B），而是测量最频繁采样的流速（B，第二拍，红点）。必须对经主动脉瓣的峰值流速成像，该患者不是从心尖切面（C），而是从右侧胸骨旁切面（D）

面积。利用 2D TTE 在峰值收缩期测量 LVOT 直径，此时椭圆形的 LVOT 更圆[78]。

测量 LVOT 还有两个重要的注意事项。首先，虽然现行的超声心动图指南建议在主动脉瓣环以下 5~10 mm 测量 LVOT 的直径，这更接近于脉冲取样容积的位置，但与 2D TTE 和心导管检查的比较研究表明，使用主动脉瓣环以下测量的 LVOT 直径计算得出的 AVA 小于心导管检查测得的 AVA[78-79]。使用在主动脉瓣环水平测量的 LVOT 直径计算的 AVA 更准确[79-81]，部分原因是 LVOT 在瓣环顶端更接近椭圆形[78]。其次，正确的长轴切面应将主动脉的最大直径一分为二，并同时使用同步多平面对短轴和长轴的切面进行成像，以确保正确的成像平面（图8.9）。右冠瓣铰链点在前面成像，瓣间纤维三角形在后面成像。通过适当的增益和处理调整，在胸骨旁长轴切面上使用放大冻结图像于收缩早期至中期，内缘到内缘测量 LVOT 直径，从二尖瓣前叶附着处连接至后室间隔前缘构成虚拟环，在后瓣间三角形与二尖瓣前叶相接。由于瓣间三角形内的虚拟瓣环平面没有解剖学标记，正确测量瓣环直径应通过假设虚拟环近似垂直于主动脉长轴。窦内瓣叶附着的扇形线钙化（界定瓣间三角形的边界）不应被误认为是主动脉瓣的铰链点。

虽然超声心动图指南建议用单一直径测量的 LVOT 计算 AVA[77]，但利用实时 3D（real-time 3D，RT3D）方法测量瓣口和 LVOT 面积的准确性已被证明且具有可重复性[59,82-83]，与 CTA 相比更具优势[84-85]。研究表明，LVOT 呈椭圆形[82,86-87]，2D 图像测得的长轴（矢状面）直径可能低估了实际的 LVOT 直径。与 CTA 相比，2D 超声可能会低估 LVOT 的面积，从而低估 AVA[88-89]。

比较标准 2D 线性测量和 3D 平面测量 LVOT 面积的研究显示，使用 2D TTE 或 TEE 低估心输出量[90]或 AVA 的比例达 10%~23%[21-22]。但其他研究表明，与 CMR 成像或 3D 超声心动图相比，CTA 会高估 LVOT 的面积[91]。Clavel 等[92]对 CTA 和多普勒超声心动图进行面对面比较时发现，与超声心动图相比，通过 CTA 计算 AVA 与跨瓣压力阶差、与 AVA 一致渐变流速或死亡率预测的相关性没有改善[92]。

超额死亡率的阈值因成像方式不同而存在差异：使用超声心动图方法时的阈值为 AVA≤1.0 cm²，使用 CTA 方法时为 AVA≤1.2 cm²。传统 2D 测量 LVOT 计算 AVA 的方法有很强的结果数据支持[92-93]。LVOT 应在收缩期中产生最大直径（不包括异位钙化）的最清晰图像中测量，位于或非常接近主动脉瓣环水平和任何间隔隆起的远端[94]。

在 LVOT 测量数据不可靠的情况下，仅使用连续方程的多普勒测量能更准确地评估 AVA 狭窄的严重程度，且主动脉瓣事件（定义为主动脉瓣置换、主动脉瓣狭窄引起的充血性心力衰竭或死于心血管病因）相关[95]。Wiggers 在几十年前报道[96]，当导管被限制在其正常面积的 1/3 时，就会出现严重的血流阻塞，这一原理反映在多普勒指数中，多普勒指数的定义为 $VTI_{LVOT}/VTI_{主动脉瓣}$ 比值或 V_{LVOT}/V_{max} 比值。正常瓣膜面积的多普勒指数略<1，<0.25 时表示重度狭窄[80]。该指数具有很高的可重复性，可简化对主动脉瓣狭窄严重程度的评估，并可使患者体型正常化，因其代表每个患者的实际瓣膜面积与预期瓣膜面积的比值。

另一个最常见的误差是未能正确定位脉冲多普勒采样容积和测量 LVOT 血流的模式速度（图8.10）。由于狭窄口近端的血流加速，现行指南建议将脉冲容积取样置于湍流区域的顶端。VTI 应通过模态速度测量，模态速度是频谱形状中最频繁采样的。追踪 VTI_{LVOT} 时，应降低增益，以便只观察到最密集的频谱轮廓。

根据美国心脏病学会（American College of Cardiology，ACC）的指南，重度主动脉狭窄的瓣膜面积≤1.0 cm²，但该临界值是通过 Gorlin 公式计算得出，且代表解剖瓣膜面积。多普勒超声心动图测量的经主动脉瓣射流的缩流颈通常小于解剖瓣膜区域。尽管如此，许多研究表明，连续方程计算出的瓣膜面积≤1.0 cm² 可以预测患者结果，且仍然是诊断和治疗的可靠工具[92-93]。

反映狭窄严重程度的其他超声心动图指标

另一个 AVA 的指标代表与瓣膜和升主动脉相关的机械能量损失，能量损失指数（energy loss index，ELI）的计算公式为：$ELI = [AVA \times A_A/A_A - AVA]/BSA$，其中 A_A 代表升主动脉直径[97]。与瓣膜面积相似，ELI 的流量依赖性比压力阶差或峰值流速小，且考虑了压力恢复，大致相当于导管测量的 AVA[77]。使用 ELI，SEAS（Simvastatin Ezetimibe in AS）试验的一项子研究中将 47.5% 的患者由重度主动脉瓣狭窄重新分类为非重度[98]。能量损失在小主动脉

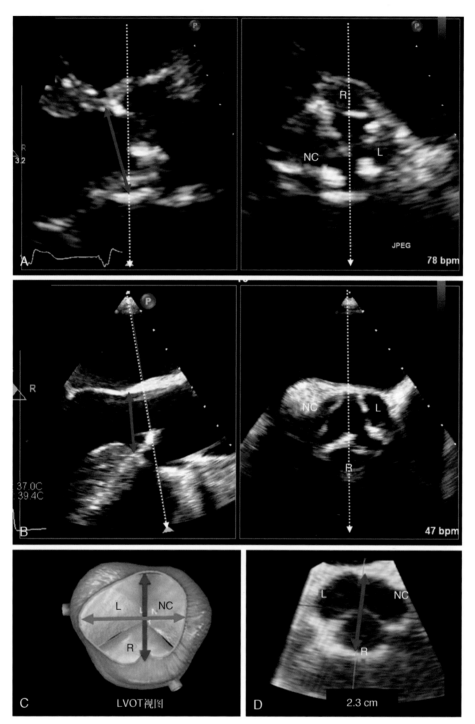

图 8.9 优化左心室流出道（LVOT）直径的测量。若要准确测量 LVOT 直径，正确的长轴切面应将主动脉最大直径一分为二。同时多平面 TTE（A）、同时多平面 TEE（B）、动画图像（C）和 3D 剪裁图像（D）中，右冠瓣中部（R）在前方，纤维瓣叶间三角区［在左冠瓣（L）和无冠瓣（NC）之间］在后方。该矢状面尺寸（红色箭头）表示椭圆环的两个正交尺寸中较短的一个。冠状面（C，蓝线）通常尺寸最长（C and D from Hahn RT, Abraham T, Adams MS, et al. Guidelines for performing a comprehensive transesophageal echocardiographic examination: recommendations from the American Society of Echocardiography and the Society of Cardiovascular Anesthesiologists. J Am Soc Echocardiogr 2013;26:921-964.）

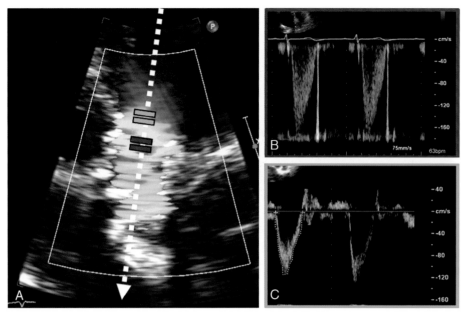

图 8.10　优化左心室流出道（LVOT）流速-时间积分（VTI）的测量。误差的来源之一是 LVOT 的 VTI 的测量。A. 彩色多普勒五腔心切面显示在瓣膜附近有明显的血流加速（黄色低混叠流）。在瓣环水平放置的容积样本（A，红色双线）导致频谱增宽（B）和高估每搏量。放置在湍流附近的容积样本（A，绿色双线）导致模态流度剖面（C）且频谱几乎无增宽

（<30 mm）中最为明显。ELI≤0.5~0.6 cm²/m² 符合重度主动脉瓣狭窄[98-99]。但在临床实践中，该测量指标尚未被广泛采用。升主动脉的其他测量和必要的计算进一步增加了复杂性和不精确性，因此导致该参数的变化。

心导管检查

用于评估血流动力学的心脏导管检查不常规用于诊断主动脉瓣疾病，但在症状、AVA 和压力阶差不匹配时仍有助于诊断。根据 ACC 指南[1]，心导管检查仅在超声心动图评估不充分或临床和超声心动图数据不一致的情况下用于评估主动脉瓣狭窄的严重程度。虽然导管逆行穿过狭窄和病变的主动脉瓣的风险很小，但一项前瞻性随机研究发现，在疑诊主动脉瓣狭窄并接受心脏导管检查的患者中，3% 出现严重的神经系统事件，22% 的患者经磁共振成像（magnetic resonance imaging，MRI）证实出现急性脑栓塞事件[100]。尽管如此，当无创性检查结果不确定，或无创性检查结果与体格检查结果在心脏瓣膜疾病的严重程度上存在差异时，心导管检查对有症状的患者仍然有用。心导管检查可使用 3 个指标评估主动脉瓣狭窄的严重程度：跨瓣压力阶差、心输出量和与两者有关的公式（即 Gorlin 公式）。

已有多种方法可以测量跨主动脉瓣的压力阶差[101]。不推荐使用单导管回撤技术，因为心动周期的长度存在自发性变化，特别是在房性或室性心律失常的情况下，会导致心室和主动脉压力测量时发生显著的搏动变化。不能同时使用左心室压力和股动脉压力，因为大血管狭窄或周围血管远端压力放大可能会高估或低估真实的主动脉瓣压力阶差。评估主动脉瓣压力阶差的最佳技术是使用双腔单一导管（即 Langston 猪尾导管）同时记录左心室和升主动脉的压力（图 8.11）。

左心室和主动脉的压力阶差可通过 3 种有创性指标来描述：①最大压力阶差；②峰值间压力阶差；③平均压力阶差。最大压力阶差代表收缩期左心室和主动脉之间可以测量到的最大压差值，对应于超声心动图测量的最大瞬时压力阶差。最大压力阶差出现在心室射血早期，在左心室压力峰值之前。

峰值间压力阶差是指左心室峰值压力和主动脉峰值压力的差值。由于这些最大压力不是同时出现，因此该指标没有真正的生理学意义。

平均压力阶差代表左心室-主动脉压力曲线下的面积，与超声心动图测量的平均压力阶差有很好的相关性[102-103]。建议使用平均主动脉瓣压力阶差，这是整个收缩期射血的综合压力阶差，也是反映梗阻

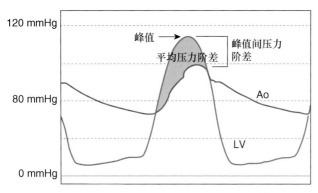

图 8.11 主动脉压力阶差的血流动力学测量。评估主动脉瓣压力阶差的最佳方法是同时记录左心室（LV）和升主动脉（Ao）压力。左心室和主动脉之间的压力阶差可用 3 种有创性指标表示：①峰值瞬时压力阶差（即最大值）；②峰值间压力阶差；③平均压力阶差

严重程度的最佳指标。

由于压力阶差依赖于血流，因此心输出量对于准确评估主动脉瓣狭窄的严重程度至关重要。Fick 原理是确定心输出量的金标准，即心输出量是氧耗量除以动脉和静脉血氧含量的差值。直接测量氧耗量常被标准表中的假设值所取代，但这些假设值在确定心输出量时会导致高达 40% 的误差[101]。目前大多数实验室使用基于指示剂稀释法的热稀释法检测心输出量。虽然在正常窦性心律的正常或高心输出量患者中通常准确，但该方法在有心内分流、低心输出量状态、明显三尖瓣反流或心律不齐的患者中的检测不准确。

超声心动图使用流量方程计算 AVA 的公式为：

$$AVA（cm^2）=流量（cm^3/s）\div 流速（cm/s）$$

多普勒超声可直接测量瓣膜流速，而在心导管实验室中，流速是利用跨瓣膜压力阶差根据托里拆利（Torricelli）定律推算：

$$流速=\sqrt{2g\Delta p}$$

其中 g 是重力加速度，Δp 是压力阶差。重力加速度将 mmHg（压力单位）转换为血流通过瓣口的力。

计算 AVA 的 Gorlin 公式使用两个经验常数[104]。瓣口收缩系数（C_C）证明通过瓣口的血液倾向于从中间流过，因此生理学瓣口比物理学瓣口小。速度系数（C_V）表示并非所有压力阶差都能转换为流量，因为部分流速因瓣膜内的摩擦而损失：

$$AVA=CO/（SEP\times HR44.3\times\sqrt{MG}）$$

其中 CO 为心输出量，SEP 为收缩期射血期，HR 为心率，MG 为平均压力阶差。

Gorlin 公式有很大的局限性，因为这些系数从来没有被确定过，而且被假设为 1，这在理论上是不可能的。尽管如此，仍然是通过心导管检查评估主动脉瓣狭窄严重程度的方法之一。简化的 Hakki 方程[105]（即主动脉瓣面积等于心输出量除以跨主动脉瓣压力阶差的平方根）与正式 Gorlin 方程具有较高的相关性。用峰值压力阶差代替简化公式中的平均压力阶差时相关性不变。

心导管检查和超声心动图测量的压力阶差可能存在差异。心导管检查测量的左心室峰值压力至主动脉峰值压力阶差不是直接测量，因为这些峰值压力不同时出现。超声心动图测量的峰值速度对应于峰值瞬时压力阶差[103,106]。通过心导管检查测量的峰值瞬时压力阶差对应于超声心动图测量的多普勒峰值压力阶差。

在下游压力恢复的情况下，心导管检查和超声心动图测量的压力阶差也会存在差异[107-109]。当血液穿过狭窄的瓣口时，射流束在瓣口外继续缩小，被称为缩流颈。缩流颈处射流束的流速最高，这可以通过多普勒超声心动图测量。由于能量守恒，超出缩流颈的射流束动能必须转化为势能或压力。主动脉内的这种下游压力恢复可通过心导管测量，导致测量值低于多普勒测量的压力阶差。

与超声心动图评估狭窄程度的指标相似，利用心导管检查对狭窄程度进行分级应综合多个指标，如瓣膜压力阶差、AVA 计算、压力曲线（即在固定性瓣膜梗阻时，主动脉压力上升速度减慢和延迟）以及心室收缩状态。

门控 CTA

CTA 已成为评估主动脉瓣狭窄患者主动脉瓣复合体的宝贵工具[10,110]，是经导管主动脉瓣治疗前必不可少的影像学检查[111]。

主动脉瓣钙化对预后的重要性早已得到公认[64,112]，主动脉瓣钙化负荷的 CTA 指标［阿加斯顿单位（Agatston units，AU）］可直接用度量标准来确定结果[113-115]。CTA 可通过平面测量法[110]（图 8.5B）和量化主动脉瓣钙化[116]（图 8.12）协助确定疾病的严重程度。在低流量主动脉瓣狭窄患者中，钙化的严重程度有助于区分真性和假性重度主动脉瓣狭窄[116-118]。目前已制定出性别特异性标准，女性的临界值为 ≥1275 AU，男性为 ≥2065 AU；主动脉瓣钙化面积的体表指数，女性为 ≥637 AU/m²，男性

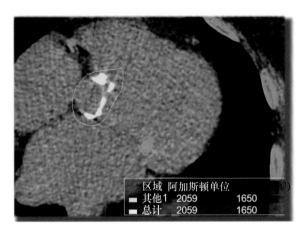

- **如何获得和测量主动脉瓣钙化评分**
  - 与冠状动脉钙化评分的方法相同
  - 无对比剂，前瞻性门控CT(通常在舒张期)
  - 轴向扫描，断层切片厚度2.5~3 mm
  - 在所有相邻断层切面中圈出主动脉瓣钙化
  - 注意不要包括累及窦管交界部、左心室、二尖瓣环或冠状动脉的钙化
  - 以阿加斯顿单位(辐射密度+容积)表示

区域	阿加斯顿单位	
■ 其他1	2059	1650
■ 总计	2059	1650

图 8.12　主动脉瓣钙化评分的 CT 采集和测量。主动脉瓣钙化评分提供了反映主动脉瓣狭窄严重程度的非流量依赖性指标。本例是一位 74 岁重度主动脉瓣钙化女性患者，其钙化评分显示患有重度主动脉瓣狭窄。LVOT，左心室流出道

为 1067 AU/m²；主动脉瓣钙化密度（主动脉瓣钙化与瓣环面积的指数），女性为≥292 AU/cm²，男性为≥476 AU/cm²[116]。

这些重度主动脉瓣狭窄的阈值已在一项大型多中心注册研究中得到验证，该研究纳入 8 个国际中心的 900 多例患者。通过不同的 CT 扫描仪用相同的方法进行非对比、前瞻性门控 CT 采集，重度主动脉瓣狭窄的定义标准与 Clavel 等建立的数值几乎相同（女性：1377 AU；男性：2062 AU）。主动脉瓣钙化预测预后（即死亡或需要主动脉瓣置换）的能力优于超声心动图参数[119]。

仔细排除延伸至主动脉瓣环和（或）二尖瓣-主动脉瓣幕的主动脉瓣钙化是必要的，多平面重建比轴位成像更能证实。综上所述，这种不依赖血流量的方法在判断主动脉瓣狭窄严重程度和指导经导管主动脉瓣替换术中的决策方面显示出其可重复性和极大的临床适用性（第 12 章）。

CMR 成像

虽然超声心动图仍是评估主动脉瓣形态和功能的一线检查[2,120]，但在许多情况下（表 8.1），特别是图像质量不佳、症状与 AVA 或压力阶差不一致、需要识别和量化主动脉瓣狭窄中的心肌重构和纤维化时，CMR 成像很有帮助。

除提供整体和局部双心室重构的全面评估外，CMR 还可用于量化舒张末期和收缩末期的左心室和右心室容积，通过圆盘求和法（Simpson 法）来确定心室每搏量和射血分数，并准确地量化左心室质

量[121]。

CMR 可评估主动脉根部和主动脉瓣形态，确认主动脉瓣狭窄的位置（如瓣膜或瓣下）和严重程度。主动脉瓣狭窄的严重程度可通过具有稳态自由进动序列的典型电影成像对瓣口进行平面测量来确定。采集图像时，获得两个正交电影切面（如三腔心切面和冠状面）非常重要，然后从 LVOT 经过窦管交界部在主动脉瓣平面切割出连续的 6 mm 切片（间隙为 0 mm）叠加，使用十字线导航仪，操作员可确定与主动脉瓣尖相交的确切平面（图 8.13）[122-124]，并利用相位对比速度成像测量每搏量、峰值流速、峰值压力阶差和主动脉反流量[124-125]。

对于主动脉瓣峰值射流速度和压力阶差的量化，可采用平面相位对比速度成像，通常行屏气采集。该方法使用移动质子（vs. 静态质子）的旋转自旋相位漂移，移动幅度与流速成正比。可通过经平面（即瓣膜短轴视图）或平面内（即瓣膜或射流束的长轴视图）测量流速。后者可以直观地显示狭窄部位，测量射流速度。

CMR 在测量主动脉瓣峰值压力阶差和流速方面有明显的局限性。第一，CMR 与超声心动图不同，多普勒超声心动图可自由旋转最佳角度与主动脉瓣射流速度平行，而 CMR 成像平面必须尽可能垂直于血流加速的方向（即使用贯通平面），并且位于最大流速的位置。第二，在数据采集前必须对编码速率进行调整以免混叠，TTE 多普勒信息有助于指导选择。第三，虽然与 TTE 相对应，但 2D 相位对比速度成像通常会由于多个因素而低估峰值压力阶差和

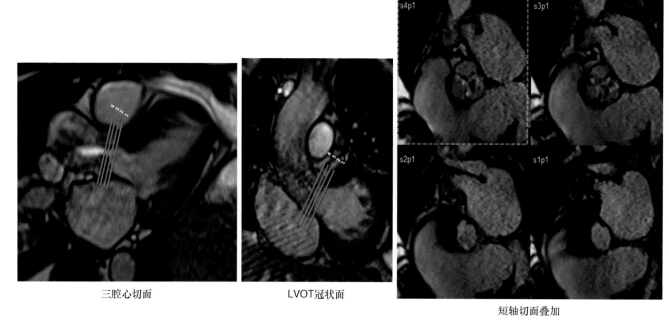

三腔心切面　　　　　　　　LVOT冠状面

短轴切面叠加

图 8.13　2D 平面测量主动脉瓣面积的主动脉瓣短轴叠加图像。以三腔心切面和冠状面两个正交电影切面作为参考，从左心室流出道（LVOT）经过窦管交界部在主动脉瓣平面切割出连续 6 mm 薄片（0 mm 间隙）组成叠加的短轴方案。使用十字导航仪，临床医生可以确定与主动脉瓣尖相交的确切平面。本例中，共 4 行，对应于右侧面板突出显示的框图。如果观察到湍流射流引起的自旋去相伪影，则从标准的自由稳态进动切换到梯度回波，以提高主动脉瓣区域的可视化程度

速度。第四，心律失常会显著增加变异性，通常需要将相位对比采集从屏气形式改变为自由呼吸形式，并增加信号平均值（最少 3 个）。第五，成像伪影和心脏内装置产生的不均匀性（更重要）会引起磁场变化，导致相位对比定量不精确。

导致瓣膜流速被低估（尤其在重度主动脉瓣狭窄时）的因素包括：较厚的图像切片会导致切片容积中的流速不平均，时间分辨率较差（通常为 20～25 ms），湍流造成射流信号损失。由于这些原因，CMR 主动脉瓣 2D 平面测量是评估主动脉狭窄严重程度的最准确方法。对于心律失常患者，建议采用屏气、预期、触发式或实时电影采集，以避免心律失常时使用常规分段式采集而导致的图像模糊。

主动脉瓣狭窄患者的 CMR 提供了心肌延迟强化（late gadolinium enhancement，LGE）的替代性纤维化无创性量化、与心肌胶原相关的 T1 加权标测的弥漫性间质性心肌纤维化（myocardial fibrosis，MF）[127] 以及亚临床心肌功能障碍[128]，对患者的预后判断均有意义[129]。表 8.3 总结了每种影像学检查的相对用途。

主动脉瓣反流的严重程度

明确主动脉瓣反流的原因和严重程度很重要，特别是在考虑手术干预的情况下。主动脉瓣反流的各种病因大致可分为主动脉瓣叶异常和主动脉根部异常。主动脉瓣修复术可用于单纯主动脉瓣环扩张、单瓣叶脱垂、瓣叶活动正常或轻度降低、瓣叶穿孔或裂隙等所致的主动脉瓣反流[130-131]。

最初被设计用于二尖瓣的 Carpentier 分类[132] 现已用于主动脉瓣反流[133]，可指导瓣膜修复术和预测主动脉瓣反流的复发[134]。与二尖瓣相同，其是根据瓣叶形态对功能障碍进行分型（图 8.14）。I 型的瓣叶活动正常，根据主动脉根部或瓣膜的病理改变细分为 4 个亚型：I A 型主动脉瓣反流发生在窦管交界部的增大和扩张；I B 型为主动脉窦和窦管交界部扩张；I C 型为左心室与主动脉交界处（即主动脉瓣环）扩张；I D 型无原发性主动脉环病变，仅有主动脉瓣叶穿孔或裂隙。II 型与过多的瓣叶组织或交界处断裂导致瓣叶脱垂而引起瓣叶过度活动有关。III 型与瓣叶活动受限相关，表现为先天性瓣膜异常、退行性钙化或导致瓣叶增厚、纤维化或钙化

主动脉瓣狭窄	TTE	TEE	CMR	CT	心导管检查
表 8.3　不同影像学检查在评估主动脉瓣狭窄中的相对作用					
瓣膜形态	+++	++++	+++	++/+++	+
病因	+++	++++	++++	++++	++
钙化	++	++	++	++++	++
瓣膜血流动力学/狭窄严重程度	++++	++++	++	++	++++
左心室反应	+++	++	++++	+++	
其他					
肺动脉压	+++	+++	++	++	++++
右心室大小和功能	++	++	++++	++++	—

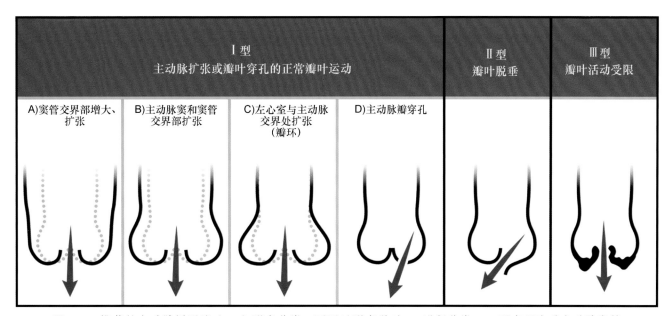

图 8.14　推荐的主动脉瓣反流（AR）形态分类。可通过形态学对 AR 进行分类。IA 型表现为升主动脉窦管交界部增大和扩张。IB 型表现为主动脉窦和窦管交界部扩张。IC 型表现为左心室与主动脉交界处（瓣环）扩张。ID 型表现为主动脉瓣叶穿孔（From Zoghbi WA, Adams D, Bonow RO, et al. Recommendations for noninvasive evaluation of native valvular regurgitation: a report from the American Society of Echocardiography developed in collaboration with the Society for Cardiovascular Magnetic Resonance. J Am Soc Echocardiogr 2017;30:303-371.）

的其他原因。

急性主动脉瓣反流最常见的病因是细菌性心内膜炎、主动脉夹层和钝性胸部创伤[135-138]。少见于自发性主动脉夹层[139-141]、自发性瓣叶破裂[142-143]、非细菌性心内膜炎[144-145]，以及有创性手术（如主动脉瓣成形术[146-147]和经皮球囊主动脉缩窄扩张术[148]）的并发症。

超声心动图

根据 AHA/ACC 指南，超声心动图仍是主要的初始诊断性检查[1]。由于血流动力学因素的影响，超声心动图评估主动脉瓣反流时必须记录血压和心率。报告应包括反流机制，超声心动图对主动脉瓣反流严重程度的评估是多参数多平面的综合方法（图 8.15）。

超声心动图重要性怎么强调都不为过。主动脉瓣反流参数取决于生理因素，如血压、心率、心室和主动脉的顺应性。反流射流束路径非线性，没有单一参数具有足够的诊断敏感性、特异性或准确性。每一个参数都有优点和局限性。用于评估主动脉瓣反流严重程度的超声心动图参数如图 8.16 所示。

超声心动图对慢性主动脉瓣反流严重程度的分级[1]

参数	轻度	中度		重度
结构参数				
主动脉瓣	正常或异常	正常或异常		异常/连枷或对合缺陷较宽
左心室大小	正常[2]	正常或扩张		通常扩张[3]
多普勒定量参数				
LVOT中的射流束宽度，彩色血流	中心射流小	中等		中心射流大; 偏心射流可变
血流汇聚，彩色血流	无或很小	中等		大量
射流束密度，连续多普勒	不完全或模糊	密度大		密度大
射流束减速率，连续多普勒(PHT，ms)[4]	不完全或缓慢>500	中等 500～200		急剧上升<200
降主动脉舒张期逆向血流，脉冲多普勒	短暂的舒张早期反流	中等		全舒张期显著反流
半定量参数[5]				
缩流颈宽度（cm）	<0.3	0.3～0.6		>0.6
射流束宽度/LVOT宽度，中心射流(%)	<25	25～45	46～64	≥65
射流束CSA/LVOT CSA，中心射流(%)	<5	5～20	21～59	≥60
定量参数[6]				
反流容积（ml/beat）	<30	30～44	45～59	≥60
反流分数	<30%	30%～39%	40%～49%	≥50%
有效反流口面积(cm²)	<0.10	0.10～0.19	0.20～0.29	≥0.30

PHT，压力减半时间
彩色多普勒通常以50～70 cm/s的Nyquist限值进行
1. 粗体标志为特异性AR分级。所有参数都有局限性，必须使用综合方法衡量每个超声心动图指标的效度。所有征象和测量都应根据患者体型、性别和其他特征，以个体化方式解释

2. 排除其他原因导致的左心室扩张
3. 正常左心室功能，无容量超负荷的病因。例外情况是急性AR，其左心室腔代偿性扩张
4. PHT随左心室舒张压升高而缩短，重度AR慢性代偿时可延长
5. 定量参数可对中度反流进一步分级

图 8.15   主动脉瓣反流（AR）严重程度的评估总结。超声心动图评估 AR 严重程度采用多参数、多视图的综合方法

彩色多普勒参数

多个超声心动图参数可用于评估主动脉瓣反流的严重程度，可参阅美国和欧洲的指南[149-150]。主动脉瓣反流最早的超声心动图征象之一是 M 型超声的高频振荡，二尖瓣早期关闭预示着严重主动脉瓣反流。但是，这种单一维度的征象已被 2D、3D 和多普勒评估所取代[149-152]。

舒张期彩色多普勒血流从主动脉进入左心室可诊断主动脉瓣反流。观察彩色射流束的 3 个组成部分（即血流汇聚、缩流颈和射流束面积）对于更好地评估射流束的来源和方向及其整体严重程度非常重要。由于这些射流束的血流动力学和物理特性，不能使用射流束面积和射流束长度来评估主动脉瓣

反流的严重程度。彩色多普勒射流束取决于主动脉舒张压和心室舒张期顺应性。主动脉瓣反流射流束常为偏心性，在视野平面内或视野平面外移动，受 LVOT 的限制或夹杂在 LVOT 内，导致射流束迅速变宽。由于这些可变的特征，任何声窗的彩色多普勒射流束长度或射流束面积都不应用于评估主动脉瓣反流的严重程度。

在心尖切面上观察反流射流束是最敏感的检测方法，但胸骨旁长轴和短轴切面对于评估反流射流束的来源及其半定量特征非常重要。尽管 LVOT 和左心室内的射流束增宽，但主动脉瓣反流中心射流束的近端宽度（起始处的前 0.5～1.0 cm 范围内，恰好在缩流颈远端）可与 LVOT 直径进行比较，并用于半定量评估反流的严重程度，比值＜25% 通常为

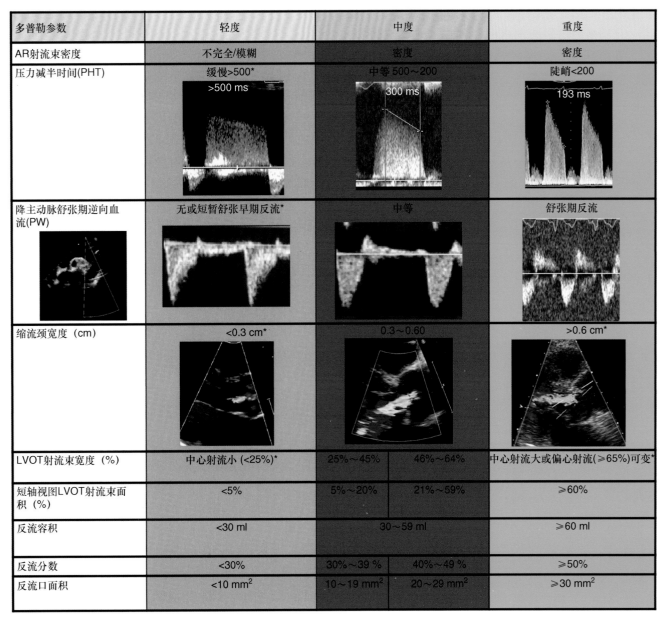

多普勒参数	轻度	中度		重度
AR射流束密度	不完全/模糊	密度		密度
压力减半时间(PHT)	缓慢>500* >500 ms	中等 500～200 300 ms		陡峭<200 193 ms
降主动脉舒张期逆向血流(PW)	无或短暂舒张早期反流*	中等		舒张期反流
缩流颈宽度（cm）	<0.3 cm*	0.3～0.60		>0.6 cm*
LVOT射流束宽度（%）	中心射流束小 (<25%)*	25%～45%	46%～64%	中心射流束大或偏心射流(≥65%)可变*
短轴视图LVOT射流束面积（%）	<5%	5%～20%	21%～59%	≥60%
反流容积	<30 ml	30～59 ml		≥60 ml
反流分数	<30%	30%～39%	40%～49%	≥50%
反流口面积	<10 mm²	10～19 mm²	20～29 mm²	≥30 mm²

图 8.16　评估主动脉瓣反流严重程度的超声心动图参数示例。多个参数可用于衡量主动脉瓣反流的严重程度。AR，主动脉瓣反流；LVOT，左心室流出道；PHT，压力减半时间；PW，脉冲多普勒

轻度主动脉瓣反流，25%～64% 为中度主动脉瓣反流，>65% 为重度主动脉瓣反流。同样，射流束横截面积（即短轴切面）与 LVOT 面积的比值可衡量主动脉瓣反流的严重程度。但是，如果不同时使用多平面成像以确认短轴切面的位置，则很难进行此测量。偏心性射流束或存在多个射流束时，这些测量值无效。

缩流颈是彩色多普勒射流束的最窄部分，位于解剖反流口处或其远端，可作为偏心性射流束和中心射流束评估主动脉瓣反流严重程度的有效指标。进行 TTE 或 TEE 评估时，缩流颈宽度<0.3 cm 为轻

度主动脉瓣反流，0.3～0.6 cm 为中度主动脉瓣反流，>0.6 cm 为重度主动脉瓣反流[153-154]。作为评估主动脉瓣反流的半定量方法，测量值>0.6 cm 具有很高的敏感性、特异性及阳性预测值和阴性预测值[155]。存在多个射流束时，该测量值无效。

近端血流汇聚可定性和定量评估主动脉瓣反流的严重程度[156-157]。该方法的理论依据是血流在反流瓣膜上游加速，当血流接近反流口时，形成不断上升的流动半球体。彩色血流成像通过颜色地图对流速和方向进行编码，通常蓝色表示远离探头的血流，红色表示流向探头的血流。由于这是一种脉冲

多普勒技术，当流速超过由仪器设置和深度确定的 Nyquist 限值时，彩色多普勒易产生混叠。流速超过 Nyquist 限值后，颜色显示从蓝色变为红色（反之亦然）。改变彩色多普勒血流的基线朝向或远离探头会改变颜色偏移的速度。反流口附近的血流加速半球表示等速表面积，其中流速等于彩色血流图像上的混叠速度（v）。根据定义，该部位的瞬时流速（Q）（如反流流速）是流速乘以流速的横截面积。血流的面积可以计算为半球的面积（半径为 r），即：

$$Q = 2\pi r^2 v$$

由于质量守恒定律，连续方程原理可用于：

反流口面积（cm^2）＝反流束横截面积（cm^3/s）÷流速（cm/s）

流速（V）是通过反流口的最大连续多普勒血流速度：

$$反流口面积 = Q/V$$

反流每搏量（RSV）可通过反流口面积（ROA）乘以主动脉瓣反流射流束速度-时间积分（VTI_{AR}）来计算：

$$RSV = ROA \times VTI_{AR}$$

虽然利用这种方法评估主动脉瓣反流有一定难度，但一些技巧会有所帮助。对胸骨旁切面或心尖长轴切面的 LVOT 放大能提供最佳近端血流汇聚窗口，用于测量血流汇聚半径的射流束方向上 Nyquist 限值基线的偏移。略高于胸骨旁切面可改善反流射流束的校准，并通过使用近端等速表面积（proximal isovelocity surface area，PISA）的方法优化测量半径。由于基于 PISA 的定量是根据舒张早期半径的单一测量（同时测量主动脉瓣反流峰值流速），因此无法准确评估非圆形、动态或多个射流束。尽管有上述限制，主动脉瓣反流患者仍应尽可能进行 PISA 定量。

脉冲多普勒

正常主动脉瓣的降主动脉近端舒张期逆向血流常出现于早期且短暂。脉冲多普勒检测到降主动脉（主动脉峡部以外）全舒张期逆向血流，至少中度（降主动脉近端）或重度（腹主动脉）主动脉瓣反流相一致[158]。但是，在无主动脉瓣反流时，全舒张期逆向血流最常见于主动脉顺应性降低的高血压以及其他情况的患者[159-160]，如经动脉导管未闭的左向右分流、上肢动静脉瘘、主动脉窦破裂或主动脉夹层伴舒张期血流进入假腔。全舒张期主动脉逆向血流的最低舒张末期逆向血流流速＜25 cm/s 可增加特异性[150,158,161]。

连续多普勒

连续多普勒准确评估主动脉瓣反流的严重程度依赖于反流射流束与超声束平行，并在舒张充盈期对血流频谱进行成像。不幸的是，大多数主动脉瓣反流的射流束因在瓣叶平面上呈偏心性或因 LVOT 形状而呈曲线，限制了射流束的连续多普勒心尖切面成像。部分情况下，高位左胸骨旁切面或右胸骨旁切面能使声波束与反流射流束平行。

连续多普勒信号的密度可反映反流容积，尤其适用于与前向血流的密度进行比较，但仅适用于横向窄尺寸的连续多普勒采样。虽然微弱或不完全的射流束提示轻度或微量反流，但曲线形状明显的主动脉瓣反流射流束边缘的密度可能较低。同样，密集的射流束符合严重反流。但是，由于多普勒波束窄，射流束密度无法区分中度（窄束）和重度（宽束）主动脉瓣反流。

主动脉瓣反流多普勒斜率的压力减半时间可作为反映严重程度的指标[162]。陡峭的斜率表明在舒张期主动脉和左心室之间的压力均衡更快。压力减半时间＞500 ms 为轻度主动脉瓣反流，＜200 ms 为重度主动脉瓣反流。但是，由于该参数受左心室顺应性的影响，心室功能代偿良好的慢性重度反流患者的压力减半时间处于中度范围。相反，重度舒张功能不全患者出现轻度主动脉瓣反流时的压力减半时间较短。一项计算模型研究支持了这一理论[163]。与正常僵硬度相比，左心室和（或）主动脉僵硬度增加可导致跨瓣膜压力阶差快速衰减，因此舒张期流经主动脉瓣的血流速度衰减更快，相同有效反流口面积（effective regurgitant orifice area，EROA）可导致压力减半时间更短，反流分数更低。

定量评估

用于评估主动脉瓣反流的脉冲多普勒血流定量基于通过反流口的总每搏量减去通过正常瓣膜的前向每搏量（即输送到全身的血量）的测量。主动脉瓣反流时，在 LVOT 中测量总每搏量，通过二尖瓣或肺动脉（PA）瓣测量前向每搏量[164]：

$$RegurgVOl_{AR} = (CSA_{LVOT} \times VTI_{LVOT}) - (CSA_{PA} \times VTI_{PA})$$

其中 CSA 是各结构的横截面积。反流口面积的计算公式如下：

$$EROA_{AR}＝RegurgVol_{AR}/VTI_{AR}$$

主动脉瓣反流分数（RF）为反流每搏量与总每搏量的比值：

$$RF＝RegurgVol_{AR}/总每搏量$$

这种方法在非圆形、动态或多个反流射流束中有效，因为它不直接测量瓣口，而是测量反流容积。但是，测量其直径（特别是二尖瓣环）的固有误差和每次计算每搏量时使用圆形面积的假设也可能降低该方法的准确性。与 CMR 成像相比，超声心动图通过主动脉瓣和二尖瓣的相对每搏量定量主动脉瓣反流的严重程度时，观察者内和观察者间差异更大[165]。使用 3D 方法测量二尖瓣环[166]可改进这种情况下的前向每搏量的计算，但测量也验证了圆形公式中使用单腔、四腔或两腔直径的有效性。

3D 超声心动图反流定量

3D 彩色多普勒直接平面测量主动脉瓣反流的缩流颈面积已被描述[167-168]。对于反流射流束，在缩流颈水平处平面测量射流束的短轴平面在先天性反流性瓣膜疾病[151,169-171]以及手术后[172]或经导管介入治疗[173]中是可行的。这种方法需要使用两个垂直的射流束长轴切面，一个是最窄射流束，一个是最宽射流束，以确定缩流颈平面。从短轴切面可直接平面测量缩流颈宽度（图 8.17）。

使用 PISA 方法计算先天性瓣膜疾病的反流容积存在技术局限性[174]，主要是计算 EROA 所需的 PISA 形状的几何假设。许多研究已经证明使用单次心搏、实时 3D 超声心动图彩色多普勒成像可直接测量 PISA，而不需要对主动脉瓣、二尖瓣和三尖瓣反流评估进行几何假设[167,175-177]。

确定心腔内相对血流的新方法是利用彩色多普勒固有的血流速度和方向信息。目前已经开发出利用 2D 彩色多普勒图像来确定心脏任意给定区域的速率、流速和流量的离线软件[178]。将该技术扩展到 3D 彩色多普勒容积设置可以快速、准确、可重复的定量相对每搏量[179-180]。

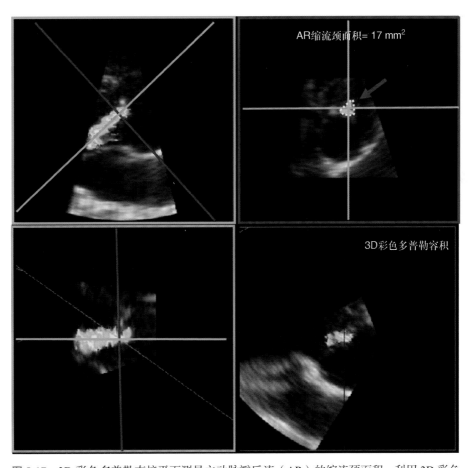

图 8.17 3D 彩色多普勒直接平面测量主动脉瓣反流（AR）的缩流颈面积。利用 3D 彩色多普勒直接平面测量 AR 射流束缩流颈面积需要对反流射流束的短轴视图进行多平面重建。两个正交的长轴视图（绿色和蓝色平面）用于识别缩流颈平面（红色）。然后在短轴视图（黄色虚线）直接平面测量缩流颈面积区域

Thavendiranathan 等[180]利用容积彩色多普勒数据中编码的流速信息，通过二尖瓣环和 LVOT 的同步 3D 成像确定感兴趣区域。彩色多普勒流速乘以该横截面的已知面积（即体素面积），得到的空间平均速率用于生成类似于 MRI 获得的流量-时间曲线。对流量-时间曲线进行时间积分可得到每搏量。自动测量的二尖瓣流入量与主动脉瓣每搏量和 MRI 测得的每搏量之间有良好的相关性（r=0.91，95%CI 0.83～0.95，$P<0.001$；r=0.93，95%CI 0.87～0.96，$P<0.001$），且观察者间的变异非常小。测量过程的自动化使得二尖瓣流入量和主动脉瓣每搏量的计算能够迅速完成。在该方法成为主动脉瓣反流容积的标准测量之前，尚需其他研究进一步验证。

心导管检查

大多数反流性瓣膜疾病患者可通过临床和无创性检查进行全面评估，只有术前需要确定冠状动脉解剖结构或血流动力学（即肺动脉压），以及临床和超声心动图参数不一致的患者才进行心导管检查，特别是电影血管造影术。

电影血管造影术或放射性检查利用对比剂返回近端腔室的时间和密度对瓣膜反流进行分级。Sellers 等[181]报道的方法最初是针对所有心脏瓣膜疾病的混合人群；仅有 251 例为单纯性主动脉瓣疾病（狭窄和反流）。该技术将带有多个侧孔和单个端孔的导管置于主动脉瓣上方 2～3 cm 处造影。使用的导管类型会影响严重程度的分级，建议使用没有端孔的猪尾导管[182]。

Sellers 等使用 35～40 ml 75% 泛影葡胺的单次造影来解释电影血管造影图像。尽管双平面技术可提高血管造影分级的准确性[183-184]，但这种技术仍然具有高度的主观性，且取决于观察者的经验和多种技术及生理因素。技术因素包括 X 射线透视的强度、使用单平面或双平面成像、对比剂的剂量、导管头端的类型和位置；生理因素包括心率、心律、前负荷、后负荷和左心室功能。这些问题会导致分级的显著差异，与主动脉瓣反流的定量评估不一致，且血管造影的分级之间存在明显重叠[185-186]。

血流动力学检测可提供主动脉瓣反流程度的其他信息。不幸的是，主动脉瓣反流的严重程度与舒张末期主动脉压或脉压的相关性较差[187-188]。通常认为，动脉压力波形下降时的双重搏波代表主动脉瓣关闭时主动脉内轻微的回流；双重搏波的缺失与重

度主动脉瓣反流相关，但不能用于确定较轻的分级。通过校正的舒张期脉压（即双重搏波与舒张末期间的压力阶差）或舒张期斜率（即双重搏波后压力下降的斜率），已经对利用血流动力学示踪进行主动脉瓣反流的分级进行了验证[189]，这些测量值与较大反流量直接相关。

CT

由于 CTA 需要静脉对比剂、有辐射暴露以及不能直接量化主动脉瓣反流量，故其通常不作为评估先天性主动脉瓣反流严重程度的主要横断面成像方式[190]。当超声心动图评估欠佳、患者无法进行 CMR 或存在绝对禁忌证时可考虑进行 CTA。

门控 CTA 数据集应采用充分心率控制和左心室对比剂充盈的一般原则获取。使用回顾性门控采集将覆盖整个心动周期，可通过左心室每搏量和右心室每搏量的差值间接定量主动脉瓣反流[191]。此外，增加填充（50～100 ms）的前瞻性门控 CTA 允许更低的辐射暴露，可提供多个舒张期以可视化和测量解剖学反流口面积（regurgitation orifice area，ROA）（图 8.18）。

门控 CTA 有助于评估主动脉瓣反流的机制，并为潜在的瓣膜修复提供全面的解剖学信息，其准确性类似于直接手术探查[192]。Alkadhi 等使用 64 层 CTA 扫描仪发现，与鉴别轻度、中度和重度主动脉瓣反流的半定量 TTE 相比，使用 CTA ROA 临界值（即 25 mm^2 和 75 mm^2）可以更好地区分主动脉瓣反流程度[193]。比较可提供优越时间分辨率的新型双源 CTA 扫描仪和先进的 2D 相位对比定量 CMR 方法，为 CTA 得出的 ROA 提出了不同的临界值，以区分轻度和中度以及中度和重度主动脉瓣反流（分别为 15 mm^2 和 23 mm^2）[194]。临界值的差异必须进行多模式、多中心研究，以建立准确且可重复的 CTA ROA 分级方案。

CMR 成像

CMR 评估主动脉瓣反流的严重程度可通过以下 3 种方法：①使用视觉评估在电影采集中自旋失相过程造成的信号损失进行定性评估[195-196]；②从主动脉瓣短轴切面的电影采集中平面测量解剖 ROA[197-198]；③定量主动脉瓣反流容积和反流分数。反流容积定量可采用两种方法：使用多平面直接测量、2D 心电图门控、相位对比血管成像和相对心室容积（左心

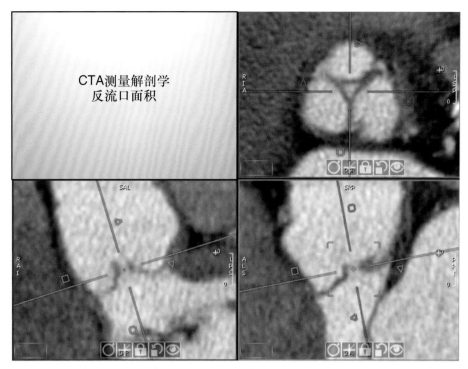

图 8.18　利用多平面重组图像通过 CTA 测量解剖学反流口面积。CTA 采用多平面重组可测量解剖学反流口面积。舒张中期将十字准线对准主动脉瓣叶尖端，进行反流口的平面测量

室每搏量－右心室每搏量）进行间接定量。

相位对比血管成像直接测量血流量是通过将成像层垂直于主动脉瓣平面，并恰好置于窦管交界部处主动脉瓣环的正上方来完成。通过评估质子相位漂移可测量经过瓣口的前向和逆向血流（图 8.19）。该方法的主要局限性是主动脉根部的动态变化（即收缩期主动脉向心尖部运动和扩张），这会改变收缩期和舒张期成像的平面。尽管如此，相位对比法仍是大多数患者的首选方法，已被用于测定经导管主动脉瓣置换术（TAVR）后的反流量[199]。反流切片跟踪技术是可行的，但尚未得到广泛应用[200]。

利用 CMR 量化主动脉瓣反流的其他方法可用于验证相位对比法。CMR 对于右心室和左心室的相对每搏量的测量值准确且可重复，用左心室每搏量减去右心室每搏量即可定量主动脉反流量[201]。但是，这种方法只适用于单一反流瓣膜时。测量心室容积的准确性在很大程度上取决于基础心室图像切片的准确轮廓，且区分心房和心室需要逐帧仔细检查。相对每搏量定量可能会高估由冠状动脉血流引起的反流量。

由于右心室流出道容积较难确定，因此对右心室容积的测量一直存在争议。在这种情况下，将直接测量总左心室每搏量和相位对比法测量的前向血流量相结合，可以定量反流量。

CMR 量化主动脉瓣反流具有良好的可重复性，可以预测患者结果。Myerson 等研究了包括 113 例经超声心动图诊断为中重度主动脉瓣反流患者的多中心队列，进行了平均为期 3 年的随访。研究发现，CMR 主动脉瓣反流分数＞33% 和（或）左心室舒张末期容积＞246 ml 与主动脉瓣手术的可能性较大相关[202]。与 TTE 直接比较时，CMR 定量主动脉瓣反流的可重复性更高（即观察者内和观察者间的差异较小）[165]，且与患者结果具有更强的相关性，包括对主动脉瓣手术需求的评估[203]。当超声心动图图像不理想、临床评估与超声心动图或多普勒检查结果不一致、患者为二叶式主动脉瓣、超声心动图不能准确全面评估主动脉病变时，均应考虑进行 CMR 检查[204]。

利用 2D 相位对比法定量血流时，推荐采用贯通平面切片定位。应将其置于窦管交界部水平处，而不是更高的位置（即在肺动脉主干水平处）[205]。其他支持性发现（如相位对比成像显示降主动脉的全舒张期逆向血流）与明显的主动脉瓣反流相关[206]。

技术的进步有望将 4D 相位对比采集应用于反

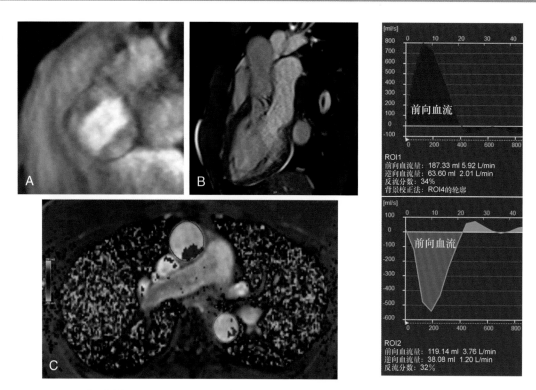

图 8.19 心脏磁共振（CMR）定量主动脉瓣反流。使用 2D 相位对比图像，垂直平面可用于量化前向和逆向主动脉瓣血流。此平面应位于主动脉瓣附近（最好位于主动脉窦和窦管交界部）。A. 二叶式主动脉瓣年轻患者。B. 舒张期显示偏心性主动脉瓣反流（AR），射流束指向二尖瓣前叶。C. 近端升主动脉（红色）和降主动脉（绿色）感兴趣区域（ROI）的相位对比图像。D-E. 前向和逆向流量的定量、反流容积、反流分数，用于量化 AR 的严重程度。本例观察到升主动脉和降主动脉存在全舒张期逆向血流，为中度 AR（反流分数＝34%）

表 8.4 不同影像学检查在评估主动脉瓣反流中的相对作用

主动脉瓣反流	TTE	TEE	CMR	CT	心导管检查
瓣膜形态	++	+++	++++	++++	+
病因	+++	++++	++++	+++	+
钙化	++	++	++	++++	+++
瓣膜血流动力学/反流严重程度	+++	++++（w/3D）	++++	+++	++/+++
左心室反应	+++	++	++++	+++	++
其他					
肺动脉压	+++	+++	++	++	++++
右心室大小和功能	++	++	++++	++++	

流射流束的标准 CMR 成像，如将 4D 血流成像通过压缩感知和平行成像来加速图像采集[207]，但尚需进一步验证。表 8.4 总结了每种影像学方法的相对作用。

主动脉瓣疾病患者的左心室反应是评估的重要组成部分，因为干预时机可能会受这些参数的影响。虽然超声心动图仍是评估心室大小、质量和功能的主要影像学手段，但使用 CMR 成像评估心肌纤维化（MF）为扩展我们对病理生理学的理解和更好地选择患者提供了机会。

病理生理学评估

主动脉瓣狭窄

在慢性主动脉瓣狭窄中，左心室通过室壁增

厚进行重构。通常，这一过程伴随左心室质量增加（即向心性肥厚），但在某些情况下，左心室壁厚度增加而左心室容积减小，左心室质量保持不变（即向心性重构）。这些左心室几何形状的改变既是适应性的，也是病理性的。拉普拉斯定律描述了后负荷增加、心室大小和室壁厚度之间的生理学关系。将拉普拉斯定律应用于几何椭圆体中[208]，平均室壁应力（σ）可通过以下公式计算：

$$\sigma = (P \times r)/2h$$

其中 P 为左心室压力，r 为左心室半径，h 为左心室壁厚度。左心室射血与后负荷成反比，后负荷是射血的阻力。随着压力负荷增加，左心室壁增厚可维持正常的室壁应力和射血分数。主动脉瓣狭窄时室壁厚度增加与钙调控障碍、细胞骨架改变、细胞凋亡和胶原纤维沉积增加有关。在射血分数改变之前，这些变化会引起可检测到的变形特性和腔室顺应性降低。这一系列事件最终导致每搏量减少和充盈压增加，出现射血分数保留的心力衰竭。当左心室肥厚不能使室壁应力正常化时，长期严重的压力超负荷通常会使后负荷过大，从而导致射血分数和心输出量减少。在老年主动脉瓣狭窄患者中，高血压的患病率≥75%[209-210]，高血压会进一步增加左心室后负荷，加重心室重构的不良影响，降低心功能和生存率[211-213]。

主动脉瓣反流

主动脉瓣反流可使左心室的容量和压力负荷过重。舒张期血液回流到左心室可通过增加总左心室每搏量来代偿。反流及其引起的容量超负荷可导致左心室扩大，舒张期每搏量增加使脉压增宽。根据拉普拉斯公式，压力和心室直径的增加会导致更高的壁应力。

主动脉瓣反流的左心室重构包括心室腔容积和室壁厚度的增加。随着时间的推移，室壁厚度增加和心肌间质纤维化使左心室顺应性降低，主动脉瓣反流的高舒张期容量也必然使舒张压升高，引起肺充血和心力衰竭的症状，主要表现为劳力性呼吸困难。最终，长期容量超负荷和后负荷增加可导致收缩功能不全。当左心室收缩末期内径（LVESD）>50 mm 时，每年出现死亡、出现症状或左心室功能不全的概率为 19%[2]。表 8.5 列出了 AHA/ACC[1] 及欧洲心胸外科协会（European Association for Cardio-Thoracic Surgery，EACTS）[2] 指南中利用左心室大小或功能标准的干预建议。

左心室容积和大小

超声心动图是评估心室大小和功能不可或缺的影像学工具，应使用多种反映大小和功能的测量指标。虽然线性测量和射血分数是当前指南中作为干预指征的主要指标，但随着数据结果的积累，3D 容积和心肌应变成像等新参数可能变得更加重要。美国超声心动图学会指南为评估心室大小和功能提供了全面的建议[214]。

表 8.5　根据 AHA/ACC[1]和 ESC/EACTS[2]指南采用左心室大小或功能标准的干预建议				
	AHA/ACC		**ESC/EACTS**	
	AVR指征	推荐类别	AVR指征	推荐类别
无症状的重度AS	LVEF＜50%	I	LVEF＜50%	I
			EF正常且手术风险低，伴有无高血压的左心室肥厚	Ⅱb
有症状的重度AS	LVEF＜50%伴DSE确诊的重度AS	Ⅱa	LVEF＜50%且有血流储备	Ⅱa
			LVEF＜50%且无血流储备	Ⅱb
无症状的重度AR	LVEF＜50%	I	LVEF≤50%	I
	LVEF≥50%伴LVESD＞50 mm	Ⅱa	EF＞50%伴LVEDD＞70 mm，或LVESD＞50 mm，或LVESD＞25 mm/m²	Ⅱa
	LVEF≥50%伴LVEDD＞65 mm	Ⅱb		
有症状的重度AR	伴左心室扩大	I		

AHA/ACC，美国心脏协会 / 美国心脏病学会；AR，主动脉瓣反流；AS，主动脉瓣狭窄；AVR，主动脉瓣修复术；DSE，多巴酚丁胺负荷超声心动图；ESC/EACTS，欧洲心脏病学会 / 欧洲心胸外科协会；LVEDD，左心室舒张末期内径；LVEF，左心室射血分数；LVESD，左心室收缩末期内径

线性测量

描述左心室腔大小最常用的参数是线性腔内直径和容积。应记录舒张末期和收缩末期的测量值，从而推导整体左心室功能的参数。为了在不同体型的个体之间进行比较，应将腔室测量值以体型指数为标准。一些研究提示，与体表面积指数相比，对特殊身高和体型的患者采用指数标准更具优势，尤其在预测肥胖患者时[215]。但是，其他研究表明，其在预测普通人群的结果方面没有优势[216]。

左心室及左心室壁的线性测量应在胸骨旁长轴切面进行，须注意以下几点：①电子卡尺应定位于心肌壁与左心室腔的交界面及心肌壁与心包交界面处；②应垂直于左心室长轴测量；③舒张末期内径的测量应位于二尖瓣顶端或稍低于二尖瓣顶端，收缩末期内径测量与舒张末期内径测量位于同一心肌水平。

虽然 M 型超声心动图具有较高的轴向和时间分辨率，但取样线的倾斜方向或心内膜边界识别不正确会导致测量误差。指南首选从 2D 超声心动图图像中获得的线性测量，但 M 型模式方法必须要保持垂直于左心室长轴且不倾斜。

虽然线性测量无法描述左心室的 3D 重构，但许多研究表明，使用单个 2D 左心室维度是有用的，现行准则是基于这些测量[1]。对于重度主动脉瓣反流且射血分数正常（≥50%）的无症状患者，收缩期严重左心室扩张（>50 mm）是干预的 ⅡA 级适应证，而舒张期严重左心室扩张（>65 mm）是 ⅡB 级适应证[1]。

2D 方法的阈值已受到质疑，因为新数据显示，当左心室收缩末期直径与体表面积相关指数（iLVESD）>2.0 cm/m² 时，死亡风险显著且持续增加，低于目前推荐的手术干预阈值（iLVESD≥2.5 cm/m²）[217]。整体纵向应变受负荷影响，因此重度主动脉瓣反流患者会出现整体纵向应变改变，其可作为辅助工具对 LVEF 保留的无症状患者进行风险分层，这些患者可能受益于早期的主动脉瓣干预[218]。

容积测量

使用 2D 或 3D 方法可测量左心室容积。由于左心室的形状不规则，特别是在有心脏病的情况下，由假设为固定几何形状的线性测量得出的容积计算可能不准确。临床不再推荐使用根据左心室线性尺寸计算左心室容积的 Teichholz 和 Quiñones 方法，但它们仍可用于对称心室几何形状，作为更复杂容积

测量的快速检查。

指南推荐的测量 2D 超声心动图容积的方法是双平面圆盘求和法（即改良 Simpson 法）。手动追踪心内膜边界需要经验，自动边界检测或更新的方法（如斑点追踪）可能会成为未来的标准。只要两个顶点正交视图具有相似的长度，该算法就会创建一系列高度相等的圆盘，其面积由两个正交视图的形状来定义。为了优化容积测量的准确性，应注意以下几点：①心尖切面应使心室面积最大化，同时避免左心室缩短；②追踪致密心肌与心室腔的界面（而不是有肌小梁的界面）；③在二尖瓣水平，以一条直线连接两个相对的二尖瓣环（内侧和外侧）来闭合轮廓。

当不能准确描记心内膜时，使用心室中部短轴和心尖部长度的面积-长度法是计算左心室容积的一种替代方法。该方法的缺点是依赖于对称性子弹形心室的几何假设。

由于 3D 测量很少会发生心腔短缩问题，故 3D 图像获取的重点是将整个左心室包含在金字塔数据集中。为了合理准确地识别收缩末期，应在不影响空间分辨率的前提下，最大限度地提高 3D 成像的时间分辨率。

尽管有这些注意事项，2D 超声与作为金标准的 CMR 相比，还是会低估心室容积。超声对比剂可增强心内膜边界的显示，增强后容积的测量值更大，更接近 CMR 测量值[219]。近场心尖部高强度对比剂在左心室基底部产生的声学阴影可以经过短期的冲刷来避免，在对比剂强度减低且分布于整个左心室腔时测量[220]。

3D 超声心动图容积测量不依赖于几何假设，准确且可重复。但是，2D 或 3D 容积测量在优化心脏瓣膜病患者手术时机选择方面的效用和数据很少。

心室功能测量

整体左心室收缩功能

通常通过测量射血分数（EF）评估整体左心室功能：

$$EF = (ED_{vol} - ES_{vol})/ED_{vol}$$

其中 ED_{vol} 是舒张末期容积，ES_{vol} 是收缩期末期容积。与容积法相比，线性测量在推导心室容积方面存在局限性。双平面圆盘法（即改良 Simpson 法）是推荐评估 LVEF 的 2D 方法。

心脏力学可通过组织多普勒和斑点追踪测量心肌位移来评估[221]。Lagrangian 应变是物体在某一方

向上相对于基线长度的变化：

$$应变 = (L_t - L_0) / L_0$$

公式中 L_t 是 t 时刻的长度，L_0 是 0 时刻的初始长度。心肌变形或应变的测量是心肌节段长度的分数变化（以基线长度的百分比表示）。应变率是应力的变化率。心肌变形是有方向的，延长用正应变表示，缩短用负应变表示。最常用的基于应变的左心室整体收缩功能测量方法是整体纵向应变（global longitudinal strain，GLS）。通常通过斑点追踪超声心动图进行评估，负值越大表示收缩期长度越短，功能越好。可用数据的优势在于中壁 GLS。

大量研究表明，应变成像可用于评估主动脉瓣疾病的左心室功能。在射血分数正常的情况下，主动脉瓣狭窄严重程度的增加与 GLS 降低有关[222-223]。通过组织多普勒和斑点应变评估的整体和局部收缩功能的亚临床改善也见于 TAVR 后[224-226]，即使射血分数无显著变化[227]。重度主动脉瓣狭窄患者的局部应变异常可进一步分为伴随浸润性疾病的患者，如淀粉样变性[228]或冠状动脉疾病。在心脏淀粉样变性的患者中，心尖部纵向应变相对正常在与对照组鉴别淀粉样变性方面的敏感性（93%）和特异性（82%）较高，对照组中部分患者患有重度主动脉瓣狭窄。在中重度主动脉瓣狭窄合并冠状动脉疾病的患者中，较差的心尖部和中部纵向应变参数可预测严重的冠状动脉狭窄[229]。

由于死亡率与症状发生显著相关[230]，GLS 被认为是无症状重度主动脉瓣狭窄患者心室功能不全的早期标志物，是确定该人群干预时机的有用指标。Carasso 等发现[231]，无症状重度主动脉瓣狭窄患者的纵向应变较低，且存在超常的心尖部周向应变和旋转。但在有症状的患者中，纵向应变显著降低，没有代偿性周向心肌力学。其他研究者认为，校正主动脉瓣狭窄严重程度和射血分数后，只有基底段纵向应变（不是 GLS）是症状的独立预测因子[232]。TAVR 后，GLS 的改善可能只是基底段和中间节段改善的结果[233]。

应变成像在预测检查结果不一致或非重度狭窄患者的预后特别有价值。一项研究表明，在射血分数正常的低流量低压差型主动脉瓣狭窄患者中，每搏量指数（≤35 ml/m²）和 GLS（＞-15%）与生存率降低独立相关[234]。在射血分数降低的低流量低压差型主动脉瓣狭窄患者中，GLS 与死亡率独立相关，多巴酚丁胺负荷 GLS 可能提供静息状态下 GLS 外的预后价值[235]。与 2D 应变成像相比，3D GLS 是更好的预测预后的指标[236]。Kusunose 等研究了 395 例中重度主动脉瓣狭窄（AVA＜1.3 cm²）患者，发现 GLS 是该人群死亡率的独立预测因子，GLS＞-12% 的患者生存率最低[237]。

主动脉瓣反流患者的变形特性已被研究[238-242]。一项针对＜18 岁主动脉瓣反流患者的前瞻性研究发现，在多变量分析中，疾病进展的唯一重要预测因子是 GLS（$P=0.04$），临界值＞-19.5%，敏感性为 77.8%，特异性为 94.1%，曲线下面积为 0.89[238]。成人患者的前瞻性研究表明，斑点追踪应变参数可检测早期心肌收缩功能不全和舒张功能不全[240]。应变值较低与药物治疗后疾病进展相关，而其在接受手术治疗的患者中与预后不良有关。收缩期径向应变率＜1.82/s 是术后左心室功能不全的预测因子[241]。一项前瞻性研究中，对 60 例慢性主动脉瓣反流患者随访 64 个月，结果显示，GLS（仅在四腔心切面观察）是死亡率的独立预测因子（HR=1.313，95%CI 1.010～1.706，$P=0.042$）[242]。

左心室质量

左心室质量是主动脉瓣疾病中心血管事件的重要危险因素和强预测因子[243-246]。通过超声心动图可采用多种方法计算左心室质量。线性测量舒张期左心室内径和室壁厚度的方法依赖于测量非斜向图像和几何公式来计算左心室心肌体积。2D 引导的 M 型成像或 2D 超声心动图图像测量优于盲目的 M 型成像，使用该方法的测量值均有可靠的标准数据和明确的正常和肥厚心室的临界值。直接 2D 测量的室壁厚度数值比 M 型技术得到的数值更小，使用该公式计算出的左心室质量不能与其他测量方法所得的数值直接互换。尽管图像质量（即谐波）和 3D 模式已取得进步，但仍然缺乏现代的左心室质量标准数据。

所有方法均通过心肌体积乘以心肌密度将体积转化为质量（约 1.05 g/ml）。使用相同的方法且在心室的同一水平测量心室壁很重要，以方便随访患者。相对室壁厚度（relative wall thickness，RWT）的计算公式如下：

RWT =（2× 后壁厚度）/ 左心室舒张末期内径

该方法允许将左心室质量的增加归类为向心性（RWT＞0.42）或偏心性（RWT＜0.42）室壁增厚，可识别向心性重构（即左心室质量正常伴 RWT 增加）。

CMR 评估左心室对主动脉瓣疾病的反应

CMR 越来越多地被用于评估主动脉瓣疾病患者，特别是考虑进行主动脉瓣介入治疗的患者，用于描述压力超负荷和容量超负荷时的心肌反应。成年主动脉瓣狭窄患者 TAVR 的专家共识决策路径建议使用 CMR 识别心肌病、心肌缺血和瘢痕，并量化心肌纤维化[204]。但是，鉴于传统上对床旁评估和超声心动图的依赖，以及 CMR 需要专业知识和可用性相对较小，CMR 在主动脉瓣狭窄临床实践和决策中的常规应用仍然有限。

在过去的几年里，CMR 对主动脉瓣狭窄患者的心肌反应提供了重要的见解，发现心肌反应具有异质性和性别特异性[247]。与其他临床工具不同，CMR 的心肌延迟强化（LGE）可观察和量化心肌纤维化，具有可靠的精度和预后预测能力，超越了传统的预测指标（如年龄、LVEF 和超声心动图测量的主动脉瓣狭窄严重程度）。左心室肥厚是以增加心肌纤维化为代价，其可能为 1 型弥漫性反应性纤维化，其与间质胶原沉积增加有关，可通过主动脉瓣修复来逆转，而 2 型替代性纤维化不可逆[248]，与不良预后独立相关。

一项来自英国 6 个中心的大型 CMR 注册表纳入了 674 例外科主动脉瓣置换术（SAVR）或经导管主动脉瓣置换术（TAVR）前行 CMR 的患者，并揭示了重要的发现。首先，术前心肌纤维化很常见，51% 的患者受累，主要是由非缺血性病因引起[33%（非缺血性）*vs.*18%（缺血性）]。心肌纤维化患者的主动脉瓣狭窄表型更明显，症状更严重，心肌梗死面积更大，左心室肥厚更明显，LVEF 更低。其次，无论采用何种主动脉瓣干预治疗（SAVR 或 TAVR）后，心肌纤维化与中位随访 3.6 年时全因死亡率升高 2 倍和心脏性死亡率升高 3 倍独立相关，这种危险对缺血性和非缺血性病因引起的心肌纤维化都很明显。心肌纤维化的风险不是二元的（即存在 *vs.* 不存在），且呈剂量依赖性。心肌纤维化每增

加 1%，全因死亡率和心血管死亡率分别升高 11% 和 8%[249]。

这些观察具有启发性，反映了心室对主动脉瓣狭窄的反应在预测预后方面的重要性。回顾性分析中总有可能存在混杂变量的选择偏倚。心肌纤维化患者的病情较重。尽管如此，主动脉瓣狭窄会出现心肌结构的早期亚临床改变，甚至在瓣膜病变严重之前就会发生，需要有能力检测这些变化，从而更好地理解病变的影响。此外，这些结果表明，一旦 CMR 确诊心肌纤维化，行主动脉瓣置换术后仍有进展甚至不可逆的可能。

CMR 和骨闪烁显像对老化的心血管系统有其他用途。人们越来越认识到常见疾病与主动脉瓣狭窄的重叠，如 SAVR[250] 或 TAVR[251-253] 患者合并野生型甲状腺素转运蛋白心脏淀粉样变性，其患病率为 13%～16%，且与预后相关，引发治疗可能无效的质疑[250,252]。合并心脏淀粉样变性的证据可以更好地为主动脉瓣干预后预期疗效的共同决策讨论提供信息和框架。

由重度主动脉瓣反流引起的心肌容量超负荷反应与 CMR 检测到的显著心肌纤维化相关。Azevedo 等[254] 的一项小型研究报告进行 CMR LGE（主要采用多焦点模式）显示其患病率为 69%，并与患者结果相关。需要更大规模的多中心研究来确定在主动脉瓣反流患者中识别和量化心肌纤维化的作用及其与预后的关系。

参考文献

扫二维码见参考文献

9

主动脉瓣狭窄：临床表现、疾病分期和干预时机

Jason P. Linefsky，Catherine M. Otto

王　斌　译　朱鲜阳　审校

目录

要点

- 主动脉瓣狭窄是一种活动性、进展性疾病，涉及炎症和钙化过程。
- 结合血流动力学、解剖学、症状以及射血分数测量综合评估主动脉瓣狭窄的分期，有助于选择不同的治疗方法。
- 超声心动图是评估主动脉瓣狭窄的金标准。
- 症状不典型或因低流量状态而导致血流动力学严重程度难以确定的重度主动脉瓣狭窄患者，可考虑进行负荷试验。
- 尚无药物治疗可延缓血流动力学的进展，但确定新治疗靶点的研究正在进行中。
- 对于有症状或射血分数下降的重度主动脉瓣狭窄，主动脉瓣置换术仍是标准治疗方法。
- 经导管主动脉瓣置换术（TAVR）对中高手术死亡风险的患者是较为安全的选择，但尚无超过 5 年的长期结果。

主动脉瓣狭窄在老年人群中很常见。据估计，≥75 岁人群的患病率达 12%[1]。≥65 岁人群中重度主动脉瓣狭窄占 1%～3%，随着人口老龄化，这一比例会继续增加[2]。虽然估计发病率会有所升高，但过去 20 年瑞典人口的时间趋势表明，年龄校正后的主动脉瓣狭窄发病率较低[3]。尽管存在人口老龄化现象，但发病率降低表明心血管健康的改善和危险因素的调整与钙化性心脏瓣膜疾病的低发病率相关（见第 4 章）。

虽然对主动脉瓣狭窄的临床、遗传学和分子机制方面的认知已取得重大进展，但主动脉瓣狭窄的治疗方法仍是主动脉瓣置换术（AVR）。TAVR 的出现为不适合或不愿意接受外科主动脉瓣置换术（SAVR）的患者提供了另一种治疗选择[4]。随着经导管介入技术和人工瓣膜设计的不断改进，SAVR 和

TAVR 术后复发率和死亡率下降，以及风险分级的细化，促使更多的病程初期和终末期或有多种合并症的患者选择 AVR。

疾病分期

LVOT 梗阻出现于主动脉瓣狭窄晚期（图 9.1），传统评估主动脉瓣狭窄严重程度的指标通常基于瓣膜的血流动力学[5]。但是，根据 2014 年 ACC/AHA 心脏瓣膜疾病患者管理指南的定义，主动脉瓣狭窄是一种活动性疾病，其特征是瓣叶改变、血流动力学、左心室功能和临床症状的总和[6]。与心力衰竭分期类似，主动脉瓣狭窄的分期采用从风险期（A 期）到终末期（D 期）的渐进式分类（表 9.1）。

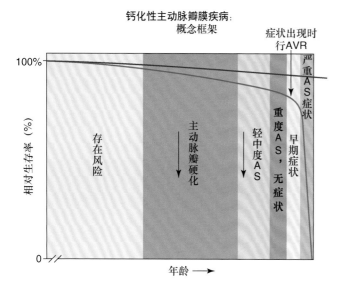

图 9.1　主动脉瓣狭窄（AS）的缓慢进展。钙化性主动脉瓣疾病自然病程的概念框架显示从存在风险到终末期、有症状的重度 AS 的疾病谱。在发现主动脉瓣硬化后，患者的心血管事件风险增加，如图中的生存曲线（红线）与预期无事件生存率（蓝线）间的偏移。即使只是轻微症状，生存率也与预期相差很大，有症状的重度 AS 患者的生存率显著下降。早期症状出现时行主动脉瓣膜置换术（AVR）可预防这些晚期不良后果（From Otto CM. Calcific aortic valve disease: outflow obstruction is the end stage of a systemic disease process. Eur Heart J 2009;30:1940-1942.）

表 9.1　主动脉瓣狭窄的分期标准和管理

分期	症状描述	解剖学特点	血流动力学关键指标	左心室功能	管理
A期	有风险（无症状）	先天性异常（二叶式主动脉瓣） 轻度硬化或钙化 瓣膜开放正常	$V_{max}<2$ m/s	正常	动脉粥样硬化的危险因素控制 家族筛查、咨询服务（先天性心脏瓣膜病） 预防性应用抗生素（风湿病）
B期	进展期（无症状）	轻中度钙化 瓣膜开放轻度受限	2 m/s$\leq V_{max}<4$ m/s 20 mmHg$\leq \Delta P<40$ mmHg	EF$\geq 50\%$ 舒张功能不全	超声心动图随访 中度主动脉瓣狭窄1～2年1次 轻度主动脉瓣狭窄3～5年1次
C期	无症状的重度主动脉瓣狭窄	重度钙化和开放受限	$V_{max}\geq 4$ m/s $\Delta P\geq 40$ mmHg		
C1期	无症状的重度主动脉瓣狭窄，EF正常			EF$\geq 50\%$ 左心室肥厚	每6～12个月进行1次超声心动图随访 临床评估症状 考虑负荷试验
C2期	无症状的重度主动脉瓣狭窄，EF下降			EF$<50\%$	AVR
D期	有症状的重度主动脉瓣狭窄	重度钙化和开放受限			
D1期	跨瓣压差大		$V_{max}\geq 4$ m/s $\Delta P\geq 40$ mmHg	左心室肥厚 舒张功能不全 肺动脉高压	AVR
D2期	低压差，EF降低		AVA≤ 1 cm^2 $V_{max}<4$ m/s $\Delta P<40$ mmHg	EF$<50\%$	DSE排除假性重度主动脉瓣狭窄和判定收缩力储备 可能需要进行AVR 评估其他导致LVEF下降的原因
D3期	低压差，EF正常		AVA≤ 1 cm^2 AVA指数≤ 0.6 cm^2/m^2 $V_{max}<4$ m/s $\Delta P<40$ mmHg SVI<35 ml/m^2	EF$\geq 50\%$ 严重左心室肥厚 限制型舒张功能不全	控制血压（<140 mmHg） 排除测量误差 小体型患者使用AVA指数 考虑计算钙化评分 可能需要进行AVR

AVA，主动脉瓣面积；AVR，主动脉瓣置换术；ΔP，平均主动脉压力阶差；DSE，多巴酚丁胺负荷超声心动图；EF，射血分数；LVEF，左心室射血分数；SVI，每搏量指数；V_{max}，主动脉瓣峰值流速

病因

主动脉瓣狭窄最常见的病因是钙化性疾病、先天性二叶式主动脉瓣和风湿性心脏病（表 9.2）。超声心动图可明确诊断病变瓣膜数量、瓣叶钙化程度和风湿性瓣膜病的瓣叶交界处融合（表 9.2）。三叶式主动脉瓣钙化在 50 岁以下人群中十分罕见。在 60～80 岁的老年人群中，二叶式主动脉瓣仍是造成重度主动脉瓣狭窄最主要的病因[7]。

二叶式主动脉瓣常伴有升主动脉瘤，罕见合并主动脉缩窄（见第 11 章）。风湿性主动脉瓣疾病在欧洲和北美地区很少见，但在世界的其他地区仍很普遍，并伴有二尖瓣受累[8-10]。

临床表现

病史

主动脉瓣狭窄最常见的表现是查体时闻及收缩期杂音，或在超声心动图检查时偶然发现。虽然狭窄程度导致的症状因人而异，但症状仅在有明显的血流动力学障碍时才会出现[11]。当流出道梗阻仅为轻中度时，应寻找导致症状的其他原因。

心绞痛、晕厥和心力衰竭常是风湿性心脏病中年患者的首发症状，随着对疾病进展的患者教育和前瞻性随访，这些症状现已经很少出现。但是，详细的病史采集对于明确随时间进展的心功能改变、主动脉瓣狭窄症状与其他疾病（如冠状动脉疾病、肺部疾病以及体能下降）的鉴别十分重要。

主动脉瓣狭窄最常见的早期症状是劳力性呼吸困难或运动耐量下降，其与舒张功能不全和左心室充盈压升高有关[12]。近期研究发现，70% 有症状的患者首先出现呼吸困难，其与多普勒测量的 E/e' 比值较高独立相关[13]。在老年人群中，运动耐量下降常不被患者视为重要的症状，因为疾病呈隐匿性进展，且其他并发症常造成患者功能状态受损。18%～37% 最初被归类为无症状的重度主动脉瓣狭窄患者会在体力活动时出现症状[14-16]。

表 9.2　主动脉瓣狭窄的病因及特征

病因	临床表现	相关发现
常见疾病		
钙化性主动脉瓣疾病	高龄 动脉粥样硬化危险因素	冠状动脉粥样硬化性疾病 衰弱
先天性心脏瓣膜疾病	家族史 症状发生早于钙化性主动脉瓣疾病	主动脉瘤或主动脉缩窄
风湿性心脏瓣膜疾病	流行地区 风湿热	二尖瓣疾病
少见疾病		
代谢性疾病	尿黑酸尿症（关节炎、尿黑酸水平升高） 狼疮（皮疹、关节痛、肾病）	棕色或蓝色色素沉着 瓣叶增厚和疣状赘生物 抗磷脂抗体
放疗	霍奇金淋巴瘤 乳腺癌 纵隔辐射	早发性冠状动脉疾病 心包或心肌病 其他瓣叶和瓣环的纤维化/钙化
主动脉瓣下疾病	无症状伴杂音 主动脉瓣下隔膜或纤维肌肉性隆起	主动脉瓣反流 相关先天性心脏缺损（室间隔缺损、主动脉缩窄、肺动脉狭窄）
主动脉瓣上疾病	Williams综合征 纯合型家族性高胆固醇血症	身材矮小、小精灵面容， 肾畸形 认知功能受损 结节性黄色瘤 低密度脂蛋白胆固醇＞500 mg/dl

心绞痛是主动脉瓣狭窄患者第二常见的症状。造成心绞痛的原因是心肌氧气供需失衡，且常伴有冠状动脉疾病和高血压。20%～50% 的主动脉瓣狭窄患者患有冠状动脉疾病，当存在动脉粥样硬化危险因素时，患冠状动脉疾病的可能性也随之增加[17]。主动脉瓣狭窄引起的心肌缺血是由左心室肥厚和相关血流动力学改变共同导致，包括舒张期冠状动脉灌注压下降、心肌舒张受损、冠状动脉血管密度降低、舒张期充盈时间缩短和微循环功能障碍[18]。主动脉瓣狭窄患者冠状动脉血流储备下降，可导致劳力性心绞痛症状[19]。

晕厥或劳力性眩晕是典型三联征中最不常见的症状。主动脉瓣狭窄患者发生晕厥的原因包括心律失常、阻塞性瓣膜狭窄导致心输出量减少或左心室负荷升高引起压力感受器介导的反射性血管扩张和心动过缓。据报道，伴有严重狭窄和晕厥的主动脉瓣狭窄患者的左心室壁应力较高，每搏量较低[20]。出现左心室肥厚的主动脉瓣狭窄患者更易诱发异位室性期前收缩（早搏）[21]。

体格检查

主动脉瓣狭窄的心血管检查主要包括心脏听诊和颈动脉触诊。尚无单项体格检查可完全排除主动脉瓣狭窄或预测其严重程度，需要进一步进行无创性检查。目前发表的体格检查结果对主动脉瓣狭窄的诊断准确度通常基于有经验的心脏病学专家，而经验不足的医生无法同样敏锐地察觉到这些异常[22-23]。

收缩期喷射性杂音在主动脉瓣狭窄中普遍存在，这是由血流通过狭窄的主动脉瓣口形成湍流导致[24-25]。通常在右侧第 2 肋间的心脏基底部可闻及最响亮的心脏杂音，但部分患者在心尖部附近的杂音最响亮。杂音常向右侧锁骨区及颈动脉区传导，极少数情况下向心尖部传导。杂音的强度不足以排除严重梗阻，因为大多数重度主动脉瓣狭窄患者仅有 2 级或 3 级心脏杂音。但是，非常响亮（≥4 级并可触及震颤）的杂音可诊断重度主动脉瓣狭窄。收缩晚期杂音峰值强度与病变更严重相关，但个体的杂音听诊性质可因个人体质、左心室功能、合并主动脉瓣反流而存在差异。

由于主动脉瓣叶钙化所致狭窄，第二心音柔和或呈单一心音，而瓣叶闭合不全，杂音不明显。若主动脉瓣狭窄成人患者闻及正常的第二心音分裂，

可排除重度瓣膜阻塞。

检查颈动脉搏动应包括频率和振幅。正常的颈动脉在轻微按压下即可触及搏动，并与心尖部搏动一致。主动脉瓣狭窄阻碍血流后会产生微弱且缓慢的颈动脉搏动（即细迟脉）。但是，合并高血压或主动脉粥样硬化时，颈动脉搏动的频率和幅度相对正常，反映血管顺应性降低而不是没有重度主动脉瓣狭窄。

评估

超声心动图

超声心动图是评估主动脉瓣狭窄的主要诊断方法，可明确狭窄的病因、严重程度、血流动力学结果和预后来协助临床决策的制订。对于疾病的初始评估、定期监测以及出现新的症状或体格检查结果改变时，推荐进行 TTE[6]。因跨瓣压力阶差受高血压和容积流量的影响，超声心动图检查可记录血压和心率。

2D TTE 可提供主动脉瓣膜的形态和钙化程度（图 9.2）。观察到开口受限的主动脉瓣叶，但由于受不规则 3D 表面和钙化伪影的影响，通过 2D 或 3D 超声心动图测量瓣膜解剖面积仍有一定的局限性（图 9.3）。更严重的钙化提示更晚期的病变，因此将钙化的程度进行分类（图 9.4）。多普勒超声心动图血流动力学评估可确定主动脉瓣狭窄的严重程度（见第 8 章）。连续多普勒通过主动脉瓣可测量主动脉瓣峰值流速和平均压力阶差。严重程度分级与预后密切相关（图 9.5），重度主动脉瓣狭窄的标准为主动脉瓣峰值流速 >4 m/s（平均压差为 40 mmHg），轻度主动脉瓣狭窄的标准为主动脉瓣峰值流速 <3 m/s（平均压力阶差为 20 mmHg）。

当考虑重度主动脉瓣狭窄但主动脉瓣峰值流速 <4 m/s 时，可计算每搏量，并使用连续方程计算功能性主动脉瓣面积（AVA）（图 9.6）。低流量状态的标准为每搏量 ≤35 ml/m^2，低流量低压力阶差（low-flow，low-gradient，LFLG）型主动脉瓣狭窄的定义为低流量状态伴低压力阶差（主动脉瓣峰值流速 <4.0 m/s），且 AVA<1.0 cm^2。

LVEF 下降（即 D2 期或典型 LELG 重度主动脉瓣狭窄）或向心性左心室肥厚引起的左心室腔减小且 LVEF 正常（即 D3 期或矛盾性 LELG 重度主动脉

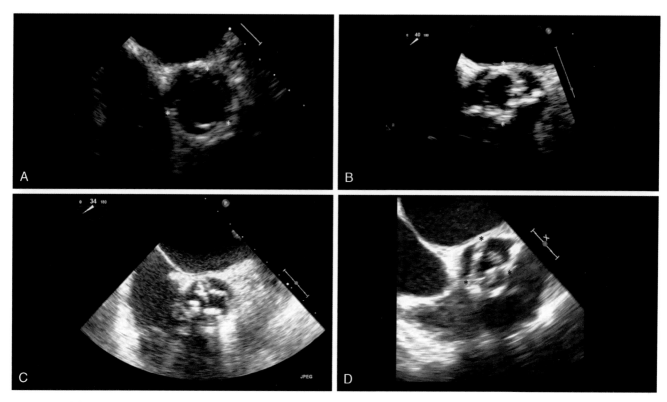

图 9.2　收缩期不同原因导致的主动脉瓣狭窄的解剖学特征 。A. 经食管超声心动图短轴切面下正常三叶式主动脉瓣膜的 3 个交界处（ * ）。菲薄的主动脉瓣膜完全开放。B. 先天性二叶式主动脉瓣仅在前、后方向有 2 个交界处（ * ）。瓣膜开放受限，瓣叶增厚，呈椭圆形鱼嘴样开口。C. 钙化性三叶式主动脉瓣，存在不规则的钙化、增厚和开放受限。D. 风湿性主动脉瓣狭窄在瓣叶交界处有显著的融合和弥漫性瓣叶增厚，形成狭小的三角形开口

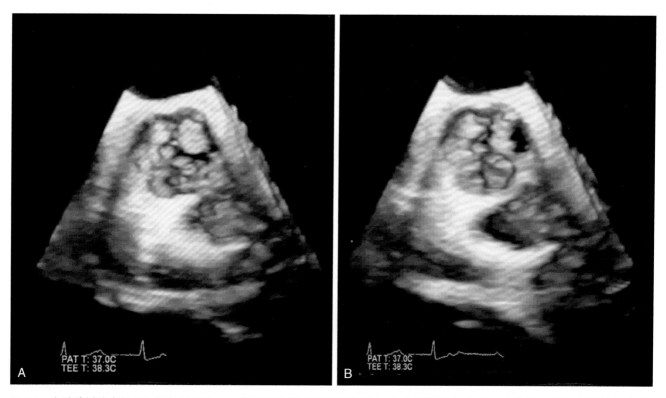

图 9.3　主动脉瓣狭窄的 3D 超声心动图。3D 短轴变焦模式显示收缩期（A）和舒张期（B）的主动脉瓣。可见瓣膜增厚、钙化和开口受限。主动脉瓣尖脱垂的伪影常见于 3D 超声心动图中，舒张期较为明显

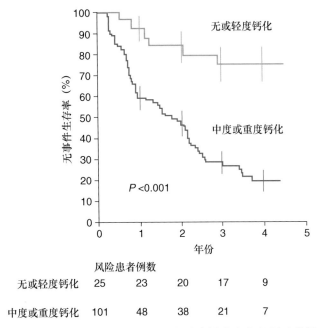

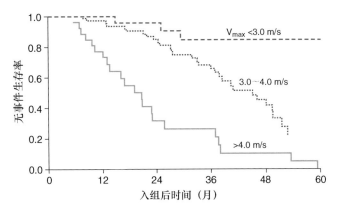

图 9.5   主动脉瓣射流束流速对无症状主动脉瓣狭窄患者预后的影响。Cox 回归分析显示 123 例最初无症状的成人主动脉瓣狭窄患者的无事件生存率，入组时以主动脉瓣峰值流速（V_{max}）划分（log-rank 检 验 P<0.001）（From Otto CM, Burwash IG, Legget ME, et al. Prospective study of asymptomatic valvular aortic stenosis. Clinical, echocardiographic, and exercise predictors of outcome. Circulation 1997;95:2262-2270.）

图 9.4   瓣叶钙化对无症状重度主动脉瓣狭窄患者预后的影响。Kaplan-Meier 曲线估计 25 例无或轻度主动脉瓣钙化患者的无事件生存率，与 101 例中度或重度钙化患者的无事件生存率进行比较。入组时，所有患者的主动脉瓣峰值流速≥4 m/s。垂直线条表示标准误（From Rosenhek R, Binder T, Porenta G, et al. Predictors of outcome in severe, asymptomatic aortic stenosis. N Engl J Med 2000;343:611-617.）

瓣狭窄）是导致 LFLG 型主动脉瓣狭窄的两个主要原因。当仅为中度主动脉瓣狭窄时，确保测量准确度和避免误诊为重度低流量主动脉瓣狭窄同样重要。超声心动图诊断存在潜在缺陷，包括多普勒探头与主动脉射流束未能平行对准、左心室出口流速的取样容积位置定位不准确和低估 LVOT 直径。倾斜图像平面会使测得的流出道直径较小，然后将其平方，计算出的 AVA 误差较大。成人 LVOT 的尺寸不随时间而改变。检查的变化能够更好地区分疾病的进展和测量指标的变化。

对于 LELG 重度主动脉瓣狭窄伴低 LVEF（＜50%）的患者，需进行低剂量多巴酚丁胺负荷超声心动图检查。跨瓣压力阶差和 AVA 不一致但 LVEF 正常的矛盾性 LFLG 型主动脉瓣狭窄是诊断难点[26]，舒张功能不全、向心性左心室肥厚和左心室纵轴缩短均会导致每搏量减少（尽管 LVEF 正常），此时应谨慎

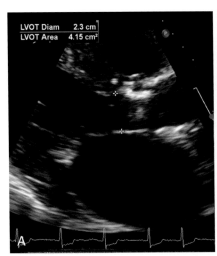

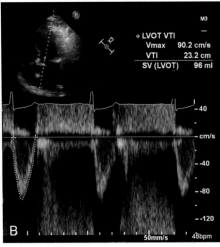

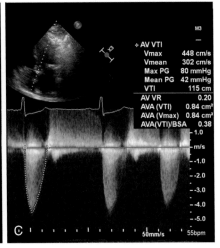

图 9.6   经超声心动图计算的主动脉瓣面积（AVA）。假设通过左心室流出道（LVOT）的每搏量与通过主动脉瓣的每搏量相同，可利用连续方程计算 AVA。可使用脉冲多普勒测量 LVOT 中的速度-时间积分（VTI）来估计血流量（A），将 LVOT 面积（圆点处）乘以 LVOT 直径（B）。连续多普勒（C）将通过主动脉瓣的 VTI 除以上述结果获得该患者的 AVA 为 0.84 cm²

评估是否存在测量误差，尤其是轻微左心室肥厚且仅有轻度舒张功能改变。

应排除造成通过主动脉瓣低流量的其他可能原因，如二尖瓣反流、心房颤动、显著高血压和右心衰竭。体型较小的患者，AVA 可能等比例减小，可根据体表面积指数计算。相反，AVA 不会因肥胖而增大，体型较大的患者使用体表面积指数时应更加谨慎[27]。

当主动脉瓣峰值流速高于正常值（＞2 m/s）但瓣膜尚无明显增厚或钙化时，需要考虑其他情况。若同时存在主动脉瓣反流和其他高流量状态，会使主动脉瓣射血速度增快而无阻塞。必须明确阻塞的程度，因为流速增快可能是由主动脉瓣下隔膜或肥厚型心肌病引起。基于连续多普勒流速曲线的形状（图 9.7）和梗阻部位的彩色多普勒证据，可区分主动脉瓣膜狭窄和主动脉瓣下隔膜梗阻。主动脉瓣上狭窄非常罕见，与某些先天性疾病有关，如 Williams 综合征和家族性高胆固醇血症。在易感患者群体中，瓣上狭窄的特征是通过主动脉流速增快，升主动脉明显狭窄，主动脉瓣膜形态正常。

心导管检查

大多数情况下无须进行有创性评估主动脉瓣狭窄，但其有助于诊断临床和影像学不一致的病例。由于逆行导管穿过狭窄的主动脉瓣存在脑栓塞的风险，故需要特别关注，尽管这对接受 TAVR 的患者来说不是主要问题[28]。血流动力学心导管检查的关键是证实阻塞部位（即瓣膜或瓣膜下）、测量平均收缩压差、使用 Gorlin 公式计算 AVA，以及压力跟踪波形的时间和形状[29]。与超声心动图类似，解读严重程度时应考虑血流动力学心导管检查的技术因素。

通过使用≥6 F 的带有侧孔的导管可同时记录左心室腔中部和近段升主动脉的压力曲线，盐水冲洗可优化因过度倾斜或倾斜不足所产生的压力波形（图 9.8）。不理想的是，常规从左心室回拉至主动脉单一测量压力曲线的方法，左心室与主动脉之间峰值压力的差异（即峰值间压差）很容易测量，但由于两个压力不在同一时间点出现，因此缺少超声心动图相关性。如果超声心动图和心导管检查的负荷状况一致，心导管检查测得的最大瞬时压力阶差与

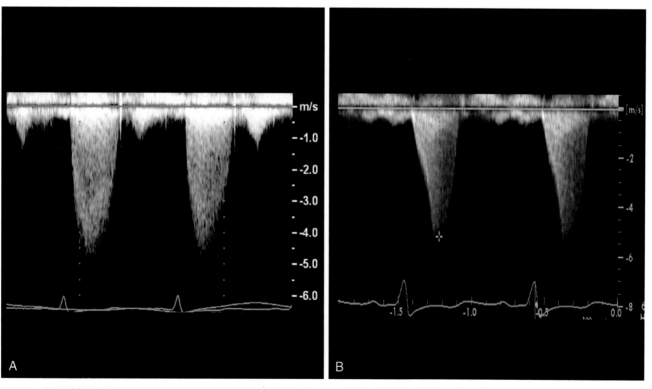

图 9.7　主动脉瓣狭窄与肥厚型心肌病多普勒频谱波形的对比。A. 重度主动脉瓣狭窄伴固定阻塞的连续多普勒频谱。B. 肥厚型心肌病阻塞的连续多普勒频谱。肥厚型心肌病动态阻塞与主动脉瓣狭窄的区别在于中晚期峰值波形（匕首状）和负荷条件下压力阶差变化（见图 9.6）

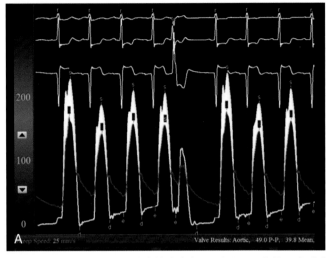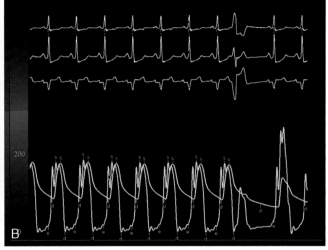

图 9.8　心导管检查中主动脉瓣狭窄与肥厚型心肌病的血流动力学比较。A. 主动脉瓣狭窄时瞬时压力波形延迟且下降，平均压力阶差为 40 mmHg 的主动脉搏动（阴影区域）。室性期前收缩后延迟的主动脉压力波形增高（红色压力曲线）。B. 肥厚型心肌病的动态阻塞可见于室性期前收缩后心室压力波形增高时。与主动脉瓣狭窄不同的是其动脉压下降（白色压力曲线），呈尖峰状和圆顶状

多普勒超声心动图测得的主动脉瓣峰值流速最为匹配，两种方法获得的平均压力阶差具有良好的关联性。

　　由于 AVA 的计算取决于经主动脉瓣容积流量和压力指标，心导管检查时，心排血量的变化将会影响 AVA 的测量结果[30]。在临床实践中，心排血量是通过热稀释法或 Fick 方程估计值来测定，每种方法都有潜在的测量误差和局限性[31]。了解技术上存在的缺陷，超声心动图和心导管检查术有助于相互纠正存在的差异。

负荷试验

　　临床病史和静息血流动力学评估后仍无法确定 AVR 决策时，负荷试验非常有价值。主动脉瓣狭窄隐匿的特征常导致患者认为自己无症状，忽视临床表现和运动耐量的下降。相反，有症状的患者的压力阶差可能较低，且难以确定纠正瓣膜疾病的作用和获益。根据临床状况，可采用运动和药理学方案通过负荷试验进行动态评估。负荷试验通过识别不良事件或 AVR 的高危主动脉瓣狭窄患者亚群，提供预后相关信息[11,15-16,32-37]（表 9.3）。

运动平板试验

　　主动脉瓣狭窄患者进行负荷试验最常见的指征是验证重度主动脉瓣狭窄（C 期）患者是否无症状。在训练有素的专业人员的监督下，在出现症状或血压下降时终止试验，对于无症状的主动脉瓣狭窄患者是安全的。症状严重的主动脉瓣狭窄（D1 期）患者，运动试验有一定风险，因此不推荐。负荷试验前必须进行详细的病史记录。

表 9.3　无症状主动脉瓣狭窄患者运动试验的部分研究结果						
研究信息	平均随访时间（例数）	试验方法	主动脉瓣狭窄的入选标准	异常标准	结果	关键发现
Otto et al, 1997[11]	3个月（104）	Bruce	$V_{max} \geqslant 2.5$ m/s	收缩压下降>10 mmHg ST段压低>2 mm 室性心律失常	AVR或死亡	校正基线静息血流动力学后，运动无法预测结果
Amato et al, 2001[15]	14.8个月（66）	Ellestad（踏板）	$AVA \leqslant 1$ cm²	ST段压低≥1 mm（男性）或≥2 mm（女性）胸痛/晕厥先兆 室性心律失常 收缩压升高<20 mmHg	有症状或死亡	症状限制性运动试验阳性的HR=7.43 队列中6%的患者猝死（所有患者的试验结果均异常）

表 9.3　无症状主动脉瓣狭窄患者运动试验的部分研究结果（续）

研究信息	平均随访时间（例数）	试验方法	主动脉瓣狭窄的入选标准	异常标准	结果	关键发现
Alborino et al, 2002[35]	36个月（30）	直立自行车	$\Delta P \geqslant$ 30 mmHg	限制性呼吸困难（<5 MET） 心绞痛或晕厥 心电图符合心肌缺血 收缩压升高<20 mmHg 室性心律失常	心血管死亡或AVR	症状限制性运动试验阳性率60% 3年无事件生存率： 症状限制性运动试验阳性患者为33% 症状限制性运动试验阴性患者为83% 无心血管死亡发生
Das et al, 2005[32]	12个月（125）	改良Bruce（踏板）	AVA≤1.4 cm²	限制性呼吸困难 胸部不适 头晕	有症状或死亡	HR=7.73 （95%CI 2.8～21.4） 无死亡发生
Lancellotti et al, 2005[16]	15个月（69）	半仰卧自行车（↑25 W/2 min）	AVA≤1 cm²	心绞痛或呼吸困难 ST段压低≥2 mm 收缩压升高<20 mmHg 室性心律失常	有症状、心力衰竭、心血管死亡或AVR	78%的患者症状限制性运动试验阳性 主动脉瓣压力阶差升高≥18 mmHg被视为预测因子
Maréchaux et al, 2010[33]	20个月（186）	半仰卧自行车（↑25 W/3 min）	AVA≤1.5 cm²	限制性呼吸困难 收缩压从基线水平下降 室性心律失常	心血管死亡或AVR	27%的患者症状限制性运动试验阳性 症状限制性运动试验阴性的患者ΔP每增加10 mmHg，HR=1.67（95%CI 1.32～2.13）
Lancellotti et al, 2012[34]	19个月（105）	半仰卧自行车（↑25 W/2 min）	AVA指数≤0.6 cm²/m²	限制性呼吸困难（运动强度<75 W） 心绞痛/头晕/呼吸困难 ST段压低≥2 mm 收缩压升高<20 mmHg 室性心律失常	心血管死亡或AVR	肺动脉高压的HR=2.0（95%CI 1.1～3.6） 7例死亡，所有患者均有肺动脉高压
Levy et al, 2014[36]	28个月（43）	直立自行车（↑20 W/min）	AVA≤1 cm²或AVA指数≤0.6 cm²/m²	限制性呼吸困难 心绞痛/头晕/呼吸困难 收缩压从基线水平下降 室性心律失常	因有症状转诊进行AVR	28%的患者运动限制性试验阳性 峰值耗氧量≥14 ml/（kg·min）时HR=3.1（95% CI 1～8.7） 通气/二氧化碳输出比值>34时，HR=3.7（95% CI 1.3～10.3）
Saeed et al, 2018[37]	35个月（316）	改良Bruce（踏板）	AVA≤1.5 cm²	明显症状 收缩压升高<20 mmHg 持续性快速性心律失常	AVR或死亡	每年进行1次运动耐量试验 第1次运动耐量试验： 29%出现症状 2年无事件生存率： 症状限制性运动试验阳性患者为46% 症状限制性运动试验阴性患者为70%

AVA，主动脉瓣面积；AVR，主动脉瓣置换术；ΔP，平均主动脉压力阶差；HR，危险比；MET，代谢当量；V_{max}，主动脉瓣峰值流速

运动试验结果异常通常是指低工作负荷时出现呼吸困难、胸痛、头晕、收缩压未能升高超过 20 mmHg 或从基线水平下降、ST 段呈水平或下斜型降低≥2 mm 或超过 3 次连续室性心搏。区分限制性症状和正常的运动疲劳仍是一项挑战，但低工作负荷［<75 W 或 5 个代谢当量（metabolic equivalents for task，MET）］下即出现症状的患者被认为有症状。若患者在接近其预计最大工作负荷的 80% 时出现疲劳，并在休息后迅速缓解，则被认为是正常反应。

低剂量多巴酚丁胺负荷超声心动图

低流量状态的定义为每搏量≤35 ml/m²，最常见的原因是左心室收缩功能不全，即典型的 LFLG 型主动脉瓣狭窄[38]。低流量状态的其他定义是基于峰值流量≤200 ml/s，当流量高于此值时，则负荷试验无价值[39]。严重的瓣膜疾病或潜在的心肌病（通常为缺血性）可导致收缩功能不全。收缩力受损合并心肌后负荷增加将导致中度狭窄的主动脉瓣开口减少（即假性重度主动脉瓣狭窄）。AVA≤1.0 cm² 伴有低压力阶差（平均压力阶差<40 mmHg，主动脉瓣峰值流速<4.0 m/s）且射血分数<50% 时，采用低剂量多巴酚丁胺负荷超声心动图（dobutamine stress echocardiography，DSE）能够安全可靠地确定 AVA 减小是由于严重的瓣膜阻塞还是仅为原发性心肌疾病时的中度主动脉瓣狭窄。

多巴酚丁胺方案通常从 5 μg/（kg·min）起始，每 5 min 滴定 5 μg/（kg·min），直至 20 μg（kg·min）的目标剂量。当多巴酚丁胺剂量>20 μg/（kg·min）时，通常无法继续提高跨瓣流速，而是会通过加快心率来增加心输出量[40]。在每个阶段均需要测量每搏量、瓣膜压力阶差、射血分数和室壁运动情况。在试验的任意时间点，一旦主动脉瓣峰值流速达到 4 m/s 且 AVA≤1 cm² 时，则低剂量 DSE 可诊断重度主动脉瓣狭窄。若 AVA>1 cm² 或主动脉瓣峰值流速未能增至>4 m/s，则属于假性重度主动脉瓣狭窄。

在一些患者中，多巴酚丁胺不会诱发经主动脉瓣流量容积的增加。这些患者常患有严重的心肌病，无论是否进行 AVR，其预后均不理想。若每搏量增加<20% 则为每搏量增加不良或收缩储备缺失。如果血流速率正常，每搏量增加较少的患者通过计算 AVA 估计值可能会有帮助[41]。一项多中心观察性研究提示，低剂量 DSE 预测的 AVA 在诊断重度主动脉瓣

狭窄方面优于传统 DSE 方法[41]。

很少有研究使用负荷超声心动图评估射血分数保留的 LELG 型主动脉瓣狭窄患者，目前指南尚不推荐该方法。Clavel 等认为[42]，根据临床结果，在正常血流速率的情况下，负荷超声心动图测量的瓣膜面积可用于识别重度主动脉瓣狭窄患者。尽管在这项小型研究中未发现相关的并发症，但值得注意的是，轻度心室肥厚的患者使用多巴酚丁胺可能会进一步减小左心室容积和前向每搏量。

CT

对于主动脉瓣狭窄成人患者，CT 适用于两种情况：① TAVR 术前确定人工主动脉瓣直径（见第 13 章）；② 在低压力阶差的情况下量化主动脉瓣钙化（aortic valve calcium，AVC）以评估疾病严重程度（图 9.9）。使用 Agatston 评分法对 AVC 进行评分，这种方法与冠状动脉钙化评分法类似[43]。部分研究者建议通过瓣膜面积使 AVC 量化，计算 AVC 密度测量值，总评分和密度显示相似的诊断结果和预后能力。

一项研究纳入了 126 例重度主动脉瓣狭窄患者，并在其接受 AVR 后的 6 个月内进行 AVC 评分，结果提示瓣膜重量和 AVC 分数存在密切的线性关联（R=0.81，P<0.0001）[44]。然而，虽然平均 AVA 为 0.77 mm²，平均压力阶差为 55 mmHg，但 AVC

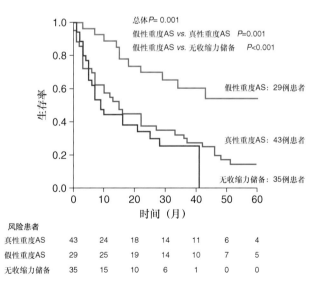

总体P=0.001
假性重度AS vs. 真性重度AS P=0.001
假性重度AS vs. 无收缩力储备 P<0.001

假性重度AS：29例患者

真性重度AS：43例患者

无收缩力储备：35例患者

风险患者

	0	10	20	30	40	50	60
真性重度AS	43	24	18	14	11	6	4
假性重度AS	29	25	19	14	10	7	5
无收缩力储备	35	15	10	6	1	0	

纵轴：生存率　横轴：时间（月）

图 9.9 假性重度主动脉瓣狭窄的风险校正生存率。根据多巴酚丁胺试验结果，接受保守治疗的 LFLG 型主动脉瓣狭窄患者的 Kaplan-Meier 生存率估计（From Fougères E, Tribouilloy C, Monchi M, et al. Outcomes of pseudo-severe aortic stenosis under conservative treatment. Eur Heart J 2012;33:2426-2433.）

评分的差异非常大（59～11 000 AU）。人口学研究发现，AVC 评分不符合正态分布，AVC 的进展仅与男性和基线钙化程度相关[45]。尽管主动脉瓣狭窄患者中男女性合并血流动力学阻塞的比例相近，但男性患者有更多的钙化且瓣膜重量更大[44,46]。研究证实，最佳 AVC 临界值具有性别特异性，女性重度主动脉瓣狭窄患者的临界值为＞1200 AU（AVC 密度＞300 AU/cm^2），而男性为＞2000 AU（AVC 密度＞500 AU/cm^2）[47]。

AVC 在临床决策中的作用尚不明确。一些专家建议，对于缺少血流储备的典型低流量主动脉瓣狭窄（D2 期）或 D3 期患者，可使用 AVC 评分[47-48]。但是，在血流正常（D1 期）时，可使用超声心动图验证重度主动脉瓣狭窄的 AVC 临界值，目前尚未使用 AVC 评分研究不同的治疗策略。严重 AVC 密度在诊断中的价值已被明确，患者死亡风险将增加 2.5 倍，且与临床及血流动力学指标无关[49]。目前已在无瓣膜阻塞的患者中证实 AVC 与心血管风险增加相关[50-51]。

生物标志物

生物标志物在主动脉瓣狭窄中的作用仍是备受关注的课题，研究尚未证实其在评估主动脉瓣狭窄患者中的决定性作用。研究最深入的生物标志物是脑钠肽（brain natriuretic peptide，BNP）和肌钙蛋白（troponin，Tn），两者与左心室几何结构及功能的病理改变有关。但是，左心室的病理改变并非对主动脉瓣狭窄特异且存在个体差异。欧洲指南（而非美国指南）对使用 BNP 评估主动脉瓣狭窄只给予弱推荐，指出 BNP 水平显著升高的无症状主动脉瓣狭窄患者若手术风险较低，则可考虑 AVR[52]。BNP 水平与左心室质量、收缩功能和症状程度的相关性更强，而非血流动力学严重程度[53]。

尽管一些研究报道了 BNP 和临床结果之间具有中度相关性，其他研究认为由于个体间存在显著差异，研究的有效性很有限。Cimadevilla 等[54]对 142 例无症状重度主动脉瓣狭窄患者进行为期 2 年的前瞻性随访，校正年龄、性别和 AVA 后，研究证实 N-末端脑钠肽前体（N-terminal-pro-BNP，NT-proBNP）与主动脉瓣狭窄相关事件无关。

一项关于主动脉瓣狭窄中 BNP 的大型研究中，Clavel 等[55]随访了 1953 例至少为中度主动脉瓣狭窄的患者［平均随访（3.8±2.4）年］，分析与正常年龄、性别上限相关的 BNP 水平比例。研究表明，

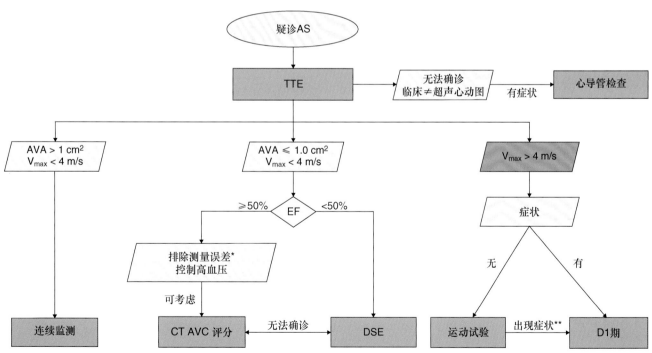

图 9.10　主动脉瓣狭窄的诊断性检查流程图。无创性评估通常从经胸超声心动图开始。当超声心动图无法确诊或与临床症状和体征不一致时，可行心导管检查。应考虑低估流出道直径或多普勒未平行对准等技术问题（＊）。评估包括体型校正后的每搏量指数 <35 ml/m^2 和 AVA 指数 <0.6 cm^2/m^2。运动试验症状（＊＊）是指极低工作负荷时出现主动脉瓣狭窄症状（如心绞痛、晕厥、呼吸困难）。AVA，主动脉瓣面积；AVC，主动脉瓣钙化；DSE，多巴酚丁胺负荷超声心电图；EF，射血分数；TTE，经胸超声心动图；V$_{max}$，主动脉瓣峰值流速

在考虑临床参数、血流动力学严重程度、左心室功能和 AVA 后，BNP 比例与患者的死亡率密切相关（图 9.10）。但是，BNP 作为无症状主动脉瓣狭窄患者行 AVR 的决定因素的有益作用尚不清楚。

主动脉瓣狭窄患者行高敏 Tn 检测可表现为 Tn 浓度升高。Tn 是心肌细胞坏死的标志物，它能够识别由代偿性左心室肥厚过渡到失代偿性心室纤维化，这有助于确定需要进行 AVR 的高危患者。Chin 等[56] 对超过 250 例主动脉瓣狭窄患者的研究显示，TnI 水平与心脏磁共振成像检测到的左心室质量和中壁纤维化相关。该研究还发现，在校正人口统计学、射血分数和平均压力阶差后，TnI 水平与 AVR 和死亡相关，而 Tn 水平与冠状动脉疾病无关。但是，与 BNP 相同，Tn 水平在出现左心室肥厚和纤维化中有显著重叠，校正人口统计学后的主动脉瓣狭窄事件相当少，Tn 对数每增加 1 个单位的风险比为 1.6。

鉴于单一生物标志物对临床决策的辅助作用存在争议，反映心血管应激的新生物标志物已与 BNP 和 Tn 一同在主动脉瓣狭窄中被研究。在一项单中心研究中，Lindman 等[57] 检测了 345 例重度主动脉瓣狭窄患者的 8 个已知心力衰竭生物标志物，发现生长分化因子 15、可溶性 ST2 和 NT-proBNP 超过中位数值时的生存差异增大。每种生物标志物水平升高时，死亡的相对风险增加 60%。高敏 TnT 水平与手术活检标本中的纤维化和炎症相关，但不能提供更多的预后信息。主动脉瓣狭窄风险分层中使用不同的生物标志物来代表各种病理学通路具有一定的应用前景，但在临床应用前仍有待进一步的验证研究。

临床病程

主动脉瓣狭窄是一种进展缓慢的活动性疾病，早期无症状时间长，进入后期血流动力学阻塞加快，如果不及时治疗会导致严重的并发症和较高的死亡率。心力衰竭、心律失常和猝死提示不良结局。有必要进行连续的临床和影像学评估，间隔时间由基线血流动力学严重程度、合并症和病程确定。指南建议的超声心动图评估间隔时间基于临床研究的平均进展，但其必须个体化，因为有些患者进展迅速。临床状态的变化需要反复评估。

主动脉瓣狭窄风险期（A 期）

钙化性主动脉瓣疾病的危险因素包括临床因素、

先天性二叶式主动脉瓣和高龄（见第 4 章）[58]。超声心动图检测到主动脉瓣局部瓣叶增厚或钙化（即瓣膜硬化）的成人，即使在没有 LVOT 血流动力学障碍的情况下，心血管不良结局的风险也较高[51]。许多此类患者会进展为更严重的瓣膜疾病，其主动脉瓣前向血流的流速＞2.0 m/s，且可测到跨瓣压力阶差。早期的单中心回顾性研究报道[59]，5 年内主动脉瓣狭窄进展的比例高达 66%，但基于整个人群的研究显示进展率较低（每年约 2%）。在心血管健康研究中[60]，≥65 岁患者中 29% 被诊断为主动脉硬化，但 5 年内仅有 9% 进展为主动脉瓣狭窄[61]。

进展性轻中度主动脉瓣狭窄（B 期）

在过去的 20 年里，多项研究使用超声心动图评估了主动脉瓣狭窄的血流动力学进展（表 9.4）[11,62-71]。报道的主动脉瓣峰值流速、平均压力阶差和 AVA 的平均年进展分别为 0.15～0.3 m/s、3～4 mmHg 和 0.1～0.2 cm^2，进展速度存在很大的个体差异，不可能准确预测个体患者的进展速度。研究一致提示加速血流动力学障碍的危险因素包括高龄和较严重的基础疾病。相比于相同的瓣口面积缩小而初始瓣膜面积较大的情况，瓣口面积越小越会导致更高的压力阶差变化。

瓣膜钙化的严重程度可预测疾病进展率。然而，超声心动图对 AVC 的测量并不可靠，CT 测量 AVC 评分的效用有待进一步研究。

无症状的重度主动脉瓣狭窄（C 期）

许多伴有重度血流动力学障碍的成人主动脉瓣狭窄患者仍无症状，有时可长达数年，提示确切的阻塞程度并不是决定症状发作的唯一因素[72]。每例患者的瓣膜阻塞程度、左心室功能、全身血管顺应性和代谢需求的相互作用决定了其是否感到活动受限或其他症状。在无症状的情况下，除非合并左心室收缩功能不全，否则很少出现不良临床结局。

运动试验明确临床症状有助于进行风险分层。运动负荷试验结果正常的无症状重度主动脉瓣狭窄患者的预后良好，随访 1 年后无猝死报告；而负荷试验结果异常的患者猝死率为 5%[32,73]。ST 段压低在主动脉瓣狭窄运动试验中很常见，但在独立分析时不能区分主动脉瓣狭窄事件和阻塞性冠状动脉疾病的高危人群。室性心律失常在当代患者人群中较少发生。

表 9.4　主动脉瓣狭窄血流动力学进展的当代研究

研究信息	试验设计	随访时间（例数）	主动脉瓣狭窄的入选标准	ΔV_{max}/ΔP/ΔAVA	相关预测因子
Otto et al, 1997[11]	前瞻性队列研究	2.5年（123）	$\Delta V_{max} \geqslant 2.5$ m/s	0.32/7.0/-0.12	无
Rosenhek et al, 2004[63]	回顾性大学队列研究	4.0年（176）	2.5 m/s$\leqslant V_{max} < 4$ m/s	0.24/未报道/未报道	中重度主动脉瓣钙化、年龄、冠状动脉疾病
Rossebø et al, 2008[62]	多中心随机对照试验	4.3年（1873）	2.5 m/s$\leqslant V_{max} < 4$ m/s	0.16/2.8/-0.03	未报道
Kamalesh et al, 2009[64]	回顾性大学队列研究	2.5年（166）	$AVA \geqslant 1.5$ cm²	未报道/3.0/-0.22	糖尿病
Chan et al, 2010[65]	多中心随机对照试验	3.5年（269）	2.5 m/s$\leqslant V_{max} < 4$ m/s	0.24/3.9/-0.08	年龄、中重度主动脉瓣钙化
Nistri et al, 2012[66]	回顾性PCP相关队列研究	2.9年（153）	任何程度的主动脉瓣狭窄	0.26/未报道/未报道	左心室舒张末期直径
Kearney et al, 2012[67]	前瞻性队列研究	6.5年（147）	$P \geqslant 10$ mmHg	未报道/5.0/-0.11	中重度主动脉瓣钙化、基线P、估算的肾小球滤过率<30 ml/min
Eveborn et al, 2013[68]	基于人口的研究	6.4年（118）	$P \geqslant 15$ mmHg	未报道/3.2/未报道	基线P>30 mmHg
Nguyen et al, 2015[69]	前瞻性队列研究	2.9年（149）	$P \geqslant 10$ mmHg	未报道/3.0/未报道	基线P、中重度主动脉瓣钙化
de Oliveira Moraes et al, 2015[70]	回顾性大学队列研究	2.4年（125）	$V_{max} > 2.5$ m/s	0.14/4.1/-0.07	基线P、糖尿病、心率
Ersboll et al, 2015[71]	回顾性大学队列研究	3.1年（1240）	10 mmHg$\leqslant P \leqslant 40$ mmHg	未报道/6.8%[a]、7.1%[b]/未报道	年龄、基线P、慢性肾病、高脂血症

[a] 轻度主动脉瓣狭窄基线值的百分比变化
[b] 中度主动脉瓣狭窄基线值的百分比变化；估计改变 2.2 mmHg
AVA，主动脉瓣面积；Δ，每年变化，Δ*AVA*，每年主动脉瓣面积减少（cm²）；ΔV_{max}，主动脉瓣峰值流速（m/s）；P，平均主动脉压力阶差

　　一些研究者认为负荷试验血流动力学有额外价值。尽管在负荷下，跨瓣流速和压力阶差会随着通过限制瓣口的跨瓣流量的增加而增加，Lancellotti 等[16]发现平均跨瓣压力阶差≥18 mmHg 是区分高危人群的最佳指标。同样，Maréchaux 等报告[33]，当运动时平均压力阶差增加≥20 mmHg 时，AVR 或心血管死亡的风险增加了 3.8 倍。然而，多普勒压力阶差的增加对不良预后的预测准确性较低，敏感性为 70%，特异性为 62%[34]。

　　Otto 等[11]强调运动试验结果的显著重叠，当考虑临床基线和超声心动图变量时，风险模型并不随之改变。虽然已经确定了用于负荷试验的多种危险标志物，如运动耐量异常、血压反应迟钝、平均压力阶差增加和运动诱发的肺动脉高压，但在所有研究的患者中，1~3 年内的心脏事件发生率为 26%~60%。提示无论负荷试验结果如何，均需要密切随访。

有症状的重度主动脉瓣狭窄（D 期）

猝死

　　有症状的重度主动脉瓣狭窄患者猝死风险高（达每个月 2%），无症状患者的预后明显较好，每年低于 1%[74]。在非常严重的主动脉瓣狭窄（峰值流速为 5 m/s，平均压力阶差为 60 mmHg）患者中，无前期症状的猝死率较高[75-76]。主动脉瓣狭窄猝死的机制尚不完全清楚，可能包括室性心律失常或压力感受器反射性心动过缓和低血压[21]。支持心律失常为猝死原因的证据是猝死与心电图 QRS 波增宽相关[74]。

心力衰竭

由主动脉瓣狭窄引起的压力超负荷会导致左心室适应性改变，最常见左心室向心性肥厚，最终发展为心力衰竭。女性、糖尿病和肥胖的主动脉瓣狭窄患者更易发生向心性左心室肥厚。由射血分数反映的心脏整体收缩功能可保持不变直至病程晚期，但在晚期病程中，舒张功能不全、充盈压升高和左心室纵向收缩功能下降会导致症状性呼吸困难和功能能力下降[14]。

心房颤动

心房颤动在主动脉瓣狭窄患者中很常见，病程后期患病率升高。据报道，B 期患者心房颤动的患病率为 9%，D2 期为 27%。近 1/2 接受 AVR 的患者会发展成某种形式的心房颤动。左心室改变可引起舒张和收缩功能不全，导致充盈压升高、左心房增大、扩张和纤维化。主动脉瓣狭窄可直接导致心房基质改变，且主动脉瓣狭窄和心房颤动有许多共同的危险因素，主要为年龄和高血压。当伴有心房颤动发生时，主动脉瓣狭窄的预后通常更差，发生心力衰竭的风险增加 4 倍，死亡风险增加 2.5 倍[77-78]。

其他

据报道，由于结肠和小肠血管发育不良，1%～3% 的成人主动脉瓣狭窄患者可出现胃肠道出血（如 Heyde 综合征）。出血倾向由获得性血管性血友病因子（von Willebrand factor，vWF）缺乏导致，这是由于丢失 vWF 的高分子量多体。vWF 是内皮下结缔组织中血小板黏附和激活的必要条件。主动脉瓣狭窄产生的高剪切应力可增强 vWF 对蛋白质水解的敏感性，降低 vWF 活性与抗原的比例[79]。

AVR 可改善出血结果，恢复 vWF 活性。但是，维持高剪切应力的其他因素（如患者与人工瓣膜不匹配、生物瓣膜衰败或瓣周漏）均可导致出血复发和 vWF 丢失[80]。

药物治疗

尽管人们对主动脉瓣狭窄病理过程的认识日益深入，但药物治疗并没有延缓疾病的进展[81]。实验证据已提示炎症和钙化通路中有前景的靶点（见第 3 章和第 4 章），但尚未转化为临床效益。目前尚缺乏临床证据，研究仍在进行中。虽然尚无针对主动脉瓣狭窄的治疗方法，但主动脉瓣狭窄合并症的治疗通常是根据主动脉瓣狭窄患者独特的生理状况量身定制。

疾病进展的预防

主动脉瓣狭窄和冠状动脉疾病有许多共同的临床危险因素，瓣膜病变在脂质沉积和氧化方面与动脉粥样硬化有相似之处。动物模型显示，主动脉瓣狭窄的脂质沉积可触发瓣膜内炎症和钙化。虽然他汀类药物治疗可以减缓主动脉瓣狭窄进展似乎合理，多项比较主动脉瓣狭窄 B 期患者使用他汀类药物和安慰剂的临床试验显示，两者血流动力学进展或主动脉瓣狭窄相关临床事件的发生率无显著差异[62,83-84]。AHA/ACC 指南不建议使用他汀类药物预防主动脉瓣狭窄进展[6]。

他汀类药物治疗主动脉瓣狭窄缺乏阳性结果有几种可能的解释。首先，脂质炎症在血流动力学和发生侵袭性钙化之前的早期疾病过程（A 期）中更为重要。其次，同冠状动脉粥样硬化一样，虽然降脂可减少炎症通路，但会增强钙化。依赖于严重高胆固醇血症发展主动脉瓣狭窄的动物模型不能准确反映人类的疾病过程。

尽管他汀类药物治疗尚未显示出疗效，但针对脂蛋白（a）[lipoprotein（a），LPA] 在主动脉瓣狭窄中的作用的进一步研究仍在进行中。一项大型全基因组关联分析发现，基因多态性和 LPA 水平与主动脉瓣狭窄和 AVR 相关[85]。使用烟酸类和其他抑制来合成 LPA 的药物抑制主动脉瓣狭窄进展仍是推测。此外，基于骨质疏松与异位钙化的关联，针对骨代谢失调的治疗（如双膦酸盐类和地诺单抗）正在被评估。

合并症

尽管他汀类药物治疗并不适用于主动脉瓣狭窄进展的控制，但主动脉瓣狭窄患者可从预防心血管风险的药物治疗中获益，近 1/2 的主动脉瓣狭窄患者同时患有冠状动脉疾病，需要接受他汀类药物治疗。A 期和 B 期主动脉瓣狭窄患者的症状性冠状动脉疾病的处理方法与非主动脉瓣狭窄患者相同。由于阻塞性冠状动脉疾病或主动脉瓣狭窄可引起心绞痛，故有症状的心绞痛伴血流动力学重度主动脉瓣狭窄患者被认为是 D 期，并计划在 AVR 的同时行血管重建。考虑到冠状动脉疾病在主动脉瓣狭窄患者中的高发生率，建议除患有先天性主动脉瓣狭窄的年轻患者（＜40 岁）外，所有患者需要进行 AVR 的主动脉瓣狭窄患者均应进行冠状动脉造影。

高血压常伴随主动脉瓣狭窄，对左心室造成双重负荷，导致左心室肥厚。分析辛伐他汀、依折麦布治疗主动脉瓣狭窄的试验发现，患有高血压的主动脉瓣狭窄患者发生左心室肥厚的可能性是正常患者的 3 倍，死亡的可能性是正常患者的 2 倍。低收缩压和脉压也与高死亡率相关。血压控制在收缩压 120～139 mmHg，舒张压 70～89 mmHg 时风险最小[86]。

按照 AHA/ACC 指南，指南指导的高血压治疗是 I 类适应证，值得注意的是，起始剂量要低并在血压监测下逐步滴定[6]。后负荷增加会影响对主动脉瓣狭窄血流动力学严重程度的评估，导致高估或低估 AVA 和压力阶差，这取决于患者的特征[87]。在评估主动脉瓣狭窄血流动力学严重程度之前，应充分控制全身性高血压。

降压治疗必须个体化。当左心室肥厚严重、左心室容量较小时，为了避免主动脉瓣狭窄患者前负荷和心输出量的降低，应慎用利尿剂。急性失代偿性心力衰竭和重度主动脉瓣狭窄患者在进行积极有创性监测时，对于低心输出量和高血管阻力的血流动力学管理，可考虑使用硝普钠降压。一些小型研究报道抑制肾素-血管紧张素-醛固酮系统可用于主动脉瓣狭窄患者的慢性血压管理（见第 3 章）。一项研究将 100 例无症状主动脉瓣狭窄患者随机分为雷米普利组或安慰剂组，发现患者的左心室质量明显下降，主动脉瓣狭窄进展有减缓的趋势[88]。降压治疗对主动脉瓣狭窄临床结果的益处还需要更大规模、更长的随访时间来确定。

主动脉瓣狭窄合并心房颤动的抗凝治疗仍在不断改进。自体主动脉瓣狭窄患者已被纳入新型口服抗凝剂的临床试验中，阿哌沙班或达比加群酯与传统的华法林相比，疗效无差异[89-90]。心脏瓣膜疾病合并心房颤动在临床试验中有不同的标准，AHA/ACC 的定义包括人工生物主动脉瓣。一项随访时间有限的初步研究发现，达比加群酯在预防心内血栓方面与华法林相似[91]。直接口服抗凝血酶药物对人工瓣膜伴心房颤动的抗凝效果仍需要更加明确的评估[92]。

定期监测

对于无 AVR 指征的患者，由于疾病渐进性发展的特点，仍需要进行系列评估，复查超声心动图检查的间隔取决于基线血流动力学障碍的严重程度。对于轻度、中度、重度狭窄患者，分别建议每 3～5 年、1～2 年、6 个月至 1 年复查 1 次。既往没有进行超声心动图评估的患者，建议在推荐范围内选择较短的间隔时间，因为有些患者进展速度更快。相反，如果病情稳定，则影像学检查可以间隔较长时间。无论监测结果如何，建议至少每年进行 1 次临床随访，以评估疾病进展情况，并向患者提供潜在症状的教育。反复超声心动图检查适用于临床状态改变的患者。

运动限制

大多数主动脉瓣狭窄患者是老年人，不再参加竞技类（高强度）运动。对于年轻、活跃的先天性主动脉瓣狭窄阻塞患者，进行高心输出量的动态运动会增加瓣膜压力阶差，而剧烈的静态运动会增加后负荷，使左心室压力超负荷。专家建议重度主动脉瓣狭窄患者应避免参加竞技类体育运动，而轻度主动脉瓣狭窄患者无须限制[93]。根据运动试验结果，中度主动脉瓣狭窄患者可参加低强度运动和部分中等强度活动。通常更为相关的是与合并症有关的运动限制，如缺血性心脏病或充血性心力衰竭。

非心脏手术

主动脉瓣狭窄患者在接受非心脏手术时发生围手术期并发症的风险较高。严重心血管不良事件的发生率随着主动脉瓣狭窄进展而升高[94]。主动脉瓣狭窄患者非心脏手术相关的不良事件与接受手术的非主动脉瓣狭窄患者无明显差异，主要是同时存在冠状动脉疾病、肾衰竭和手术过程的潜在风险。

如果没有 AVR 的指征，无症状主动脉瓣狭窄患者进行必要的择期手术是合理的。由于在未诊断为重度主动脉瓣狭窄的择期手术中，不良事件发生率高达 30%，因此对于有 AVR 适应证的患者，谨慎的做法是推迟择期手术，直到完成 AVR。球囊瓣膜成形术通常不推荐在非心脏手术前进行，除非患者由于瓣膜阻塞而导致血流动力学不稳定，需要在 AVR 前进行紧急非心脏手术。

轻度主动脉瓣狭窄无须改变临床管理。无症状中重度主动脉瓣狭窄患者可进行择期手术，在中等风险手术前 24 h 和术后 48 h 应进行有创性血流动力学监测。对于重度主动脉瓣狭窄患者，最重要的是避免严重低血压、心动过缓或心动过速。有创性血流动力学监测有助于处理手术中出现的血流动力学紊乱，如容积变化、麻醉剂引起的血管阻力变化以及新发心房颤动引起的心输出量减少。对于主动脉瓣狭窄 C 期患者，由于无创性缺血检查对主动脉瓣狭窄的诊断和预后判断的可靠性较低，术前有必要进行有创性或 CT 冠状动脉造影评估。

主动脉瓣置换术（AVR）

干预时机

由于未进行 AVR 的主动脉瓣狭窄患者预后较差，且 AVR 可以成功地延长主动脉瓣狭窄患者的生命及缓解症状。对于有症状的重度主动脉瓣狭窄患者，AVR 是 I 类（强烈）推荐治疗[95]。无论患者年龄和合并症情况如何，均建议进行 SAVR 或 TAVR，除非合并症或有限的预期寿命提示选择姑息治疗更合适。重度主动脉瓣狭窄患者即使出现轻微的劳力性呼吸困难或运动能力下降的症状，也可进行 AVR。如果症状不明确，建议进行运动试验。

AVR 在无症状主动脉瓣狭窄患者中的作用已经争论了几十年。随着 AVR 技术的改进、操作风险的降低和良好的预后，可以考虑对重度主动脉瓣狭窄伴左心室收缩功能不全、极重度瓣膜阻塞或有快速血流动力学进展证据的无症状患者进行 AVR（表 9.5 和图 9.11）[52,96]。几乎所有主动脉瓣狭窄患者（即使是轻微狭窄）都将进展为严重的瓣膜阻塞，限制早期 AVR 的主要因素是手术风险、人工瓣膜血流动力学不理想、机械瓣膜 AVR 的抗凝风险、生物瓣膜的耐久性有限（见第 26 章）。目前有很多研究正在评估 TAVR 在主动脉瓣狭窄病程早期的作用。

有症状的重度主动脉瓣狭窄（D1 期）

重度主动脉瓣狭窄的定义为钙化瓣膜在收缩期开口减小，主动脉瓣峰值流速 ≥ 4 m/s 或平均压力阶差 ≥ 40 mmHg，无论瓣膜面积如何，患者出现症状就是 AVR 的一个指标，通常瓣膜面积 ≤ 1 cm^2，但在体型较大的患者或同时存在瓣膜狭窄和反流时，瓣膜面积通常较大。

尽管已知 AVR 对症状性重度主动脉瓣狭窄有益处，但多达 1/3 的患者拒绝或曾经拒绝过手术[97]。TAVR 技术的发展使得既往被认为不适合手术的患者可以接收 AVR[98]。历史上，AVR 的建议是基于观察性手术病例报道，这些报道发现接受 AVR 的患者

表 9.5 主动脉瓣狭窄患者 AVR 时机的指导建议

建议	推荐类别（证据等级）	
	ACC/AHA[6]	ESC[52]
症状性重度主动脉瓣狭窄	I（B）	I（B）
运动试验中出现症状的重度主动脉瓣狭窄	I（B）	I（C）
无症状的重度主动脉瓣狭窄（LVEF<50%）	I（B）	I（C）
接受心脏手术的重度主动脉瓣狭窄	I（B）	I（C）
无症状的极重度主动脉瓣狭窄[a]且手术风险低	IIa（B）	IIa（C）
无症状的重度主动脉瓣狭窄伴运动试验异常	IIa（B）	IIa（C）
有症状的LFLG型重度主动脉瓣狭窄（LVEF<50%）且经DSE证实[b]	IIa（A）	Ia（C）
有症状的LFLG型重度主动脉瓣狭窄（LVEF<50%）且DSE显示无血流储备[b]		IIa（C）
仔细排查后症状更有可能来自LFLG型重度主动脉瓣狭窄（LVEF≥50%）	IIa（C）	IIa（C）
接受心脏手术的中度主动脉瓣狭窄	IIa（C）	IIa（C）
病程进展较快且手术风险低的无症状重度主动脉瓣狭窄	IIb（C）	IIa（C）
BNP显著升高的无症状重度主动脉瓣狭窄		IIa（C）
无症状重度主动脉瓣狭窄且运动时平均压力阶差增加>20 mmHg		IIb（C）
左心室肥厚但无高血压的无症状重度主动脉瓣狭窄		IIb（C）

[a] 极重度定义为主动脉瓣峰值流速 ≥ 5 m/s（ACC/AHA）或 ≥ 5.5 m/s（ESC）
[b] 主动脉瓣峰值流速 ≥ 4 m/s（平均压力阶差 ≥ 40 mmHg）且瓣膜面积 ≤ 1.0 cm^2（ACC/AHA）或每搏量增加 $>20\%$（ESC）
ACC/AHA，美国心脏病学会/美国心脏协会；BNP，脑钠肽；DSE，多巴酚丁胺负荷超声心动图；ESC，欧洲心脏病学会；LFLG，低流量低压力阶差；LVEF，左心室射血分数

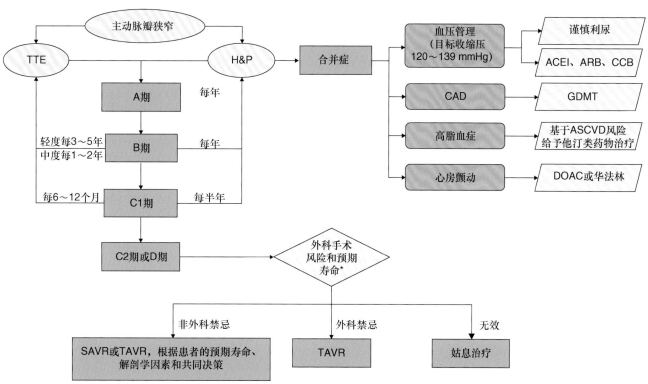

图 9.11　主动脉瓣狭窄的管理。临床检查和经胸超声心动图（TTE）的连续监测常发现进展期主动脉瓣狭窄。每个临床评估阶段均需要处理心血管合并症。在主动脉瓣狭窄的终末期，应确定主动脉瓣置换术（AVR）的手术风险，以决定合适的 AVR 策略。当预期寿命＜1 年，或由于 AVR 未能修复的其他情况而使 2 年内临床获益的可能性＜25% 时，AVR 无效应由心脏瓣膜团队和患者共同决定。手术风险（＊）包括美国胸外科学会（STS）对死亡率、衰弱、主要器官系统功能障碍和手术特异性风险的综合评估。有 AVR 适应证患者选择 SAVR 或 TAVR 的决定正在不断发展。主要考虑因素包括预期患者寿命与瓣膜耐久性、瓣膜和血管解剖、合并症以及共同决策过程中患者的偏好和费用（见第 12 章）。ACEI，血管紧张素转化酶抑制剂；ARB，血管紧张素受体拮抗剂；ASCVD，动脉粥样硬化性心血管疾病；CAD，冠状动脉疾病；CCB，钙通道阻滞剂；DOAC，直接口服抗凝剂；GDMT，指南指导的药物治疗；H&P，病史及体格检查；Mod，中度；SAVR，外科主动脉瓣置换术；TAVR，经导管主动脉瓣置换术

与未接受手术的患者相比，存活时间更长，症状有所改善。与其他现代心血管治疗相比（图 9.12），多项对比 TAVR 与药物治疗的随机研究均显示，TAVR 可显著降低患者死亡率（绝对值下降≥25%）。一些极高危患者接受 TAVR 后仍然有很高的死亡率。如果 2 年的生存率获益＜25%，则不推荐 TAVR（见第 7 章）。

无症状的重度主动脉瓣狭窄（C 期）

主动脉瓣狭窄患者压力超负荷可导致左心室肥厚和心肌纤维化，最终导致心力衰竭、左心室舒张功能和（或）收缩功能降低。由于射血分数明显下降且血流量不能增多的患者进展到 D2 期时预后很差，建议在出现明显不可逆性左心室收缩功能不全之前进行干预。如果射血分数持续下降，则手术预后较差[100]。一旦射血分数≤50%（C2 期），即具有 AVR 的指征[6,52]。虽然预防舒张功能不全可能获益，

但早期 AVR 的风险-获益比尚未在临床试验中进行研究。

部分无症状的重度主动脉瓣狭窄（C1 期）患者有较高的不良结局发生率。Rosenhek 等发现[101]，主动脉瓣峰值流速＞5 m/s 的无症状主动脉瓣狭窄患者在 3 年和 6 年后的无事件生存率分别只有 25% 和 3%（图 9.13）。另一项前瞻性研究发现，当主动脉瓣峰值流速＞4.5 m/s 时，接受早期手术的主动脉瓣狭窄患者的生存率高于对照组（常规治疗）[75]。主动脉瓣峰值流速越大，不良事件发生率越高，呈剂量反应型。在手术效果好的心脏中心，极重度主动脉瓣狭窄（主动脉瓣峰值流速＞5 m/s）和低手术风险［美国胸外科医师学会（Society of Thoracic Surgery score，STS）评分＜4%］的 C1 期患者，早期行 AVR 是合理的（Ⅱa 类）。

负荷试验异常、疾病进展迅速（每年主动脉瓣峰值流速增加≥0.3 m/s）、严重左心室肥厚或 BNP

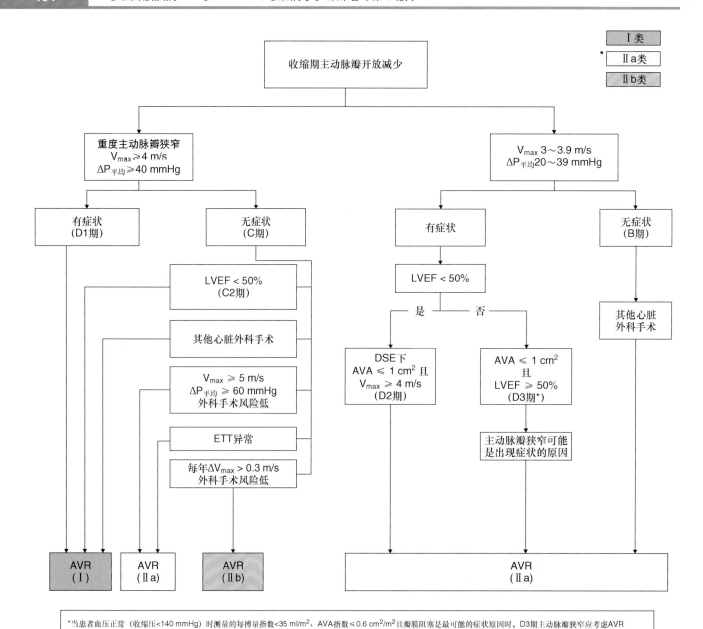

图 9.12　主动脉瓣狭窄患者行主动脉瓣置换术（AVR）的适应证。箭头显示推荐 AVR 的决策路径。所有尚无 AVR 适应证的患者应进行定期监测，包括无症状主动脉瓣狭窄（D 期或 C 期）和不符合干预标准的低压差型主动脉瓣狭窄（D2 期或 D3 期）ΔP平均，平均压力阶差；AVA，主动脉瓣面积；DSE，多巴酚丁胺负荷超声心动图；ETT，运动耐量试验；LVEF，左心室射血分数；Vmax，主动脉瓣峰值流速（From Nishimura RA, Otto CM, Bonow RO, et al. 2014 AHA/ACC guideline for the management of patients with valvular heart disease: a report of the American College of Cardiology/American Heart Association Task Force on Practice Guidelines. J Am Coll Cardiol 2014;63:e57-e185. ）

水平显著升高（图 9.9）的重度主动脉瓣狭窄患者总体预后较差。然而，能提示早期行 AVR 可获益的这些参数的绝对临界值还没有得到很好的证明。

结合临床、影像学和生物标志物数据对风险分层进行细化，以便更好地识别 C1 期患者的风险。Monin 等提出了使用主动脉瓣峰值流速、BNP 和性别的综合风险评分，发现处于最高四分位数的患者在 2 年内行 AVR 或死亡的风险为 80%，而处于 d 最

低四分位的数患者只有 7%[102]。另一项研究发现该评分并非十分完美[103]。

Chin 等开发并外部验证了针对 MRI 检测的心肌纤维化和主动脉瓣狭窄事件的风险评分，其相关参数包括：主动脉瓣峰值流速、性别、年龄、高敏 TnI 和超声心动图观察到左心室重构模式[104]。通过列线图分析发现，高危患者（评分＞57%）的事件发生率比低危患者高 10 倍。该风险评分系统具有一定

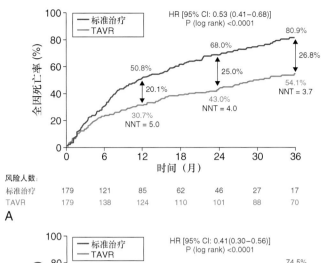

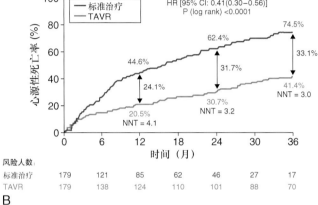

图 9.13 AVR 降低患者死亡率。比较随机分配经导管主动脉瓣置换术（TAVR）或标准治疗无法手术的重度主动脉瓣狭窄患者的全因死亡率（A）和心血管相关死亡率（B）的累积风险曲线。HR，风险比；NNT，需要治疗的例数；pts，患者（Modified from Kapadia SR, Tuzcu EM, Makkar RR, et al. Long-term outcomes of inoperable patients with aortic stenosis randomly assigned to transcatheter aortic valve replacement or standard therapy. Circulation 2014;130:1483-1492.）

的应用前景，但评估高危患者早期行 AVR 是否能受益还需要进一步的研究来验证。

目前关于 C1 期患者行 AVR 的数据的主要问题是手术选择偏倚和不能完全通过统计学技术克服的残余混杂因素，特别是在患者样本量较小的研究中[75,105]。尽管基于现有数据的 meta 分析表明，与常规治疗相比，早期 AVR 能够降低相关的风险，但研究结果之间仍存在显著的异质性，AVR 后非心脏性死亡率和持续猝死的发生率均较高，而接受常规治疗的 D 期主动脉瓣狭窄患者罕见此类事件[106-107]。大多数 C1 期患者在确诊 5 年内出现症状，年猝死风险较低（0.5%～1.5%）[75,101,105,108-109]。

为了更好地评估这些问题，一项名为 AVA-TAR 的随机对照试验开始比较无症状重度主动脉瓣狭窄

患者与早期接受 SAVR 的患者的主要不良心血管事件发生率[110]。同时，最好的方法是根据个体的危险因素、主动脉瓣狭窄严重程度、手术风险以及患者偏好来制订诊治决策[111]。

射血分数降低的低流量低压差（LFLG）型主动脉瓣狭窄（D2 期）

对于明显的 LFLG 型主动脉瓣狭窄患者，当多巴酚丁胺负荷试验提示仅为中度主动脉瓣狭窄时，治疗主要以改善左心室收缩功能为主。收缩期心力衰竭患者合并中度主动脉瓣狭窄可能会对预后产生不利影响，但减轻主动脉瓣狭窄是否能改善该类患者的预后仍需要进一步的数据来确定。

在一项针对保守治疗假性重度主动脉瓣狭窄的大型研究中，29 例未早期行 AVR 的假性重度主动脉瓣狭窄患者的 5 年生存率，与有收缩期心力衰竭但无瓣膜病的倾向匹配患者的生存率相同[112]。与早期未行 AVR 的重度主动脉瓣狭窄患者相比，假性重度主动脉瓣狭窄患者的风险校正的预后更好（图 9.14）。由于会进展为重度主动脉瓣狭窄或需要同时接受冠状动脉旁路移植术，部分假性重度主动脉瓣狭窄患者不可避免地会随着时间的推移而需要进行 AVR。

确诊的左心室收缩功能不全导致的低流量模式（每搏量指数≤35 ml/m²）重度主动脉瓣狭窄患者，与正常血流量模式的患者相比预后较差。多项研究表明，D2 期患者接受药物治疗的结果不佳。但是，这类患者接受 SAVR 的风险同样很高，手术死亡率为 9%～16%[99,113-114]。当无血流储备、伴有冠状动脉疾病、平均压力阶差<20 mmHg 时，手术死亡率甚至更高[115]。过去几十年的手术病例报道一致表明，压力阶差最高的患者 AVR 术后的预后最好。然而，除非有其他合并症严重限制未来 1 年的预期寿命，低压力阶差的重度主动脉瓣狭窄患者仍需进行 AVR。

Tribouilloy 等[115]的研究显示，与低流量组风险校正的匹配对照组相比，AVR 组 5 年生存率显著升高（分别为 65% 和 11%）。对于手术风险高和不能接受手术的患者，TAVR 是一个越来越受欢迎的选择，且对于低风险患者同样合理。PARTNER 研究的亚组分析证实，D2 期患者接受 AVR 的获益与试验患者的总体获益相当（HR=0.43，95%CI 0.19～0.98；P=0.04）[116]。

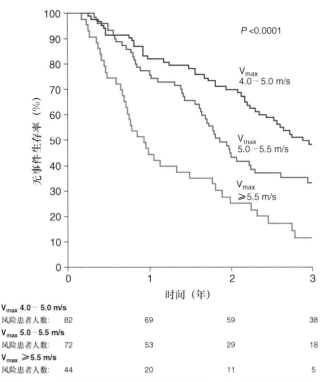

图 9.14　极重度主动脉瓣狭窄的结果。主动脉瓣峰值流速（V_{max}）为 4.0～5.0 m/s（黄线；n＝82）、5.0～5.5 m/s（蓝线；n＝72）和≥5.5 m/s（绿线；n＝44）患者 Kaplan-Meier 曲线评估的无事件生存率（From Rosenhek R, Zilberszac R, Schemper M, et al. Natural history of very severe aortic steno-sis. Circulation, 2010；121：151-156.）

射血分数保留的 LFLG 型主动脉瓣狭窄（D3 期）

合并矛盾性 LFLG 型主动脉瓣狭窄（D3 期）患者的预后和治疗仍存在争议。与 D1 期和 B 期患者相比，接受药物治疗的 D3 期患者的研究结果不一致（表 9.6）[117-125]。一项 meta 分析显示，D3 期和 D1 期患者的死亡率无显著差异（HR＝1.07，95%CI 0.83～1.38）[126]。但是，这些小型研究在研究类型、人群特征、症状阶段、结果评估、AVR 率和随访时间等方面存在显著异质性。D3 期患者的平均年龄更大，女性偏多，常合并其他疾病（包括高血压）。当进行前瞻性分析且校正混杂因素后，D3 期患者的预后优于压力阶差高的主动脉瓣狭窄的患者，但一些回顾性研究显示，有临床症状和左心室肥厚的患者预后较差[117-119]。

与接受药物治疗的患者相比，D3 期进行 AVR 的患者通常有更好的临床结局。另一项 meta 分析显示，与接受保守治疗的患者相比，射血分数保留的 LFLG

型主动脉瓣狭窄患者的 AVR 转诊率更低，死亡率下降 56%[127]。来自 PARTNER 试验的亚组分析是目前最佳的研究数据，结果显示，在 DSE 期间达到高压力阶差（≥40 mmHg）的 D3 期患者中，与没有进行 AVR 的患者相比，接受 TAVR 患者的绝对生存获益可达 21%。

当最大压力阶差＜40 mmHg 且左心室收缩功能正常时，很难明确症状是否由主动脉瓣狭窄引起。验证这些患者的推荐方法是在患者血压正常时行超声心动图评估，观察患者是否存在可视的、限制瓣口开放的瓣膜钙化，识别限制性充盈模式的左心室肥厚，并排除其他引起症状的潜在原因。如果证实为低压力阶差且射血分数保留的有症状的重度主动脉瓣狭窄，考虑行 AVR 是合理的。

接受心脏手术

当无症状中重度主动脉瓣狭窄患者计划进行其他心脏手术（如主动脉根部置换术、冠状动脉旁路移植术、其他瓣膜手术）时，必须评估同时行 AVR 的风险和获益。主动脉瓣狭窄的自然病程是决定手术时间的因素之一，大多数中度和重度主动脉瓣狭窄患者分别需要在 5～7 年和 2～4 年内行 AVR。推荐在进行非心脏手术时行 SAVR 的另一个原因是既往冠状动脉旁路移植术后进行 SAVR 的死亡率高达 17%[128]，目前建议部分 B 期和所有 C 期患者在非心脏手术时进行 SAVR。

冠状动脉旁路移植术中行 AVR 增加了钳夹交叉时间和卒中风险，并使手术死亡率升高 1%～3%。需要考虑患者的年龄和接受 AVR 的终身获益的可能性。非体外循环冠状动脉旁路移植术和 TAVR 应用的增加，使得某些 B 期患者 AVR 的时间推迟。对于中度主动脉瓣狭窄患者，有必要根据手术风险、未来 TAVR 的可行性、AVR 终身受益的可能性和人工瓣膜的风险制订相应的个体化治疗。

瓣膜的选择

主动脉瓣的选择必须考虑临床、解剖和血流动力学因素以及患者的偏好和费用（表 9.7）[6,52,96,129]。首先决定选择机械瓣膜还是生物瓣膜。前者更耐用，不需要重复更换瓣膜，但需外科手术置入和术后终身服用维生素 K 拮抗剂。生物瓣不需要抗凝治疗，可以通过经导管或手术方式置入，但耐久性较差，如果在患者的余生中瓣膜失效，则需要重复干

表 9.6　射血分数保留的 LFLG 型主动脉瓣狭窄的预后研究

研究信息	试验设计	随访时间（例数）	平均V_{max}/ΔP/AVA/SVI	试验终点	无事件生存率	HG/LGNF/Mod的生存率比较
Jander et al, 2011[120]	随机临床试验	3.8年（223）	3.3/24/0.77/29.4	AVR、充血性心力衰竭住院或心血管死亡	53.8%	↑/↔/↔
Clavel et al, 2012[118]	回顾性队列研究	4.2年（187）	3/22/0.82/30	AVR或死亡	5年时为24%	↓/未报道/↓
Lancellotti et al, 2012[34]	前瞻性观察性研究	2.3年（11）	3.8/33/0.8/31	AVR或心血管死亡	2年时为27%	↓/↓/未报道
Eleid et al, 2013[87]	回顾性队列研究	2.3年（53）	3.6/30/0.87/31	全因死亡率	2年时为60%	↓/↓/未报道
Mehrotra et al, 2013[122]	回顾性队列研究	3年（38）	3.3/26/0.74/29.4	全因死亡率	3年时为58%	未报道/↓/↓
Maes et al, 2014[123]	前瞻性观察性研究	2.3年（115）	3.4/27/0.7/28	全因死亡率	4年时为42%	↑/↔/未报道
Maor et al, 2014[124]	回顾性队列研究	2.9年（136）	3.5/29/0.78/32	全因死亡率	3年时为59%	未报道/↓/未报道
Tribouilloy et al, 2015[117]	前瞻性观察性研究	3.3年（57）	3.3/30/0.8/30.1	全因死亡率	4年时为65%	↑/↔/↔
Gonzalez Gomez et al, 2017[125]	前瞻性观察性研究	1.7年（442）	3.3/25/<1/29	心血管死亡或住院治疗	2年时为82%	↓/未报道/未报道

AVA，主动脉瓣面积；AVR，主动脉瓣置换术；HG，高压差型主动脉瓣狭窄（P≥40 mmHg，AVA≤1.0 cm²）；LFLG，低流量低压差型重度主动脉瓣狭窄（AVA≤1.0 cm²，P<40 mmHg，SVI>35 ml/m²）；Mod，中度主动脉瓣狭窄（AVA≥1.0 cm²，P<40 mmHg）；P，平均主动脉压力阶差（mmHg）；SVI，每搏量指数（ml/m²）；V_{max}，主动脉瓣峰值流速（m/s）

表 9.7　选择人工瓣膜的指南建议

建议	推荐类别（证据等级）		
	ACC/AHA[6]	ESC[52]	BMJ[129]
根据患者的意愿选择瓣膜，共同参与决策过程	I（C-LD）	I（C）	
机械瓣膜			
其他部位有机械瓣膜		I（C）	
存在加速瓣膜衰败的风险（<40岁、甲状旁腺功能亢进症）		I（C）	
年龄<60岁（主动脉瓣）或<65岁（二尖瓣）	IIa（B）	IIa（C）	
年龄<50岁	IIa（B-NR）		
生物瓣膜			
无法服用抗凝药物的患者（任何年龄）	I（C）	I（C）	
因机械瓣膜血栓再次进行手术		I（C）	
患者>70岁	IIa（B）	IIa（C）	
计划妊娠的年轻女性患者		IIa（C）	
经导管主动脉瓣置换			
有外科手术禁忌证	I（A）	I（B）	
外科手术高风险	I（A）	IIa（B）a	
外科手术中等风险	IIa（B-R）	I（B）a	
年龄≥85岁		+	强推荐（中等等级）
年龄75～84岁			弱推荐（中等等级）

a 高危患者（STS 或 Euroscore II >4%），心脏团队评估患者特征良好，尤其是经股动脉入路的老年患者。ACC/AHA，美国心脏病学会／美国心脏协会；BMJ，英国医学杂志快速推荐；ESC，欧洲心脏病学会；＋，更适合经导管主动脉瓣置换

预（见第 26 章）。

在 50～69 岁患者术后 15 年随访期间，两种类型瓣膜的生存率和长期预后相似[130]。建议在 50 岁之前使用机械瓣膜，以避免未来再次进行高风险 AVR，但仍存在争议。

当适用生物瓣膜时，选择经导管入路或外科手术基于心脏瓣膜团队的决策[131]，取决于手术风险、解剖学因素、血管可行性和患者偏好（见第 12 章）。无论手术风险如何，TAVR 都是主动脉瓣狭窄患者的治疗选择[132]。目前，TAVR 和 SAVR 的选择主要考虑患者的预期寿命（与已知的瓣膜耐久性有关）以及瓣膜解剖和血管因素。心脏瓣膜团队在进行手术决策时应考虑患者的偏好和瓣膜的费用（见第 12 章）[132a-132d]。目前不推荐低危的较年轻患者（<65 岁）进行 TAVR，因为 TAVR 超过 5 年的耐用性还不太确定。在未来，采用 TAVR 将瓣膜放置在失效的生物瓣膜中（瓣中瓣手术）的策略值得关注。这种瓣中瓣技术与再次进行 SAVR 相当，将来一些年轻患者可避免使用机械瓣膜[133]。

极少数情况下，可选择其他替代 AVR 的方法，如主动脉同种移植、自体肺动脉移植（Ross 手术）和主动脉根部置换 / 扩大（见第 14 章）。主动脉瓣环较小的重度主动脉瓣狭窄患者有时需要进行主动脉瓣环扩大手术。相反，主动脉扩张的主动脉瓣病变患者通常需要复合瓣膜和主动脉根部置换或同时进行升主动脉置换术。考虑到这些因素，部分患者可能需要进行 SAVR 而不是 TAVR。高达 10% 的主动脉瓣狭窄患者会出现室间隔基底部肥厚，常导致主动脉瓣下阻塞。当存在明显的机械性梗阻或非常严重的肥厚而需要植入小型人工瓣膜时，由经验丰富的术者施行心肌切除术可以获得令人满意的结果[134]。

AVR 后的临床结局

临床结局

AVR 后 5 年，患者的生存率与年龄和性别相匹配的成人相似，显著地改变了重度主动脉瓣狭窄患者的自然病程[135]。但是，也有报道患者的死亡率较高，低于预期 15 年的存活年限[136]。AVR 虽然是一种非常有效的治疗方法，但不能完全治愈，因为仍然存在残留的死亡率和发病率。校正后的高死亡率与功能性心力衰竭分级恶化、射血分数、心房

颤动和相关反流有关[137]。当症状是由于瓣膜阻塞所致时，AVR、存活者、心力衰竭症状和生活质量的改善相当普遍。然而，在伴有严重合并症和衰弱的高龄患者中，生活质量和机体功能状态的改善甚微[138]。

临床试验中，中高危手术患者进行 TAVR 和 SAVR 的围手术期结果相似（见第 12 章）[132,139]，但随着时间的推移和 TAVR 技术的持续改进，手术结果会更好。在一组高危且不能手术的患者中，使用第三代球囊扩张式瓣膜的患者 30 天死亡率仅为 2.5%，该队列的 1 年心血管生存率和无明显瓣周漏生存率也很高，分别为 92% 和 97%[140]。当 TAVR 可行时，与其他入路相比，经股动脉入路是首选的方法，因其与更好的临床结局相关[141]。

AVR 后卒中仍然是一个问题，由于采用的技术和研究人群不同，报告的发生率为 1%～11%。PARTNER 试验的初步结果显示，TAVR 的临床卒中发生率高于 SAVR（分别为 4.6% 和 2.4%）。随后的注册研究和临床试验数据显示，两种技术的临床神经系统事件发生率相同[142]。心脏栓塞保护装置、抗凝药物和操作技术的改进对于降低卒中风险的效果有待进一步研究。

血流动力学结果

AVR 能降低左心室负荷，从而改善射血分数、逆转左心室肥厚。收缩功能中度下降的患者在 AVR 后射血分数通常可改善 10%～13%[143]。在 PARTNER 试验中，SAVR 和 TAVR 在改善心室功能方面无明显差异。但是，并非所有患者都能获得心脏收缩功能的改善，压力阶差极低、射血分数 <20%、植入起搏器和有心肌梗死后严重心肌纤维化的患者的射血分数不太可能回升。射血分数 >50%（D3 期）的患者，术后射血分数的升高同样有限，但超声心动图研究显示，AVR 后心脏整体纵向应变可有轻微改善[144]。

左心室心肌质量逆转可出现在 AVR 后数月至数年，但这种效果会因全身性高血压和患者-人工瓣膜不匹配而减弱[145-146]。与 SAVR 相比，TAVR 较少出现患者-人工瓣膜不匹配，使患者在左心室心肌质量方面获益更多[147]。左心室肥厚的逆转与舒张功能改善[148-149]、住院率降低和心力衰竭发生率降低相关[150]。AVR 后左心室重构的能力似乎是心肌纤维化减少和心室更健康的标志。

姑息治疗

心脏瓣膜团队、患者及其家属应共同决定是否行 AVR。老年主动脉瓣狭窄患者常存在与主动脉瓣狭窄无关的严重合并症，会降低生活质量或缩短预期寿命。PARTNER 试验纳入了手术风险极高的主动脉瓣狭窄患者，1/2 的研究人群在 TAVR 后 1 年死亡或没有生活质量获益。对于手术风险极高的患者，TAVR 也是一种选择，但需要谨慎筛选患者，以确定何时行 AVR 无效。

根据 NYHA 心功能分级或加拿大心血管学会（Canadian Cardiovascular Society，CCS）心绞痛分级，TAVR 无效的定义为即使行 AVR，患者的预期寿命少于 1 年或症状改善的可能性＜25%[131]。预测手术是否无效仍是持续研究的领域，与不良预后相关的非心脏性合并症包括需要吸氧的严重肺部疾病、晚期肾病、肝硬化、晚期衰弱、自理能力差、认知障碍、心境障碍和营养不良[138]。

AVR 无效的判断基于患者的价值观和护理目标。使用简易精神状态检查和老年抑郁症量表筛查认知障碍和情绪有助于患者及其家属或护理者的知情决策。当心脏瓣膜团队确定治疗无效时，应向患者及其家属提供姑息治疗服务，避免放弃治疗，姑息治疗的重点是改善生活质量，而不是延长生命。

主动脉瓣狭窄的终末阶段类似于终末期心力衰竭，最重要的是减轻痛苦、呼吸困难和恶心症状。晚期心力衰竭患者有很严重的症状负担，多学科协作姑息治疗方法包括医学、护理、心理学、精神服务和社会工作，通过临终关怀来改善患者及其家庭对临终护理的体验[151-153]。

参考文献

扫二维码见参考文献

10

主动脉瓣反流：临床表现、疾病分期和管理

Arturo Evangelista，Pilar Tornos，Robert O. Bonow

王建铭　译　王琦光　审校

目录

要点

- 主动脉瓣反流是由主动脉瓣叶、主动脉根部或升主动脉异常所致。主动脉瓣反流的评估应包括瓣膜形态、反流机制、主动脉扩张的严重程度。

- 彩色多普勒测量近端射流束缩流颈宽度和降主动脉舒张期逆向血流是临床实践中评估主动脉瓣反流严重程度最有用的超声心动图方法。血流汇集法［即近端等速表面积（PISA）法］对负荷条件不太敏感，但技术要求更高。

- 当超声心动图不理想时，心脏磁共振（CMR）可用于反流严重程度和左心室功能的定量评估。CMR 和 CT 能提供准确的升主动脉测量，这对于了解功能性主动脉瓣反流机制、主动脉直径的随访、选择升主动脉手术的最佳时机和策略非常重要。

- 出现症状是大多数慢性主动脉瓣反流患者手术干预的适应证；但部分患者即使无症状，仍有心室收缩功能受损。左心室射血分数<50% 和（或）左心室收缩末期直径>50 mm（>21 mm/m²）是制订临床决策最有用的参数。当体表面积<1.65 m² 时，建议采用收缩末期直径指数。

- 治疗重度主动脉瓣反流时，应考虑保留主动脉瓣膜的手术，包括保留瓣膜术和主动脉瓣叶修复术。术中修复瓣膜后必须进行 TEE，以评估术后功能结果和识别有早期主动脉瓣反流复发风险的患者。

主动脉瓣反流的特点是舒张期血液从主动脉回流到左心室。Framingham 心脏研究显示[1]，彩色多普勒超声心动图检测的主动脉瓣反流总体患病率为 4.9%，而在 Strong Heart 研究中为 10%[2]。大多数病例为轻微或轻度主动脉瓣反流；中重度主动脉瓣反流不常见（0.5%～2.7%）。

病因学

主动脉瓣反流的原因大致可分为两大类：先天性主动脉瓣叶异常、主动脉根部和升主动脉异常（表 10.1）。最常见的原因包括先天性主动脉瓣异常（二叶式主动脉瓣，也可见单叶式主动脉瓣和四叶式主动脉瓣）、风湿病、感染性心内膜炎、钙化性退行性病变和黏液瘤样变性（图 10.1）。主动脉瓣反流的其他常见原因包括不直接累及主动脉瓣的主动脉疾病，如继发于遗传病（如马方综合征）主动脉扩张、特发性主动脉瓣环扩张、退行性动脉瘤（常见于高血压患者）和主动脉夹层[3-4]。

随着 TAVR 技术的发展和临床应用，TAVR 已成为急性和慢性主动脉瓣反流的常见和潜在的重要病因[5]。主动脉瓣反流也可为球囊主动脉瓣成形术[6]或置入左心室辅助装置后的并发症[7]。但是，在许多情况下，主动脉瓣反流的确切原因尚不清楚。在

表 10.1　主动脉瓣反流的病因	
瓣叶异常	风湿病
	主动脉瓣硬化和钙化
	先天性异常（二叶式主动脉瓣、单叶式主动脉瓣和四叶式主动脉瓣；主动脉瓣反流与弥散性主动脉瓣下狭窄和室间隔缺损相关）
	感染性心内膜炎
	黏液瘤样瓣膜疾病
	球囊成形术及经导管主动脉瓣置入术后并发症
	罕见原因（药物、瓣叶穿孔、放射性、非细菌性心内膜炎、创伤）
主动脉根部异常	慢性高血压
	马方综合征
	主动脉瓣环扩张
	主动脉夹层
	Ehlers-Danlos综合征
	成骨不全
	动脉粥样硬化性动脉瘤
	梅毒性主动脉炎
	其他全身炎症性疾病（巨细胞大动脉炎、Takayasu病、Reiter综合征）
瓣膜异常合并主动脉根部异常	二叶式主动脉瓣
	强直性脊柱炎

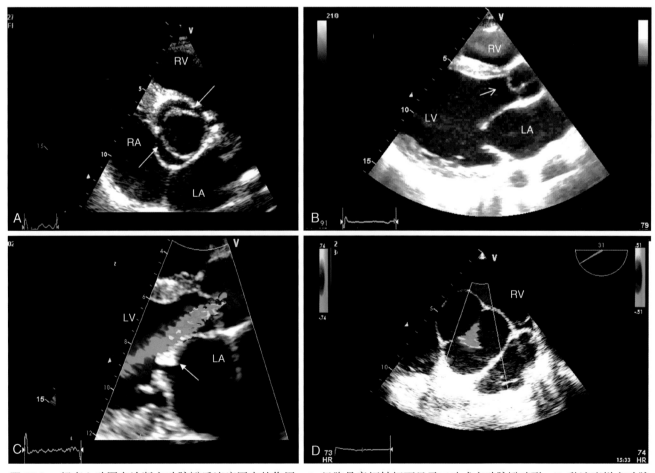

图 10.1　超声心动图在诊断主动脉瓣反流病因中的作用。A. 经胸骨旁短轴切面显示二叶式主动脉瓣畸形。B. 黏液瘤样主动脉瓣伴右冠瓣脱垂（箭头）。C. 伴有二尖瓣（箭头）和主动脉瓣受累的风湿性瓣膜疾病。D. 经食管超声心动图显示由主动脉瓣环扩张导致的中心反流。Ao，主动脉；LA，左心房；LV，左心室；RV，右心室

对手术切除的主动脉瓣的病理研究中，高达 34% 的单纯主动脉瓣反流病例的原因不明确[3]。欧洲心脏瓣膜疾病调查中，主动脉瓣反流占单一左心原位疾病患者的 13.3%；15.2% 为先天性病因，风湿病性病因的比例相同[8]。

这些病变大多引起慢性主动脉瓣反流，伴有缓慢、隐匿的左心室扩张和较长的无症状期。其他病变（特别是感染性心内膜炎、主动脉夹层和创伤）更常发生急性重度主动脉瓣反流，伴有左心室充盈压突然升高、肺水肿和心输出量减少。

急性主动脉瓣反流

诊断

急性重度主动脉瓣反流易被误诊为另一种急性疾病。当出现急性瓣膜反流时，许多慢性容量超负荷的特征性体征被改变或消失，而主动脉瓣反流的严重程度会被低估。由于急性血流动力学恶化，急性主动脉瓣反流患者常出现心动过速、呼吸急促和肺水肿。但是，体格检查时左心室大小可能正常，胸部 X 线检查时无明显心脏扩大。由于收缩压降低且前向每搏量减少，舒张压等于升高的左心室舒张压，故脉压不会增大。在无脉压增大的情况下，没有主动脉瓣反流的特征性外周体征。虽然通常存在舒张期杂音，但其轻柔且短促，因为快速升高的左心室舒张压降低了主动脉-心室压力阶差。杂音通常很难被闻及。

超声心动图能够明确主动脉瓣反流的存在和严重

程度、评估其原因及确定主动脉和左心室舒张压是否存在快速平衡。快速压力平衡的证据包括短暂的主动脉瓣反流舒张半衰期（＜300 ms）和缩短的二尖瓣速度减半时间（＜150 ms）（图 10.2）。二尖瓣过早关闭是急性重度主动脉瓣反流的特异性、敏感性和无创性指标，二尖瓣过早关闭的程度与左心室舒张压升高的程度相关[9]。重度主动脉瓣反流时，左心室舒张末期压可超过左心房压，导致在二尖瓣收缩前过早关闭。

当疑诊为主动脉夹层、急性感染性心内膜炎或创伤时，建议进行 TEE（图 10.3）。部分情况下，采用 CT 或 CMR 可比 TEE 更快地诊断主动脉夹层[10-11]。术中 TEE 对于分辨在主动脉夹层中的主动脉瓣反流机制必不可少，且有利于主动脉瓣术式的选择（如置换或再修复）。引起主动脉瓣反流的机制包括主动脉根部扩张、假腔引起的瓣环压力使瓣叶闭合不对称、瓣环支撑破裂导致主动脉瓣呈连枷样改变，以及主动脉瓣的内膜移位脱垂[12]。

病理生理学

在急性重度主动脉瓣反流中，突然大量反流施加于正常大小的左心室，左心室不能在短时间内适应容量超负荷。舒张期血流急剧进入非扩张型左心室可导致左心室舒张期末压显著升高，左心室舒张期压力-容积曲线右移。在重度主动脉瓣反流病例中，舒张期心室充盈压升高以及主动脉舒张压降低导致舒张末期左心室压和主动脉压快速平衡[9,13]。急性反流时，由于未扩张心室的总每搏量包括反流和瞬时前向每搏量，则前向心输出量降低。代偿性

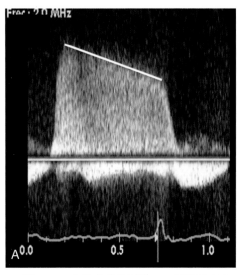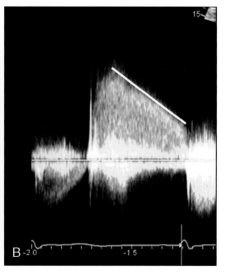

图 10.2 连续多普勒频谱。A. 慢性重度主动脉瓣反流。B. 急性重度主动脉瓣反流。可见急性期的斜率下降增大，这是由于左心室舒张压和主动脉舒张压相等

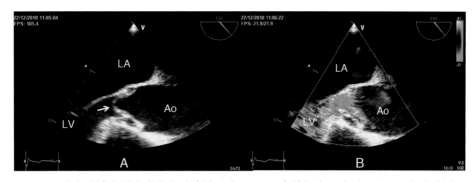

图 10.3　升主动脉夹层患者的主动脉瓣反流。A. 经食管超声心动图显示通过主动脉瓣的内膜摆动脱垂（箭头）。B. 彩色多普勒诊断重度主动脉瓣反流。AO，主动脉；LA，左心房；LV，左心室

心动过速可能部分纠正前向每搏量的下降，但不足以维持心输出量，患者表现为心源性休克。由于左心室舒张期末压显著升高伴随着肺静脉压升高，可引起肺水肿。冠状动脉血流储备的急性减少可导致心内膜下缺血。在既往有高血压或主动脉狭窄而存在左心室肥厚的患者中，急性中度主动脉瓣反流（可能发生于 TAVR 后）可因前负荷储备下降和左心室缺乏顺应性而导致严重的血流动力学变化[14]。

管理

在急性重度主动脉瓣反流中，由肺水肿、室性心律失常、电机械分离或循环衰竭引起的死亡很常见。患者通常需要急诊或紧急行 AVR，以纠正潜在的疾病进展和缓解急性容量超负荷。禁行主动脉内球囊反搏。对于由升主动脉夹层引起的急性主动脉瓣反流患者，应及时采取手术治疗，包括主动脉和主动脉瓣的同时置换术或保留瓣膜的主动脉置换术[15-16]。对于由感染性心内膜炎引起的重度急性主动脉瓣反流患者，需要立即使用抗生素和积极的药物治疗。如果血流动力学情况不能在短时间内改善，急诊 AVR 可能挽救生命。如果临床病情稳定，手术可推迟数天，以便患者能在严格的医学监护下在术前使用抗生素治疗[17-18]。

慢性主动脉瓣反流

临床表现

临床病史

许多主动脉瓣反流患者在症状出现前的诊断是基于体格检查闻及舒张期杂音、胸部 X 线发现心影扩大或心电图存在左心室肥厚的证据。慢性重度主动脉瓣反流患者最常见的首发症状是劳力性呼吸困难，是由于运动时左心室舒张末压升高所致[19-21]。

慢性主动脉瓣反流是一个缓慢进展的过程，运动能力逐渐下降易被患者忽视，常需要非常仔细的询问来获得功能状态轻微下降的证据。存在可疑或不典型症状的情况下，运动试验对评估心功能及运动能力有一定价值。在严重左心室功能不全的晚期病例中，患者有明显的心力衰竭症状，包括静息时呼吸困难、端坐呼吸和肺水肿。随着反流严重程度的急性增加，慢性主动脉瓣反流患者可出现发作性急性心力衰竭症状，如患有感染性心内膜炎或主动脉夹层的患者。

即使在没有动脉粥样硬化性冠状动脉疾病的情况下，由于心肌灌注压降低、心肌需氧量增加和冠状动脉直径与心肌质量的比值降低，患者也可能发生心绞痛[22]。晕厥或猝死虽然罕见，但也可以见于主动脉瓣反流中。猝死与左心室极度扩张有关[23]。部分患者会因脉压增大相关的心悸或心率变化而感到不适，这是诊断主动脉瓣反流的最早期症状。

体格检查

在轻中度主动脉瓣反流患者中，舒张期杂音可能是体格检查的唯一发现，许多患者可出现与每搏量增加相关的收缩期流出道杂音，通常比舒张期杂音更明显。主动脉瓣反流杂音是一种在第二心音后立即开始，持续至第一心音，强度逐渐降低的高频杂音。当病因为瓣叶异常时，这种杂音在胸骨左缘第 3～4 肋间最明显，而反流由主动脉根部疾病引起

时，杂音常沿胸骨右缘传导。然而，在体格检查中舒张期杂音常被忽视。与多普勒超声心动图或主动脉血管造影相比，听诊发现主动脉瓣反流的敏感性为 37%～73%，特异性为 85%～92%[24-26]。

杂音的响度在一定程度上与疾病的严重程度相关[26]。重度慢性主动脉瓣反流患者的另一个典型特征是 Austin-Flint 杂音，即舒张中期低调的隆隆样杂音，类似二尖瓣狭窄的杂音。比较多普勒超声心动图与体格检查结果的研究表明，这种舒张期杂音与主动脉瓣反流的严重程度有关，反流的射流束直接冲击二尖瓣前叶或左心室游离壁而产生震颤，在听诊时可闻及低调的舒张期隆隆样杂音[27]。

通过结合心脏杂音、脉压差增大及与脉压增大相关的外周表现，体格检查可发现大多数重度主动脉瓣反流患者。重度主动脉瓣反流患者的收缩压通常升高，舒张压异常降低，亦有部分重度主动脉瓣反流患者的血压仍保持正常[28]。由于左心室扩张，心尖部搏动弥散而有力，并向外下方移位。颈动脉搏动归因于收缩早期快速压力升高而后快速下降致使收缩压曲线振幅增加，亦可见双峰颈动脉搏动。在极重度主动脉瓣反流的情况下，患者头部会随着每次心搏而向前摆动（即 DuMusset 征）。

主动脉瓣反流的典型外周体征仅可见于重度和慢性反流患者，反映脉压增大。这些外周体征包括水冲脉或陷落脉（Corrigan 脉）、轻压后指甲床出现收缩期毛细血管搏动（Quincke 搏动）、听诊器轻压股动脉可闻及收缩期和舒张期杂音（Duroziez 征；是降主动脉逆向血流的表现）。急性主动脉瓣反流与慢性反流的体征不同，两者的血流动力学改变亦不相同（表 10.2）。

心电图和胸部 X 线检查

主动脉瓣反流患者的心电图表现为左心室肥厚和相关导联复极化异常。静息心电图心肌受损与左心室内径、质量和室壁厚度密切相关[29]。但是，部分重度主动脉瓣反流和病理性左心室肥厚的患者未达到左心室肥厚的心电图标准[30]。静息心电图正常时，即使无冠状动脉疾病，运动时也可出现 ST 段低平和（或）下移，这与左心室收缩期直径增大有关。室性异位搏动和非持续性室性心律失常在主动脉瓣反流中相对常见，与左心室肥厚和功能变化显著相关[31]。

左心室扩张时胸部 X 线检查可显示心影扩大，主动脉根部扩大也较为常见。心电图提示左心室肥厚和胸部 X 线检查的心脏大小已被证明是主动脉瓣反流患者预后的预测因素。然而，两者都不能提供足够精确的数据用于临床决策或患者的定期随访。

超声心动图

超声心动图是评估主动脉瓣反流的主要影像学检查，可提供瓣膜解剖和近端升主动脉大小的准确信息，量化主动脉瓣反流的严重程度、左心室大小和功能。超声心动图可采用彩色多普勒诊断和评估反流程度（反流射流束缩流颈宽度＞6 mm）[32-33]（图 10.4）。降主动脉近端舒张期逆向血流的脉冲多普勒速度-时间积分≥13 cm、舒张末期流速＞13 cm/s 或腹主动脉全舒张期逆向血流均提示重度主动脉瓣反流（图 10.5）[34-35]。

表 10.2 慢性代偿性主动脉瓣反流、慢性失代偿性主动脉瓣反流和急性主动脉瓣反流			
特点	慢性代偿性主动脉瓣反流	慢性失代偿性主动脉瓣反流	急性主动脉瓣反流
病因	瓣膜或主动脉根部异常	瓣膜或主动脉根部异常	夹层、心内膜炎、创伤
生理学			
左心室容积	增加（ESD＜55 mm）	增加（ESD＞55 mm）	正常
射血分数	正常（＞55%）	正常或降低	正常或降低
舒张期末压	正常	正常或升高	升高
体格检查			
舒张期杂音	高调、递减性、全舒张期	高调、递减性、全舒张期	低调、粗糙、舒张早期
脉压	宽	宽	正常
心尖部左心室冲动	扩大	扩大	正常
外周体征	有	有	无
临床表现	无症状	逐渐出现症状，通常为劳力性	突然发作、肺水肿、低血压

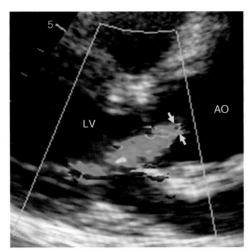

图 10.4　缩流颈。胸骨旁长轴切面显示重度主动脉瓣反流患者彩色多普勒缩流颈宽度（箭头）。AO，主动脉；LV，左心室

由于这些指标受心脏负荷条件、升主动脉和左心室顺应性的影响，评估主动脉瓣反流严重程度的最佳方法是整合多种多普勒方法[33,36-37]。使用连续方程或 PISA 分析的定量多普勒超声心动图对心脏负荷变化不敏感[38-39]，但可提供反流容积、反流分数和有效反流口面积的测量（图 10.6）。这些测量方法已成为评估主动脉瓣反流严重程度的首选方法[33,40]。主动脉瓣反流的诊断标准见表 10.3。

采用超声心动图检查能确定反流机制，描述瓣膜解剖结构，确定瓣膜修复的可行性。主动脉瓣反流机制的分析会影响患者管理，特别是当升主动脉扩张或考虑保守治疗时。目前已提出多种功能分类，其中改良 Carpentier 分类的应用最广泛（图 10.7）[41-42]：Ⅰ型，主动脉根部或窦管交界部扩张；Ⅱ型，瓣膜功能障碍是由于瓣膜脱垂或连枷样改变；Ⅲ型，主动脉瓣反流与瓣膜增厚和僵硬而使运动减弱有关。

TTE 检查不能明确主动脉瓣和主动脉根部病因和范围的患者需要进行 TEE。通过 TEE 定量机械瓣膜或生物瓣膜或接受 TAVR 的患者的主动脉瓣反流具有挑战性。如果反流射流束的缩流颈宽度增大，偏心性主动脉瓣反流可能会被高估，如果反流射流束沿着前间隔或二尖瓣前叶，主动脉瓣反流可能会被低估。在短轴切面上见到反流射流束<10% 的缝合环提示轻度反流，10%~20% 提示中度反流，>20% 提示重度反流[43]。

3D 超声心动图的发展能更好地可视化主动脉解剖和更准确地测量缩流颈面积。研究表明，与 2D 方法相比，3D 彩色多普勒测量缩流颈面积和 PISA 法进行主动脉瓣反流定量更为准确[44]。然而，仍需改进技术来解决一些限制，如帧频或缝合伪影。

超声心动图的重要作用是可提供左心室大小、容积和收缩功能的精确、可重复性测量，这些数据是慢性主动脉瓣反流患者临床决策和定期随访的基石。特别推荐对体型较小的女性和男性采用体表面积指数测量左心室大小和容积[45-46]。连续超声心动图评估左心室大小和功能应考虑仪器间隔变化、记录和测量数据、负荷情况以及生理变化差异的混杂因素。当检测到变化时，应谨慎地重复检查以确认变化的程度和方向。

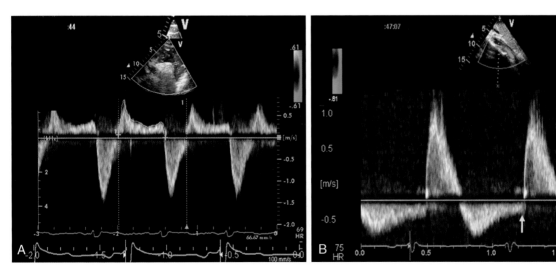

图 10.5　脉冲多普勒评估降主动脉舒张期逆向血流。A. 降主动脉起始段主动脉血流。速度-时间积分为 22 cm，舒张末期流速>20 cm/s。B. 重度主动脉瓣反流时的腹主动脉血流，可见全舒张期逆向血流（箭头）

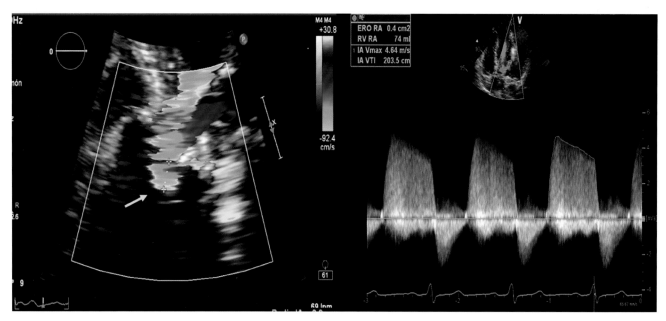

图 10.6　主动脉瓣反流严重程度的评估。使用近端等速表面积（PISA）法对主动脉瓣反流（AR）的严重程度进行定量评估，显示重度主动脉瓣反流（EROA≥0.30 cm²，每次心搏反流量≥60 ml）。EROA=6.28×r²×V$_{混叠}$/V$_{AR}$；EROA=6.28×（0.9 cm）²× 31 cm/s÷464 cm/s=0.4 cm²；反流量=EROA×VTI$_{AR}$；反流量=EROA×VTI$_{AR}$=0.35 cm²×203.5 cm=71 cm²。V$_{AR}$，主动脉瓣反流舒张早期的最大流速；ERO，有效反流口；EROA，有效反流口面积；VTI，速度-时间积分

表 10.3　主动脉瓣反流的严重程度分级			
参数	轻度	中度	重度
定性参数			
主动脉瓣形态	正常/异常	正常/异常	异常/连枷样/瓣膜对合有较大缺陷
主动脉瓣反流彩色血流束宽度[a]	少量中央性反流射流束	中等量反流射流束	大量中央性反流射流束，多种偏心射流束
主动脉瓣反流射流束的连续多普勒信号	不完全/模糊	密集	密集
降主动脉的舒张期逆向血流	短暂，舒张早期逆向血流	介于轻度与重度之间	全舒张期逆向血流（舒张末期流速>20 cm/s）
腹主动脉的舒张期逆向血流	无	无	有
半定量参数			
缩流颈宽度（mm）	<3	介于轻度与重度之间	≥6
压力减半时间（ms）[b]	>500	介于轻度与重度之间	<200
定量参数			
EROA（mm²）	<10	10~19、20~29[d]	≥30
RVol（ml）	<30	30~44、45~59[d]	≥60
＋左心室大小[c]			

[a] Nyquist 极限为 50~60 cm/s

[b] 随着左心室舒张压的升高、血管扩张剂治疗、主动脉扩张，顺应性改变或长期慢性主动脉瓣反流的患者，压力减半时间缩短

[c] 排除其他原因，轻度主动脉瓣反流患者的左心室大小通常正常。急性重度主动脉瓣反流的左心室大小通常也是正常的。非显著性左心室扩大的临界值：左心室舒张末期内径<56 mm，左心室舒张末期容积<82 ml/m²，左心室收缩末期内径<40 mm，左心室收缩末期容积<30 ml/m²

[d] 主动脉瓣反流程度分级，将反流分为轻度、中度或重度，并将中度反流细分为轻中度（EROA=10~19 mm 或 RVol=20~44 ml）和中重度（EROA=20~29 mm² 或 RVol=45~59 ml）

EROA，有效反流口面积；RVol，反流容积

From Lancellotti P，Tribouilloy C，Hagendorff A，et al. Recommendations for the echocardiographic assessent of native valvular regurgitation：an executive summary from the European Association of Cardiovascular Imaging. Eur Heart J Cardiovasc Imaging 2013；14：611-644.

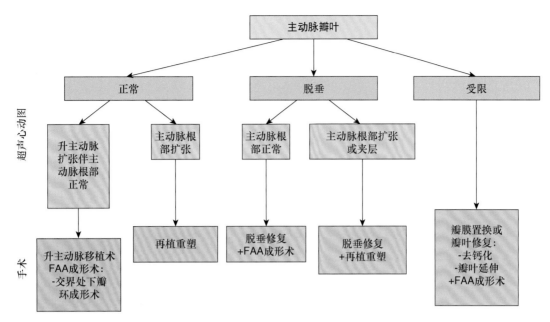

图 10.7 主动脉瓣反流的功能分类。以修复为导向的主动脉瓣反流的功能分类、疾病机制和修复技术。FAA，功能性主动脉瓣环

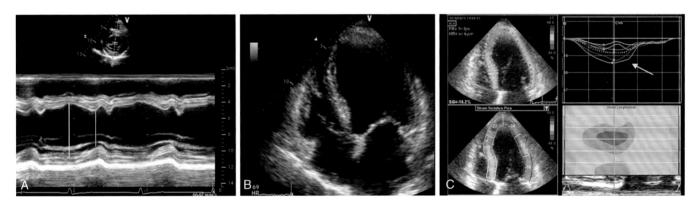

图 10.8 无症状的慢性重度主动脉瓣反流患者，2D 超声心动图显示左心室收缩功能正常。A. 经胸超声心动图胸骨旁短轴切面和 M 型显示左心室直径显著增大（舒张末期内径＝68 mm；收缩末期内径＝48 mm），但收缩功能正常。B. 同一患者的心尖四腔心切面显示左心室呈中度球形增大，LVEF 为 53%。C.2D 超声心动图显示室壁应力值低，提示亚临床心肌功能障碍

无症状患者在手术前，进行高质量的超声心动图和准确的数据测量至关重要。先进的影像学方法（如斑点追踪超声心动图）对慢性主动脉瓣反流患者左心室收缩和舒张功能不全的早期检测比 LVEF 更加敏感，未来可能在明确手术适应证中发挥作用。由于主动脉瓣反流时心内膜下层首先受累，该层心肌纤维的纵向排列使纵向收缩力下降成为左心室功能障碍的早期迹象。斑点追踪超声心动图检测到低于正常的左心室纵向变形可预测接受保守治疗的无症状患者的疾病进展，以及手术后预后不良的患者[47-50]（图 10.8）。

所有主动脉瓣反流患者均应分析主动脉根部和近端升主动脉直径。2D 超声心动图应从 4 个层面测量：主动脉瓣环、主动脉窦、窦管交界部和管状升主动脉起始处。除主动脉瓣环外，必须在胸骨旁长轴切面从舒张末期前缘到前缘进行测量，但主动脉瓣环是从收缩中期由内向内测量[51]。

其他成像方式

CMR。对于超声心动图无法明确诊断的患者，CMR 是评估主动脉瓣反流严重程度的可靠手段[52-53]。电影 CMR 序列［如稳态自由进动（steady-state free procession，SSFP）技术］允许在选定的平面上可视化主动脉瓣，具有良好的图像质量（图 10.9）。垂

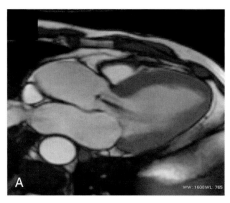
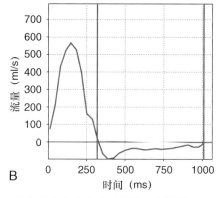

图 10.9 　主动脉瓣反流的心脏磁共振评估。A. 平衡的稳态自由进动图像。斜轴位左心室流入道 / 流出道切面显示 3 级主动脉瓣反流。B. 升主动脉的血流与时间图。前向血流为每次心搏 140 ml，逆向血流为每次心搏 40 ml，反流分数为 33%

直于主动脉瓣的磁共振相位对比序列可以精确测量升主动脉中的前向和反向血流，通过计算反流容积、峰值流速和反流分数来评估主动脉瓣反流的严重程度（图 10.8）。

与 TTE 相比，CMR 在测量反流容积方面的观察者内和观察者间差异较小，这表明 CMR 优于这些连续测量工具。采用 CMR 定量主动脉瓣反流与患者的预后显著相关（特别是结合 CMR 测得的左心室容积时），包括左心室扩张或功能不全的无症状患者[54]。研究发现，与早期超声心动图相比，CMR 定量测量主动脉瓣反流对 TAVR 后的主动脉瓣反流严重程度有更高的预测价值[55]。使用连续左心室短轴切面可以非常准确地计算左心室容积、质量和射血分数。多项研究表明，CMR 是一种监测左心室容积和射血分数的出色技术，观察者间具有很高的可重复性。使用对比剂（如钆 -DTPA）和不同的磁共振血管造影序列或 3D 全胸 SSFP 序列（无对比剂），可以确定主动脉根部和升主动脉的解剖结构和直径。

CMR 是一种全面评估主动脉瓣反流患者的技术，可确定反流的进展及其对左心室容积和功能的影响，并决定手术治疗的最佳时机。

CT。 64 排 CT 在主动脉瓣反流患者中的应用已有研究。当 TTE 对升主动脉的成像不佳或检查主动脉直径是否接近手术阈值时，CT 常用于临床实践。在考虑进行 AVR 时最好采用 CT 检查，因其可检测升主动脉钙化，确定瓷化主动脉（经导管手术的适应证，而不是常规手术）。CT 测量的主动脉根部和左心室参数与 TTE 测量结果的相关性良好[56]，主动脉瓣解剖反流口的直接平面测量可准确地检测和定量主动脉瓣反流[57]。CT 冠状动脉血管造影可用于

检测主动脉瓣反流患者［尤其是中低冠状动脉风险的患者（如二叶式主动脉瓣的年轻患者）］是否存在冠状动脉疾病[58]，CT 可在术前一次性评估主动脉和冠状动脉。

放射性核素血管造影。 放射性核素心室造影可以准确测量左心室容积和功能，对于超声心动图像欠佳或临床表现与超声心动图数据不一致的患者，可作为超声心动图的替代检查[59]。

运动试验

运动负荷试验有助于评估症状不典型患者的活动耐量和症状反应，也可用于主动脉瓣反流患者参加体育活动前的评估。许多研究人员建议，无论是否同期进行影像学检查，运动试验均可识别早期左心室收缩期功能不全的患者。在运动心电图中，与运动时 ST 段无变化的患者相比，ST 段压低≥1.0 mm 与静息和运动时射血分数降低、室壁应力升高和收缩末期直径增大相关[60]。最大耗氧量和有氧阈值的降低也预示着中重度左心室功能不全，表明心肺负荷试验对一些患者有意义[61]。

运动超声心动图可用于测量主动脉瓣反流患者在运动状态下左心室大小和射血分数的变化。收缩力储备比静息时射血分数更能预测临床预后[62-63]。运动状态下放射性核素射血分数升高至少 5% 时，与左心室收缩功能保留相关，而升高或降低小于 5% 均表明左心室收缩末期室壁应力升高、收缩末期直径增大和收缩功能受损[59]。一项研究报道，在无症状主动脉瓣反流患者中，静息状态下左心室和右心室应变和运动时三尖瓣环收缩期位移（tricuspid annular plane systolic excursion，TAPSE）与需要早期行 AVR

独立相关，但无其他运动参数证实[64]。

运动试验必须个体化。当临床表现和静息超声心动图检查结果不一致时，其可能会有帮助。然而，临床决策不应仅基于运动射血分数变化或超声心动图的数据，因为这些指标尚未得到充分的验证。

除评估左心室容积和射血分数外，在永久性左心室功能不全开始前还需要早期识别收缩期功能不全的手术适应证。生物标志物［如脑钠肽（BNP）］是无症状左心室收缩功能正常的患者后续症状和（或）左心室功能不全的独立标志物，即使是在校正左心室容积后[65]。

疾病分期

病理生理学

左心室对慢性主动脉瓣反流产生的容量负荷有一系列的代偿机制，包括舒张末期容积增加、心室顺应性增加、以适应增大的容积而不增加充盈压力负荷，以及离心性肥厚结合向心性肥厚。慢性主动脉瓣反流的核心血流动力学特征是左心室容量超负荷和压力超负荷[66-67]。由于左心室总每搏量等于前向每搏量加反流量，正常心输出量通过与反流严重程度相对应的总每搏量的增加来维持。总每搏量的增加是由于心室进行性扩张，伴舒张末期和收缩末期容积增加。舒张期容积增加允许心室每搏量增加，使前向每搏量保持在正常范围内。

尽管在疾病早期收缩末期直径增加和收缩末压升高，但由于收缩末期室壁厚度的代偿增加，收缩末期室壁应力仍可保持在正常范围内。代偿性慢性主动脉瓣反流患者的左心室质量和左心室容积显著增加，射血分数趋于正常。随着疾病的进展，虽然左心室后负荷增加，但左心室前负荷的增加和代偿性肥厚使左心室射血功能保持正常。大多数患者在此代偿阶段时无症状，可能持续数十年。在代偿期，静息时左心室收缩功能的射血期指数正常。但是，在大部分患者中，后负荷过重、前负荷储备和心室肥厚之间的平衡不能无限期地维持。前负荷储备将会耗尽或心室肥厚不足以代偿，因此后负荷进一步增加而导致射血分数降低，进入正常低值范围，随后低于正常水平。收缩力受损也可能导致这一过程。

左心室收缩功能不全（即静息时射血分数低于正常水平）最初是一种可逆现象，主要与后负荷过重有关，AVR 可能使左心室大小和功能完全恢复。

随着时间的推移，左心室腔进行性增大、几何形状更接近球形，心肌收缩力下降超过负荷增加是进行性功能不全的原因。即使在手术纠正反流病变后，左心室功能恢复和生存率提高方面不能获得全部益处。多项研究显示，左心室收缩功能和收缩末期直径是慢性主动脉瓣反流患者接受 AVR 后生存率和左心室功能恢复最重要的决定因素[45,68-84]。

主动脉瓣反流的进展

文献中很少报道从轻度到中度和重度主动脉瓣反流的进展。据推测，随着年龄增长，主动脉扩张性降低因增加左心室后负荷而导致进行性主动脉瓣反流[85]。多普勒测量射流束宽度和反流口面积表明，随着时间的推移，反流口面积会逐渐增大[86]。一项超声心动图研究显示，至少两次超声心动图检查中，30% 的患者主动脉瓣反流严重程度增加，同时增加左心室扩张的严重程度；重度主动脉瓣反流患者左心室容积和质量的增加最为明显[87]。

左心室收缩功能正常。 无症状重度主动脉瓣反流患者左心室收缩功能正常的自然病程数据来自 9 项已发表的研究，共包括 593 例患者（表 10.4）[19-21,23,28,88-92]。这些研究一致表明，患者可以长期保持无症状和正常左心室功能。出现症状和（或）左心室功能不全的进展率平均每年为 4.3%，无症状左心室功能不全的进展率每年为 1.2%，猝死率每年为 0.2%。需要强调的是，在这些研究中，超过 1/4 的患者出现警告症状之前就持续存在这种状态。

在患者的系列评估中，左心室功能的定量评估必不可少。通过超声心动图测量的左心室大小具有重要的预测价值，收缩末期直径＞50 mm 的患者每年出现死亡、症状或左心室功能不全的可能性为 19%，收缩末期直径为 40～50 mm 患者的可能性每年为 6%，直径＜40 mm 的患者可能性为 0%。

在后续研究中，与 LVEF 或左心室扩张的指标相比，使用多普勒超声心动图[93]或 CMR[52]的定量方法、反流容积或反流分数定义的重度主动脉瓣反流是更强的预后预测因子。虽然这些参数可以识别早期左心室功能不全，但它们在手术适应证选择中的作用需要证实。

左心室收缩功能不全。 尽管关于无症状左心室功能下降患者的数据非常有限，但据估计，这些患者平均每年出现症状的概率＞25%[72]。由主动脉瓣反流引起的症状是患者临床结果的强预测因子[73]。

表 10.4　无症状主动脉瓣反流患者自然病程的研究

研究信息	患者例数	平均随访时间（年）	进展为有症状、死亡或左心室功能不全（%/年）	进展为无症状的左心室功能不全		死亡例数	备注
				例数	%/年		
Bonow et al, 1983, 1991[19, 23]	104	8.0	3.8%	4	0.5%	2	通过LVESD、EDD、运动时EF的变化、静息时ESD和EF随时间的变化率来预测结果
Scognamiglio et al,ᵃ 1986[88]	30	4.7	2.1%	3	2.1%	0	3例无症状左心室功能不全的患者最初PAP/ESV比值较低，随着疾病进展，LVESD和EDD增大，FS更低
Siemienczuk et al, 1989[89]	50	3.7	4.0%	1	0.5%	0	包括随机药物试验中接受安慰剂和退出药物治疗的患者；包括有NYHA心功能分级Ⅱ级症状的患者；通过LVESV、EDV、运动时EF变化和收缩末期室壁应力来预测结果
Scognamiglio et al,ᵃ1994[90]	74	6.0	5.7%	15	3.4%	0	所有患者均接受地高辛作为随机试验的一部分
Tornos et al, 1995[20]	101	4.6	3.0%	6	1.3%	0	通过脉压、LVESD、EDD和静息EF来预测结果
Ishii et al, 1996[21]	27	14.2	3.6%	—	—	0	通过收缩压、LVESD、EDD、质量指数和室壁厚度来预测症状发展。并非所有患者均有左心室功能的数据
Borer et al, 1998[91]	104	7.3	6.2%	7	0.9%	4	20%的患者为NYHA心功能Ⅱ级；通过初始心功能Ⅱ级症状、运动时LVEF的变化、LVESD和左心室FS来预测结果
Tarasoutchi et al, 2003[92]	72	10	4.7%	1	0.1%	0	通过LVESD和EDD来预测症状发展，并非所有患者均有左心室功能数据
Evangelista et al, 2005[28]	31	7	3.6%	—	—	1	为期7年的血管扩张剂临床试验的安慰剂对照组
平均	593	6.6	4.3%	37	1.2%	（0.18%/年）	

ᵃ 同一作者两项研究的不同的患者组

EDD，舒张末期内径；EDV，舒张末期容积；EF，射血分数；ESD，收缩末期内径；ESV，收缩末期容积；FS，短轴缩短率；NYHA，纽约心脏协会；PAP，肺动脉压

在非手术时代的数据表明，呼吸困难、心绞痛或明显心力衰竭患者的药物治疗预后较差，心绞痛患者死亡率＞10%，心力衰竭患者死亡率为 20%[72]。

药物治疗

典型主动脉瓣反流患者药物治疗的目标是仔细追踪临床病程，以确定手术干预的最佳时机和预防并发症。

血管扩张剂治疗

血管扩张剂治疗可用于降低容量超负荷、左心室容积和室壁应力。从理论上讲，这些效应可通过

保留左心室功能和减少左心室质量来改善主动脉瓣反流。对于有症状的重度主动脉瓣反流或左心室功能不全且由于严重合并症而不适合行 AVR 的患者，血管扩张剂治疗是有用的。AVR 前使用血管扩张剂有助于改善伴有严重心力衰竭症状的主动脉瓣反流患者的血流动力学特征。

血管扩张剂最具争议的作用是改变左心室收缩功能保留的无症状患者的自然病程和延长疾病代偿期。如果血管扩张剂治疗能成功地延迟左心室的失代偿，对 AVR 的需求将可能推迟。多项小型、短期随访的研究发现，血管扩张剂对血流动力学和反映左心室功能的超声心动图参数的有益作用不同[94-101]。

关于血管扩张剂长期效应，仅有一项研究显示长效硝苯地平治疗可缩小左心室直径并升高射血分数[90]。两项研究表明，依那普利和奎那普利可改善血流动力学参数，特别是在伴随血压下降的情况下[95,101]。随后的一项比较无症状重度主动脉瓣反流且左心室功能正常的患者使用硝苯地平、依那普利或未经药物治疗的临床试验未能证明治疗有显著益处。经长期随访，血管扩张剂没有延迟 AVR 的作用，且不能减少反流量或对左心室大小或功能产生有益影响[28]。

指南建议治疗慢性主动脉瓣反流（B 期和 C 期）患者的高血压（收缩压＞140 mmHg）[102-103]，首选二氢吡啶类钙通道阻滞剂、血管紧张素转化酶抑制剂（ACEI）或血管紧张素受体拮抗剂（ARB）。对于有症状和（或）左心室功能不全的重度主动脉瓣反流（C2 和 D 期）患者，若存在合并症而不能进行手术，使用 ACEI 或 ARB 和 β 受体阻滞剂进行药物治疗是合理的。

既往不建议使用 β 受体阻滞剂治疗重度主动脉瓣反流患者，因为心率减慢会延长舒张期，增加主动脉瓣反流量。尽管如此，一项观察性研究表明，β 受体阻滞剂治疗与重度主动脉瓣反流患者的生存率更高相关，主要是在心率较快的亚组中[104]。一项已发表的临床试验显示，应用美托洛尔 6 个月后与心率下降（平均下降 8 次 / 分）和 LVEF 轻度升高有关，但不影响 CMR 测量的反流分数或左心室容积，对运动能力和峰值耗氧量亦无影响[105]。

这些数据不足以推荐主动脉瓣反流患者使用 β 受体阻滞剂，需要进一步的研究来确定这些药物是否对伴有升主动脉扩张、高血压、心律失常或冠状动脉疾病等情况的重度主动脉瓣反流患者有益。

价值[106]。

预防心内膜炎

主动脉瓣反流患者应被告知良好的口腔卫生、定期牙科清洁和检查的重要性。还应指导患者早期报告持续 1 周以上的不明原因的发热，以及发热时避免自行使用抗生素的重要性。

根据 2007 年 AHA 关于预防心内膜炎的指南，对于主动脉瓣反流或其他自体瓣膜疾病的患者，不再建议在牙科治疗或其他有创性操作前预防性使用抗生素。预防性使用抗生素仅推荐用于既往有心内膜炎病史的主动脉瓣反流患者[107]。

连续评估

连续评估无症状的慢性主动脉瓣反流患者的目的是检测临床症状的发作，客观评估在无症状的情况下可能发生的左心室功能和大小的变化，以确定 AVR 的最佳时机。所有无症状且左心室功能正常的重度主动脉瓣反流患者应每年至少进行 1 次临床评估。首次诊断主动脉瓣反流的患者或左心室直径和（或）射血分数发生显著变化或接近手术阈值的患者，随访评估应更加频繁（间隔 3～6 个月）。在未确诊的病例中，使用负荷超声心动图和（或）BNP 可能有帮助，因为随访期间指标升高与左心室功能的恶化有关[108-109]。

CMR 或放射性核素血管造影可作为超声心动图的替代方法，尤其是对于超声心动图检查不理想的患者。轻中度主动脉瓣反流患者可每年复查 1 次，或每 2 年进行 1 次超声心动图检查。

对于主动脉根部扩张的患者，连续超声心动图检查应包括准确测量主动脉。推荐使用体表面积指数，特别是对于体型较小的患者和女性。如果升主动脉扩张（＞40 mm 或 21 mm/m^2），应进行 CT 或 CMR[110]；根据影像学技术之间的一致性，随访应采用超声心动图或 CMR 或 CT 血管造影，超声心动图发现升主动脉扩张≥3 mm 时均应通过 CT 血管造影或 CMR 验证。

手术适应证

AVR 或主动脉瓣修复术

主动脉瓣反流的手术治疗通常需要 AVR。但是，经筛选的患者和技术精湛的外科中心，主动脉瓣修复术的应用越来越多[111-112]。在年轻患者中自体肺动脉移植术（Ross 手术）是一种选择，对于外科团队来说这是更具有挑战性的手术[113]。无论使用何种技术，主动脉瓣手术的适应证都是相同的。

手术目的是改善预后、缓解症状、预防术后发生心力衰竭和心脏性猝死、避免主动脉瘤患者出现主动脉并发症。多项研究已经确定了慢性主动脉瓣反流患者进行 AVR 的预后和左心室功能的术前预测因子[32,44,68-85]。最一致的指标是心功能分级、射血分数和收缩期末期直径。基于强有力的观察性研究证据，ACC/AHA 和欧洲指南中对重度主动脉瓣反流手术适应证的建议相同[102-103]。

无论左心室功能如何，出现临床症状是 AVR 的适应证。当左心室收缩功能正常但患者出现症状时，应尽可能明确症状是否与主动脉瓣反流相关。尤其是症状较轻时，如 NYHA 心功能分级 II 级伴有呼吸困难，临床判断十分必要，在这种情况下，运动试验有一定价值。但是，在连续随诊检查中，左心室扩大、腔室进行性扩大或射血分数下降的患者出现轻度症状即是 AVR 的明确适应证。

左心室收缩功能下降（射血分数低于正常水平）且有症状的患者是 AVR 的明确适应证。多项研究表明，这些患者在无症状或仅有轻度症状或轻度左心室功能不全时接受 AVR 的远期预后极好[44,55,68]，应尽可能使患者在此阶段进行手术。术前存在 NYHA 心功能 IV 级症状、心室极度增大（收缩末期直径>55 mm）或射血分数较低（<30%）的患者，术后生存期和收缩功能恢复的可能性较低[68,84,114-115]。然而，即使是病情非常严重的患者，与仅给予长期药物治疗或心脏移植相比，AVR 和后续的药物治疗是更好的选择方案。术前严重左心室功能不全的主动脉瓣反流患者术后生存率的改善强化了这一观点[116]。

对于静息状态下左心室功能受损（静息射血分数<50%）或左心室极度扩张（左心室收缩末期内径>50 mm 或左心室收缩末期内径指数>25 mm/mm^2）的无症状重度主动脉瓣反流患者，也应考虑 AVR。在这些患者中，短期内出现症状的可能性很高，但围术期死亡率较低，术后长期效果良好。其他研究表明，对于无症状患者，收缩末期容积指数是比收缩期末期内径更敏感的心脏事件预测因子，但识别高危患者的收缩期末期容积指数值在 35～45 ml/m^2 变化，尚需要更多的数据来确定收缩末期容积指数的阈值，从而对无症状患者的手术时机提出建议。

左心室舒张末期内径代表慢性主动脉瓣反流患者左心室容量超负荷的严重程度，与无症状患者的症状发展和左心室收缩功能不全显著相关，但左心室收缩末期内径的相关性较低。在重度主动脉瓣反流的年轻患者中，左心室舒张末期内径的进行性增大与其后需要手术相关。

如果手术风险较低，无症状且静息时左心室收缩功能正常但伴有进行性严重左心室扩张（左心室舒张末期内径>65 mm）的患者应考虑 AVR。一些研究指出，许多患者的自然病程不像早期研究中报道的那样良性。Detiet 等报道 10 年生存率为 78%（年死亡率为 2.2%）[93]，而早期研究报告的年死亡率为 0.2%。

一项纳入 1417 例 LVEF 保留的无症状慢性重度主动脉瓣反流患者接受 AVR 的回顾性研究显示[117]，长期生存率与年龄和性别匹配的无心脏瓣膜疾病的个体相似。然而，当左心室收缩末期内径指数>2.0 cm/m^2 时，死亡风险增加，该阈值低于目前推荐的阈值（2.5 cm/m^2）。

接受其他心脏手术（如冠状动脉旁路移植术或二尖瓣手术）的主动脉瓣反流患者应根据主动脉瓣反流严重程度、年龄和总体临床情况，对 AVR 进行个体化决策。如果为中度或重度主动脉瓣反流，建议行 AVR，而轻度主动脉瓣反流时可以延迟 AVR。

合并升主动脉和主动脉根部疾病

升主动脉扩张是孤立性主动脉瓣反流最常见的原因之一（图 10.10）。在这些病例中，主动脉瓣反流通常并不严重，手术干预的决策更多基于升主动脉扩张的严重程度，而不是主动脉瓣反流的严重程度。这些患者包括马方综合征、二叶式主动脉瓣、主动脉瓣环扩张或退行性主动脉瘤。当为轻度或中度主动脉瓣反流时，治疗应重点关注潜在的主动脉和主动脉根部疾病，而对于重度主动脉瓣反流的患者，决策应同时考虑这两种情况。

在马方综合征患者中，β 受体阻滞剂可以减缓主动脉扩张的进展[118]。COMPARE 临床试验评估了血管紧张素 II 受体拮抗剂氯沙坦的疗效[119]，研究报道氯沙坦可降低马方综合征患者的主动脉扩张率。使用超声心动图的 Pediatric Heart Network 临床试验[120] 和使用 CMR 的 LOAT 临床试验显示，阿替诺尔或氯沙坦均能有效降低主动脉扩张率[121]。然而，Marfan Sartan 随机临床试验显示，氯沙坦可降低血压，但对主动脉扩张的进展没有影响[122]。所有已知

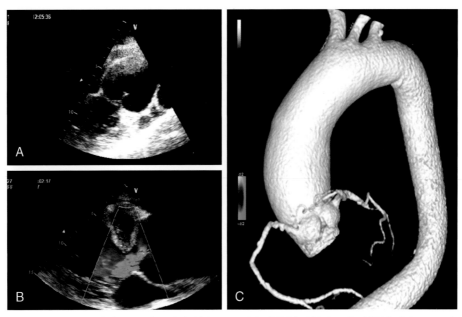

图 10.10　升主动脉瘤。A. 胸骨旁长轴切面显示主动脉瓣环扩张。主动脉瓣环（28 mm）和主动脉根部（46 mm）扩张。B. 严重动脉粥样硬化患者的主动脉根部和升主动脉动脉瘤。主动脉扩张导致主动脉瓣反流严重。C. 一例升主动脉瘤患者的术前检查，来自心电门控的胸部 CT 主动脉造影 3D 图像

或疑似马方综合征和主动脉根部扩张的患者均应接受足够剂量的 β 受体阻滞剂或 ARB 的药物治疗，而对于无主动脉扩张的马方综合征患者使用这些药物治疗的证据尚不明确。

β 受体阻滞剂或其他药物在二叶式主动脉瓣畸形合并主动脉扩张的患者中是否具有同样的益处尚不清楚。对于高血压患者，使用任何有效的降压药物控制高血压都是必要的。β 受体阻滞剂和 ARB 在降低进展率方面存在理论优势，但这些优势尚未在临床研究中得到证实。

无论主动脉瓣反流的原因和程度如何，主动脉根部直径＞55 mm 应被认为是手术适应证。对于二叶式主动脉瓣畸形患者，只要有主动脉夹层家族史或快速进展史（每年 3～5 mm），建议在较低程度的主动脉扩张（＞50 mm）时进行手术[102-103,123]。二叶式主动脉瓣患者行 AVR 后发生进行性主动脉扩张和夹层的风险一直是研究的主题，但缺乏明确的数据。

根据症状或主动脉瓣反流严重程度达到推荐手术适应证的患者，需要升主动脉联合手术时可降低阈值。对于因重度主动脉瓣狭窄或主动脉瓣反流而行 AVR 的二叶式主动脉瓣患者，当主动脉直径＞4.5 cm 时，进行升主动脉置换是合理的。在临界性病例中，升主动脉替换的决策也取决于术中发现，如主动脉瓣的厚度和主动脉其他部分的状态。

参考文献

扫二维码见参考文献

11

二叶式主动脉瓣及其相关主动脉疾病

Alan C. Braverman，Andrew Cheng

王建铭　译　朱鲜阳　审校

目录

要点

- 二叶式主动脉瓣（BAV）是最常见的先天性心脏病，约占总人口的 1%。

- 家族性 BAV 在一级亲属中的发生率为 9%～10%，在特定家族中，部分家族性主动脉瘤患者可合并 BAV；BAV 是一种不完全外显率和表达不一致的常染色体显性遗传性疾病。

- BAV 可能伴有其他先天性心血管疾病，如主动脉缩窄和特纳综合征。

- 当 TTE 不能诊断时，TEE、CMR 成像或心脏 CT 有助于诊断 BAV。

- 即使没有主动脉瓣狭窄或主动脉瓣反流，BAV 患者常发生累及升主动脉和（或）主动脉根部的主动脉扩张，也可能出现在 AVR 后的晚期。

- 通过 BAV 的主动脉收缩期血流模式改变可引起局部主动脉壁应力异常，进而导致主动脉病变。

- BAV 的主动脉病变与中层囊性变、信号通路和基质金属蛋白酶活性的变化、细胞凋亡有关，所有这些改变均可使 BAV 患者发生主动脉瘤和主动脉夹层的风险增加。

- BAV 可能是某些综合征和非综合征性胸主动脉瘤疾病的一部分。

- 大多数 BAV 患者在其一生中需要接受瓣膜和（或）主动脉的手术治疗。

- BAV 置换术后，患者仍有晚期升主动脉瘤形成和主动脉夹层的风险。这些并发症与既往的瓣膜病变和主动脉病变表型相关，瓣膜反流比瓣膜狭窄更常见，尤其是主动脉根部病变表型。BAV 置换术后晚期进行主动脉监测至关重要。

BAV 是一种遗传性心脏病，即在胎儿发育过程中主动脉瓣的两个瓣叶融合形成双瓣，是最常见的先天性心脏病，长期以来一直被认为是导致心脏瓣膜疾病的重要原因[1]。

利奥纳多·达芬奇（Leonardo da Vinci）曾在 400 多年前绘制过主动脉瓣的二叶瓣畸形[1]。对 BAV 的临床和瓣膜后遗症的认知已有 150 多年的历史。Osler 在 1886 年强调心内膜炎是 BAV 的一种并发症。Abbott 于 1927 年首次记录了先天性 BAV 与主动脉疾病的关系[1]。1984 年，他强调了 BAV 与主动脉夹层风险之间的关系，发现 BAV 患者发生主动脉夹层的风险增加了 9 倍[1]。遗传学和信号通路的发现、影像学的进展以及主动脉和瓣膜手术的改进，提高了对 BAV 及其相关并发症的认知和管理。

患病率

BAV 的患病率约占总人口的 1%，男女性比例为 2：1～3：1（表 11.1）[1]。目前最大的尸检病例研究（共纳入 21 417 例患者）显示，BAV 的患病

表 11.1	尸检研究中 BAV 的患病率		
作者	年份	研究人数（N）	患病率（%）
Olsery	1886	800	1.2
Lewis and Grant	1923	215	1.39
Wauchope	1928	9966	0.5
Grant et al	1928	1350	0.89
Gross	1937	5000	0.56
Roberts	1970	1440	0.9
Larson and Edwards	1984	21 417	1.37
Datta et al	1988	8800	0.59
Pauperio et al	1999	2000	0.65

BAV，二叶式主动脉瓣
Adapted from Basso C, Boschello M, Perrone C, et al. An echocardiographic survey of primary school children for bicuspid aortic valve. Am J Cardiol 2004;93:661-663.

率为 1.37%[1]。一项针对 1075 例新生儿的研究发现，BAV 的患病率为 4.6 例 /1000 例活产婴儿[2]。在 20 946 例新兵中，BAV 的患病率为 0.8%[3]。特定患者人群的 BAV 患病率远高于普通人群，如主动脉缩窄患者为 30%～50%，特纳综合征女性患者约为 30%[1]。

病因学

胚胎学

瓣叶起源于原始心管的心室流出道的间充质。多个分子信号通路参与了其发生，包括转化生长因子 - β（transforming growth factor- β，TGF- β）、RAS、WNT/ β - 联蛋白、血管内皮生长因子（vascular endothelial growth factor，VEGF）和 NOTCH 信号通路[4-5]。神经嵴细胞的异常分化可能是导致 BAV 的原因，因为 BAV 通常与主动脉弓和其他来源于神经嵴系统的先天性畸形有关[1,6-8]。细胞外基质的主要分子异常可触发瓣膜分化异常[9]。内皮型一氧化氮（endothelial nitric oxide，eNOS）信号通路也在 BAV 和主动脉疾病的发病机制中发挥重要作用[5-8]。

在动物模型中，BAV 形成被证明与不同的途径有关：一种是依靠一氧化氮依赖性上皮-间充质转化，另一种是神经嵴细胞扭曲行为的结果[6]。GATA5 基因仅在心内膜垫表达，在小鼠中特异性敲除 GATA5 可导致 BAV 发生，涉及包括 NOTCH 信号通路在

内的多个信号通路[10]。在胚胎流出道中表达的泛素融合降解 1 样基因（ubiquitin fusion degradation 1-like gene，UFD1L）在 BAV 组织中表达下调[11]。NOTCH1 编码的跨膜蛋白在心脏胚胎发生中很重要，包括主动脉瓣、肺动脉瓣和主动脉。在少数 BAV 和升主动脉瘤家族中可发现 NOTCH1 突变（9q34.3）[5,8]。动物模型中，心内膜垫、心室壁和神经嵴细胞（流出道和主动脉节段的胚胎起源不同）之间的信号交换缺陷与 BAV 和主动脉壁异常有关（图 11.1）[12-13]。

遗传学

家族遗传学研究表明，BAV 患者一级亲属的患病率为 9%～10%[14-15]，其遗传符合常染色体显性遗传和外显率降低。同卵双胞胎不一定均有 BAV，提示该病的不完全外显率[16]。

虽然 BAV 是一种遗传病，但其遗传学原因仍难以确定。在大多数患者中，尚未发现特异性基因变异。NOTCH1 的突变与家族性或非家族性 BAV 相关，并可能导致主动脉瘤和早期主动脉钙化[1]。其他单基因（如 GATA5、GATA6 和 NKX2-5）的突变也与 BAV 相关；ACTA2、TGFB2、LOX、SMAD6 等基因与 BAV 和胸主动脉瘤相关（表 11.2）[17]。其他基因

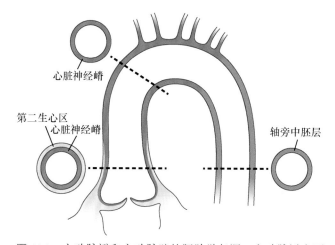

图 11.1　主动脉瓣和主动脉壁的胚胎学起源。主动脉瓣主要来自第二生心区（黄色）和心脏神经嵴细胞（蓝色）。主动脉根部的胚胎学起源主要也是第二生心区和神经嵴细胞，而升主动脉和主动脉弓则仅起源于神经嵴细胞。锁骨下动脉远端的降主动脉起源于轴旁中胚层细胞（绿色）。共同的胚胎学起源表明，二叶式主动脉瓣和主动脉壁异常之间存在关联（From Yassine NM, Shahram JT, Body SC. Pathogenic mechanisms of bicuspid aortic valve aortopathy. Front Physiol 2017;8:687.）

表 11.2　BAV 伴或不伴 FTAA 相关的基因突变

突变基因	遗传缺陷和表型
ACTA2	FTAA伴早发CAD、CVD、网状青斑；BAV占3%
ELN	BAV可合并皮肤松弛症
FBN1	马方综合征或非综合征性FTAA；报道的BAV发生率升高
FLNA	BAV可合并X连锁心脏瓣膜发育不良
GATA5	很少与家族性BAV相关
GATA6	与BAV相关的功能失去突变
KCNJ2	Anderson综合征；与BAV相关
LOX	FTAA；与BAV相关
MAT2A	FTAA和BAV
MYH11	FTAA；可能发生BAV
NKX2-5	很少与家族性BAV相关
NOTCH1	单纯BAV伴AS、家族性BAV或FTAA
SMAD3	FTAA综合征（3型LDS、动脉瘤-骨关节炎综合征）；可能患有BAV
SMAD6	很少与BAV、AS和CoA相关
TGFB2	综合征性FTAA（LDS4型）；可能患有BAV
TGFB3	综合征性FTAA（LDS5型）；可能患有BAV
TGFBR1 TGFBR2	综合征性（LDS）或非综合征性FTAA；BAV占2%～17%

AS，主动脉瓣狭窄；BAV，二叶式主动脉瓣；CAD，冠状动脉疾病；CoA，主动脉缩窄；CVD，脑血管疾病；FTAA，家族性胸主动脉瘤；LDS，Loeys-Dietz 综合征；TAA，胸主动脉瘤

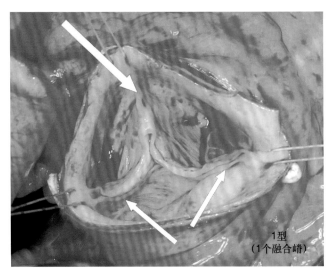

图 11.2　BAV 的术中图片。1 型二叶式主动脉瓣（即右冠瓣-左冠瓣融合）有 1 个发育完全的无冠瓣，2 个发育完全的交界处（小箭头），发育不全的左冠瓣和右冠瓣之间的融合嵴延伸到相应的畸形交界处（大箭头），由于联合瓣叶脱垂导致血流动力学功能不全的迹象（From Sievers HH, Schmidtke C. A classification system for the bicuspid aortic valve from 304 surgical specimens. J Thorac Cardiovasc Surg 2007;133:1226-1233.）

的多态性与 BAV 发生风险亦相关[18]。BAV 还与遗传病［如迪格奥尔格综合征（DiGeorge syndrome）、Loeys-Dietz 综合征、Anderson 综合征（即 KCNJ2 突变）和复杂的先天性心脏病（如 Shone 综合征和左心发育不全综合征）］相关。一项横断面外显子组关联分析未发现 BAV 是否合并胸主动脉瘤的关联信号[17]，但全基因组测序可提供对 BAV 遗传学更全面的理解[5,19]。

临床表型

瓣膜解剖

BAV 解剖结构通常由于两个瓣叶融合而形成一个更大的瓣叶构成大小不等的瓣叶（图 11.2）。瓣叶融合最常见于右冠瓣和左冠瓣之间（70%～86%），右冠瓣和无冠瓣（12%）或左冠瓣和无冠瓣（3%）间也可能发生融合[1,20]。多种分类系统根据融合瓣叶的方向（即右左冠瓣、右无冠瓣或左无冠瓣）以及有无融合嵴来描述 BAV（图 11.3）。融合嵴（89%）是融合瓣叶的连接部位[21]。存在融合嵴与瓣膜功能障碍的患病率较高相关[21]。

心血管并发疾病

在大多数情况下，BAV 是一种孤立的心血管症状，但也可能与其他先天性心血管疾病或综合征并存。

主动脉缩窄

30%～50% 的主动脉缩窄患者伴有 BAV，而 6% 的 BAV 患者中存在主动脉缩窄[1,22]。主动脉弓离断也常与 BAV 相关。BAV 合并主动脉缩窄时，主要与右左冠瓣融合相关（85%）。在婴儿期和青少年期，BAV 和主动脉缩窄患者瓣膜功能障碍的发生率通常与单纯 BAV 患者相同[22]。在成年期，BAV 引起的瓣膜并发症（如主动脉瓣狭窄或主动脉瓣反流）在合并主动脉缩窄的 BAV 患者中更为普遍。

主动脉缩窄合并 BAV 的儿童患者的主动脉直

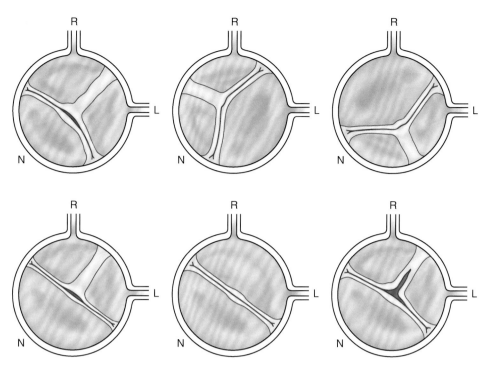

图 11.3　经胸超声心动图显示的 BAV 分型示意图。该示意图为超声心动图胸骨旁短轴切面。BAV 分为 1 型［即右冠瓣（R）- 左冠瓣（L）融合］、2 型［即 R- 无冠瓣（N）融合］和 3 型（即 L-N 融合）。BAV 表型如图显示。上排左图为 1 型 BAV（交界处位于 10 点和 5 点），有完整的融合嵴，不对称（未融合的无冠瓣比融合的前瓣小）。上排中图，2 型 BAV（交界处位于 1 点和 7 点），有完整的融合嵴，不对称（未融合的左冠瓣比融合瓣大）。上排右图，3 型 BAV（图中交界处位于 2 点和 8 点，但也可能是 1 点和 7 点），有完整的融合嵴，不对称（未融合的右冠瓣比融合瓣大）。下排左图，对称性 1 型 BAV，有完整的融合嵴。下排中间图，对称性 1 型 BAV，无融合嵴（真性 BAV）。下排右图，1 型 BAV，融合嵴不完全，部分融合［From Michelena HI, Prakash SK, Della Corte A, et al. Bicuspid aortic valve: identifying knowledge gaps and rising to the challenge from the International Bicuspid Aortic Valve Consortium (BAVCon). Circulation 2014;129:2691-2704.］

径可能小于单纯 BAV 患者的主动脉直径[22]。但是，主动脉缩窄合并 BAV 的患者的主动脉直径大于单纯主动脉缩窄患者的主动脉直径，且单纯主动脉缩窄患者的主动脉直径甚至与正常三叶式主动脉瓣（tricuspid aortic valve，TAV）人群相似[23]。BAV 是主动脉缩窄患者后续出现主动脉壁并发症（即主动脉瘤、主动脉夹层和主动脉破裂）的重要预测因子[24-25]。

在 BAV 合并主动脉缩窄的患者中，主动脉异常并不局限于升主动脉，提示其发生过程具有弥漫性[24]。高血压和主动脉壁病变在与主动脉缩窄相关的主动脉夹层的发病机制中发挥重要作用[1]。在主动脉缩窄患者中，BAV 是死亡或未来心血管事件的主要危险因素[26]。BAV 患者需要进行针对主动脉缩窄修复后、BAV 和升主动脉的长期随访[24-27]。

特纳综合征

特纳综合征是由 1 条 X 染色体完全或部分缺失引起，75% 的病例伴有心血管缺陷[28]。BAV 是最常见的畸形，发生率高达 30%；其他相关缺陷包括升主动脉扩张、主动脉缩窄、主动脉弓降部发育异常、主动脉弓拉长和左心发育不全综合征[28]。发现女婴左心流出道病变应尽早评估特纳综合征。

特纳综合征中发现 BAV 与主动脉瓣环、冠状动脉窦、窦管交界部和升主动脉处的主动脉直径增大有关[29]。由于特纳综合征患者身材矮小，升主动脉直径相对于体表面积（BSA）可能明显扩张，而主动脉根部或升主动脉直径的绝对值可能无法预测主动脉夹层的风险。建议对这些主动脉直径较小的患者进行预防性主动脉手术，应参照 BSA 评估主动脉直径指数[29-30]。

冠状动脉异常

BAV 患者存在先天性冠状动脉异常，包括左冠状动脉主干较短、左冠状动脉优势型的比例增加（24%～57%）[1]。单纯先天性冠状动脉异常（特别是左前降支和回旋支动脉的单独开口）与 BAV 和右左冠瓣融合有关[31]。在伴有相关先天性心脏病的 BAV 患者中，高位冠状动脉开口更为常见[32]。在 BAV 患者中也有冠状动脉扩张的报道[33]。

其他先天性心脏畸形

表 11.3 列出了与 BAV 相关的其他先天性心脏病及常见的综合征[1,22]。

主动脉疾病

BAV 与胸主动脉疾病相关，包括主动脉瘤、主动脉缩窄和主动脉夹层[1,34-36]。在考虑年龄、瓣膜病变和高血压等因素后，BAV 患者的主动脉根部和（或）升主动脉直径大于对照组[1,37]。合并反流的 BAV 患者的主动脉扩张程度大于合并狭窄或功能正常的 BAV 患者[1,37]。然而，即使在没有主动脉瓣狭窄或反流的情况下，主动脉扩张（可累及主动脉根部至弓部）常伴有 BAV（50%）[1,35]。TAV 患者很少出现主动脉扩张，而 BAV 常与近端主动脉扩张相关，与重度主动脉瓣狭窄的 TAV 患者相比，BAV 患者的主动脉根部和升主动脉直径明显增大（图 11.4）[34]。

病理 生理学

BAV 的主动脉病变具有多种机制，包括内源性（遗传性）主动脉壁缺陷和瓣膜相关血流动力学应激异常[38-39]。累及主动脉瓣和近端主动脉的神经嵴细胞发育缺陷被认为与遗传基础有关[35]。为了支持遗传学假说，部分针对 BAV 患者一级亲属的研究已经报道了主动脉病变[40-41]。在 BAV 和动脉瘤患者家族中，仅有升主动脉瘤病例，提示 BAV 和升主动脉瘤是一种遗传缺陷的变异表现。BAV 患者在主动脉瓣和升主动脉胚胎发生过程中内皮/上皮-间充质转化的调节异常也可能导致主动脉病变[12]。

部分与 BAV 相关的胸主动脉瘤病例可能是由遗传因素所致，但在大多数情况下，特定的潜在遗传病尚未被识别。一些 BAV 患者患有与特定突变相关的综合征或非综合征性遗传病（表 11.2）[5,19]。据报道，BAV 和主动脉瘤患者存在 5q、13q、15q 和 18q 位点的潜在突变[5,42]。有研究在 BAV 和

表 11.3 　BAV 及相关心血管并发症		
疾病	BAV 的发生率	备注
主动脉缩窄	30%～50%	BAV 增加主动脉并发症的风险
主动脉弓离断	36%	常合并 BAV
特纳综合征	30%	最常见的心脏异常；可能存在 CoA 和 TAA
主动脉瓣上狭窄	30%	通常是 William 综合征的一部分
左心发育不全综合征	25%	常合并 BAV
主动脉瓣下狭窄	10%～20%	可能导致明显 AR
动脉导管未闭	2%	通常在婴儿期或儿童时期诊断
主动脉窦瘤	15%～20%	最常累及右冠窦
室间隔缺损	4%～30%	可能导致明显 AR
肖恩综合征（Shone complex）	60%～85%	一系列左心阻塞性病变（二尖瓣上环、降落伞式二尖瓣、主动脉瓣下狭窄、主动脉缩窄）
升主动脉扩张	常见	BAV 通常合并升主动脉扩张
主动脉瘤综合征		
Loeys-Dietz 综合征	2.5%～17%	*TGFBR1* 或 *TGFBR2* 突变
ACTA2 相关 FTAA 综合征	3%	*ACTA2* 突变
NOTCH1	?	AS 和 TAA
其他：*TGFBR1*、*TGFBR2*、*SMAD3*、*TGFB2*、*TGFB3*、*MAT2A*、*LOX*、*SMAD6*	?	涉及 BAV 的综合征性和非综合征性 FTAA

AR，主动脉瓣反流；AS，主动脉瓣狭窄；BAV，二叶式主动脉瓣；CoA，主动脉缩窄；FTAA，家族性胸主动脉瘤；TAA，胸主动脉瘤

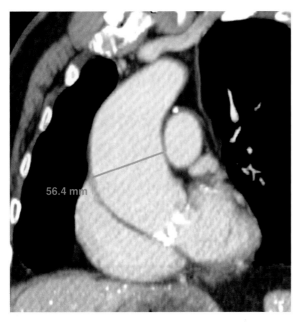

图 11.4　BAV 中的升主动脉扩张。CTA 显示升主动脉瘤（56.4 mm）合并二叶式主动脉瓣钙化

早发性胸主动脉瘤患者中发现了罕见的拷贝数变异，提示这些变异可能改变基因表达并导致主动脉病变[19,43]。

据报道，许多 BAV 主动脉根部表型的患者中存在广泛的罕见遗传变异[44]。虽然主动脉根部表型与遗传基础相关，但所有主动脉病变表型均可见于家族性 BAV 和动脉瘤患者中[42,45-46]。对 BAV 和升主动脉瘤患者的一级亲属进行主动脉瓣和升主动脉的全面评估十分重要[42,47]。

BAV 也可见于主动脉疾病或血管疾病相关的综合征[5,8,46]。研究报道，BAV 可见于 2.5%～17% 的 Loeys-Dietz 综合征患者和约 3% 的 *ACTA2* 突变导致的家族性胸主动脉瘤（familial thoracic aortic aneurysm，FTAA）患者[48]。其他 FTAA 疾病（综合征性或非综合征性）可能与 BAV 患病率升高有关（表 11.2）。

由于遗传异质性、症状的复杂性、非编码序列变异和表观遗传学因素，BAV 动脉瘤疾病缺乏统一的遗传发病机制[49]。对于 BAV 合并动脉瘤患者，应仔细询问家族史，评估动脉瘤综合征的表型，并适时进行突变分析。

扩展 BAV 主动脉病变的表型是因为人们意识到 BAV 患者颅内动脉瘤的高发病率（7.7%～9.8%）[50-51]。在三级转诊中心的非随机患者人群中，无主动脉缩窄患者颅内动脉瘤的发生率为 5.7%，而主动脉缩窄

患者颅内动脉瘤的发生率为 12.9%[51]，且 BAV 与头颈动脉夹层相关[1]。

在大多数 BAV 患者的主动脉病理中，血流动力学因素可能占主导地位[38-39,52-55]。BAV 表现为异常的瓣叶折叠和起皱，瓣叶隆凸增多，从而导致湍流，即使是在无瓣膜狭窄的情况下[38-39]。BAV 患者（包括无主动脉瘤或主动脉瓣狭窄的患者）的升主动脉内可观察到明显异常的螺旋式血流，[52,54]。与 TAV 相比，在 BAV 模型中发现与不对称和更高流速相关的升主动脉壁剪应力增加[54]。

瓣叶开口方向也会影响最大主动脉壁应力的区域[54-55]。在 BAV 模型中，BAV 相对于主动脉曲率平面的方向，导致主动脉内不同的射流形态和壁应力分布[53-54]。BAV 瓣叶开口角度与主动脉生长速率相关，左心室流出道与主动脉根部的夹角及主动脉扩张程度相关[56]。与主动脉直径匹配的 TAV 患者相比，BAV 患者的主动脉壁应力增加[57]。

异常的收缩期血流模式和血管壁应力分布可能是 BAV 患者血管重塑和动脉瘤形成的基础[8,38-39,52-54,58-59]。动脉壁表面剪切应力影响与血管重塑相关的机械转导通路[60]。在 BAV 合并动脉瘤的患者中，与血管壁剪切应力较低的部位相比，血管壁剪切应力较大的部位中层囊性变（cystic medial degeneration，CMD）增多、基质金属蛋白酶活性升高、TGF-β 表达增加、原纤蛋白 1 含量降低（图 11.5）[55,61]。与 BAV 患者升主动脉扩张的凹面相比，凸面存在明显的弹性纤维变性和凋亡不对称[7,39,62-63]。

BAV 主动脉病变中壁剪切应力的局部变化与瓣膜融合类型和主动脉直径有关（图 11.6）[58-59,63-64]。相比于右左冠瓣融合且有融合嵴的类型，单纯 BAV（无融合嵴）产生的层流更多[65]。BAV 瓣叶形态也会影响主动脉扩张模式[66-67]。BAV 的不对称开口可改变血流量，导致主动脉壁剪切应力不均匀。右左冠瓣融合与右前偏心射流相关[7,59]，而右无冠瓣融合与左后偏心射流相关。右左冠瓣融合可导致主动脉凸性扩张（即外曲扩张），而右无冠瓣融合与延伸至主动脉弓的管状主动脉扩张有关[7,59]。

在主动脉瓣狭窄合并 BAV 的患者中，血流模式可预测主动脉壁的内膜变化[68]。狭窄性 BAV 可导致升主动脉局部扩张，反流性 BAV 年轻患者可发生更广泛的主动脉病变，这表明血流动力学在狭窄性和反流性 BAV 的遗传学中发挥着更大的作用[20]。

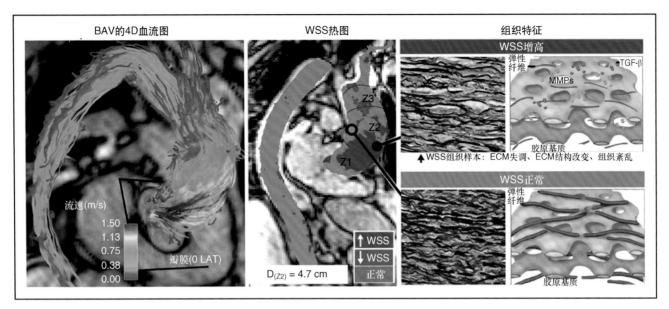

图 11.5　四维血流心脏磁共振成像（4D Flow CMR）和 BAV 主动脉病变。采用 4D Flow CMR，评估 BAV 患者的主动脉壁剪切应力（WSS）与局部主动脉组织重塑的关系。与同一患者的正常主动脉 WSS 相邻区域相比，由于瓣膜融合产生的异常血流，引起主动脉 WSS 升高对应于更严重的细胞外基质（ECM）失调。整个主动脉可见特征性内膜变性，在 WSS 升高处弹性纤维变性更严重（弹性蛋白减少、纤维变薄、纤维层之间的距离增大），此处可见 ECM 失调介质的浓度增大［即基质金属蛋白酶（MMP）和转化生长因子 - β（TGF- β）］。这些数据表明，瓣膜相关的血流动力学是导致 BAV 主动脉病变的促成因素（From Guzzardi DG, Barker AJ, van Ooij P, et al. Valve-related hemodynamics mediate human bicuspid aortopathy: insights from wall shear stress mapping. J Am Coll Cardiol 2015;66:892-900.）

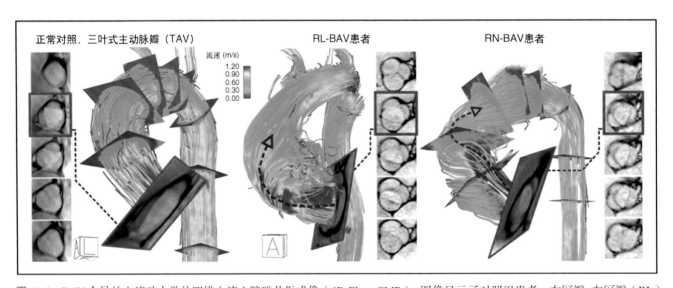

图 11.6　BAV 介导的血流动力学的四维血流心脏磁共振成像（4D Flow CMR）。图像显示了对照组患者、右冠瓣－左冠瓣（RL）融合的 BAV 患者以及右冠瓣－无冠瓣（RN）融合的 BAV 患者。与 TAV 相比，RL-BAV 导致明显的偏心主动脉射流束［但无较高的流速（箭头）］撞击主动脉壁。BAV 表型（RL vs. RN）严重影响主动脉流出道和暴露于主动脉壁剪应力升高的主动脉区域（From Fedak PW, Barker AJ, Verma S. Year in review: bicuspid ortopathy. Curr Opin Cardiol 2016;31:132-138.）

组织病理学

BAV 患者的主动脉根部和（或）升主动脉并发症的组织病理学是中层囊性变，即使在没有动脉瘤形成的情况下，BAV 患者的主动脉壁也可能发生这种改变（图 11.5）[1,9,55,58,69]。瓣膜病变的类型（主动脉瓣狭窄 vs. 主动脉瓣反流）能预测中层囊性变的严重程度[69]。BAV 主动脉瓣反流的中层囊性变程度高于 BAV 主动脉瓣狭窄。当伴有主动脉瓣反流时，中层囊性变更加弥散，而伴有主动脉瓣狭窄时，中层囊性变仅局限在射流的病变部位[69-70]。在接受 AVR 和主动脉瘤切除术的 BAV 患者中，近 1/2 的主动脉瓣反流患者存在中层囊性变，而仅有少数的主动脉瓣狭窄患者有这些变化[69]。

BAV 和 TAV 病变的基本结构和主动脉重塑有所不同[71]。与 TAV 动脉瘤疾病相比，BAV 动脉瘤疾病患者的主动脉壁的特征是血管平滑肌细胞分化较低、核纤层蛋白 A/C 表达较低、*FBN1* 表达降低、弹性纤维明显减少[72]。此外，BAV 主动脉瘤的细胞凋亡增加、弹性纤维断裂更严重、基质金属蛋白酶（MMP2 和 MMP9）水平较高、基质金属蛋白酶抑制剂（TIMP1）水平较低[55,73-74]。MMP 和 TIMP1 水平的失衡可能受 BAV 瓣叶方向的影响，并影响主动脉病变[73-74]。BAV 动脉瘤疾病中可见循环 MMP 水平升高[58,75]。主动脉中层中基质纤维方向的改变取决于 BAV 瓣叶的方向[76]。在马方综合征中，与 TAV 的主动脉相比，BAV 主动脉（和肺动脉）中的原纤维蛋白 1 含量降低，并与瓣膜和主动脉病变表型相关[1,55]。

与马方综合征和 Loeys-Dietz 综合征相同，BAV 动脉瘤患者的主动脉壁中 TGF-β 水平升高，TGF-β 信号通路增加[77]。与 TAV 动脉瘤组织相比，BAV 中 TGF-β 信号通路蛋白表达上调[78]。BAV 患者可见纤维连接蛋白 mRNA 的 TGF-β 剪接缺陷，它可能导致 BAV 主动脉病变的血管修复缺陷[79]。

升主动脉扩张

BAV 患者可见明显的主动脉扩张（图 11.7）[8,35,80]。与马方综合征的主动脉窦扩张不同，BAV 扩张可能发生在窦部和（或）升主动脉，并可能延伸到主动脉弓部[34-35,70,80]。升主动脉中段扩张最常见。10% 的患者存在主动脉根部病变；其与晚期主动脉事件的风险增加相关，是与遗传病最相关的表型（图 11.8）[35,44]。

BAV 患者主动脉扩张的患病率为 20%～84%，这取决于扩张的定义和患者具体的特征（如年龄、瓣膜病变）[35,81]。BAV 患儿的主动脉直径明显大于对照组，与 BAV 的功能异常无关[1,80,82]。在 BAV 儿童和年轻人中，主动脉根部扩张（Z 评分 >2）占 22%，主动脉根部明显扩张（Z 评分 >4）占 5%，而升主动脉扩张（Z 评分 >2）占 49%，16% 的患者 Z 评分 >4[82]。

BAV 的瓣叶开口方向可能会影响主动脉根部的

形状和表型[20,65,82-83]。与右无冠瓣融合相比，右左冠瓣融合与主动脉根部直径增大相关，右无冠瓣融合与升主动脉和（或）主动脉弓部直径增大相关[82,84]。这反映了瓣叶融合类型不同所引起的偏心射流差异，导致不同的血流模式、主动脉壁剪切应力和血管内膜的病变[55,83]。然而，其他研究人员尚未报道瓣叶开口方向与主动脉直径[80]或主动脉扩张类型之间的关系[85]。

非狭窄性 BAV 患者的主动脉壁弹性和扩张性降低[86]。BAV 患者的主动脉壁应力、主动脉壁扩张和反流与 TAV 人群不同[87]。BAV 主动脉的弹性组织特性可能与瓣叶开口方向有关[88]。

临床表现及诊断

体格检查

大多数单纯 BAV 的年轻患者无症状，通常是由于偶然闻及收缩期喷射音或杂音，或通过超声心动图检查确诊。常规临床检查仅能发现约 50% 的 BAV 患者[15]。

功能正常的 BAV 有喷射音或喀喇音，常伴有收缩期血流杂音[1]。在主动脉瓣狭窄进行性加重的情况下，喷射样杂音变强，峰值更晚。随着瓣叶活动度减低，喷射音减弱。在主动脉瓣反流的情况下，检查结果因反流严重程度而不同。轻中度主动脉瓣反流有喷射音，而重度时没有[1]。重度主动脉瓣反流时，在胸骨左下缘最易闻及舒张早期递减型杂音。如果在胸骨右缘中段处主动脉瓣反流杂音最响亮，则应考虑存在升主动脉扩张。BAV 可伴有其他心血管病变，检查时应评估有无主动脉缩窄等病变。

TTE

TTE 可显示 BAV 的多个特征（框 11.1）[1]。必须在收缩期和舒张期分别对瓣膜进行评估。对于存在明显融合嵴的患者，瓣膜在舒张期可能为三叶瓣，但在收缩期可看到明显的椭圆形或球形瓣口，表明融合嵴并非位于功能性瓣膜交界处（图 11.9A-B）。

BAV 的瓣叶增厚和钙化通常与患者的年龄不成比例，常可观察到瓣叶有明显的收缩期隆起和偏心性闭合（图 11.9C）。25% 的 BAV 不会表现出偏心性闭合，相反，TAV 很少有偏心性闭合。瓣叶冗余应考虑 BAV，不明原因的主动脉瓣反流出现偏心射流

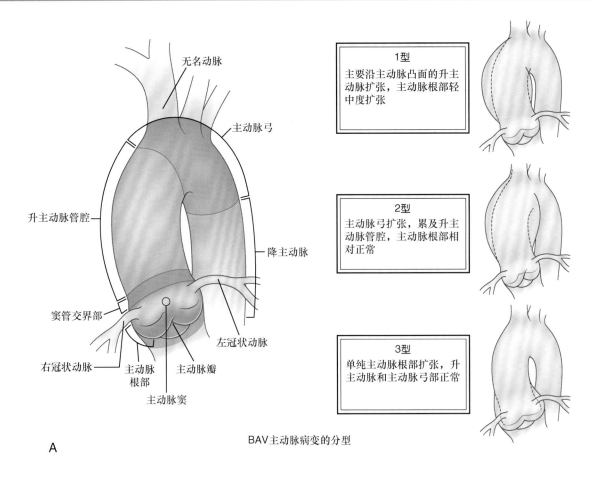

BAV主动脉病变的分型

A

超声心动图和磁共振成像显示的BAV

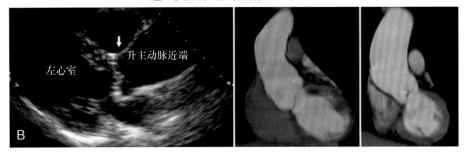

图 11.7 超声心动图和 CT 显示 BAV 的主动脉病变类型和典型特征。A. 主动脉的生物学特征和 3 种 BAV 的主动脉病变。B. 经胸超声心动图（左图）显示主动脉窦大小正常（箭头），升主动脉扩张。CT 图像（中图和右图）分别显示主动脉根部扩张，以及升主动脉和近端主动脉弓扩张（From Verma S, Siu SC. Aortic dilation in patients with bicuspid aortic valve. New Engl J Med 2014;370:1920-1929.）

束也表明存在 BAV 的可能。

瓣膜钙化是衰老的表现，40 岁后明显加重。显著钙化会限制收缩期瓣膜隆起的程度，在短轴切面上显示为狭窄的 TAV。BAV 倾向于从中心开放，并在瓣膜交界处以曲线的方式分离，而 TAV 瓣叶在舒张期交界处仍保持较直的形状，沿其在瓣环上的连接点开放[1]。

在 BAV 的诊断中，TTE 的敏感性为 78%～92%，特异性为 96%，准确度取决于图像质量、瓣膜钙化、

动脉瘤病变和操作者的经验[1,89]，假阴性和假阳性结果均有可能出现。严重钙化限制了其准确识别瓣叶数量的能力。突出的融合嵴通常会出现 3 个对合线，提示 TAV。相反，当其中一个瓣叶较小时，则提示 BAV[1]。

升主动脉扩张时应对 BAV 进行仔细评估（图 11.9D）[34]。融合嵴非常小的所谓不完全 BAV 有可能被忽视，应进一步检查确定，特别是在主动脉扩张的情况下[90]。由于主动脉扩张时升主动脉扩张的

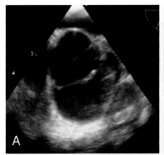
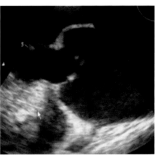
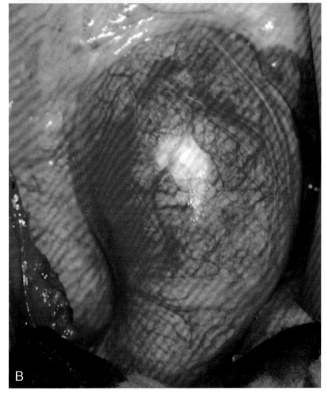

图 11.8　主动脉根部表型与晚期主动脉事件的风险增加相关，且常与遗传病相关。图为 BAV 根部的经胸超声心动图（A）和术中表现（B）（From Girdauskas E, Borger MA. Bicuspid aortic valve and associated aortopathy: an update. Semin Thorac Cardiovasc Surg 2013;25:310-316. ）

框 11.1　BAV 的超声心动图特征

- 收缩期隆起
- 瓣膜偏心关闭
- 瓣叶冗余
- 融合嵴（常伴有钙化）
- 椭圆形（足球形）收缩期瓣口
- 独特的开口模式：从中心开始，在瓣膜交界处以曲线方式分离
- 主动脉瓣反流的偏心射流束
- 过早钙化
- 主动脉根部和（或）升主动脉扩张

程度通常最大，因此应从主动脉根部开始至升主动脉远端进行全面检查（图 11.9D）[1,34,47]。

TTE 检查 BAV 时应包括对瓣膜并发症的评估。由于 BAV 患者左心室流出道通常较大，使用连续方程计算的瓣膜面积可能会偏大，从而低估血流动力学障碍的严重程度。使用连续压力阶差和速度–时间积分（velocity-time integra，VTI）比值可以更准确地反映血流动力学负荷[91]。主动脉瓣反流是青少年或年轻成人 BAV 患者的主要临床表现。BAV 合并主动脉瓣反流的射流束可能呈高度偏心，使得其严重程度难以评估。

随着影像学技术的改进，常规使用 3D TTE 越来越普遍。3D TTE 可通过显示主动脉瓣的正面视图，提供评估 BAV 的结构和功能的方法[92]，BAV 的 TTE 检查应包括对合并心血管病变的常规评估（表 11.3）。

TEE

对于部分患者，TTE 不能明确其主动脉瓣形态。当主动脉瓣形态不能充分可视化时，2D TEE 和 3D TEE 有助于 BAV 的诊断（图 11.10）。如果存在瓣膜轻微钙化，则 TEE 的敏感性接近 100%，但在中重度瓣膜钙化时，TEE 的敏感性较低[93]，3D TEE 也有助于评估主动脉瓣面积[94]。

TEE 可以辅助诊断合并症，包括主动脉异常（如升主动脉瘤和主动脉夹层、主动脉窦瘤、主动脉瓣上狭窄）、流出道病变（如主动脉瓣下狭窄、室间隔膜部缺损）和瓣膜并发症（如主动脉瓣狭窄、主动脉瓣反流、心内膜炎）。

其他断层成像

CMR 成像和冠状动脉计算机断层血管造影（coronary computed tomographic angiography，CCTA）可为 BAV 的诊断和治疗提供有价值的信息。心脏多层计算机断层扫描（multidetector cardiac computed tomography，MDCT）诊断 BAV 的敏感性（94%）和特异性（100%）较高[95]。CMR 在诊断 BAV 方面也非常准确，报道的敏感性为 100%，特异性为 95%[96-97]。在识别 BAV 和评估主动脉瓣面积方面，MDCT 比 CMR、TEE 或 TTE 更准确。CMR 可以准确评估 BAV 瓣叶的方向和融合嵴，并与 TTE 和有创性检查对主动脉瓣狭窄和反流的评估结果有很好的相关性[98]。

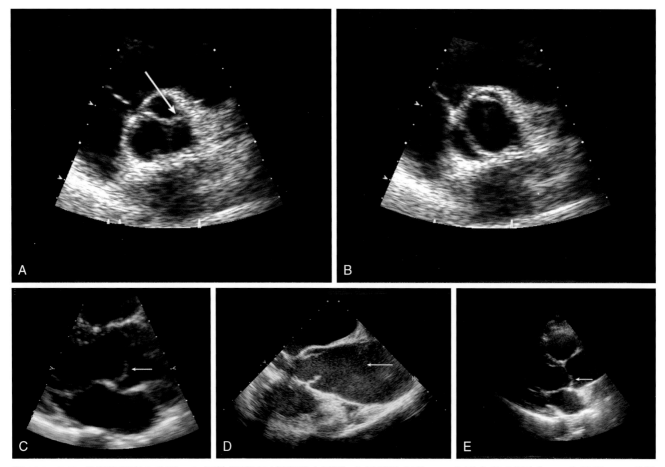

图 11.9　BAV 的经胸超声心动图。A. 短轴切面显示舒张期右冠瓣-左冠瓣融合型 BAV 和融合嵴（箭头）。B. 收缩期 BAV 呈椭圆形开放模式。C. 胸骨旁长轴切面显示 BAV 轻度瓣叶增厚，收缩期主动脉瓣叶明显隆起（箭头）。D. 升主动脉扩张（53 mm）使 BAV 复杂化（箭头）。E. 彩色多普勒显示高度偏心的主动脉射流束（箭头）

CCTA 和 CMR 能评估相关的血管并发症和先天性病变，其中许多在 TTE 中不能充分可视化并明确诊断，CCTA 和 CMR 有助于规划经导管主动脉瓣置换术（TAVR）[99-100]。对于升主动脉瘤和主动脉缩窄，磁共振血管造影（magnetic resonance angiography，MRA）或 CT 随访非常必要。

总体病程

BAV 的自然病程取决于发生的并发症，包括心脏瓣膜疾病、心内膜炎、主动脉瘤、主动脉夹层和合并的先天性心血管异常（表 11.4）。在部分患者中，BAV 可能终身无症状，而在另一些患者中，心脏瓣膜疾病或主动脉并发症可能发生在生命早期。据估计，大多数 BAV 患者在其一生中会出现并发症[1,81,101]。

自然病程研究中，随访 21～25 年的 BAV 患者中有 21%～53% 需要进行主动脉瓣手术治疗并发症（主动脉瓣狭窄多于主动脉瓣反流）（表 11.4）。纳入 218 例先天性主动脉瓣畸形患者（平均年龄 55 岁；范围为 21～89 岁）的尸检研究显示，87% 的患

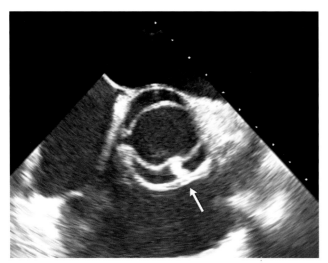

图 11.10　经食管超声心动图（TEE）有助于 BAV 的诊断。TEE 可见带有 BAV 的融合嵴（箭头）

表 11.4　二叶式主动脉瓣的临床研究

研究参数	Michelena et al, 2008[81] (N=212)	Tzemos et al, 2008[101] (N=642)	Michelena et al, 2011[118] (N=416)	Davies et al, 2007[116] (N=70)	Russo et al, 2002[125] (N=50)	Borger et al, 2004[130] (N=201)	McKellar et al, 2010[132] (N=1286)	Girdauskas et al, 2012[134] (N=153)	Girdauskas et al, 2015[45] (N=56)	Masri et al, 2015[104] (N=1890)	Rodrigues et al, 2016[103] (N=227)
环境	社区，基于人口	三级转诊中心	社区，基于人口	三级转诊中心	三级转诊中心	三级转诊中心	三级转诊中心	三级转诊中心	三级转诊中心	三级转诊中心	三级转诊中心
人组特征	BAV功能障碍最轻	所有BAV功能障碍	所有BAV功能障碍	所有BAV功能障碍伴升主动脉瘤（平均主动脉直径＝46 mm）	AVR后	AVR后	AVR后	因AS行单纯AVR后，主动脉直径＝40～50 mm（平均直径＝46 mm）	主动脉根部AR行单表型AVR后，主动脉直径＝40～50 mm（平均直径＝45 mm）	所有BAV功能障碍，既往行AVR或瘤；21%的主动脉直径＝>45 mm	所有BAV功能障碍
年龄（年，均值±标准差）	32±20	35±16	35±21	49	51±12	56±15	58±14	54±11	47±11	50±14	28±14
随访（年，均值±标准差）	15±6	9±5	16±7	5	20±2	10±4	12±7	12±3	11±4	8±2	13±9
生存率[a]	20年时90%	10年时96%	25年时80%	5年时91%	15年时40%	15年时67%	15年时52%	15年时78%	10年时90%，15年时78%	7年时95%[b]，7年时88%[c]	10年时96%，20年时94%
主动脉瓣手术	20年时24%	21%	25年时53%	68%	—	—	—	100%	100%	47%	20年时35%
主动脉瓣手术的指征	AS 67% AR 15%	AS 61% AR 27%	AS 61% AR 29%	—	—	—	—	AS 100%	AS 100%	中度以上 AR 40%	AS 64% AR 28%
心内膜炎	2%	2%	2%	—	4%	2%	—	—	—	1%	5%
主动脉瘤形成（直径）	39%（>40 mm）	45%（>35 mm）	25年时26%（≥45 mm）	73%	—	9%（≥50 mm）	10%（≥50 mm）	3%（≥50 mm）	13%（≥50 mm）	12%（>45 mm）	10%
主动脉瘤手术（动脉瘤）	20年时5%	7%	9%	9%	6%	9%	1%	3%	5%	25%	1%
主动脉夹层	20年时0%	1%	20年时0.5%	9%	20年时10%	0.5%	15年时1%	0%	4%	0.2%	1%

[a] Michelena[81]、Tzemos[101]、Michelena[118] 的研究中的生存率与普通人群的生存率没有差异。McKeller[133] 的研究中的生存率低于普通人群。其他列出生存率的研究没有与普通人群的生存率进行比较

[b] 接受主动脉瓣和（或）主动脉手术患者的 7 年生存率为 95%

[c] 未接受心脏手术患者的 7 年生存率为 88%

AR，主动脉瓣反流；AS，主动脉瓣狭窄；AVR，主动脉瓣置换术；BAV，二叶式主动脉瓣

者有 BAV[102]，65% 有主动脉瓣狭窄，1% 有单纯主动脉瓣反流，14% 有心内膜炎病史（自体瓣膜和人工瓣膜），25% 为正常功能的 BAV。在 218 例患者中，65% 死于心脏瓣膜疾病（n=124）或升主动脉夹层（n=17）[102]。虽然男女性比例为 3∶1，但男性 BAV 患者更多表现为明显的主动脉瓣反流，而女性患者多见主动脉瓣狭窄[21]。

在三级转诊中心接受治疗的轻症或无症状 BAV 患者的预期寿命与对照组无差异[81,101]。在一项队列研究中，对 212 例无症状和轻度功能障碍的 BAV 患者［平均年龄为（32±20）岁］进行了（15±6）年的随访[81]。确诊后 10 年的生存率为 97%±1%，20年的生存率为 90%±3%，与年龄匹配人群的预期生存率相同（表 11.4）。BAV 确诊后 20 年时，心血管事件（即心源性死亡、心力衰竭、新发症状、心内膜炎或卒中）的发生率为 33%±5%。确诊后 20 年时，主动脉瓣手术率为 24%±4%，升主动脉瘤手术率为 5%±2%，两种手术的合并发生率为 27%±4%，所有内科或外科心血管事件的发生率为 42%[81]。

一项针对 642 例成人 BAV 患者［平均年龄为（35±16）岁］的研究中，9 年随访期间的生存率与普通人群没有差异[101]。年龄和瓣膜功能障碍的严重程度可预测 BAV 患者的未来发生事件（图11.11）[101]。一项长达 40 年的成人 BAV 随访研究中也得出了类似的结论[103]。BAV 相关干预的独立预测因子包括年龄＞30 岁、高脂血症、高血压、中重度主动脉瓣狭窄或主动脉瓣反流[103]。表 11.4 总结了多项大型 BAV 研究的结果。

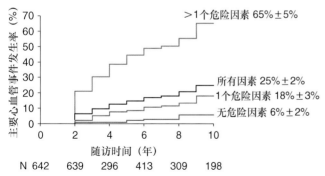

图 11.11　基于风险分层的成人 BAV 患者心脏不良事件的发生率。危险因素包括年龄＞30 岁、中重度主动脉瓣反流、中重度主动脉瓣狭窄［From Tzemos N, Therrien J, Yip J, et al. Outcomes in adults with bicuspid aortic valves. J Am Med Assoc 2008;300:1317-1325 (original content); Siu SA, Silversides CK. Bicuspid aortic valve disease. J Am Coll Cardiol 2010;55:2789-2800.］

手术干预在 BAV 患者中很常见。一项针对 1890例 BAV 患者（平均年龄为 50 岁；男性占 75%）的队列研究显示，49% 的患者在 8 年的随访中需要手术。其中接受手术治疗的 104 例患者中，36% 仅进行 AVR，42% 接受 AVR 和主动脉移植术，3% 仅进行主动脉移植术。进行 BAV 相关的手术（作为时间依赖的协变量）与事件发生显著较少相关，无主要终点的概率与年龄匹配的正常美国人口相似[104]。

瓣膜并发症

主动脉瓣狭窄

主动脉瓣狭窄是 BAV 最常见的并发症。钙化性主动脉瓣疾病是异位矿化和纤维化的结果[7]。BAV婴儿存在明显的瓣叶结构异常，基质物质累积增加，这可能会影响随后的瓣膜钙化（图 11.12）[7]。BAV的钙沉积和纤维化随年龄的增长而增加[1]。BAV 患者的这一过程与 TAV 患者相似，但其发生速度更快，包括脂质沉积、新生血管生成和炎症细胞浸润[1]。即使无瓣膜狭窄，BAV 也会表现出瓣叶的折叠和隆起，以及湍流增加[38]。这些因素会增加 BAV 退行性病变的易感性。

由于主动脉瓣狭窄，BAV 患者比 TAV 患者早5～10 年接受手术[1]。随访 20 年时，约 25% 没有显著主动脉瓣狭窄的 BAV 患者接受了 AVR[81,103]。

在尸检病例报告中，主动脉瓣狭窄合并 BAV 的发生率为 15%～75%[1,102]。术后病理研究表明，主动脉瓣狭窄合并 BAV 的发生率为 5%～50%（图11.13）[1,105-106]。在非风湿性主动脉瓣狭窄的成人患者中，BAV 导致主动脉瓣反流的发生率取决于患者的年龄，≤50 岁的患者中，2/3 为 BAV（1/3 为单叶式主动脉瓣）；在 50～70 岁的患者中，2/3 为 BAV，1/3 为 TAV；≥70 岁的患者中 40% 为 BAV[107]。在接受 AVR 的 80～89 岁和 90～99 岁的患者中，分别有 22% 和 18% 患有 BAV[106]。

BAV 狭窄的进展与年龄相关，纤维化从 10 岁后开始，钙化从 30 岁后开始进展[1]。瓣膜定位检查可以预测随后的瓣膜病理。在儿童患者中，右无冠瓣融合与主动脉瓣狭窄和主动脉瓣反流均相关，而右左冠瓣融合与主动脉缩窄相关[82]。在成人患者中，将瓣膜形态作为瓣膜功能障碍预测因子的研究得出不一致的结果。早期研究表明，右

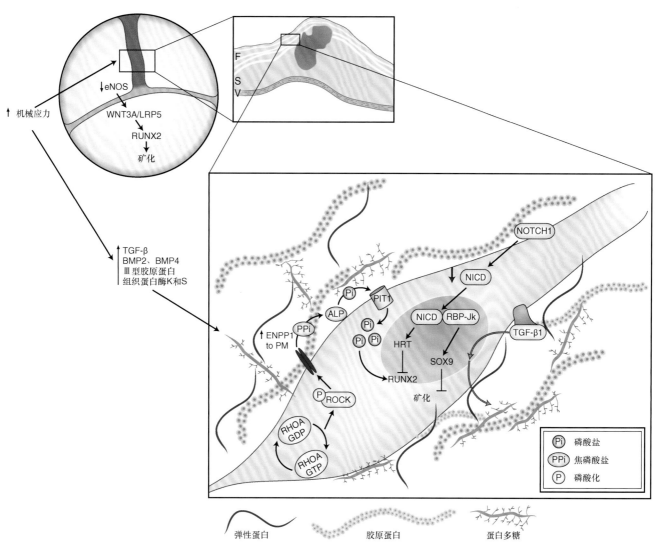

图 11.12　BAV 的病理生理学机制示意图。一氧化氮（NO）信号通路失调被认为是通过 WNT 通路在瓣膜间质细胞的成骨转化中发挥作用。前列腺素和糖胺聚糖含量的增加和组织结构的紊乱也可促进脂质沉积，增加转化生长因子 -β1（TGF-β1）的生物利用度。机械应力增加可促进骨形态发生蛋白（BMP）2 和 4、Ⅲ 型胶原蛋白及组织蛋白酶 K 和 S 的产生，它们参与了 BAV 中的组织重塑。ALP，碱性磷酸酶；eNOS，内皮型一氧化氮合酶；ENPP1，胞外核苷酸焦磷酸酶 / 磷酸二酯酶 1；HRT，毛发相关转录因子家族；LRP5，低密度脂蛋白受体相关蛋白 5；NICD，NOTCH1 细胞内结构域；RBP-jk，免疫球蛋白 κJ 区域的重组信号结合蛋白；ROCK，RHO 相关蛋白激酶；RUNX2，RUNT 相关转录因子 2（From Mathieu P, Bosse Y, Huggins GS, et al. The pathology and pathobiology of bicuspid aortic valve: state of the art and novel research perspectives. J Pathol Clin Res 2015;1:195-206.）

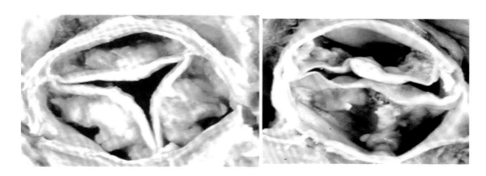

图 11.13　钙化性主动脉瓣疾病是异位矿化和纤维化的结果。可见钙化性三叶式（左）和二叶式（右）主动脉瓣狭窄（From Mathieu P, Bosse Y, Huggins GS, et al. The pathology and pathobiology of bicuspid aortic valve: state of the art and novel research perspectives. J Pathol Clin Res 2015;1:195-206.）

左冠瓣融合可导致主动脉瓣狭窄进展更快[1,8]；然而，一项更大的研究发现，明显的主动脉瓣狭窄与右无冠瓣融合的 BAV 密切相关[84]。两项人群研究未发现对 BAV 瓣膜定位和瓣膜退行性病变有影响[81,101]。

BAV 狭窄比 TAV 狭窄平均需要提前 5～10 年进行手术[107]。加拿大多伦多的一项人群研究显示，BAV 患者的基线年龄为（35±16）岁，22% 的患者在研究开始时至少有中度主动脉瓣狭窄[101]，在（9±5）年的随访期间，21% 需要进行瓣膜手术。大多数接受瓣膜手术的患者有症状性主动脉瓣狭窄（63%）或进行性左心室功能不全（28%）。

主动脉瓣反流

相比于单纯主动脉瓣狭窄，单纯主动脉瓣反流在 BAV 患者中较少见，占 BAV 患者的 2%～10%[1]。在成人患者中，主动脉瓣反流可能与主动脉瓣狭窄同时存在，通常仅为轻中度。BAV 中主动脉瓣反流的总患病率为 47%～64%，中重度主动脉瓣反流的患病率为 13%～32%[108]。BAV 的瓣膜形态与主动脉瓣反流之间没有一致的关联性，但单纯主动脉瓣反流在年轻患者和男性患者中更为常见，且常伴有主动脉根部增大[1,84]。BAV 是发达国家引起原发性主动脉瓣反流的最常见病因[81]。

多种机制可导致 BAV 患者的主动脉瓣反流（框 11.2）。可能是由于瓣叶纤维化和瓣叶交界处边缘挛缩、瓣叶脱垂、主动脉根部动脉瘤扩大、主动脉夹层或心内膜炎导致的瓣膜损坏。室间隔缺损、主动脉瓣下狭窄或主动脉窦瘤也会导致主动脉瓣反流。儿童期 BAV 狭窄接受球囊主动脉瓣成形术亦可导致主动脉瓣反流。心内膜炎占重度 BAV 反流患者的 60%，是既往未确诊 BAV 的主要症状[1,109]。

与因 BAV 狭窄进行 AVR 的患者相比，因 BAV

反流而需要接受 AVR 的时间更早（通常为 20～50 岁）。人口学研究报告，3%～7% 的 BAV 患者因主动脉瓣反流而行 AVR[81,101,103]。在因主动脉瓣反流而接受 AVR 的患者中，15%～20% 的患者与 BAV 相关[1]。在主动脉根部扩张的 BAV 患者中，主动脉瓣反流很常见，可能存在潜在的遗传缺陷[45]。

感染性心内膜炎

无论是否存在瓣叶结构和功能异常及跨瓣湍流，BAV 患者均存在发生感染性心内膜炎的风险。葡萄球菌和链球菌是最常见的致病微生物。较早的病理学研究指出，超过 1/3 的感染性心内膜炎主动脉瓣标本为 BAV[1]。目前估计，BAV 患者患感染性心内膜炎的风险接近 2%～5%[81,101,103,105,109]（表 11.4）。据报道，BAV 患者感染性心内膜炎（确诊和疑似）的发病率为 9.9 例 /10 000 例患者-年，相对于普通人群，BAV 合并感染性心内膜炎的年龄校正的相对风险为 16.9，25 年内感染性心内膜炎的患病风险为 5%±2%[110]。

对于既往无症状的 BAV 患者，急性感染性心内膜炎可能是初始诊断[109]。感染性心内膜炎占 BAV 患者重度主动脉瓣反流的 60%，最常见的病因是瓣叶穿孔[19]。BAV 感染性心内膜炎的并发症发生率较高，54%～85% 的病例需要手术[103,109]，瓣周脓肿发生率高于 TAV 感染性心内膜炎[109,111]。先天性主动脉瓣狭窄患者发生感染性心内膜炎的终身患病风险估计为 271 例 /100 000 例患者-年，而普通人群的风险估计为 5 例 /100 000 例患者-年[112]。

近期的预防性使用抗生素指南中未包括 BAV。然而，一些研究者认为，由于感染性心内膜炎的风险和发生严重并发症的风险较高，BAV 患者可考虑进行预防性抗生素治疗，应综合决策[111,113]。

主动脉并发症

进行性主动脉扩张

BAV 患者主动脉扩张的速率各不相同，范围为每年 0.2～2.3 mm[1,35,114]。少数患者表现出更快的扩张速度[114]。年龄、潜在的瓣膜疾病（狭窄 vs. 反流）、扩张位置、基线主动脉直径、主动脉瓣或主动脉疾病家族史等是影响扩张速度的因素[35,46,114]。BAV 患儿升主动脉的平均扩张速度为每年 1.2 mm，但

> **框 11.2　BAV 反流的机制**
>
> - 瓣叶纤维化
> - 瓣叶脱垂
> - 感染性心内膜炎
> - 主动脉根部扩张
> - 主动脉夹层
> - 合并先天性缺损（如室间隔缺损、主动脉瓣下隔膜、主动脉窦瘤、肖恩综合征）
> - 既往行球囊瓣膜成形术

与年龄、体表面积和线性生长速率相关[115]。在 115 例儿童 BAV 患者中，升主动脉直径 Z 评分在 6 年的随访中变化最小。与左右冠瓣融合 BAV 相比，右无冠瓣融合 BAV 的主动脉扩张更快[82]。BAV 伴胸主动脉瘤比 TAV 伴胸主动脉瘤的扩张更快[116-117]。

在 416 例 BAV 成人患者［（55±17）岁］中，7.7% 的患者在基线检查时有升主动脉瘤［平均大小（48±6）mm］[118]。在诊断 BAV 时无升主动脉瘤（主动脉直径<45 mm）的患者中，13% 在诊断后（14±6）年出现升主动脉瘤，25 年内升主动脉瘤的发生风险为 26%[118]。在 304 例接受手术的 BAV 患者中，90 例（30%）患有升主动脉瘤（≥5 cm）[119]。一家三级医疗中心报告，主动脉扩张（≥45 mm）修复占 BAV 患者所有手术的 20%[83]。

主动脉夹层的风险

在主动脉夹层的尸检和临床研究中，7% 的病例为 BAV（升主动脉夹层病例为 5%～15%）[1,120]。在国际主动脉夹层注册（International Registry of Aortic Dissection，IRAD）研究中，<40 岁的主动脉夹层患者中 9% 为 BAV，但>40 岁的患者中只有 1%[121]。BAV 组在出现主动脉夹层时升主动脉的平均直径为（54±18）mm[121]。BAV 患者出现主动脉夹层的年龄比 TAV 患者更小[1,120,122]。一项纳入 460 例 A 型主动脉夹层的研究中，8.4% 的患者疑似为 BAV[120]，BAV 患者［（48±13）岁］较 TAV 患者［（62±12）岁］更年轻，且发生夹层（约 37%）时的主动脉直径较大（62 mm vs. 53 mm），且更有可能发生潜在的主动脉中层囊性变。

在 BAV 人群中，主动脉夹层的发生率尚不清楚，其发生率也取决于研究对象。据报道，BAV 病例的汇总估计发病率约为 4%[11]（表 11.4）。但是，采用常规影像学监测时，BAV 患者发生主动脉夹层的终身绝对风险非常低，且取决于许多因素，最重要的是主动脉直径和患者年龄[81,101,117-118]。对 BAV 患者［诊断年龄为（35±12）岁］平均随访 16 年，只有 2 例患者发生主动脉夹层，发生率为 3.1 例 / 10 000 例患者-年，相对于普通人群，年龄校正后的相对风险为 8.4[118]。50 岁以上的患者（17.4 例 / 10 000 例患者-年）和主动脉直径≥45 mm 的患者（44.9 例 /10 000 例患者-年，年龄匹配的普通人群风险为 0.31 例 /10 000 例患者-年）基线时夹层的发生率较高。

有研究报道了 1181 例主动脉根部或升主动脉直径>47 mm 的 BAV 患者的预后[123]。其中 801 例进行主动脉瘤修复（68% 接受主动脉瓣手术）。380 例未接受手术的患者的中位观察时间为 3 年（范围为 0～17 年），其中 175 例接受了主动脉手术；380 例患者中有 10 例（2.6%）发生 A 型主动脉夹层。当主动脉窦部直径≥50 mm 或升主动脉直径≥53 mm 时，发生主动脉夹层的风险增加。升主动脉直径为 53 mm 时夹层的风险为 3.8%，直径≥60 mm 时主动脉夹层的风险为 10%[123]。

AVR 后的晚期主动脉并发症

BAV 行单纯瓣膜手术后主动脉根部和升主动脉扩张的概率仍存在争议，各研究之间存在差异[1,124,126]。鉴于进行性主动脉扩张的不确定性，医生应继续对瓣膜手术后的 BAV 患者进行主动脉评估。在 BAV 主动脉病变的保留瓣膜根部的主动脉置换术后，主动脉壁的剪切应力因 BAV 瓣叶开口方向而有变化[65]。然而，进行 AVR 时主动脉直径正常或轻度增大的 BAV 患者出现晚期主动脉事件并不常见[127-128]。在 1449 例接受 AVR 的 BAV 患者中，只有 3 例在手术时主动脉直径<45 mm 的患者发生了晚期主动脉事件[129]。

Borger 等报告了 201 例接受 AVR 且未进行升主动脉置换的 BAV 患者 10 年随访结果。57% 的患者升主动脉直径<40 mm，32% 的患者为 40～44 mm，11% 的患者为 45～49 mm。在随访期间，9% 的患者由于平均主动脉直径为（58±9）mm 而需要晚期升主动脉置换。3 组患者无升主动脉并发症（即动脉瘤修复、主动脉夹层或猝死）的发生率分别为 78%±6%、81%±6% 和 43%±15%（图 11.14）[130]。其他研究报告，BAV 患者在 AVR 后发生主动脉并发症的风险明显降低[131-132]。

1286 例仅接受 AVR 的 BAV 患者的中位随访时间为 12 年（范围为 0～38 年），13 例（1%）发生主动脉夹层，11 例（1%）接受升主动脉置换术，127 例（10%）发生进行性升主动脉扩张（AVR 时>50 mm 或 AVR 后扩张>10 mm）[132]。该人群 15 年内无主动脉并发症的概率为 89%。在 323 例有主动脉直径数据的患者中，75 例在 AVR 时存在主动脉扩张（>40 mm）。在主动脉扩张组中，3 例（4%）发生主动脉夹层，7 例（9.3%）行主动脉瘤切除术，

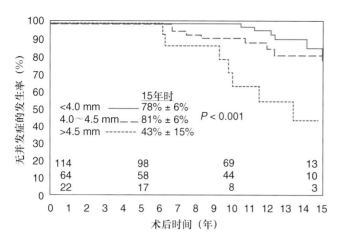

图 11.14　根据升主动脉直径分层的 BAV 接受置换术患者的无升主动脉并发症的 Kaplan-Meier 曲线。升主动脉直径≥45 mm 的患者未来发生主动脉并发症（即动脉瘤、夹层或猝死）的风险显著升高（P＜0.001）（From: Borger MA, Preston M, Ivanov J, et al. Should the ascending aorta be replaced more frequently in patients with bicuspid aortic valve disease? J Thorac Cardiovasc Surg 2004;128:677-683.）

12 例（16%）在随访期间主动脉扩张＞10 mm[132]。Iagaki 等报告的晚期主动脉事件发生率与对照组相似，且低于马方综合征患者[133]。

需要进行 AVR 的 BAV 病变可预测晚期主动脉事件（表 11.4）。BAV 进行 AVR 后的晚期随访显示，与合并主动脉瓣狭窄的患者相比，既往存在主动脉瓣反流患者的主动脉扩张更大[124]。153 例主动脉瓣狭窄合并升主动脉扩张（40～50 mm）的 BAV 患者接受了单纯 AVR，平均随访（12±3）年，仅 3% 的患者需要进行升主动脉瘤手术[134]，且没有发生晚期主动脉夹层，术后 10 年和 15 年无主动脉事件的发生率分别为 95% 和 93%。然而，在平均随访（10.3±4.6）年后，24% 的主动脉根部扩张（平均直径为 45 mm）且因主动脉瓣反流而接受 AVR 的 BAV 患者发生不良主动脉事件（即主动脉根部置换术、主动脉夹层或猝死）[134]。一项针对 BAV 患者进行单纯 AVR 后发生晚期主动脉夹层的 meta 分析中，当瓣膜病变为主动脉瓣反流（而无主动脉瓣狭窄）时，主动脉夹层的发生率升高 10 倍[135]。

二叶式主动脉瓣的治疗建议

BAV 与其瓣膜病变之间存在重要联系，在一些患者中，主动脉病变可能导致显著的发病率和死亡率。必须就可能发生的瓣膜功能障碍、主动脉瘤形成以及主动脉夹层的风险进行患者教育。

所有已知或疑似 BAV 的患者均应进行 TTE，以确定瓣膜形态、主动脉瓣狭窄或主动脉瓣反流的严重程度、主动脉根部（主动脉窦）和升主动脉直径[136]。BAV 患者应进行一系列的临床和影像学随访评估，以发现瓣膜或主动脉并发症，并及时计划手术干预。影像学检查频率取决于主动脉瓣狭窄或主动脉瓣反流的严重程度（见第 9 章和第 10 章）、主动脉直径和临床状态，应基于需要最频繁监测的病变[47,136-137]。如果主动脉根部或升主动脉直径≥45 mm 或主动脉直径变化速度较快，或有主动脉夹层家族史，应至少每年重新评估 1 次主动脉根部和升主动脉的直径[136]。检查的时间间隔也取决于主动脉扩张的进展程度和发生率以及家族史，如果主动脉直径保持稳定，影像学检查的频率可降低[136,138]。当超声心动图不能准确评估 BAV 患者的主动脉根部或升主动脉形态时，建议进行 CT 或 MRA 检查，并通过超声心动图进一步评估主动脉扩张[34,47,136]。

为了减少反复辐射暴露的风险，建议长期随访时采用 MRA。对于主动脉缩窄患者，建议筛查脑内动脉瘤[138]。2014 年 AHA/ACC 心脏瓣膜疾病指南指出，如果 BAV 患者有相关的主动脉疾病或瓣膜病或主动脉疾病家族史，则需对一级亲属进行超声心动图筛查。许多瓣膜专家和 2018 年美国胸外科协会（AATS）共识指南推荐对 BAV 患者的所有一级亲属进行超声心动图筛查[137-138]，尚缺乏关于筛查对临床结果和成本效益影响的数据。在某些情况下，与胸主动脉瘤相关的基因突变检测可能对 BAV 和动脉瘤患者有用[139]。表 11.5 总结了 ACC/AHA、ESC 和 AATS 对 BAV 患者影像学检查的建议。图 11.15 提供了治疗 BAV 患者的推荐流程图[36]。

对于患有主动脉瓣狭窄、主动脉瓣反流和（或）主动脉根部或升主动脉瘤的 BAV 患者，尚无研究证明药物治疗的获益，包括 β 受体阻滞剂、ACEI 和 ARB，以改变 BAV 或其相关主动脉病变的自然病程。尽管 2014 年 ESC 指南认为 β 受体阻滞剂用于治疗 BAV 和升主动脉直径≥40 mm 的患者是合理的，但 2014 年 ACC/AHA 指南和 2018 年 AATS 指南均不推荐无高血压的 BAV 患者进行药物治疗[136,138]（表 11.5）。在患有高血压的情况下，BAV 患者应采用标准的基于指南的药物治疗来控制血压[139]。当 BAV 患者患有主动脉瓣反流和高血压时，建议使用二氢吡啶类钙通道阻滞剂、ACEI 或 ARB

表 11.5　二叶式主动脉瓣管理指南

ACC/AHA指南	ESC指南	AATS指南	推荐类别	证据等级
影像学检查建议				
初始TTE用于评估瓣膜疾病的严重程度、左心室大小和功能、升主动脉的直径和解剖结构及相关病变			I	C
如果TTE不能充分评估升主动脉，建议进行主动脉CMR或CT血管造影			I	C
当主动脉直径>40 mm时，应定期通过超声心动图、CMR或CT血管造影评估主动脉根部和升主动脉；检查频率基于主动脉扩张速度或家族史	所有BAV患者应定期通过超声心动图、CMR或CT血管造影对主动脉根部和升主动脉进行评估；检查频率基于主动脉扩张速率或家族史	所有BAV患者应定期通过超声心动图、CMR或CT血管造影对主动脉根部和升主动脉进行评估。对于TTE显示初始主动脉直径正常的患者，应每3~5年进行1次胸主动脉成像	I	C
如果主动脉窦或升主动脉>45 mm，建议每年评估主动脉直径		对于初始主动脉扩张（根部或管状升主动脉直径为40~49 mm）的患者，应在12个月时对胸主动脉进行重新成像。如果确定病情稳定，可以每2年或3年进行1次成像。对于初始主动脉扩张较严重（根部或管状升主动脉直径为50~54 mm）的患者，应每年对胸主动脉进行成像	I	C
主动脉直径为40~42 mm（男性）和36~39 mm（女性）或Z评分为2~3的BAV运动员，应每年进行超声心动图或MRA，主动脉出现扩张时，成像检查应更频繁			I	C
应考虑筛查BAV和胸主动脉疾病患者的一级亲属			Ⅱa	B
药物治疗				
对于高血压患者，使用有效的抗高血压药物控制血压是必要的。β受体阻滞剂和ARB在减缓进展方面在理论上具有优势，但在临床研究中未显示出益处	对于主动脉根部直径>40 mm的BAV患者，可考虑β受体阻滞剂	根据从结缔组织疾病人群中推断出的证据，应考虑使用β受体阻滞剂和ACEI来控制血压	Ⅱa	C
手术治疗				
主动脉直径≥55 mm的BAV患者，行主动脉窦或升主动脉修复/置换			I	B-NR
主动脉直径≥50 mm且有其他危险因素［如夹层家族史、每年主动脉生长速率>3 mm（ESC & AATS）或>5 mm（ACC/AHA）］的BAV患者，行主动脉窦或升主动脉修复/置换			Ⅱa	B-NR
主动脉直径≥50 mm，在经验丰富的中心进行手术的风险<4%的BAV患者，行主动脉窦或升主动脉修复/置换		手术风险低且由经验丰富的主动脉团队在心脏中心进行手术时，主动脉直径≥50 mm的患者可行升主动脉/根部修复	Ⅱa（AHA/ACC） Ⅱb（AATS）	B-NR C
考虑主动脉瓣手术时，主动脉直径>45 mm的BAV患者可行主动脉窦或升主动脉修复/置换			Ⅱa	C（AHA/ACC、ESC） B（AATS）
		主动脉弓直径≥55 mm的患者建议修复主动脉弓	Ⅱa	B
		手术风险低且主动脉弓直径≥50 mm的患者，在经验丰富的中心进行心脏手术时同时修复主动脉弓	Ⅱb	C

表 11.5　二叶式主动脉瓣管理指南（续）

ACC/AHA指南	ESC指南	AATS指南	推荐类别	证据等级
		手术风险低且主动脉弓直径≥45 mm的患者，在经验丰富的中心进行心脏手术时同时修复主动脉弓		C
运动建议				
主动脉根部和升主动脉直径正常的高中及以上年龄的单纯BAV运动员无竞技类运动限制（成人Z评分＜2.0或成人＜4.0 cm）			I	C
高中及以上年龄的单纯BAV运动员，主动脉直径为以下几种：				
40～42 mm（男性），36～39 mm（女性），Z评分2～3.5	身体碰撞可能性低的中低强度竞技类运动		I、II	A-C
＞43 mm（男性），＞40 mm（女性），Z评分3.5～4	不能进行可能发生身体碰撞的竞技类运动		III	C
主动脉＞45 mm的高中及以上年龄的BAV运动员不应参加任何竞技类运动	主动脉＞40 mm的BAV患者，不宜进行高负荷的等长运动	主动脉＞45 mm的BAV患者，避免举重或涉及等长运动的竞技类运动 升主动脉扩张的BAV患者，升主动脉直径＞60 mm时，应禁止私人驾驶，升胸主动脉直径＞55 mm时，应禁止商业驾驶	III	C

AATS，美国胸外科协会；ACC/AHA，美国心脏病学会 / 美国心脏协会；ARB，血管紧张素受体拮抗剂；BAV，二叶式主动脉瓣；CMR，心脏磁共振成像；CT，计算机断层扫描；ESC，欧洲心脏病学会；MRA，磁共振血管造影；TEE，经食管超声心动图；TTE，经胸超声心动图

Data from Nishimura RA, Otto CM, Bonow RO, et al. 2014 AHA/ACC guideline for the management of patients with valvular heart disease: executive summary: a report of the American College of Cardiology/American Heart Association Task Force on Practice Guidelines. J Am Coll Cardiol 2014;63:2438-2488; Hiratzka LF, Creager MA, Isselbacher EM, et al. Surgery for aortic dilatation in patients with bicuspid aortic valves: a statement of clarification from the American College of Cardiology (ACC)/American Heart Association (AHA) task force on clinical practice guidelines. J Am Coll Cardiol 2016;67:724-731; Braverman AC, Harris KM, Kovacs RJ, et al. Eligibility and disqualification recommendations for competitive athletes with cardiovascular abnormalities: Task Force 7: aortic diseases, including Marfan syndrome: a scientific statement from the American Heart Association and American College of Cardiology. J Am Coll Cardiol 2015;66:2398-2405; Erbel R, Aboyans V, Boileau C, et al. 2014 ESC guidelines on the diagnosis and treatment of aortic diseases: document covering acute and chronic aortic diseases of the thoracic and abdominal aorta of the adult. The Task Force for the Diagnosis and Treatment of Aortic Diseases of the European Society of Cardiology (ESC). Eur Heart J 2014;35:2873-926; Borger MA, Fedak PWM, Stephens EH. et al. The American Association for Thoracic Surgery (AATS) consensus guidelines on bicuspid aortic valve-related aortopathy: executive summary. J Thorac Cardiovasc Surg 2018;156:473-480.

治疗高血压[136]。

　　动脉粥样硬化的其他传统危险因素可能在 BAV 患者主动脉瓣狭窄的进展中发挥作用[1,81]。吸烟和高胆固醇血症是进展至重度主动脉瓣狭窄的危险因素[140]。没有证据表明他汀类药物治疗会改变 BAV 主动脉瓣狭窄的自然病程。在 ATRONOMER 临床研究中，主动脉瓣狭窄患者接受他汀类药物治疗，但未能显示 BAV 或 TAV 狭窄的患者有任何改善[141]，因此 BAV 本身并不是他汀类药物治疗的适应证。

　　虽然 BAV 是感染性心内膜炎的危险因素，但目前的指南不支持单纯 BAV 患者预防性使用抗生素[137]。建议 BAV 患者保持最佳的口腔健康状态，因为这是预防未来瓣膜感染的最有效干预措施[136]。由于 BAV 患者比普通人群发生感染性心内膜炎的频率相对较高，且其临床特征与高危感染性心内膜炎患者相似，一些研究者建议应重新考虑 BAV 患者预防性使用抗生素[111,113]。

　　应告知 BAV 患者适当的生活方式调整以及锻炼、竞技类运动的安全方法[142]。关于运动对 BAV 患者影响的前瞻性数据有限，但现有研究没有证明运动对主动脉扩张、瓣膜血流动力学或左心室形态或功能有不良影响[143]。ACC/AHA 为高中及以上年

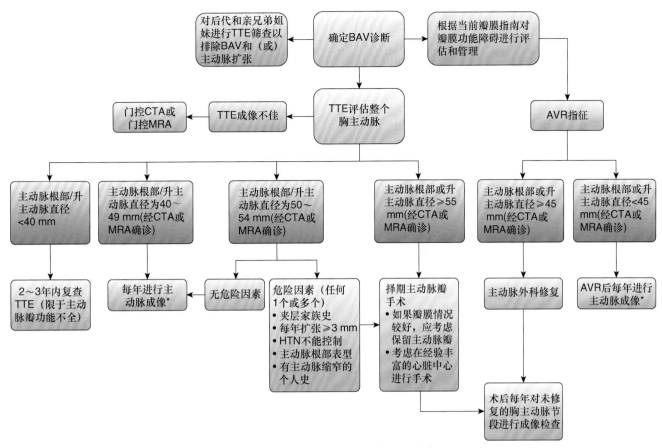

*若为首次就诊的患者,应在6个月时进行影像学复查,如果没有进展,则每年进行影像学检查

图 11.15 BAV 主动脉病变的管理流程。当主动脉根部或升主动脉直径≥55 mm 且无危险因素,或直径≥50 mm 伴有至少 1 个危险因素时,无论主动脉瓣功能如何,应尽快进行择期外科主动脉修复。如果主动脉瓣没有退行性病变特征(如无钙沉积、活动性良好、无明显增厚),可考虑保留瓣膜的主动脉修复,患者必须转诊到经验丰富的心脏中心。对于因瓣膜功能障碍而首次接受主动脉瓣置换术(AVR)的患者,如果主动脉直径≥45 mm,应同时修复主动脉根部和(或)升主动脉。接受单纯 AVR 而无主动脉修复的患者应每年进行胸主动脉直径评估。CTA,计算机断层扫描血管造影;MRA,磁共振血管造影;TTE,经胸超声心动图(From Michelena HI, Della Corte A, Prakash SK, et al. Bicuspid aortic valve aortopathy in adults: incidence, etiology, and clinical significance. Int J Cardiol 2015;201:400-407.)

龄人群提供了关于参加竞技类运动的指南。如果没有主动脉根部和升主动脉扩张(即 Z 评分<2、偏离<2 个标准差或成人主动脉直径<40 mm),患有 BAV 的竞技类运动员可以参加所有竞技类运动。

BAV 的瓣膜功能(无论是狭窄还是反流)在推荐决策方面也很重要。主动脉直径大于正常范围(Z 评分=2~3 或男性主动脉直径 40~42 mm 或女性主动脉直径 36~39 mm)的 BAV 运动员,应每 12 个月对主动脉进行 1 次超声心动图或 MRA。轻中度主动脉扩张(Z 评分=2~3.5 或男性主动脉根部或升主动脉直径 40~42 mm 或女性主动脉根部或升主动脉直径 36~39 mm)且无相关结缔组织疾病或家族性胸主动脉瘤综合征特征的 BAV 运动员,可参加发生激烈身体碰撞可能性较低的轻中度静态和动态竞技

类运动(根据 AHA/ACC 指南针对存在心血管异常的竞技类运动员推荐的ⅠA、ⅠB、ⅠC、ⅡA、ⅡB 和ⅡC 级竞技类运动)。对于这些运动员,应避免进行高强度的举重训练。主动脉扩张为 43~45 mm 的 BAV 运动员可参加发生身体碰撞可能性较低的低强度竞技类运动(即ⅠA 级)。

主动脉明显扩张的 BAV 运动员(Z 评分>3.5~4 或男性主动脉直径>43 mm 或女性主动脉直径>40 mm)不应参加任何可能涉及激烈身体碰撞的竞技类运动[142](表 11.5)。2018 年 AATS 共识推荐,如果升主动脉≥60 mm,主动脉扩张的 BAV 患者应禁止私人驾驶,如果升主动脉直径≥55 mm,应禁止商业驾驶[138]。

对于仔细随访的 BAV 患者,生存率与普通人群

无显著差异（图 11.11）[81,101,118]。及时手术治疗瓣膜病变和主动脉瘤对 BAV 患者的寿命至关重要。即使在手术置换 BAV 后，仍有部分患者存在未来主动脉扩张、动脉瘤形成和主动脉夹层的风险，必须进行长期的影像学监测，建议通过术后影像学检查建立术后基线资料[138]。长期监测取决于个体因素。合适的做法是在主动脉手术后，采用 CT 或 CMR 对主动脉进行影像学检查以确定基线，并在修复后每 3～5 年根据解剖、临床和手术因素或是否存有残余的主动脉病变进行影像学检查[138]。

二叶式主动脉瓣和升主动脉的手术治疗

BAV 患者的手术过程取决于主动脉瓣和（或）主动脉是否需要干预。BAV 合并主动脉瓣狭窄或主动脉瓣反流进行置换或修复的适应证已明确，并与 AHA/ACC、AATS 和 ESC 有关心脏瓣膜疾病治疗标准的指南相一致。主动脉瓣介入治疗取决于瓣膜病变的严重程度、已有的心血管症状、左心室功能、主动脉瓣反流程度以及左心室扩张的进展（见第 9 章）[136]。接受 AVR 的 BAV 患者通常很年轻，这使得植入机械瓣膜或生物瓣膜的决策更加复杂[1,136]。

经过选择的 BAV 反流病例在经验丰富的心脏中心进行瓣膜修复会获得良好的短期和中期效果，但修复的长期耐久性尚不确定[138,144]。在 728 例接受 BAV 修复的患者中，50% 的患者在修复 5 年后至少有中度主动脉瓣反流，22% 在随访后 10 年接受了 AVR[145]。85 例因 BAV 主动脉瘤接受保留瓣膜的主动脉根部置换术的患者中，99% 的患者在 8 年内未发生超过中度的主动脉瓣反流[146]。40 例接受保留瓣膜根部置换术的 BAV 合并主动脉瘤患者中，5 年无超过轻度的主动脉瓣反流或再手术的概率为 100%[147]。在 265 例因明显的主动脉瓣反流和根部病变接受主动脉瓣修复和主动脉根部联合手术的患者中，15 年再手术的累积发生率为 22%[148]。

预防性主动脉根部或升主动脉手术治疗 BAV 合并主动脉瘤的时机较复杂，最佳主动脉直径阈值需要个体化决策（图 11.17）[46,129,138,149-152]。心脏外科医生调查报告，临床决策在实践中存在显著差异[153]。手术的风险必须权衡主动脉并发症[150]。大多数自然病程研究中包括在不同（未发表的）阈值下进行主动脉瘤手术的患者，当主动脉直径≤50 mm 时，每

年发生主动脉夹层的风险小于 1%[117,149,154]。

对于单纯 BAV 合并主动脉瘤的患者，指南推荐在主动脉直径为 50～55 mm 时进行择期手术（表 11.5）[46,136,138,155]。2016 年 ACC/AHA 指南建议，对主动脉瘤直径＞55 mm 的无症状 BAV 进行预防性主动脉修复，与 TAV 患者的推荐阈值相同[30]。如果存在夹层的其他危险因素（即主动脉夹层家族史或主动脉年扩张速率≥5 mm）或 BAV 患者手术风险较低（＜4%），且手术由经验丰富的主动脉团队进行，则可考虑直径≥50 mm 时进行主动脉根部或升主动脉置换和（或）修复手术[30]。

性别和体表面积可能是影响升主动脉手术时机的重要因素。一些外科医生提倡使用主动脉横截面积/高度比＞10 cm/m^2 作为术前决策的参考[30,46,156]。

主动脉直径是影响主动脉修复时间的主要因素，但不是唯一的因素[152]。其他因素包括瓣膜功能障碍（即主动脉瓣狭窄或反流）、主动脉扩张速度、年龄、体表面积、家族史、相关情况（如高血压、主动脉缩窄）、手术风险和总体预后（图 11.16）[46,138,152]。主动脉扩张的模式很重要，如果不修复，主动脉根部表型与增长更快和预后更差相关[45,157-159]。结合局部血流动力学应激、局部基质蛋白水解活性测量和生物标志物水平的主动脉成像技术有助于预测主动脉修复的结果[73,152]。

虽然经验丰富的中心报告的手术风险非常低，但与单纯 AVR 相比，主动脉根部和升主动脉置换术的风险更大[150]。指南推荐，如果主动脉瘤≥45 mm，合适的 BAV 患者在进行瓣膜手术时应置换主动脉根部和（或）升主动脉[30,130,138]。如果主动脉弓直径≥50 mm 时，建议同时进行主动脉弓修复，如果患者手术风险低且该手术由经验丰富的主动脉外科医生进行，手术指征可考虑改为主动脉直径≥45 mm[138]。

BAV 合并主动脉瘤的个体化决策与确定手术阈值有关[46,152,157,160-161]。潜在的瓣膜病变可以预测未来的主动脉事件（更多的是关于 BAV 反流的报道）[135]。BAV 狭窄合并轻中度主动脉扩张在单纯 AVR 后发生主动脉并发症的风险相对较低[134,162]，而主动脉根部表型 BAV 合并主动脉瓣反流的患者在 AVR 后发生晚期主动脉事件的风险较高[45,128,159]。

对于需要同时进行瓣膜和升主动脉置换手术的 BAV 患者，手术是根据患者、瓣膜和主动脉的具体特征来个体化制订[1,129,151]。手术包括以下方式：

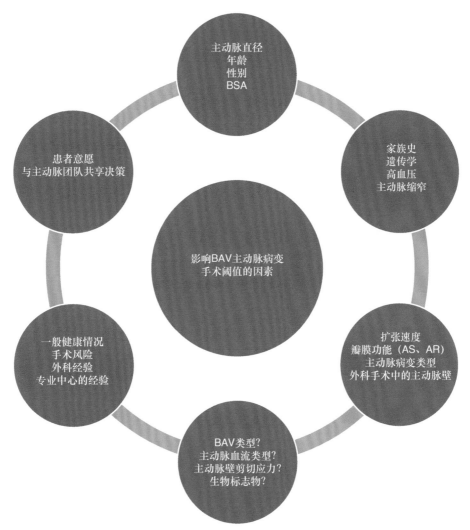

图 11.16 影响 BAV 主动脉瘤手术阈值的因素。除主动脉直径外，还有许多因素会影响 BAV 主动脉病变的手术阈值。AS，主动脉瓣狭窄；AR，主动脉瓣反流；BSA，体表面积（From Braverman AC. Aortic replacement for bicuspid aortic valve aortopathy: when and why? J Thorac Cardiovasc Surg 2019;157:520-525.）

- 主动脉瓣置换（或修复）和冠状动脉以上的升主动脉移植术，保持主动脉窦完整。
- 采用带瓣膜人工血管和冠状动脉移植进行主动脉瓣和主动脉根部置换术（即改良 Bentall 手术）。
- 使用 David（再植入）或 Yacoub（重塑）技术进行保留瓣膜的主动脉根部置换术。
- 主动脉成形术后重塑。

当主动脉窦无明显扩张时，单纯主动脉瓣替换和升主动脉置换可获得令人满意的长期结果，晚期主动脉窦扩张的风险显著降低[163]。由于反复扩张的风险，主动脉成形术尚存在争议，但这种手术已经被一些中心成功应用[151]。

Ross 手术是 BAV 患者人工瓣膜置换术的替代方法[164]。晚期自体移植主动脉扩张的早期报道引发了人们对这一手术的关注，特别是在瓣环或主动脉明显扩张的情况下[1,165]。一些 BAV 患者在进行 Ross 手术前出现主动脉根部扩张，其自体肺动脉移植也会出现扩张[1,166]，人们对该手术是否适合 BAV 和升主动脉扩张的患者产生了担忧[164-166]。主动脉瓣环扩张与瓣环直径不匹配、主动脉瓣反流均与晚期自体肺动脉移植失败有关[167]。然而，经过谨慎选择的 129 例 BAV 所致单纯主动脉瓣反流患者（平均年龄 35 岁），20 年无须再次手术的概率为 85%[168]。

由于瓣周漏、瓣膜位置不良和主动脉特征的风险，在有关重度钙化性瓣膜狭窄行 TAVR 的关键性研究中，BAV 被认为是排除标准。主动脉根部扩张或成角、椭圆形瓣环和重度钙化（包括融合嵴钙化）可能是导致早期瓣膜器械瓣周漏的原因[169]。在经过选择的 BAV 患者中，进行 TAVR 显示出可以接受的结果[170-172]。关于 TAVR 治疗 BAV 狭窄的研究显示，这些患者 1 年死亡率与 TAV 患者相似[172]。虽然在 BAV 与 TAV 患者的 meta 分析中，TAVR 后瓣周漏无显著差异（分别为 26% 和 20%）[172]，但术后主动脉瓣反流仍然是值得关注的问题[169]。

基于 CT 的瓣膜直径测量可降低 TAVR 后瓣周漏的发生率[169]，且影像学分类方案被推荐用于改善预后[100]。针对 BAV 狭窄使用新一代 TAVR 器械的研究报道，患者未出现超过轻度的瓣周漏[173-174]，30 天和 1 年死亡率分别为 4.3% 和 14.4%（图 11.17）。对于接受新一代器械的 BAV 患者，应用不同人工瓣膜的手术结果相似，BAV 狭窄和 TAV 狭窄的累积全因

死亡率无显著差异（17.2% vs. 19.4%；P = 0.28）[175]，与新一代器械相比，早期器械更容易导致主动脉根部损伤（4.5% vs. 0%）[175]。

二叶式主动脉瓣患者的妊娠

妊娠期主动脉瓣狭窄最常见的瓣膜病变是 BAV[176]。轻中度主动脉瓣狭窄或 I/ II 类主动脉瓣反流症状的女性通常可耐受妊娠，而重度主动脉瓣狭窄（特别是有症状的患者）合并心室功能不全是母体和胎儿风险增加的危险因素[176-177]。在关于妊娠合并主动脉瓣狭窄的早期研究中，孕产妇死亡率为 11%～20%，近期的病例研究显示，心脏事件发生率较低，死亡

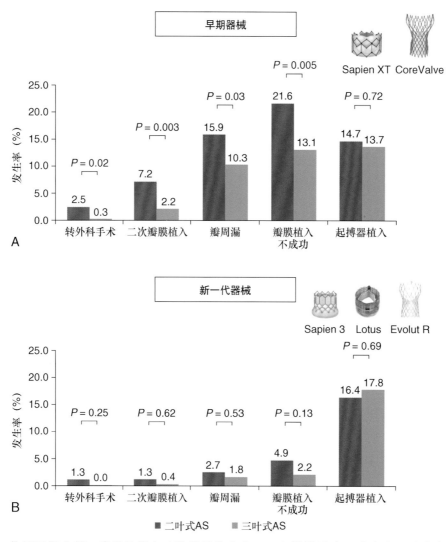

图 11.17　使用早期和新一代经导管主动脉瓣置换术（TAVR）器械治疗二叶式和三叶式主动脉瓣狭窄（AS）的手术结果。TAVR 使用早期器械（A）（即 Sapien XT 或 CoreValve）和新一代器械（B）（即 Sapien3、Lotus 或 Evolut R）后转外科手术、二次瓣膜植入、中重度瓣周漏、瓣膜植入不成功和植入永久性起搏器的概率（From Yoon, S.H. Bleiziffer S, De Backer O, et al. Transcatheter aortic valve replacement for bicuspid versus tricuspid aortic valve stenosis. J Am Coll Cardiol 2017;69:2579-2589.）

病例罕见[176]。有关先天性主动脉瓣狭窄中妊娠相关并发症的研究显示，母体心律失常的发生率为 2.4%，心力衰竭的发生率为 7%，合并心肌梗死、卒中和心脏性死亡的发生率为 2.5%[178]。

ROPAC（The multinational Registry on Pregnancy and Cardiac Disease）报告了中重度主动脉瓣狭窄患者的妊娠结局[176]。20% 的孕妇因发生需要住院治疗的心血管并发症（其中 13% 为中度主动脉瓣狭窄、35% 为重度主动脉瓣狭窄、42% 为有症状的重度主动脉瓣狭窄）患者，无孕产妇死亡，7% 的无症状患者和 26% 的有症状患者发生心力衰竭，除 1 例需要球囊瓣膜成形术外，均获得成功的医疗管理[176]。1/3 的重度主动脉瓣狭窄孕妇分娩出早产和低体重新生儿。对于妊娠期有症状的重度主动脉瓣狭窄患者，保守治疗可能有效[176-177]。由于先天性主动脉瓣狭窄患者的胎儿可能发生胎儿先天性心脏病，因此建议行胎儿超声心动图检查[177]。

尽管妊娠期间的并发症发生率中等，但许多重度主动脉瓣狭窄的妊娠女性在短期随访中需要手术干预。妊娠期间的临床恶化与孕产妇和胎儿风险增加相关。对于高危（重度主动脉瓣狭窄或 Ⅲ / Ⅳ 类症状）的女性，在手术矫治前应禁止妊娠[178]。

由于激素诱导的主动脉壁组织学改变以及妊娠期血流动力学应激，妊娠可合并主动脉并发症，BAV 合并主动脉瘤会增加妊娠期间主动脉夹层的风险[1]。对于使用辅助生殖技术的特纳综合征患者，妊娠期间发生主动脉夹层的风险增加，特别是在 BAV、主动脉扩张、主动脉缩窄或高血压的情况下[179]。虽然 BAV 合并主动脉瘤是妊娠期主动脉夹层的危险因素，但 BAV 女性发生主动脉夹层的绝对风险非常低[180-181]。

主动脉直径＞45 mm 的 BAV 女性应被告知妊娠风险[11,137]。对于高风险（即主动脉直径＞45 mm 或妊娠期间主动脉根部直径增加）的孕妇，建议在分娩期间和分娩后 3 个月内密切监测。主动脉明显扩张的孕妇可能需要剖宫产[47]，主动脉缩窄能进一步增加围生期主动脉夹层的风险[182]，当主动脉直径＞50 mm 时建议在妊娠前进行手术治疗[137]。

参考文献

扫二维码见参考文献

12

经导管主动脉瓣置换术：
适应证、过程和结局

Amisha Patel，Susheel Kodali

徐　凯　译　韩雅玲　审校

目录

要点

- 有症状的重度主动脉瓣狭窄患者接受内科保守治疗的预后较差，1 年死亡率高达 51%，2 年死亡率高达 68%，且外科手术风险较高。
- 置于网状支架上的球囊扩张式生物瓣膜和自膨胀式生物瓣膜是最常用的经导管心脏瓣膜。许多新的瓣膜技术正在研发和进行临床注册研究中。
- 来自多项随机试验的数据表明，无论评估的手术风险如何，经导管主动脉瓣置换术（TAVR）比药物治疗的 1 年或 2 年无事件生存率更高。
- 需要心脏瓣膜团队运用多学科协作的方法对拟行 TAVR 的患者进行评估。心脏瓣膜团队包括具有结构性心脏病专业知识的介入心脏病学专家、心血管外科医师、麻醉师、影像学专家和专科护士。
- 患者的评估应确定哪些患者的生存率和生活质量可能有显著改善。包括神经认知评估、衰弱、功能状态和社会支持的全面评估十分重要。
- TAVR 前的解剖评估需采用 TTE 和 TEE、心脏 CT 和有创性血管造影。
- TAVR 的随机试验和大规模注册研究表明，手术成功率超过 95%，30 天生存率超过 95%，患者生活质量可有显著改善，并发症发生率在可接受范围内（如手术相关性卒中<2%，血管通路并发症<5%，永久性起搏器植入率约 5%）。在手术风险方面，TAVR 已被证实是等同于或优于外科主动脉瓣置换术（SVAR）的替代方案。
- 扩大 TAVR 在低流量低压差（LFLG）型主动脉瓣狭窄、BAV、伴有左心室收缩功能不全的中度主动脉瓣狭窄和无症状重度主动脉瓣狭窄患者中的应用是研究的热点领域。
- 目前已施行超过 30 万例 TAVR。TAVR 的替代方案包括 SVAR 和球囊主动脉瓣成形术。

　　若不进行干预治疗，有症状的主动脉瓣狭窄患者的预后较差。在一项病例研究中，这些患者仅接受内科治疗（包括球囊主动脉瓣成形术）时的 1 年死亡率为 51%，2 年死亡率为 68%[1]。治疗方法包括开放式 SAVR 或 TAVR。SAVR 治疗重度主动脉瓣狭窄一直是几十年来的金标准，并提供了良好的长期效果[2]。但在过去的 10 年中，TAVR 已成为治疗主动脉瓣疾病的有效微创方法。虽然经皮 TAVR 最初仅用于传统手术风险极高的患者[3-4]，但目前已普遍用于低、中、高手术风险的患者，其结果与传统手术相似或优于传统手术[5-6]。

　　球囊主动脉瓣成形术可作为治疗重度主动脉瓣

狭窄的一种临时措施，但它不能提供明确的解决方案。初步结果令人失望，患者没有长期的血流动力学和临床改善[7]。对于症状性重度主动脉瓣狭窄患者，球囊主动脉瓣成形术被推荐作为姑息治疗或 SAVR 或 TAVR 的桥接治疗[8]。

1992 年 Andersen 等在猪模型中首次开展 TAVR 研究，而后由其他小组陆续开展[9]。Cribier 等在 2002 年报道首例人体 TAVR[10]。2006 年，Webb 等首次描述了经股动脉逆行入路的经导管输送主动脉瓣，该技术已成为当今的主要手术方法[11]。基于这些早期进展，突破性的技术进步和可靠的临床研究使该领域迅速发展。

TAVR 已成为发达国家广泛使用的一种安全的手术。自 2011 年 FDA 批准应用 TAVR 以来，已进行超过 15 万例 TAVR 手术（包括商业用途和研究用途）[12-13]。TAVR 被批准用于治疗自体钙化性主动脉瓣狭窄，其扩大适应证包括主动脉瓣反流、BAV 疾病和退行性生物瓣膜，并一直作为临床研究的热点领域。

本章主要介绍现有的瓣膜设计，总结 TAVR 随机试验和注册研究结果，讨论成人主动脉瓣狭窄患者选择的相关问题，并阐述该领域的未来发展方向。

经皮主动脉瓣设计

经皮主动脉瓣植入术中最常用和最具商业价值的两种瓣膜是球囊扩张式瓣膜和自膨胀式瓣膜（图 12.1）。

球囊扩张式瓣膜

用于人体植入的球囊扩张式瓣膜包括第一代 Cribier-Edwards 瓣膜、改良的第二代 Sapien（即 Sapien 和 Sapien XT）系列瓣膜，以及第三代 Sapien 3 瓣膜（均来自 Edwards Lifesciences Corp.）。

Sapien 3 经导管心脏瓣膜包括球囊扩张式钴铬合金管状框架，在管状框架内缝合牛心包。其输送装置较小（20 mm、23 mm 和 26 mm 的瓣膜用 14 Fr 输送鞘，29 mm 的瓣膜用 16 Fr 输送鞘），其外部裙边的设计使瓣周漏最小化（图 12.1）。经动脉植入时，瓣膜被压缩在输送导管内（Edwards Lifesciences）并经置于股动脉内的鞘管引入。当股动脉入路不可行时，可选择其他入路，包括锁骨下动脉、颈动脉、通过下腔静脉入路进入腹主动脉、胸骨上入路、直接主动脉入路和经心尖部入路（通过左心室心尖部）。

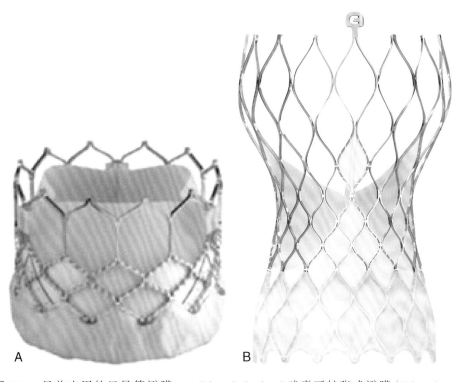

图 12.1　目前应用的经导管瓣膜。A.Edwards Sapien 3 球囊可扩张式瓣膜（Edwards Lifesciences Corp., Irvine，CA）采用钴铬合金支架和牛心包瓣叶。通过较细的输送鞘管输送。B.Medtronic CoreValve Evolut R（Medtronic，Inc.，Minneapolis，MN）采用自膨胀式镍钛诺支架、猪心包瓣叶和扩展的扇形密封裙边

在快速心室起搏下，Sapien 3 瓣在病变的瓣膜内经球囊扩张，取代病变的瓣叶并锚定在钙化的主动脉瓣环上。Sapien 3 采用 14 Fr 或 16 Fr 输送鞘，而老一代 Sapien XT/NovaFlex 经股动脉系统需采用 16 Fr 或 19 Fr 输送鞘。在 PARTNER（Placement of Aortic Transcatheter Valve）试验中使用的最早一代器械要求使用更大直径（22～24 Fr）的输送鞘。

自膨胀式瓣膜

历史最长、发表数据最多的自膨胀式瓣膜是 CoreValve 系统（Medtronic，Minneapolis，MN）。数据最多的 CoreValve 新版系统为 Evolut R 系统（图 12.1），其是由猪心包制成的瓣膜，具有自膨胀式镍钛合金支架和延长的瓣环封闭裙边，以减少瓣周漏。Evolut-R 系统可以在最终瓣膜展开前重新收回以优化定位，且在展开时不需要快速心室起搏。

CoreValve Evolut R 被压缩在 Evolut R 输送系统导管（Medtronic）内，通过 14 Fr 系统（用于 23 mm、26 mm 和 29 mm 的瓣膜）或 16 Fr 系统（用于 34 mm 的瓣膜）引入股动脉或锁骨下动脉。当瓣膜正确定位于病变瓣膜后，回撤输送导管，释放瓣膜。多级支架锚定在主动脉瓣环内，其长度也可延伸至冠状动脉上方的主动脉。该瓣膜的新一代系统为 Evolut Pro 瓣膜，其支架下段包绕一层心包补片，旨在减少瓣周漏[14]。该系统需要足够大的血管入路，以允许比同类 Evolut R 瓣膜大 2 Fr 的输送系统。

其他瓣膜系统

图 12.2 显示了其他经过充分研究的瓣膜系统。Lotus 瓣膜（Boston scientific，Natick，MA）（图 12.2D）具有镍钛合金支架和牛心包瓣，并通过控制机械扩张在瓣环内展开。它在释放前可完全重新定位，并有自适应密封系统，进一步加强了瓣环的密闭性以降低瓣周漏。新型 Lotus Edge 采用植入深度保护技术，防止瓣膜进入左心室流出道过深，潜在地减少植入永久性起搏器的风险。Lotus Edge 已被批准用于高手术风险的患者，在中等手术风险患者中的应用正在积极研究中[15]。

经导管主动脉 Portico 瓣膜（St. Jude Medical，St. Paul，MN）（图 12.2C）是一种自膨胀式镍钛合金瓣膜，由牛心包制成，经股动脉输送，完全可重新定位和回收。与 CoreValve 相似，该瓣膜可从瓣环位置延伸至冠状动脉上方，以协助同轴对齐和固定。与 CoreValve 不同的是，CoreValve 为环上瓣，Portico 为环内瓣。

Acurate neo 瓣膜（Symetis/Boston，Ecublens，Switzerland）（图 12.2）是由猪心包组织制成的经股动脉的生物瓣膜，瓣膜内缝合了自膨胀式镍钛合金支架，支架内外均有心包覆盖，以改善封闭性和减少瓣周漏。该瓣膜为环上瓣，但其在升主动脉中所占的面积较小，故容易进入冠状动脉。可采用经股动脉和经心尖部输送系统。

Jena Valve（JenaValve Technology，Irvine，CA）

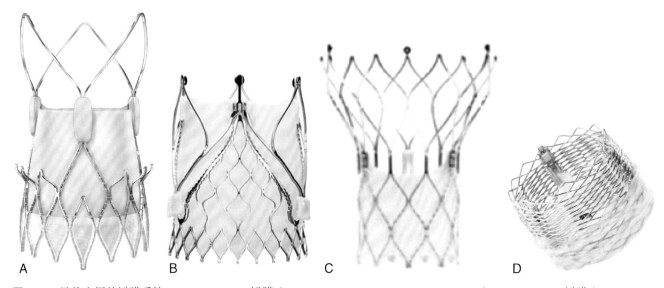

图 12.2　目前应用的瓣膜系统。A．Acurate neo 瓣膜（Symetis/Boston，Ecublens，Switzerland）。B．JenaValve 瓣膜（JenaValve Technology，Irvine，CA）。C．经导管主动脉 Portico 瓣膜（Portico 是雅培及其相关公司的商标。Reproduced with permission of Abbott，2019. All rights reserved）。D.Lotus Edge 瓣膜（Boston scientific Inc.，Natick，MA）

（图 12.2B）是一种安装在镍钛合金自膨胀式支架上的猪主动脉根部瓣膜，可经股动脉或经心尖部入路输送。框架设计的独特之处在于，它的锚定是通过卡住自体瓣膜，而不是通过左心室流出道的径向力，是目前唯一被批准用于治疗主动脉瓣狭窄和主动脉瓣反流的经导管主动脉瓣膜。锚定的机制有助于防止严重的并发症，如通过使自体瓣叶远离冠状动脉开口来防止冠状动脉阻塞。

Edwards Sapien、Medtronic CoreValve 和 Boston Scientific Lotus 系统被美国 FDA 批准上市，其他平台已在欧洲被批准上市。美国正在进行 Lotus 和 Portico 瓣膜系统的临床试验。

TAVR 的随机试验

PARTNER 试验

PARTNER 试验 1 年和 5 年的主要结果见表 12.1 [13-416]。

该试验使用早期的 TAVR 系统（如 Sapien 23 mm 和 26 mm 瓣膜及 22 Fr 和 24 Fr 的股动脉输送导管），且试验的操作人员对 TAVR 的经验有限。

PARTNER 试验的队列 B 比较了经股动脉 TAVR 与标准治疗（包括球囊主动脉瓣成形术）。根据美国胸外科学会（STS）评分入组的患者的平均手术死亡风险为 11.6%。在为期 1 年的随访中，标准治疗组的死亡率为 50.7%，TAVR 组为 30.7%。基于这些结果，只要有 5 例患者需要接受 TAVR，就能防止 1 例患者在 1 年内死亡（即需要治疗的病例数＝5）（图 12.3）。根据 NYHA 心功能分级（74.8% 接受 TAVR 的存活患者为 NYHA 心功能分级 II 级或以下，而标准治疗组的这一比例为 42.0%）和堪萨斯城心肌病调查问卷（Kansas City Cardiomyopathy Questionnaire，KCCQ）评分评估，TAVR 与 1 年后症状明显改善相关。TAVR 组卒中发生率较高，但无统计学意义，而血管并发症和大出血的发生率明显较高（表 12.1）。

表 12.1　TAVR 的随机临床试验

试验名称	风险范围	平均年龄（年）	男性比例（%）	平均STS评分（%）	患者例数	使用的器械和比较	主要终点	主要终点发生率（%）
PARTNER	高风险	83	46	11.8	699	Sapien vs. SAVR	1 年死亡	TAVR：24.2 SAVR：26.8
CoreValve U.S. Pivotal	高风险	83	53	7.4	747	CoreValve vs. SAVR	1 年死亡	TAVR：14.2 SAVR：9.1
PARTNER 2	中等风险	82	54	5.8	2032	Sapien XT vs. SAVR	2 年死亡、致残性卒中	TAVR：19.3 SAVR：21.1
SURTAVI	中等风险	80	56	4.5	1660	CoreValve/Evolut R vs. SAVR	2 年死亡、致残性卒中	TAVR：12.6 SAVR：14.0
PARTNER 3	低风险	73	69	1.9	1000	Sapien 3 vs. SAVR	1 年死亡、卒中、再住院率	TAVR：8.5 SAVR：15.1
Evolut Low Risk Trial	低风险	74	65	1.9	1468	CoreValve/Evolut R/Evolut Pro vs. SAVR	2 年死亡、致残性卒中	TAVR：5.3 SAVR：6.7
CHOICE	高风险	81	36	5.9	121	CoreValve vs. Sapien XT	器械成功率	Sapien XT：95.9 CoreValve：77.5
REPRISE III	高风险	83	49	6.8	912	Lotus vs. CoreValve/Evolut-R	1 年死亡、致残性卒中、中大量瓣周漏	Lotus：15.4 CoreValve：25.5
NOTION	低风险	79	53	3.0	280	CoreValve vs. SAVR	1 年死亡	TAVR：4.9 SAVR：7.5

SAVR，外科主动脉瓣替换术；STS，美国胸外科学会；TAVR，经导管主动脉瓣替换术

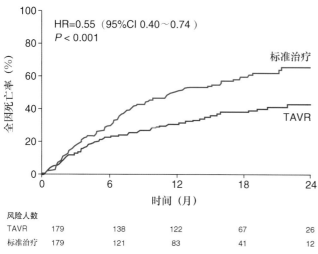

风险人数

TAVR	179	138	122	67	26
标准治疗	179	121	83	41	12

图 12.3　PARTNER 试验中 B 队列人群全因死亡的生存曲线（From Leon MB, Smith CR, Mack M, et al. Transcatheter aortic-valve implantation for aortic stenosis in patients who cannot undergo surgery. N Engl J Med 2010;363:1597-1607.）

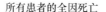
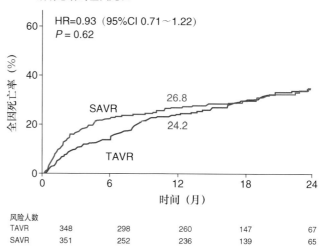

风险人数

TAVR	348	298	260	147	67
SAVR	351	252	236	139	65

图 12.4　PARTNER 试验中 A 队列人群全因死亡的生存曲线（From Smith CR, Leon MB, Mack MJ, et al. Transcatheter versus surgical aortic-valve replacement in high-risk patients. N Engl J Med 2011;364:2187-2198.）

对 PARTNER 试验队列 B 进行为期 5 年的随访显示，与标准治疗组相比，TAVR 组的死亡率仍然较低（71.8% vs. 93.6%，HR＝0.50，95%CI 0.39～0.65，P＜0.0001）[17]。

TAVR 后超声心动图显示血流动力学持续改善（5 年时的主动脉瓣面积为 1.52 cm²，平均压力阶差为 10.6 mmHg），无瓣膜结构恶化的征象。对于入组时 STS 评分＞14.9% 的患者，TAVR 并没有增加其死亡率[1]。

PARTNER 试验队列 A 比较了经股动脉和经心尖部 TAVR 组与 SAVR 组[4]。1 年的数据显示 TAVR 组非劣于 SAVR 组（即全因死亡发生率，TAVR 组与 SAVR 组分别为 24.2% vs. 26.8%；图 12.4）。与 SAVR 组相比，TAVR 组卒中的发生率在数值上有所升高，但没有显著性升高（30 天时分别为 3.8% 和 2.1%，P＝0.20）。TAVR 组严重血管并发症明显增多（11.0% vs. 3.2%，P＜0.01），而 SAVR 后更常见的不良事件包括大出血和新发心房颤动。

PARTNER 试验队列 A 为期 5 年的随访显示，TAVR 组和 SAVR 组的死亡率相似（67.8% vs. 62.4%，HR＝1.04，95%CI 0.86～1.24，P＝0.76）[16]。两组均未出现瓣膜结构性衰败而需要进行再次瓣膜替换术。TAVR 组中重度主动脉瓣反流的发生率较高（14% vs.1%，P＜0.01），且与 5 年死亡风险增加相关（中重度主动脉瓣反流 72.4% vs. 轻度或以下主动脉瓣反流 56.6%，P＝0.003）。

CoreValve U.S. 关键性试验

与 SAVR 相比，手术风险高的患者使用自膨胀式瓣膜的 1 年生存率更高。在 CoreValve U.S. 关键性试验中，手术风险高的症状性重度主动脉瓣狭窄患者被随机分配到使用 CoreValve 自膨胀式生物瓣膜的 TAVR 组或 SAVR 组，结果汇总于表 12.1。STS 平均得分为 7.4%。与 SAVR 组相比，TAVR 组 1 年的主要终点死亡率较低（14.2% vs.19.1%，非劣效性 P＜0.01）。TAVR 组 1 年主要不良心脑血管事件发生率明显低于 SAVR 组（20.4% vs. 27.3%，P＝0.03）。TAVR 组卒中发生率低于 SAVR 组（30 天为 4.9% vs. 6.2%，P＝0.46；1 年为 8.8% vs.12.6%，P＝0.10）。TAVR 组严重血管并发症发生率和永久性起搏器植入率明显高于 SAVR 组，而出血、急性肾损伤和新发或恶化的心房颤动的发生率在 SAVR 组中显著增高，TAVR 组在术后各时间点的瓣周漏发生率率均高于 SAVR 组[18]。

PARTNER 2 试验

该试验将中等风险患者随机分配到使用 Sapien XT 瓣膜的 TAVR 组或 SAVR 组中[5]，研究结果汇总见表 12.1。每组 STS 平均评分为 5.8%。试验表明，在主要死亡终点（TAVR 后 16.7%，SAVR 后 18.0%，P＝0.001）或 2 年致残性卒中（TAVR 后 6.2%，SAVR 后 6.4%，P＝0.001）方面，TAVR 不劣于 SAVR。在经股动脉入路队列中，TAVR 组的死亡率或致残性卒中发生率低于 SAVR 组（HR＝0.79，95%CI 0.62～1.00，P＝0.05），而在经胸入路队列中，两组的结果相似。TAVR 组急性肾损伤、严重出血和新发心房颤动的发生率较低，而 SAVR 组严重血管并发症和主动脉瓣周漏的发生率较低[5]。

Sapien 3 中等风险注册研究

来自观察性研究的其他数据表明，TAVR 对于中等风险患者可能优于 SAVR。在美国和加拿大 50 多个网站的 Sapien 3 中等风险注册中，1077 例患者使用 Sapien 3 瓣膜（88% 通过 14 Fr 和 16 Fr 输送系统经股动脉入路），STS 平均得分 5.2%，平均年龄 81 岁[19-20]。使用倾向匹配分析将这些患者的 1 年预后（包括全因死亡率和卒中发生率、再干预和主动脉瓣反流）与 PARTNER 2A 试验中接受 SAVR 的中等风险患者的预后进行比较（表 12.1）。该研究与 PARTNER 2A 随机试验在同一中心进行，临床事件委员会、超声心动图和 CT 实验室与 PARTNER 2A 试验相同。TAVR 后 30 天的死亡率为 1.1%，而 PARTNER2A 试验术后死亡率为 4.0%。与 SAVR 相比，在中等风险人群中，TAVR 后的卒中率显著降低（致残性卒中：1.0% vs. 4.4%）。虽然 TAVR 的瓣周漏发生率高于 SAVR，但 TAVR 组患者的其他重要并发症（包括出血、心房颤动和急性肾损伤）发生率均较低。

早期并发症的减少可转化为晚期结果的改善。对于 1 年死亡、卒中和中重度主动脉瓣反流的主要复合终点，TAVR 优于 SAVR（－9.2%，95%CI －13.0～－5.4，P＜0.0001）。基于这一分析，该研究得出结论，TAVR 对于中等风险患者是 SAVR 的替代治疗方案。

SURTAVI 试验

SURTAVI（Surgical Replacement and Transcatheter Aortic Valve Implantation）试验将 1746 例中等风险的症状性重度主动脉瓣狭窄患者随机分为使用自膨胀式瓣膜的 TAVR 组或 SAVR 组[21]。这些患者在 30 天、12 个月和 24 个月时的临床结果见表 12.1，STS 平均评分为 4.5%。在 24 个月时，TAVR 组全因死亡或致残性卒中的主要终点为 12.6%，SAVR 组为 14.0%（95%CI －5.2%～2.3%；非劣效性后验概率＞0.999）。

在 PARTNER 2 试验中，手术与急性肾损伤、心

房颤动和需要输血的发生率较高相关，而 TAVR 组残留主动脉瓣反流率和起搏器植入率更高。TAVR 后患者的平均压力阶差更小、主动脉瓣面积更大。两组患者在 24 个月时均未发生结构性瓣膜衰败。基于这些数据，对于中等手术风险的重度主动脉瓣狭窄患者，使用自膨胀式瓣膜的 TAVR 是 SAVR 的非劣效性替代方法。

REPRISE Ⅲ 试验

REPRISE Ⅲ 试验是比较两种经导管心脏瓣膜的最大型随机对照试验[22]。该试验将 912 例高风险的重度主动脉瓣狭窄患者按 2∶1 随机分为 Lotus 组或 CoreValve 组，试验结果见表 12.1。两种瓣膜在 30 天或 1 年的安全性终点无差异。Lotus 瓣膜新植入永久性起搏器的比例明显更高（35.5% vs.19.6%，P＜0.001）。主要疗效终点包括 1 年死亡、致残性卒中和中度及以上瓣周漏，Lotus 瓣膜明显优于 CoreValve 瓣膜（16.4% vs. 28.6%）。这主要是由于 Lotus 组中的中度及以上瓣周漏发生率明显较低（2.0% vs.11.1%，P＜0.001）。

Lotus 瓣膜的优势之一在于所有研究均显示其瓣周漏发生率很低，这些短期结果的差异是否会转化为长期结果的改善仍有待观察。

PORTICO 试验

PORTICO 试验在一项随机试验中评估 St.Jude Medical Portico 瓣膜与其他批准上市的经导管心脏瓣膜在高手术风险患者中的安全性和有效性。该试验的主要有效性复合终点为 1 年的全因死亡或致残性卒中发生率，主要安全性终点为 30 天的全因死亡、致残性卒中、危及生命的出血、急性肾损伤或严重血管并发症的复合事件发生率。

尽管 Portico 瓣膜的早期可行性结果很有前景，但由于在 1 例 TAVR 后卒中患者的 CT 中意外发现替换的生物瓣叶运动幅度减低，故试验被终止[23]。此发现提示亚临床瓣膜血栓需要进一步研究[23-24]。由于瓣叶运动减少并不是 Portico 瓣膜所特有的，且通常与不良结局无关，故该试验在 FDA 批准后恢复[12]，试验结果见表 12.1[25]。该试验得出结论，在手术风险增加的患者中，使用 Portico 瓣膜进行 TAVR 后的 1 年死亡率和卒中发生率较低，1 年时观察到良好的血流动力学结果，包括较低的跨瓣压力阶差和瓣周漏发生率。

TAVR 在低手术风险患者中的应用

目前已有关于比较 TAVR 与传统手术在手术风险较低的人群中应用的数据[26-27]。在 PARTNER3 试验中，手术风险低的重度主动脉瓣狭窄患者被随机分配至经股动脉球囊扩张式瓣膜的 TAVR 组或常规手术组。结果显示，TAVR 优于 SAVR，1 年的死亡率、卒中率或再住院率显著降低[28]。同样，当手术风险低的患者被随机分配至使用自膨胀式瓣膜的 TAVR 组和 SAVR 组，比较 24 个月复合终点（死亡或致残性卒中）的发生率后显示 TAVR 不劣于 SAVR[29]（图 12.5 和图 12.6）。

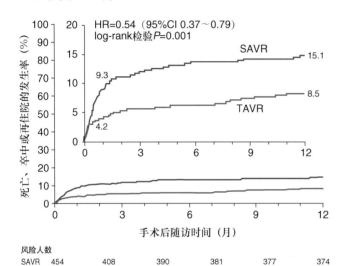

图 12.5　PARTNER 3 试验中死亡、卒中或再次住院的生存曲线（From Mack MJ, Leon MB, Thourani VH, et al. Transcatheter aortic-valve replacement with a balloon-expandable valve in low-risk patients. N Engl J Med 2019;380:1695-1705.）

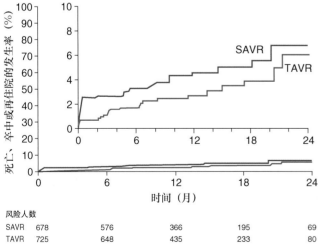

图 12.6　低手术风险患者进行 TAVR 与 SAVR 的对比（From Popma JJ, Deeb GM, Yakubov SJ, et al. Transcatheter aorticvalve replacement with a self-expanding valve in low-risk patients. N Engl J Med 2019;380:1706-1715.）

总体来说，在手术风险低的患者中比较 TAVR 和 SAVR 的 meta 分析显示，死亡和致残性卒中的发生率显著降低。与 SAVR 相比，TAVR 与改善生活质量、减少出血和降低心房颤动发生率相关[29]。这些益处最初是以接受 TAVR 患者的瓣周漏发生率和永久性起搏器植入率升高为代价。尽管起搏器植入率仍然是值得关注的问题，特别是自膨胀式瓣膜，但在更多的当代试验中，TAVR 和 SAVR 的瓣周漏发生率无显著差异，主要是由于瓣膜设计的改进和 CT 指导下选择瓣膜尺寸技术的普遍使用。

TAVR 注册研究的发现

除了上文提到的随机对照试验数据，不同国家已经建立多项 TAVR 注册研究，以反映这种新技术的真实世界经验。下文将介绍 U.K.TAVI（United Kingdom Transcatheter Aortic Valve Implantation）注册研究和 U.S.TVT（United States Transcatheter Valve Therapy）注册研究的结果。

U.K.TAVI 注册研究

U.K.TAVI 注册研究纳入 2007—2012 年在英国 33 个中心进行的 3980 例 TAVR[30-31]。该国所有接受 TAVR 的患者均使用 Sapien/Sapien XT（Edwards Lifesciences；$n=2036$）或 CoreValve（Medtronic；$n=1897$）瓣膜。少数患者使用 Portico 瓣膜（St. Jude；$n=35$）、Direct Flow（Direct Flow Medical, Santa Rosa，CA；$n=3$）或 Jena Valve（Jena Valve；$n=3$）瓣膜。多数病例（71.2%）经股动脉入路。

2 年死亡率的预测因子包括心房颤动、慢性阻塞性肺疾病和肾功能不全（肌酐＞2.26 mg/dl）。采用股动脉入路的患者死亡率低于其他入路的患者，直接主动脉入路和经心尖部入路的患者 1 年和 2 年未校正的生存率相似。多因素分析显示，术后中重度主动脉瓣反流与 1 年和 2 年的长期生存率较低相关。Sapien 和 CoreValve 在任何时间点上的生存率无差异；但是，CoreValve 瓣膜与 TAVR 后主动脉瓣反流发生率较高（$P<0.001$）及起搏器植入率较高（$P<0.001$）相关。近年来使用 CoreValve 瓣膜后的起搏器植入率明显降低，由 29% 降至 15%（$P<0.001$）。2009 年接受治疗的患者 4 年生存率为 55%，2011 年为 65%。

U.S.TVT 注册研究

U.S.TVT 注册研究是 STS 和 ACC 的合作项目。该项研究在 2011 年首个经导管心脏瓣膜（Edwards Sapien）获批后不久即启动。自此，所有商业应用（非研究用途）病例必须被纳入 TVT 注册研究，以满足美国医疗保险和医疗补助服务中心（Center for Medicare and Medicaid Services，CMS）报销的要求。

该注册研究首批发表的文章包括 2011 年 11 月—2013 年 6 月在美国 299 家医院使用 Sapien 瓣膜进行 TAVR 的 12 182 例患者（中位年龄 84 岁；52% 为女性）。多数病例（56.4%）经股动脉入路进行手术，中位 STS 评分为 7.1%，其中 30.8% 的患者在 8%~15% 范围内，11.9% 的患者>15%。患者的并发症发生率很高，约 40% 的患者步态缓慢，提示衰弱。1 年死亡率和卒中率分别为 23.7% 和 4.1%，死亡或卒中的 1 年复合终点发生率为 26%。在多变量分析中，高龄、男性、肾衰竭、严重肺部疾病、术前心房颤动、STS 评分>15% 和非股动脉入路与 1 年死亡率较高相关[30]。这些结果与随机对照试验结果相似，证明这种新技术的合理性。

2017 年发表的 TVT 试验包括截至 2015 年接受 TAVR 的 54 782 例患者[13]。数据显示，2012—2015 年纳入的患者的 STS 风险评分下降（从 7% 降至 6%；P<0.0001）。在此期间，患者结果有所改善，住院死亡率从 5.7% 降至 2.9%，1 年死亡率从 25.8% 降至 21.6%（表 12.2）。

TAVR 指南

基于现有临床资料，TAVR 已被 AHA/ACC 和 ESC 指南接受，作为 I 类推荐用于非 SAVR 候选者或高手术风险的症状性重度主动脉瓣狭窄患者，作为 II a 类推荐用于 SAVR 后死亡和并发症发生风险中等的症状性重度主动脉瓣狭窄患者[8]（图 12.7 至图 12.8）。通过对文献的解读和全球专家的普遍观点表明，TAVR 是手术风险较高或老年症状性重度主动脉瓣狭窄患者的首选治疗和标准护理[32]。

患者选择

评估被认为适合接收 TAVR 的患者的目的是确定生活质量和生存时间可能有显著改善的患者，避免对可行 TAVR 但不太可能受益的患者进行不必要

的干预（表 12.3）。评估神经认知功能、衰弱、功能状态、活动能力和社会支持对于患者选择十分重要[33]。

虽然每位患者均应进行单独评估，对于 TAVR 候选者没有严格的临界值，试验数据显示，与标准治疗相比，STS 评分非常高（>15%）的患者不能从 TAVR 中获益[3]。注册数据表明，NYHA 心功能分级 III 级或 IV 级临床症状、使用经心尖部入路、≥2 级瓣周漏（共 0~4 级）是 TAVR 后死亡的独立预测因子[34]。在 PARTNER 1A 试验中，TAVR 组死亡率较高的多因素预测因子包括体重指数（BMI）较低、术前跨瓣压力阶差较小、肾功能降低、既往血管手术或支架置入[35]。该患者群体进行 TAVR 前应考虑这些因素。目前已制定 TAVR 的特异性风险评分，但需要进一步验证[36-37]。

EuroSCORE 评分和 STS 评分可评估患者的综合情况。患者在接受 TAVR 之前，应进行风险评分，并综合考虑 NYHA 心功能分级、跨瓣压力阶差、肾功能、既往血管手术或支架置入史、经股动脉入路是否可行、既往卒中和需要氧疗的肺部疾病。这些重要的合并症会减小 TAVR 在部分患者群体中的益处。因解剖因素使 SAVR 风险增加的患者（如瓷化主动脉或所谓的"敌意胸"）可能从 TAVR 获益更多，因为操作风险较低。

2017 年 ACC 成人主动脉瓣狭窄 TAVR 的专家共识决策路径概述了 TAVR 前的患者选择和评估、TAVR 前规划、TAVR 成像和评估以及 TAVR 后的临床管理[38]（图 12.9）。每位考虑接受 TAVR 的患者均应由多学科协作心脏瓣膜团队进行评估，该团队由具有心脏瓣膜疾病专业知识的心脏病学家、介入心脏病学家、影像学家、心外科医师、心血管麻醉医师和心血管护理专家组成。患者管理依赖于共同的决策和对患者及其家属和转诊医生的宣教，以及对症状或生存率的预期改善抱有现实的期望（图 12.10）。

TTE、TEE、多层计算机体层摄影（multidetector computed tomography，MDCT）和有创性血管造影可用于 TAVR 的术前特异性解剖学评估，特别注意主动脉瓣形态和功能、左心室形状、瓣环尺寸和主动脉根部测量[38-41]。TTE、TEE 或 MDCT（金标准）常用于测量主动脉瓣环的尺寸，从而确定瓣膜的大小。作为筛查过程的一部分，必须对瓣膜进行某种形式的 3D 评估。

表 12.2　经导管瓣膜治疗注册研究中 TAVR 的结果

结果信息	总体患者（N=54 782）	2012年（N=4627）	2013年（N=9052）	2014年（N=16 295）	2015年（N=24 808）	P值
院内死亡						<0.0001
无	10（0.0）[a]	1（0.0）	4（0.0）	0（0.0）	5（0.0）	
有	2111（3.9）	266（5.7）	469（5.2）	665（4.1）	711（2.9）	
30天死亡						<0.0001
无	0（0.0）	0（0.0）	0（0.0）	0（0.0）	0（0.0）	
有	2814（5.7）	315（7.5）	585（7.1）	911（6.0）	1003（4.6）	
院内卒中						0.2402
无	0（0.0）	0（0.0）	0（0.0）	0（0.0）	0（0.0）	
有	1136（2.1）	102（2.2）	187（2.1）	355（2.2）	492（2.0）	
30天卒中						0.0264
无	829（1.9）	72（2.2）	100（1.5）	230（1.8）	427（2.1）	
有	917（2.1）	75（2.3）	156（2.3）	292（2.2）	394（1.9）	
30天植入起搏器						0.0362
无	633（1.8）	—	31（1.8）	203（1.5）	399（2.0）	
有	4159（11.8）	—	151（8.8）	1560（11.9）	2448（12.0）	
新发需要透析						<0.0001
无	0（0.0）	0（0.0）	0（0.0）	0（0.0）	0（0.0）	
有	746（1.4）	80（1.7）	177（2.0）	255（1.6）	234（0.9）	
急性肾损伤						<0.0001
无	709（1.3）	77（1.7）	169（1.9）	179（1.1）	284（1.1）	
C期	2578（4.7）	277（6.0）	503（5.6）	788（4.8）	1010（4.1）	
VARC出血程度						<0.0001
无	0（0.0）	0（0.0）	0（0.0）	0（0.0）	0（0.0）	
不危及生命的出血事件	49 448（91.6）	3927（87.1）	7903（89.0）	14 823（92.0）	22 795（93.1）	
大出血事件	2337（4.3）	271（6.0）	446（5.0）	674（4.2）	946（3.9）	
危及生命的出血事件	2200（4.1）	309（6.9）	535（6.0）	618（3.8）	738（3.0）	
输注红细胞/全血						<0.0001
无	210（0.4）	46（1.0）	29（0.3）	55（0.3）	80（0.3）	
有	16 515（30.1）	2069（44.7）	4000（44.2）	4990（30.6）	5456（22.0）	
主要血管入路并发症（VARC）						0.9874
无	0（0.0）	0（0.0）	0（0.0）	0（0.0）	0（0.0）	
有	551（1.3）	—	36（1.6）	196（1.2）	319（1.3）	
主动脉瓣关闭不全（最近1次出院或30天）						<0.0001
无	0（0.0）	0（0.0）	0（0.0）	0（0.0）	0（0.0）	
无/极轻	31 686（64.1）	2106（54.3）	5003（64.7）	9328（63.0）	15 249（66.2）	
轻度	14 339（29.0）	1350（34.8）	2226（28.8）	4398（29.7）	6365（27.6）	
中/重度	3428（6.9）	419（10.8）	509（6.6）	1077（7.3）	1423（6.2）	
主动脉瓣压力阶差（最近1次出院或30天）						<0.0001
无	0（0.0）	0（0.0）	0（0.0）	0（0.0）	0（0.0）	
<10 mmHg	27 644（56.9）	1746（46.5）	3862（51.4）	8985（61.7）	13 051（57.3）	
10～<20 mmHg	18 085（37.2）	1721（45.8）	3161（42.0）	4902（33.7）	8301（36.4）	
≤20 mmHg	2886（5.9）	288（7.7）	495（6.6）	674（4.6）	1429（6.3）	
30天主动脉瓣再次干预						0.6271
无	859（2.0）	74（2.3）	102（1.5）	233（1.8）	450（2.2）	
有	116（0.3）	12（0.4）	12（0.2）	35（0.3）	57（0.3）	

[a] 所有试验数据以患者人数和占总数的百分比（%）表示

VARC，美国瓣膜学术研究联盟

From Grover FL, Vemulapalli S, Carroll JD, et al. 2016 Annual report of the Society of Thoracic Surgeons/American College of Cardiology Transcatheter Valve Therapy Registry. J Am Coll Cardiol 2017;69:1215-1230.

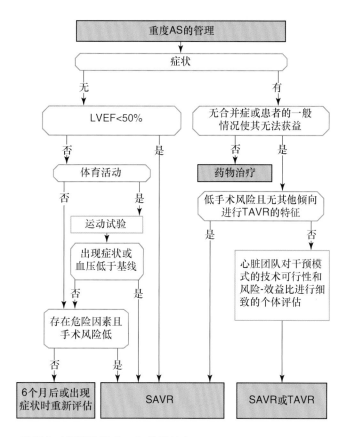

图 12.7　重度主动脉瓣狭窄（AS）的管理（From Falk V, Baumgartner H, Bax JJ, et al. 2017 ESC/EACTS guidelines for the management of valvular heart disease. Eur J Cardiothorac Surg 2017;52:616-664.）

主动脉瓣介入治疗应在有心内科和心外科的中心开展，且科室间应通力协作，建立心脏团队	I	C
干预措施的选择必须基于对个体患者的仔细评估，包括技术是否适宜，并权衡每种手术方式的风险和获益。必须考虑当地的专业水平和特定干预措施的结果数据	I	C
SAVR推荐用于手术风险较低的患者[STS或EuroSCORE Ⅱ < 4%或logistic EuroSCORE Ⅰ < 10%，且无评分中未包含的其他危险因素（如衰弱、瓷化主动脉、胸部放疗后遗症)]	I	B
经心脏团队评估不适合SAVR的患者推荐TAVI	I	B
手术风险增加[STS或EuroSCORE Ⅱ ≥4%或logistic EuroSCORE≥10%，且有评分中未包含的其他危险因素（如衰弱、瓷化主动脉、胸部放疗后遗症）]的患者，应由心脏团队根据患者个体情况决策进行SAVR或TAVI，手术风险较高的高龄患者适宜行经股动脉入路的 TAVI	I	B
血流动力学不稳定或需要紧急行非心脏手术的症状性重度AS患者，球囊主动脉瓣成形术被认为是SAVR或TAVI的替代治疗	Ⅱb	C
对于重度AS或有其他导致症状的潜在疾病(如肺部疾病)，以及患有严重心功能障碍、肾功能不全或其他器官功能障碍的患者，在能够进行TAVI的中心行球囊主动脉瓣成形术可能逆转病情	Ⅱb	C

图 12.8　症状性重度主动脉瓣狭窄（AS）的治疗（From Falk V, Baumgartner H, Bax JJ, et al. 2017 ESC/EACTS guidelines for the management of valvular heart disease. Eur J Cardiothorac Surg 2017;52:616-664.）

表 12.3　倾向于选择 SVAR、TAVR 或姑息治疗的因素

决策因素	倾向于选择SAVR	倾向于选择TAVR	倾向于选择姑息治疗
年龄和预期寿命[a]	年龄较小/预期寿命较长	年龄较大/预期寿命较短	预期寿命有限
瓣膜解剖	二叶式主动脉瓣 风湿性心脏瓣膜病 主动脉瓣环大或小[b]	钙化性三叶式主动脉瓣狭窄	—
首选人工瓣膜	首选机械瓣膜或生物人工瓣膜 考虑患者-人工瓣膜不匹配	首选生物人工瓣膜 预期寿命与瓣膜耐久性相匹配	—
合存心脏病	主动脉扩张[c] 原发性重度MR 严重CAD需要进行旁路移植术 室间隔肥厚需要手术切除 心房颤动	升主动脉重度钙化（瓷化主动脉）	不可逆的严重左心室收缩功能不全 因瓣环钙化导致严重MR
非心脏疾病	—	严重肺部疾病、肝病或肾病 活动性问题（胸骨切开术的高风险）	可能由非心脏疾病引起的症状 重度痴呆 涉及两个或多个其他脏器系统病变
衰弱	无衰弱或轻度衰弱	TAVR后可能改善的衰弱	严重衰弱且TAVR后不能改善
SAVR或TAVR的风险估计	SAVR的风险从低到高或TAVR风险高	TAVR风险低至中等，SAVR风险低至禁忌（＜15%）	SAVR风险过高（＞15%）或TAVR后预期寿命＜1年
手术操作特异性问题	瓣膜解剖、瓣环大小或冠状动脉开口高度不适宜TAVR 血管入路不允许进行经股动脉入路的TAVR	既往有冠状动脉旁路移植术风险的心脏手术史 既往胸部放疗史	瓣膜解剖结构、瓣环大小或冠状动脉开口高度不适宜TAVR 血管入路不允许经股动脉入路的TAVR
护理目标、患者偏好和价值观	瓣膜耐久性 避免再次干预 植入永久起搏器的风险低 寿命延长 症状缓解 改善运动能力和生活质量 避免血管并发症 住院时间长，恢复期疼痛	能接受瓣膜耐久性和可能需要再次干预的不确定性 植入永久起搏器风险高 寿命延长 症状缓解 改善运动能力和生活质量 住院时间缩短，术后疼痛较轻	延长寿命不是重要目标 避免无效或不必要的诊断性检查或治疗 避免手术相关卒中的风险 避免植入心脏起搏器的风险

[a] 根据美国预期寿命精算表估算预期寿命。患者预期寿命和瓣膜耐久性之间的平衡因不同年龄段而有所不同，预期寿命较长的患者更适合选择耐用的瓣膜。生物瓣膜的耐久性有限（年轻患者的耐久性较短），而机械瓣膜非常耐用，但需要终身抗凝。目前已有外科人工生物瓣膜的长期（20 年）预后数据；经导管人工生物瓣膜的可靠数据仅延长至 5 年，导致长期结果不确定。选择瓣膜的类型应根据患者影响预期寿命的特定因素进行个体化决策

[b] 主动脉瓣环较大可能不适合当前的经导管瓣膜型号。对于较小的主动脉瓣环或主动脉，可能需要外科瓣环扩张术来放置较大的瓣膜，避免患者-瓣膜不匹配

[c] 主动脉窦扩张或升主动脉扩张可能需要同时手术置换，尤其是年轻的二叶式主动脉瓣患者

CAD，冠状动脉疾病；MR，二尖瓣反流；SAVR，外科主动脉瓣替换术；TAVR，经导管主动脉瓣替换术

From Burke CR, Kirkpatrick IN, Otto CM. Goals of care in patients with severe aortic stenosis. Eur Heart J 2019 Aug 21, pii: ehz567. doi: 10.1093/eurheartj/ehz567 [Epub ahead of print].

评估应包括瓣环尺寸的测量和评估高危解剖并发症，如瓣环或主动脉根部损伤、冠状动脉阻塞。这些发现会影响是否进行 TAVR 或瓣膜类型（球囊可扩张式或自膨胀式瓣膜）的决策[42]。动脉入路通常通过有创性血管造影或 MDCT 进行评估[42-43]（图12.11）。

并发症及其管理

TAVR 的术中并发症通常是由于血管入路困难、主动脉瓣环和冠状动脉解剖结构复杂、瓣膜移位或手术操作技术问题。并发症包括血管损伤和出血、卒中、瓣膜栓塞、冠状动脉阻塞、主动脉破裂、传

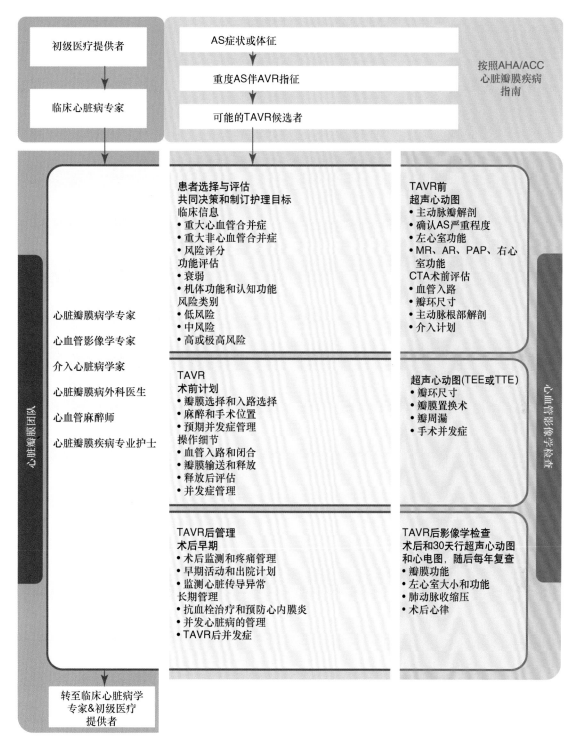

图 12.9　TAVR 的决策路径（From Otto CM, Kumbhani DJ, Alexander KP, et al. 2017 ACC Expert Consensus decision pathway for transcatheter aortic valve replacement in the management of adults with aortic stenosis: a report of the American College of Cardiology Task Force on Clinical Expert Consensus Documents. J Am Coll Cardiol 2017;69:1313-1346.）

导阻滞和瓣周漏或中心性反流。

术后护理

　　TAVR 后患者的即刻护理包括麻醉后监测，密切

关注患者从清醒镇静或全身麻醉中苏醒时的精神状态，应对患者进行遥测以发现传导阻滞的征象。在手术恢复区，应反复检查手术部位是否有出血或疼痛的征象。早期活动对预防病情恶化至关重要，患

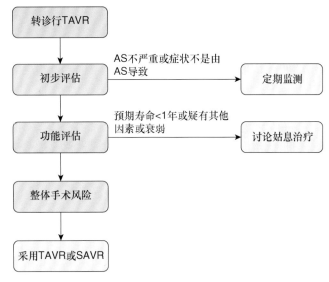

图 12.10　心脏瓣膜团队对 TAVR 前的评估

者应由物理治疗师和（或）职业治疗师进行评估。术后应行超声心动图检查瓣膜位置和压力阶差，每天进行心电图监测心脏是否出现传导阻滞。

对于 TAVR 后的药物治疗，目前指南推荐采用经验性双联抗血小板治疗（阿司匹林和氯吡格雷，共 6 个月）[8]。但是，多项研究和 meta 分析显示，与双联抗血小板治疗相比，TAVR 后单用阿司匹林的大出血发生率较低，且死亡率、卒中或血管并发症发生率无显著差异[44-46]。

亚临床瓣叶血栓形成或低衰减瓣叶增厚（hypo-attenuating leaflet thickening，HALT）通常偶然发现，其特征是一层薄薄的血栓覆盖在 1 个或多个瓣叶的主动脉侧，这进一步提出了 TAVR 后是否需要抗凝治疗的问题。虽然抗凝治疗可能是一种合理的选择，但关于抗凝治疗安全性和有效性的数据很少，考虑到接受 TAVR 的患者比接受标准治疗人群的出血风险更高尤为重要[47]。2017 年 AHA/ACC 重点更新了 Ⅱb 类推荐，建议出血风险不高的患者在 TAVR 后的前 3 个月内使用维生素 K 拮抗剂[8]。

接受 TAVR 的患者应在术后 30 天由 TAVR 团队进行评估，通过超声心动图评估瓣膜功能，重点关注跨瓣压力阶差增大，可能提示瓣叶血栓形成。就诊时，还应评估患者的心力衰竭症状，并对血管入路部位进行检查。患者在牙科手术前应被告知预防性使用抗生素的重要性。由于 TAVR 患者多为老年人，且有多种合并症，故应强调对其他心脏问题的管理，提倡健康的生活方式，减少危险因素并强调

体育活动。

TAVR 的现状

目前，在超过 65 个发达国家的 1000 多个中心已经进行了超过 30 万例 TAVR。美国已经进行约 55 000 例[12]。即便如此，TAVR 仍在不断发展。已开发出多种新的 TAVR 器械，以降低并发症的发生率、简化手术程序和促进患者康复。技术改进的同时患者也从手术经验的增加、更精准的病例选择和改进的手术方法中受益[32]。

这些有利变化的累积影响已导致临床结果的显著改善。比较最早的 PARTNER 随机试验（2007 年开始登记）和近期的 Sapien 3 试验（2015 年报告的相似风险人群）的死亡率和卒中发生率表明，30 天死亡率从 6.3% 降至 2.2%，卒中从 6.7% 降至 2.6%[32]。

如上所述，TAVR 的患者选择需要非竞争性且多学科协作的方法，推荐常规通过心脏瓣膜团队评估，这是 AHA/ACC 和 ESC 指南中的 Ⅰ 类适应证[8,48]。

展望未来，TAVR 后患者良好的预后会推动这项技术继续向前发展。例如，对于高风险主动脉瓣狭窄患者，未来质量最佳的 TAVR 中心应能够实现以下结果：① 30 天全因死亡率为 1%~3%，这取决于患者的风险状况；②患者 30 天内严重卒中的发生率<2%；③严重血管并发症的发生率为 2%~3%；④新植入永久性起搏器的比例<10%；⑤中重度瓣周漏发生率<3%。

辅助装置在 TAVR 中的应用

随着 TAVR 的不断发展和适应证扩展到低风险患者，已经研发出多种辅助装置，以最大限度地减少手术并发症和改善预后。

脑栓塞保护

卒中仍是 TAVR 重要的并发症。脑缺血事件是发病率和死亡率的独立预测因子[49-50]。瓣膜植入期间发生血栓栓塞事件的风险最高[51-52]。

目前已开发出多种栓塞保护装置，以减少 TAVR 期间出现神经系统事件的风险。美国批准的唯一装置是 Sentinel 脑保护系统（Boston Scientific），该系统由两个独立的过滤器组成，通过右桡动脉置入无名动脉和左颈动脉。CLEAN-TAVI 随机对照研究表明，使

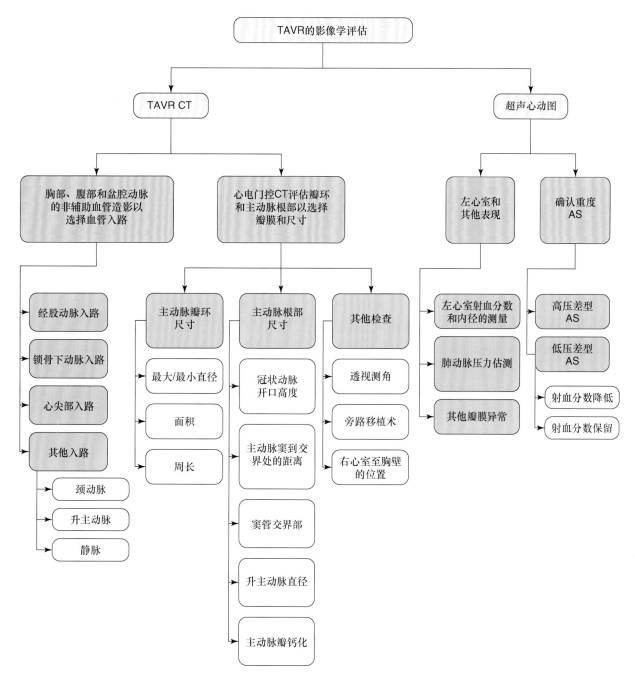

图 12.11　TAVR 的影像学检查（From Otto CM, Kumbhani DJ, Alexander KP, et al. 2017 ACC Expert Consensus decision pathway for transcatheter aortic valve replacement in the management of adults with aortic stenosis: a report of the American College of Cardiology Task Force on Clinical Expert Consensus Documents. J Am Coll Cardiol 2017;69:1313-1346.）

用 Sentinel 脑保护系统（Extrusion Protection Sensor，EPS）挤压保护传感器时，在使用 Medtronic CoreValve 的 TAVR 术后 2 天和 7 天时，弥散加权磁共振成像显示新发脑损伤病变数量和体积减小[53]。随后，一项使用多种瓣膜类型（如 Edwards Sapien XT、Edwards Sapien 3、Medtronic CoreValve 和 Medtronic Evolut）的更大样本的随机多中心国际试验表明，尽管病变数量减少 42%，但 30 天时弥散加权磁共振成像未显示新

发病变体积的显著减小。但是，过滤器的组织病理学分析显示，99% 患者有碎片捕获，二次分析显示 72 h 卒中发生率降低 63%（$P=0.05$）。

基于这些数据集，FDA 于 2017 年批准 Sentinel EPS 上市[54-55]。自此，脑栓塞保护装置（在颈动脉和无名动脉中放置过滤器）在 TAVR 期间的使用变得更加广泛。TriGuard 3 装置（Keystone Heart，Tampa，FL）是一种网状装置，置于升主动脉，使碎

片从脑循环中偏转而不是捕获碎片。虽然患者样本量较小（85 例），TriGuard 3 的早期随机试验表明该装置是安全的，但没有显示神经事件显著减少[56]。一项更大型的国际多中心随机试验正在进行中。

尽管没有随机试验表明在 30 天时卒中（作为主要终点）显著减少，但 meta 分析显示，在 TAVR 中使用脑栓塞保护装置与 30 天卒中、死亡和大出血或危及生命的出血风险降低相关[57]。许多正在开发的栓塞保护装置旨在更好地覆盖所有脑血管，并对 TAVR 输送系统的干扰最小。

血管缝合装置

血管和出血并发症仍然是 TAVR 后发病率和死亡率的重要原因。在该手术开展的早期，TAVR 入路由外科手术切开缝合完成。目前已有多种血管缝合装置可用于股动脉穿刺后的缝合止血。

Perclose ProGlide 装置（Abbott Vascular Devices, Redwood City, CA）以缝合为基础，通常用于预缝合技术，两个 ProGlide 结通过推压推进，收紧至动脉切开处以确保充分止血[58]。

另一种选择是 Manta 血管闭合装置（Teleflex, Morrisville, NC），该装置的组件包括动脉内板条和动脉外可吸收胶原蛋白塞，近端由不可吸收的不锈钢夹固定，可用于关闭外径为 25 Fr 的动脉切开术[59]。一项关键性试验中，该装置在接受 TAVR、血管内腹主动脉瘤修复和（或）胸主动脉瘤修复患者中的应用被证明安全有效[60]。虽然 Manta 和 ProGlide 尚无头对头的比较，但回顾性分析显示，Manta 的并发症发生率明显低于 ProGlide，尤其是出血率显著低于 ProGlide[61]。

临床适应证的扩展

瓣中瓣手术

主动脉和二尖瓣生物瓣膜植入率现已超过机械瓣膜[62]。通常在生物瓣膜植入后 10~15 年内，瓣膜衰败会导致血流动力学衰竭［即狭窄和（或）反流］。已有关于经导管瓣膜在衰败生物瓣膜（即瓣中瓣手术）中新应用的研究[63]，详见第 27 章。

二叶式主动脉瓣（BAV）疾病

BAV 占 SAVR 的约 20%[64]。对于使用 TAVR 治疗狭窄性 BAV，人们一直持犹豫态度，因为担心更接近椭圆的瓣环形状、瓣叶大小不等、瓣叶存在严重且不均匀的钙化及融合嵴钙化会干扰 TAVR 的最佳瓣膜植入或导致血流动力学不理想，增加瓣周漏[63,65]。

BAV 疾病通常在年轻患者中诊断，这提出了对瓣膜耐久性的要求。来自欧洲 12 个中心共 139 例患者的 TAVR BAV 注册数据发现，TAVR 应用于这些患者是安全的，30 天死亡率为 5%，1 年死亡率为 17.5%[66]。但是，术后主动脉瓣反流的发生率较高（28.4%）。随着研究的深入，纳入使用下一代 TAVR 装置的 BAV 狭窄患者的临床试验将有助于确定最适合这一人群的临床指征。

低流量主动脉瓣狭窄

典型重度主动脉瓣狭窄患者具有较高的跨瓣压力阶差和流速。然而，由于合并左心室收缩功能不全（LVEF<50%）或左心室收缩功能正常的低每搏量或反常性 LFLG 型主动脉瓣狭窄，仍有相当一部分压力阶差低、流速慢的患者患有重度主动脉瓣狭窄[8,67]。文献表明，在典型 LFLG 型主动脉瓣狭窄伴 LVEF 降低的患者中，排除假性重度主动脉瓣狭窄至关重要，因为 LVEF 降低可能导致瓣膜不完全打开和流速降低。可通过低剂量多巴酚丁胺负荷超声心动图进行评估（图 12.12）。收缩功能正常（多巴酚丁胺超声心动图显示每搏量增加）的重度主动脉瓣狭窄患者可从 TAVR 获益，应接受治疗。假性重度主动脉瓣狭窄患者应继续接受药物治疗。

反常性 LFLG 型主动脉瓣狭窄的数据有限，但文献显示，这些患者的死亡率是高流量主动脉瓣狭窄患者的两倍[68]。但是，研究表明，与药物治疗相比，这些患者仍可获益于手术治疗[69]。矛盾性 LFLG 型主动脉瓣狭窄患者常因跨瓣压力阶差未升高而被误诊为中度主动脉瓣狭窄。

LFLG 型主动脉瓣狭窄的临床治疗方法和决策依赖于多个数据的整合，包括血流动力学数据、超声心动图和 CT[70]。主动脉瓣形态、体表面积和每搏量指数可作为确定 LFLG 型主动脉瓣狭窄患者临床意义的参数。

中度主动脉瓣狭窄伴左心室功能不全

中度主动脉瓣狭窄且 LVEF 降低已被认为是接受 TAVR 的目标人群。其被定义为 LVEF<50%、跨主

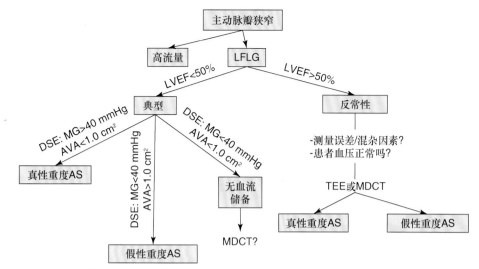

图 12.12　低流量低压力阶差（LFLG）型主动脉瓣狭窄（AS）的诊断流程（From Vogelgesang A, Hasenfuss G, Jacobshagen C. Low-flow/low-gradient aortic stenosis—still a diagnostic and therapeutic challenge. Clin Cardiol 2017;40:654-659.）

动脉瓣平均压力阶差为 20～40 mmHg 和主动脉瓣面积为 1.0～1.5 cm²。在这些患者中，LVEF 降低并非继发于主动脉瓣狭窄，而是心肌缺血性或非缺血性、非瓣膜性心肌病引起的心肌损伤[71]。

由于中度主动脉瓣狭窄在这些患者中可能显著增加总体左心室后负荷，因此 TAVR 被认为是一种减轻左心室负荷和改善症状的治疗选择[71]。TAVRUNLOAD 试验正在对这部分患者进行研究（NCT02661451），这是一项国际多中心随机开放标签试验，旨在比较中度主动脉瓣狭窄伴 LVEF 降低的患者使用 Edwards Sapien 3 瓣膜进行 TAVR 联合最佳心力衰竭治疗与单纯最佳心力衰竭药物治疗[72]。

无症状的重度主动脉瓣狭窄

虽然目前的指南推荐 SAVR 或 TAVR 作为症状性重度主动脉瓣狭窄患者的 I 类适应证[8]，但多达 50% 的重度主动脉瓣狭窄患者在诊断时无症状[73]，对这些患者的最佳干预时机尚不清楚且存在争议。观察等待的决策可能存在问题，因为老年人、久坐患者的症状通常不典型，有时主动脉瓣狭窄进展的特点可变且不可预测。重度主动脉瓣狭窄患者发生心脏性猝死风险为 1%～1.5% 也令人担忧。

在重度主动脉瓣狭窄患者中，运动负荷试验可作为辅助检查运动诱发症状或异常血压反应的方法[74]。回顾性数据表明，早期主动脉瓣置换术与无症状患者生存率的提高有关[75-76]。目前，尚无随机

对照试验数据比较保守治疗和主动脉瓣置换术。这是一个积极的研究领域，包括 EARLY TAVR(Evaluation of Transcatheter Aortic Valve Replacement Compared to SurveilLance for Patients with AsYmptomatic Severe Aortic Stenosis）试验（NCT03042104）。

TAVR 的替代方案

SAVR

所有患者（无论年龄）均应考虑 SAVR。≥80 岁患者接受 SAVR 的 1 年、2 年和 5 年生存率分别为 87%、78% 和 68%[77]。建议对所有拟行 TAVR 的患者进行评估，包括结合心脏手术咨询的多学科协作方法，以确保 SAVR 是考虑的选项之一。

球囊主动脉瓣成形术

既往球囊主动脉瓣成形术的适应证包括血流动力学紊乱的主动脉瓣狭窄和以下任意一项：①作为血流动力学不稳定患者进行 SAVR 的桥接治疗；②围手术期风险增加（STS 评分>15）；③年龄在 75～90 岁的患者更倾向于进行主动脉瓣成形术（而不是 SAVR）；④严重合并症（如瓷化主动脉、严重肺部疾病），外科医生不建议手术；⑤合并严重的神经肌肉疾病或关节炎，这将限制患者进行术后康复的能力[78]。现在 TAVR 可在大多数患有这些疾病的患者

中进行。

在进行 TAVR 前，可采用球囊主动脉瓣成形术来评估临界患者（通常伴有多种合并症）对于主动脉跨瓣压力阶差降低的治疗反应，从而在进行 TAVR 前预测症状改善的可能性[79]。球囊主动脉瓣成形术可用于需要紧急非心脏手术的症状性重度主动脉瓣狭窄患者。球囊主动脉瓣成形术通常作为血流动力学不稳定患者在接受确切主动脉瓣狭窄手术前的桥接治疗，包括因非心脏原因预期生存时间仅有数周至数月的患者、有 TAVR 禁忌证的患者，可通过缓解主动脉瓣狭窄来改善生活质量[80-81]。

总结

重度主动脉瓣狭窄患者采用 TAVR 或 SAVR 进行主动脉瓣置换可改善症状和生存率。在过去的 10 年中，TAVR 已成为 SAVR 的一种安全、有效、耐受性良好的替代方案，适用于所有手术风险级别的患者。TAVR 已被公认为等同于或优于开放手术。更先进的 TAVR 装置、更完善的输送系统，以及更丰富的操作经验，大大减少了与血管入路、卒中、瓣周漏和需要植入永久性起搏器有关的并发症。

随着 TAVR 装置和技术的不断发展，该领域的临床研究已经聚焦于该技术的新应用，以治疗更广泛的适应证。正在进行的研究有望进一步了解 TAVR 的效用、安全性和有效性，以期降低主动脉瓣疾病患者的风险并改善其生活质量。

参考文献

扫二维码见参考文献

13

经导管主动脉瓣置换术的影像学评估

James Lee，Paul Schoenhagen，Milind Desai
徐　凯　译　朱鲜阳　审校

目录

要点

- 在 TAVR 期间，精确测量瓣环尺寸对于瓣膜选择和减少并发症至关重要。

- TAVR 前进行心电门控 CT 血管造影（CTA）是评估主动脉-瓣环复合体的重要组成部分，可用于评估瓣膜尺寸及预防并发症。

- TAVR 前 CTA 在评估血管入路、血管入路的潜在并发症和备用入路方面具有重要作用。

- 当无法进行 CTA 时，也可选择其他成像方法，但应在优秀影像中心进行，并且术者对结构性心脏病影像标准流程非常了解。

- TAVR 的围手术期指导主要依赖于 X 射线透视

和超声心动图，以协助瓣膜释放，评估即刻发生的严重并发症。

- TAVR 的术后监测侧重于超声心动图评估瓣周漏、瓣膜移位和瓣膜衰败，MDCT 更多用于评估瓣膜血栓形成。

- 目前 TAVR 所用的瓣膜的长期耐久性尚不清楚，随着 TAVR 逐渐应用于低风险患者群体，其耐久性是备受关注的问题，且理想的影像学复查周期也尚待研究。

- TAVR 的术前影像评估应由具有结构性心脏病介入专业知识及培训经历的专业影像科医生进行。

自应用以来，TAVR 始终处于技术创新的前沿。其发展与广泛应用依赖于介入心脏病学与心脏影像学的进步。自 2002 年 Criber 等对一例低流量低压差（LFLG）型二叶式主动脉瓣重度狭窄患者完成首例急诊 TAVR 以来[1]，TAVR 极大限度地突破了心脏病及成像技术的限制。尽管 TAVR 仍以急诊手术的形式为主，但该领域已取得重大进展，许多中心的门诊已经常规开展 TAVR，显著缩短了住院时间[2]。目前，以急诊形式开展的 TAVR 占比不足10%，注册数据表明，急诊 TAVR 预后较差[3]。

缜密和详尽的术前计划推动了 TAVR 向门诊预定手术的成功转变。这一过程的核心是高质量的成像技术，影像学专业已由初期的小规模行业逐渐成长为多模态结构与介入影像学的新兴领域。这一转变主要得益于经导管技术的改进和现代影像学技术的成熟，如 3D 超声心动图、心电门控多层计算机体层摄影（MDCT）和 CMR。将影像学专家整合入多学科心脏团队，对于经导管治疗领域（如 TAVR）的发展与成功至关重要，同时体现出团队协作在复杂决策制订及问题处理等方面的重要性。

术前心脏影像学评估

一般原则

目前已完成多项有关 TAVR 的大型随机临床试验，其主要研究结果在第 12 章中详细讨论。本章围绕主要研究的重点及其影像学部分进行讨论。

PARTNER I（Placement of Aortic Transcatheter Valves）试验是首个对比 TAVR 与 SAVR 的多中心研究，主要评估早期球囊扩张式经导管生物瓣膜[4]。进行该试验时，瓣膜尺寸主要基于 TTE 测量的主动脉瓣环大小来确定。试验结果显示，尽管 TAVR 与 SAVR 相比具有优势，但其总体死亡率较高，且瓣周漏、血管并发症等不良事件较多[5]。如图 13.1 所示，TAVR 后 2 年的瓣周漏发生率与术后死亡率增加呈正相关[6]。这些不良事件明确了具体的改进目标，并成为 TAVR 相关技术创新的主要关注点。值得注意的是，同期进行的 CoreValve US Pivotal 研究主要评价自膨胀式镍钛合金生物瓣膜，该研究常规采用 MDCT 对主动脉瓣环、胸主动脉、髂股血管进行可视化评估。可能由于早期输送鞘管较大，血管并发症发生率仍然较高。但是，其中重度瓣周漏发

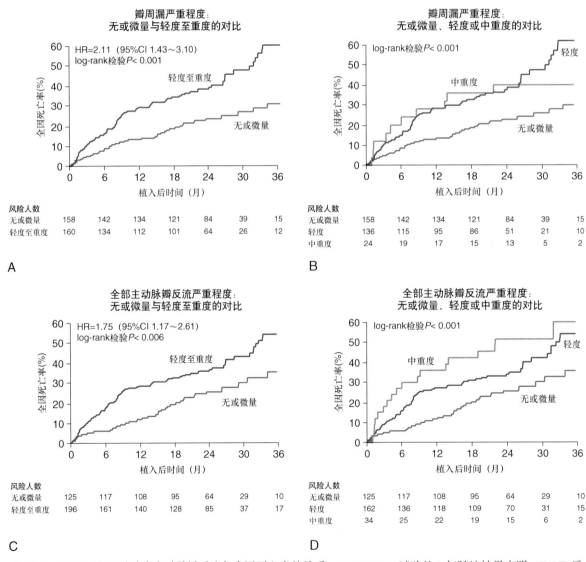

图 13.1　PARTNER I 试验中主动脉瓣反流与全因死亡率的关系。PARTNER I 试验的 2 年随访结果表明，TAVR 后任何程度的瓣周漏（PVL）或主动脉瓣反流均与晚期死亡率升高相关（HR＝2.11，95%CI 1.43～3.10，P＜0.001）。A. 轻度及以上瓣周漏的全因死亡率。B. 无或微量、轻度、中度、重度瓣周漏的全因死亡率。C. 轻度及以上主动脉瓣反流的全因死亡率。D. 无或微量、轻度、中度、重度主动脉瓣反流的全因死亡率。这些数据推动了新一代器械的创新以及器械尺寸评估的影像技术发展（From Kodali SK, Williams MR, Smith CR, et al. Two-year outcomes after transcatheter or surgical aortic-valve replacement. N Engl J Med 2012;366:1686-1695.）

生率仅为 6.1%，而 PARTNER I 试验中的发生率高达 12.2%[7]，这可能与综合采用 MDCT 测量主动脉瓣环有关。由于临床研究数据及越来越多的证据表明 MDCT 准确测量主动脉瓣环的价值，现代的 TAVR 临床试验均常规使用 MDCT 测量主动脉瓣环，TEE 或 CMR 仅用于个别特定病例。

尽管 TAVR 技术不断改进提高，但瓣周漏始终是值得关注的问题。一项纳入中等风险 TAVR 患者的队列研究（图 13.2）表明，中重度瓣周漏的总体发生率较低，仅为 3.7%，但大量主动脉瓣反流仍然

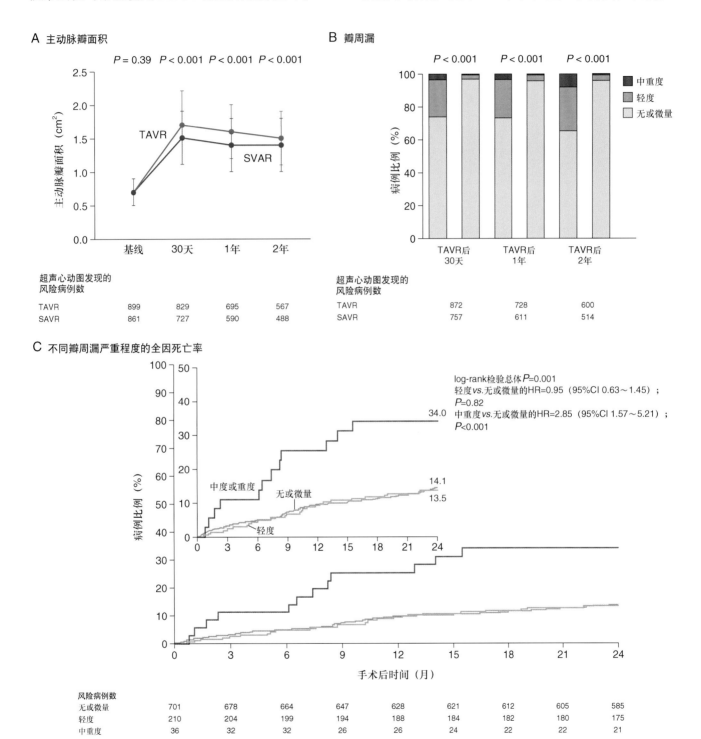

图 13.2　接受经导管主动脉瓣置换术（TAVR）的中等风险患者的超声心动图表现。A. 与外科主动脉瓣置换术（SAVR）患者相比，接受 TAVR 患者的超声心动图计算的有效主动脉瓣面积较大。B. 术后 30 天、1 年和 2 年的随访结果表明：TAVR 后瓣周漏发生率和严重程度均高于 SAVR。C. 在接受 TAVR 的中等风险人群中，中重度瓣周漏与术后 2 年预后不良相关（HR＝2.85，95% CI 1.57～5.21，P＜0.001）（From Leon MB, Smith CR, Mack MJ, et al. Transcatheter or surgical aortic-valve replacement in intermediate-risk patients. N Engl J Med 2016;374:1609-1620.）

表 13.1   用于 TAVR 术前规划的成像技术

成像技术	优势	限制
3D经食管超声心动图	便携 无电离辐射 时间分辨率高 可实时成像	半有创性 依赖于操作者水平 受限于声窗
心电门控CT	快速获取 空间分辨率高 可进行4D电影成像 大范围单次采集视图成像（如心脏、外周血管） 操作者依赖性较低	肾毒性碘对比剂 电离辐射暴露 时间分辨率相对较低 无法进行实时成像
心脏磁共振成像	无电离辐射 空间分辨率高 时间分辨率高	采集和处理图像费时 图像采集依赖操作者水平 与心脏起搏器、除颤器相关的禁忌证 肾衰竭患者存在肾源性系统性纤维化的风险 评估动脉粥样硬化钙化程度不理想 实时成像能力有限

是术后死亡的主要原因[8]。降低 TAVR 后瓣周漏的发生率具有重要意义，TAVR 相关技术持续改进，据报道，目前正在研发的新一代 TAVR 瓣膜的中重度瓣周漏发生率低于 1%[9-10]。随着术者经验及影像学技术的不断进步，TAVR 后患者的临床预后不断改善，但 TAVR 术中并发症通常为突发且致命[11]，这需要综合采用多模态影像学方法，充分发挥各种影像学技术的独特优势，全面进行术前规划（表 13.1）。

超声心动图

超声心动图是心脏瓣膜疾病的影像学检查的基础，其使用广泛，成本低廉，已在疾病诊断、分期和预后判断等方面得到充分验证[12-13]。其高时间分辨率及与多普勒超声心动图的紧密结合使其成为评估瓣膜病理改变的理想工具。对于转诊接受 TAVR 的复杂患者，超声心动图的最佳使用应建立在对主动脉瓣狭窄相关指南深入理解和把握的基础上[14-16]。超声心动图还能提供舒张功能和右心室功能等生理学参数，有助于患者选择和预后评估[17-18]。在标准评估的基础上，超声心动图技术持续创新，不断改进图像质量并开发新技术，如应变超声心动图和 3D 超声心动图，不断提高人们对心脏瓣膜生理和病理特征的认识。

然而，TAVR 的微创方法缺乏传统外科手术视野的暴露和可视化；仅超声心动图不足以进行全面的术前评估[4-6,19]。随着 TAVR 临床经验的增加和经导

管操作愈加复杂，不充分的 TAVR 术前准备会增加并发症风险，如瓣膜展开不佳、冠状动脉阻塞、主动脉损伤、心脏传导阻滞和人工瓣膜栓塞等[20]。采用其他影像学方法优化患者选择、术前方案制订、围手术期策略制定等，可预测或减轻多数并发症（表 13.2）[21-22]。

表 13.2   可通过影像学来减少的 TAVR 并发症

风险特点	具体问题	并发症
瓣膜展开	展开过高	瓣膜栓塞
	展开过深	心脏传导阻滞
瓣膜型号	瓣膜型号偏小	瓣膜栓塞
	瓣膜型号偏大	心脏传导阻滞 瓣环断裂 冠状动脉闭塞
瓣环特征	瓣叶长	冠状动脉闭塞
	冠状动脉开口低	冠状动脉闭塞
	瓣环高度偏心	主动脉瓣狭窄程度分类错误
	偏心性钙化	瓣环断裂 心脏传导阻滞 瓣周漏 冠状动脉闭塞
血管特点	迂曲 狭窄 钙化 夹层	瓣膜输送困难、夹层、血管破裂

CT

多模态成像方法正逐渐应用于 TAVR（图 13.3）。将 MDCT 应用于 TAVR 临床研究中，极大限度地提高了人们对主动脉瓣环复合体、特定的术前规划需求及潜在并发症的认识。表 13.3 为 TAVR 术前常规进行的影像学评估列表。图像采集和后处理等技术的进步使强调整合 MDCT 的标准成像路径成为可能，

其最初发展用于冠状动脉 CTA，逐渐应用于结构性心脏病的经导管治疗规划中。

目前 MDCT 扫描装置均具备心电同步采集能力和高空间分辨率，允许在整个心动周期的任意平面重建各种心脏结构。图 13.4 显示心电门控技术及从数据集中提取的一些解剖和功能信息，如室壁运动、射血分数和瓣膜运动的评估。其他 MDCT 工具包括先进的后处理或演绎技术，可提高对复杂瓣膜疾病

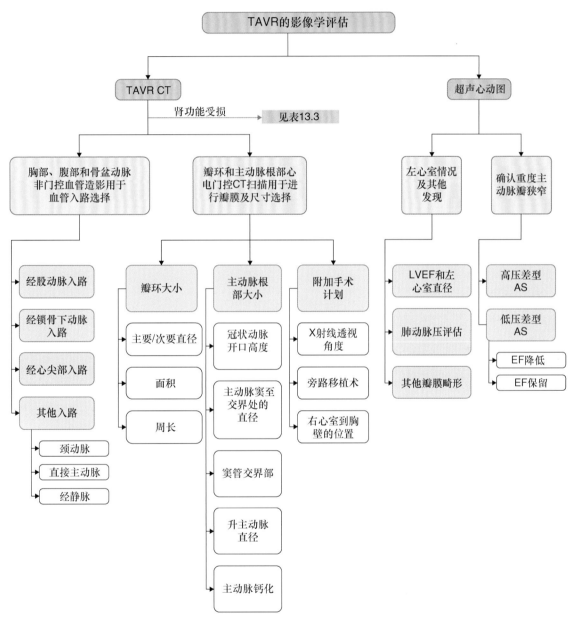

图 13.3　经导管主动脉瓣置换术（TAVR）的术前影像学评估。TAVR 前影像学检查首选超声心动图，以确定主动脉瓣狭窄的程度，并评估心肌功能和结构。多数可接受碘对比剂的患者应行 CT 血管造影。尽管不同瓣膜制造商的步骤有所不同，通常均包括对心脏和主动脉根部的心电门控扫描，以及对胸部、腹部、盆腔等外周血管的非门控扫描。对于不能接受碘对比剂的患者，可由具有相关专业背景的成像人员采用磁共振成像（MRI）等其他成像方式。AS，主动脉瓣狭窄；EF，射血分数（From Otto CM, Kumbhani DJ, Alexander KP, et al. 2017 ACC expert consensus decision pathway for transcatheter aortic valve replacement in the management of adults with aortic stenosis: a report of the American College of Cardiology Task Force on Clinical Expert Consensus Documents. J Am Coll Cardiol 2017;69:1313-1346.）

表 13.3　TAVR 的影像学评估列表

术前、血管入路、围手术期、术后远期

目标区域	推荐方法及重要指标	附加说明
术前		
主动脉瓣形态	TTE[a] ● 三叶瓣、二叶瓣或单叶瓣 ● 瓣膜钙化 ● 瓣叶运动 ● 瓣环尺寸和形状	● 若能安全进行TEE，尤其有助于评估主动脉瓣下隔膜 ● 若超声心动图诊断不明确，则行心脏MRI ● 若存在MRI禁忌证，则行心电门控胸部CTA
主动脉瓣功能	TTE ● 主动脉瓣峰值流速 ● 平均主动脉瓣压力阶差 ● AVA ● 每搏量指数 ● AR存在及其严重程度	附加参数 ● 无量纲指数 ● 直接平面测量AVA（超声心动图、CT、MRI） ● 射血分数降低的LFLG型AS行多巴酚丁胺负荷超声心动图 ● 若LFLG型AS的诊断存疑，则采用主动脉瓣钙化评分
左心室结构和其他心脏参数	TTE ● LVEF、节段性室壁运动 ● 肥厚、舒张功能 ● 估测肺动脉压 ● 二尖瓣（MR、MS、MAC） ● 主动脉窦解剖和尺寸	CMR：识别心肌病 心肌缺血和瘢痕：CMR、PET、DSE、铊 心肌纤维化和瘢痕的CMR成像
瓣环尺寸	TAVR CTA-门控，多相采集对比增强胸部CT；通常在收缩期30%～40% R-R视窗对瓣环进行重建	主要/次要瓣环直径 主要/次要平均值 瓣环面积 瓣环周长/周边界线
主动脉根部测量	TAVR CTA：通常在舒张期的60%～80%对主动脉根部进行重建	冠状动脉口高度 主动脉窦中部（窦-交界处、窦-窦） 窦管交界部 升主动脉（瓣膜平面以上40 cm、最大直径、PA水平处） 主动脉根部及升主动脉钙化
冠状动脉疾病与胸部解剖	冠状动脉造影 非门控胸部CTA	冠状动脉疾病严重程度 旁路移植：数量/位置 右心室到胸壁的距离 主动脉与胸壁的关系
非心脏成像	颈部血管超声 脑血管MRI	可以考虑，取决于临床病史
肾功能	推荐方法	关键参数
血管入路（成像方法选择取决于肾功能）		
正常肾功能（GFR>60）或ESRD预计不能恢复	TAVR CTA[b]	主动脉、大血管、腹主动脉夹层、动脉粥样硬化、狭窄、钙化 髂动脉/锁骨下动脉/股动脉管腔直径、钙化和迂曲
临界肾功能	对比MRA 直接股动脉造影（低对比剂）	机构协议 外周血管管腔直径和迂曲程度
急性肾损伤或预期ERSD可恢复	无对比剂胸部CT、腹部CT和骨盆CT 无对比剂MRA 权衡风险/获益后可考虑TEE	外周血管钙化和迂曲程度

表 13.3　TAVR 的影像学评估列表（续）

术前、血管入路、围手术期、术后远期

成像目标	推荐方法	其他细节
围手术期		
介入准备	TAVR CTA（围手术期）	预测瓣膜定位的最佳透视角度
瓣环尺寸确认	TAVR CTA（围手术期）	如果需要，考虑主动脉根部注射对比剂 3D TEE确定瓣环尺寸
瓣膜定位	在全身麻醉下进行透视	TEE（如果采用全身麻醉）
瓣周漏	直接主动脉根部造影	TEE（如果采用全身麻醉）
手术并发症	TTE TEE（如果采用全身麻醉） 心脏内超声（备选）	见表13.2
术后远期		
评估瓣膜功能	TTE	超声心动图的关键指标 ● 主动脉峰值流速 ● 平均跨瓣压力阶差 ● 主动脉瓣口面积 ● 瓣周漏和AR
左心室结构和其他心脏参数	TTE ● 射血分数、节段性室壁运动 ● 肥厚、舒张功能 ● 预测肺动脉压 ● 二尖瓣（MR、MS、MAC）	—

a 考虑到 CT 的使用，TEE 在 TAVR 术前瓣环测量中的作用有限。TEE 的围手术期使用仅限于全身麻醉病例
b 除非另有说明，TAVR CTA 是指胸部、腹部和骨盆的 CT 血管造影。通常情况下，通过心电门控多相 CT 采集胸部数据，采集和重建应至少包括收缩末期，通常为 30%～40% 的 R-R 视窗
AR，主动脉瓣反流；AS，主动脉瓣狭窄；AVA，主动脉瓣口面积；CMR，心脏磁共振成像；CT，计算机断层扫描；CTA，计算机断层扫描血管造影；DSE，多巴酚丁胺负荷超声心动图；EF，射血分数；ESRD，终末期肾病；GFR，肾小球滤过率；LFLG，低流量低压差；LVEF，左心室射血分数；MAC，二尖瓣环钙化；MR，二尖瓣反流；MRA，磁共振血管造影；MRI，磁共振成像；MS，二尖瓣狭窄；PA，肺动脉；PET，正电子发射断层扫描；TAVR，经导管主动脉瓣置换术
From Otto CM, Kumbhani DJ, Alexander KP, et al. 2017 ACC expert consensus decision pathway for transcatheter aortic valve replacement in the management of adults with aortic stenosis: a report of the American College of Cardiology Task Force on Clinical Expert Consensus Documents. J Am Coll Cardiol 2017;69:1313-1346.

的认识。图 13.5 强调了 MDCT 在准确诊断方面的价值，可协助 TAVR 团队快速有效地了解心脏和瓣膜病理改变，从而提高手术成功率。

随着这些影像学新技术在 TAVR 前计划中的应用，人们对主动脉瓣环复合体的结构和动态特性、血管粥样硬化程度、胸腹主动脉和髂股动脉分支的特点更加了解[23]。MDCT 在结构性心脏病中的常规测量参数见表 13.4。整合应用 MDCT 提高了 TAVR 瓣膜尺寸测量的准确性，且瓣周漏发生率从 75.3% 降至 55%，中重度瓣周漏发生率从 20.5% 降至 7.5%[24-77]。

MDCT 用于 TAVR 术前评估的相关证据越来越多，在多数大型医疗中心，MDCT 已成为 TAVR 术前的标准影像学评估方法[21,28]。

磁共振成像（MRI）

CMR 和磁共振血管成像（magnetic resonance angiography，MRA）可对主动脉瓣、瓣环、主动脉根部、胸腹主动脉、髂股分支管腔内径等进行综合评估，且与 MDCT 的相关性良好[29-32]。CMR 还可以提供心肌功能和瓣膜病理机制等信息。如果需要血流动力学量化指标，可使用短轴方向的大量电影图像对左心室容积进行量化分析。该信息可用于计算心脏每搏量，并可通过速度编码的血流图像进行内部验证。当超声心动图结果不明确时，该技术可用以辅助诊断瓣膜疾病。

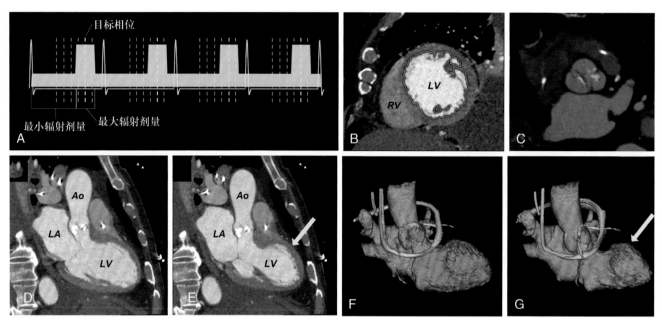

图 13.4　心电门控 CT 血管造影在结构性心脏病中的应用 。A. 心电门控 CT 图像可实现全心动周期的心脏运动影像采集并生成完整的 3D 数据集。临床意义不大的心动周期部分可以减少辐射剂量。电影成像的生成应纳入包括收缩期在内的更宽窗口。B. 心电门控短轴切面与心内膜自动分割。可在整个心动周期中进行，以计算 LFLG 型主动脉瓣狭窄等复杂病例的射血分数和每搏量。C. 收缩期主动脉瓣的心电门控图像显示开放的瓣叶，可通过直接平面测量法清晰识别复杂病变结构并评估瓣膜解剖面积。D-E. 心脏舒张期（D）和收缩期（E）三腔心长轴切面重建影像的静止图像。箭头表示节段性运动功能减退的区域。F-G. 相应的容积渲染图像，可用于心功能的 3D 可视化。箭头表示节段性运动功能减退的区域。Ao，主动脉；LA，左心房；LV，左心室

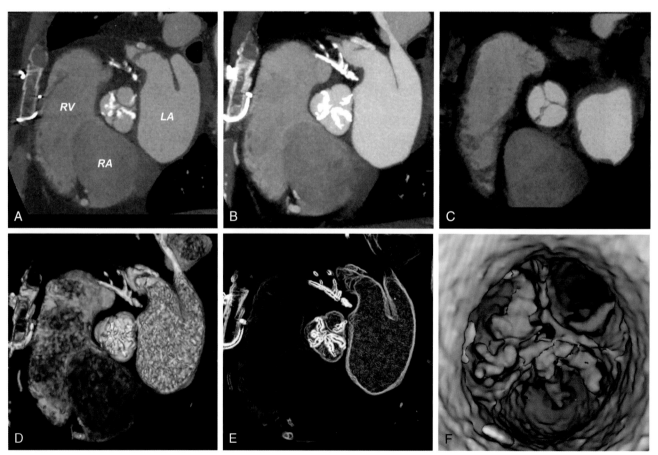

图 13.5　主动脉瓣 CT 成像。A. 主动脉瓣门控 CT 血管造影标准薄层双斜位重建。B. 使用多重堆叠片段和最大强度投影（MIP）时，可更完整地显示钙化。C. 最小强度投影可用于减少钙光晕（部分容积效应），从而更清楚地显示主动脉瓣交界处。该视图尤其有助于评估反流口面积和狭窄瓣膜的面积。D. 容积渲染图像，有助于显示其他心脏和血管结构的空间方向。E. 替代容积渲染图像采用边缘增强和透明效果以显示瓣膜钙化的性质和程度。F. 主动脉瓣的 Fly-through 成像有助于了解钙化的 3D 性质和主动脉瓣方向，也可评估异常的瓣膜运动。LV，左心室；RA，右心房；RV，右心室

表 13.4　TAVR 的 CT 测量指标

目标区域	具体指标	测量技术	附加说明
瓣膜型号及类型			
主动脉瓣形态与功能	主动脉瓣	若获取电影成像，定性评估瓣膜开放罕见病例中主动脉瓣面积直接平面法测量 Agatston钙化评分或容量技术定量评估主动脉瓣钙化	最适用于诊断不明确的LFLG型重度主动脉瓣狭窄病例；有助于确定瓣叶数量
左心室结构和其他心脏参数	左心室流出道	双斜面测量左心室流出道最狭窄部分 周长 面积 定性评估钙化	非标准钙化定量 瓣膜展开时，大的偏心性钙化易致瓣周漏和瓣环破裂
瓣环尺寸	主动脉瓣环	定义为3个冠瓣插入点的双斜面 主要/次要直径 周长 面积	围手术期TEE和（或）术中球囊测量能够确认维度
主动脉根部测量	主动脉窦	主动脉瓣环到每个冠瓣上缘的高度 每个冠瓣到对侧连接处的直径 最大直径周长 最大直径面积	
冠状动脉和胸部解剖	冠状动脉	主动脉瓣环到左主干下缘及右冠状动脉下缘的高度	冠状动脉高度较低会增加手术风险 选择性评估冠状动脉和桥血管狭窄情况 评估瓣膜展开过程中冠状动脉阻塞的风险
	主动脉根部角度	主动脉根部与左心室的夹角 3个瓣叶角度预测最佳X射线透视角度	通过减少围手术期主动脉根部造影次数来缩短手术时间和对比剂负荷
血管入路准备			
血管入路	主动脉	主要/次要直径： ● 主动脉窦管交界部 ● 升主动脉最大直径 ● 头臂动脉分叉前升主动脉 ● 主动脉弓中段 ● 降主动脉峡部 ● 降主动脉肺动脉水平 ● 降主动脉横膈水平 ● 腹主动脉肾动脉水平 ● 腹主动脉髂血管分叉处	必须在两个正交平面垂直于主动脉方向进行测量 识别主动脉疾病 评估动脉粥样硬化负荷 识别主动脉夹层或动脉瘤
	主要外周血管	主要/次要直径、迂曲、钙化： ● 颈动脉 ● 锁骨下动脉 ● 头臂动脉 ● 椎动脉 ● 双侧锁骨下动脉 ● 大血管 ● 髂动脉 ● 股动脉	迂曲或钙化尚无明确的截断值或定义
	辅助血管	狭窄： ● 腹腔动脉 ● 肠系膜上动脉 ● 双侧肾动脉	—
	股动脉分叉与股骨头的关系	股骨头下缘与股动脉分叉处的距离	—

CT，计算机断层扫描；LFLG，低流量低压差；TAVR，经导管主动脉瓣置换术

From Otto CM, Kumbhani DJ, Alexander KP, et al. 2017 ACC expert consensus decision pathway for transcatheter aortic valve replacement in the management of adults with aortic stenosis: a report of the American College of Cardiology Task Force on Clinical Expert Consensus Documents. J Am Coll Cardiol 2017;69:1313-1346.

　　CMR 独特的组织特征分辨能力在患者选择中正发挥越来越大的作用。有证据表明，心脏淀粉样变性在主动脉瓣狭窄患者中的患病率更高[33-35]，合并心脏淀粉样变性或其他心肌病的患者接受 TAVR 通常预后不良，因此，在术前应充分告知患者。

　　表 13.5 列出了可采用上述技术进行评估的解剖结构。CMR 和 MRA 的图像质量在很大程度上取决于图像脉冲序列选择、操作者图像采集技巧及患者

表 13.5　　TAVR 的心血管磁共振成像指标			
目标区域	**具体指标**	**目的**	**测量技术**
瓣膜型号及类型			
主动脉瓣形态及功能	主动脉瓣	如果需要，确认瓣膜形态	主动脉瓣形态的SSFP电影成像 如果超声心动图显示不清，血流成像可量化主动脉瓣反流程度
左心室结构和其他心脏参数	左心室	评估心脏收缩功能 心肌质量	通过直接平面法测量心内膜边界定量评估心肌收缩功能 左心室心肌定量
	左心室流出道	排除主动脉瓣下膜型及动态流出道梗阻	左心室流出道SSFP电影成像 左心室流出道平面内速度编码成像
瓣环尺寸	主动脉瓣环	瓣膜型号及选择	主动脉瓣环SSFP电影成像 无对比剂门控血管造影
主动脉根部测量	主动脉窦	瓣膜型号及选择	无对比剂心电与呼吸门控血管造影 ● 主动脉瓣环到每个冠瓣上缘的高度 ● 每个冠瓣到对侧交界处的直径 ● 最大维度面积
冠状动脉与胸部解剖	冠状动脉	瓣膜型号及选择 评估瓣膜展开时冠状动脉阻塞的风险	主动脉瓣环与左主干及右冠状动脉下缘之间的高度
血管入路准备			
血管入路	主动脉	血管入路准备 识别主动脉疾病 识别主动脉夹层或动脉瘤	通常采用钆对比剂血管造影 基于当地专业水平的无对比剂选项 主要/次要直径： ● 主动脉窦管交界部 ● 升主动脉最大直径 ● 头臂动脉分叉前升主动脉 ● 主动脉弓中段 ● 降主动脉峡部 ● 降主动脉肺动脉水平 ● 降主动脉横膈水平 ● 腹主动脉肾动脉水平 ● 腹主动脉髂血管分叉处
	主要外周血管	血管入路准备	主要/次要直径及迂曲： ● 颈动脉 ● 锁骨下动脉 ● 头臂动脉 ● 椎动脉 ● 双侧锁骨下动脉 ● 髂动脉 ● 股动脉
	辅助血管	血管入路准备	狭窄： ● 腹腔动脉 ● 肠系膜上动脉 ● 双侧肾动脉

SSFP，稳态自由进动序列（本文中为磁共振固有血池电影成像）；TAVR，经导管主动脉瓣置换术

配合度，包括平躺和屏气能力。对于瓣膜性和结构性心脏病，成功的 CMR 和 MRA 规划需要在图像采集和后处理过程中注意细节的把握。心脏瓣膜疾病的 CMR 和 MRA 评估仅推荐在经验丰富的影像学中心进行，该中心的专业影像科医师能够熟练掌握 CMR 图像间的细微差别，并充分了解结构性心脏团队的具体需求。

主动脉瓣环和主动脉根部评估

由于主动脉瓣环是由主动脉瓣叶基底附着所形成的虚拟椭圆环形结构，准确评估和测量主动脉瓣环尺寸较为困难。主动脉瓣环是随心动周期发生搏动性构象变化的动态结构，其最大和最小横截面积的平均相对差值达 18.2%±6.1%[36]。图 13.6 显示了这种构象变化，该变化主要源于最小横截面积的增加，后者可导致收缩期（通常为心动周期中 R-R 间期的 30%～40%）瓣环更大、更圆[37]。通常在收缩期波峰处测量主动脉瓣环，以避免 TAVR 人工瓣膜选择过小[36,38]，从而增加瓣周漏、瓣膜移位或瓣膜栓塞的风险[36,39-42]。

不同制造商的瓣膜尺寸及选择推荐亦不相同，其测量历来采用多种技术参数，包括最小和最大横截面积、周长法计算面积和直接平面测量法计算瓣环面积[28]。考虑到瓣膜植入所致瓣环组织变形和顺应性问题，一般建议选择稍大的瓣膜（10%～15%）[28]，具体情况应遵照制造商的建议，避免选择过大的瓣膜，因为可增加冠状动脉阻塞、心脏传导阻滞[43-44] 和瓣环破裂[22,28,45] 等并发症的风险。不同种类的瓣膜发生心脏传导阻滞等并发症的概率有所不同[16]，目前尚不清楚是否与瓣膜尺寸测量方法或固有差异有关。TAVR 术中及术后左束支传导阻滞（left bundle branch block，LBBB）的发生率很高，

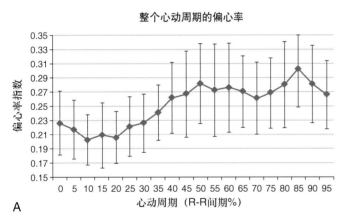

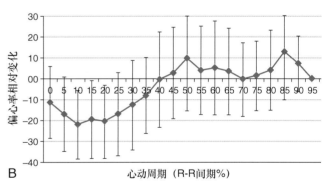

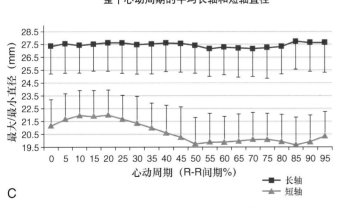

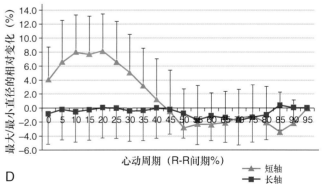

图 13.6　整个心动周期中主动脉瓣环的结构变化。理想的主动脉瓣环测量应在收缩期进行，此时瓣环直径最大，以防止人工瓣膜定径过小。A. 采用主动脉瓣最大和最小直径计算出的偏心指数来计算全心动周期内主动脉瓣环偏心率。B. 收缩期主动脉瓣环偏心率相对变小，形状更圆。C. 偏心率减小主要由收缩期最小直径增加所致。D. 全心动周期内瓣环最小和最大直径的相对变化（From Blanke P, Russe M, Leipsic J, et al. Conformational pulsatile changes of the aortic annulus: impact on prosthesis sizing by computed tomography for transcatheter aortic valve replacement. JACC Cardiovasc Interv 2012;5:984-994.）

右束支传导阻滞（right bundle branch block，RBBB）与心脏性猝死相关，甚至可进展至完全性心脏传导阻滞，因此准确测量瓣膜尺寸非常重要。

鉴于主动脉瓣环的测量参数对于 TAVR 的重要性，因此在使用多模态成像技术测量时应十分谨慎。影像学医师必须了解每种成像方式的偏倚、对比效能和测量误差。

CT

3D MDCT 数据集易于操作，使用专用工作站可在任意平面实现心脏结构可视化。充分处理数据的自由可实现主动脉瓣环的理想成像（图 13.7）。

由于主动脉瓣环是一个虚拟平面，由 3 个冠瓣插入点连接组成，因此对于经验不足的操作人员来说，测量的可重复性是一个挑战。有经验的操作人员进行测量时，主动脉瓣环测量值具有很好的相关性（r=0.94～0.96）[46]。然而，即使有经验的操作人员采用同一方法进行瓣环测量以评估瓣膜尺寸（如外型直径、周长、面积）时，不同操作者测量的瓣膜尺寸也会相差 6%～11%[46]。如果使用多种测量参数进行瓣膜选择的内部验证，仅 3%～4% 的患者存在瓣膜尺寸选择差异[46]。这种微小但临床意义显著的差异强调了经验、培训和持续质量评估在实现精准、可重复的瓣膜选择中的重要性。

除测量主动脉瓣环尺寸外，MDCT 还可分析主动脉瓣环和左心室流出道的钙化和复杂程度。弥漫性或偏心性钙化会增加瓣环破裂、瓣周漏或冠状动脉阻塞的风险。

冠状动脉阻塞是 TAVR 的严重并发症之一，在 TAVR 瓣膜植入时或术后均可发生，最常见于瓣膜植入后 7 天内[47]。大部分相关数据来自回顾性注册研究，由于早期识别出潜在问题的发生率极低，这

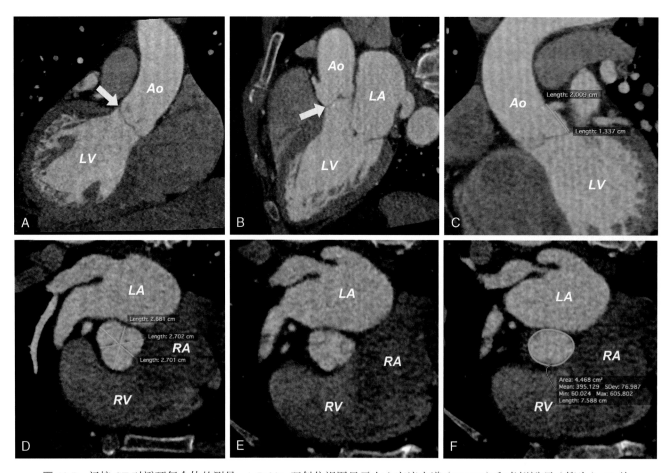

图 13.7　门控 CT 对瓣环复合体的测量。A-B. 90° 双斜位视图显示左心室流出道（LVOT）和虚拟瓣环（箭头）。C. 从主动脉瓣环到冠状动脉左主干上缘、下缘的距离。冠状动脉高度较低和瓣叶较长与瓣膜展开时出现冠状动脉阻塞有关。D. 主动脉窦最宽处的主动脉瓣环双斜位重建。E. 从主动脉窦到其 LVOT 插入点的过渡点即为虚拟主动脉瓣环。F. CT 所示的主动脉瓣环。常用于测量瓣环面积、最大和最小直径及周长。Ao，主动脉；LA，左心房；LV，左心室；RA，右心房；RV，右心室

限制了 MDCT 提供的预测即刻或迟发冠状动脉阻塞的相关数据指标。实际上，如果冠状动脉高度大于 TAVR 瓣膜的预期着陆点，则冠状动脉阻塞的风险最小。如果 TAVR 瓣膜的预期植入距离与冠状动脉开口足够远，理论上这种风险会进一步降低。

瓣中瓣（valve-in-valve，VIV）TAVR（即在前期外科植入的主动脉瓣中经导管植入瓣膜）会增加冠状动脉阻塞的风险[48]。接受 VIV TAVR 的例数逐渐增加，理解其操作过程中的影像学细节十分重要[49]。除冠状动脉阻塞风险较高外，VIV TAVR 出现患者-瓣膜不匹配的风险也较高，这与预后不良有关[50]。为降低患者-瓣膜不匹配的发生率，部分团队提出 TAVR 前采用球囊成形术使瓣膜断裂是可行的，可显著改善血流动力学[51-52]。利用 CTA 进行术前分析可提高 VIV TAVR 的安全性，尤其在使用瓣膜断裂技术时。如果术前影像学检查提示患者出现冠状动脉阻塞的风险高，可在 TAVR 前对高危瓣叶行经导管电灼术，造成其穿孔和撕裂，从而预防冠状动脉阻塞[53]。

当超声心动图参数不明确时，MDCT 有助于主动脉瓣狭窄患者的诊断。主动脉瓣钙化评分可提高 LGLF 型重度主动脉瓣狭窄等疾病的诊断率。MDCT 电影成像评估狭窄瓣膜时，采用直接平面测量主动脉瓣面积有助于确定主动脉瓣狭窄的严重程度，并预估患者能否从 TAVR 中获益。MDCT 在 LGLF 型重度主动脉瓣狭窄中的其他应用包括使用改良的瓣环可视化方法作为计算主动脉瓣面积连续方程的一部分。与超声心动图相比，MDCT 测量的瓣环尺寸整体偏大，采用 MDCT 连续方程计算 <1.2 cm^2 的主动脉瓣面积与超声心动图测量 <1.0 cm^2 的主动脉瓣面积相当[54]。图 13.8 显示一例采用上述原则进行临床决策的病例。

对于急性肾功损伤或尚不需要透析治疗的严重慢性肾病患者，在 TAVR 前应避免 MDCT 检查。这些患者也应尽量避免使用含碘对比剂。对于严重过敏的患者，即使已经采用预防性术前用药，也应避免使用含碘对比剂。

随着经导管治疗经验的积累，先前被临床试验

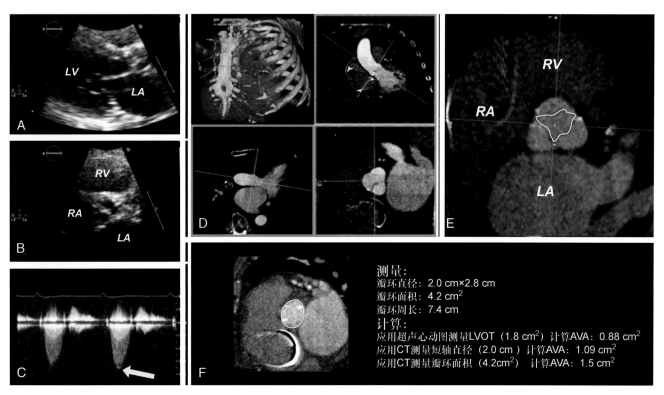

图 13.8　门控 CT 在 LFLS 型主动脉瓣狭窄中的应用。1 例重度肥胖患者，经胸超声心动图（TTE）声窗条件差，疑诊症状性 LFLS 型重度主动脉瓣狭窄，转诊 TAVR。A-C.TTE 图像显示经连续方程计算峰值流速 3.5 m/s（黄色箭头）、平均压力阶差 25 mmHg、主动脉瓣面积（AVA）0.9 cm^2，每搏量 66 ml，每搏量指数 26 ml/m^2。D. 双斜位 CT 血管造影图像显示主动脉瓣方向。E.CT 可清晰显示收缩期主动脉瓣，直接平面测量法计算的瓣膜解剖面积为 1.9 cm^2。F. CT 测量的主动脉瓣环偏心明显，其短轴平面与 TTE 测得的瓣环直径吻合。采用不同的瓣环参数通过连续方程计算的 AVA 有显著差异。LA，左心房；LV，左心室；RA，右心房；RV，右心室

排除的低风险[8]和年轻的患者（如二叶式主动脉瓣和复杂先天性心脏病患者）也开始接受 TAVR[55]。这意味着患者将从年轻时开始接受 MDCT 和 X 射线透视检查等一系列评估。尽管对于多数接受 TAVR 的高风险重度主动脉瓣狭窄高龄患者来说，影像学检查的电离辐射剂量的影响可以忽略不计[8]，但对于接受经导管治疗的年轻患者，累积辐射量是必须考虑的重要问题。这类患者将需要进行替代性影像学检查[56]，如 CMR[30]、3D TEE 以及新型融合成像技术。

超声心动图

尽管超声心动图在 TAVR 中发挥巨大作用，但其用于主动脉瓣环评估时存在一定问题，因为标准的 2D TTE 图像大多在短轴切面显示椭圆形瓣环[26,57]。随着 3D TTE 探头的普及，整合双平面引导等新技术以及全容量 3D 采集成像技术可提供更好的主动脉瓣及瓣环形态图像。全容量 3D TTE 数据集与 MDCT 相似，都可以进行后期图像处理。3D TTE 图像数据的空间分辨率及时间分辨率通常有限，需要操作者在高效且可重复的后处理方面具有独特的经验和培训经历。尽管存在技术障碍，但 3D 成像的图像质量仍在不断提高，使其常规用于 TAVR 术前评估方面变得更加可靠。

TEE 在结构性心脏病介入治疗术前和围手术期指导方面均发挥着重要作用[26,31,39,58]。TEE（特别是结合 3D 成像技术时）可以提供准确的主动脉瓣环解剖轮廓（图 13.9）。瓣环参数可在 TEE 检查过程中进行测量，但更常见于 3D 数据后处理。

术前 TEE 用处极大，因其可多次采集图像，且不用担心肾毒性含碘对比剂和电离辐射暴露的影响。瓣环测量是反映对比影像学分析的重要性的主要事例，因为与 MDCT 相比，3D TEE 直接平面测量瓣环面积整体偏小[58]，这具有重要的临床意义，可直接导致 50% 的患者 TAVR 瓣膜尺寸存在偏差[55]。

图 13.10 显示了上述尺寸偏差可增加瓣周漏风险[59]。

TEE 用于 TAVR 术前评估的另一个缺点是增加了病弱人群的操作风险。如果在 TAVR 前即刻行 TEE 而作为手术的一部分，上述风险会有所降低。然而，以这种方式完成时，通常存在时间限制，无法充分整合数据。当遇到特殊情况（如瓣环极小或极大）时，如果未提前备好合适型号的瓣膜，也可能导致手术中断。

严重钙化会导致瓣周漏的发生，在 MDCT 上很容易观察到，但由于声学的影响，采用 TEE 评估较为困难。MDCT 评估的许多参数（如冠状动脉开口高度）用 TEE 评估时较为困难且不可靠。如果在计划的手术中，TEE 的某些发现提示手术应该终止，有可能这个时候中心血管入路等操作已经完成，整个导管室的工作流程可能会中断。

MRI

CMR 最常用于多种心血管疾病的生理学评估和诊断（图 13.11A-B）。特别是高度钙化的瓣膜，有助于明确鉴别二叶式主动脉瓣或发育不良的主动脉瓣。当 MDCT 或 3D 超声心动图无法明确诊断时，CMR 亮血电影成像功能可提供主动脉瓣、主动脉根部、主动脉瓣环和冠状动脉开口的详细评估信息。

条件允许时，自由式呼吸、无对比剂、导航门控、全心动周期 3D 数据采集等技术有助于主动脉瓣环测量（图 13.12）[31]。与标准 2D 亮血电影成像不同，全 3D 数据集可以实现在首次采集期间对主动脉瓣环和血管结构的精准测量和重建。但是，与 MDCT 不同，门控 MRA 成像通常只能在心动周期的单一时相获得，而不能获得主动脉瓣环的结构成像变化。

这些检查所需的心电和呼吸双门控较为耗时，与所需的空间分辨率成正比，是高龄体弱患者需要面对的问题。部分医疗中心采用钆对比剂 MRA 成像技术评估主动脉瓣环，但测量瓣环大小所需的心电门控序列尚未广泛使用，与 MDCT 相比并无更多获益。

新技术

如果使用以上所有影像学技术仍不能明确瓣环尺寸，可采用有创性方法在术中用球囊确认主动脉瓣环大小。随着操作愈加复杂，3D 打印等新技术逐渐获得关注，有助于复杂病例的术前规划[60]。除 3D 打印技术外，虚拟瓣膜植入的计算机辅助建模技术在 TAVR 术前规划中也将发挥重要作用[61]。

在应用 CT 以外的其他成像技术时，多项研究发现不同技术间存在测量差异[62]。因此，需要足够的细心与相关经验以掌握每种技术的优势和短板。

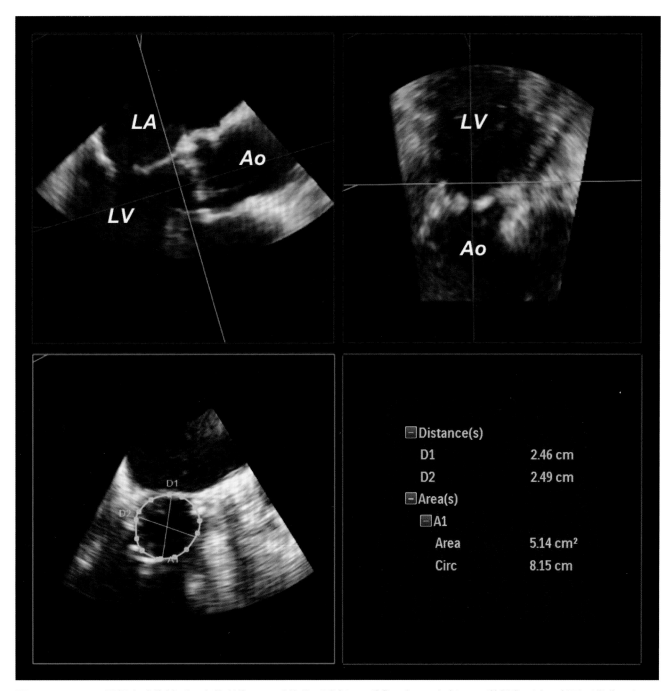

图 13.9　3D TEE 测量主动脉瓣环。多数现代 TEE 系统均可进行 3D 采集。与 CT 相似，3D 数据集可在双斜平面操作。与 2D 图像相比，3D 图像可以更准确地评估瓣环和瓣膜尺寸。Ao，主动脉；LA，左心房；LV，左心室

外周及中心血管入路

　　由于输送鞘管直径仍然较大，血管入路的合理测量和评估对于 TAVR 十分重要。如图 13.13 所示，评估整个胸腹主动脉、胸部周围动脉血管（包括主动脉大血管）和髂股血管系统至关重要。

　　主动脉血管系统包括主动脉根部、主动脉弓、降主动脉和腹主动脉。主动脉根部近心端是从主动

脉瓣环到窦管交界部并包围主动脉瓣叶的区域。该区域的影像学检查包括主动脉瓣形态评估（见第 8 章）。远端的升主动脉和主动脉弓部动脉粥样硬化斑块的范围与心脏外科手术后预后不良和 TAVR 术后并发症的发生率升高有关[63]。对于中心主动脉血管的全面评估包括动脉瘤、扩张、钙化、活动性斑块、附壁血栓、夹层、壁内血肿和主动脉透壁溃疡等的评估。主动脉根部动脉瘤可能增加穿孔风险，尤其

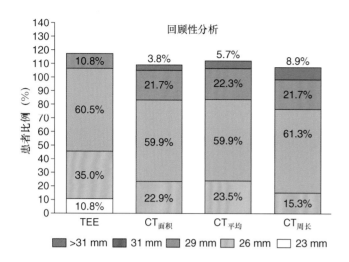

图 13.10　不同成像技术测量瓣膜尺寸的差异。经导管主动脉瓣膜尺寸可通过 2D TEE 联合 CT 图像进行回顾性评估。CT 测量的瓣膜尺寸与 2D TEE 的测量值不完全一致，常偏大。这强调了解不同成像方式差异的重要性以及复杂瓣环结构 3D 成像的优势（From Mylotte D, Dorfmeister M, Elhmidi Y, et al. Erroneous measurement of the aortic annular diameter using 2-dimensional echocardiography resulting in inappropriate CoreValve size selection: a retrospective comparison with multislice computed tomography. JACC Cardiovasc Interv 2014;7:652-661. ）

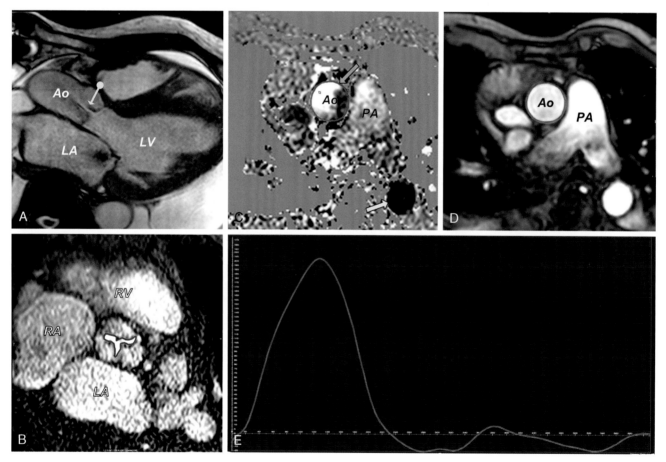

图 13.11　CMR 成像技术评估主动脉瓣疾病。A. 三腔长轴视图固有亮血 CMR 电影成像显示收缩期峰时主动脉瓣叶偏移不良，质子失相过程显示中央高速湍流射流束（黄色箭头）。B. 主动脉瓣横断面固有亮血 CMR 成像显示瓣膜解剖面积为 1.2 cm²。C. 速度编码血流成像以白色（蓝色箭头）显示流经主动脉的前向血流，黑色（黄色箭头）显示流经降主动脉的血流。D. 相应的电影静止图像辅助绘制准确的目标区域流速以进行量化评估。E. 随时间变化的主动脉量化血流对于主动脉瓣反流的定量评估具有重要作用。Ao，主动脉；LA，左心房；LV，左心室；PA，肺动脉

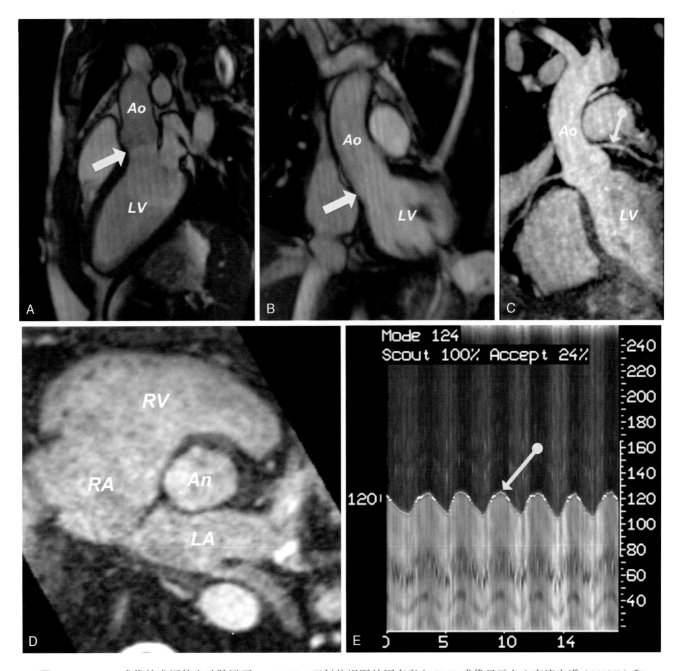

图 13.12　CMR 成像技术评估主动脉瓣环。A-B.90° 双斜位视图的固有亮血 CMR 成像显示左心室流出道（LVOT）和虚拟主动脉瓣环（箭头）。这些图像可用于测量瓣环的横断面，由于瓣环的动态运动，获取较为困难。C. 瓣环复合体和近端冠状动脉的无对比剂心电门控磁共振血管造影（MRA）图像。虽然未广泛使用，但心电图门控 MRA 图像是 CT 的最佳替代方案。D. 与 C 图相同的无对比剂心电门控 CMR 在主动脉瓣环处以双斜位方向排列。E. 心电门控 CMR 成像通常有呼吸门控模式，采用薄板导航仪仅在呼气末采集数据（箭头）。An，主动脉瓣环；Ao，主动脉；LV，左心室

是在瓣膜着陆区的输送角度增加时。

　　胸部外周血管包括主动脉以外的大血管，如头臂动脉、颈动脉、锁骨下动脉及更远端的腋动脉。在骨盆中，主要的外周血管评估包括髂股血管系统，特别是髂总动脉、髂外动脉和股总动脉。应仔细评估每条外周血管的最小管腔内径、迂曲度、钙化程

度或形态。环形钙化、马蹄形钙化和重度迂曲在接受 TAVR 的患者的髂股血管系统中尤为常见，这可增加手术入路的血管并发症风险[64]。

　　中心血管和外周血管的评估在选择入路中发挥主要作用。标准方法为股动脉入路，其他路径包括心尖部、颈部血管[65-66]、腔静脉[67-68]、锁骨下动脉

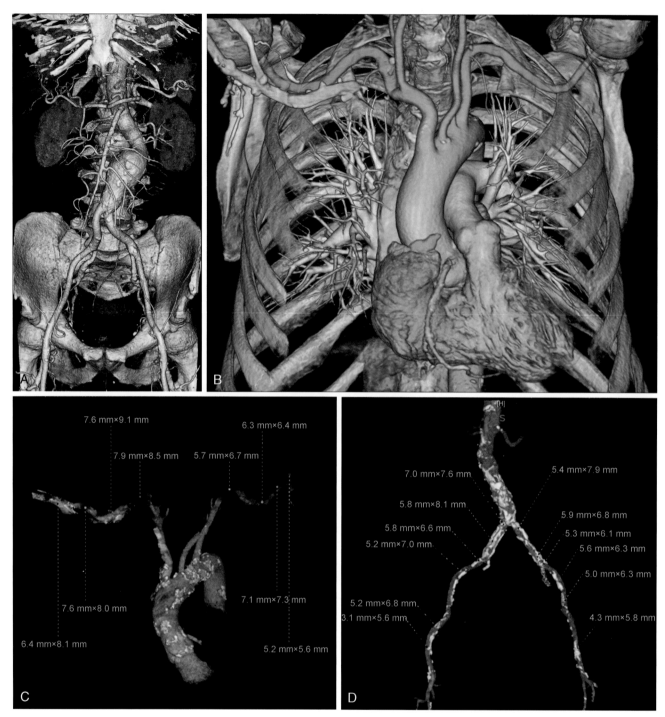

图 13.13　中心血管和外周血管的 CT 成像。A. 容积渲染图像显示腹主动脉瘤，其是 TAVR 血管入路的潜在并发症。B. 胸部血管的容积渲染图像可更好地理解心脏和血管结构的空间方位。C-D. 胸部血管和髂股血管容积渲染图像显示迂曲、钙化和血管尺寸。这些图像常用于术中 X 射线透视的标记

和直接主动脉入路[69]。

CT

MDCT 应用广泛，可用于主动脉瓣环以外的多项数据测量，包括主动脉窦大小、冠状动脉开口与瓣环的距离、窦管交界部处的主动脉尺寸、升主动脉内径、主动脉钙化程度和位置等[70]。MDCT 在胸腹血管狭窄、迂曲和钙化评估方面同样具有优势。

MDCT 可评估的其他风险包括主动脉或血管夹层、壁内血肿、主动脉溃疡和弥漫性动脉粥样硬化。在动脉入路较困难的病例中，MDCT 可评估其他血管入路的可行性。MDCT 评估外周血管的主要问题

是重度钙化血管可能出现钙化晕状伪影，这使得评估小血管更加困难。

　　尽管十分重要，但 MDCT 仍受限于急性肾损伤或严重慢性肾功能不全的患者。人们已经尝试一些新的解决办法，先进的 MDCT 技术（如迭代重建技术）现已常规取代传统的滤过反向投影重建技术。迭代重建允许低管电压（kVp）扫描，能在减少辐射剂量的同时保证图像质量。低管电压（80～100 kVp）也更接近碘的 K- 缘能量（33 keV），并提高了给定剂量的碘对比剂的增强效果。结合这些优点，可以在不降低图像质量的前提下降低对比剂用量。部分中心利用这一点，仅使用 20 ml 稀释的对比剂用于 TAVR 术前 MDCT 扫描，即可获得满意的图像质量[71]。也有中心在心导管检查后保留股动脉鞘管，可直接从中注入对比剂进行 MDCT 骨盆血管造影。这种方法使用极低剂量（约 15 ml）碘对比剂即可成功评估肾以下腹主动脉[72]。

　　若碘对比剂绝对禁用，可考虑无对比剂 MDCT 扫描评估血管整体大小、钙化和迂曲程度。通常由于周围脂肪的存在，无对比剂扫描可估算血管外径，发现较大的动脉瘤。然而，无法获得实际血管管腔信息，因此需要结合其他方法辅助评估实际管腔狭窄、闭塞、夹层或其他动脉病理改变。

MRI

　　钆对比剂 MRA 是除 MDCT 外的评估中心和外周动脉系统的最佳选择。目前大多数 MRA 脉冲序列不是心电门控，主要适用于中心主动脉和外周血管等非心脏结构。CMR 或 MRA 序列不易显示钙化，但在高度钙化的血管中，因降低钙化晕状伪影，有时优于 MDCT。在 MRA 中，钙通常产生信号缺失，从而更易显示狭窄的真实程度。

新技术

　　对于肾功能较差的患者，融合成像技术逐渐受到关注且应用愈加广泛。该技术潜力巨大，但目前受限于技术创新和专业知识。图 13.14 所示为融合成像技术用于外周血管评估的病例，该例将 MRA 与无对比剂 CT 相结合[73]，这为不能应用碘对比剂的肾病患者带来了希望。其他制造商开始在 X 射线透视图像上整合 MDCT 叠层，用以辅助 TAVR 瓣膜定位。个别中心将 TEE 融合到 X 射线透视屏幕上，以更好地了解心脏结构的空间方位。

其他术前准备

　　TAVR 前，术前规划、预期各项风险及评估潜在预后十分重要。评估内容包括使用 MDCT 预测 X 射线透视下的最佳瓣膜输送角度、计划使用脑保护装置、判断潜在并发症、为同期手术［如经皮冠状动脉介入治疗（percutaneous coronary intervention, PCI）］制定决策、应对紧急情况时的外科手术安全性和路径，以及识别其他高风险特征（如左心耳血栓）。

预测输送角度

　　了解正确的输送角度有助于 TAVR 瓣膜展开。

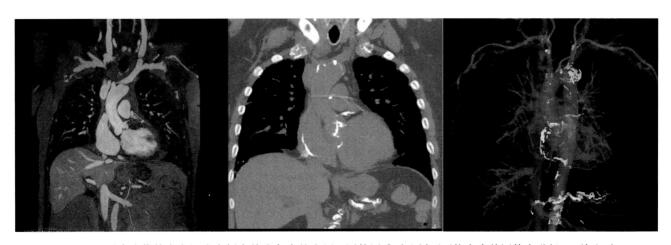

　　图 13.14　融合成像技术在疑难病例术前准备中的应用。因禁用碘对比剂而不能在术前评估中进行 CT 检查时，替代影像学检查常依赖于区域专业水平和创造性。部分中心甚至使用融合成像技术，将 MRA 与无对比剂 CT 显示的钙化进行融合［From Yoshida T, Han F, Zhou Z, et al. Ferumoxytol MRA and non-contrast CT fusion in TAVR candidates with renal failure. J Cardiovasc Magn Reson 2016;18（Supp）1:Q59.］

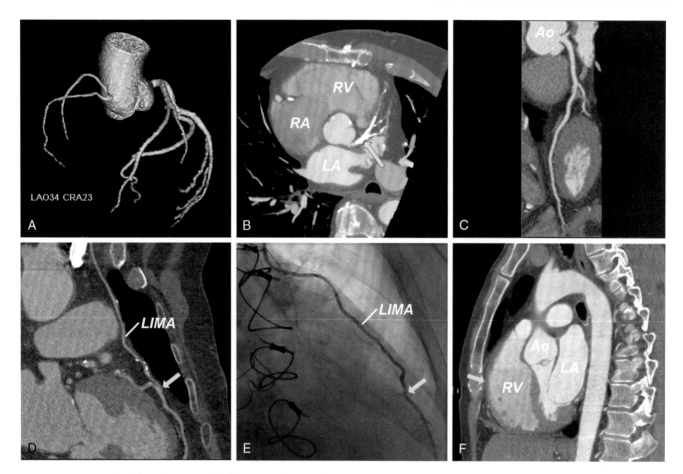

图 13.15　冠状动脉血管 CT 造影技术在 TAVR 术前准备中的应用。A. 主动脉根部和冠状动脉容积渲染图像可评估经导管主动脉瓣置换术（TAVR）在 X 射线透视下的最佳输送角度。B. 最大强度投影冠状动脉 CT（CCTA）图像显示一例左主干重度钙化（箭头）的高龄患者。C. 对于准备行 TAVR 的患者来说，由于血管钙化较重且不能应用 β 受体阻滞剂和含服硝酸甘油，CCTA 较为困难。当图像质量较好时（如图所示），可用于排除明显的冠状动脉狭窄，避免 TAVR 前进行有创性冠状动脉造影。D-E. 冠状动脉旁路移植术后患者的 CCTA 图像和对应的冠状动脉造影。可见左内乳动脉（LIMA）与自身左前降支的连接点（箭头）。除评估桥血管是否通畅外，桥血管与胸骨的位置关系对于紧急手术准备十分重要。F. 右心室游离壁与胸骨的距离（箭头）对紧急手术准备也十分重要

在 TAVR 瓣膜定位过程中，瓣膜与自体主动脉瓣和主动脉根部中心线精确同轴十分重要，可避免操作相关并发症[20]。既往是通过多体位有创性造影完成上述过程[74-75]。MDCT 的常规使用可提前准确判断 X 射线透视下的输送角度[74,76]，可使用双斜位多平面 MDCT 或演绎图像（图 13.15A）来完成。

术前评估主动脉根部角度可通过减少造影次数来节省手术时间和对比剂用量。最新的扫描系统融入了术中 C 型臂 CT 扫描，且与 MDCT 有很好的相关性[77]。

血栓保护装置

由于脑血管事件是 TAVR 不良结局的主要原因之一，因此开发新技术和设备以降低脑血管事件风险已成为热点[78]。脑血管栓塞保护技术的作用和技术各不相同，目前批准上市的一种装置是在头臂动脉和左颈总动脉置入经皮篮式滤器[79]。MDCT 评估大血管的尺寸、迂曲度和钙化等对于患者选择保护装置十分重要。随着更多的保护装置可供临床应用，影像学评估将在选择合适患者及器械型号方面发挥重要作用。

冠状动脉与桥血管分析

心脏计算机断层扫描血管造影（CCTA）是一种快速、准确评估冠状动脉狭窄的技术。用于评估结构性心脏病的 MDCT 技术中，心电门控和其后处理工具最初均用于 CCTA，鉴于图像采集的相似性，大多数用于 TAVR 术前评估的门控 MDCT 成像均可用

于冠状动脉评估。图 13.15B-E 显示了 TAVR 术前评估的常用技术。

进行 TAVR 术前标准 MDCT 扫描时，基于 MDCT 的常规冠状动脉评估也存在一些问题。首先，目前多数 MDCT 扫描的时间分辨率要求检查前应用 β 受体阻滞剂减缓心率（通常 <60 次/分），使动态的冠状动脉可以被采集，而多数 TAVR 患者无法耐受。其次，多数重度主动脉瓣狭窄患者不能耐受硝酸甘油，硝酸甘油常用于冠状动脉评估时扩张冠状动脉以获取较好的图像效果。再次，多数行 TAVR 术前评估的患者年龄较大，其冠状动脉可能存在复杂伴高度钙化的病变，这种情况下难以评估显著的冠状动脉狭窄。考虑到反复开胸手术的风险较高，TAVR 更多地被用于既往行冠状动脉旁路移植术的患者[80-81]。CCTA 对于桥血管的显示良好，但过多的银夹会遮挡桥血管，同时病变的自体冠状动脉通常难以评估。最后，冠状动脉支架在接受 TAVR 的患者中较为常见。目前的 CT 成像技术多数只对直径 >3 mm 的大型支架显示较好，在后处理过程中需要更好的重建分辨率和更高的辐射水平，以减少金属伪影。即使采用最先进的 MDCT 技术，CCTA 对接受 TAVR 的高龄患者的冠状动脉评估也常受到限制。但是，在一些情况下，如果 CCTA 显示良好，能够排除显著的冠状动脉病变，则可避免在 TAVR 前进行冠状动脉造影。

一项纳入 491 例接受 TAVR 的意大利患者的研究中，116 例患者同时接受 CCTA 和有创性冠状动脉造影。其中，65 例（56%）CCTA 报告有显著冠状动脉病变，31 例（47.7%）有创性冠状动脉造影发现有血流动力学改变的病变。采用 CCTA 联合有创性冠状动脉造影，围手术期心肌梗死的发生率仅为 1.2%[82]。这些数据表明，尽管评估接受 TAVR 的患者的冠状动脉具有一定挑战性，且特异性低，但将冠状动脉评估纳入常规 TAVR 流程可显著降低不良事件的发生。

急诊手术计划

若 TAVR 瓣膜输送过程中出现并发症需要急诊手术，MDCT 有助于制订急诊手术方案[83-84]。其主要用途是评估心血管结构与胸骨的关系（图 13.15F）。其他与胸骨有关的重要结构包括右心室游离壁、升主动脉、头臂动脉和心包。应评估胸骨是否存在既往手术造成的畸形和粘连。评估冠状动脉

旁路移植术与胸骨的关系也很重要，特别是内乳动脉旁路移植术。

评估升主动脉动脉粥样硬化性钙化程度十分重要，因为严重钙化会增加在体外循环主动脉插管时的卒中风险。对于瓷化主动脉的患者，应考虑其他动脉插管入路。

左心耳血栓

有证据表明，TAVR 伴心房颤动患者的左心耳血栓发生率较高。有关 TAVR 前 MDCT 评估的研究发现，患者左心耳血栓的患病率为 3.8%～11%[85-86]。这一发现有助于对 TAVR 患者进行风险分层，并避免使用可能用于介入取栓的血管入路。

技术因素

CT

针对 TAVR 术前评估，建议使用至少 64 排、空间分辨率为 0.5～0.6 mm 的 MDCT 系统。数据处理工作应在有能力操作 3D 数据集的双斜位平面的专业工作站进行。许多工作站使用自带 TAVR 专用分析包的半自动化工作流程以创建具有可重复性的高效临床工作流程[87-91]。

尽管扫描程序因制造商而异，但通常涉及两个主要步骤。第一步是对主动脉瓣环和主动脉根部进行心电门控采集。心电同步成像可减少运动伪影，允许在捕获的心动周期的任何阶段进行重建。这些图像的主要用途是测量瓣膜大小，提供与冠状动脉、瓣叶形态、钙化和其他有疑问的解剖特征相关的详细信息。大多数设备使用全回顾性心电门控采集技术，增加了辐射暴露，但可评估整个心动周期的全部心脏结构。第二步是全胸部、腹部和盆腔血管造影，通常不需要心电门控技术重建动脉血管。

尽管快速且性能强大，但 MDCT 将患者暴露于肾毒性含碘对比剂的风险中。低渗性碘对比剂的标准检查剂量为 80～120 ml，因此对于老年患者应认真权衡获益与风险[92]。特别对于有碘对比剂绝对禁忌证的患者，备选影像学检查不符合标准流程，且高度依赖专业水平，可能需要多模态整合。CT 的安全阈值高度个体化，部分取决于生产商偏好和机构协议。

MRI

CMR 成像的核心是采用 2D 心电门控非对比电影 CMR 序列的固有亮血电影成像（无对比剂），即平衡稳态自由进动（SSFP）。SSFP 图像通常在 6～10 mm 的切片厚度下获得，切片之间有或没有小间隙。SSFP 成像的主要缺点是，尽管提供了固有亮血成像和高信噪比，但图像获取需要多个心动周期，期间屏气 8～12 s，且无不规则心搏或心律失常。典型的 SSFP 图像以 2D 图像序列形式获取，由于获取后无法进行其他操作，因此在获取主图像时必须精准排列成像平面。

MRA 图像采集不依赖于对比剂血管造影，固有亮血 MRA 序列可以实现，但因采集时间过长，单次屏气难以完成。这些图像可通过自由呼吸、导航门控、3D、全心脏采集（通常在舒张中期，体素质子大小约 1.2 mm×1.2 mm×1.8 mm）获得，类似于 MDCT 图像的容积采集。由于获取全动态数据集所需的时间有限，通常只能在 R-R 间期的单个时相获取图像。无对比剂血管造影序列应用并不广泛，而基于钆的序列通常是必需的。

钆螯合物最常用于 MRA 相关研究。尽管无直接肾毒性，但其与肾小球滤过率<30 的肾功能受损、急性肾衰竭、需要血液透析的终末期肾病患者出现肾源性系统性纤维化有关。这使得肾功能异常的用药窗口很小，此类药物可能比碘对比剂作用更强，通常仅用于特定病例。

CMR 在心脏瓣膜疾病中的应用得益于速度编码成像，与多普勒超声心动图类似。平面内血流定量可显示狭窄或反流性瓣膜病变的血流方向[93]。此外，平面间血流成像有助于主动脉瓣反流的定量分析（图 13.11C-E）。通过平面间血流可估计主动脉瓣狭窄的峰值流速，但与超声心动图相比，整体峰值流速偏低。4D 血流序列正在研发中，该技术受到数据采集时间长和缺乏广泛应用条件的限制。尽管如此，4D 血流仍然具有改变 CMR 评估心脏瓣膜疾病的潜力。

术前非心血管系统影像学评估

由于高龄人群痴呆及动脉粥样硬化的患病率较高，建议患者接受 TAVR 前应进行颈动脉超声和脑血管 MRI 等术前评估。然而，在提出结论性建议之前仍需进一步完善检查。接受 TAVR 的患者脑血管事件发生率高于接受 SAVR 的患者，术前相关评估十分重要。

围手术期评估

术前即刻评估

X 射线透视和 TEE 是 TAVR 术中主要的成像方式。主动脉瓣环可在术前即刻采用 TEE 进行评估，由于术前已有 MDCT 标准成像数据，TEE 最好用于确认术前规划。TEE 亦应作为紧急手术测量瓣膜尺寸的唯一手段，此时通常时间紧急，不能进行仔细评估[94]。

如果对主动脉瓣环测量参数存疑，可以将扩张球囊置于主动脉瓣环处，随后进行主动脉根部造影以评估主动脉瓣反流情况。TAVR 前 MDCT 测量的瓣膜定位释放角度可通过主动脉根部造影进一步证实。C 型臂 CT 的应用越来越广泛，未来可能在围手术期发挥重要作用，尤其是急诊手术病例。

围手术期指导的注意事项

当决定进行 TAVR 时，TEE 实时 3D 成像可显著改善图像质量和时间分辨率，可为整个手术过程提供全图像指导[62]。双平面成像和 X 射线透视融合技术等 3D TEE 工具在此时发挥重要作用。

与其他成像模式一样，实施介入 TEE 需要特殊的培训和实践经历，特别是在积极干预的压力下。然而，对这些影像学技术的充分培训是一个不断演变的过程。由于许多中心已常规开展 TAVR 术中监护麻醉，未来针对 TAVR 开展的 TEE 操作可能减少[95-96]。早期数据表明，减少 TEE 的使用并未对预后产生显著影响[97]，介入 TEE 对于指导复杂和高风险病例仍然具有重要作用[53]。

术后即刻评估

TAVR 术后即刻影像学评估主要包括 X 射线透视（通常在主动脉根部注射碘对比剂）和 TEE 评估。评估的主要目的包括：①评估瓣膜位置以及其是否定位于预期位置；②评估即刻的严重并发症；③评估即刻瓣周漏程度。

在初始成像中可以观察到的并发症包括左心室流出道大面积钙化所致的瓣环破裂，以及人工瓣膜挤压自体瓣膜所致冠状动脉阻塞导致的室壁运动异常。如果瓣周漏程度较重而不能接受，可以根据具体原因采取相应措施，如所用瓣膜类型及瓣膜是否可以回收或重新定位。随着许多中心不断积累 TAVR 及监护麻醉的相关经验，尤其在中等风险人群中，TEE 可能会被术后即刻 TTE 或非超声心动图成像所取代。

术后监测

术后瓣膜评估

TAVR 后瓣膜成像的确切时间框架尚未确定。多数随访采用 TTE 结合多普勒超声心动图监测瓣膜压力阶差和流速。许多中心定期对患者进行 TTE 检查，如出院前、术后 1 个月、6 个月和 1 年。然而，这些方案通常源自临床研究，与现行的 SAVR 指南并不一致，后者在植入后 10 年间，仅建议针对基线血流动力学的初次随访[14]。这些指南与 TAVR 的相关性仍然存疑，因为 TAVR 瓣膜与 SAVR 瓣膜相比的耐久性还需进一步研究证实。

MDCT 在 TAVR 后评估中持续发挥作用。可评估瓣膜植入高度、瓣膜形态，并更好地发现心腔破裂等并发症[98]。MDCT 也可用于研究 TAVR 对瓣环复合体几何形态的影响，当圆形瓣膜植入至椭圆形瓣环时，瓣环会顺应性变圆。非圆形瓣膜的展开可以通过大于 10% 的偏心率进行量化[99]，而从理论上讲，高度偏心的瓣膜会在膨胀后扭曲原本的几何形状，导致瓣膜早期衰败[100]。球囊扩张式瓣膜植入 2.5 年后，高度偏心瓣膜较为罕见，说明瓣膜植入后几何形状比较稳定[101]。

超声心动图量化评估瓣周漏缺乏规范化标准。在可视化较差的疑难病例中，采用 MRI 定量评估主动脉瓣残余反流在 TAVR 后患者监测中可能发挥重要作用[102]。

植入人工瓣膜的耐久性

随着 TAVR 的广泛应用，特别是推广至年轻的低风险人群后，瓣膜的耐久性逐渐成为关注的焦点[8,103]。早期发生瓣膜衰败的病例报告证实，其主要诱因包括心内膜炎、结构性瓣膜衰败和瓣膜血栓形成[104]。这与 PARTNER I 试验报道的 5 年预后不同，PARTNER I 试验的 TAVR 组或 SAVR 组中均未

见结构性瓣膜衰败[19]。

单中心研究表明，在接受使用球囊扩张式瓣膜的 TAVR 的患者中，约 3.4% 的患者出现中期人工瓣膜衰败。一项采用自膨胀式瓣膜的 5 年随访研究报道了相似结果[105]，其晚期瓣膜衰败率为 1.4%，约 2.8% 的患者出现晚期轻度瓣膜狭窄[106]，约 0.61% 的患者发现与瓣膜血栓形成有关的进行性呼吸困难和 TAVR 瓣膜的压力阶差增加，大多发生在植入后 2 年内。即使超声心动图并未清晰显示瓣膜血栓形成，采取抗凝治疗可能是有效的[107]。

由于 TTE 的采集窗口问题，常难以获取对人工瓣膜瓣叶活动的详细评估，亚临床瓣叶血栓形成常被低估。采用 MDCT 电影成像时，瓣膜活动可视化效果较好。Makkar 等报道了该技术，引发了人们对 TAVR 和 SAVR 植入的人工生物瓣膜发生亚临床瓣叶血栓形成的关注[108]。

TAVR 后早期瓣叶血栓形成的临床影响是目前的研究热点。部分早期观察性研究表明，其与中期死亡率或卒中发生率升高无关[109]。然而，随着 TAVR 在低风险人群中的普及，其对瓣膜耐久性的影响尚不清楚且值得关注。

术后脑血管事件评估

球囊扩张成形术和 TAVR 会导致粥样硬化的主动脉弓或 TAVR 瓣膜自身栓子脱落风险增加，造成栓塞性卒中。该并发症已被报道于多项研究，导致 TAVR 后卒中发生率增高[4-5]。

一项 TAVR 术中联合经颅多普勒的研究表明，所有患者均存在脑部微血栓[110]，特别是在球囊扩张成形术和人工瓣膜输送过程中。多项使用脑弥散加权 MRI 的研究表明，TAVR 后出现新的脑栓塞灶的发生率非常高（>70%）[111-114]。短期随访结果发现，这些病灶与明显的神经系统事件或神经认知功能恶化无关。然而，随着随访时间的延长和年轻患者开始接受 TAVR，这种病灶的高发生率将会影响临床预后。未来的研究应着重于栓塞病灶的长期临床影响，以及如何减少甚至避免栓塞事件的发生。

未来发展方向

TAVR 的发展推动了当前影像学技术的进步，MDCT 与 TAVR 的标准评估和术前规划相结合提高了人们对主动脉瓣环复合体的认识。精准的瓣环测

量对于 TAVR 瓣膜选择和减少术中并发症至关重要，由此进一步体现出由专业影像科医师实施多模态成像的重要性[94]。

新成像技术与 TAVR 的结合为迅速发展的结构性心脏病治疗的综合成像奠定了基础，而心电门控 MDCT 等技术将在更复杂的介入治疗（如经导管二尖瓣置换术）中继续发挥重要作用。融合成像技术是结构性心脏病成像领域的另一项重要突破[115]，而创新方法（如实时 TEE 图像与 X 射线透视相结合）可能改变复杂结构性心脏病的介入治疗方式[116]。

随着经导管介入治疗领域的不断扩大，TAVR 相关经验已经表明，细致的术前规划和围手术期影像学指导非常重要。经导管操作的持续发展需要培训更多的结构性影像学从业者，他们需要熟练掌握心脏多模态成像模式以及极具挑战性的手术策略制定。鉴于结构成像的复杂性，较为复杂的病变应在经验丰富的结构性心脏病影像中心进行，后者拥有专业的影像科医师，能够使用综合的多模态成像方法以获得更好的预后。

参考文献

扫二维码见参考文献

14

主动脉瓣及主动脉根部疾病的手术方法

S. Chris Malaisrie, Patrick M. McCarthy
祝 岩 译 朱鲜阳 审校

目录

要点

- 尽管患者群体逐渐老龄化，主动脉瓣置换术（AVR）的安全性越来越高，在经验丰富的心脏中心接受治疗的效果最好。

- 胸骨正中完全切开是 AVR 或主动脉根部置换术的标准手术方法，但胸骨上段小切口和右侧前胸小切口的微创方法也被证明具有同等的安全性且预后更好。

- 带支架生物瓣膜的使用量超过了机械瓣膜、同种异体瓣膜和自体肺动脉瓣的总使用量，反映了瓣膜技术的进步和患者偏好的改变。

- 免缝合和快速展开瓣膜融合了外科 AVR 方法（如控制主动脉粥样硬化栓塞、切除病变的自体瓣膜）和经导管技术的优点（如减少手术时间、改善瓣膜血流动力学）。

- 带瓣管道主动脉根部置换术（即 Bentall 手术）是治疗升主动脉瘤的金标准手术方法；然而，对于希望避免机械瓣膜置换术后的长期抗凝治疗和生物瓣膜置换术后的瓣膜结构性衰败的患者，保留主动脉瓣的主动脉根部置换术（即 David 手术或 Yacoub 手术）是很好的选择。

- 急性 A 型主动脉夹层所致的主动脉瓣反流可危及生命，通常采用瓣膜修复术治疗，有自体升主动脉病变的患者可同期行主动脉根部置换术。

- 通过完善的术前影像学检查、先进的心肌保护技术以及对现有冠状动脉旁路移植的安全管理，可以安全地进行主动脉瓣或主动脉根部二次手术。对于特定患者，经导管瓣中瓣（VIV）手术则成为越来越有吸引力的治疗选择。

自 50 多年前首次植入球笼型机械瓣膜以来，外科技术和瓣膜制造技术的进步使主动脉瓣和主动脉根部疾病的治疗方法发生了革命性的变化。外科技术包括治疗主动脉瓣狭窄的瓣膜置换术和治疗主动脉瓣反流及感染性心内膜炎的瓣膜修复术。对于升主动脉瘤，全主动脉根部置换术已经成为一种安全且常用的手术，其在主动脉夹层病例中是一种挽救生命的方法。

手术器械和瓣膜设计的改进促进了除胸部正中切口以外的微创手术方式的出现，其中经导管心脏瓣膜手术最具代表性。经导管主动脉瓣植入术（transcatheter aortic valve implantation，TAVI）经过了 10 多年的发展和验证，获得 FDA 批准后，已成为既往只能进行药物治疗的主动脉瓣狭窄患者和常规 AVR 高风险患者（STS 评分≥3%）的新治疗选择[1-4]。目前，随机临床研究仍在继续，以确定

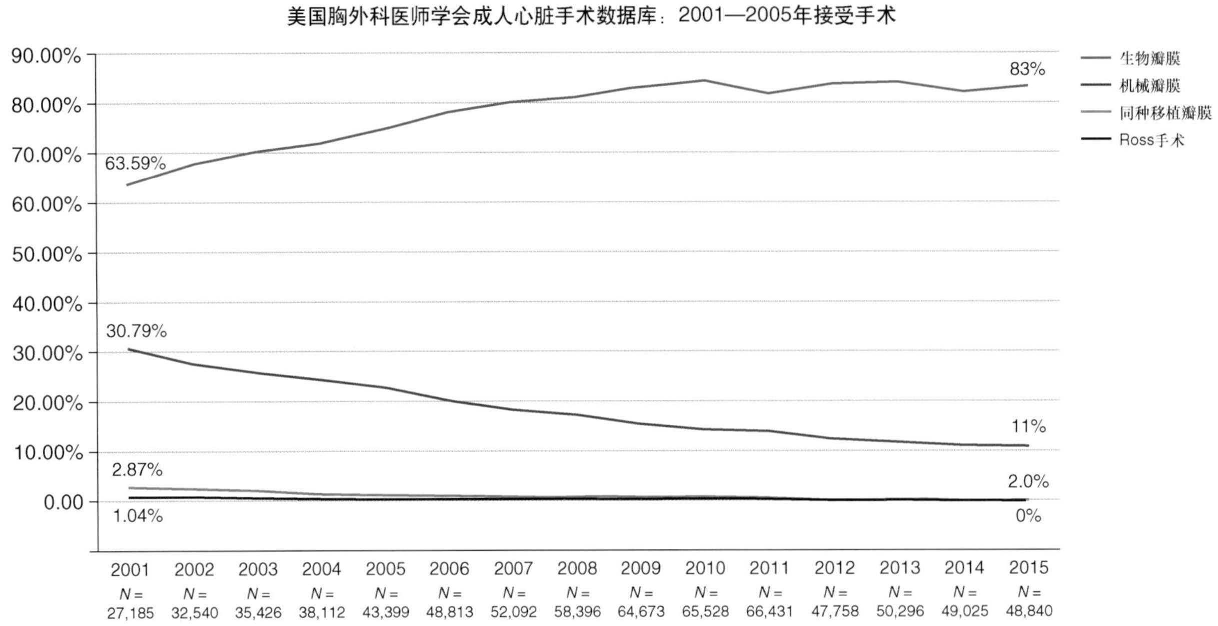

美国胸外科医师学会成人心脏手术数据库：2001—2005年接受手术

图 14.1　主动脉瓣置换的瓣膜选择趋势。生物瓣膜是当今最常用的植入瓣膜类型。随着时间的推移，机械瓣膜、同种异体瓣膜和同种肺动脉移植物的使用率有所下降

TAVI 在低风险患者中的适用性[5-6]。

　　该领域受到新的瓣膜指南的影响，强调患者在治疗决策中的作用。这些进展使主动脉瓣手术的临床实践发生了几十年来最为深刻的变化。图 14.1 以年为单位展示了瓣膜置换选择的变化模式，人工瓣膜的选择发生了巨大的转变。2001 年，63.6% 的 AVR 使用生物瓣膜，2015 年这一比例稳步上升至 83%。机械瓣膜的使用下降了近 2/3，从 30.8% 降至 11%。2015 年，同种瓣膜移植物置换率从 2.9% 下降至 2.0%，Ross 手术使用率从 1.0% 下降至几乎为 0%。

　　本章探讨了导致瓣膜选择发生变化的数据，回顾与临床环境相关的外科技术和瓣膜技术的进展。

主动脉瓣和主动脉根部的手术方法

正中胸骨切开术

　　正中胸骨切开术是主动脉瓣和主动脉根部手术的标准和常用方法。于胸骨正中行皮肤垂直切口，上至胸骨切迹，下至剑突。这种完全暴露主动脉和心脏的切口可以同期进行冠状动脉旁路移植术（CABG）、多种瓣膜手术、心房颤动外科消融和左心耳缝合等手术。虽然在康复期需要限制上半身过

度用力（即胸骨预防措施），但术后用钢丝环扎术对分离胸骨行刚性闭合通常是可以接受的。

微创手术方法

　　AVR 的微创方法包括所有不涉及完全正中胸骨切开术的其他切口，最常见的是胸骨上段小切口和右侧前胸小切口。美容效果一直是外科微创手术发展的驱动因素。尽管体外循环时间较长，但无证据表明该类术式影响手术安全性[7-10]。微创手术的潜在益处包括减少术后出血、缩短重症监护病房停留时间和住院时间[7]。

胸骨上段小切口

　　胸骨上段小切口手术是在胸骨角下方皮肤作 5~8 cm 的垂直切口（图 14.2）。胸骨切开延伸至右侧第 3 或第 4 肋骨间隙，形成 J 形切口。也可采用 T 形切口横向切断胸骨，用于体外循环和灌注心脏停搏液的插管可通过此切口或其周围部位插入，主动脉瓣和主动脉根部的暴露不受影响，手术操作与常规正中胸骨切口相比无显著改变[11]。

右侧前胸小切口

　　右侧前胸小切口手术是在胸骨外侧皮肤作 4~7 cm 的水平切口（图 14.3），由第 2 或第 3 肋骨间隙

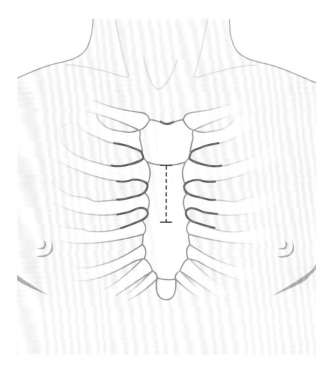

图 14.2　胸骨上段小切口。通过垂直皮肤切口，上侧胸骨切开并延伸到第 3 或第 4 肋间隙，通常向右延伸

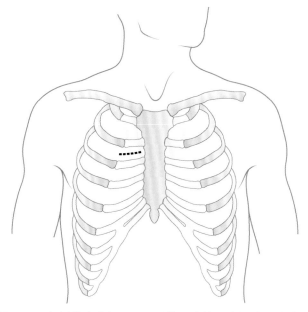

图 14.3　右侧前胸小切口。通过第 2 或第 3 肋间隙的皮肤水平切口进入右侧胸膜腔，直接位于胸骨边缘外侧

进入胸腔，通常需要剥离右侧胸腔内血管。切断切口下缘肋骨与胸骨的连接部位以便更好地暴露术野，用于体外循环和灌注心脏停搏液的插管通常在切口外完成。采用这种切口时主动脉瓣显示良好，但需要长柄器械才能完成瓣膜置换术，小切口不需要胸骨固定措施[11]。

主动脉瓣置换术

带支架生物瓣膜

带支架生物瓣膜最常用于替代主动脉瓣，其是由牛心包（图 14.4A）或猪心脏瓣膜制成（图 14.4B）。这些瓣膜具有以下优点：①易于植入，可以改善瓣膜血流动力学而极少发生显著的患者–人工瓣膜不匹配（patient-prosthesis mismatch，PPM）现象；②不需要终身口服抗凝治疗（除非患者由于其他原因需要抗凝治疗）；③如果需要，后续进行二次手术相对简单；④对于生物瓣膜衰败等情况，可采用经导管技术进行瓣中瓣（valve-in-valve，VIV）手术。生物瓣膜最大的缺点是瓣膜结构性衰败（structural valve deterioration，SVD）发生率较高，主要与患者年龄相关。

使用带支架生物瓣膜的 AVR 技术操作较为简单。主动脉瓣可以通过各种主动脉切口（如弧形切口、横形切口或斜形切口）暴露。切除主动脉瓣，并完全清除瓣环上的钙化斑块，注意保护传导系统区域（无冠瓣和右冠瓣交界处下方）。此外，清除主动脉根部、左心室流出道和二尖瓣前叶上的钙化。通过对瓣环钙化斑块的充分清除，可使瓣周漏发生率大幅度降低[12]。随着新一代生物瓣膜的使用，具有临床意义的患者–人工瓣膜不匹配已不常见[13]。

免缝合瓣膜

生物瓣膜技术的新进展包括免缝合瓣膜或快速展开瓣膜（图 14.4C-D）。免缝合瓣膜于 2005 年首次植入人体[14]，其金属支架框架与经导管心脏瓣膜相似。支架从主动脉瓣环延伸至左心室流出道，无需完全缝合即可实现与组织紧密闭合。与经导管瓣膜不同，植入免缝合瓣膜需要完全切除自体主动脉瓣。

两种安全有效的人工瓣膜已在美国和欧洲批准上市（表 14.1）[15-17]。这两种瓣膜具有缩短主动脉阻断时间和体外循环时间的优势，有助于微创手术[18]和难以通过完全胸骨切开完成 AVR 患者（二次手术、主动脉壁脆弱、同期其他手术或小主动脉根部等）进行手术[19]。对于由两个交界处且无嵴的对称性二叶式主动脉瓣（即 Sievers 0 型）[20]和复杂感染性心内膜炎引起的瓣环损毁是使用免缝合瓣膜的禁忌证[18-19]。

使用免缝合瓣膜和快速展开瓣膜减少了术后早期并发症，也潜在地减少了住院时间和住院费用等医疗资源消耗[21]。与所有新的瓣膜技术一样，免缝

合瓣膜的长期耐久性尚未得到证实，在年轻患者中的耐久性仍不明确。

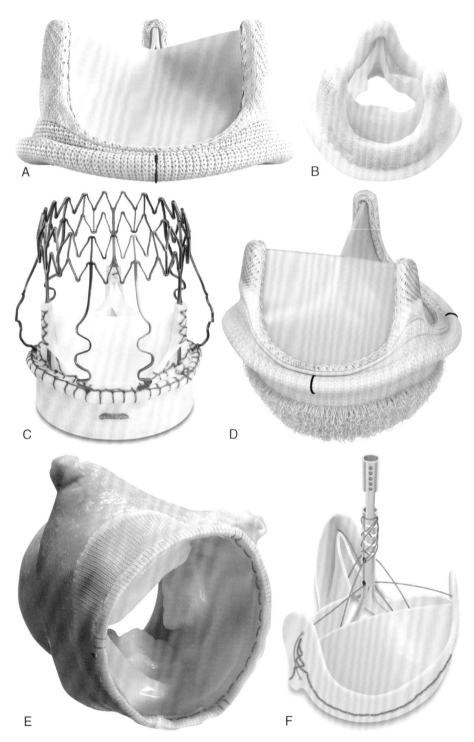

图 14.4　带支架生物瓣膜和无支架生物瓣膜。A. 牛心包组织瓣膜（Edwards Magna Ease，Edwards Lifesciences，Irvine，CA）通过一个缝合环连接到支撑框架上。B. 带支架的猪瓣膜（Medtronic Mosaic Ultra，Medtronic，Minneapolis，MN）用一个缝合环固定在支撑框架上。C. 将牛心包瓣叶缝合在镍钛合金自膨胀式框架上的经皮主动脉瓣置入瓣膜。D. 快速展开瓣膜（Edwards Intuity Elite，Edwards Lifesciences）将牛心包瓣叶缝合在球囊扩张式不锈钢框架上。E. 无支架猪瓣膜（Medtronic Freestyle，Medtronic）。F. Solo Smart 无支架牛心包主动脉瓣（B and F，Reproduced with permission of Medtronic，Inc.，Minneapolis，MN. C. Reproduced with permission of LivaNova，London，England）

表14.1　免缝合主动脉瓣与快速展开主动脉瓣		
特点	LivaNova Sorin Perceval S	Edwards Intuity Elite
瓣膜材料	牛心包	牛心包
金属支架	镍钛合金支架 镍钛合金裙边	钴铬支架 不锈钢裙边
型号（mm）	21、23、25、27	19、21、23、25、27
试验名称	CAVALIER[16-17]	TRANSFORM[15]
患者例数（N）	658	839
年龄（年）/STS预测的风险（%）	78/7.2	74/2.5
微创手术比例（%）	33	41
主动脉阻断时间（min）	32～38	49～63
30天死亡率（%）	3.7	0.8
植入后PPM（%）	11.6	11.9
1年时平均压力阶差（mmHg）	9.2	10.3
1年发生轻度或以上瓣周漏（%）	3.3	8.5
获得CE标志	2011年	2012年
获得美国FDA批准	2016年	2016年

CE，进入欧盟市场的制造商需要获得认证标志（欧洲一致性）；FDA，美国食品和药物管理局；PPM，患者-人工瓣膜不匹配；STS，美国胸外科医师学会

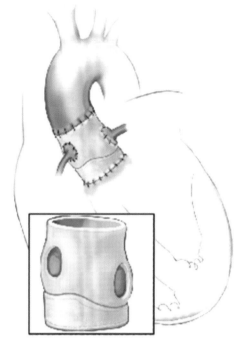

图14.5　采用全主动脉根部技术的无支架猪主动脉根部置换。猪的主动脉根部完全取代自体主动脉根部，冠状动脉被重新植入

无支架生物瓣膜

由猪主动脉瓣制成的无支架生物瓣膜于20世纪90年代问世（图14.4E），紧随其后的是无支架牛心包瓣膜（图14.4F）。这类瓣膜的优点包括：①与带支架的生物瓣膜和机械瓣膜相比，血流动力学有所改善[22-24]；②对于瓣膜合并主动脉疾病的患者，可以选择置换整个主动脉根部（包括主动脉瓣；使用无支架猪主动脉根部）。无支架瓣膜的缺点包括：①手术更复杂，需要置换整个主动脉根部及冠状动脉开口再植入技术（图14.5）、主动脉根部包裹术或冠状动脉下主动脉瓣置换技术；②生物瓣膜结构性衰败问题[25]。全主动脉根部技术要求切除主动脉瓣和主动脉根部。在冠状动脉下主动脉瓣置换术和主动脉根部包裹术中，只切除主动脉瓣，将无支架瓣膜植入自体主动脉根部。这两种方法中，冠状动脉下主动脉瓣置换术更常用（图14.6）。

通常，植入无支架猪主动脉瓣需要2根缝线。近端缝线在瓣环水平进行环形缝合，远端缝线沿冠

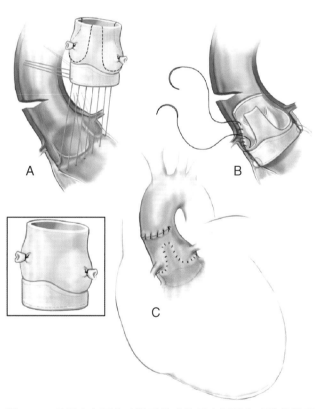

图14.6　采用改良冠状动脉下技术的无支架猪主动脉根部置换术。A. 近端间断缝合线在瓣环处或瓣环下的圆形平面上。B. 远端连续聚丙烯缝合线将残留的主动脉壁连接到冠状动脉开口以下的自体主动脉壁，并保存猪的无冠窦。C. 关闭切开的主动脉，可见远端缝合线与冠状动脉开口的关系

状动脉水平以下行扇叶形缝合，对于部分无支架牛心包瓣膜，植入术只需要 1 根远端缝线[26]。

机械瓣膜

机械瓣膜具有长期耐用的优点，其可持续使用几十年。主要缺点包括：①需要终身抗凝（如华法林）；②与生物瓣膜相比，其发生血栓栓塞的风险较高；③正常功能的机械瓣膜可闻及咔哒音，可能会给部分患者带来困扰。

On-X 机械瓣膜（Cryolife Inc.，Austin，TX）于 1996 年首次植入人体（图 14.7）。其不良事件的发生率低，包括血栓栓塞发生率为 0.6%，出血发生率为 0.4%，当用于主动脉瓣置换时，其血栓发生率为 0%[27]。

2014 年完成的一项使用 On-X 主动脉瓣的随机临床试验证实，接受 AVR 的患者使用低剂量华法林抗凝的安全性较好[28]。随后 On-X 瓣膜获得 FDA 批准用于扩展标签，允许使用该瓣膜的患者在 AVR 后 3 个月将国际标准化比值（INR）维持在 1.5～2.0。这也体现在使用 On-X 瓣膜的指南推荐中（Ⅱb 类推荐），而使用其他机械瓣膜时建议的 INR 目标值为 2.5（Ⅰ类推荐）[29]。

同种主动脉瓣移植

1962 年，Donald Ross 成功完成第一例同种主动脉瓣移植术[30]。由于需要利用主动脉根部置换技术（图 14.8）或在冠状动脉下缝合瓣膜（同无支架生物瓣膜），该手术较常规的带支架生物瓣膜置换术更为复杂。

同种主动脉瓣移植的优点包括：①与自体主动脉瓣相似，无须抗凝治疗，发生血栓栓塞性事件的风险低；②对再次感染的抵抗力强，使其成为复杂感染性心内膜炎病例的首选瓣膜。同种移植的缺点包括：①植入术的复杂性增加；②许多患者由于主动脉壁出现钙化而难以再次手术[15]；③ SVD 的发生率高于最初的预期[31-32]。

Ross 手术

Donald Ross 开发了 Ross 手术，使用自体肺动脉根部行 AVR，并采用同种移植置换患者的肺动脉瓣（图 14.9）[33]。该技术公认的优点是无需抗凝治疗，且卒中风险降低。与同种生物瓣移植和其他普通生物瓣膜移植不同，组织在儿童患者体内会伴随其成长而生长。Ross 手术的缺点包括：①较其他单纯置换主动脉瓣的手术更加复杂；②两个瓣膜（即同种肺动脉移植物和自体肺动脉瓣）可能出现潜在的功能障碍；③晚期可能出现主动脉瘤而需要再次手术；④自体肺动脉移植手术过程中存在冠状动脉第一室间隔支损伤的可能性。

有关瓣膜选择的指南

根据年龄选择瓣膜颇具争议。欧洲指南[34]建议

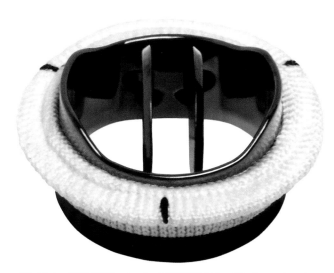

图 14.7　机械瓣膜。On-X 心脏瓣膜（Cryolife Inc.，Austin，TX）是一种由热解碳构成的双瓣叶机械瓣膜

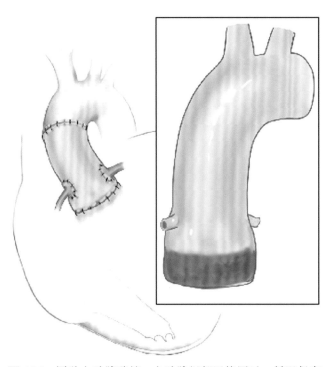

图 14.8　同种主动脉移植。主动脉根部置换图示。低温保存的同种异体主动脉用于冠状动脉开口再植入术

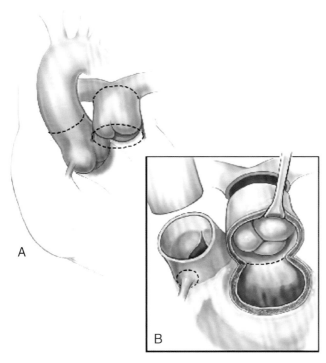

图 14.9　Ross 手术。A. 主动脉（横向和远端）和肺动脉根部的切口线。B. 首先进行肺动脉远端切口，以便检查瓣膜和准确地将近端切口放置在瓣环之下

表 14.2　瓣膜选择的年龄阈值

瓣膜类型	ACC/AHA 2017	ESC/EACTS 2017
机械瓣膜	<50岁（推荐类别Ⅱa类，证据等级B级）	<60岁（推荐类别Ⅱa类，证据等级C级）
		<40岁（推荐类别Ⅰ类，证据等级C级）
生物瓣膜	>70岁（推荐类别Ⅱa类，证据等级B级）	>65岁（推荐类别Ⅱa类，证据等级C级）

ACC/AHA，美国心脏病学会 / 美国心脏协会；ESC/EACTS，欧洲心脏病学会 / 欧洲心胸外科协会

表 14.3　倾向于使用机械瓣膜的因素

因素	ACC/AHA 2017	ESC/EACTS 2017
患者偏好	推荐类别Ⅰ类，证据等级C级[a]	推荐类别Ⅰ类，证据等级C级
SVD风险增加（年龄<40岁、甲状旁腺功能亢进）	无	推荐类别Ⅰ类，证据等级C级
因其他位置植入机械瓣膜已开始抗凝治疗	[b]	推荐类别Ⅱa类，证据等级C级
因血栓栓塞（AF、VTE、易栓症、严重左心室功能不全）的高风险，已开始抗凝治疗	[b]	推荐类别Ⅱb类，证据等级C级
预期寿命>10年，未来再次进行AVR的风险高	[b]	推荐类别Ⅱa类，证据等级C级
主动脉根部小，妨碍将来进行瓣中瓣手术	[b]	无

[a] 显示推荐类别和证据等级
[b] 因素已确认，但无推荐类别
ACC/AHA，美国心脏病学会 / 美国心脏协会；AF，心房颤动；AVR，主动脉瓣置换术；ESC/EACTS，欧洲心脏病学会 / 欧洲心胸外科协会；SVD，瓣膜结构性衰败；VTE，静脉血栓栓塞

60 岁以下的患者使用机械瓣膜，而美国指南[29,35]在仅考虑年龄时，建议其上限为 50 岁（表 14.2）。欧洲指南对 40 岁以下患者使用机械瓣膜作为Ⅰ类推荐。年龄较大的患者首选生物瓣膜（欧洲指南建议>65 岁，美国指南建议>70 岁）。

　　两个指南均将患者偏好作为瓣膜选择时最重要的因素。临床医生应与患者权衡机械瓣膜需要长期抗凝治疗的风险和生物瓣膜因 SVD 而需要再次干预的风险并共同决策。表 14.3 和表 14.4 分别总结了倾向于使用机械瓣膜的其他因素和倾向于使用生物瓣膜的因素。

　　多项大型研究表明，主动脉瓣带支架生物瓣膜在长期随访中呈现出良好的耐久性（>15 年）（表14.5）。总体而言，带支架牛心包瓣膜 Carpentier-Edwards Perimount 瓣膜[36]（Edwards Lifesciences，Irvine，CA）和 Sorin Mitroflow 瓣膜[37]（LivaNova，London，England）在 20 年内无 SVD 发生的概率分别为 48.5% 和 62.3%。带支架猪瓣膜 Medtronic Hancock Ⅱ瓣膜[38]（Medtronic，Inc.，Minneapolis，MN）20 年内无 S V D 发生的概率为 63.4%，而Biocor 瓣膜[39]（St. Jude Medical，Inc.，St. Paul，MN）20 年内未因 SVD 再次手术的概率为 61.1%。一项纳

入 12 569 例接受 Carpentier-Edwards Perimount 瓣膜（平均年龄为 71 岁）患者的研究表明，20 年内未因 SVD 而再次手术的概率为 85%[40]。患者年龄是耐久性最重要的决定因素，大多数病例研究表明，几乎所有 70 岁以上的患者均未出现因 SVD 而再次手术，这使得生物瓣膜成为该年龄组的首选瓣膜。

　　耐久性仍然是机械瓣膜的优势，SVD 在许多中心的发生率均为 0%[41-42]。瓣膜血栓形成和人工瓣膜心内膜炎也较少见（20 年内的发生率分别为<3%和<2%）。然而，在接受机械瓣膜的患者中，瓣膜相关发病率和死亡率较高，主要由血栓栓塞或抗凝相关出血引起[43]。两种最常用双瓣机械瓣膜 20 年内

表 14.4　倾向于使用生物瓣膜的因素		
因素	ACC/AHA 2017	ESC/EACTS 2017
患者偏好	推荐类别Ⅰ类， 证据等级 C 级[a]	推荐类别Ⅰ类， 证据等级 C 级
抗凝禁忌证	推荐类别Ⅰ类， 证据等级 C 级	推荐类别Ⅰ类， 证据等级 C 级
尽管长期抗凝达标，但 仍有机械瓣膜血栓形成 需再次手术	无	推荐类别Ⅰ类， 证据等级 C 级
计划妊娠的育龄女性	无	推荐类别Ⅱa类， 证据等级 C 级
未来再次行 AVR 的风险[b] 低		推荐类别Ⅱa类， 证据等级 C 级

[a] 显示推荐类别和证据等级
[b] 因素已确认，但无推荐类别
ACC/AHA，美国心脏病学会 / 美国心脏协会；ESC/EACTS，欧洲心脏病学会 / 欧洲心胸外科协会；AVR，主动脉瓣置换术

的瓣膜相关死亡率约为 25%（表 14.6）。新一代机械瓣膜能否减少上述并发症的风险尚待观察。

　　对于应接受机械瓣膜但倾向于使用生物瓣膜的年轻患者，目前的比较数据非常有限。两项主要的随机临床试验在使用生物瓣膜和机械瓣膜的患者的长期生存率差异方面结论并不一致[44-45]。两项试验均比较了目前已不再使用的第一代猪主动脉瓣膜和单倾斜碟瓣（Bjork-Shiley 瓣）。退伍军人事务合作研究（Veterans Affairs Cooperative Study）[45] 表明，与生物瓣膜组相比，机械瓣膜组患者的 15 年生存率有所提高，而 Edinburgh 心脏瓣膜试验[44] 显示，两组患者的 20 年生存率无显著差异。虽然接受生物瓣膜的年轻患者 20 年耐久性明显较差，但许多年轻患者可以达到预期合理的 10 年耐久性：45 岁患者中 85% 无 SVD 发生[46]，25 岁患者中 85.8% 无瓣膜相关并发症发生[47]。最终发展为 SVD 的年轻患者，可以通过开放外科手术或经导管手术（即 VIV 手术）进行再干预。

　　TAVI 被批准用于主动脉瓣生物瓣膜结构性衰败的高风险患者。一项纳入 202 例患者的国际注册研究结果显示[48]，VIV 术后 30 天死亡率为 8.4%，1 年生存率为 85.8%。手术相关问题包括冠状动脉开口阻塞（3.5%）和平均压力阶差相对较高（15.9 mmHg±8.6 mmHg）。Partner 2 试验（纳入 365 例患者）[49] 和 CoreValve 美国扩大使用试验（纳入 233 例患者）[50] 的注册数据显示，使用更新的装置进行 VIV 手术后，30 天死亡率（分别为 2.7% 和

表 14.5　主动脉带支架生物瓣膜置换术后无 SVD 的研究						
研究	平均随访 时间（年）	瓣膜数量	估计发生 SVD 的年限（年）	年龄 （岁）	未因 SVD 而再次 手术的概率（%）	瓣膜类型
Yankah et al，2008	—	1513	20	>65	71.8±6.0	Mitroflow pericardial valve
				>70	84.8±0.7	
Mykén et al，2009	6.0±4.5	1518	20	≤50	37.7±8.6	St. Jude Medical Biocor porcine bioprothesis
				51～60	60.7±10.3	
				61～70	81.0±5.1	
				71～80	97.8±1.2	
				>80	100	
David et al，2010	12.2	1134	20	<60	32.6±6.2	Hancock II bioprosthesis in the aortic position
				60～70	89.8±3.2	
				>70	100	
Bourgignon et al，2015	6.7±4.8	2659	20	<60	38.1±5.6	Carpentier-Edwards pericardial aortic valve bioprosthesis
				60～70	59.6±7.6	
				>70	98.1±0.8	

SVD，瓣膜结构性衰败
From Yankah CA, Pasic M, Musci M, et al. Aortic valve replacement with the Mitroflow pericardial bioprosthesis: durability results up to 21 years. J Thorac Cardiovasc Surg 2008;136:688-696; Myken PS, Bech-Hansen O. A 20-year experience of 1712 patients with the Biocor porcine bioprosthesis. J Thorac Cardiovasc Surg 2009;137:76-81; David TE, Armstrong S, Maganti M. Hancock II bioprosthesis for aortic valve replacement: the gold standard of bioprosthetic valves durability? Ann Thorac Surg 2010;90:775-781; Bourgignon T, Bourquiaux-Stablo AL, Candolfi P, et al. Very long-term outcomes of the Carpentier-Edwards Perimount valve in aortic position. Ann Thorac Surg 2015;99:831-837.

表 14.6	主动脉机械瓣膜置换术后无瓣膜相关并发症的研究							
研究	例数和平均年龄	平均随访时间	时间（年）	无瓣膜相关死亡率（%）	血栓栓塞的累积发病率（%）	出血的累积发病率（%）	再次手术的累积发病率（%）	瓣膜类型
Emery et al, 2005	2982 65岁	（7±5）年	5	95	7.2	12.4	1.0	St. Jude Medical,
			10	90	11.3	17.5	1.4	St. Paul，MN
			15	85	14.7	20.7	1.6	
			20	76	16.6	22.5	1.9	
Bouchard et al, 2014	2242 56岁	（7±5）年	5	97	3.1	2.7	2.9	CarboMedics,
			10	93	4.9	6.1	4.9	Inc.，Austin，TX
			15	88	7.4	9.5	6.2	
			20	78	8.4	10.5	10.8	

From Emery RW, Krogh CC, Arom KV, et al. The St. Jude Medical cardiac valve prosthesis: a 25-year experience with single valve replacement. Ann Thorac Surg 2005;79:776-782; discussion 782-773; Bouchard D, Mazine A, Stevens LM, et al. Twenty-year experience with the CarboMedics mechanical valve prosthesis. Ann Thorac Surg 2014;97:816-823.

2.2%）和 1 年生存率（分别为 87.6% 和 85.4%）均有所改善。上述两项研究中，冠状动脉阻塞率均降至 1% 以下，但主动脉瓣狭窄患者的平均压力阶差仍高于 TAVI 术后（两种类型瓣膜均为 17 mmHg）。尽管如此，未来 VIV 手术的可行性使得利用生物瓣膜的 AVR 在年轻患者中更具吸引力。

总之，瓣膜的选择应基于患者偏好以及医生与患者的共同决策。需要权衡生物瓣膜 SVD 与机械瓣膜血栓栓塞和抗凝相关出血的风险。应考虑未来 VIV 手术在生物瓣膜结构性衰败后的应用并认真思考机械瓣膜非华法林治疗（如新型口服抗凝剂、双重抗血小板治疗）的可能性。

主动脉瓣修复术

主动脉瓣反流患者可行主动脉瓣修复术。然而，对于需要进行瓣叶钙化灶剥离的主动脉瓣狭窄患者，由于瓣叶瘢痕形成会导致术后早期主动脉瓣反流，而瓣叶的再钙化可引起术后晚期瓣膜再狭窄，瓣膜修复术并非可行的治疗方案[51]。与 AVR 相比，主动脉瓣修复术的优势在于可避免人工瓣膜相关并发症，如血栓栓塞和感染性心内膜炎。有关主动脉瓣修复术后瓣膜耐久性的数据仅限于经验丰富的中心，三叶式主动脉瓣的 10 年未再次手术的概率可高达 93%[52-54]。二叶式主动脉瓣修复术后瓣膜耐久性低于三叶式主动脉瓣，因此，二叶式主动脉瓣患者进行瓣膜修复术尚存争议。目前尚无主动脉瓣修复相关专业的社会-驱动指南可供参考。

三叶式主动脉瓣反流修复术采用瓣叶修复和瓣环成形术相结合的方式。通常情况下，3 个瓣叶中会有 1 个或多个瓣叶过长，导致瓣叶脱垂。折叠 Arantius 结节中央游离缘可有效缩短瓣叶，使其与其他瓣叶有更高的对合区（图 14.10）[55]。

另一种缩短脱垂瓣叶的方法是悬吊瓣叶的游离缘，从交界处到交界处连续反复缝合（图 14.11）。该技术对于其他原因导致的瓣叶关闭不全也有作用，缝合部位通常位于瓣叶应力最高的瓣叶交界处附近。最不常用的瓣叶修复技术是瓣叶过短时用心包延伸瓣叶的技术（图 14.12）。有时，瓣叶穿

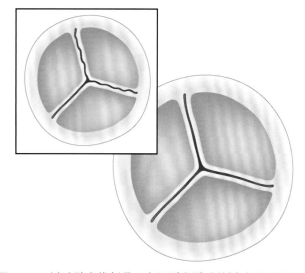

图 14.10　瓣叶游离缘折叠。在识别出脱垂的瓣叶后，用 5-0 号聚丙烯缝线在 Arantius 结节处单纯间断缝合瓣叶游离缘。这一手术通过缩短瓣叶游离缘，使瓣叶在主动脉根部的对合面更高

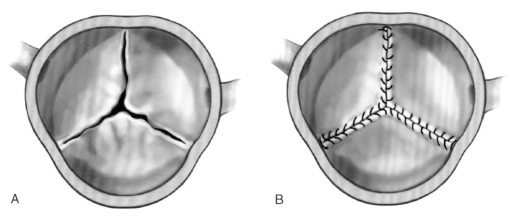

图 14.11　瓣叶游离缘再悬浮。A. 从交界处到交界处的连续反复缝合是缩短瓣叶的一种方法。B. 该操作建议使用 6-0 Gore-Tex 缝线，将线结置于主动脉外

孔（如心内膜炎愈合后）也可用心包补片修补（图 14.13）。在主动脉瓣环扩张时也可能需要缩小瓣环的瓣环成形术[60]。

最简单的方法是瓣叶交界处折叠（图 14.14）。该技术缩小了交界处下方的瓣叶间三角区，缩短了主动脉根部内径，从而增加了瓣叶对合面积。此外，主动脉瓣环可通过缝合进行瓣环成形稳定，缝合环可放置在主动脉根部内部[56]或外部[57]。瓣环成形术的概念已用于主动脉瓣，最初使用涤纶人造血管等材料[58]，目前使用人工主动脉瓣环（图 14.15），

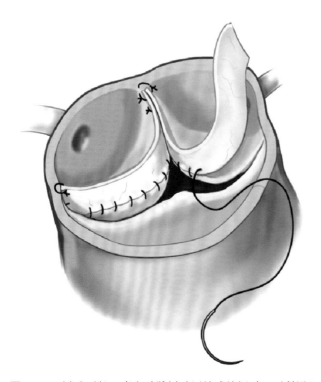

图 14.12　瓣叶延长。当主动脉瓣叶回缩或缩短时，可利用心包延长瓣叶。心包补片沿着瓣叶的游离缘从交界处缝合到交界处，从而增加瓣膜对合面积

可放置在内部（即 HAART 瓣环；BioStable Science and Engineering，Austin，TX）[59]或外部（即 Extra-Aortic 环；Coroneo Inc.，Montreal，Quebec）[60]。

二叶式主动脉瓣修复可通过瓣叶成形和瓣环环缩术等类似技术完成。二叶式主动脉瓣修复术的目的是恢复有功能的二叶式主动脉瓣，而非重建三叶式主动脉瓣。在瓣叶大小相同和瓣叶交界处彼此成 180°角时，可以很容易地进行修复，如同三叶式主动脉瓣一样。然而，在二叶式主动脉瓣涉及瓣叶粘连、融合等情况下更常见（图 14.16），交界融合形成的峭可能硬化且不能移动，这就需要使用其他技术完成修复。在这些情况下，可以对融合峭进行三角形切除，松解瓣叶游离缘，形成短而柔韧的瓣叶（图 14.17）。如果融合瓣叶的组织不足，可将融合峭从交界处切开松解，以改善瓣叶活动度。在瓣膜严重硬化时必须仔细判断瓣叶质量，因为病理状态下的二叶式主动脉瓣的耐久性甚至低于生物瓣膜。

自 1964 年首次报道以来[61]，全瓣叶重建术不断取得进展。多种瓣叶重建技术相继被描述，大多数使用戊二醛固定的自体心包（图 14.18）[62-64]。术中切除全部主动脉瓣叶，通过瓣环尺寸模板重新构建新的瓣叶，然后缝入主动脉根部。利用自体心包重建瓣叶的好处是完全避免使用人工材料，而且能够应对所有类型的主动脉瓣疾病（如主动脉瓣狭窄、主动脉瓣反流和心内膜炎）和所有瓣膜形态（即单叶瓣、二叶瓣、三叶瓣和四叶瓣）。这些优势是否可以通过减少瓣膜相关并发症、降低瓣膜压力阶差来改善预后尚不清楚，全瓣叶重建的长期耐久性亦不明确[65]；然而，中期结果较为满意的新标准化技术迅速涌现[66]。

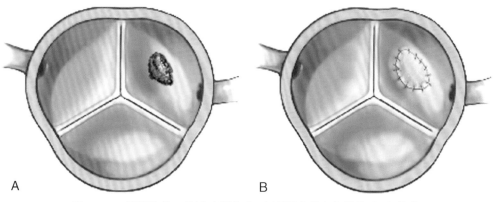

图 14.13　瓣膜补片。单瓣叶穿孔（A）可用自体心包补片（B）修补

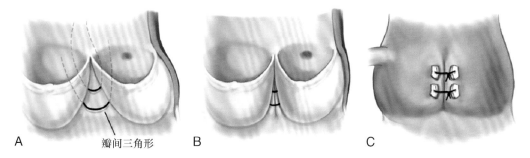

图 14.14　瓣叶交界处折叠。瓣叶间三角区增大（A）可通过缝合该区域（B）而变窄，以增加对合。C.已完成修复术

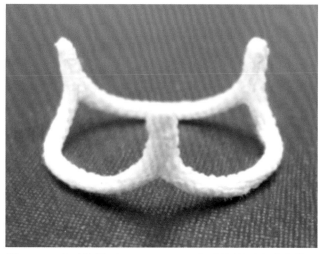

图 14.15　主动脉瓣环。HAART 300 主动脉瓣环成形术装置（BioStable Science & Engineering，Austin，TX）

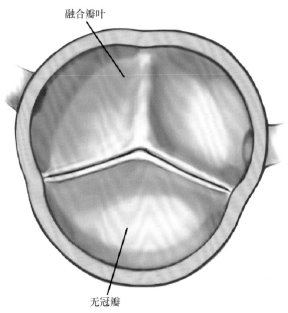

图 14.16　二叶式主动脉瓣。二叶式主动脉瓣最常见的结构是两个瓣叶（通常是右冠瓣和左冠瓣）的融合，在正常的交界处形成融合嵴

主动脉瓣手术的风险

　　主动脉瓣手术的风险可通过多种风险模型来客观评估，包括 STS PROM（STS Predicted Risk of Mortality）[67]、EuroSCORE（European System for Cardiac Operative Risk Evaluation）Ⅱ[68] 和 Ambler 评分[69]。除手术死亡率外，STS PROM 还可提供对重要并发症的评估，如住院时间延长、卒中、呼吸衰竭、纵隔炎、肾衰竭和再次手术等。这些风险模型对手术决策的制订十分重要，需要在手术规划前

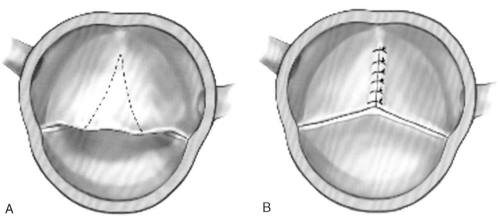

图 14.17　融合嵴切除术。主要是将融合嵴和较大（融合后）瓣叶中央多余的部分切除并闭合（A）以恢复正常的瓣叶对合水平（B）

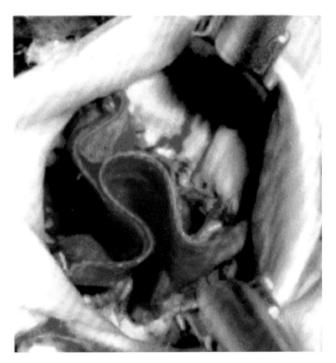

图 14.18　瓣叶置换术。主动脉瓣的单个瓣叶被由戊二醛固定的自体心包替换

获得患者的知情同意。

STS 国家数据库的数据表明，70 岁及以上接受单纯 AVR 或 AVR 联合 CABG 的患者的手术死亡率从 1994 年的 10% 下降到 2003 年的 <6%[70]。STS 对 1997—2006 年接受单纯 AVR 的 108 687 例患者（平均年龄为 68 岁）进行的分析显示，2006 年住院死亡率为 2.6%；观察到的卒中发生率为 1.3%，平均住院时间为 7.8 天[71]；在 80～85 岁的患者中，30 天死亡率为 4.9%，观察到的卒中发生率为 2.0%[71]。

经验丰富的心脏中心的经验表明其可显著降低手术死亡率（单纯 AVR 后的手术死亡率<1%）[72-76]。围手术期卒中发生率为 0%～1.9%，中位住院时间低至 5 天[73]。Di Eusanio 等报道，患者 3 年生存率与 2006 年年龄和性别匹配的人群预期寿命（82% vs. 81%，P＝0.157）相同[75]。总体而言，上述研究报道的 1 年生存率为 94%～97%，3 年生存率为 88%～94%。

一项前瞻性随机多中心 PARTNER（Placement of Aortic Transcatheter Valves）试验比较了高风险（平均 STS 评分为 11.8%）症状性主动脉瓣狭窄患者接受 TAVI 和 AVR 的术后疗效，结果显示两种手术的结果均很好[2]。接受 AVR 的患者（n＝351；平均年龄 85 岁）30 天死亡率为 6.5%[2]。根据纳入中等风险队列（平均 STS 评分为 4.5%）的 SURTAVI 试验报告，接受 AVR 的患者 30 天死亡率仅为 1.7%。这两项研究均为在经验丰富的心脏中心接受治疗患者的手术结果设立了新的基准。

主动脉根部手术

适应证

主动脉根部置换术的适应证包括升主动脉瘤、主动脉瓣心内膜炎伴瓣环脓肿和急性 A 型主动脉夹层。最常见的适应证是主动脉根部或升主动脉瘤。动脉瘤修复的尺寸阈值取决于动脉瘤是主要的手术适应证还是与需要其他心脏手术的疾病相伴随。

原发性主动脉根部动脉瘤是由基因调控异常

或获得性疾病所致。获得性疾病包括退行性胸主动脉瘤、慢性主动脉夹层、壁内血肿、穿透性动脉粥样硬化性溃疡、真菌性动脉瘤和假性动脉瘤。根据 2010 年胸主动脉疾病指南的 I 类推荐建议，这类患者主动脉根部或升主动脉瘤手术适应证的阈值均为直径 55 mm[78]。

遗传性疾病包括马方综合征、Ehler-Danlos 综合征、特纳综合征、家族性胸主动脉瘤和夹层及 Loeys-Dietz 综合征。这些疾病（特别是 Loeys-Dietz 综合征）与更严重的主动脉破裂、夹层和死亡风险相关。这类患者的手术干预阈值是直径≥50 mm。根据成像方式，可以考虑对主动脉直径＞42 mm 的 Loeys-Dietz 综合征患者行手术治疗[78]。

前期对早期治疗二叶式主动脉瓣合并动脉瘤的推荐已经不再积极[29,79]。目前推荐的治疗阈值为 50 mm，适用于伴有夹层危险因素或在经验丰富的中心进行治疗时手术风险低的患者（II a 类推荐）[80]。

当需要接受心脏手术的患者合并主动脉根部动脉瘤或升主动脉瘤时，同期行主动脉置换术的阈值为主动脉直径＞45 mm（胸主动脉疾病指南中为 I 类推荐）[78]。在最常见的需要进行主动脉瓣手术的二叶式主动脉瓣患者中，其标准同样为 45 mm（II a 类推荐）[80]。在主动脉直径较小的患者中行预防性手术治疗的目的是防止因动脉瘤变性而需再次手术治疗[81]。

这些指南的制定是以预期主动脉根部置换手术风险低于 5% 为基础。虽然尚无风险模型用于预测主动脉根部置换术的死亡率，但两项国家注册研究结果显示，择期主动脉根部置换术的死亡率为 4.5%～5.8%[82-83]。英国注册研究（1986—2004 年纳入 1962 例首次接受任何类型主动脉根部置换术的患者）的结果表明：同期行 CABG［比值比（odds ratio，OR）=3.38］、非择期手术（OR=3.20）、LVEF＜50%（OR=2.63）、主动脉瓣环直径＞23 mm（OR=1.97）、手术医生每年实施的手术数量不超过 8 例（OR=1.53）以及年龄＞70 岁（OR=1.20）是术后早期死亡的独立危险因素[83]。STS 国家数据库纳入了 2004—2007 年行择期主动脉根部置换术、AVR 或升主动脉手术的 13 358 例患者。结果表明，手术量较大的中心的手术死亡率较手术量较少的中心低 58%，这种差异在年手术例数＜30 的中心最为显著（P=0.001）[82]。此外，当涉及再次心脏手术、主动脉夹层急诊手术和复杂感染性心内膜炎等复杂因素时，手术量较大的中心和手术量较少的中心的预后差异可能更为明显。

带瓣管道主动脉根部置换术：改良 Bentall 手术

全主动脉根部置换（包括主动脉壁和主动脉瓣）最早由 Bentall 和 De Bono 于 1968 年提出[84]。在这一术式中，须预先将机械瓣膜缝合到人工涤纶管道的末端，以构建带瓣管道（composite valve-graft，CVG），然后将 CVG 植入主动脉瓣环水平的自体主动脉根部内。在涤纶人工管道的侧面相应位置打孔，再将带有冠状动脉的大片组织缝合在主动脉口周围的人工管道壁打孔位置上，主动脉窦组织的冠脉血管与之吻合完成冠状动脉开口的移植。人工管道的远端与主动脉远端行端–端吻合。经典 Bentall 手术是为了控制由当时所用的冠状动脉缝合线及多孔移植材料导致的吻合口出血。长期随访结果表明，该术式易形成假性动脉瘤，这一经典手术在现代实践中已不再使用。

目前使用 CVG 行主动脉根部置换术是对 Bentall 手术的改良（图 14.19）[85]。CVG 以类似的方式植入主动脉瓣环，但冠状动脉重建是通过将冠状动脉开口作为纽扣重新吻合来进行操作，而非经典的冠状动脉移植技术。其他不太常用的冠状动脉重建技术

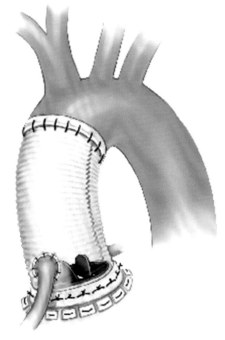

图 14.19　改良 Bentall 手术。使用带有机械瓣膜人工血管的独立式完全主动脉根部置换术的结构图示，冠状动脉纽扣重新植入人工血管内

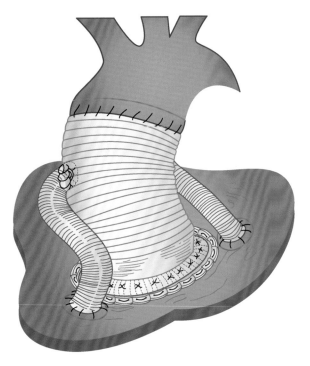

图 14.20 用于冠状动脉重建的 Cabrol 技术。对于冠状动脉不能安全移植至人工血管内再植入的患者，冠状动脉重建可以通过涤纶管道将冠状动脉开口与涤纶管口缝合，另一端的涤纶管口与人工血管进行侧-侧吻合来完成

包括在冠状动脉开口建立涤纶旁路移植［即 Cabrol 技术（图 14.20）］[86]、在冠状动脉开口植入大隐静脉［即 Kay-Zubiate 技术（图 14.21）］[87] 以及心外膜冠状动脉传统 CABG。这些先进的冠状动脉重建技术通常用于主动脉根部再次手术，在该术式中，冠状动脉粘连固定，难以从周围瘢痕组织中剥离。

使用机械瓣膜的改良 Bentall 手术已广泛用于治疗年轻的马方综合征患者。2002 年，约翰·霍普金斯大学的研究团队报道了 271 例马方综合征患者术后随访 24 年的结果[88]。结果表明，手术死亡率为 0%，24 年时的总生存率为 84%。20 年无血栓栓塞、心内膜炎和再次手术的概率分别为 93%、90% 和 74%。

使用生物瓣膜的改良 Bentall 手术（图 14.22）同样显示出良好的预后。2007 年，西奈山研究团队报道了 275 例马方综合征患者术后随访 12 年的结果[89]。结果表明，手术死亡率为 6.2%，5 年总生存率为 75%。卒中的年发生率为 0.85%，大出血的年发生率为 0.3%，只有 1 例患者需再次手术。由于目前使用的涤纶人工管道不能与生物瓣膜一起储存，因

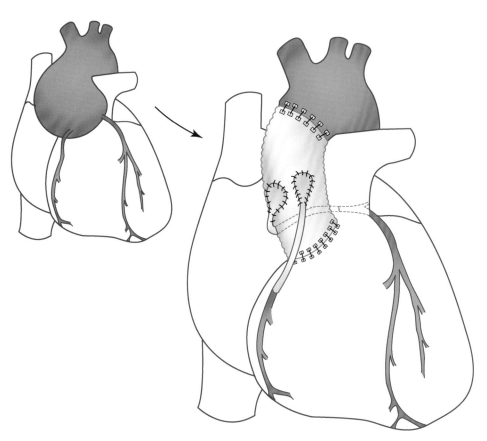

图 14.21 Kay-Zubiate 技术。在主动脉根部置换术中进行冠状动脉重建的另一种技术是使用大隐静脉在植入的主动脉人工血管上建立冠状动脉旁路血管

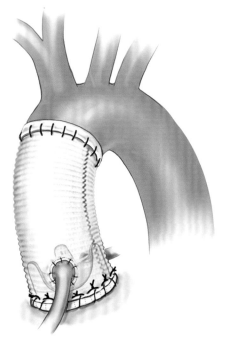

图 14.22　生物瓣膜 Bentall 手术。首先将生物瓣膜连接到人工血管上组成复合管道，然后将复合管道连接到主动脉根部。冠状动脉被重新植入到人工血管上

此 CVG 通常不能预制。术中构建 CVG 可使生物瓣膜类型和尺寸具有更好的通用性，且未明显增加手术时间（图 14.20）。

　　总体而言，改良 Bentall 手术置换升主动脉和主动脉瓣已经成为主动脉根部置换的金标准术式。该技术可重复性好，安全性高。经过验证的超过 20 年的耐久性是许多其他替代技术的参考标准。

保留主动脉瓣的主动脉根部置换术：David 手术和 Yacoub 手术

　　保留自体主动脉瓣的主动脉根部置换术最早是由 Magdi Yacoub 爵士和 Tirone David 于 20 世纪 90 年代初提出的。该重塑技术（即 Yacoub 手术）和再植入技术（即 David 手术）具有保留自体主动脉瓣、无需人工瓣膜和保留正常主动脉瓣血流动力学特性的优点。保留主动脉瓣的主动脉根部置换术在理论上的缺点是置换后的主动脉根部可能出现异常涡流，导致瓣叶关闭时应力增加，进而出现冠状动脉血流储备异常[90]，采用重建主动脉窦的涤纶人工管道可降低瓣叶损伤的风险[91]。

　　主动脉瓣叶正常或接近正常的患者在术中更有可能成功保留自体主动脉瓣。主动脉根部严重扩张导致的菲薄瓣叶在交界区可出现穿孔。当涉及多个

瓣叶时，不建议行修复手术[92]。主动脉瓣反流通常由瓣叶脱垂引起，可采用上述外科技术进行修复。术中预防瓣叶脱垂可提高术后叶的耐久性[52]。

　　David 手术和 Yacoub 手术均报道了保留主动脉瓣的主动脉根部置换术的相关结果，长期随访结果表明，David 手术的再干预率低于 Yacoub 手术[93]。

Yacoub 手术

　　保留主动脉瓣的主动脉根部置换术（即 Yacoub 手术）的重塑技术包括自体冠状窦组织的切除和使用定制的涤纶人工管道来重新构建新的窦道（图 14.23）。冠状动脉连同纽扣样主动脉壁上的窦部组织被重新植入新的人工管道相应位置，类似于改良 Bentall 手术。由于 Yacoub 手术中的主动脉瓣环不是由涤纶人工管道支撑，所以最适用于无主动脉瓣环扩张或未来无瓣环扩张倾向的患者。

David 手术

　　保留主动脉瓣的主动脉根部置换（即 David 技术）的再植入技术包括主动脉窦组织和重新植入自体主动脉瓣的涤纶人工管道（图 14.24）。冠状动脉也被做成纽扣样重新吻合于人工血管壁的相应位置。由于主动脉瓣环被涤纶人工管道包围，故可以缩减主动脉瓣环的尺寸以防止其进一步扩张。多种 David 手术的改良方案已被描述；新的改良方案还尝试构建向外隆起的新的主动脉窦结构以模拟自体主动脉根部[94-95]。

主动脉根部扩张术

　　主动脉根部可通过切断主动脉瓣环并用补片修补进行扩张。最常用的技术由 Nicks 等开发[96]，即在无冠窦处扩张主动脉瓣环的后部（图 14.25）。Manougian 等报道，主动脉根部加宽、补片修补可通过切断主动脉瓣环并延伸到二尖瓣前叶来实现[97]。这两种手术都需要用牛心包、自体心包或人造心包补片进行修补，从而有效地扩张主动脉瓣环。Manougian 手术因为扩张范围包括左心房顶部和二尖瓣前叶，因而需要放置更大的补片[97]。

　　当左心室流出道因瓣膜下狭窄而需要扩张时，儿童患者通常选用前瓣环扩张术（即 Konno 手术）[98]。这项技术扩张右冠状动脉开口左侧的前主动脉瓣环，穿过室间隔，进入右心室流出道。由此产生的缺损可以用心包或人造补片闭合。主动脉根

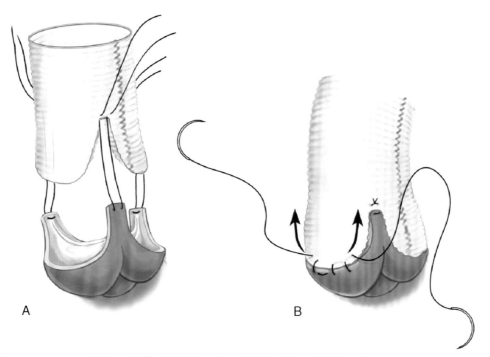

图 14.23 Yacoub 手术。A. 切除主动脉窦，小心悬吊交界处以保持主动脉根部的高度。B. 主动脉窦被定制舌叶的人工血管有效地替代，人工血管最长的部分位于每个主动脉窦的最深处

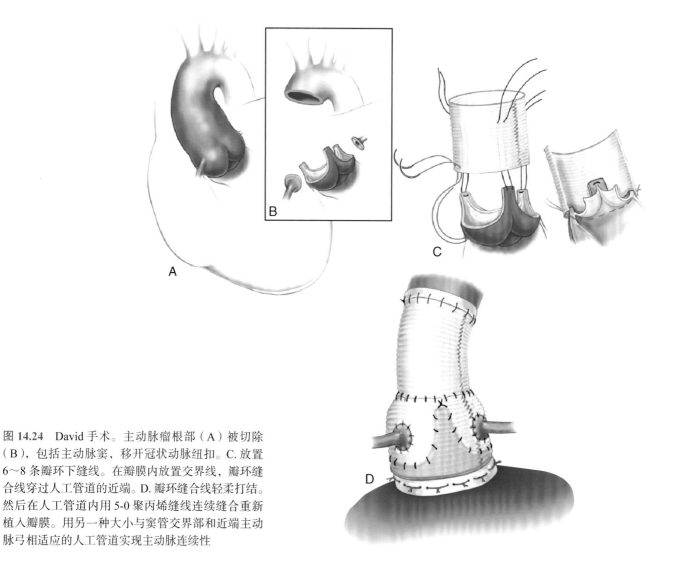

图 14.24 David 手术。主动脉瘤根部（A）被切除（B），包括主动脉窦，移开冠状动脉纽扣。C. 放置 6～8 条瓣环下缝线。在瓣膜内放置交界线，瓣环缝合线穿过人工管道的近端。D. 瓣环缝合线轻柔打结。然后在人工管道内用 5-0 聚丙烯缝线连续缝合重新植入瓣膜。用另一种大小与窦管交界部和近端主动脉弓相适应的人工管道实现主动脉连续性

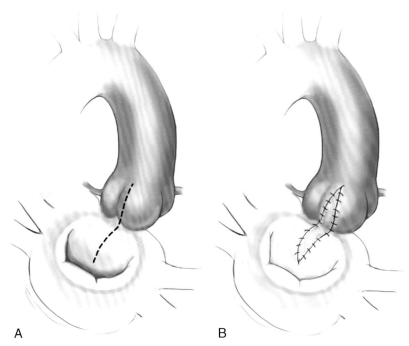

图 14.25　主动脉根部扩张术。由无冠窦切口（A）向下进入二尖瓣前叶。用心包补片（B）扩大瓣叶、瓣环和主动脉壁，以便植入更大的主动脉瓣

部的前部和后部扩张术允许植入较大的人工瓣膜。

　　主动脉根部扩张术的适应证是因主动脉瓣环过小而使瓣膜置换时不能容纳适合患者体表面积的人工瓣膜，从而导致 PPM。PPM 可通过有效瓣口面积指数（indexed effective orifice area，EOAi）计算。美国超声心动图学会发表的指南分别将 EOAi≥0.85 cm^2/m^2、0.60～0.85 cm^2/m^2、≤0.6 cm^2/m^2 定义为无、中度和重度 PPM[99]。指南还建议，只有在其他超声心动图指标（主动脉瓣峰值流速＞3 m/s、加速时间＜100 ms、主动脉瓣速度-时间积分与左心室流出道速度时间-积分比值＜0.25 等）提示时才应考虑 PPM。

　　PPM 的指导意义在临床相关性方面尚存争议。Pibarot 和 Dumesnil 报道[100]，AVR 后 PPM 发生率高达 70%，而同期其他研究报道的重度 PPM 发生率低于 1%[101]。多项大型研究显示，PPM 对术后生存率有显著的负面影响[102-105]，但也有研究表明，PPM 对短期或长期死亡率没有影响[13,106-107]。

　　得益于机械瓣膜和生物瓣膜对血流动力学的改善，AVR 术中行主动脉根部扩张以预防 PPM 的操作显著减少。防止出现 PPM 的另一种策略是主动脉根部置换术。主动脉根部较小的患者接受 AVR 时，生物瓣膜衰败后可考虑 VIV 手术的可能性。植入较小

生物瓣膜（如 19 mm 或 21 mm）的患者未来不能接受 VIV 手术，因为生物瓣膜的刚性支架限制了拟行经导管心脏瓣膜的尺寸。

特殊挑战

主动脉夹层

　　约 1/2 的急性 A 型主动脉夹层患者可能合并重度主动脉瓣反流，通常由主动脉壁与瓣环交界处分离脱出所致[108]。术中必须应用 TEE 以辅助外科医生明确评估主动脉根部情况。可通过将交界处缝合固定至主动脉外膜来悬吊主动脉瓣以纠正主动脉瓣反流（图 14.26）。可用生物胶、毛毡片等加固悬吊效果。主动脉瓣悬吊再固定是急诊手术中快速有效处理急性主动脉瓣反流的方法，但 20%～25% 接受这种术式的患者有发生晚期主动脉根部扩张或因重度主动脉瓣反流而需再次手术的风险[109]。

　　此外，可进行采用 CVG 或保留瓣膜的技术行主动脉根部置换。固有主动脉根部畸形的患者（如马方综合征、易导致未来出现主动脉根部扩张的先天性主动脉瓣环扩张、进展性主动脉瓣反流）是主动脉根部置换术的理想适应证。为避免二次主动脉根

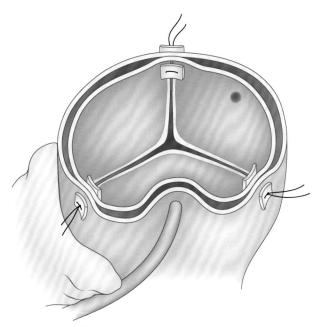

图 14.26　主动脉瓣再悬浮。当主动脉夹层延伸至主动脉根部时，可通过使用聚四氟乙烯毡缝合线将交界处重新缝合到主动脉外膜来恢复瓣膜功能，然后用手术黏合剂或纤维织片重新构建解剖层次

部手术，部分中心倾向于直接对急性 A 型主动脉夹层患者行主动脉根部置换术[110]。

在主动脉窦正常的患者中，当主动脉瓣出现硬化、钙化或狭窄等病理改变时，可行 AVR。既往CABG 术后，在发生急性 A 型主动脉夹层的患者中，由于保留异常的主动脉窦组织，在冠状动脉水平上移植人工瓣膜的 AVR 应用受到限制。

既往接受 CABG 后行主动脉瓣置换术

由于具有共同的病理生理学特点，主动脉瓣狭窄和冠状动脉疾病常同时存在[111]，需要进行AVR 的很大一部分主动脉瓣狭窄患者既往接受过CABG[2]，通常在判断 CABG 指征时才发现患者合并主动脉瓣狭窄。指南推荐重度（Ⅰ类推荐）或中度（Ⅱa 类推荐）主动脉瓣狭窄患者在行 CABG 时同期行 AVR[35]。同样地，因其他疾病需要接受心脏手术的主动脉瓣反流患者，如果主动脉瓣反流为重度（Ⅰ类推荐）或中度（Ⅱa 类推荐），在行心脏手术时亦应同期行 AVR。在判断 CABG 指征时处理主动脉瓣病变可防止未来因主动脉瓣而行二次手术。

二次心脏手术可能因再次经胸骨入路时损伤心血管结构而更加复杂，尤其当 CABG 后患者的开放桥血管被损伤时。既往接受 CABG 后的患者再次行

AVR 的手术死亡率高达 14%[112]。然而，后续研究表明，即使是有开放桥血管的患者，其手术死亡率约 3.8%[113]。因此，通过适当的围手术期管理可使二次心脏手术更加安全可行，目前其已不再是 AVR的手术禁忌证。

在接受 CABG 后行 AVR 期间，对患者使用内乳动脉进行旁路血管移植的管理须注意术前计划和手术技巧。部分外科医生认为使用内乳动脉进行旁路血管移植穿过胸骨中线并直接粘连胸骨是预后不良的高危因素，因为二次手术期间损伤内乳动脉旁路血管与手术死亡率升高相关。

常规进行术前心脏高分辨率 CT 对于确定经胸骨入路时有心血管结构损伤风险的患者必不可少[114]。在极有可能损伤胸骨后血管结构前暴露外周血管（腋血管或股血管）并建立体外循环是有用的策略[115]。尽管如此，大型研究发现，损伤内乳动脉旁路血管与高死亡率（12%～17.9%）相关[114-115]。

在 AVR 术中，对左侧内乳动脉旁路血管吻合至左前降支患者进行心肌保护是另一项挑战。在心脏停搏时钳夹左侧内乳动脉的传统方法可能对内乳动脉造成损伤。另一种不需要夹闭左侧内乳动脉的方法是在心脏停搏时通过适当的全身低体温和逆行灌注心脏停搏液来安全地实现心肌保护。这种替代方法具有与传统方法相同的手术死亡率，但避免了旁路血管损伤的风险[116-117]。

主动脉瓣置换术后再次行主动脉瓣置换术

生物瓣膜 SVD 是再次行 AVR 的最常见适应证。其他适应证包括人工瓣膜心内膜炎、血管翳形成以及生物瓣膜或机械瓣膜血栓形成。越来越多的年轻人使用生物瓣膜后因 SVD 而需后期干预。幸运的是，二次 AVR 仍然是一种安全的手术，手术死亡率仅为 5%[118]。

既往进行 AVR 后新发升主动脉瘤的处理是二次AVR 过程中特别值得关注的问题。术前使用对比增强成像来确定动脉瘤与胸骨的关系可以显著影响手术方式的选择。对于动脉瘤紧邻胸骨的患者，在打开胸骨前应先行外周体外循环插管。在这种情况下，动脉插管首选腋动脉而非股动脉，以降低卒中风险和手术死亡率[119]。体外循环可通过减低泵流量实现动脉瘤的暂时减压，从而安全地分离胸骨。如果在打开胸骨过程中发生动脉瘤的严重损伤，快速建立低温体外循环可避免严重的神经损伤。

当大隐静脉旁路血管起自升主动脉瘤时，其处理方法取决于动脉瘤对旁路血管的影响程度。对于无明显动脉粥样硬化性疾病的静脉旁路血管，可在涤纶管道上重新植入含有近端吻合口的主动脉壁补片（图 14.27）。此外，使用新的大隐静脉旁路血管可通过建立单独的近端吻合口来替代部分或全部陈旧的旁路病变血管。

主动脉根部置换术失败

由于 SVD 可导致主动脉瓣狭窄和主动脉瓣反流或升主动脉瘤（即未切除的自体主动脉瘤或根部吻合口上的假性动脉瘤），既往行主动脉根部置换术的患者（特别是年轻患者）可能需要再次手术治疗。常见的临床情况包括自体肺动脉移植（即 Ross 手术）和同种主动脉移植术后衰败等。再次主动脉根部置换术不如初次主动脉根部置换术的预后好，但在可接受范围。有关二次行主动脉根部置换术的最大样本量研究显示，其手术死亡率为 7%[120]。

二次主动脉根部置换术的挑战在于如何处理主动脉根部的自体冠状动脉，因为其起自被置换的主动脉根部。与初次手术不同，冠状动脉很难从二次手术切口周围的瘢痕组织中剥离，无法形成可靠的冠状动脉纽扣（即固定纽扣）用于再植入。如前所述，处理固定纽扣的替代技术包括构建连接两个冠状动脉开口的涤纶管道（图 14.20）和在主动脉人工管道上构建静脉血管旁路（图 14.21）[86-87]。如果冠状动脉不能重建，可选择标准 CABG 结扎，但并不理想。

在主动脉根部置换术后仅主动脉瓣膜出现问题的某些情况下，仅需置换主动脉瓣。这种选择很有吸引力，因为可以保留冠状动脉，无须复杂的重建。

瓷化主动脉

瓷化主动脉是指整个升主动脉向心性钙化（图 14.28）。在标准 AVR 过程中，升主动脉通常行插管并被横跨钳闭。瓷化主动脉因不能插管和钳夹而不能进行标准 AVR。体外循环的备用插管位点很容易实施；最常用的外周位点是右侧腋动脉。

由于瓷化主动脉不能被钳夹，必须以无血流方式使用低温停循环（hypothermic circulatory arrest，HCA）打开升主动脉。在 HCA 期间，可使用 3 种术式。第一种是打开主动脉（无须交叉夹闭），完成整个瓣膜置换。第二种是进行主动脉内膜切除术，夹闭去除钙化的升主动脉，恢复体外循环，按照标准方式进行瓣膜置换。第三种是使用人工血管（通常是涤纶）替换升主动脉，夹闭人工血管，恢复体外循环，以标准方式完成瓣膜置换。这些方法的结果见表 14.7。

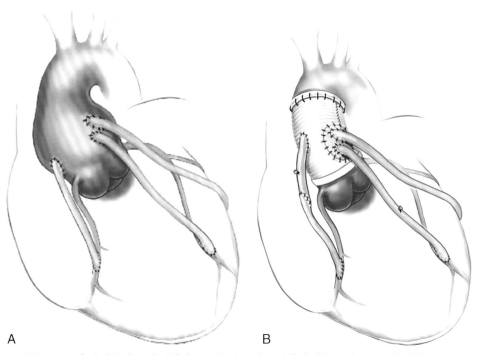

A　　　　　　　　　　　　　　　　　　B

图 14.27　旁路移植术后升动脉瘤。A. 新发的升主动脉瘤采用开放式人工管道植入术。B. 使用一段新的大隐静脉延长右冠状动脉再移植至人工血管上。左侧冠状动脉旁路移植则作为孤立的自体主动脉岛重新植入

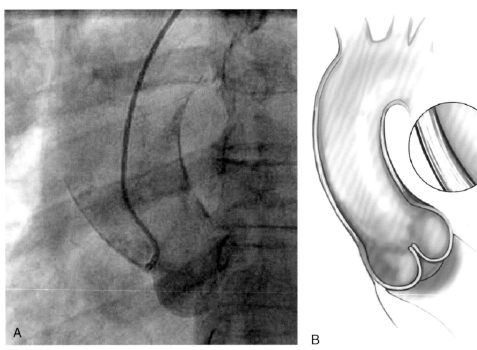

图 14.28　瓷化主动脉。A. 导管插入时主动脉壁钙化的 X 线表现。左前斜位主动脉造影时可见主动脉管壁上密集的钙化条状影。B. 钙化主动脉壁的解剖视图及特写插图

表 14.7	瓷化主动脉低温停循环的研究		
研究	术式（n）	卒中率（%）	死亡率（%）
Gillinov et al, 2000	AVR、HCA（n=24）	17	12
	AVR、主动脉内膜切除术、HCA（n=16）	12	19
	AVR、主动脉置换术、HCA（n=12）	0	25
Aranki et al, 2005	AVR、HCA（n=13）	15	0
	AVR、主动脉内膜切除术、HCA（n=13）	7.6	0
	AVR、主动脉置换术、HCA（n=44）	11.3	6.8

AVR，主动脉瓣置换术；HCA，低温停循环
From Gillinov AM, Lytle BW, Hoang V, et al. The atherosclerotic aorta at aortic valve replacement: surgical strategies and results. J Thorac Cardiovasc Surg 2000;120:957-963; Aranki SF, Nathan M, Shekar P, et al. Hypothermic circulatory arrest enables aortic valve replacement in patients with unclampable aorta. Ann Thorac Surg 2005;80:1679-1686.

瓷化主动脉的另一种手术方式是构建左心室心尖部-降主动脉旁路（即主动脉瓣旁路移植术）[121]。

该术式行左侧开胸术，可完全避开升主动脉，然后从左心室心尖部到胸主动脉构建一条带瓣膜的人工管道（图 14.29）。狭窄的自体主动脉瓣留在原处，血液在由带瓣膜的人工管道形成的解剖外旁路通行。左心室心尖部-降主动脉旁路手术的相关报道有限，高风险人群（平均年龄 81 岁；16% 合并瓷化主动脉）围手术期死亡率为 13%[122]。该手术的缺点是不适用于重度主动脉瓣反流或降主动脉严重钙化的患者。

未来展望

新型生物瓣膜技术

营养不良性钙化是导致生物瓣膜 SVD 的主要因素[123]。持续发展的生物瓣膜抗钙化治疗旨在降低 SVD 的发生率。治疗方法仍受专利保护，包括 Thermafix 组织制备（Edwards Lifesciences）、AOA 抗钙化组织治疗（Medtronic）、Linx 抗钙化技术（St. Jude Medical），以及在 FDA 批准的瓣膜中行磷脂还原治疗（PRT，LivaNova）。牛心包的其他组织治疗可用作补片，但不能作为瓣膜，包括 ADAPT（Admeduss，Egan，MN）和 Photofix（Cryolife）。

甘油化组织治疗（Resilia，Edwards Lifesciences）

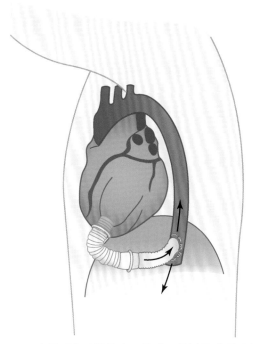

图 14.29　心尖部至主动脉的人工管道。带瓣管道通过左侧胸骨切开术将左心室心尖部和降主动脉相连

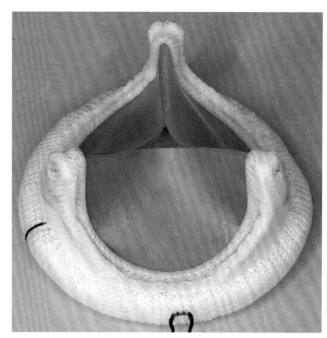

图 14.30　新型组织瓣膜技术。牛心包经甘油化处理，制成可干燥储存的生物瓣膜（Edwards Lifesciences，Irvine，CA）

在绵羊模型中可降低钙化进展和程度[124]，目前已获得 CE 商标并经 FDA 批准用于主动脉人工生物瓣膜，可以干式储存（图 14.30），而不用戊二醛储存。这些组织治疗旨在提高生物瓣膜的耐久性，并提高其在年轻患者中的适用性。

机械瓣膜的非华法林治疗

机械瓣膜的终身华法林治疗使患者面临血栓栓塞和出血的双重风险。FDA 批准的抗凝替代药物包括达比加群酯、利伐沙班、阿哌沙班和埃多沙班。达比加群酯是直接凝血酶抑制剂，在植入机械瓣膜的患者中的治疗效果不如华法林[125]。其他药物均为 X 因子抑制剂，尚未在新一代机械瓣膜中进行研究。不使用抗凝剂的双重抗血小板治疗于近期被研究（PROACT 试验，NCT#00291525）。非华法林治疗可能增加机械瓣膜在老年患者中的适用性。

总结

对于大多数患者，主动脉瓣手术可在安全性和

有效性较高的前提下完成。对于手术风险较高的患者，TAVI 已被证实是可接受的 AVR 替代方案。人工瓣膜的选择取决于患者偏好、预期寿命及与 SVD 和抗凝相关的合并症。

主动脉瓣反流的年轻患者行主动脉瓣修复术可避免人工瓣膜的相关风险。主动脉根部手术可同期行主动脉瓣和主动脉壁置换，但保留瓣膜的技术可提供与正常自体主动脉瓣膜相同的耐久性优势，避免人工瓣膜的相关并发症。与单纯行 AVR 相似，二次主动脉瓣和主动脉根部手术可以安全地进行，在手术量较大的中心效果最好。

参考文献

扫二维码见参考文献

15

二尖瓣反流的诊断性评估

Akhil Narang, Jyothy Puthumana, James D. Thomas

庚靖淞 译 孙丹丹 审校

目录

要点

- 经胸超声心动图（TTE）可准确诊断大多数二尖瓣反流患者的病因，但在决定手术时机和类型时通常需要 3D 经食管超声心动图（TEE）。

- 原发性二尖瓣反流由瓣叶或腱索疾病引起，最常见的是二尖瓣脱垂（mitral valve prolapse，MVP）、风湿性心脏病或感染性心内膜炎。继发性二尖瓣反流可由节段性或整体左心室扩张和收缩功能不全相关的缺血性或非缺血性病因引起。

- 指南对原发性和继发性二尖瓣反流的严重程度使用相似的定量测量。应考虑患者的症状、左心室大小和功能、左心房大小、肺动脉压和二尖瓣反流严重程度。

- 了解反流射流束的来源与方向有助于明确二尖瓣反流的病理学机制和确定降低二尖瓣反流严重程度的具体干预措施。

- 二尖瓣反流严重程度的评估基于许多定性和定量参数的整合（如缩流颈宽度），建议尽可能测量反流量和反流口面积。

- 一种简单实用的二尖瓣反流严重程度定量方法是在彩色多普勒成像上将混叠速度设置为 40 cm/s，测量近端等速表面积（PISA）半径。根据 PISA 半径平方的 1/2（$r^2/2$）估算有效反流口面积（EROA）；半径约 1.0 cm 提示重度二尖瓣反流（EROA > 0.4 cm^2）。

- 二尖瓣反流评估应考虑其严重程度的动态变化，以及伴随的前负荷、后负荷和左心室收缩功能的改变。

- 左心室大小、几何结构和收缩功能的成像是评估二尖瓣反流患者的关键因素。针对继发性二尖瓣反流经导管治疗的研究为左心室大小和功能与二尖瓣反流严重程度之间复杂的相互作用提供了新的见解。

- 除 TTE 和 TEE 外，心脏磁共振（CMR）成像、计算机断层扫描（CT）和有创性左心室造影也有助于部分患者的诊治。

二尖瓣解剖成像

对二尖瓣疾病患者进行影像学检查的第一步是确定二尖瓣功能障碍的潜在病因。在世界范围内，二尖瓣狭窄最常由风湿性心脏瓣膜病引起，在发达国家中，严重的二尖瓣环钙化延伸到瓣叶正成为引起老年患者二尖瓣狭窄的原因。二尖瓣狭窄将在第

16 章讨论，本章的重点是二尖瓣反流患者的影像学。

二尖瓣反流最常见的病因包括二尖瓣黏液性改变（即 MVP 和二尖瓣腱索断裂或瓣膜呈连枷状）、风湿性心脏病、感染性心内膜炎、肥厚型心肌病、二尖瓣环钙化、扩张型心肌病和缺血性心脏病。不常见的病因包括结缔组织病（如马方综合征、Loeys-Dietz 综合征）、创伤、高嗜酸性粒细胞增多综合征、

转移性类癌和接触某些药物。

二尖瓣反流分为原发性和继发性，原发性二尖瓣反流为器质性或退行性病变，由二尖瓣结构本身异常所致。继发性二尖瓣反流为功能性病变，与左心室、左心房或二尖瓣环的病理变化相关，瓣叶和腱索相对正常。缺血性二尖瓣反流属于继发性二尖瓣反流，由心肌梗死和伴发的左心室功能障碍和重构引起。原发性和继发性二尖瓣反流是两种不同的疾病状态，具有不同的病理变化、预后和治疗方法（见第 17 章和第 18 章）。

对二尖瓣疾病患者进行影像学检查的第二步是确定二尖瓣反流的具体机制。瓣叶、腱索、乳头肌、二尖瓣环、左心房或左心室异常均可导致二尖瓣反流（图 15.1 和图 15.2）[1]。可根据瓣叶运动模式对二尖瓣反流机制进行分类：正常型（Ⅰ型）、过度型（Ⅱ型）或限制型（Ⅲ型：Ⅲa 型，开放受限；Ⅲb 型，关闭受限）（见图 19.3）。这种分类方法有助于确定手术或经导管干预措施来改善二尖瓣反流的严重程度。Ⅱ型和Ⅲa 型常由瓣叶的原发性疾病引起，而Ⅰ型和Ⅲb 型的瓣叶相对正常，多由于左心室、左心房和（或）瓣环重构引起瓣叶活动异常，导致继发性二尖瓣反流。

二尖瓣叶

常规采用 TTE 对二尖瓣瓣叶的解剖和活动进行

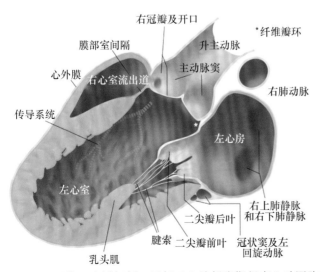

图 15.1　正常二尖瓣解剖。近似于心脏舒张期超声心动图胸骨旁长轴切面的解剖示意图，显示正常的二尖瓣解剖结构，包括二尖瓣环、二尖瓣前叶和后叶、腱索和乳头肌。但在长轴切面中，通常需要轻微向内侧偏转来显示内侧乳头肌

评估，但 TEE 可以更好地显示瓣膜的解剖结构和准确定量瓣膜反流的严重程度，尤其是在决定手术或经导管介入治疗时。

二尖瓣叶病变主要见于巴洛综合征和纤维弹性缺陷两种疾病。黏液性病变在超声影像上可见瓣叶增厚、冗长和腱索无力的相对程度。巴洛综合征（图 15.3）的特征是瓣叶明显增厚和冗长，呈扇贝样脱垂，沿着瓣膜闭合线存在多点反流。纤维弹性缺陷为二尖瓣叶相对较薄，超声影像显示单个瓣叶出现脱垂或呈连枷状改变，伴有来自单一病灶的反流。其他疾病形式均介于这两种病理改变之间[2]。

感染性心内膜炎可通过对瓣叶结构造成破坏导致瓣叶对合不充分或通过瓣叶穿孔而引起二尖瓣反流。二尖瓣上的赘生物会导致瓣叶关闭不全。即使在心内膜炎得到有效治疗后，瓣膜回缩和钙化也可导致二尖瓣反流的持续存在或恶化。

在发展中国家，风湿性心脏病仍然是二尖瓣反流的常见病因。与二尖瓣狭窄相比，风湿性二尖瓣反流在男性中比女性更常见。风湿性二尖瓣反流是由于 1 个或 2 个二尖瓣叶缩短、僵硬、畸形和挛缩，并与腱索和乳头肌的缩短和融合有关。

接触导致瓣叶纤维化改变的药物时，也可发生二尖瓣反流[3]。与二尖瓣反流相关的药物包括麦角生物碱甲硫精胺和麦角胺、厌食素（dex）、芬氟拉明和苯氟脲、多巴胺激动剂培高利特、卡麦角林及摇头丸（Ecstacy）。增厚、僵硬的瓣叶与类癌患者中常见的瓣叶相似，提示常见的病理生理学原因为 5- 羟色胺 2B 受体过度刺激。在仅局限于胃肠道的类癌中，过量的 5- 羟色胺在肺部代谢，二尖瓣未受累，伴随肺转移或右向左分流时，暴露的 5- 羟色胺可能导致二尖瓣和主动脉瓣增厚和反流。

二尖瓣环

二尖瓣环扩张

成人正常二尖瓣环的周长约为 10 cm。瓣环柔软且有弹性，收缩期瓣环的收缩由周围的左心室心肌收缩引起，这对瓣膜关闭发挥着重要作用。二尖瓣环和瓣叶内的平滑肌细胞也对瓣膜发挥括约肌的作用[5]。二尖瓣环扩张引起的二尖瓣反流可发生在以左心室或左心房扩张为特征的任何形式的心脏病中，尤其是扩张型心肌病和长期心房颤动[6-7]。

据报道，在撒哈拉以南非洲地区，左心室后

下壁基底段室壁瘤（即二尖瓣下室壁瘤）是形成瓣环性二尖瓣反流的重要病因，可能是由瓣环后部的先天性缺陷引起。瓣叶的原发性疾病（如黏液瘤）可导致瓣环的扩张和运动异常，从而加重二尖瓣反流[8-9]。

二尖瓣钙化

二尖瓣环或瓣叶的特发性（退行性）钙化常在尸检中被发现，通常对功能影响不大。如果出现严重的瓣环或瓣叶钙化（图 15.4），则可能导致

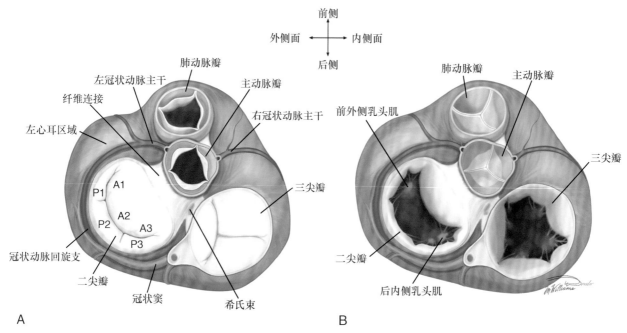

图 15.2　二尖瓣的解剖关系。从左心房方向显示心脏底部。可清晰观察到二尖瓣与邻近心脏结构的关系。A. 收缩期。二尖瓣后叶有 2 个天然裂痕。裂痕将后叶分成 3 个节段，Carpentier 命名法分别称为 P1、P2 和 P3。没有裂痕的前叶与后叶相对应的节段被称为 A1、A2 和 A3。超声心动图定位时，可见 P1 与左心耳相邻，P3 与三尖瓣相邻。B. 舒张期。前外侧和后内侧乳头肌对称性地支撑前叶和后叶。前外侧乳头肌支撑 A1/P1 和 A2/P2 的前外侧半部分；后内侧乳头肌支撑 A3/P3 和 A2/P2 的后内侧半部分（From Drake DH, Zimmerman KG, Sidebotham DA. Transesophageal echocardiography for surgical repair of mitral regurgitation. In: Otto C, editor. The practice of clinical echocardiography. 5th ed. Philadelphia: Elsevier; 2017. p. 343-373.）

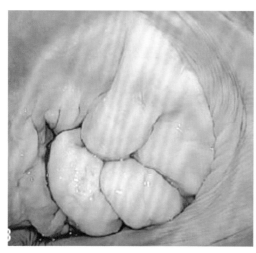

图 15.3　二尖瓣巴洛病。左心房视图照片，前叶在上，后叶在下，可见明显的瓣叶增厚和冗余。多瓣叶脱垂导致重度二尖瓣反流

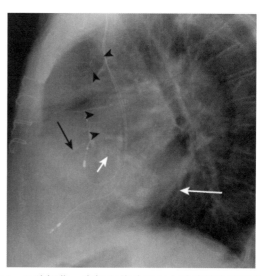

图 15.4　心脏钙化。胸部 X 线片显示主动脉瓣狭窄钙化（白色短箭头）、二尖瓣环钙化（白色长箭头）、升主动脉前壁钙化（黑色短箭头）和沿着左冠状动脉前降支延伸至主动脉根部的钙化密度（黑色长箭头）

二尖瓣反流，甚至引起显著的二尖瓣狭窄。二尖瓣环钙化与动脉粥样硬化有共同的危险因素，包括高血压、血脂异常和糖尿病，且与冠状动脉和颈动脉粥样硬化以及主动脉瓣钙化有关。有明显二尖瓣环或瓣叶钙化的患者，心血管疾病的发病率和死亡率较高。心脏纤维骨架的固有缺陷可加速瓣环钙化，如马方综合征和黏多糖贮积症ⅠH型（赫尔勒综合征）患者，瓣环扩张会进一步导致二尖瓣反流。二尖瓣环钙化的发生率在慢性肾衰竭伴继发性甲状旁腺功能亢进的患者和风湿病患者中均升高。

二尖瓣腱索

二尖瓣腱索异常是二尖瓣反流的重要原因（图15.5）[10]。腱索延长和断裂是MVP综合征的主要特征（图15.6），尤其是在纤维弹性缺陷的情况下。腱索可能存在先天性异常；断裂可能是自发性（原发性）或由感染性心内膜炎、创伤、风湿热、罕见的成骨不全或复发性多软骨炎所致。

在大多数患者中，除在薄弱、黏液样变性的腱索上施加了更大的机械应力外，没有明显的腱索断裂原因。后叶腱索破裂的概率高于前叶腱索。根据断裂涉及的腱索数量和断裂发生的速度，可导致轻度、中度或重度，以及急性、亚急性或慢性二尖瓣反流。据报道，经皮循环支持装置造成的创伤也可能导致腱索破裂。

二尖瓣乳头肌

左心室乳头肌由冠状血管床的末端灌注，使其特别容易缺血，冠状动脉灌注的任何异常都可能导致乳头肌功能障碍。有时与心绞痛或肺水肿发作有关的短暂缺血亦可引起暂时性乳头肌功能障碍和短暂的二尖瓣反流发作。如果乳头肌严重缺血且持续时间较长，乳头肌功能障碍和瘢痕会导致慢性二尖瓣反流。约20%的患者在急性心肌梗死后发生二尖瓣反流，即使是轻度二尖瓣反流，其患者不良预后的风险仍较高[12-14]。

由右冠状动脉后降支供血的后乳头肌比前外侧

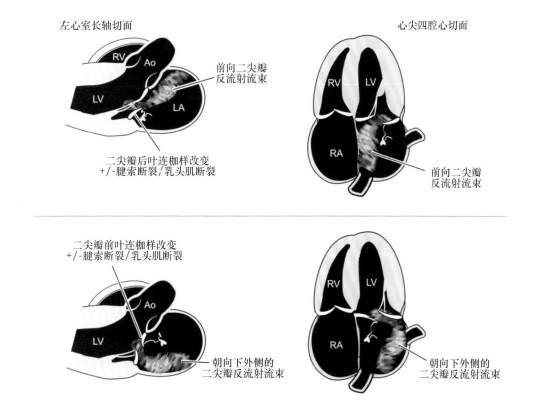

图 15.5　急性二尖瓣反流示意图。显示由二尖瓣后叶连枷样改变（上）和二尖瓣前叶连枷样改变（下）引起的急性二尖瓣反流的射流束方向（From Solomon D, Wu JC, Gillam L. Echocardiography. In: Zipes DP, Libby P, Bonow RO, et al, editors. Braunwald's heart disease: a textbook of cardiovascular medicine. 11th ed. Philadelphia: Elsevier; 2018. p. 174-251.）

乳头肌更易缺血和梗死。前外侧乳头肌通常由左冠状动脉前降支的对角支和左回旋动脉的边缘支双重供血。乳头肌缺血通常由冠状动脉粥样硬化引起，但也可能发生在严重贫血、休克、冠状动脉炎或左冠状动脉异常的患者中。

对于远端心肌梗死，乳头肌底部的节段性心肌组织梗死也可能引起二尖瓣反流，最常见的原因是右冠状动脉或左冠状动脉回旋支病变，导致二尖瓣叶的牵拉和对合不全[13,15]。乳头肌坏死会使心肌梗死出现更多的并发症，但在患者生前很少诊断出乳头肌完全断裂，因为通常会出现严重或致命的急性二尖瓣反流。一组或两组乳头肌的顶端破裂可导致连枷样瓣叶（图 15.7），可表现为程度较轻的二尖瓣反流（但通常比较严重）。虽然也有经皮修复的报道，但通过及时的外科治疗[16-17]，患者能够存活[18]。

乳头肌的各种其他疾病与二尖瓣反流的发展有关。这些疾病包括乳头肌的先天性错位、缺少一组乳头肌（降落伞型二尖瓣综合征），以及累及或浸润乳头肌的多种过程，如脓肿、肉芽肿、肿瘤、淀粉样变性和结节病。

左心室功能不全

缺血性左心室功能不全和扩张型心肌病是发

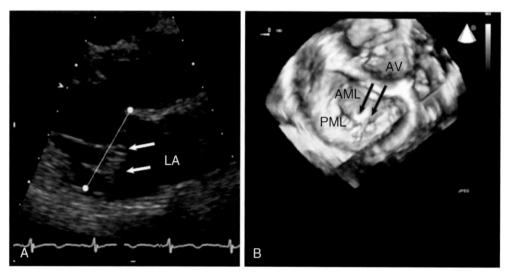

图 15.6　退行性二尖瓣反流。A. 超声心动图胸骨旁长轴切面显示二尖瓣前叶、后叶脱垂，表明两个瓣叶（箭头）在二尖瓣环平面（白线）上方膨出。B. 3D TEE 显示二尖瓣前叶连枷样改变（箭头）。AML，二尖瓣前叶；AV，主动脉瓣；LA，左心房；PML，二尖瓣后叶

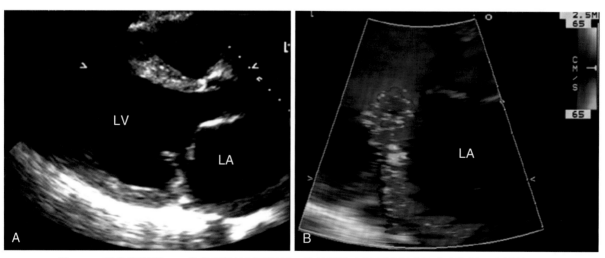

图 15.7　乳头肌断裂。A. 胸骨旁长轴切面显示，前外侧乳头肌顶端断裂导致连枷样二尖瓣前叶。B. 彩色多普勒血流成像显示由此导致的二尖瓣后向反流。LA，左心房；LV，左心室

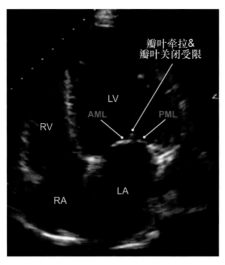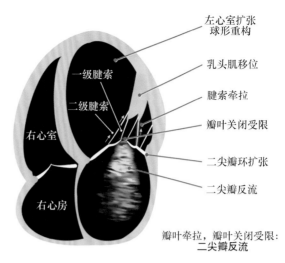

图 15.8 继发性二尖瓣反流的机制。继发性（包括缺血性）二尖瓣反流是由二尖瓣环扩张和乳头肌牵拉所致，两者均由左心室重构引起。导致瓣叶对合处向心尖部移位（From Solomon D, Wu JC, Gillam L. Echocardiography. In: Zipes DP, Libby P, Bonow RO, et al, editors. Braunwald's heart disease: a textbook of cardiovascular medicine. 11th ed. Philadelphia: Elsevier; 2018. p. 174-251.）

生二尖瓣反流的重要原因，在美国是二尖瓣反流的第二大病因（仅次于 MVP）。包括缺血在内的任何原因引起的左心室扩张，均可改变乳头肌和腱索之间的空间关系，从而导致继发性二尖瓣反流（图 15.8）。对于一定程度的左心室扩张，与扩张型心肌病中的对称性扩张相比（图 15.9），存在由下侧和下外侧心室壁瘢痕引起的不对称性二尖瓣牵拉时，二尖瓣反流更为严重[17]。

约 30% 接受冠状动脉旁路移植术（CABG）的冠状动脉疾病患者存在一定程度的二尖瓣反流。在大多数患者中，二尖瓣反流的发生是由于节段性左心室功能不全造成的后叶牵拉。其他病理变化也能进一步加重二尖瓣反流，包括合并乳头肌的缺血性损伤、二尖瓣环扩张和收缩期瓣环收缩运动消失。反流的发生率和严重程度与左心室射血分数（LVEF）成反比，与左心室收缩末期容积（end-systolic volume，ESV）成正比。

超声心动图评估二尖瓣反流

超声心动图在二尖瓣反流严重程度的量化方面发挥核心作用。对二尖瓣反流严重程度的评估还应考虑左心房、左心室扩大的程度以及对左心室收缩功能的评估[19-22]（表 15.1 至表 15.3）。多普勒超声心动图可特征性地显示收缩期反流口有一从左心室到左心房的高流速信号[19]。左心房侧

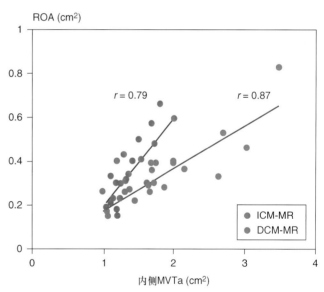

图 15.9 二尖瓣幕状区。缺血性心肌病或扩张型心肌病二尖瓣反流患者的二尖瓣幕状区面积（MVTa）与反流口面积（ROA）的相关性。DCM，扩张型心肌病；ICM，缺血性心肌病；MR，二尖瓣反流（From Kwan J, Shiota T, Agler DA, et al. Geometric differences of the mitral apparatus between ischemic and dilated cardiomyopathy with significant mitral regurgitation: real-time three-dimensional echocardiography study. Circulation 2003;107:1135-1140.）

彩色多普勒反流射流束大小的定性分析与估计二尖瓣反流严重程度的定量方法具有良好的相关性。但是，彩色血流射流束区域受到驱动压（即左心室-左心房压力阶差）、射流束偏心度和许多仪器因素（如发射功率和频率、接收器增益、Nyquist

表 15.1　ACC/AHA 对原发性二尖瓣反流的分期

等级	定义	瓣膜解剖	瓣膜血流动力学*	血流动力学效应	症状
A	有二尖瓣反流风险	● 轻度二尖瓣脱垂伴对合正常 ● 轻度瓣膜增厚和瓣叶狭窄	● 多普勒上无二尖瓣反流射流束或中心射流面积＜LA的20% ● 缩流颈宽度＜0.3 cm	● 无	● 无
B	进展性二尖瓣反流	● 严重二尖瓣脱垂伴对合正常 ● 风湿性心脏瓣膜改变伴瓣叶狭窄和中央对合功能丧失 ● 早期IE	● 二尖瓣反流中心射流面积占LA的 20%～40%或收缩期晚期偏心射流 ● 缩流颈宽度＜0.7 cm ● 反流量＜60 ml ● 反流分数＜50% ● ERO＜0.40 cm² ● 血管造影等级1～2＋	● 轻度LA增大 ● 无LV增大 ● 肺动脉压正常	● 无
C	无症状的重度二尖瓣反流	● 重度二尖瓣脱垂伴对合不良或连枷样瓣叶 ● 风湿性心脏瓣膜改变伴瓣叶狭窄和中央对合功能丧失 ● 早期IE ● 瓣叶增厚合并放射性心脏病	● 中心射流面积＞LA的40%或全收缩期偏心射流 ● 缩流颈宽度≥0.7 cm ● 反流量≥60 ml ● 反流分数≥50% ● ERO≥0.40 cm² ● 血管造影等级3～4＋	● 中重度LA增大 ● LV增大 ● 肺动脉高压可在休息或运动时出现 ● C1：LVEF＞60%和LVESD＜40 mm ● C2：LVEF≤60%和LVESD ≤40 mm	● 无
D	有症状的重度二尖瓣反流	● 重度二尖瓣脱垂伴对合不良或连枷样瓣叶 ● 风湿性心脏瓣膜改变伴瓣叶狭窄和中央对合功能丧失 ● 早期IE ● 瓣叶增厚合并放射性心脏病	● 中心射流面积＞LA的40%或全收缩期偏心射流 ● 缩流颈宽度≥0.7 cm ● 反流量≥60 ml ● 反流分数≥50% ● ERO≥0.40 cm² ● 血管造影等级3～4＋	● 中重度LA增大 ● LV增大 ● 肺动脉高压	● 运动耐量降低 ● 劳力性呼吸困难

* 提供评估 MR 严重程度的几种瓣膜血流动力学标准，但并非每个患者都存在每种分类的所有标准。MR 的严重程度分为轻度、中度或重度，取决于数据质量以及这些参数与其他临床证据的结合

ERO，有效反流口；IE，感染性心内膜炎；LA，左心房；LV，左心室；LVEF，左心室射血分数；LVESD，左心室收缩末期直径
From Nishimura RA, Otto CM, Bonow RO, et al. 2017 AHA/ACC focused update of the 2014 AHA/ACC guideline for the management of patients with valvular heart disease: a report of the American College of Cardiology/American Heart Association Task Force on Clinical Practice Guidelines. J Am Coll Cardiol 2017;70:252-289.

表 15.2	ACC/AHA 对继发性二尖瓣反流的分期				
等级	定义	瓣膜解剖	瓣膜血流动力学*	血流动力学效应	症状
A	有二尖瓣反流风险	● 冠状动脉疾病或心肌病患者的瓣叶、腱索和瓣环正常	● 多普勒上无二尖瓣反流或中心射流面积＜LA 的20% ● 缩流颈宽度＜0.3 cm	● LV大小正常或轻度增大伴有固定（梗死）或诱发（缺血）节段性室壁运动异常 ● 原发性心肌病伴LV扩张和收缩功能不全	● 可能出现冠状动脉缺血或HF引起的症状，血运重建和适当的药物治疗有效
B	进展性二尖瓣反流	● 节段性室壁运动异常伴有轻度二尖瓣叶牵拉 ● 二尖瓣环扩张伴二尖瓣中央对合功能轻度丧失	● ERO＜0.40 cm^{2†} ● 反流量＜60 ml ● 反流分数＜50%	● LV节段性室壁运动异常伴收缩功能降低 ● 原发性心肌疾病导致LV扩张和收缩功能不全	● 可能出现冠状动脉缺血或HF引起的症状，血运重建和适当的药物治疗有效
C	无症状的重度二尖瓣反流	● 节段性室壁运动异常和（或）LV扩张伴重度二尖瓣叶牵拉 ● 二尖瓣环扩张伴二尖瓣中部闭合功能严重丧失	● ERO≥0.40 cm^{2†} ● 反流量≥60 ml ● 反流分数≥50%	● LV节段性室壁运动异常伴收缩功能降低 ● 原发性心肌病导致LV扩张和收缩功能不全	● 可能出现冠状动脉缺血或HF引起的症状，血运重建和适当的药物治疗有效
D	有症状的重度二尖瓣反流	● 节段性室壁运动异常和（或）LV扩张伴重度二尖瓣叶牵拉 ● 二尖瓣环扩张伴二尖瓣中部闭合功能严重丧失	● ERO≥0.40 cm^{2†} ● 反流量≥60 ml ● 反流分数≥50%	● LV节段性室壁运动异常伴收缩功能降低 ● 原发性心肌病导致LV扩张和收缩功能不全	● 血运重建和最佳药物治疗后，二尖瓣反流引起的HF症状仍然存在 ● 运动耐量降低 ● 劳力性呼吸困难

* 提供评估二尖瓣反流严重程度的几种瓣膜血流动力学标准，但并非每个患者都存在每种分类的所有标准。MR 的严重程度分为轻度、中度或重度，取决于数据质量以及这些参数与其他临床证据的结合

$\dagger$ 由于近端血流汇聚呈新月形，通过 2D TTE 测量继发性二尖瓣反流患者的近端等速表面积会低估实际的 ERO

2D，二维；ERO，有效反流口面积；HF，心力衰竭；LA，左心房；LV，左心室；TTE，经胸超声心动图

From Nishimura RA, Otto CM, Bonow RO, et al. 2017 AHA/ACC focused update of the 2014 AHA/ACC guideline for the management of patients with valvular heart disease: a report of the American College of Cardiology/American Heart Association Task Force on Clinical Practice Guidelines. J Am Coll Cardiol 2017;70:252-289.

表 15.3　原发性和继发性二尖瓣反流的二尖瓣结构、心脏重构和射流束特征

参数	原发性MR[a]	继发性MR	
		节段性左心室功能不全	整体左心室功能不全
病因	黏液样或钙化性瓣叶退行性变	下壁心肌梗死	非缺血性心肌病、大面积前壁或广泛性心肌梗死
左心室重构	重度慢性MR时整体重构	主要为下壁	整体扩张呈球形改变
左心房重构	慢性MR时中重度重构	可变	通常严重
瓣环	扩张、运动功能保留	轻度至无扩张，运动功能减低	扩张、扁平、无运动功能
瓣叶形态			
增厚	是/中度、重度	无/轻度	无/轻度
脱垂或连枷样改变	经常出现	无	无
钙化	可变	无/轻度	无/轻度
牵拉模式	无	非对称性	对称性
收缩张力	无	增加	显著增加
乳头肌距离	正常	后乳头肌-瓣膜间纤维的距离增加	乳头肌间距离增加
二尖瓣反流射流束方向	偏心或中心	偏后	通常为中心
CWD	MVP多为收缩晚期或连枷样或伴有均匀的钙化变性	整个收缩期密度通常均匀	双相模式，收缩期早期和晚期血流密度增加，收缩期中期减低
PISA	通常呈半球形	通常不呈半球形	通常不呈半球形；可能为双相

[a] 原发性和继发性二尖瓣反流可以共存

CWD，连续多普勒；MVP，二尖瓣脱垂；PISA，近端等速表面积

From Zoghbi WA, Adams D, Bonow RO, et al. Recommendations for noninvasive evaluation of native valvular regurgitation: a report from the American Society of Echocardiography Developed in collaboration with the Society for Cardiovascular Magnetic Resonance. J Am Soc Echocardiogr 2017;30: 303-371.

极限和壁滤波）的显著影响，限制了这种方法的准确性（表 15.4）。

测量反流分数、反流量和反流口面积的定量方法在仔细操作时具有较高的准确性[23-26]（图 15.10 至图 15.12）。强烈建议综合考虑评估二尖瓣反流严重程度的多个参数（图 15.13）。

3D 可视化 TEE 可更好地评估二尖瓣的解剖结构和瓣叶运动，确定反流的确切机制和反流射流束的起源，并且对反流的严重程度进行定量评估。二尖瓣反流评估，常规可用左心室容积及瓣膜表面的图像直接证实病理变化。多平面成像允许以结构化的方式检查瓣膜，优化对病变的定位（图 15.14 及图 15.7）。3D 多普勒成像有助于阐明二尖瓣反流的机制[4,9,27]（图 15.15）。

射流束的来源和方向

在检查二尖瓣时，确定反流射流束的来源和方向很重要。在二尖瓣黏液样变性的患者中，射流束的方向通常与受累瓣叶相反。例如，后叶脱垂导致前向射流束，而前叶功能障碍导致后向反流束。这一规则在功能性二尖瓣反流中不成立，其常见原因是前叶覆盖而牵拉后叶，从而产生后向射流束。

对反流束确切起源和数量的可视化显示可能会影响临床决策的制订。可通过胸骨旁长轴和心尖长轴切面确定后叶和前叶的病变及射流束的方向，而采取常被忽视的胸骨旁短轴和心尖两腔心切面可以显示沿交界处闭合线的主要射流束起源（图 15.16）。

反流量

反流量（RVol）在理论上是一个简单的概念，但在实践中很难测量。原则上，每搏量有两种测量方法，一种包括二尖瓣反流（即经过二尖瓣环的前向血流或总的左心每搏量），另一种不包括二尖瓣反流［即经过左心室流出道的正向血流（如果不存在主动脉瓣反流）或右心每搏量］。但是，两种方法均需要多次测量每搏量，任何误差都会影响整个计算，最后将两个每搏量数值相减。尽管如此，这项技术对具有非常偏心射流束的患者以及难以获得可靠的缩流颈直径或 PISA 测量值的患者更有帮助。

表 15.4 多普勒超声心动图评估二尖瓣反流的严重程度

模式	优化	举例	优点	缺点
彩色血流多普勒				
近端血流汇聚	将血流方向与声束对齐，避免非同轴成像引起半球变形 放大视图 方差关闭 沿射流束方向调整Nyquist极限的基线 调整Nyquist下限，获得最大半球的血流汇聚（通常为30～40 cm/s） 测量从颜色混叠点到VC的半径		快速定性评估 缺乏近端血流汇聚通常是轻度MR的标志	多个射流束 偏心射流束 射流束受限（左心室壁） 非半球形，尤其是功能性MR 非全收缩期MR易被高估
VCW	胸骨旁长轴切面 放大视图 优化VC成像平面 当近端血流汇聚、VC和MR射流束在同一平面上对齐时，测量结果最佳		反流口大小 反流口的流速和压力 可用于偏心射流束 对技术因素的依赖性小 便于区分轻度MR（<0.3 cm）和重度MR（≥0.7 cm）	有多个射流束时设置有难度 需要可视化汇聚区，以保证足够的测量 非全收缩期MR易被高估
射流束面积或射流束面积与左心房面积的比值	心尖切面 放大模式 在同一切面上测量最大反流射流束与左心房面积的比值		易于测量	多项研究证实测量结果不准确，尤其是撞击左心室壁的偏心射流束 取决于血流动力学（特别是左心室收缩压）和技术影响 非全收缩期MR易被高估
3D VCA	尽可能将彩色血流区域调窄，以提高容积比和频谱密度 取射流束中轴对齐的正交截面 采取VC高流速混叠信号，避免低流速（深色）信号		可以测量多个不同方向的射流束 当PISA低估EROA时（箭头），可以识别重度功能性MR	受彩色多普勒外溢的影响 时间和空间分辨率有限 非全收缩期MR易被高估 多个射流束可能在不同平面上，必须单独分析，然后整合 操作繁琐；通常需要进行离线分析

表 15.4　多普勒超声心动图评估二尖瓣反流的严重程度（续）

模式	优化	举例	优点	缺点
脉冲多普勒				
二尖瓣血流速度	在心尖四腔心切面将声束与经过二尖瓣叶尖端的血流对齐	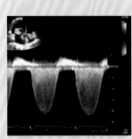	E波流速≥1.2 m/s是重度MR的特征（容量负荷） A波占主导地位时可排除重度MR 可经TTE和TEE获得	取决于左心室的松弛性和充盈压 高速E波对继发性重度MR、心房颤动和二尖瓣狭窄无特异性
肺静脉血流模式	使用小的取样容积（3～5 mm）放入肺静脉1 cm处	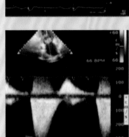	超过1条肺静脉出现收缩期逆向血流是重度MR的特异性表现 正常的肺静脉模式提示左心房压较低，为非重度MR	轻中度偏心MR直接进入肺静脉，可改变血流模式 收缩期钝化对显著MR（常见于继发性MR，表现为左心房压升高和心房颤动）不特异
连续多普勒				
反流射流束的密度和轮廓	将声束与血流束对齐		操作简单 密度与反映接收信号的红细胞数量成正比 微弱或不完全射流束提示轻度MR 三角形轮廓（早期MR峰值流速；箭头）表示较大的反流压力波和血流动力学意义	定性评估 完全中心性射流束可能比严重的偏心性射流束密度更大 密度依赖于外溢 具有早期峰值流速的轮廓对重度MR不敏感
定量多普勒：EROA、RVol和反流分数				
血流汇聚法（PISA） 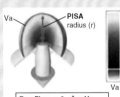 $Reg\ Flow = 2\pi r^2 \times Va$ $EROA = Reg\ Flow/PKV_{Reg}$	将声束与血流束对齐，通常在心尖切面；放大视图 沿射流束方向降低彩色多普勒基线 寻找半球形状以引导最佳Nyquist极限 如果血流汇聚区非平面，则需要进行角度校正 测量PISA半径，大致与CW射流束峰值流速相同	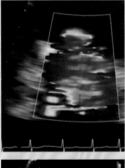 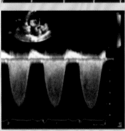	快速定量评估病变严重程度（EROA）和容量超负荷（RVol） 预测退行性和功能性MR的预后	测量多个射流束可能不准确 测量偏心射流束或明显新月形开口不太准确 由于平方误差，半径测量中的小误差可能导致EROA的大误差；这不太可能将半径非常大（≥1.0 cm）或非常小（≤0.4 cm）的患者错误分类

表 15.4　多普勒超声心动图评估二尖瓣反流的严重程度（续）

模式	优化	举例	优点	缺点
SV法 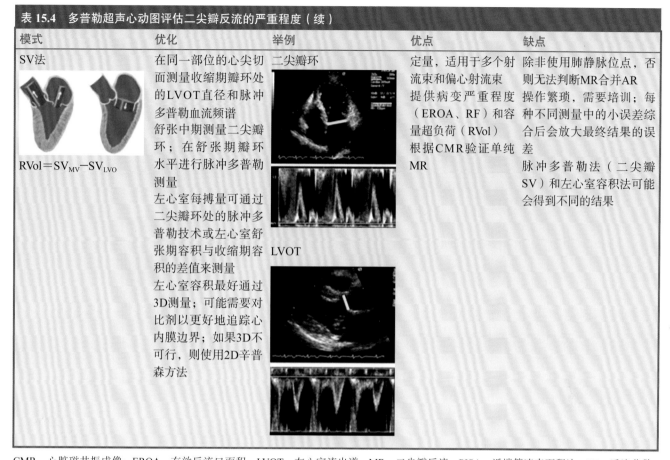 $RVol = SV_{MV} - SV_{LVO}$	在同一部位的心尖切面测量收缩期瓣环处的LVOT直径和脉冲多普勒血流频谱 舒张中期测量二尖瓣环；在舒张期瓣环水平进行脉冲多普勒测量 左心室每搏量可通过二尖瓣环处的脉冲多普勒技术或左心室舒张期容积与收缩期容积的差值来测量 左心室容积最好通过3D测量；可能需要对比剂以更好地追踪心内膜边界；如果3D不可行，则使用2D辛普森方法	二尖瓣环 LVOT	定量，适用于多个射流束和偏心射流束 提供病变严重程度（EROA、RF）和容量超负荷（RVol） 根据CMR验证单纯MR	除非使用肺静脉位点，否则无法判断MR合并AR 操作繁琐，需要培训；每种不同测量中的小误差综合后会放大最终结果的误差 脉冲多普勒法（二尖瓣SV）和左心室容积法可能会得到不同的结果

CMR，心脏磁共振成像；EROA，有效反流口面积；LVOT，左心室流出道；MR，二尖瓣反流；PISA，近端等速表面积法；RF，反流分数；Rvol，反流量；SV，每搏量；VC，缩流颈；VCW，缩流颈宽度

From Zoghbi WA, Adams D, Bonow RO, et al. Recommendations for noninvasive evaluation of native valvular regurgitation: a report from the American Society of Echocardiography developed in collaboration with the Society for Cardiovascular Magnetic Resonance . J Am Soc Echocardiogr 2017;30: 303-371.

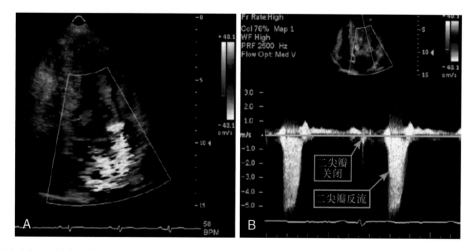

图 15.10　收缩晚期二尖瓣反流。当二尖瓣反流并非全收缩期出现时，近端等速表面积（PISA）法存在一定局限性。尽管近端血流汇聚区（A）较大，有效反流口面积（EROA）为 0.6 cm²，连续多普勒（CWD）模式（B）显示反流开始于收缩期的后半期，常见于二尖瓣脱垂。实际反流没有单帧显示的最大射流束、缩流颈宽度或汇聚区提示的那么严重。在计算反流量时，将 EROA 乘以 CWD 信号密集部分的速度-时间积分（VTI），应排除二尖瓣反流微弱的收缩早期部分

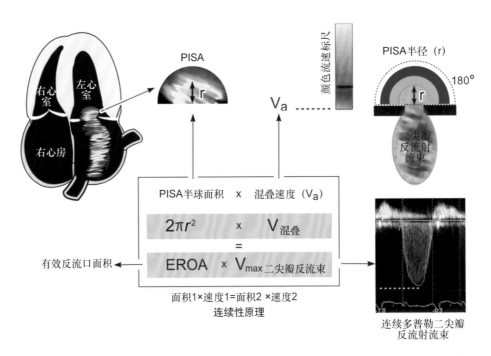

图 15.11　用于测量二尖瓣反流（MR）的反流口面积的 PISA 定量。为了优化近端等速表面积（PISA）图形界面，需要在射流方向上进行基线偏移。有效反流口面积（EROA）计算如下：EROA＝2（πr^2）（V混叠）/（V$_{MaxMR}$）。反流量＝EROA×VTI$_{MR}$，其中 VTI$_{MR}$ 是 MR 频谱的速度-时间积分（From Solomon D, Wu JC, Gillam L. Echocardiography. In: Zipes DP, Libby P, Bonow RO, et al, editors. Braunwald's heart disease: a textbook of cardiovascular medicine. 11th ed. Philadelphia: Elsevier; 2018. p. 174-251.）

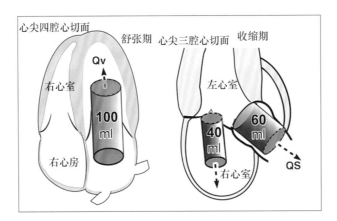

图 15.12　评估二尖瓣反流严重程度的定量多普勒技术。反流量的计算方法为通过二尖瓣的总血流量（Qv）与经过左心室流出道（LVOT）的前向血流量（Qs）之差。Qv 和 Qs 用连续法（CSA×VTI）确定。此外，当 Qv 与 LVSV 相同且无明显主动脉反流的心室分流时，Qv 可通过 LVEDV－LVESV 计算。CSA，横截面积；LVEDV，左心室舒张末期容积；LVESV，左心室收缩末期容积；LVSV，左心室总排血量；SV，每搏量；VTI，速度-时间积分（From Solomon D, Wu JC, Gillam L. Echocardiography. In: Zipes DP, Libby P, Bonow RO, et al, editors. Braunwald's heart disease: a textbook of cardiovascular medicine. 11th ed. Philadelphia: Elsevier; 2018. p. 174-251.）

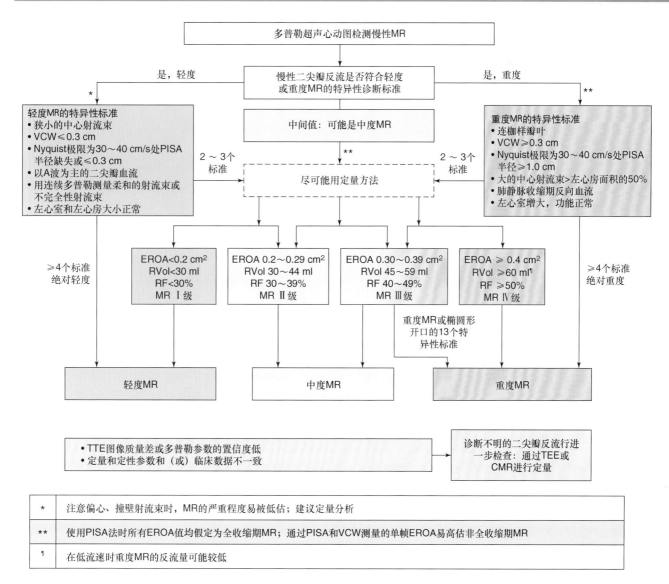

图 15.13　二尖瓣反流（MR）严重程度多参数整合流程。假设超声心动图成像质量良好，数据采集完整。如果成像在技术上存在困难，可以考虑 TEE 或 CMR。由于图像质量差、数据技术问题、超声心动图检查结果内部不一致或与临床结果不一致，MR 严重程度可能无法确定。CW，连续波；EROA，二尖瓣有效反流口面积；LA，左心房；LV，左心室；PISA，近端等速表面积法；RF，反流分数；RVol，反流量；TTE，经胸超声心动图；VCW，缩流颈宽度（From Zoghbi WA, Adams D, Bonow RO, et al. Recommendations for noninvasive evaluation of native valvular regurgitation: a report from the American Society of Echocardiography developed in collaboration with the Society for Cardiovascular Magnetic Resonance. J Am Soc Echocardiogr 2017;30:303-371.）

缩流颈

　　缩流颈是彩色多普勒超声心动图下反流射流束的横截面积最窄处，可以预测二尖瓣反流的严重程度，但测量可能受到彩色晕状伪影和侧向分辨率的限制。理想情况下，缩流颈直径应在胸骨旁长轴或短轴切面中测量。此外，如果胸骨旁声窗不理想，可以使用心尖切面。

　　直径（垂直于血流）应在血流汇聚和心房内彩色射流束之间的最窄部位测量，还应考虑测量技术的优化，如放大模式和调整彩色多普勒取样框的宽窄度。

PISA 法

　　PISA 法是日常使用的最实用的定量方法。它利用通过二尖瓣的血流可预测流量加速，形成接近半球形的等速带；这可以通过调整颜色显示的混叠流速来突出显示，并确定颜色从蓝色变为红色的位置。

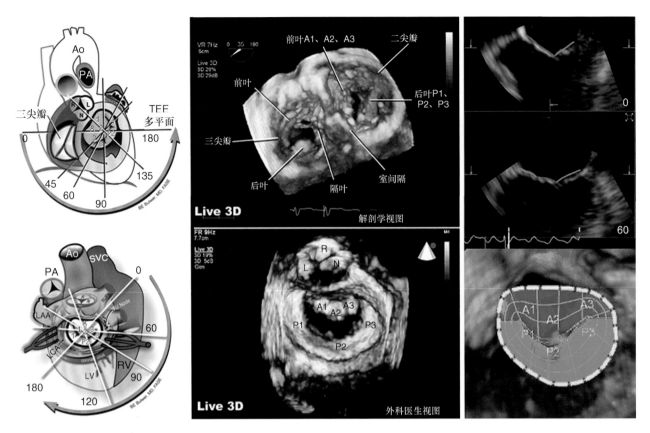

图 15.14　经食管超声心动图显示的二尖瓣解剖。左图显示经食管探头的位置和整个二尖瓣扫查的全平面方向。中图显示 3D 超声心动图上的二尖瓣以及相邻的心脏结构（中上图）和扇形瓣叶（中下图）。右图显示二尖瓣的 2D 静态图像，0°（四腔心切面；右上图）和 60°（右中图）。右下图显示二尖瓣的 3D 分析。Ao，主动脉；LAA，左心耳；LCA，左冠状动脉；LV，左心室；PA，肺动脉；RV，右心室；SVC，上腔静脉（From Solomon D, Wu JC, Gillam L. Echocardiography. In: Zipes DP, Libby P, Bonow RO, et al, editors. Braunwald's heart disease: a textbook of cardiovascular medicine. 11th ed. Philadelphia: Elsevier; 2018. p. 174-251.）

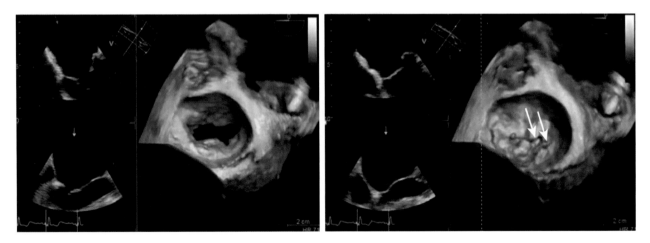

图 15.15　3D 超声心动图中的连枷样二尖瓣腱索　3D TEE 图像显示在收缩期（右）二尖瓣（P2、P3 连枷样腱索）（箭头）的病理改变。左图为相应的舒张期图像

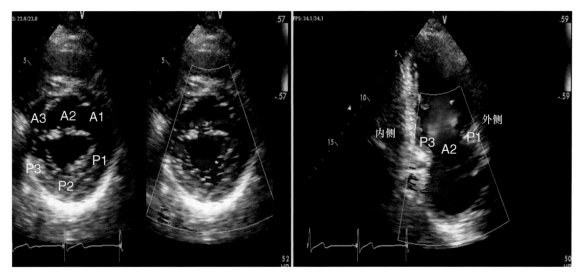

图 15.16　2D 评估二尖瓣反流射流束的起源。2D 检查二尖瓣反流的起源时，使用所有可用的切面很重要。胸骨旁长轴和心尖长轴切面可确定前向和后向射流束的位置。常被忽视的胸骨旁短轴和心尖两腔心切面可识别沿闭合线的反流束，有助于确定内侧和外侧起源。A1，A2，A3，二尖瓣前叶节段；P1，P2，P3，二尖瓣后叶节段

如果 r 是缩流颈到流速（v）轮廓的半径距离，则流量 Q 可由 Q＝$2\pi r^2 v$ 得出。根据该计算公式，有效反流口面积（EROA）可通过 Q 除以 V_{max} 获得，V_{max} 是通过连续多普勒（CW）成像获得的经过反流口的峰值流速。大多数情况下可以使用简化方法，假设经过反流口的压力阶差约为 100 mmHg（根据伯努利方程，最大射流束流速为 5 m/s）。如果混叠流速设置为约 40 cm/s，则 EROA 将变为 PISA 半径平方的 1/2，或 EROA＝$r^2/2$。

通过将 EROA 乘以反流束连续多普勒信号的速度-时间积分（VTI），可以获得 RVol 的近似值（图15.17）。理想情况下，PISA 通过心尖四腔心切面或长轴切面获得，在狭窄的扇形宽度内进行放大，混叠流速设置为约 40 cm/s。

使用 PISA 方程有一些重要的注意事项，其中最关键的是非全收缩期射流束。图 15.10 中可见一个非常大的近端汇聚区，EROA 为 0.6 cm^2，但连续多普勒显示患者为 MVP，在这种情况下，直到收缩期的后半段才开始反流，与通过显示最大射流束、缩流颈或汇聚区的单帧图像得到的结果相比，反流的严重程度要小得多。

计算 RVol 时，EROA 应乘以连续多普勒信号密集部分的 VTI，不包含轻度反流时微弱的收缩早期部分。非全收缩期射流在 MVP（无连枷）和功能性二尖瓣反流中很常见，其中二尖瓣反流在收缩早期和等容舒张期最为突出，收缩中期二尖瓣由于左心室

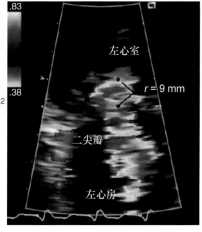

- 假设 LV-LA Δp 为 100 mmHg
- 设置混叠速度为（接近）40 cm/s
- ROA = $r^2/2$

ROA = $9^2/2 = 40$ mm^2

图 15.17　使用近端血流汇聚法估算反流口面积的简化方法。该方法假设左心室（LV）和左心房（LA）的收缩压差（Δp）约为 100 mmHg（产生流速为 5 m/s 的反流射流束），将彩色混叠速度设置为 40 cm/s。测量半径（r）。反流口面积（ROA）计算公式可简化为 $r^2/2$，已根据完整公式进行验证（From Pu M, Prior DL, Fan X, et al. Calculation of mitral regurgitant orifice area with use of a simplified proximal convergence method: initial clinical application. J Am Soc Echocardiogr 2001;14:180-185.）

压力而紧密关闭时，反流相对较少。

PISA 法的其他缺点包括：由于接近反流口时轮廓线变平，会轻度低估流量（与 V/V_{max} 相似）；当汇聚区由于周围室壁发生扭曲时（通常仅发生于重度二尖瓣反流时），会高估流量；当反流口被拉长时，会进一步低估流量，常见于功能性二尖瓣反流。

PISA 也可通过 3D 超声心动图测量。尽管半球

形的等速带假设是计算 PISA 不可缺少的，但观察到的左心室几何结构可能会有很大的变化（取决于二尖瓣反流的病因），包括圆形、椭圆形和不规则的狭缝状反流口。通常情况下，3D 超声心动图可以更好地显示 PISA 血流汇聚。3D PISA 比 2D PISA 更可行且更准确，2D PISA 可能低估二尖瓣反流的严重程度，尤其是在具有平坦汇聚区的偏心射流束中[28]，而在具有椭圆形汇聚区的患者中则会高估二尖瓣反流的严重程度。当存在多个二尖瓣反流射流束时，通常需要结合两种 PISA 技术来量化总体二尖瓣反流。

二尖瓣反流严重程度的支持性证据

在肺静脉血流中可以找到支持二尖瓣反流严重程度的证据。以收缩波（S）大于舒张波（D）为特征的正常模式提示轻度二尖瓣反流，收缩期血流反向提示重度二尖瓣反流。但是，肺静脉频谱呈圆钝模式（S<D）可见于各种程度的二尖瓣反流。然而，在非窦性心律时，即使二尖瓣反流不严重，肺静脉血流模式也可能异常。经二尖瓣口的 E 波（即舒张早期流入二尖瓣的血流峰值流速）>1.2 m/s 是重度二尖瓣反流的支持性证据，而 E 波小于 A 波（即舒张晚期心房收缩时流入二尖瓣的血流峰值流速）的模式可排除重度二尖瓣反流。

多普勒超声心动图是评估肺动脉收缩压的重要工具，慢性重度二尖瓣反流患者的肺动脉收缩压通常显著升高。

评估二尖瓣反流的难点

二尖瓣反流严重程度的动态变化

由于二尖瓣反流口在解剖学上与主动脉瓣平行，因此二尖瓣反流患者的左心室排空的阻力降低。二尖瓣反流可增强左心室排空，且反流量的很大一部分在主动脉瓣打开之前和关闭之后被射入左心房。二尖瓣反流量取决于反流口的瞬时大小和左心室与左心房之间的（反向）压力阶差[29]，两者均不稳定且会动态变化。左心室收缩压和左心室-左心房压力阶差取决于全身血管阻力，严重二尖瓣反流时左心房压力显著升高，有时在收缩末期时左心室-左心房压力阶差可降至零。

在二尖瓣环弹性正常的患者中，二尖瓣环的横

截面积可能因许多因素而改变。前负荷和后负荷增加以及收缩力降低可增加左心室大小，使二尖瓣环扩张，从而扩大反流口。使用正性肌力药、利尿剂、血管扩张剂可使左心室尺寸减小，反流口也会减小，反流量下降，反映在左心房压力脉冲中的 v 波高度（即二尖瓣关闭时的左心房充盈）及收缩期杂音的强度和持续时间。相反，无论何种原因引起的左心室扩张都可能增加二尖瓣反流。

运动负荷超声心动图的作用

运动负荷超声心动图有助于确定运动时二尖瓣反流和血流动力学异常（如肺动脉高压）的严重程度[30-32]。这是一种有效且客观的检查方法，可用于评估静息状态下仅有轻度二尖瓣反流患者的症状，确定其他情况下表现稳定和无症状患者的功能状态和血流动力学的动态变化，尤其有助于观察收缩晚期二尖瓣反流随运动而变为全收缩期二尖瓣反流，特别是当肺动脉压显著升高时。

在预约平板运动超声心动图时，应向超声医生提供关于运动后获得的各种数据集的优先级指导，因为在心率仍然处于高水平时，通常不可能完成诊断性二尖瓣和三尖瓣成像以及室壁运动评估。如果关注二尖瓣，优先考虑快速获取二尖瓣彩色图像、二尖瓣连续多普勒和三尖瓣连续多普勒。若进行仰卧蹬自行车运动，则可获得所有相关参数的综合成像。多巴酚丁胺负荷超声心动图在评估器质性二尖瓣反流方面作用不大，但可能有助于评估功能性二尖瓣反流时的心肌缺血或心肌活力。

继发性二尖瓣反流的定量分析

对于继发性二尖瓣反流患者，超声心动图在确定左心室扩张和收缩功能不全的程度以及二尖瓣反流的存在、严重程度和机制方面非常重要[4,13,33]。二尖瓣反流是由于瓣叶腱索乳头肌的几何位移或牵拉导致瓣环扩张；这种牵拉会导致收缩期瓣叶关闭受限，对合不完全，常伴有缺血性或非缺血性心肌病引起的二尖瓣环扩张[13]。最常见的情况是，后叶在闭合时受到的牵拉更严重，导致被前叶覆盖。这会产生一个向后的二尖瓣反流射流束，其可能沿交界处闭合线广泛出现。由于二尖瓣反流的程度随负荷条件和缺血而变异很大，因此运动负荷超声心动图的评估具有很高的信息量[15]。

在现行的指南中，继发性二尖瓣反流的临床分期（表 15.3）[34] 与原发性二尖瓣反流基于相同的二尖瓣反流严重程度定量参数[24]。继发性二尖瓣反流严重程度的最佳定义仍存在争议。大量研究表明，继发性二尖瓣反流患者的血流动力学恶化和死亡风险高于无二尖瓣反流的心力衰竭患者。即使 MVP 所致的原发性二尖瓣反流患者可以耐受数十年的轻度二尖瓣反流，其死亡率在 3～5 年内也会升高[12,14]。

由于缺血性和非缺血性（或功能性）二尖瓣反流的机制与左心室重构的程度有关，故二尖瓣反流患者通常比无二尖瓣反流的患者射血分数更低，收缩末期容积更大，且二尖瓣反流程度越高，左心室功能不全和重构越严重。因此，二尖瓣反流是严重节段性或整体左心室功能不全的标志。一旦出现继发性二尖瓣反流，是否会导致左心室功能不全继续进展，并在观察到的不良结果中发挥因果作用，或者即使无二尖瓣反流，也是不良结果的标志，目前尚不清楚。是否应针对继发性二尖瓣反流进行手术或器械介入治疗仍不能确定（见第 18 章）。

左心室成像

病理生理学

左心室最初通过更彻底的排空和增加前负荷（根据 Frank-Starling 原理）代偿急性二尖瓣反流。由于急性二尖瓣反流可降低收缩晚期的左心室压力和半径，因此左心室壁张力显著下降（与左心室压力成比例地、更大程度的降低），使心肌纤维缩短的范围和速度增加，从而导致收缩末期容积降低（见第 5 章）。当二尖瓣反流（特别是重度二尖瓣反流）变为慢性时，左心室舒张末期容积增加，收缩末期容积恢复正常。

拉普拉斯定律表明，心室壁应力与心室内压和半径除以室壁厚度的乘积有关。在所谓的重度二尖瓣反流慢性代偿期，左心室舒张末期容积的增加将室壁张力增加至正常或超过正常水平。因此，左心室舒张末期容积和二尖瓣环直径增加形成恶性循环，导致二尖瓣反流加重。

在慢性二尖瓣反流患者中，左心室舒张末期容积和质量增加，出现典型的容量超负荷性（离心性）

肥大。但是，肥厚程度通常与左心室扩张程度不成正比，左心室质量与舒张末期容积的比值小于正常，从而增加室壁应力。尽管如此，后负荷降低会使射血分数维持在正常范围内至超过正常范围，导致错误的判断；有效射血分数（即前向每搏量除以左心室舒张末期容积）可能会非常低，常见于二尖瓣手术后[35]。左心室后负荷降低使更大比例的心肌收缩能量用于缩短而不是增加张力，这可解释左心室如何适应二尖瓣反流施加的负荷。

伴随慢性二尖瓣反流舒张末期容积升高，新的肌节串联排列使左心室发生离心性肥厚。慢性二尖瓣反流患者的左心室舒张期压力-容积曲线向右偏移（即任何压力下容积均增大）。失代偿期时心室硬度增加，在任何容积下舒张压均升高。

许多重度原发性二尖瓣反流患者可维持代偿多年，但在一些患者中，长期的血流动力学超负荷最终会导致心肌失代偿[29]。收缩末期容积、前负荷和后负荷均增加，而射血分数和每搏量下降。这些患者有神经激素激活和循环促炎细胞因子升高的证据。血浆利钠肽水平也随着容量负荷的增加而升高[36]，有症状的失代偿患者更是如此。

无冠状动脉疾病的情况下，原发性二尖瓣反流患者很少出现心肌缺血。重度二尖瓣反流患者的冠状动脉流速增加，但与主动脉瓣狭窄或主动脉瓣反流的患者相比，心肌耗氧量的增加相对较少。二尖瓣反流患者心肌纤维缩短增加，不是心肌耗氧量的主要决定因素。平均左心室壁应力正常或降低，而心肌耗氧量的其他两个决定因素（收缩力和心率）则不受影响。二尖瓣反流患者心肌缺血临床表现的发生率较低，而主动脉瓣狭窄或主动脉瓣反流患者心肌缺血的临床表现发生率较高，两者心肌耗氧量均显著增加。

心肌收缩力的评估

由于心肌收缩力的射血期指标与后负荷呈负相关，早期二尖瓣反流患者（即左心室后负荷降低）通常表现为这些指标的升高，包括射血分数、短轴缩短率和周径纤维缩短率（velocity of circumferential fiber，VCF）[37]。许多患者最终会出现症状，因为左心房压和肺静脉压升高与反流量有关，而射血期指数无变化，仍然处于升高状态。在其他患者中，主要症状反映严重的收缩功能障碍，此时射血分数、短轴缩短率和平均 VCF 已降至正常值低限或低于正常水平。

当二尖瓣反流持续存在时，后负荷的减少会增加心肌纤维缩短和射血期指数，与心肌功能损害（特征为严重的慢性舒张期超负荷）相反。即使是二尖瓣反流引起的明显心力衰竭患者，射血分数和短轴缩短率也仅略有降低。慢性二尖瓣反流患者的射血期心肌功能指标处于低-正常范围时，实际反映了心肌功能受损，而中度降低（如射血分数 40%～50%）通常意味着严重不可逆的收缩力受损，可用来识别二尖瓣反流手术矫治后预后不良的患者（见第 17 章）。在这些患者中，纵向缩短的参数（如整体纵向应变）比射血分数能更好地预测术后左心室功能不全[33]。慢性重度器质性二尖瓣反流患者射血分数<35% 通常代表晚期心肌功能障碍，这些患者手术风险较高，在二尖瓣置换术后无法获得满意的改善。

收缩末期容积

术前心肌收缩力是手术死亡风险、围手术期心力衰竭风险和术后左心室功能的重要决定因素。因此，收缩末期压力-容积关系是评估二尖瓣反流患者左心室功能的有价值指标。

收缩末期容积或收缩末期内径是二尖瓣手术后功能和生存率的预测指标[21,29]。术前左心室收缩末期内径>40 mm 提示患者术后左心室收缩功能受损的可能性很高[25]。整体纵向应变幅度<19.3%（即无严重二尖瓣反流时的正常值）比射血分数和收缩末期内径等传统参数更能预测术后左心室功能不全[37]。

左心房顺应性

左心房和肺静脉床的顺应性是严重二尖瓣反流患者血流动力学和临床表现的重要决定因素。根据左心房顺应性可将重度二尖瓣反流患者分为 3 个主要亚组，其通常与重度反流的长期性相关。

当重度二尖瓣反流急性发展时（如伴有腱索断裂、一组乳头肌梗死、外伤或心内膜炎导致的瓣叶破裂），左心房大小和顺应性最初正常。松弛的心房的压力-容积呈曲线关系，二尖瓣反流突然产生的容积负荷作为该曲线的陡峭部分，在给定的反流量下，压力（v 波）的升高幅度会更大。这种平均左心房压

的显著升高可导致肺充血的症状。患者通常为窦性心律，至少最初是这样。

随着时间的推移，左心房扩张，心房壁肥厚以维持收缩功能。腔室扩张使压力-容积曲线向右移动，在一定容积下增加顺应性，而肥厚则产生相反的效果，使曲线向上平移。这两个重构过程的平衡决定了对平均左心房压力和 v 波的总体影响。

随着重度二尖瓣反流发展为慢性，心房扩张占主导地位，v 波可能下降，导致患者手术依从性增加。如果症状可以耐受或不存在，这一阶段可能会持续数年，并伴有进行性左心房增大，增加心房颤动的风险。在极端情况下，患者可表现为心房明显扩大及顺应性显著增加，但左心房压升高相对较缓。很可能发生心房颤动，心房壁大部分被纤维组织替代。

评估接受经导管介入治疗患者的二尖瓣反流

术前评估

经导管治疗（即缘对缘修复术）的出现彻底改变了原发性二尖瓣反流（尤其是 MVP 或连枷样改变）的治疗。MITRA-FR 和 COAPT 试验对功能性二尖瓣反流患者中实施该技术进行了评估[38-39]。尽管 MITRA-FR 试验表明，接受经导管二尖瓣修复的患者与接受药物治疗的患者在临床结果上没有差异，但 COAPT 试验表明，接受经导管二尖瓣修复的患者因心力衰竭而死亡和住院的风险较低。对研究人群的进一步分析揭示了理解功能性二尖瓣反流的新理念[40]。当左心室逐渐扩张时，由二尖瓣叶对合不良引起的二尖瓣反流程度与左心室舒张末期容积成比例，如 MITRA-FR 试验的患者中成正比例，COAPT 试验的患者中不成比例（更严重）。

并不令人惊讶的是，与左心室扩张程度不成比例的重度二尖瓣反流患者相比，左心室扩张成比例的重度二尖瓣反流患者进行二尖瓣缘对缘修复术可能没有临床益处。通过 2D 超声心动图或 3D 超声心动图测量容积时应注意测量的准确性[41]。

术后评估

经皮介入术后残余二尖瓣反流的评估具有挑

战性。尽管在许多方面，自体瓣膜二尖瓣反流和外科人工瓣膜二尖瓣反流的超声心动图评估相似，但对经导管治疗的患者需要给予特殊考虑。经导管二尖瓣治疗可大致分为 4 类：瓣叶修复（即缘对缘修复术、人工腱索植入术）、经导管二尖瓣置换术（transcatheter mitral valve replacement，TMVR）、二尖瓣环成形术和瓣周漏修补术[41]。

　　由于大多数经导管二尖瓣治疗涉及图像引导，手术后应立即使用 TEE 对残余二尖瓣反流进行第一次评估。根据常规超声心动图检查结果、彩色多普勒信息、频谱多普勒信息、定量参数和有创性血流动力学指标，可准确评估残余二尖瓣反流（图 15.18；表 15.5）。

　　术后 LVEF 下降常反映二尖瓣反流显著减少后（无其他原因）左心室后负荷不匹配的血流动力学变化，左心房或左心耳自发显影的出现通常意味着二尖瓣反流的改善，这两种常规超声心动图表现通常会在二尖瓣反流介入后立即出现。

　　彩色多普勒成像为评估经导管介入术后残余二尖瓣反流提供了重要的信息。可以直接观察干预前、后残余二尖瓣反流的彩色射流束（即数量、尺寸、位置和偏心度）。测量血流汇聚区、缩流颈宽度（2D）和缩流颈面积（3D），能为残余二尖瓣反流严重程度的评估提供半定量参数。由于特定经导管介入术产生的声影可能导致对二尖瓣反流的评估不准确，因此除 3D 超声心动图外，必须特别注意使用多个常规 TEE 角度（轴向上和非轴向上）对二尖瓣反流进行全面检查。

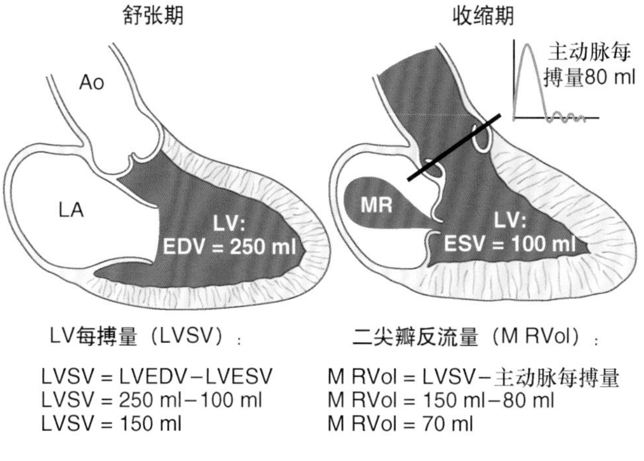

　　频谱多普勒参数有助于定量残余二尖瓣反流。反映二尖瓣反流改善的特异性指标包括肺静脉血流模式变化（即从血流逆转或收缩期血流频谱圆钝到收缩期主导血流的转变），二尖瓣反流射流束特征（即射流密度降低、三角形消失），A 波占主导地位，E 波速度降低，左心室流出道速度增加。

　　经导管二尖瓣介入治疗后，PISA 法和反流量等定量参数也很有用。必须谨慎进行测量，因为在某些干预（如缘对缘修复术）后，可能会违反 PISA 法公式的特定假设。

其他成像方法

心脏磁共振（CMR）

　　CMR 可精确测量反流，且与定量多普勒成像相关性良好[42]，也是测量左心室舒张末期容积、左心室收缩末期容积和质量最准确的无创性技术[43]，已被纳入瓣膜反流成像指南中[24]（图 15.19）。虽然通过超声心动图（尤其是 TEE）可以获得更可靠的二尖瓣结构和功能的详细显示，但 CMR 可作为更准确地评估反流严重程度及其对腔室大小影响的一种有前景的方法[44-45]。对于继发性二尖瓣反流患者，CMR 有助于评估左心室重构和收缩功能不全的严重程度，提供与节段性功能障碍和乳头肌功能障碍相关的心肌纤维化模式[22,46]。

心脏 CT

　　心脏 CT 成像可提供二尖瓣反流相关的结构信息[47-50]，在确定二尖瓣环大小和量化瓣环钙化的程度方面特别有价值[51]。拟行经皮二尖瓣置换术时尤为重要[52]，与 3D 打印结合可确保瓣膜在二尖瓣结构内的充分适合[53-54]。一些研究者提出利用 CT 成像来量化实际的反流严重程度，特别是

图 15.18　通过 CMR 成像方法对二尖瓣反流（MR）进行量化。在舒张末期（EDV）和收缩末期（ESV），通过每个短轴切片的容积（面积 × 厚度）总和可计算出左心室（LV）容积。LV 的总排血量（LVSV）为 LVEDV 和 LVESV 的差值。本例中，LVSV 为 150 ml。在主动脉（Ao）中通过相位对比采集测量经过主动脉瓣的血流量，本例为 80 ml。二尖瓣反流量（M RVol）为 LVSV 和 Ao 前向每搏量的差值；本例为 70 ml（From Zoghbi WA, Adams D, Bonow RO, et al. Recommendations for noninvasive evaluation of native valvular regurgitation: a report from the American Society of Echocardiography developed in collaboration with the Society for Cardiovascular Magnetic Resonance. J Am Soc Echocardiogr 2017;30:303-371.）

图示标注：
舒张期
Ao
LA
LV: EDV = 250 ml

收缩期
主动脉每搏量 80 ml
MR
LV: ESV = 100 ml

LV 每搏量（LVSV）:
LVSV = LVEDV−LVESV
LVSV = 250 ml−100 ml
LVSV = 150 ml

二尖瓣反流量（M RVol）:
M RVol = LVSV−主动脉每搏量
M RVol = 150 ml−80 ml
M RVol = 70 ml

表 15.5　心导管室二尖瓣介入术中确定残余 MR 严重程度的血流动力学和 TEE 参数

方法	评估残余MR严重程度
有创性血流动力学	反流v波、左心房压和肺动脉压的降低是重度MR严重程度降低的特异性征象；应考虑全身麻醉对MR严重程度的影响
常规超声心动图检查结果	
LA自发显影的比较	二尖瓣介入治疗后出现自发显影表明MR严重程度显著降低
LVEF	在无其他原因（缺血、起搏器相关等）的情况下，二尖瓣干预后LVEF下降表明MR严重程度显著降低
彩色多普勒	
彩色多普勒射流束（大小、数量、位置、偏心度）	通过全面、系统的方法易于获得 难以评估多个射流束和偏心射流束 射流束面积受偏心度、技术和血流动力学因素（尤其是驱动流速）影响
血流汇聚	大量血流汇聚表示残余重度MR，而小量血流汇聚或无血流汇聚表示轻度MR 存在多个射流束或非常偏心的射流束时难以使用，或可能被器械遮挡
VCW	VCW≥0.7 cm为重度MR 存在多个小射流束或偏心射流束时难以使用，因其开口形状不能很好地描绘
VCA（3D平面测量）	可以更好地描绘偏心射流束的开口形状，并可能添加多个射流束的VCA 易出现外溢伪像
频谱多普勒	
肺静脉血流模式	收缩期>1条静脉存在反向血流可特异性提示重度MR 二尖瓣介入治疗后收缩速度增加有助于确认MR减轻
CWD下射流束的特征（轮廓、密度、峰值流速）	密集的三角形模式提示重度MR 干预后可能很难在连枷样瓣叶中正确排列CWD或非常偏心的射流束
二尖瓣血流模式	在窦性心律中，二尖瓣血流A波占主导可排除重度MR 二尖瓣E波流速和VTI减小提示MR严重程度降低
LVOT的脉冲多普勒（经胃底切面）	术后LVOT流速和VTI增大提示MR严重程度降低
定量参数[a]	
通过PISA测量EROA	不建议在缘对缘修复后使用，因为该装置违反了半球近端血流汇聚的假设 PISA通常低估了多个射流束或明显偏心射流束的MR严重程度 在机械二尖瓣的PVR或TMVR中不适用（通过TEE遮挡左心室血流）
反流量	使用TEE脉冲多普勒进行反流容积测量较为困难

[a] 通常执行难度较大；定量中存在操作特异性限制

CWD，连续多普勒；EROA，有效血流口面积；LA，左心房；LVEF，左心室射血分数；LVOT，左心室流出道；MR，二尖瓣反流；MV，二尖瓣；PISA，近端等流速表面积；PVR，瓣周漏；TEE，经食管超声心动图；TMVR，经导管二尖瓣置换术；VCA，缩流颈面积；VCW，缩流颈宽度；VTI，速度-时间积分

From Zoghbi WA, Asch FM, Bruce C, et al. Guidelines for the evaluation of valvular regurgitation after percutaneous valve repair or replacement: a report from the American Society of Echocardiography Developed in collaboration with the Society for Cardiovascular Angiography and Interventions, Japanese Society of Echocardiography, and Society for Cardiovascular Magnetic Resonance. J Am Soc Echocardiogr 2019;32:431-475.

EROA 的平面尺寸，但鉴于超声心动图和 CMR 的应用，这种方法仍然是一种辅助手段[55]。

左心室造影

由于超声心动图和 CMR 方便可行，几乎没有理由进行左心室造影以确定二尖瓣反流的特征。对比剂注射到左心室后迅速出现在左心房内表明存在二尖瓣反流。注射应足够快以使左心室腔充盈，但应控制速度以避免发生室性期前收缩引起假性反流。

反流量可以通过心血管造影术估计的左心室总每搏量与 Fick 法同时测量的有效前向每搏量之间

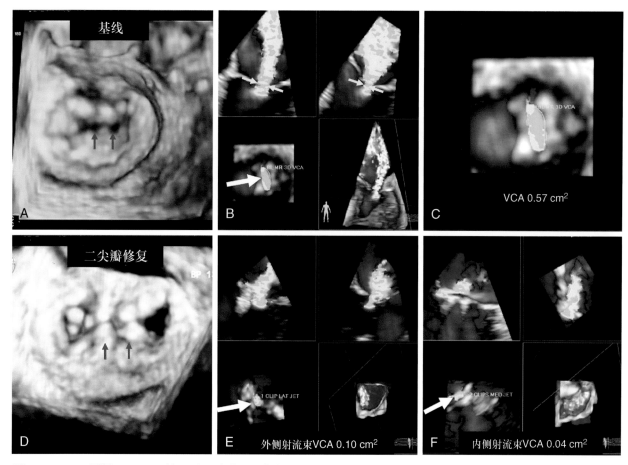

图 15.19 TEE 测量 MitraClip 植入过程中的 3D 缩流颈面积。A. 左心房视角的 3D 正面视图。前、后叶对合缺陷（箭头）。B. 四象限 3D 图像显示缩流颈宽度（黄色箭头），在双交界切面（左上）比长轴切面（右上）宽。C. 左下角为椭圆形 3D 缩流颈面积（VCA），以放大视图显示；测量值为 0.57 cm²。D. 放置 2 个 MitraClip 二尖瓣钳夹（箭头）后左心房视角的 3D 正面视图。E. 放置 2 个 MitraClip 二尖瓣钳夹后的 3D VCA，将切面定向至外侧射流束（箭头）测量，VCA 为 0.10 cm²。F.3D VCA 测量将切面定向至内侧射流束（箭头），VCA 为 0.04 cm²。合并 VCA 为 0.14 cm²，符合轻度二尖瓣反流（From Zoghbi WA, Asch FM, Bruce C, et al. Guidelines for the evaluation of valvular regurgitation after percutaneous valve repair or replacement: a report from the American Society of Echocardiography developed in collaboration with the Society for Cardiovascular Angiography and Interventions, Japanese Society of Echocardiography, and Society for Cardiovascular Magnetic Resonance. J Am Soc Echocardiogr 2019;32:431-475.）

的差值来确定。在重度二尖瓣反流患者中，反流量接近甚至超过有效前向每搏量。左心室注射对比剂后，通过血管造影观察左心房和肺静脉的充盈程度，对二尖瓣反流的严重程度进行定性评估具有临床价值。

参考文献

扫二维码见参考文献

16

风湿性和钙化性二尖瓣狭窄及二尖瓣交界分离术

Bernard Iung, Alec Vahanian

祝岩 译 朱鲜阳 审校

要点

- 尽管风湿性心脏病的发病率有所下降，但二尖瓣狭窄（mitral stenosis，MS）在发达国家仍然很普遍。在发展中国家，风湿性心脏病常见且诊断不足。

- 钙化性二尖瓣狭窄是二尖瓣环弥漫性钙化的结果，其患病率随着年龄增长而显著升高。

- 临床评估对于无症状二尖瓣狭窄患者的检测和症状评估至关重要。

- 2D 超声心动图平面测量是风湿性二尖瓣狭窄患者二尖瓣面积（mitral valve area，MVA）的参考测量方法。

- MVA<1.5 cm^2 的症状性风湿性二尖瓣狭窄患者需要进行干预。

- 对于 MVA<1.5 cm^2 的无症状风湿性二尖瓣狭窄患者，尤其是血栓栓塞风险较高的患者，可以考虑采用球囊二尖瓣交界分离术（Balloon mitral commissurotomy，BMC）治疗。

- BMC 或外科手术的决策应个体化，基于瓣膜解剖和其他临床及超声心动图特征。

- 由于手术的技术难度和患者的高风险特征，很难决策钙化性二尖瓣狭窄患者的干预措施。经导管二尖瓣置换术可能是一种选择，但会带来显著的早期发病率和死亡率，而且缺乏长期预后研究。

虽然风湿性心脏病的发病率有所降低，但二尖瓣狭窄仍然很普遍。风湿性二尖瓣狭窄的主要研究目的是确定最佳干预时机和最合适的治疗方法（即 BMC 或外科手术）。当前指南证实，有关 BMC 术后的大量长期随访研究提高了介入治疗的证据等级。

在钙化性二尖瓣狭窄患者中，制定决策时还必须考虑手术的技术难度和老年患者的高风险特征。对于某些患者，经导管二尖瓣置换术可能是一种选择，但具有显著的早期发病率和死亡率，而且缺乏长期预后研究。

流行病学

二尖瓣狭窄是发达国家最不常见的左心自体瓣膜疾病，2001 年占欧洲中重度单一瓣膜疾病的 9%[1]。在唯一一项包含系统超声心动图检查的基于人群的心脏瓣膜疾病研究中，二尖瓣狭窄的总患病率为 0.1%[2]。与其他瓣膜疾病不同，二尖瓣狭窄最常见的病因仍然是风湿性心脏病，其目前在发达国家已很少见。

钙化性二尖瓣狭窄是二尖瓣环钙化延伸至瓣叶的结果，约 10% 未经选择的二尖瓣环钙化患者由心脏 CT 诊断。其患病率随年龄增长而升高，MESA 研究中≥75 岁人群的患病率 >25%[3]。在欧洲心脏病调查研究中，钙化性心脏瓣膜疾病的发病率随着年龄增长而逐渐升高[1]。心血管危险因素和肾功能下降与二尖瓣环钙化的发生成正相关[3-4]。尽管二尖瓣环钙化很常见，但很少引起明显的血流动力学损害。二尖瓣反流比二尖瓣狭窄更常见，后者在二尖瓣环钙化患者中的发生率 <10%[5-6]。

在发展中国家，根据临床筛查，风湿性心脏病的学龄期儿童患病率估计为（1～10）/1000，而通过系统超声心动图筛查的患病率为（20～30）/1000[7-9]。大多数心脏瓣膜疾病起源于风湿病，主要累及年轻人（平均年龄 30～40 岁）[10-11]。单纯二尖瓣狭窄占 20～50 岁患者心脏瓣膜疾病的 5%～10%，二尖瓣狭窄伴二尖瓣反流占 20%～30%[11]。在新兴国家可以观察到中间模式。2009 年土耳其的一项调查显示，风湿性心脏病占所有心脏瓣膜疾病的 46%，其次是钙化性瓣膜病（占 29%）[12]。

病理生理学

瓣膜阻塞的机制

风湿性二尖瓣狭窄的主要机制是交界处粘连（图 16.1）。二尖瓣后叶增厚和狭窄几乎是固有的特征，二尖瓣前叶或瓣下组织的增厚和僵硬也可导致狭窄[13]。交界处粘连解释了重度二尖瓣狭窄中二尖瓣口面积相对恒定的原因，而瓣口面积会在 BMC 打开交界处后随血流动态变化而改变[14]。

退行性二尖瓣环钙化是心血管危险因素、二尖瓣压力增加和钙磷代谢紊乱所导致的重构的结果[4,6]，常与动脉粥样硬化和钙化性主动脉瓣狭窄有关[6,15]。钙化性二尖瓣狭窄的主要机制是由没有交界处粘连的瓣叶硬化引起的前叶活动度降低[6,16]。

其他病因很少见。先天性二尖瓣狭窄主要来源于瓣膜下组织结构异常。炎症性疾病（如系统性红斑狼疮）、浸润性疾病、类癌性心脏病和药物诱导性瓣膜疾病的特点是瓣叶增厚和狭窄，但瓣膜交界处很少粘连。

二尖瓣狭窄的血流动力学影响

二尖瓣跨瓣压力阶差

二尖瓣舒张期跨瓣压力阶差增大取决于 MVA 和其他因素（如流经瓣膜的血流量和心率）。因此，低心输出量患者的重度二尖瓣狭窄可能与跨瓣压力阶差低有关，特别是患有慢性心房颤动的患者。

左心房

二尖瓣跨瓣压力阶差引起的长期左心房压力超负荷导致左心房增大的程度和速度在患者之间存在显著差异。左心房增大和心房壁纤维化可升高心房颤动的发病率[17]。

多普勒超声心动图可根据窦性心律患者左心房自发性显影的强度和左心耳血流速度的降低来评估血流淤滞的严重程度。当发生心房颤动时，会发生

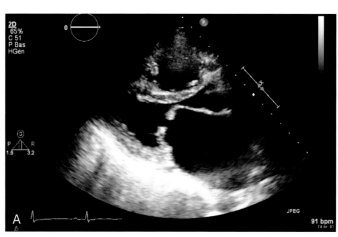
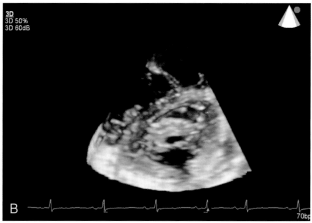

图 16.1　重度二尖瓣狭窄。TTE：胸骨旁长轴切面（A）和左心室短轴 3D 切面（B）。瓣膜面积为 0.5 cm²。二尖瓣叶尖端增厚，但前叶柔韧。短轴切面显示二尖瓣两个交界处粘连

明显的血流淤滞和左心耳血流速度降低，左心耳是左心房血栓最常见的部位[18]。

肺循环

左心房压力升高会导致毛细血管后肺动脉高压，由于肺血管阻力增加也存在毛细血管前肺动脉高压的成分，其决定了舒张期肺动脉压（pulmonary artery pressure，PAP）和肺动脉楔压之间的压力阶差可达 7 mmHg 或更高[19]。

肺血管阻力增加涉及内皮细胞依赖性血管收缩（吸入一氧化氮后可逆）和肺动脉壁结构变化[20]。肺动脉壁结构变化最初包括肌性动脉和小动脉的内膜和中膜增厚，其随着 PAP 的降低可以逆转[21]。更严重的肺动脉壁结构损害包括纤维蛋白样坏死和动脉炎、平滑肌细胞核丢失、动脉壁纤维蛋白沉积和炎症细胞浸润。丛状病变是终末期不可逆性肺动脉高压的标志，也是二尖瓣狭窄干预后 PAP 持续升高的原因。由于 PAP 取决于 MVA、压力阶差、左心室舒张末压、慢性肺部疾病和房室顺应性，因此任何程度的二尖瓣狭窄患者的 PAP 变化范围均很大[22-23]。

右心系统

慢性肺动脉高压可导致右心室肥大、扩张，进而出现射血分数降低。风湿性三尖瓣受累引起的三尖瓣明显反流或右心室增大所致的三尖瓣环扩张可能会加重这一过程。虽然肺动脉高压被认为是右心功能不全的原因，但在二尖瓣狭窄患者中，肺动脉压和右心室衰竭之间的相关性较差。

左心室

二尖瓣狭窄时左心室大小通常正常或中度缩小。二尖瓣狭窄对左心室的主要影响是舒张早期充盈时间延长、左心房收缩增加。心房颤动会进一步改变舒张期充盈。右心室压力超负荷或容量超负荷也会影响左心室充盈，从而导致室间隔运动异常。

虽然单纯二尖瓣狭窄患者的左心室收缩功能通常正常，但由于狭窄的二尖瓣使左心室充盈量减少，前向每搏量可能降低。在无其他瓣膜或冠状动脉疾病的情况下，5%～10% 的患者 LVEF 降低[24]。这似乎不能用异常负荷状态来解释，因为在二尖瓣狭窄缓解后，左心室功能不全通常持续存在。

运动生理学

运动时的血流动力学变化为多种因素与狭窄严重程度相互作用所造成的影响提供了更深入的理解。运动时二尖瓣跨瓣压力阶差增大是舒张期充盈时间缩短的结果，取决于 PAP 上游部位（即肺静脉和左心房）的压力。然而，二尖瓣跨瓣压力阶差和 PAP 的变化在既定狭窄程度下差异很大[25]。这种差异可通过运动中每搏量的改变和房室顺应性的变异来解释，后者主要取决于左心房的顺应性[23,26]。瓣膜功能、肺功能、变时性功能不全、每搏量储备和外周因素等均可导致运动耐量受损[27]。

在瓣膜解剖中度受损的患者中可以观察到运动期间每搏量增加与运动中 MVA 增大相关。在瓣膜解剖严重受损的患者中，每搏量在运动过程中不会增加，甚至可能会减少。除瓣膜功能外，房室顺应性是静息和运动状态下左心房压和 PAP 的重要决定因素[23,26,28]。

临床表现

病史

呼吸困难是二尖瓣狭窄最常见的症状，具有预测预后的价值。考虑到疾病的进展过程以及钙化性二尖瓣狭窄老年患者，可能很难进行评估。应注意阵发性呼吸困难、咳嗽或咯血。

患者有时更多地抱怨疲劳，而不是呼吸困难，特别是老年患者和伴有慢性心房颤动的晚期心脏病患者。乏力和腹痛可能提示右心衰竭。

在既往无症状的患者中，心房颤动或血栓栓塞事件等并发症可能提示患有二尖瓣狭窄。妊娠是既往耐受良好的二尖瓣狭窄失代偿的常见原因，因为在妊娠中期，心输出量增加和心动过速可导致二尖瓣跨瓣压力阶差和 PAP 急剧增加[29]。识别老年患者的合并症很重要，在发达国家风湿性或钙化性二尖瓣狭窄的患者中，老年患者所占的比例越来越大[6,30-31]。

体格检查

窦性心律患者听诊时第一心音亢进，舒张早期紧邻第二心音可出现开瓣音，随后是全舒张期隆隆样杂音，其强度随时间减弱并在舒张晚期增强（图

16.2）。由于杂音通常很难辨认，因此需要仔细听诊。

伴有震颤的响亮杂音提示重度狭窄。但是，低强度杂音并不能排除心输出量降低的重度狭窄患者。重度狭窄时，第二心音与开瓣音的间期缩短。在广泛钙化限制瓣叶运动的情况下，第一心音和开瓣音的强度可能会减弱。

心尖部听诊时闻及全收缩期杂音提示二尖瓣狭窄合并二尖瓣反流。三尖瓣反流的全收缩期杂音通常位于剑突或心尖部附近，并随着吸气而增强。值得注意的是，即使是低强度的收缩中期杂音也提示合并主动脉瓣狭窄，当同时存在二尖瓣狭窄时，其严重程度往往被低估。胸骨左缘的舒张期杂音更有可能是主动脉瓣反流的结果，而不是肺动脉瓣反流。肺动脉高压时肺动脉瓣区第二心音增强。听诊也是检测心律失常的首要手段，应通过心电图确认。

症状严重的患者可出现左心衰竭的临床症状。长期重度二尖瓣狭窄患者可观察到右心衰竭的征象，重度三尖瓣反流时可出现扩张性肝大。

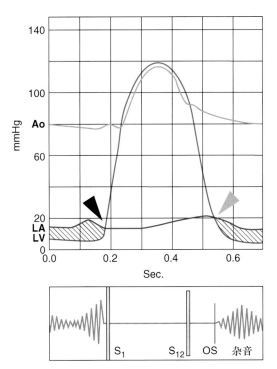

图 16.2 二尖瓣狭窄血流动力学与听诊的对应关系。舒张期隆隆样杂音对应于左心房和左心室之间的压力阶差（阴影区域）。杂音强度逐渐降低，在舒张末期随着心房收缩而增强。第一心音（S1）强度增加，第二心音（S2）与开瓣音（OS）的间隔随着狭窄程度的加重而缩小。黑色三角形表示二尖瓣关闭，灰色三角形表示二尖瓣开放。Ao，主动脉压；LA，左心房压；LV，左心室压

胸部 X 线检查与心电图

左心房增大的特征是在胸部 X 线片上表现为左心房密度影加倍而致的双心房影像和左心耳突出。肺动脉主干和分支通常扩张。心脏大小最初正常，但重度慢性二尖瓣狭窄合并右心室和右心房增大时，心脏随之增大。肺间质水肿很常见，即使是在无心力衰竭临床症状的患者中。肺泡水肿是急性血流动力学失代偿的征象。胸部 CT 检查有助于发现右心室增大、轻度胸腔积液和二尖瓣环钙化[4]。

左心房增大是早期唯一的心电图异常表现，右心房和右心室增大伴电轴右偏、右束支传导阻滞多见于较晚期。心电图在检测房性心律失常中发挥主要作用，包括频发房性期前收缩、心房颤动，以及心房扑动或房性心动过速。

超声心动图

超声心动图是明确二尖瓣狭窄诊断、评估其病因、确定瓣膜病变的严重程度和预后，以及评估瓣膜解剖结构和相关疾病的金标准[32]。

二尖瓣狭窄程度的评估

胸骨旁短轴切面平面测量是 MVA 的参考测量方式，因其可直接测量瓣膜面积，而不受负荷条件和相关心脏病的影响[33]。需要专业技术人员扫描二尖瓣结构并将测量平面定位在瓣叶尖端，通过使用 3D 超声心动图可以提高瓣口面积测量的准确性和可重复性[34-35]。这种平面测量法是 BMC 期间和 BMC 后即刻最可靠的监测技术。

在二尖瓣口不规则或严重钙化以及回声较差的患者中，平面测量法可能较为困难或不可行。在二尖瓣口广泛钙化和变形引起退行性二尖瓣狭窄的患者中，二尖瓣口平面测量尤其困难且缺乏可靠性。有限的数据表明，使用 3D 超声心动图进行平面测量与使用连续方程得到的结果具有良好的一致性[33]。

胸骨旁短轴切面也可以评估瓣叶交界处粘连；3D 超声心动图比 2D 超声心动图的准确性更高[34]，这对于鉴别风湿性和钙化性二尖瓣狭窄以及确定 BMC 的可行性非常重要。对交界处开口的评估为 BMC 术中、术后和远期随访期间的疗效提供了另一项指标。

压力减半时间法易于实施，因而被广泛使用，但在主动脉瓣反流、心腔顺应性异常及 BMC 后

即刻监测时可能会出现误差[33]。压力减半时间对于钙化性二尖瓣狭窄患者的有效性受到质疑，因为患者的年龄和高血压常会使左心室顺应性受损[6]。合并重度二尖瓣反流或主动脉瓣反流时，连续方程的使用受到限制。由于涉及的测量次数多，其准确性和可重复性有限[33]。近端等速表面积（PISA）评估对技术的要求很高[36]。

脉冲多普勒或连续多普勒评估的二尖瓣平均跨瓣压力阶差在很大程度上取决于血流状况，即心输出量、心率和是否合并二尖瓣反流，其数值应与 MVA 一致，并对 BMC 后的预后具有预测价值。尽管平均跨瓣压力阶差依赖于血流量，但由于评估瓣膜面积的方法的局限性，平均跨瓣压力阶差对于评估钙化性二尖瓣狭窄患者是有用的。如果平均跨瓣压力阶差 > 10 mmHg，则可能出现重度二尖瓣狭窄[33]。

应注意核对平面测量、压力减半时间和二尖瓣跨瓣压力阶差所得结果的一致性，同时牢记各种方法的局限性[33,37-39]。连续方程和 PISA 法不是风湿性二尖瓣狭窄常规使用的方法，但当其他检查方法不确定或不一致时，可能会很有帮助（表 16.1）。考虑到平面测量法和压力减半时间的局限性，连续方程法对钙化性二尖瓣狭窄的评估具有价值[16]。

MVA > 1.5 cm^2 时，静息状态下血流动力学不受影响。当 MVA < 1.5 cm^2 时，可考虑对二尖瓣狭窄进行干预[2,33,37-38]。二尖瓣阻力已被建议是严重程度的标志，但与 MVA 相比不能提供附加价值[33]。

二尖瓣形态的评估

利用 2D 超声心动图评估二尖瓣瓣叶、二尖瓣环和瓣膜下结构的形态是诊断二尖瓣狭窄及其机制的关键，其对于选择最合适的干预措施也有意义[33]。

风湿性二尖瓣狭窄的特点是交界处粘连，后叶运动受限，瓣膜下结构受损。瓣膜钙化可能累及两个瓣叶，但很少影响二尖瓣环。退行性二尖瓣狭窄的特点是二尖瓣环广泛钙化，表现为位于二尖瓣后叶和后壁之间的高致密带状回声影像[16]。瓣膜钙化常延伸至瓣叶基底部，但无交界处粘连，瓣叶尖端较少受累[6]。当二尖瓣环钙化引起重度二尖瓣狭窄时，常可观察到两个瓣叶增厚和运动受限[6,16]。

在风湿性二尖瓣狭窄中，超声心动图可评估瓣叶增厚（如果 ≥ 5 mm 则为显著增厚）、胸骨旁长轴切面的瓣叶活动度和钙化，这些特点可经 X 射线透视检查证实。胸骨旁短轴切面对于平面测量法和评估受损二尖瓣口的均匀性，以及集中于交界处至关重要（图 16.3）。胸骨旁长轴切面和心尖长轴切面可以评估瓣膜下结构［即腱索增厚和（或）

表 16.1　超声心动图评估二尖瓣狭窄的程度及替代方法

参数	方法	优点	缺点	替代方法
瓣膜面积（cm^2）	2D/3D 胸骨旁短轴切面平面测量法	直接测量，与血流动力学无关；风湿性 MS 的参考测量方法	需要经验；如果存在严重的瓣膜畸形或声窗显示不清，则不适用	MSCT、CMR、Gorlin 公式
	连续多普勒测量压力减半时间	易于获取	依赖其他因素（反流、心室顺应性、舒张功能）	—
	连续方程	与血流动力学无关；推荐用于钙化性 MS	测量误差（多变量）；在显著反流的情况下未经验证	—
	近端等速表面积	与血流动力学无关	技术难度大	—
平均二尖瓣压力阶差（mmHg）	连续多普勒检测二尖瓣血流	易于获取	取决于心率和血流状况	右心 + 左心导管检查
肺动脉压（mmHg）	连续多普勒检测三尖瓣反流	在三尖瓣反流患者中易于获取	任意估测右心房压；不能估测肺血管阻力	右心导管检查（参考测量）
运动时二尖瓣平均压力阶差和肺动脉压（mmHg）	连续多普勒检测二尖瓣和三尖瓣反流	运动耐量的客观评估	决策缺乏验证	—

CMR，心脏磁共振；MS，二尖瓣狭窄；MSCT，多层计算机体层摄影

缩短],尽管与解剖学结果相比,受损程度往往被低估。

通常使用综合评分来描述风湿性二尖瓣狭窄患者瓣膜和瓣膜下受累的严重程度。超声心动图 Wilkins 评分将二尖瓣结构的每个组成部分分为 1~4 级:瓣叶活动度、瓣叶厚度、瓣叶钙化和瓣膜下结构受损(表 16.2)[40],总分为 4~16 分。另一种方法是根据最佳手术方案对整个二尖瓣解剖结构进行评估,依据超声心动图和 X 射线透视检查确定三级分类法(表 16.3)[41]。

这两个评分系统的共同局限性在于缺乏瓣叶钙化和瓣叶增厚的精确位置,尤其是与交界处有关,可能会影响 BMC 的结果[42-45],通常会低估瓣膜下结构的受损程度[46]。其他评分系统涉及更详细的方法,包括定量方法和对交界处的分析[33,47-48],对少数患者的 BMC 结果有很好的预测

能力,但缺乏使用纳入其他预测因子的多变量分析在大规模人群中进行验证。尚无对任何评分系统的比较研究,无法推荐最佳的评分系统[39]。单一评分系统对 BMC 预后的预测不太可能兼具准确性和可重复性。超声心动图医生可使用自己熟悉的方法,包括评估瓣膜形态和其他临床和超声心动图结果。

二尖瓣狭窄的预后

利用时间–运动测量来定量左心房扩大是目前应用最广泛的方法,但此方法缺乏准确性。首选 2D 超声心动图估计左心房面积(或更好是左心房容积),应包括对左心房形状的分析[49-50]。

根据多普勒显示的三尖瓣血流速度可估算肺动脉收缩压,肺动脉舒张压和平均肺动脉压可通过肺动脉血流计算[51]。

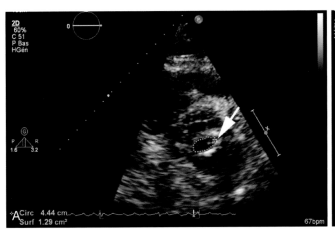
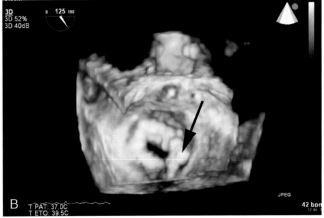

图 16.3　二尖瓣狭窄伴外侧交界处钙化。TTE:胸骨旁短轴 2D 切面(A)和左心房视角的短轴 3D 切面(B)。瓣口面积为 1.3 cm²。两侧交界处粘连,外侧交界处钙化(箭头)

表 16.2　评估二尖瓣解剖的 Wilkins 评分标准			
等级[a]	活动度	增厚	钙化	瓣膜下增厚

等级[a]	活动度	增厚	钙化	瓣膜下增厚
1	瓣膜活动度大,仅有瓣叶尖端活动受限	瓣叶厚度接近正常(4~5 mm)	超声心动图显示单一区域回声增强	瓣膜下结构轻度增厚
2	瓣叶中部和基底部活动度正常	瓣叶中部正常,游离缘明显增厚(5~8 mm)	仅限于瓣叶游离缘的点状增亮区	腱索结构增厚延伸至 1 个腱索的长度
3	舒张期瓣叶主要从基底部持续前向移动	瓣叶整体增厚(5~8 mm)	高亮区延伸至瓣叶中部	腱索增厚延伸至腱索远端 1/3
4	舒张期瓣叶几乎无前向移动	所有瓣叶组织明显增厚(>8~10 mm)	大部分瓣叶组织亮度增加	所有腱索结构均增厚并缩短,累及乳头肌

[a] 每个组成部分单独评分,总分为 4 项的总和,范围为 4~16 分

From Wilkins GT, Weyman AE, Abascal VM, et al. Percutaneous balloon dilatation of the mitral valve: an analysis of echocardiographic variables related to outcome and the mechanism of dilatation. Br Heart J 1988;60:299-308.

表 16.3　评估二尖瓣解剖的 Cormier 评分标准	
超声心动图分组	二尖瓣解剖
1组	二尖瓣前叶柔韧无钙化和轻度瓣膜下病变（腱索菲薄，长度 ≥10 mm）
2组	二尖瓣前叶柔韧无钙化和重度瓣膜下病变（腱索增厚，长度 ≤10 mm）
3组	X射线透视显示任意程度的二尖瓣钙化，无论瓣膜下结构状态如何

From Vahanian A, Michel PL, Cormier B, et al. Results of percutaneous mitral commissurotomy in 200 patients. Am J Cardiol 1989;63:847-852.

二尖瓣反流

二尖瓣反流的定量评估应结合不同的半定量和定量方法，并检查其一致性。使用定量方法的准确评估对于中度二尖瓣反流特别重要，因为可能对介入方式的选择有重要影响[52]。由于左心房的声影，钙化性二尖瓣狭窄的二尖瓣反流定量可能会受影响。

合并病变

风湿性主动脉瓣病变常合并二尖瓣狭窄，钙化性主动脉病变可伴有二尖瓣环钙化[15]。二尖瓣狭窄引起的每搏量减少可能会因压力阶差降低而使主动脉瓣狭窄的严重程度被低估。瓣膜面积应使用主动脉瓣的平面测量法和（或）连续方程法量化。

继发性三尖瓣反流是由肺动脉高压引起的右心腔扩大所致，无风湿性瓣膜病变。三尖瓣反流的定量取决于心脏负荷状态。超声心动图必须全面系统评估三尖瓣环，因其结果对二尖瓣狭窄治疗后重度三尖瓣反流的持续存在具有预后意义[53]。同时应对右心室大小和功能进行相关评估，但缺乏标准化[54]。风湿性三尖瓣病变较继发性三尖瓣反流少见，其特征是瓣叶增厚和瓣叶活动性降低而导致狭窄和反流。

血栓栓塞风险

TEE 比 TTE 检测左心房血栓的敏感性更高，尤其是位于左心耳的血栓（图 16.4）。因此，在 BMC 前必须行 TEE。TEE 还可用于评估左心房自发显影，这是二尖瓣狭窄患者血栓栓塞风险的强预测因子。

负荷试验

半卧位脚踏车试验能够连续评估血流动力学随运动负荷增加的变化，特别是跨二尖瓣平均压力阶差和估算的肺动脉收缩压（图 16.5）[25]。这有助于鉴别重度二尖瓣狭窄症状不明显或与严重程度不一致的患者。但是，建议用于考虑干预的二尖瓣压力阶差和 PAP 低于手术阈值的无症状患者，通常在负荷试验中达到指标[33,55]。

一项研究表明，多巴酚丁胺负荷超声心动图虽然不如运动超声心动图更具生理学意义，但具有预后价值[56]。

心脏 CT

心脏 CT 是诊断瓣膜或瓣环钙化的参考检查，因其在鉴别钙化和致密纤维化方面比超声心动图具有更高的特异性。心脏 CT 可准确定位和定量二尖瓣环钙化的程度和范围，并需要进行心电门控 CT（静脉注射对比剂）和 3D 重建。心脏 CT 在钙化性二尖瓣

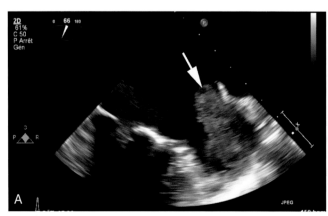
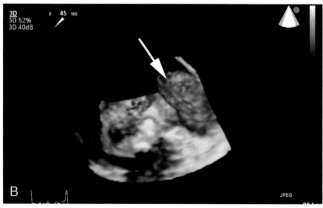

图 16.4　二尖瓣狭窄伴左心房血栓。TEE：2D（A）和 3D（B）切面显示左心耳有一团块状血栓（箭头）。血栓尖端突入左心房。2D 视图上可见致密的左心房自发显影（箭头）

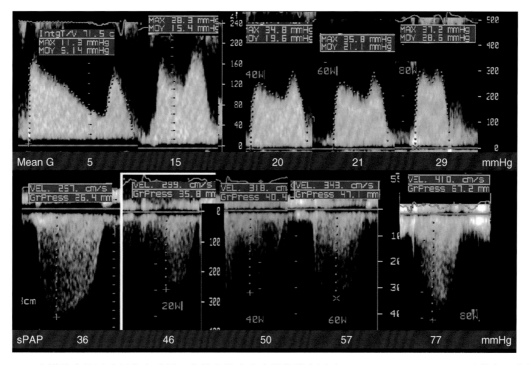

图 16.5　二尖瓣狭窄的运动超声心动图。在静息状态和半卧位踏车运动 20W、40W、60W、80W（从左至右）时，监测二尖瓣压力阶差（上图）和肺动脉压力（下图）。Mean G，平均二尖瓣压力阶差；sPAP，肺动脉收缩压（Courtesy Dr. Eric Brochet, Cardiology Department, Bichat Hospital, Paris, France.）

狭窄患者干预方式的选择中发挥着重要作用[16]。CT 在钙化评估中的实用性尚未在风湿性二尖瓣狭窄患者中进行研究。

心脏 CT 和磁共振成像可能是二尖瓣平面测量法的替代技术，且可用于检测左心房血栓[57-58]。

心导管检查

心输出量减少或行 BMC 后即刻，Gorlin 公式缺乏可靠性，现在已经很少通过左、右心导管检查并用 Gorlin 公式计算 MVA[59]。然而，心导管检查仍是评估 PAP 的参考方法，也是计算肺血管阻力的唯一方法，对重症肺动脉高压患者很有价值。

在目前实践中，有创性检查的主要指征是使用冠状动脉造影评估相关的冠状动脉疾病。监测 BMC 的结果主要依靠围手术期超声心动图。

自然病程

瓣膜病变的发生和发展

急性风湿热后发生二尖瓣狭窄需要很多年。心脏炎的严重程度、急性风湿热复发和母亲受教育水平低是慢性风湿性瓣膜疾病进展的危险因素[60]。风湿热流行的国家病程发展很快，导致年轻人出现重度二尖瓣狭窄，而在西方国家，风湿性二尖瓣狭窄常在 50 岁之后发生[61]。

有关风湿性二尖瓣狭窄进展情况的小型回顾性研究显示，MVA 平均每年减小 0.01 cm²[62-64]。但是，这反映出患者的不同情况：在 1/3～2/3 的患者中，MVA 保持稳定，而进展的患者每年减小 0.1～0.3 cm²。在另一项研究中，1/2 的患者进展为钙化性二尖瓣狭窄，其二尖瓣平均压力阶差每年增加 2.0 mmHg[65]。

未经干预的临床预后

风湿性二尖瓣狭窄自然病程的相关研究通常较陈旧且为回顾性，易受入组偏倚的影响。二尖瓣狭窄患者出现症状后预后较差，10 年生存率为 34%～61%，20 年生存率为 14%～21%[66-67]。一项系列报道提示拒绝干预的患者 5 年生存率为 44%[68]。

生存率受症状和心房颤动的影响，无症状患者的 10 年生存率超过 80%，但约有 1/2 的患者在 10 年后出现症状[66,69]。首要的死亡原因是心力衰竭，影响约 60% 的患者，其次是血栓栓塞并发症，发生率约为 20%[66]。退行性二尖瓣狭窄的预后没有具体的数据，但无论血流动力学结果如何，二尖瓣环钙化是全因死亡和心血管死亡的独立预测因子[6]。

并发症

心房颤动常伴随风湿性和钙化性二尖瓣狭窄，其与左心房增大和年龄密切相关[17,30,70]。根据动态心电图监测，有 1/2 的窦性心律的二尖瓣狭窄患者出现房性心律失常，这些患者中大多数通常无症状。

心房颤动会影响血流动力学，可导致急性心功能失代偿，如肺水肿。由于左心房血流淤滞，心房颤动会进一步增加血栓栓塞的风险。

对于未经抗凝治疗的心房颤动患者的血栓栓塞年线性化风险，中度风湿性二尖瓣狭窄约为 3.6%，重度二尖瓣狭窄为 5.7%；在相应的窦性心律患者中，中度二尖瓣狭窄为 0.25%，重度二尖瓣狭窄为 0.85%[68]。60%~70% 的血栓栓塞事件发生在脑部，常有后遗症，易复发。二尖瓣环钙化患者的卒中风险也会升高，可能是由多因素造成[4]。

内科治疗

风湿热和感染性心内膜炎的预防

风湿热的一级预防依赖于针对链球菌咽炎的适当抗生素治疗。二级预防建立在持续抗生素治疗的基础上，风湿性心脏病的治疗时间可长达 40 年[37-38]。发生风湿性瓣膜疾病后，尚无证据表明药物治疗可以减缓二尖瓣狭窄的进展。不再建议使用抗生素预防二尖瓣狭窄发生感染性心内膜炎，但应对口腔和皮肤采取卫生措施[71-72]。

对症治疗

症状性二尖瓣狭窄患者的药物治疗依赖于使用利尿剂减轻肺充血和 β 受体阻滞剂延长舒张期充盈时间。β 受体阻滞剂对孕妇尤其有用，因为在大多数情况下，其可显著降低平均压力阶差和 PAP，但 β 受体阻滞剂不能改善二尖瓣狭窄患者的运动耐量[73-74]。

在二尖瓣狭窄合并心房颤动的患者中，恢复窦性心律在改善心功能和生活质量方面优于控制心率[75]。胺碘酮是心房颤动复律后维持窦性心律最有效的药物，但应权衡适应证和副作用，特别是在年轻

患者中[17]。当心房颤动不能转复为窦性心律时，可以使用洋地黄和（或）β 受体阻滞剂来控制心率。考虑到二尖瓣狭窄患者心房颤动的复发风险较高，节律和心率控制的适应证应根据患者的特点分别进行调整[17]。

血栓栓塞的预防

AHA/ACC 指南和 ESC/EACTS 指南指出，无论狭窄程度如何，永久性或阵发性心房颤动均是口服抗凝剂的 Ⅰ 类适应证[37-38]。一项回顾性研究显示，二尖瓣狭窄合并心房颤动的患者应用口服抗凝剂可降低年血栓栓塞风险，重度二尖瓣狭窄患者从 5.7% 降至 1.0%，中度二尖瓣狭窄患者从 3.6% 降至 0.9%。在窦性心律的二尖瓣狭窄患者中，重度二尖瓣狭窄的年血栓栓塞风险从 0.85% 降至 0.10%，中度二尖瓣狭窄从 0.25% 降至 0.10%[68]。鉴于口服抗凝剂固有的出血风险，风险–获益分析不支持窦性心律的二尖瓣狭窄患者进行系统抗凝治疗。

具有窦性心律但血栓栓塞事件发生风险很高的二尖瓣狭窄患者推荐使用维生素 K 拮抗剂。在 AHA/ACC 和 ESC/EACTS 指南中，有血栓栓塞史和左心房血栓是抗凝治疗的 Ⅰ 类适应证。在 ESC/EACTS 指南中，超声心动图显示血流淤滞的致密自发显影和左心房增大是 Ⅱ a 类适应证，而在 AHA/ACC 指南中没有推荐。使用维生素 K 拮抗剂时，国际标准化比值（INR）的目标值为 2.0~3.0。

单独使用阿司匹林或其他抗血小板药物不是降低二尖瓣狭窄患者血栓栓塞风险的有效替代治疗，不推荐使用 Ⅱ 因子和 X 因子的直接抑制剂，因为比较这些药物与华法林预防心房颤动血栓栓塞的试验排除了二尖瓣狭窄患者[37-38]。

持续性心房颤动的非重度二尖瓣狭窄患者应尝试药物复律或电复律。对于重度二尖瓣狭窄患者，大多数情况下复律应推迟至二尖瓣干预手术后进行[17,37]。

随访方式

随访时间应根据二尖瓣狭窄的严重程度、症状和潜在并发症进行相应调整。对于无干预计划的无症状二尖瓣狭窄患者（MVA<1.5 cm^2），每年应行系统的临床和超声心动图随访。对于 MVA>1.5 cm^2 的二尖瓣狭窄患者，随访间隔可以延长。

应教育患者识别症状的临时变化，从而促进患者及时就诊。女性患者即使没有症状也应被告知妊娠的风险，妊娠中期和晚期需要每月复查超声心动图，以监测二尖瓣平均压力阶差和 PAP 的变化[76]。

成功进行 BMC 后的随访与无症状患者相同。可根据患者的基线特征和 BMC 后的结果来估计长期无事件生存率，从而通过使用简单的评分系统来调整随访周期[77]。发生再狭窄后随访的间隔时间应缩短。

二尖瓣狭窄的手术治疗

二尖瓣交界分离术

最初为缓解风湿性二尖瓣狭窄的手术方法是于 1948 年开展的闭式二尖瓣交界分离术，即在不能直视瓣膜的情况下，通过左心房扩张狭窄的二尖瓣。该项手术不需要体外循环，但存在心房血栓脱落引起栓塞、二尖瓣狭窄不完全缓解、瓣叶撕裂导致二尖瓣反流的风险。闭式二尖瓣交界分离术可增加 MVA，缓解症状，手术死亡率为 3%～4%[78-80]。远期预后相当理想，31%～50% 的患者在初次手术后 15 年内需要再次手术，76% 的患者在 20 年后需要再次手术[78-80]。

后续需要进行二尖瓣置换术的多变量预测因子包括心功能分级、二尖瓣钙化程度、瓣膜下粘连和初次外科手术的充分性[78-79]。该手术简便易行，目前仍在发展中国家中使用。

开放式二尖瓣交界分离术通常在体外循环下经胸骨正中切口进行。粘连的交界在直视下分离，可同时松解粘连的腱索或矫正缩短的腱索。如果需要，可进行瓣环成形术来减轻同时存在的重度二尖瓣反流。

开放式手术的优点是能更直接地进行外科修复，并可以检测和清除左心房血栓。如果患者选择得当，术者经验丰富，80%～90% 的患者可行开放式交界分离术，手术死亡率约为 1%[81]。开放式交界分离术的远期预后良好，10 年生存率为 80%～90%，20 年生存率约为 40%[80-81]。

BMC

与外科交界分离术相似，BMC 可分离粘连的瓣膜交界处，仅适用于风湿性二尖瓣狭窄的患者[82]。

患者选择

BMC 的适用性取决于 3 个主要因素：患者的临床情况、二尖瓣解剖结构，以及相关医院内科和外科团队的经验。评估患者的临床状况必须考虑功能性残疾、可能影响 BMC 的严重心胸畸形，以及基于潜在心脏状况或合并症的手术风险。建议对无症状或疑似有症状的患者进行运动试验，以查明病因。

评估瓣膜解剖结构的第一步是确定二尖瓣狭窄的程度，BMC 通常仅用于 MVA≤1.5 cm² 的二尖瓣狭窄患者[2,37-38]。第二步确保患者没有该手术的解剖学禁忌证，必须在手术前通过系统的 TEE 检查排除左心房血栓形成。其他禁忌证包括中度以上二尖瓣反流和同时存在其他严重的瓣膜疾病。

超声心动图评估可以对患者进行解剖学分组以期预测手术结果。大多数研究人员使用 Wilkins 评分，而其他研究人员（如 Cormier 等）则采取更通用的瓣膜解剖评估[33,39,83]。已提出其他评分，通过使用定量方法和（或）对二尖瓣交界区域的分析来提高对 BMC 后结果的预测能力，但其有效性验证仍然有限，而且很少在实践中使用[39,83]。

技术失败和并发症的发生率与术者的经验有关[84]。有经验的医生可以通过临床和超声心动图评估选择更合适的患者[85-87]。由于患者年龄增大、合并症更多以及手术量减少，美国过去 10 年中并发症的发生率有所升高[87]。因此，BMC 应仅限于在经房间隔心导管操作方面拥有丰富经验且能够进行足够手术数量的团队进行。实施 BMC 的术者必须能够进行紧急心包穿刺术，具备急诊手术经验并非强制性。

技术

经股静脉或顺行经房间隔穿刺插管是应用最广泛的技术，未经房间隔的逆行入路手术很少使用[88]。

目前几乎仅使用 Inoue 技术（图 16.6）。Inoue 球囊可自行定位，压力可扩展，具有 3 个不同的部分可依次充盈膨胀。球囊大小（24～30 mm）可以根据患者的身高和体表面积进行选择[39,83,89]。建议在超声心动图指导下采用逐步扩张技术（图 16.7）。第一次充盈扩张至所选球囊的最小直径，然后将球囊抽吸并撤回到左心房。如果二尖瓣反流没有增加且 MVA 不足，则将球囊直径增加 1～2 mm，再次送入二尖瓣充盈球囊进行扩张，可以重复操作。

其他技术（如使用双球囊、多轨道球囊和金属交界扩张器）很少使用，这些技术主要在发展中国家应用，因为这些国家的经济限制导致需要重复使用器械[90-91]。TEE 或心内超声心动图仅用于极少数情况下，如经房间隔穿刺过程中遇到困难或患者处于高风险状态（如严重的心胸畸形或妊娠）时[92]。

术中监测和即刻疗效评估

BMC 术中行超声心动图可提供有关手术效果的基本信息，并能够早期发现并发症[33,39]。超声心动图对二尖瓣结果的评估需要以下综合分析：① 2D TTE 或 3D 实时超声心动图胸骨旁短轴切面显示二尖瓣交界处的开口情况；②应用平面测量法测量 MVA，因为在紧急情况下压力减半时间法测量不充分；③跨二尖瓣平均压力阶差；④多个切面评估是否存在二尖瓣反流及其程度，尤其注意起源于瓣膜交界处的反流。

具备以下标准时建议结束手术操作：① MVA > 1 cm²/m² 体表面积；②至少有一侧瓣膜交界处完全打开；③出现二尖瓣反流或反流增加 > 1/4 级[89]。这些标准应个体化分析。在老年患者、重度二尖瓣狭窄或存在广泛的瓣膜和瓣膜下病变以及瓣膜钙化的患者中，最终预期的 MVA 会比较小。

术后，评估 MVA 最准确的方法是超声心动图平面测量法，也可用于评估瓣膜交界处开口的情况[33]。BMC 后早期，对压力减半时间测量的解释须谨慎。虽然压力减半时间测量依赖于血流条件和心率的变化，但应评估二尖瓣平均跨瓣压力阶差，因其具有预测价值（图 16.8）。对反流程度的最终评估可以通过血管造影或多普勒彩色血流成像进行。重度二尖瓣反流时，建议使用 TEE 来确定所涉及的发病机制。评估分流最敏感的方法是多普勒彩色血流成像，尤其是使用 TEE。

即刻疗效

有效：BMC 通常可以使瓣膜面积增加 100%（表 16.4）[31,88,93-104]。80% 以上和具有不同特征的患者总体即刻疗效良好，即最终 MVA > 1.5 cm²，且二尖瓣反流分级 ≤ 2/4 级[61]。可见 PAP 和肺血管阻力逐渐降低。在无再狭窄的情况下，增高的肺血管阻力继续下降[105]。

BMC 可提高患者的运动能力[106]。研究表明，

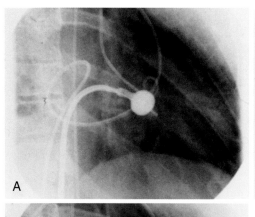
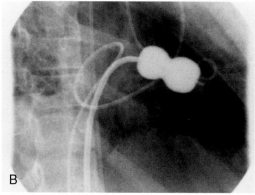
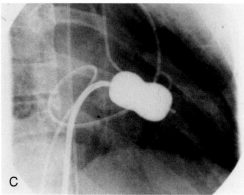

图 16.6　球囊二尖瓣交界分离术（BMC）。经皮 BMC 过程中使用 Inoue 球囊的 X 射线透视图像。
A. 远端球囊充盈固定在二尖瓣水平的位置。B. 近端球囊被充盈。C. 快速扩张整个球囊

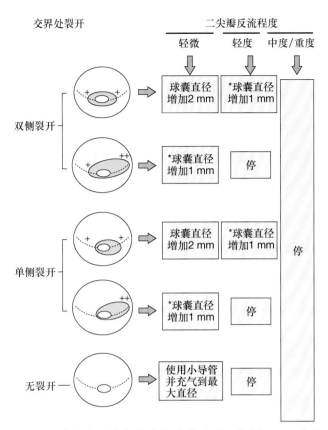

图 16.7　球囊交界分离术中的决策流程。使用 Inoue 球囊的阶梯扩张技术，根据每次球囊充盈后的超声心动图结果进行调整。＋，不完全分离；＋＋，完全分离；*，严重瓣膜病变或年龄＞65 岁时终止扩张（From Topol E. Textbook of interventional cardiology. 7th ed. Philadelphia: Elsevier; 2016.）

BMC 还可以改善左心房泵功能，提高左心房顺应性。

失败：失败率为 1%～17%[31,84,88,93-101]。大多数失败病例是由于介入术者经验不足和在手术量较少的中心进行，其他原因为解剖学结构不良。

存在风险：手术死亡率为 0% ～ 3%（表 16.5）[31,84,88,93-101]。主要死亡原因是左心室穿孔和患者的一般状况不佳。心包积血的发生率为 0.5%～12%，主要是由经房间隔穿刺插管引起。血栓栓塞的发生率通常不足 2%。

重度二尖瓣反流的发生率为 2%～19%，与非瓣叶交界处撕裂或与腱索断裂相关（图 16.9）[86,98,107-111]。重度二尖瓣反流的发展更多取决于瓣膜形态学改变，而非其严重程度，但其在很大程度上难以预测[47]。急性重度二尖瓣反流患者通常耐受性差，需要手术治疗。在大多数情况下，由于潜在瓣膜疾病的严重程度，患者需要进行二尖瓣置换术。保守性手术已成功地应用于瓣膜病变较轻的年轻患者[107]。

BMC 后的房间隔缺损通常很小，6 个月后持续存在而未闭合的患者不足 10%[112]。很少需要进行急诊手术（24 h 内），急诊手术的主要适应证是大量心包积血或血流动力学耐受性差的重度二尖瓣反流患者[86,108-110]。

即刻疗效的预测因子

即刻疗效的预测是多因素的[86,104,113-115]。除形态学因素外，无论采用何种评分，术前因素（如年龄、交界分离术史、心功能分级、MVA 小、BMC 前存在二尖瓣反流、心房颤动、PAP 增高、重度三尖瓣反流）和手术因素（球囊类型和大小）均是即刻疗效的独立预测因子。

来自大型系列研究并在不同人群中经过验证的两个多变量模型显示，年龄较大、NYHA 心功能分级较差、超声心动图评估的瓣膜解剖结构受损以及 MVA 较小是 BMC 后即刻疗效不佳的最重要预测因子[86,115]。两种预测模型的敏感性较高，但特异性较低[86]。特异性低表示对即刻疗效不佳的预测不足，尤其是对重度二尖瓣反流患者的预测。特异性较低与即刻疗效预测的固有局限性有关，即对于预测疗效不佳的风险较高的患者，治疗效果反而可能较好。

长期疗效

现在可以分析长达 20 年的随访数据。在临床上，BMC 的总体长期效果良好（表 16.6）[77,88,96-101,104,116-119]。术后的远期结果取决于患者的病变特征和即刻疗效的情况（图 16.10 和图 16.11）。

如果即刻效果不满意，患者只能经历短暂的改善甚至无功能改善，如果心脏以外的其他条件允许，通常会推迟手术。相反，如果 BMC 最初获得成功，患者的生存率很高，大多数患者可有心功能改善，不需要进行二次手术。

两项欧洲系列研究报告了 912 例和 482 例患者首次 BMC 成功后最长时间的随访数据，平均年龄分别为 49 岁和 55 岁[77,101]。20 年后，未经干预（即再次 BMC 或外科手术）的心血管生存率分别为 38%±2% 和 36%±5%，心功能良好（NYHA 心功能分级Ⅰ～Ⅱ级）患者的生存率分别为 33%±2% 和 21%±5%[77,101]。长期无事件生存率较高（10～20 年后≥70%），且研究纳入的患者大多较为年轻且具有良好的解剖条件[97,104]。

术后晚期临床情况发生恶化主要与二尖瓣再狭窄有关。再狭窄的标准是 MVA＜1.5 cm²，较初始扩

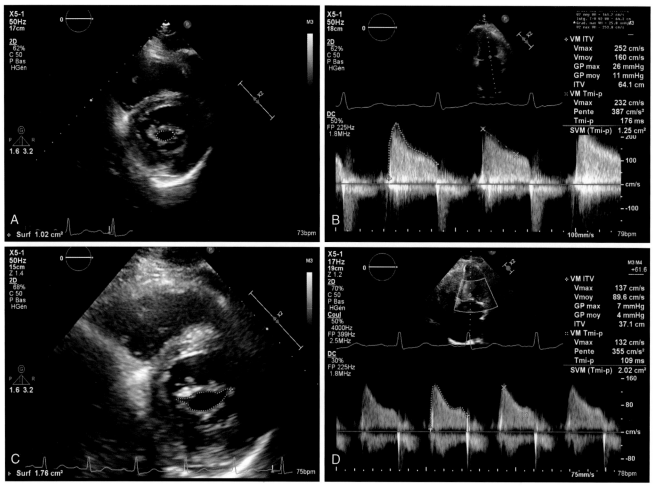

图 16.8 TTE 对 BMC 即刻疗效的评估。BMC 前（上图）：胸骨旁短轴切面（A）显示重度 MS，双侧交界处粘连。二尖瓣血流多普勒成像（B）显示平均二尖瓣压力阶差为 11 mmHg。平面测量法估计 MVA 为 1.0 cm²，压力减半时间法为 1.2 cm²。BMC 后（下图）：胸骨旁短轴切面（C）显示瓣口两侧交界处开放。二尖瓣血流多普勒成像（D）显示平均二尖瓣压力阶差为 4 mmHg。平面测量法估计 MVA 为 1.8 cm²，压力减半时间法为 2.0 cm²

表 16.4 BMC 的即刻疗效：二尖瓣面积增加

研究	病例数（N）	年龄（岁）	二尖瓣面积（cm²）		技术
			BMC前	BMC后	
Arora et al.[93]	4850	27	0.7	1.9	Inoue球囊、双球囊或金属交界扩张器
Chen and Cheng.[94]	4832	37	1.1	2.1	Inoue球囊
Iung et al.[31]	2773	47	1.0	1.9	Inoue 球囊、单球囊或双球囊
Meneguz-Moreno et al.[104]	1582	36	0.9	2.0	Inoue 球囊、双球囊、金属交界扩张器、多轨道技术
Neumayer et al.[95]	1123	57	1.1	1.8	Inoue球囊
Palacios et al.[96]	879	55	0.9	1.9	Inoue球囊或双球囊
Ben-Farhat et al.[97]	654	33	1.0	2.1	Inoue球囊或双球囊
Hernandez et al.[98]	561	53	1.0	1.8	Inoue球囊
Fawzy[99]	547	32	0.9	2.0	Inoue球囊
Meneveau et al.[100]	532	54	1.0	1.7	双球囊或Inoue球囊
Tomai et al.[101]	527	55	1.0	1.9	Inoue球囊
Eltchaninoff et al.[102]	500	34	0.9	2.1	金属交界扩张器
Stefanadis et al.[88]	441	44	1.0	2.1	改良的球囊、单、双球囊或Inoue球囊（逆行）
Lee et al.[103]（随机对照研究）	152	42	0.9	1.8	Inoue球囊
	150	40	0.9	1.9	双球囊

BMC，球囊二尖瓣交界分离术

表 16.5　BMC 的严重并发症

研究	病例数（N）	年龄（岁）	住院死亡率（%）	心脏压塞（%）	栓塞事件（%）	重度二尖瓣反流（%）
Arora et al.[93]（1987—2000年）	4850	27	0.2	0.2	0.1	1.4
Chen and Cheng[94]（1985—1994年）[a]	4832	37	0.1	0.8	0.5	1.4
Iung et al.[31]（1986—2001年）	2773	47	0.4	0.2	0.4	4.1
Neumayer et al.[95]（1989—2000年）	1123	57	0.4	0.9	0.9	6.0
Palacios et al.[96]（1986—2000年）	879	55	0.6	1.0	1.8	9.4
NHLBI Registry[94]（1987—1989年）[a]	738	54				
$n<25$			2	6	4	4
$25≤n<100$			1	4	2	3
$n≥100$			0.3	2	1	3
Ben-Farhat et al.[97]（1987—1998年）	654	33	0.5	0.6	1.5	4.6
Hernandez et al.[98]（1989—1995年）	620	53	0.5	0.6	—	4.0
Fawzy[99]（1989—2006年）	578	32	0	0.9	0.5	1.6
Meneveau et al.[100]（1986—1996年）	532	54	0.2	1.1	—	3.9
Tomai et al.[101]（1991—2010年）	527	55	0.4	0.4	0.2	4.9
Stefanadis et al.[88]（1988—1996年）[a]	441	44	0.2	0	0	3.4

[a] 多中心系列研究
NHLBI，美国国家心肺血液研究所

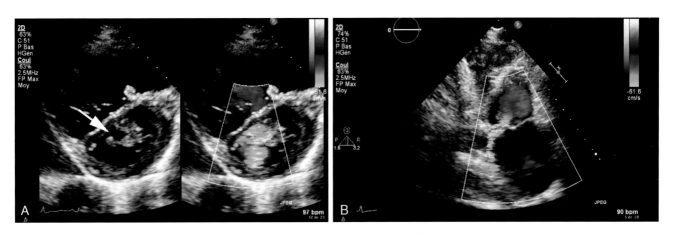

图 16.9　BMC 后交界处旁瓣叶撕裂所致重度二尖瓣反流。TTE：A. 胸骨旁短轴 2D 切面显示二尖瓣反流源于前叶的交界处旁瓣叶撕裂（箭头）。B. 心尖四腔心切面显示二尖瓣反流的偏心射流束

张后缩小＞50%。手术成功后，每隔 3～9 年再狭窄的发生率为 2%～40%[98,116-117]。如果再狭窄的主要机制是瓣膜交界处再次粘连，复发的二尖瓣狭窄患者可以再次行 BMC，重复球囊扩张是该非外科操作的优点之一[120-125]。对于具有良好条件的患者，尤其是年龄在 50 岁以下的患者，重复 BMC 可获得良好的即刻和中期疗效[125]。

随访期间二尖瓣反流的严重程度通常保持稳定或略有下降。大多数情况下，房间隔缺损可能会随时间的推移而愈合，很少需要治疗。BMC 可降低提示血栓栓塞风险的因素，如超声心动图左心房对比度的强度、大小和功能[126-131]。两项非随机对照系列研究表明，与药物治疗相比，BMC 可降低二尖瓣

狭窄患者血栓栓塞事件的发生率[132-133]。尚无直接证据表明 BMC 可降低心房颤动的发生率，但其对心房颤动的预测因子（如心房大小和阻塞程度）具有较好的影响[134-137]。如果心房颤动是新近发生，且无明显的左心房扩大，建议在 BMC 成功后进行电复律[75]。

多项随机研究比较了外科交界分离术和 BMC，主要针对具有良好适应证的年轻患者。结果一致表明，在短期随访和 15 年的中期随访中，BMC 至少与交界分离术的效果相当[138-141]。一组比较 BMC 和二尖瓣手术的非随机系列研究显示，在瓣膜解剖不良或心房颤动的患者中，外科手术和 BMC 的总体生存率没有差异，但外科手术后无事件生存率更高[142]。

表 16.6　BMC 后的远期疗效（随访≥5 年）					
研究	病例数（N）	年龄（岁）	最长随访时间（年）	无事件生存率（%）	无事件生存率的预测因子
Meneguz-Moreno et al.[104]a	1582	36	23	76b	年龄、NYHA 心功能分级、BMC 后 MVA
Bouleti et al.[77]	1024	49	20	30c	年龄、性别、NYHA 心功能分级、心率、解剖情况、BMC 后 MVA、BMC 后压力阶差
Palacios et al.[96]	879	55	12	33c	年龄、NYHA 心功能分级Ⅳ级、既往交界分离术后、解剖情况、MR、BMC 后 MR、BMC 后 PAP
Ben-Farhat et al.[97]	654	34	10	72c	解剖情况、BMC 后左心房压、BMC 后压力阶差、BMC 后 MR
Hernandez et al.[98]	561	53	7	69c	BMC 后 MVA、BMC 后 MR
Fawzy[99]a	547	32	19	28c	解剖情况、心率
Meneveau et al.[100]	532	54	7.5	52c	年龄、解剖情况、CTI、BMC 后压力阶差、BMC 后 PAP
Tomai et al.[101]	482	55	20	36b	性别、AF、解剖情况、BMC 后 MVA
Stefanadis et al.[88]	441	44	9	75c	NYHA 心功能分级、解剖情况、BMC 后 MVA
Song et al.[116]	402	44	9	90b	年龄、BMC 后 MVA、交界处开放程度、BMC 后 MR
Wang et al.[117]	310	53	6	80	年龄、解剖情况、NYHA 心功能分级、BMC 后压力阶差
Lee et al.[103]					BMC 后 MVA、BMC 后交界处 MR
Inoue 球囊	152	42	24	41c	
双球囊	150	40	24	43c	
Cohen et al.[118]	146	59	5	51b	解剖情况、BMC 后 MVA、BMC 后 LVED
Orrange et al.[119]	132	44	7	65b	BMC 后 MVA、BMC 后肺毛细管楔压

a 即刻疗效良好的患者
b 无干预生存率
c 无干预和 NYHA 心功能分级为 Ⅰ 级或 Ⅱ 级患者的生存率
AF，心房颤动；BMC，球囊二尖瓣交界分离术；CTI，心胸指数；LVED，左心室舒张末期内径；MVA，二尖瓣面积；MR，二尖瓣反流；NYHA，纽约心脏协会；PAP，肺动脉压

远期疗效的预测因子

远期疗效的预测是多因素的[77,96,100,104,143]。其基于临床变量（如年龄）；超声心动图评分评估的瓣膜解剖或瓣膜钙化；与疾病的演变阶段相关的因素（即BMC 前 NYHA 心功能分级较高）；交界分离术既往史；重度三尖瓣反流；心脏增大；心房颤动；肺血管阻力增高以及手术结果（表 16.6）。BMC 后中度二尖瓣反流并不总能预测较差的远期疗效[144-145]。然

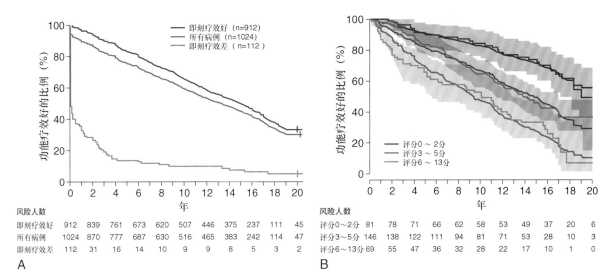

图 16.10　风湿性二尖瓣狭窄行 BMC 后的疗效。A.1024 例患者行 BMC 后功能疗效良好（即无须二尖瓣手术或重复扩张的心血管因素相关死亡以及 NYHA 心功能分级为 Ⅰ 级或 Ⅱ 级的生存率）。B. BMC 后长期疗效的预测。13 分评分系统预测经皮 BMC 后远期疗效良好。观察到的概率（彩线）及其 95% 置信区间与预测的概率（黑线）（From Bouleti C, Iung B, Laouénan C, et al. Late results of percutaneous mitral commissurotomy up to 20 years: development and validation of a risk score predicting late functional results from a series of 912 patients. Circulation 2012;125:2119-2127. ）

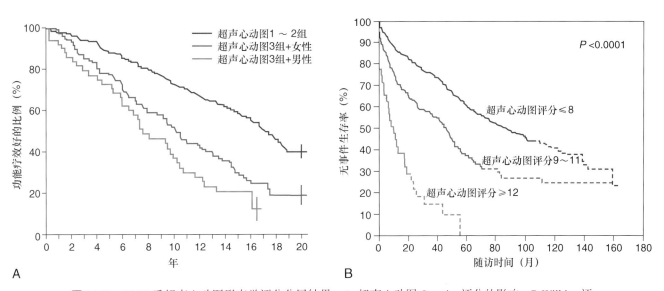

图 16.11　BMC 后超声心动图形态学评分分层结果。A. 超声心动图 Cormier 评分的影响。B.Wilkins 评分的影响（From Bouleti C, Iung B, Laouénan C, et al. Late results of percutaneous mitral commissurotomy up to 20 years: development and validation of a risk score predicting late functional results from a series of 912 patients. Circulation 2012;125:2119-2127; Palacios IF, Sanchez PL, Harrell LC, et al. Which patients benefit from percutaneous mitral balloon valvuloplasty? Prevalvuloplasty and postvalvuloplasty variables that predict long-term outcome. Circulation 2002;105:1465-1471. ）

而，术后 MVA 和压力阶差是远期心功能结果的重要独立预测因子，评估 BMC 结果时，应综合考虑跨二尖瓣压力阶差与 MVA[77]。

远期疗效被认为与所使用的技术无关。预测因素的分析判定为患者选择手术方式提供了重要信息并与随访相关。对于近期疗效良好但远期事件发生风险较高的患者，必须仔细随访，以发现病情恶化并及时干预。

Bouleti 等开发了纳入 7 个变量共 13 分的评分标准，使风险分层变得容易，对采集患者资料和随访计划具有很好的价值（表 16.7；图 16.10B）[77]。

BMC 在特殊人群中的应用

外科交界分离术后：在发达国家，复发性二尖瓣狭窄变得比原发性二尖瓣狭窄更为常见。在交界分离术后可以再次行 BMC，并能显著改善瓣膜功能[146-148]。长期疗效不如自体瓣膜，经 BMC 成功治疗再狭窄 20 年后仅有 18% 保持良好的瓣膜功能（图 16.12）[148]。但是，1/2 的患者有机会因此推迟置换术至少 10 年，使得与人工瓣膜相关的并发症得以推迟，这对年轻患者特别有吸引力，他们从 BMC 治疗再狭窄中的获益最大[148]。

对于既往进行 BMC 后发生再狭窄的特定患者，可以重复进行 BMC；轻度或无钙化的年轻患者疗效更好[125,147]。再次扩张成功的患者无需任何二尖瓣干预手术的平均 20 年心血管生存率从 38% 提高到 46%（图 16.13）[124]。再次 BMC 在 50 岁以下的患者中尤为有用，无须手术的 20 年生存率为 57%。超声心动图检查必须排除任何由瓣膜僵硬而没有明显交界处粘连的再狭窄患者（图 16.14）。

手术风险高的患者：初步研究表明，BMC 可安全有效地应用于重度肺动脉高压患者[149-150]。在西方国家，二尖瓣狭窄患者年龄较大，可能合并非心脏

表 16.7　BMC 即刻疗效良好后远期预后不良的预测因子 [a]：多变量分析和 13 分预测评分的定义			
预测因子	校正后的风险比（95% CI）	P值	分数（总分＝13）
年龄（岁）和最终MVA（cm²）			
＜50和MVA≥2.00	1		0
＜50和MVA1.50～2.00 或 50～70和MVA＞1.75	2.1（1.6～2.9）	＜0.0001	2
50～70和MVA 1.50～1.75 或 ≥70和MVA≥1.50	5.1（3.5～7.5）	＜0.0001	5
瓣膜解剖和性别			
无瓣膜钙化	1	—	0
瓣膜钙化			
女性	1.2（0.9～1.6）	0.18	0
男性	2.3（1.6～3.2）	＜0.0001	3
心律和NYHA心功能分级			
窦性心律 或 AF和NYHA心功能分级 Ⅰ～Ⅱ级	1		0
AF和NYHA心功能分级Ⅲ～Ⅳ级	1.8（1.4～2.3）	＜0.0001	2
最终平均二尖瓣压力阶差（mmHg）			
≤3	1		0
3～6	1.1（1.0～1.8）	0.05	1
≥6	2.5（1.8～3.5）	＜0.0001	3

[a] 二尖瓣面积≥1.5 cm² 且反流≤2/4 级

AF，心房颤动；CI，置信区间；MVA，二尖瓣面积；NYHA，纽约心脏协会

From Bouleti C, Iung B, Laouenan C, et al. Late results of percutaneous mitral commissurotomy up to 20 years: development and validation of a risk score predicting late functional results from a series of 912 patients. Circulation 2012;125:2119-2127

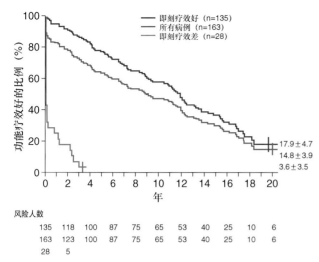

图 16.12　BMC 后再狭窄的功能疗效。根据术后即刻疗效，BMC 治疗既往交界分离术后再狭窄的所有患者均获得良好疗效（即无需二尖瓣手术或重复扩张的心血管因素相关死亡以及 NYHA 心功能 I 级或 II 级患者的生存率）（From Bouleti C, Iung B, Himbert D, et al. Long-term efficacy of percutaneous mitral commissurotomy for restenosis after previous mitral commissurotomy. Heart 2013;99:1336-1341.）

疾病，这也可能增加手术风险[31,83,151]。存在手术绝对禁忌证的危重患者中，BMC 可作为唯一挽救生命的治疗手段[152]，或在其他情况下可作为等待外科手术的过渡治疗。在这种情况下，年轻患者的心功能可获得显著改善；然而，终末期疾病的老年患者预后很差，需要更谨慎地治疗。

在老年患者中，BMC 在可接受的风险范围内可使瓣膜功能中度或显著改善，尽管后续常发生心功能恶化[153-157]。特别是在外科手术风险高的情况下，这些患者采用 BMC 是一种有效的姑息治疗。对于钙化性瓣膜疾病老年患者，在考虑进行 BMC 之前必须排除退行性病变所致的二尖瓣狭窄；这需要对二尖瓣交界处和钙化部位进行全面评估。

在妊娠期间，心输出量的变化导致压力阶差和上游压力显著增加。有症状的二尖瓣狭窄在未经干预的情况下，孕产妇和胎儿出现并发症的风险很高[158-159]。体外循环手术对胎儿有害，死亡率为 20%～30%。BMC 可在妊娠期间安全进行。大多数情况下，这种方法有效且可使孕妇正常分娩[160]。BMC 应由经验丰富的团队对接受药物治疗后仍有症状的孕妇实施。最好在妊娠 20 周后进行，术中应使用 X 射线防护罩对腹部加以保护[76]。

外科二尖瓣置换术

当解剖条件不允许实施交界分离术或 BMC，特别是由于广泛钙化或合并中度以上二尖瓣反流时，外科二尖瓣置换术是唯一的选择。二尖瓣置换术的手术死亡率为 3%～10%，并与年龄、心功能分级、肺动脉高压和冠状动脉疾病相关[161-162]。

风湿性二尖瓣狭窄进行瓣膜置换术后的长期预

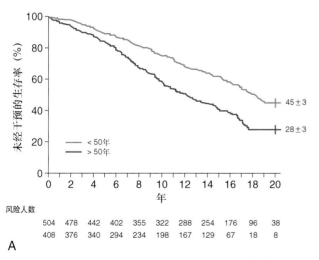

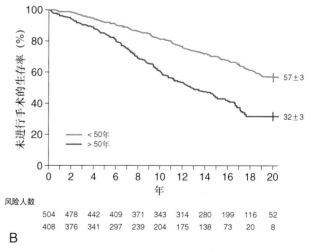

图 16.13　再次行 BMC 对未经干预患者生存率的影响。在 912 例术后即刻疗效良好（MVA≥1.5 cm²，二尖瓣反流≤2/4 级）的患者中，考虑心血管因素相关死亡的不需要二尖瓣干预（手术或重复扩张）的生存率（A）和考虑心血管相关因素死亡的不需要进行二尖瓣外科手术的生存率（B）（From Bouleti C, Iung B, Himbert D, et al. Reinterventions after percutaneous mitral commissurotomy during long-term follow-up, up to 20 years: the role of repeat percutaneous mitral commissurotomy. Eur Heart J 2013;34:1923-1930.）

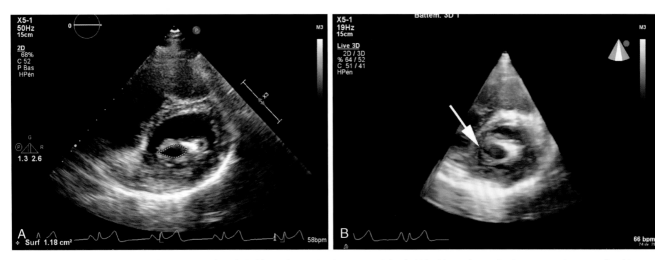

图 16.14　BMC 后再狭窄。TTE：胸骨旁短轴 2D 切面（A）和左心室视角的短轴 3D 切面（B）。MVA 为 1.2 cm²。外侧交界处粘连，内侧交界处持续开放（箭头）

后取决于人工瓣膜的耐久性、血流动力学和人工瓣膜并发症；长期抗凝治疗的风险；二尖瓣狭窄导致的残余解剖或血流动力学异常情况，如肺动脉高压、左心室扩大、心房颤动或右心室扩大和心功能障碍及风湿病进展而累及其他瓣膜。

钙化性二尖瓣狭窄患者进行二尖瓣置换术会引发一些特殊问题，因为患者通常年龄较大，常有合并症，且瓣环钙化的程度不同[4,6]。二尖瓣置换术中未对瓣环钙化部分进行清理会导致瓣周漏的风险。在放置人工瓣膜之前完全清理钙化部分和重建二尖瓣环具有挑战性；操作会增加体外循环的持续时间，并可能引起房室沟破裂，导致心室壁出血或破裂[6,16]。CT 有助于评估瓣环钙化部分是否延伸到心肌，这将减轻手术清除钙化的难度和风险[16]。

已有在二尖瓣环钙化患者的非常规解剖部位（包括心房内或左侧房室通道部位）植入人工瓣膜的报道[16]。这些手术技术需要特殊的专业知识，且发表的相关文章较少，其安全性和有效性难以比较[6]。

经导管人工瓣膜植入术

经导管二尖瓣置换术（transcatheter mitral valve replacement，TMVR）治疗钙化性二尖瓣狭窄包括超说明书使用经导管主动脉瓣置换术的人工瓣膜，并将其植入钙化的二尖瓣环中。TMVR 治疗二尖瓣环钙化合并二尖瓣狭窄或二尖瓣反流的经验有限[163]。大多数手术采用球囊扩张式人工瓣膜和经心尖或经房间隔入路，也有在外科直视下植入人工瓣膜的报道[164]。

初步经验表明，TMVR 可以改善瓣膜功能和临床情况，但也可导致高风险患者的患病率和死亡率极高。最大型的一项临床研究纳入了美国心胸外科医师协会（STS）短期风险计算平均评分为 15.3% 的 116 例注册登记的患者，30 天和 1 年的全因死亡率分别为 25% 和 54%[165]。一项纳入 27 例患者（平均 EuroSCORE Ⅱ 为 7.3%）的研究显示，30 天和 1 年的全因死亡率为 11% 和 42%，2 年为 58%[166]。导致早期死亡的最常见手术并发症是左心室流出道梗阻，其次是人工瓣膜移位和穿孔[165]。

该手术的可行性应通过超声心动图、心电门控 CT（需要静脉注射对比剂）和 3D 重建进行评估（图 16.15）[6,16]。对二尖瓣环大小、瓣环周围钙化程度、左心室流出道梗阻的风险（根据主动脉与二尖瓣的角度和左心室大小）的评估至关重要。左心室流出道梗阻是人工瓣膜突出和（或）二尖瓣前叶移位的结果。其他难点包括人工瓣膜的型号选择和定位，以避免移位和瓣周漏的发生。

经房间隔入路比经心尖部入路的创伤小，但存在技术困难[16]。TMVR 是一种很具有吸引力的治疗方法，但目前经验有限，在降低早期发病率和死亡率方面仍存在一些技术挑战。

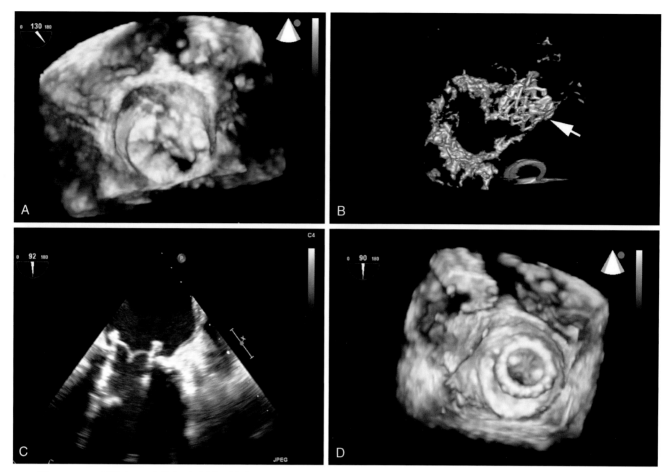

图 16.15　1 例曾行经导管主动脉瓣置换术的患者再次行经导管二尖瓣置换术治疗钙化性二尖瓣狭窄。A. 左心房视角 TEE 3D 切面显示二尖瓣环广泛钙化。B.CT 3D 重建显示二尖瓣环广泛钙化，以及主动脉处的人工瓣膜（箭头）。2D TEE 切面（C）和左心房视角 3D 切面（D）显示植入狭窄二尖瓣内的 Sapien 3 人工瓣膜

治疗策略

风湿性二尖瓣狭窄

在欧洲，2001 年，超过 1/3 的二尖瓣狭窄患者采用 BMC 治疗[1]，其他患者采用瓣膜置换术，大部分使用机械瓣膜，接受外科交界分离术的患者不足 5%。

应仅对 MVA<1.5 cm² 的患者进行干预；超过此阈值时，手术风险可能大于获益[37-38]。对于 MVA 稍超过 1.5 cm² 且身材高大的有症状患者，若静息或运动状态下肺动脉压增高，具备良好手术特征也可进行手术。

存在 BMC 禁忌证时，外科手术是唯一的选择。BMC 最重要的禁忌证是左心房血栓形成。小型系列研究显示，血栓位于左心耳时，可以在 TEE 指导下进行 BMC，但没有令人信服的证据表明这种方法可

以避免栓塞的风险[167-168]。如果患者临床状况稳定，且 TEE 显示使用维生素 K 拮抗剂治疗 2～6 个月后血栓消失，则可以尝试 BMC[169]。

BMC 的其他禁忌证包括（表 16.8）[37-38]：①轻度以上二尖瓣反流［如果是外科手术风险很高（甚至禁忌）中度二尖瓣反流患者，则可考虑进行 BMC］；②严重钙化；③缺乏交界处粘连；④无外科手术禁忌证且明确需要手术的二尖瓣狭窄合并重度主动脉疾病者。

如果二尖瓣狭窄合并中度主动脉瓣病变，可以进行 BMC 以推迟联合瓣膜手术。尤其是合并主动脉瓣反流的患者，因为主动脉瓣反流会随时间的推移而逐渐加重[170]。合并重度三尖瓣狭窄和三尖瓣反流并有心力衰竭的临床表现是对两个瓣膜进行外科手术的指征。三尖瓣反流的存在并不是 BMC 的禁忌证，尽管其为预后不良的因素[171]。

少数情况下，合并冠状动脉疾病可能更适合外

表 16.8　ESC/EACTS 心脏瓣膜疾病管理指南中 BMC 的禁忌证
● 二尖瓣面积>1.5 cm² ● 左心房血栓 ● 轻度以上二尖瓣反流 ● 严重或双交界处钙化 ● 无交界处粘连 ● 合并重度主动脉瓣疾病或合并重度三尖瓣狭窄和反流 ● 合并冠状动脉疾病需要行旁路移植术

EACTS，欧洲心胸外科医师协会；ESC，欧洲心脏病学会
From Baumgartner H, Falk V, Bax JJ, et al. 2017 ESC/EACTS guidelines for the management of valvular heart disease. the Task Force for the Management of Valvular Heart Disease of the European Society of Cardiology (ESC) and the European Association for Cardio-Thoracic Surgery (EACTS). Eur Heart J. 2017;38:2739-2791.

科手术治疗，这些患者通常首选瓣膜置换术。但对于窦性心律、无或仅有轻度钙化、轻中度二尖瓣反流的年轻患者，可以由经验丰富的团队进行直视下交界分离术。

对于有症状且临床特征良好的患者，如年龄较小、解剖结构良好（即瓣膜柔韧、中度瓣膜下病变、超声心动图评分≤8），BMC 是首选的治疗方式。这些患者常见于风湿热流行的国家，BMC 的疗效通常很好（表 16.9；图 16.16 和图 16.17）[172-174]。如果发生再狭窄，接受 BMC 的患者可以再次接受 BMC，从而避免外科手术的风险。对于外科手术

风险较高（尤其是严重肺动脉高压）的患者，也可首选 BMC，至少可以作为第一次尝试的治疗方法。BMC 在危重患者、接受药物治疗后仍有症状的孕妇中可作为挽救生命的手术，而对于老年患者则为姑息治疗方法。

无症状患者和解剖条件不良患者的手术效果仍存在争议。由于没有在此类患者中比较 BMC 和药物治疗预后的相关随机对照研究，因此在无症状患者中实施 BMC 的证据等级很低，对于此类患者，治疗目标不是延长寿命或减轻症状，而是预防血栓栓塞[132-133]。一项前瞻性系列研究显示，接受 BMC 的 NYHA 心功能分级 I～II 级患者的 11 年无事件生存率高于 III～IV 级患者[175]。经过倾向性匹配后，差异仍然显著，且对于有血栓栓塞风险（即心房颤动或栓塞史）的患者尤其有益[175]。

根据目前的指南，对于经筛选有良好临床特征但血栓栓塞风险较高（如栓塞史、左心房自发显影、复发性房性心律失常）或血流动力学失代偿（特别是静息时肺动脉收缩压>50 mmHg）的患者，应考虑行 BMC（表 16.10；图 16.16 和图 16.17）[37-38]。对于需要行心脏以外其他重要手术或考虑妊娠的无症状患者，也应考虑行 BMC。

解剖条件不良的患者行 BMC 的适应证仍然存在争议。对于这一群体，一部分临床医生因为 BMC 疗效欠佳而倾向于立即手术，而另一部分医生则倾向

表 16.9　有症状的风湿性二尖瓣狭窄患者进行 BMC 的建议	
2014年AHA/ACC指南	**2017年ESC/EACTS指南**
重度MS（MVA≤1.5 cm²，D期）、瓣膜形态良好、无左心房血栓或中重度二尖瓣反流（I，A）ᵃ的有症状患者，推荐行PMBC MVA>1.5 cm²的有症状患者，若运动时肺动脉楔压>25 mmHg或二尖瓣平均压力阶差>15 mmHg提示为血流动力学受损的MS，可考虑行PMBC（IIb，C） 有严重症状（NYHA心功能分级III～IV级）的重度MS（MVA≤1.5 cm²，D期）和瓣膜解剖不良而不适合外科手术或手术风险较高的患者，可考虑行PMBC（IIb，C）	MVA≤1.5 cm²的MS患者： ● 无不良解剖特征ᵇ的有症状患者可行PMC（I，B） ● 有症状且有外科手术禁忌证或手术风险高的患者（I，C） ● PMC作为解剖不良但无不良临床特征ᵇ的有症状患者的初步治疗（IIa，C）

ᵃ 括号中数字表示推荐类别（I、IIa 或 IIb）和证据等级（A、B 或 C）
ᵇ 不适合 PMC 的特征如下：高龄、既往交界分离术、NYHA 心功能IV级、永久性心房颤动和严重肺动脉高压。解剖特征包括超声心动图评分>8 分、Cormier 评分为 3 分（X 射线透视下可见任何程度的二尖瓣钙化）、MVA 非常小以及重度三尖瓣反流
ACC，美国心脏病学会；AHA，美国心脏协会；EACTS，欧洲心胸外科医师协会；ESC，欧洲心脏病学会；MS，二尖瓣狭窄；MVA，二尖瓣面积；NYHA，纽约心脏协会；PMC，经皮二尖瓣交界分离术；PMBC，经皮球囊二尖瓣交界分离术
Data from Baumgartner H, Falk V, Bax JJ, et al. 2017 ESC/EACTS Guidelines for the management of valvular heart disease. The Task Force for the Management of Valvular Heart Disease of the European Society of Cardiology (ESC) and the European Association for Cardio-Thoracic Surgery (EACTS). Eur Heart J. 2017;38:2739-2791; Nishimura RA, Otto CM, Bonow RO, et al. 2014 AHA/ACC guideline for the management of patients with valvular heart disease: a report of the American College of Cardiology/American Heart Association Task Force on Practice Guidelines. J Am Coll Cardiol 2014;63:e57-e185.

于将 BMC 作为候选患者的初始治疗，并对 BMC 失败的患者行手术治疗。目前尚无关于这一问题的随机研究。

这一亚组患者的适应证必须考虑到其在解剖条件和临床状况方面的异质性。预测多种因素的性质，个体化治疗方法能够获益。目前的观点是双侧交界处钙化或重度钙化患者首选外科手术治疗，而对于瓣膜下组织广泛病变或中度钙化或单侧交界处钙化的患者，可以尝试首选 BMC，因为他们的临床状况也支持这一策略。对于大多数 50 岁以下且 NYHA 心功能分级为 I～II 级的钙化性风湿性二尖瓣狭窄患者，BMC 可使瓣膜功能得到良好改善（即 10 年为 57%，20 年为 21%）（图 16.18）[176]。当将倾向性匹配的患者亚组进行比较以考虑混杂因素时，非钙化瓣膜患者的长期结局差异并不显著[176]。因此，BMC 有助于推迟部分风湿性二尖瓣狭窄患者行二尖瓣置换术。相反，在二尖瓣解剖不良、重度狭窄、症状严重和伴有心房颤动的老年患者中，长期改善的可能性较低[77,96]。

对于需要接受介入治疗的二尖瓣病变患者，射频消融比抗心律失常药物更能有效地维持窦性心律。射频消融的适应证应考虑二尖瓣狭窄患者的年龄和预后，特别是左心房增大和心房颤动复发风险较高的患者。对于重度二尖瓣狭窄患者，如果不对二尖瓣狭窄进行治疗，则不考虑射频消融[17]。

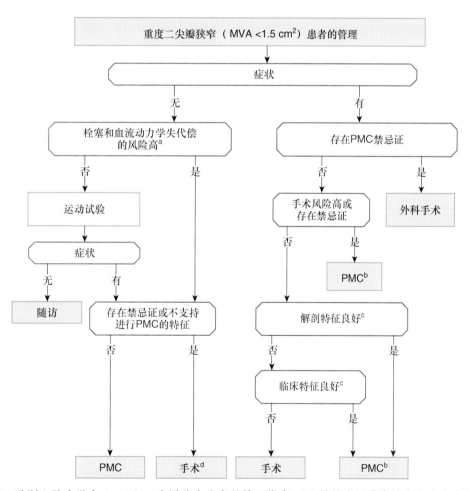

图 16.16　欧洲心脏病学会（ESC）二尖瓣狭窄患者的管理指南。[a] 血栓栓塞风险高被定义为全身栓塞史、左心房自发显影或新发心房颤动。血流动力学失代偿风险高被定义为静息时肺动脉收缩压＞50 mmHg，需要进行大型非心脏手术或计划妊娠。[b] 具有经验丰富的外科手术团队时或有经皮二尖瓣交界分离术（PMC）禁忌证的患者，可考虑行外科二尖瓣交界分离术。[c] 表 16.10 详述不良特征。[d] 低水平体力活动时出现症状和手术风险很低的情况。MVA，二尖瓣面积（From Baumgartner H, Falk V, Bax JJ, et al. 2017 ESC/EACTS Guidelines for the management of valvular heart disease. Eur Heart J 2017;38:2739-2791.）

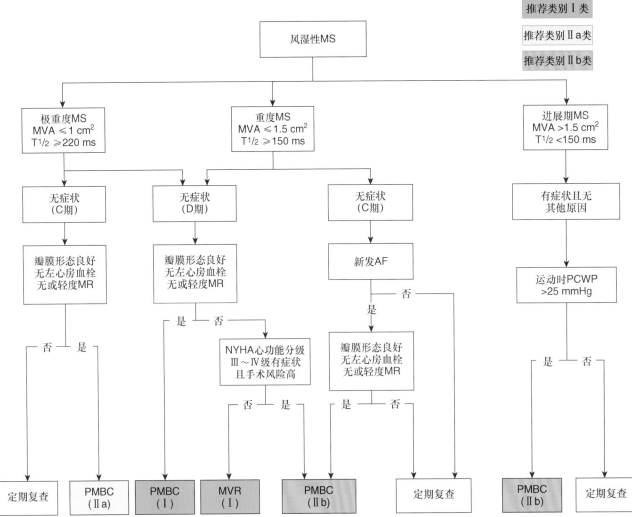

图 16.17　AHA/ACC 关于二尖瓣狭窄患者进行 BMC 的指南。对于年龄较小、解剖结构良好（瓣膜柔韧、瓣膜下病变轻微、超声心动图评分≤8 分）的有症状患者，首选 BMC。AF，心房颤动；MR，二尖瓣反流；MS，二尖瓣狭窄；MVA，二尖瓣面积；MVR，二尖瓣置换术；NYHA，纽约心脏协会；PCWP，肺毛细血管楔压；PMBC，经皮球囊二尖瓣扩张术；T½，压力减半时间（From Nishimura RA, Otto CM, Bonow RO, et al. 2014 AHA/ACC guideline for the management of patients with valvular heart disease: a report of the American College of Cardiology/American Heart Association Task Force on Practice Guidelines. J Am Coll Cardiol. 2014; 63:e57-e185.）

表 16.10　无症状风湿性二尖瓣狭窄患者进行 BMC 的建议	
2014年AHA/ACC指南	**2017年ESC/EACTS指南**
极重度MS（MVA≤1.0 cm², C期）且瓣膜形态良好、无左心房血栓或中重度MR的无症状患者，行PMBC是合理的（Ⅱa，C）[a]	MVA≤1.5 cm²的无症状MS患者，无PMC不良临床和解剖特征，且具有以下1项或2项：
重度MS（MVA≤1.5 cm²，C期）且瓣膜形态良好、无左心房血栓或中重度MR，并伴新发心房颤动的无症状患者，可考虑行PMBC（Ⅱb，C）	● 血栓栓塞风险高（全身栓塞史、左心房自发显影、新发或阵发性心房颤动）（Ⅱa，C）
	● 血流动力学失代偿风险高（静息时肺动脉收缩压＞50 mmHg、需要进行大型非心脏手术、计划妊娠）（Ⅱa，C）

[a] 括号中数字表示推荐类别（Ⅰ、Ⅱa 或 Ⅱb）和证据等级（A、B 或 C）

[b] 不适合 PMC 的特征如下：临床特征包括高龄、既往交界分离术、NYHA 心功能分级Ⅳ级、永久性心房颤动和严重肺动脉高压。解剖特征包括超声心动图评分 >8 分、Cormier 评分为 3 分（X 射线透视可见任何程度的二尖瓣钙化）、MVA 非常小以及重度三尖瓣反流

ACC，美国心脏病学会；AHA，美国心脏协会；EACTS，欧洲心胸外科协会；ESC，欧洲心脏病学会；MR，二尖瓣反流；MS，二尖瓣狭窄；MVA，二尖瓣口面积；NYHA，纽约心脏协会；PMC，经皮二尖瓣扩张术；PMBC，经皮球囊二尖瓣扩张术

Data from Baumgartner H, Falk V, Bax JJ, et al. 2017 ESC/EACTS Guidelines for the management of valvular heart disease. The Task Force for the Management of Valvular Heart Disease of the European Society of Cardiology (ESC) and the European Association for Cardio-Thoracic Surgery (EACTS). Eur Heart J. 2017;38:2739-2791; Nishimura RA, Otto CM, Bonow RO, et al. 2014 AHA/ACC guideline for the management of patients with valvular heart disease: a report of the American College of Cardiology/American Heart Association Task Force on Practice Guidelines. J Am Coll Cardiol. 2014;63:e57-e185.

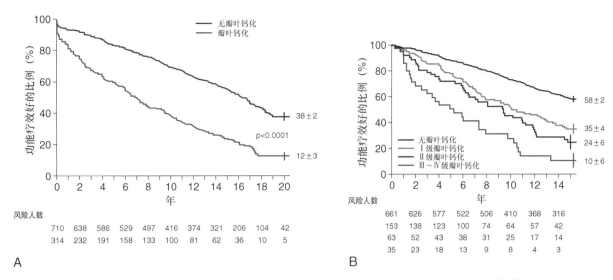

图 16.18　钙化性风湿性二尖瓣狭窄进行 BMC 后的功能疗效。伴或不伴瓣膜钙化（A）和不同瓣膜钙化程度（B）的患者接受 BMC 后，获得了良好的疗效（无须二尖瓣手术或重复扩张的心血管因素相关死亡以及 NYHA 心功能分级 Ⅰ 级或 Ⅱ 级患者的生存率）（From Bouleti C, Iung B, Himbert D, et al. Relationship between valve calcification and long-term results of percutaneous mitral commissurotomy for rheumatic mitral stenosis. Circ Cardiovasc Interv 2014;7:381-389.）

钙化性二尖瓣狭窄

钙化性二尖瓣狭窄的一线治疗是使用利尿剂及控制心率的药物治疗。对于接受药物治疗后症状仍然严重的患者，应采取个体化的干预措施。钙化性二尖瓣狭窄的外科干预适应证要比风湿性二尖瓣狭窄严格，因为外科二尖瓣置换术和 TMVR 的技术都很复杂，且发病率和死亡率均很高（特别是因为钙化性二尖瓣狭窄通常发生在有合并症的老年患者中）[6]。

多种模式的影像学检查有助于确定手术方式的选择。CT 显示钙化部分延伸至心肌通常会阻碍手术对钙化的清除。CT 的精确测量对评估 TMVR 的可行性和降低并发症风险（特别是左心室流出道梗阻或瓣膜移位）是必要的。

由于缺乏长期预后的数据，应权衡外科二尖瓣置换术和 TMVR 的潜在获益与手术风险。在这一方面尚无指南参考，这些患者应由掌握所有干预措施的多学科专业团队进行管理。

BMC 的治疗经验在风湿性二尖瓣狭窄的治疗中发挥主导作用，二尖瓣交界分离术和二尖瓣替换术应被认为是互补技术。由于人口老龄化和治疗方法的不断创新，钙化性二尖瓣狭窄受到越来越多的关注，但手术决策仍然特别困难，并需要对干预措施进行持续评估。

参考文献

扫二维码见参考文献

17

二尖瓣脱垂

David Messika-Zeitoun，Maurice Enriquez-Sarano

肖家旺　译　朱鲜阳　审校

目录

要点

- 普通人群中二尖瓣脱垂（MVP）的估计患病率为 2.4%。

- MVP 是指由延长的腱索和（或）瓣叶导致的二尖瓣叶脱垂。通常应用超声心动图诊断，诊断标准为收缩期瓣叶运动幅度超过马鞍形瓣环平面 ≥2 mm。

- 解剖病变包括一系列疾病，从纤维弹性缺陷（即局限于孤立性节段病变，通常位于后叶的中部扇叶）到广泛的黏液瘤病（即巴洛病），双瓣叶出现弥漫性病变，表现为节段性增厚且松弛与腱索延长。

- 已报道 MVP 具有家族聚集性，但与黏液样变性相关的基因突变仍难以确定。

- 二尖瓣解剖对预后影响不大，预后与二尖瓣反流严重程度（定量评估）及其对左心室［即射血分数（EF）或收缩末期内径］、左心房（即左心房增大和心房颤动）、肺动脉压和功能损害的

影响的相关性更大。

- MVP 与恶性心律失常和猝死的风险增加相关。双瓣叶脱垂、二尖瓣黏液样变性伴瓣叶增厚和二尖瓣环分离可能导致局部心肌纤维化，引发室性心律失常。

- 有左心室增大（即收缩末期内径 ≥40~45 mm）或功能障碍（即 EF≤60%）、肺动脉收缩压增高（静息时 ≥50 mmHg）或心房颤动（即使是阵发性）等症状的患者应及时转诊进行手术。

- 建议对无症状的患者进行运动负荷试验，以揭示症状。

- 由于缺乏大型随机对照试验，无症状且 EF 正常的窦性心律患者的干预适应证存在争议，但有越来越多的证据支持早期手术。对于手术风险低且解剖结构良好的患者，可以考虑在专业的瓣膜中心进行手术。

在西方国家，MVP 是器质性二尖瓣反流的主要原因，与发病率和死亡率升高相关，特别是在重度二尖瓣反流未经治疗或未得到适当及时处理的情况下。MVP 是一种可能具有遗传成分的细胞外基质疾病，具体机制尚未完全阐明，可表现出明显不同的表型，其极端形式为巴洛病。本章介绍 MVP 的流行病学、发病机制、临床表现、评估和管理（包括干预措施）。

定义与解剖

MVP 是指由延长的腱索和（或）瓣叶导致的二尖瓣叶脱垂。MVP 通常应用超声心动图进行诊断。常用定义是瓣叶的过度收缩期运动超出马鞍形瓣环平面（≥2 mm）（图 17.1）。连枷样瓣叶是由腱索断裂引起，定义为收缩期瓣叶尖端向左心房外翻和运动，且瓣叶不能完全对合。

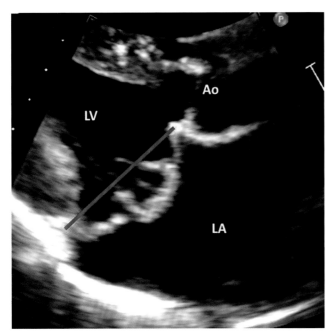

图 17.1　MVP 的超声心动图诊断。TTE 胸骨旁长轴切面显示二尖瓣叶在二尖瓣环平面向外位移≥2 mm（红线）。Ao，主动脉；LA，左心房；LV，左心室

根据 Carpentier 分类，MVP 对应 Ⅱ 型二尖瓣病变。脱垂与相关腱索断裂的重要性决定了收缩期对合不良的程度、二尖瓣反流及其严重程度。连枷样瓣叶通常会导致重度二尖瓣反流。

退行性二尖瓣疾病这一术语常与 MVP 互换使用。相反，黏液瘤病与瓣叶增厚、腱索和组织冗长有关。解剖病变包括广泛的疾病谱，从纤维弹性缺陷（即局限于孤立性节段病变的疾病，通常位于后叶的中部）到广泛的黏液瘤病（即巴洛病），伴有双

瓣叶节段性弥漫性病变，瓣叶节段增厚且松弛和腱索延长。但是，这两种情况之间是连续的过程（图17.2）。巴洛病也会伴有二尖瓣环扩大，提示二尖瓣环组织参与了疾病过程。

瓣环极度增大会影响外科手术。疾病的严重程度在 MVP 的管理中发挥重要作用，特别是在预测无症状患者进行二尖瓣修复方面。但是，决策过程主要依赖于（除功能状态外）对二尖瓣反流程度及其对左心和肺动脉压影响的评估。

二尖瓣由两个瓣叶组成，通过腱索附着在前外侧和后内侧乳头肌上。两个瓣叶均附着于二尖瓣环上，前叶通常较大，但仅附着于瓣环周长的 1/3，毗邻主动脉瓣 – 二尖瓣幕；后叶较小，附着在瓣环周长的剩余 2/3。二尖瓣环是非平面，呈马鞍形，具有前、后峰[1]。3D 建模研究表明，二尖瓣环是一个动态结构[2]，与纤维弹性缺陷相比，巴洛病的二尖瓣活动严重异常[3]。

每个瓣叶通常分为 3 个节段（即外侧、中部和内侧）。对于后叶，这种分段是基于真正的解剖分段，不同深度的切迹或裂痕将瓣叶分成 3 个单独的扇形区域（即从外侧到内侧的 P1、P2 和 P3）。前叶通常是单一结构，没有类似的解剖特征，直接面向P1、P2 和 P3 的节段被分别命名为 A1、A2 和 A3。连接两个瓣叶的区域是前外侧和后内侧交界处。根据 Carpentier 分类，共有 8 个独立的节段（图 17.3）。然而，分段存在很大差异，特别是在巴洛病中，可能更为复杂，额外的扇形区域超出了传统的命名。

二尖瓣前叶和后叶的表面积明显大于二尖瓣环

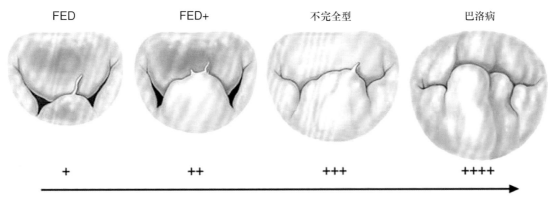

FED	FED+	不完全型	巴洛病
+	++	+++	++++

瓣叶组织

图 17.2　退行性二尖瓣疾病谱。MVP 的疾病谱范围从纤维弹性缺陷（FED；局限于孤立性节段的病变）到广泛的黏液样变性（即巴洛病），包括双瓣叶增厚及腱索延长的弥漫性病变，以及中间型（From Adams DH, Rosenhek R, Falk V. Degenerative mitral valve regurgitation: best practice revolution. Eur Heart J 2010;31:1958-1966.）

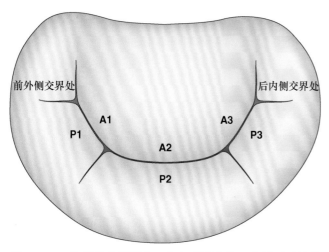

图 17.3　二尖瓣的节段划分。左心房视角的二尖瓣正面外科视图。A，前叶；P，后叶（From Messika-Zeitoun D, Topilsky Y, Enriquez-Sarano M. The role of echocardiography in the management of patients with myxomatous disease. Cardiol Clin 2013;31:217-229.）

表面；因此，两个瓣叶的对合并不发生在每个瓣叶的边缘，而是在其心房侧的 7～10 mm。这种对合储备的能力解释了为什么单纯瓣环扩张通常不足以引起显著的二尖瓣反流[4]。前外侧乳头肌为二尖瓣前叶和后叶的外侧 1/2 提供腱索，而后内侧乳头肌为前叶和后叶的内侧 1/2 提供腱索。3 种类型的腱索存在个体差异：附着在瓣叶边缘的初级腱索、附着在心室表面瓣叶的次级腱索和起源于心室小梁并附着于瓣环后部的第三级腱索。

发病机制

理解 MVP 发病机制的重要步骤是证明二尖瓣不是被动性结构，而是一个能发生生物学变化和表型变化的结构（即二尖瓣的可塑性）。二尖瓣叶是一个复杂的结构，在成分和生物力学特性上具有重要的 3D 变异性。

每个瓣叶由 3 层组成：心房层、海绵体层和纤维膜 / 心室层，其两侧均覆盖内皮细胞[5]。每一层的基质组成和厚度均不同，这些特征从瓣叶附着瓣环的基底部到游离缘发生径向变化。静止的非收缩瓣膜间质细胞存在于心内膜下的深层，这些细胞起源于心内膜细胞，参与细胞外基质的稳态重塑。细胞外基质的生物学和组成与组织的生物力学特性之间存在重要的相互作用。黏液样变性由正常瓣叶的细胞外基质再生过程缺陷引起，导致过度分解代谢

和病理组织重塑的失衡。Levine 等[6]与 Delling 和 Vasan[7]的工作对此提供了更多的细节。

鉴定黏液样变性相关的基因突变仍然困难。这种识别对于更好地了解 MVP 的发病机制以及阐明治疗药物可能改变的通路和靶点至关重要。

MVP 可发生在多种遗传性结缔组织病中，包括马方综合征（即综合征性 MVP）。马方综合征由纤维蛋白原 1 基因（FBN1）突变引起，患者常有巴洛病样二尖瓣病变。大量证据表明，马方综合征与转化生长因子 - β（transforming growth factor- β，TGF- β）激活和信号转导增加有关。

目前已发现一些其他的基因突变，包括 X 连锁突变［即细丝蛋白 A（filamin A，FLNA）基因突变］和常染色体突变。MVP 的家族聚集性也已被报道[8-14]，由于对 MVP 先证者家庭成员的识别不足和缺乏系统筛查，MVP 的遗传率可能被低估[15]。但是，外显率可能会有所不同，且表达也受到尚需要识别的环境因素的影响。还需要更多的研究工作来确定纤维弹性缺陷和巴洛病是具有相同病理生理学的同一疾病的不同表型，还是不同发病机制和通路的两种病理状态。

自然病程

患病率

由于不同研究对 MVP 的定义不明确且不严格，MVP 的患病率差异很大。MVP 的超声心动图诊断应在胸骨旁长轴切面中进行，因为二尖瓣环呈马鞍形，瓣叶在瓣环铰链点外至少超过瓣环水平向左心房移位 2 mm。其他切面可能会导致对 MVP 的误诊。多项研究提出利用超声心动图测量瓣叶厚度（通常为 2～3 mm），但其具有挑战性且可重复性差。基于 Framingham 研究的数据，应用这个严格的标准，普通人群中 MVP 的患病率估计为 2.4%[16]。

在英国牛津郡进行的一项前瞻性队列研究（Oxvalve 试验）中，≥65 岁无已知心脏瓣膜病的人群接受超声心动图筛查后显示，不同程度 MVP 的患病率为 20.1%（2.3% 为中重度二尖瓣反流）[17]。目前二尖瓣反流的病因尚未明确，但 MVP 被认为是西方国家人群患二尖瓣反流的主要病因。

在家族背景下，MVP 相关的基因突变携带者被发现存在微小的二尖瓣异常（即所谓的非诊断性

MVP 形态）[12]。这些发现引发了一种假说，即非诊断性 MVP 形态可能代表该疾病的轻度病变或早期表达。目前已报告两种形式。瓣叶移位＜2 mm 但后部对合正常的个体被定义为最小收缩期移位，而前部对合＞40% 的个体（类似于 MVP）被认为前部对合异常。

与健康对照组相比，在参加 Framingham 心脏研究子代队列第 5 个检查周期的个体中，存在非诊断性 MVP 形态的患者在瓣环大小和瓣叶厚度方面具有与 MVP 相同的解剖特征，且二尖瓣反流患病率更高[18]。这些非诊断性 MVP 形态的患病率尚不清楚，但在另一项研究中，相同的研究人员表明 MVP 可在 3～16 年内不断演变（图 17.4）[19]。然而，该研究的样本量相对较小，研究结果需要进一步证实。病变进展缓慢且不确定。如果非诊断性 MVP 形态需要得到临床（或研究）关注，这些限制会使提供给患者的信息需要更加谨慎。

MVP 患者明显比主动脉瓣狭窄患者年轻。纤维弹性缺陷的患者在接受手术时通常在 60 岁左右，常突然出现二尖瓣反流。巴洛病患者通常较年轻（30～50 岁），病情呈渐进性发展且具有长期的反流性杂音病史。二尖瓣病变和二尖瓣反流会随着年龄的增长而恶化，但相关前瞻性纵向研究很少，人们对疾病进展及其决定因素仍知之甚少[19-21]。对于接近干预阈值的中重度二尖瓣反流患者，应每年或每半年复查 1 次 TTE。

MVP 的预后

关于 MVP 的预后一直存在相当大的争论。在 Framingham 心脏研究的 3491 例患者中，MVP 被报告为一种良性病变，不良后遗症的发生率较低[16]。然而，这些数据与来自社区的数据相互矛盾，如美国 Olmsted 县的研究。梅奥诊所的一项研究确认了 833 例 Olmsted 县居民首次诊断为无症状 MVP[22]。2/3 的患者听诊发现杂音，1/3 的患者为偶然发现，所有病例均经超声心动图证实。患者的 10 年死亡率、心血管疾病发病率和 MVP 相关事件发生率分别为 19%、30% 和 20%。

这项研究的重要结果是确定了预后的主要和次要预测因子。主要预测因子为中重度二尖瓣反流和 EF 降低；次要预测因子为左心房直径≥40 mm、连枷样瓣叶、心房颤动和年龄≥50 岁。无上述预测因子的患者的死亡率和发病率均未超过预期水平；有 2 个次要预测因子的患者发病率升高，但死亡率未升高；有 1 个主要预测因子的患者发病率和死亡率均升高（图 17.5）。

多种原因可以解释 Framingham 研究和 Olmsted 研究结果的差异。首先，在 Framingham 研究中，MVP 患者数量相对较少，只有 84 例患者，大多数没有或仅有轻度二尖瓣反流；其次，Framingham 研究

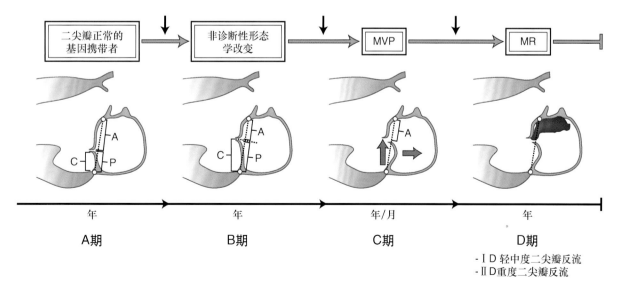

图 17.4 MVP 进展的时间谱。MVP 可以在 3～16 年内发展。A，前叶在二尖瓣环上的投影；C，二尖瓣叶附着高度；MR，二尖瓣反流，MV，二尖瓣；P，后叶在二尖瓣环上的投影（From Delling FN, Vasan RS. Epidemiology and pathophysiology of mitral valve prolapse: new insights into disease progression, genetics, and molecular basis. Circulation 2014;129:2158-2170.）

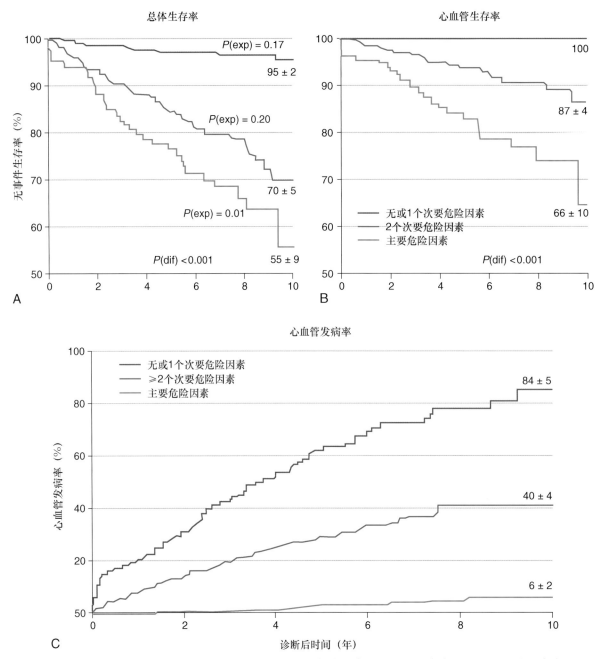

图 17.5　社区中无症状 MVP 的自然病程。不同基线危险因素患者的总生存率（A）、心血管生存率（B）和心血管发病率（C）：① 无主要危险因素，有 0 或 1 个次要危险因素；② 无主要危险因素，有 2 个或 2 个以上的次要危险因素；③ 有主要危险因素。P（dif），亚组间总死亡率的差异；P（exp），每个亚组内观察到的死亡率和预期死亡率的差异（From Avierinos JF, Gersh BJ, Melton LJ 3rd, et al. Natural history of asymptomatic mitral valve prolapse in the community. Circulation 2002;106:1355-1361. ）

中的良性 MVP 特征是基于横断面观察报告。相比之下，基于社区的 Olmsted 县研究招募了大量 MVP 患者[22]，且结果显示不同表型患者的预后具有相当大的异质性。

在针对 Framingham 队列的一项后续研究中，有 1/4 的 MVP 患者进展为显著的二尖瓣反流，并与死亡率和发病率升高相关，尽管没有达到统计学差异[19]。文献表明，二尖瓣解剖对预后的影响较小，预后与二尖瓣反流的严重程度及其对左心腔室、肺动脉压和功能损伤的影响更相关。

死亡率、心房颤动和心力衰竭的风险

许多研究表明，死亡率和发病率的升高与二尖瓣反流相关，并确定了多个重要的预后因素。症状严重患者的发病率和死亡率均高于预期。通过 LVEF（＜60%）或收缩末期内径（＞40 mm）评估的左心室收缩功能不全患者的死亡率也会升高。

早期为窦性心律的重度二尖瓣反流患者，如果选择保守治疗，心房颤动的发生率很高（5 年为 18%；10 年为 48%），可根据左心房大小进行预测。继发性心房颤动是导致死亡率和发病率过高的原因。在合并连枷样瓣叶的患者中，心房颤动与死亡风险增加 29% 相关[23]。在同一人群中，心房颤动、心力衰竭、全因死亡率，以及心脏性死亡、心房颤动和心力衰竭的复合终点的年发生率分别为 5.4%、8%、2.6% 和 12.4%。

定量评估的重度二尖瓣反流是主要的预后因素，有效反流口面积≥40 mm² 的患者的 5 年事件发生率为 62%[22]。在纳入近 4000 例单纯 MVP 患者的大型队列研究中，有效反流口面积（每增加 10 mm²）和反流量（每增加 10 ml）的死亡率校正风险比分别为 1.11 和 1.05[24]。图 17.6 中的 Kaplan-Meier 曲线显示了这些参数的预测价值。根据二尖瓣反流注册国际数据库（Mitral Regurgitation International Database，MIDA）死亡率风险评分，这些参数的累积效应已在医疗和外科治疗中得到证实[23]。

心律失常和猝死的风险

数十年来，MVP 与恶性心律失常或猝死的潜在相关性已被认识，但仍存在争议，猝死的注册研究中关于 MVP 的患病率数据高度不一致，范围为 0%～24%。其中一个缺陷是在猝死发生时，没有区分 MVP 本身的作用和二尖瓣反流的作用及其对左心腔室的影响。

研究显示，重度二尖瓣反流患者由猝死导致的死亡率过高[25]。348 例连枷样瓣叶患者 5 年的猝死率为 8.6%，10 年的猝死率为 18.8%，猝死患者占所有死亡人数的 1/4。该研究还强调了重要的危险因素：严重症状（NYHA 心功能分级 Ⅲ / Ⅳ 级）、LVEF 下降和心房颤动，这些都是 Ⅰ 类或 Ⅱa 类手术适应证。一个惊人的发现是，尽管这些亚组患者的猝死率显著升高，但大多数猝死发生在 NYHA 心功能分级 Ⅰ～Ⅱ 级，且 LVEF 正常的窦性心律患者中。这可能是鼓励早期或预防性手术干预的重要因素，但这些发现需要验证性研究。

无二尖瓣反流的单纯 MVP 患者情况完全不同。目前已有关于 MVP 患者发生危及生命的室性心律失

常的报道，但不同注册研究中的患病率也有所不同，所有心脏性猝死的发生率为 1%～7%[26-27]。在缺乏病理生理学假说的情况下，这种相关性仍是不确定和推测性的。Basso 等从 650 例经历过猝死的年轻患者（≤40 岁）中诊断了 43 例 MVP 患者。常见表型为可闻及喀喇音的女性、累及双侧瓣叶、心电图下壁导联 T 波异常、右束支传导阻滞型或多形性心律失常。

研究人员通过病理学检查和 MRI 确定了恶性心律失常的可能来源。他们发现在乳头肌水平及其邻近的心室游离壁及基底部上存活的肥厚性心肌细胞发生片状纤维化（与室性心律失常的形态一致）。

该研究团队随后细化了 MVP 中恶性心律失常的潜在病理生理学[28]。报道了二尖瓣环分离（即二尖瓣连接处的左心房壁与左心室游离壁分离；图 17.7）、收缩期二尖瓣后叶卷曲和最终的心肌纤维化密切相关。研究人员假设二尖瓣环分离是由于瓣环活动过度及收缩期后叶卷曲，从而导致二尖瓣装置的过度活动，引起乳头肌及左心室基底段水平的心肌应力增加而致心肌纤维化。心肌纤维化是机械牵拉引起恶性心律失常的基础，而机械牵拉是恶性心律失常的触发因素。

心肌离散度是反映异质性心室收缩的参数，异质性心室收缩与心肌纤维化相关，可通过超声心动图的斑点追踪技术进行评估，并与 MVP 患者的心律失常并发症的患病率较高相关。心肌离散度可能有助于识别心律失常风险较高的 MVP 患者[29]。在一项多中心研究中也强调了严重黏液样变性 MVP 疾病（定义为双瓣叶脱垂、二尖瓣黏液样增厚和二尖瓣环分离）的作用，该研究纳入 42 例在心室颤动中存活的患者，除发现 MVP 外，没有检测到其他心脏结构或心电异常[30]。

通过对无二尖瓣反流的 MVP 患者进行前瞻性注册研究，有利于评估准确的猝死患病率和验证心肌纤维化的预后价值，但是在缺乏这些数据的情况下，临床医生应特别关注下侧壁心电图异常、室性心律失常（尤其是右束支传导阻滞形态）及既往有晕厥或晕厥先兆病史的 MVP 患者。MRI 可帮助这类患者进行风险分层。

感染性心内膜炎

英国国家卫生与临床优化研究所（NICE）简化了感染性心内膜炎（IE）的抗生素预防及完全抑制策

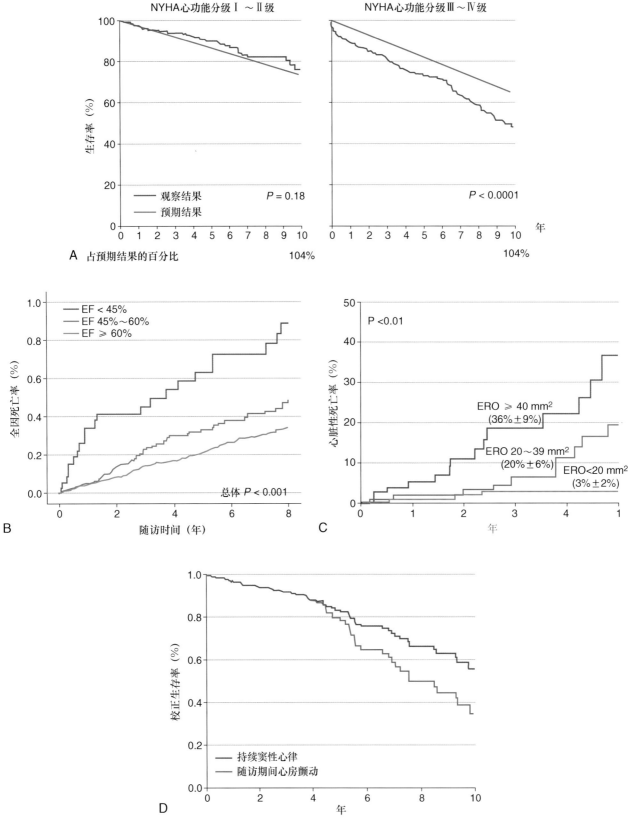

图 17.6 二尖瓣反流患者的预后因素。Kaplan-Meier 曲线显示 NYHA 心功能分级（A）、射血分数（EF）（B）、心房颤动（C）和二尖瓣反流严重程度（D）的预后预测价值。ERO，有效反流口面积（Data from Enriquez-Sarano M, Avierinos JF, Messika-Zeitoun D, et al. Quantitative determinants of the outcome of asymptomatic mitral regurgitation. N Engl J Med 2005;352:875-883; Tribouilloy C, Rusinaru D, Gri-gioni F, et al. Long-term mortality associated with left ventricular dysfunction in mitral regurgitation due to flail leaflets: a multicenter analysis. Circ Cardiovasc Imaging 2014;7:363-370; Grigioni F, Avierinos JF, Ling LH, et al. Atrial fibrillation complicating the course of degenerative mitral regurgitation: determinants and long-term outcome. J Am Coll Cardiol 2002;40:84-92; Tribouilloy C, Enriquez-Sarano M, Schaff H, et al. Impact of preoperative symptoms on survival after surgical correction of organic mitral regurgitation: rationale for optimizing surgical indications. Circulation 1999;99:400-405.)

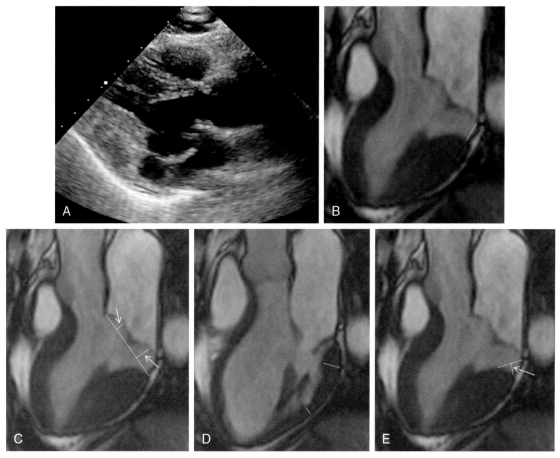

图 17.7　二尖瓣环分离。A. 使用超声心动图（胸骨旁长轴切面）评估 1 例因轻度二尖瓣反流导致院外心脏停搏复苏患者的二尖瓣环分离。B. 心脏磁共振成像三腔心长轴切面评估二尖瓣环分离。C. 脱垂距离为测量瓣叶超过二尖瓣环的最大距离（白色箭头）。D. 在相同的长轴切面下测量左心室下外侧基底段和中段的室壁厚度。E. 卷曲瓣叶的定量评估（白色箭头）是通过追踪左心室下基底壁顶部和左心房壁与二尖瓣后叶交界处之间的连线，以及在收缩末期结束时从这条线上到二尖瓣环下限的垂直线（From Perazzolo Marra M, Basso C, De Lazzari M, et al. Morphofunctional abnormalities of mitral annulus and arrhythmic mitral valve prolapse. Circ Cardiovasc Imaging 2016;9:e005030.）

略[31]，这对于评估 MVP 患者人群的 IE 发生率非常重要。在一些研究中，由于使用 MVP 的非特异性诊断标准，以及存在选择偏倚或招募偏倚，阻碍了对 IE 发生率的估计[32-33]。

一项社区研究报告，在美国 Olmsted 县的 896 例 MVP 患者中，随访 15 年 IE 的发生率为 1.1%，与预期发病率相比，相对风险增加了 8.1%[34]。需要强调的是，年龄、性别或解剖特征与 IE 风险的增加无关。IE 发生风险的主要决定因素是二尖瓣反流的存在及其严重程度（图 17.8）。虽然相对风险明显增加，但绝对风险增加不显著（15 年时人群的发生率为 1.1% vs. 0.2%，或每 1100 例 MVP 患者中有 1 例）。因此，中度以上二尖瓣反流的 MVP 患者是否应被认为是 IE 的高危人群尚不确定。

预防性使用抗生素仅推荐用于高风险手术，包括涉及牙龈或根尖周围区域或口腔黏膜的牙科操作，以及植入人工瓣膜（包括经导管瓣膜）或使用人工材料修复和既往有 IE 发作史的患者[31,35-36]。但是，不进行预防性使用抗生素并不意味着不用预防，MVP 患者在任何侵入性手术中均需要严格的口腔卫生和无菌措施。

超声心动图评估

超声心动图是评估 MVP 和其他二尖瓣疾病的首选方法。超声心动图可确定 MVP 的诊断、表型特征、评估和量化二尖瓣反流及其对左心室、左心房和肺动脉收缩压的影响。基于这些信息，超声心动图在 MVP 的临床管理中发挥着重要的作用。

CT 和 MRI 是评估二尖瓣疾病及其影响的辅助

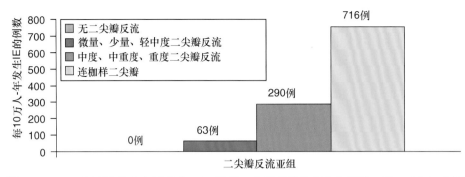

图 17.8　MVP 和感染性心内膜炎（IE）。根据二尖瓣反流的存在和程度，每 10 万人-年的 IE 发生率。预期 IE 发病率为 6 例 /10 万人-年。柱状图的最后显示连枷样二尖瓣患者（也包括在中重度二尖瓣反流组中）（From Katan O, Michelena HI, Avierinos JF, et al. Incidence and predictors of infective endocarditis in mitral valve prolapse: a population-based study. Mayo Clin Proc 2016;91:336-342. ）

手段。CT 可识别导致二尖瓣反流的病因及确定其严重程度[37-38]。MRI 被认为是量化左心室大小和功能的首选方法，并可用于评估二尖瓣反流的严重程度[39]。但是，这两种方法均为评估二尖瓣形态和二尖瓣反流定量的二线（甚至）三线方法。本部分内容将重点关注超声心动图。

反流严重程度的评估

准确评估二尖瓣反流程度至关重要，因为二尖瓣反流程度是 MVP 患者预后的主要决定因素。除二尖瓣反流的潜在机制外，二尖瓣反流程度的评估（见第 15 章）还依赖于半定量和定性参数的综合分析[40]。推荐的两种主要方法是缩流颈法和血流汇聚法。普遍认为应避免彩色多普勒成像评估二尖瓣反流的程度[41]。彩色多普勒应用于诊断，而不用于定量分析。尽管如此，微小的反流射流束强烈提示轻度二尖瓣反流，而大的反流射流束伴瓣膜对合不全则提示重度二尖瓣反流。

缩流颈是经过二尖瓣开口的反流束的最狭窄处。缩流颈可被视为彩色血流测量的反流口的直径。缩流颈≤3 mm 可排除重度二尖瓣反流，而≥7 mm 提示重度二尖瓣反流，具有高敏感性和高特异性。这两个值之间是一个不确定的灰色区域。缩流颈法应垂直于反流束的方向进行测量，通常采用胸骨旁长轴切面。

近端等速表面积（PISA）测量（又被称为血流汇聚法）是基于质量守恒定律[42]。采用 PISA 法可获得两个参数：反映解剖损伤的有效反流口（ERO）和反映容量超负荷的反流量（RVol）。应用 PISA 法

时，须遵守简单的技术规则：

- 与缩流颈法相比，PISA 法测量应与反流束平行（通常采用四腔心切面）。
- 强烈建议使用变焦放大模式，以避免半径测量中微小的误差转化为 ERO/RVol 计算中的显著差异。
- 所有 PISA 研究均不是唯一的混叠速度，应选择混叠速度以获得良好的半球血流汇聚形状。应根据估计的二尖瓣反流程度进行调整，即轻中度二尖瓣反流采用较小的混叠速度，重度二尖瓣反流采用较大的混叠速度。
- MVP 患者的 ERO 在整个收缩期内增加。为了获得平均收缩期 ERO，应在 T 波水平上测量血流汇聚的半径，并使用最大二尖瓣反流峰值速度[42]。

PISA 法已被证明是一种准确且可重复的量化二尖瓣反流程度的方法。然而，应谨记一些陷阱和限制。在 MVP 评估中，还需要强调以下几种特定情况：

- 收缩中晚期二尖瓣反流是 MVP 的常见特征，特别是巴洛病患者。已证明仍然可使用 PISA 法，但应忽略 ERO，只考虑 RVol。应追踪二尖瓣反流射流束的半径，而不应向外延伸[43]。
- 在双侧瓣叶脱垂或巴洛病中，多个反流束很常见。可使用 PISA 法，但每个反流束必须单独量化，这可能使过程冗长且具有难度。其他技术（如 Debit 法或 Simpson 法）可在无相关主动脉瓣反流和心律极不规则的情况下使用。在 Debit 法中，RVol 的计算方法为流入二尖瓣的每搏量

（需要测量二尖瓣环直径和二尖瓣流入口）与流入主动脉瓣的每搏量之间的差值[44]。同样，Simpson 法中 RVol 的计算方法为左心室每搏量（即舒张末期容积减去收缩末期容积）与流入主动脉瓣的每搏量之间的差值。

- 由于血流限制，非常偏心的反流束无法满足半球的假设，可使用角度校正，但 Debit 法或 Simpson 法可能是最好的选择。

重度二尖瓣反流的定义是 ERO $\geqslant 40 \ mm^2$ 和（或）RVol 为 $\geqslant 60 \ ml$。这些参数的预后价值已被证明，并在很大程度上取代了半定量参数[24,45]。

TEE 不推荐用于常规评估和随访，但当 TTE 不能明确二尖瓣反流的机制或严重程度时，建议行 TEE[46]。3D 超声心动图已被用于二尖瓣反流的定量，并对多种方法进行了评估。3D 超声心动图可直接测量 ERO，而不是测量 ERO 的直径[47]。还可获取 3D 血流汇集，克服了 PISA 法的半球假设。通过 3D 二尖瓣建模，可直接测量解剖反流口面积[48]。3D 超声心动图的时间分辨率与空间分辨率仍然不理想，后处理时间长且依赖于操作者，但这些新的方法非常有前景。

二尖瓣反流影响的评估

除症状状态外，临床决策在很大程度上取决于二尖瓣反流对左心室、左心房和肺动脉收缩压的影响。左心室的大小和功能是主要的预后指标。根据欧洲与美国 6 家医学中心的 MIDA 注册研究数据，这些影响和手术适应证中的最佳阈值已被重新调整，连枷样二尖瓣改变是重度二尖瓣反流诊断的替代标准[49]。虽然因后负荷降低而受到质疑，但 EF 仍是评估二尖瓣反流患者左心室功能不全的重要参数。样条分析（Spline analysis）显示 EF 为 60% 是风险的转折点；在此阈值以下，风险会逐渐增加。与 EF＞60% 的患者相比，EF＜45% 的患者风险非常高，EF 为 45%～60% 的患者处于中等风险。这些发现适用于保守治疗和整体治疗，或仅考虑术后时期。尽管有较高的手术风险，但 EF＜45% 和 EF 为 45%～60% 的患者仍可从手术中显著获益。当 EF＞60% 时，不能进一步进行风险分层。

左心室收缩末期内径 $\geqslant 40 \ mm$ 与死亡率升高相关，内径超过此阈值的患者接受手术将额外增加风险，提示左心室收缩末期内径为 36～39 mm 时应考虑早期手术[50]。目前尚未验证校正后的阈值。多项

研究表明，通过超声心动图斑点追踪技术评估整体纵向应变可提供进一步的预后信息，据说该技术在评估左心室心肌收缩力方面比 EF 更敏感，但在该参数被明确推荐用于临床实践之前，仍需要大型的多中心研究来验证[51]。

左心房增大是对反流引起的容积超负荷的正常生理反应。开创性研究表明，左心房直径与心力衰竭、心房颤动和死亡的风险增加有关[52-55]。左心房增大通常不对称，可通过评估左心房容积来更准确地反映[56]。左心房容积应首选双平面法、双平面 Simpson 法或双平面面积 - 长度法来进行估算。使用后一种方法，左心房增大的定义为左心房容积 / 体表面积 $\geqslant 40 \ ml/m^2$，严重增大的定义为左心房容积 / 体表面积 $\geqslant 60 \ ml/m^2$。这些阈值的预后价值已被验证[57]，并被纳入指南[35]。

肺动脉收缩压是第 3 个需要考虑的主要参数。肺动脉高压的定义为肺动脉收缩压＞50 mmHg，与死亡率和发病率升高相关。MIDA 注册研究表明，肺动脉高压可使患者诊断后死亡和心力衰竭的风险增加 1 倍[58]。外科手术不能完全消除肺动脉高压对预后的影响。

瓣膜的形态学评估

精确的解剖评估对于估计修复手术的成功率、计划干预和指导外科医生必不可少。形态学评估也可提供有关二尖瓣反流程度的重要补充信息，因为在大多数情况下连枷样瓣膜是造成重度二尖瓣反流的原因。该评估依赖于对二尖瓣反流机制和疾病定位的评估（即识别病变瓣叶和节段或扇区）。由于可能共存多种病变，建议采用系统且严格的方法。

通常情况下，TTE 可识别和定位瓣叶病变节段，这需要一些专业知识和从多个角度分析二尖瓣。胸骨旁短轴切面伴或不伴有彩色血流常可提供丰富的信息。胸骨旁长轴切面结合心尖两腔心切面探查可识别二尖瓣内侧或外侧瓣叶脱垂。在诊断困难的情况下，TEE 可最终确诊。与 TTE 相比，TEE 可提供更精确的解剖评估和细节检测。虽然许多情况下不需要 TEE 提供对瓣膜病变的准确分析，但在手术室则必须对病变进行最终评估并监测手术结果。

与 TTE 类似，TEE 对瓣膜病变的分析需要使用多种切面和角度。实时 3D 超声心动图大大简化了这种评估，提供了对二尖瓣解剖结构即时直观的评价（图 17.9），也有助于超声心动图医生和外科医生

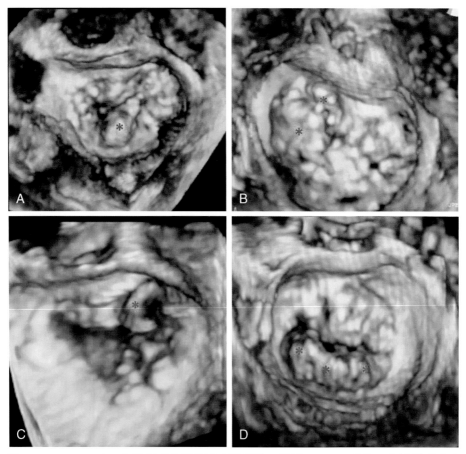

图 17.9　3D TEE 对二尖瓣病变节段的形态学评估。通过 3D TEE 观察二尖瓣脱垂病变节段的示例。红色星号表示已识别的瓣叶。A.P2 脱垂。可见腱索断裂。B.P1/A1 连枷样改变。C.A3 脱垂。D. 累及 P1、P2、P3 的广泛性完全脱垂（From Messika-Zeitoun D, Topilsky Y, Enriquez-Sarano M. The role of echocardiography in the management of patients with myxomatous disease. Cardiol Clin 2013;31:217-229. ）

之间的沟通。3D TEE 仍然比 3D TTE 更精确且能提供更多信息，但随着技术的进步，3D TTE 有望得到改进。

治疗和干预时机

　　单纯 MVP 不需要特殊治疗，但 MVP 合并重度二尖瓣反流的患者需要治疗。尚无药物治疗可以预防二尖瓣反流进展或二尖瓣反流的不良后果，二尖瓣外科手术是唯一被批准用于治疗重度二尖瓣反流的方法，虽然经导管治疗（MitraClip, Abbott Laboratories, Chicago, IL）已成为外科手术高风险患者的替代选择[59-60]。

Ⅰ类或Ⅱa类干预适应证

　　对左心室增大（收缩末期内径≥40 mm）或功能不全（EF≤60%）、肺动脉收缩压（静息时≥50 mmHg）和（或）心房颤动（即使是阵发性）的有症状患者的治疗相对简单，应及时转诊进行外科手术[35-36]。

　　欧洲指南认为，对于存在连枷样瓣叶或左心房增大的低手术风险患者，只有当持久修复可能性较高时，才推荐左心室收缩末期内径>40 mm（≥60 ml/m²）的患者进行外科手术治疗；其他情况下，建议推荐的阈值为 45 mm。对于 EF 非常低（<30%）的患者仍需要谨慎，尽管注册研究显示这种情况很罕见[49]。美国和欧洲指南对于原发性二尖瓣反流的管理流程见图 17.10。

无症状患者的评估与高危亚群的识别

　　无症状的重度二尖瓣反流和无Ⅰ类或Ⅱa手术适应证患者的管理仍存在争议。与其他心脏瓣膜疾

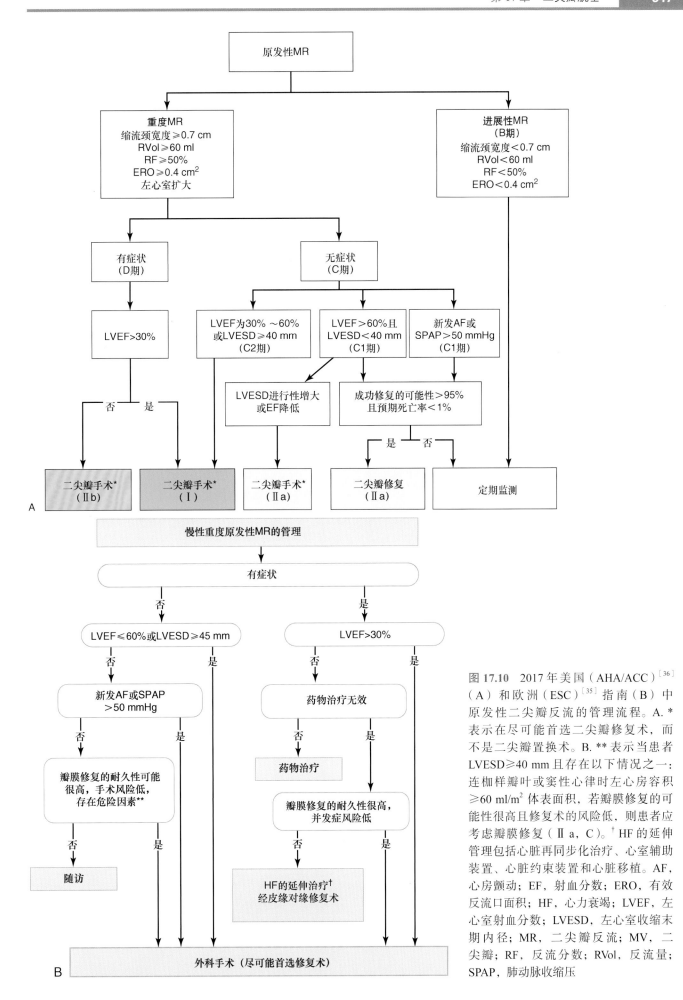

图 17.10　2017 年美国（AHA/ACC）[36]（A）和欧洲（ESC）[35]指南（B）中原发性二尖瓣反流的管理流程。A. * 表示在尽可能首选二尖瓣修复术，而不是二尖瓣置换术。B. ** 表示当患者 LVESD≥40 mm 且存在以下情况之一：连枷样瓣叶或窦性心律时左心房容积≥60 ml/m² 体表面积，若瓣膜修复的可能性很高且修复术的风险低，则患者应考虑瓣膜修复（Ⅱa，C）。† HF 的延伸管理包括心脏再同步化治疗、心室辅助装置、心脏约束装置和心脏移植。AF，心房颤动；EF，射血分数；ERO，有效反流口面积；HF，心力衰竭；LVEF，左心室射血分数；LVESD，左心室收缩末期内径；MR，二尖瓣反流；MV，二尖瓣；RF，反流分数；RVol，反流量；SPAP，肺动脉收缩压

病一样，确保患者确实无症状至关重要。仔细询问患者和家属以及进行运动试验均很重要。退行性二尖瓣反流患者一般比主动脉瓣狭窄患者年轻 15 岁，通常能进行运动试验。有 I 类或 II a 类外科手术适应证的患者不应进行运动试验。

已有多种类型的运动试验可供选择。由于通常希望获得的信息是功能能力是否保留或降低，因此进行简单的运动试验即可。心肺运动试验的优点在于可提供有关年龄、性别和体重校正的参考值的可靠数据；峰值摄氧量（VO$_2$）低于预计值的 84% 被认为是功能障碍。运动试验通常可识别出 20% 的重度二尖瓣反流患者存在功能障碍，与功能正常的患者相比，这些患者面临的风险更大[61]。功能受限的患者应被视为有症状，因此需要进行手术。

运动超声心动图已被提出作为简单的心电图运动试验或心肺运动试验的替代方案。除评估功能外，运动超声心动图还可用于确定肺动脉收缩压、左心室心肌收缩储备和右心室功能。一项纳入 78 例中重度二尖瓣反流患者的研究显示，运动期间肺动脉高压（定义为肺动脉收缩压≥60 mmHg）是无事件生存率的重要预后指标[62]，其也与二尖瓣外科手术后心脏事件的风险增加相关[63]。然而，这些研究的样本量较小，且静息时肺动脉高压的患者也被包括在内。运动峰值时出现肺动脉高压没有特异性，在健康对照组中也可能观察到，特别是 >60 岁的人群[64-65]。这些发现需要得到其他中心的验证，最好是经过多中心的验证。

运动试验可评估心脏收缩功能储备。多项研究表明，术前左心室收缩功能储备可预测术后 EF、运动能力和预后[66-68]。整体纵向应变似乎比 EF 更敏感[69]，但在应用于无症状二尖瓣反流患者的临床治疗之前，这些发现仍需要进一步的验证。研究显示，静息时右心室功能不全是重要的预后标志[70]，运动峰值时观察右心室功能也有类似的预后作用[71]。运动试验也可评估二尖瓣反流程度的变化，但具有一定难度，特别是在 MVP 患者中，且需要进一步验证[72]。

多项研究评估了生物标志物和脑钠肽（BNP）在退行性二尖瓣反流患者风险分层中的作用。BNP 的激活反映了反流对心室和心房的影响，并可在保守治疗下提供重要的预后信息[73]。一项大型多中心队列研究对 1331 例退行性二尖瓣反流患者进一步细化了 BNP 的预后价值，BNP 比值（即年龄、性别和实验室检查正常值上限的比值）是长期死亡率的递增型强独立预测因子[74]。BNP 的预后价值已被其他研究证实[75]。

左心房大小是心房颤动的主要预测因子。左心房显著增大（≥60 ml/m^2）被认为是外科手术的强有力的指标，特别是在持久修复概率很高的情况下[35]。

无症状患者的管理

由于缺乏大型随机对照试验，无症状患者的适应证仍存在争议。实践指南是基于预后结果的研究，并且存在一定程度的固有偏倚。对于窦性心律且 LVEF 正常的 MVP 和重度二尖瓣反流的患者，早期外科手术的基本原理如下：

（1）二尖瓣反流不是良性疾病，其与死亡、卒中和充血性心力衰竭的风险增加有关[52,54,76-79]。猝死的风险虽然很低，但也不容忽视。

（2）多项已发表的研究表明，对于重度二尖瓣反流患者，尤其是连枷样瓣叶患者，必须进行外科手术[78]。因此，似乎应更关注何时进行手术，而非是否进行手术。

（3）对于有严重症状、左心室功能不全、心房颤动或肺动脉收缩压高的患者，外科手术并不能恢复预期寿命，且与术后死亡率和发病率升高相关。基于指南的外科手术指征是不安全的，有 I 类或 II a 类适应证的患者进行二尖瓣外科手术与预后不良相关（图 17.11）[80]，对于年老和年轻的患者也是如此[80-81]。因此，在这种情况下，外科手术应被视为一种抢救性手术，虽然有必要，但不能被认为是首选或最佳治疗。

（4）在退行性 /MVP 疾病的情况下，大多数患者（>95%）可以在经验丰富的中心进行瓣膜修复术（即接受外科手术干预的首选方式），住院死亡率低于 <1%，且长期预后良好[82-84]。二尖瓣修复术比置换术能更好地保留左心室收缩功能，并避免人工瓣膜相关的并发症（即血栓栓塞、需要抗凝和结构恶化）。

（5）多项非随机研究比较了早期手术和保守治疗，所有患者的结果均倾向于早期手术，并可恢复至与相同年龄和性别人群相似的预期寿命（图 17.12）[45,80,85-87]。

（6）早期手术可防止患者失去随访机会或延迟就诊（直至出现严重症状或左心室功能不全）的风险。

但是，为了全面了解和比较所谓的观察等待期[88]，应强调上述研究的几个局限性：

（1）多项研究中，患者不需要干预的生存率较高（8 年时高达 50%），尽管这些研究中的患者在发

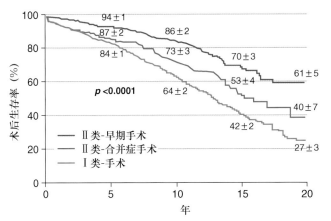

图 17.11　外科手术适应证对预后的影响。预后曲线显示与接受早期手术的患者相比，Ⅰ类适应证（Ⅰ类–手术：有心力衰竭症状，EF＜60% 或左心室收缩末期内径＞40 mm）或Ⅱa 类适应证（Ⅱ类–合并症手术：心房颤动或肺动脉收缩压＞50 mmHg）接受手术患者的术后生存率较低于早期手术的患者（Ⅱ类–早期手术：不具备Ⅰ类或Ⅱ类适应证，瓣膜修复可能性高）（From Enriquez-Sarano M, Suri RM, Clavel MA, et al. Is there an outcome penalty linked to guideline-based indications for valvular surgery? Early and long-term analysis of patients with organic mitral regurgitation. J Thorac Cardiovasc Surg 2015;150:50-58.）

病时病情似乎较轻，但没有提供定量指标，且有连枷样瓣叶的患者占总患者人数的比例很小[88]。

（2）尽管这是需要继续观察等待策略的要求，但没有进行系统随访，排除了在仅出现中等症状或左心室大小和功能参数刚达到建议手术阈值后进行干预的可能性。AHA/ACC 指南明确指出，当纵向随访显示 LVEF 逐渐下降至 60% 或左心室收缩末期内径逐渐增大至 40 mm 时，考虑干预是合理的[89]。

（3）由于观察性研究的设计，没有提供针对接受保守治疗的患者的具体手术指征或精确指南。

（4）只有在专业瓣膜中心才能实现较高的二尖瓣修复成功率[90]。尽管在经验丰富的中心二尖瓣反流的复发风险很低[83,91]，但可能不适用于全球的大多数中心，甚至是美国[92]。

越来越多的证据支持早期手术，但这些不确定性强调了识别可能受益于早期手术的无症状重度二尖瓣反流患者的重要性，包括连枷样瓣叶、BNP 水平升高或左心房严重扩大的患者。只有解剖结构良好且无二尖瓣叶或瓣环钙化的低手术风险（即无合并症）患者，并在获得全面准确的患者信息且能在专业瓣膜中心进行手术时，才应考虑早期手术。

保守治疗患者的随访

对于接受保守治疗的 LVEF 正常且为窦性心律

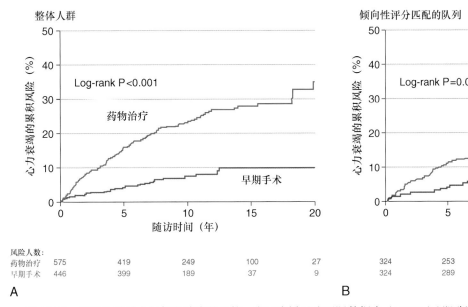

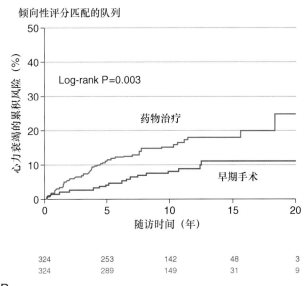

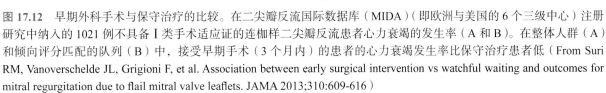

图 17.12　早期外科手术与保守治疗的比较。在二尖瓣反流国际数据库（MIDA）（即欧洲与美国的 6 个三级中心）注册研究中纳入的 1021 例不具备Ⅰ类手术适应证的连枷样二尖瓣反流患者心力衰竭的发生率（A 和 B）。在整体人群（A）和倾向评分匹配的队列（B）中，接受早期手术（3 个月内）的患者的心力衰竭发生率比保守治疗患者低（From Suri RM, Vanoverschelde JL, Grigioni F, et al. Association between early surgical intervention vs watchful waiting and outcomes for mitral regurgitation due to flail mitral valve leaflets. JAMA 2013;310:609-616）

的无症状患者，建议定期密切随访。这些患者应每 6 个月监测 1 次，包括复查 TTE，最好在专业心脏瓣膜中心进行，随访不需要进行 TEE。在没有参考检查（即新诊断的患者）或观察到超声心动图变化或接近阈值时，需要进行更密切的随访。当达到手术适应证时，应在 2 个月内进行手术。推荐中度二尖瓣反流每年随访 1 次。

总结

MVP 是器质性二尖瓣反流的主要病因，是一种异质性疾病，可表现为多种表型，从单一孤立性的扇叶脱垂到弥漫性的巴洛病。MVP 是常见的疾病，累及 2%～3% 的普通人群。需要更好地了解其病理生理学，以便开发针对病变组织的治疗，防止二尖瓣反流的发生或增加。MVP 是进展性疾病，尽管在罕见的情况下会导致猝死，但其似乎是一种良性疾病，大多数与 MVP 相关的并发症和二尖瓣反流的严重程度及其对左心腔室和肺动脉压的影响有关；这些因素的评估主要依赖于超声心动图。

精确量化二尖瓣反流至关重要，因其是预后的主要预测因子。如果不进行治疗或不及时、恰当的处理，MVP 合并重度二尖瓣反流会导致发病率（包括充血性心力衰竭和卒中）和死亡率过高。虽然经

导管治疗已成为有手术禁忌证或高手术风险患者的替代方法，但外科手术仍然是治疗 MVP 合并重度二尖瓣反流的唯一治愈性方法。有症状、左心室功能不全（即 LVEF≤60% 或左心室收缩末期内径＞40 mm）、心房颤动或肺动脉高压（即 I 类和 II a 适应证）的患者，应及时转诊进行手术，但在这种情况下，手术与不良预后相关，因此应被视为抢救性治疗。

相比之下，越来越多的证据支持早期手术，其可使患者恢复与相同年龄和性别人群相似的预期寿命。二尖瓣修复术是接受外科手术干预患者的首选，大多数（＞95%）患者可在专业瓣膜病治疗中心进行，住院死亡率非常低（＜1%），长期预后良好。对于解剖结构良好且手术风险较低的患者，在专业瓣膜中心接受早期手术可作为最佳选择。

参考文献

扫二维码见参考文献

18

缺血性与扩张型心肌病中的继发性（功能性）二尖瓣反流

Paul A. Grayburn

肖家旺 译 朱鲜阳 审校

目录

要点

- 超声心动图对二尖瓣反流程度的分级不应基于对彩色多普勒二尖瓣反流射流束的目测判断，而应基于对多个定性参数和定量参数的综合评估。
- 继发性二尖瓣反流呈动态变化，在收缩期以双相模式转变，常随着负荷条件的变更而发生显著的变化。
- 任何程度的继发性二尖瓣反流均与不良预后相关；随着继发性二尖瓣反流程度的加重，左心室的大小和功能也逐渐恶化。
- 继发性二尖瓣反流的治疗开始于针对心力衰竭和（或）左心室功能不全的指南推荐的最佳耐受剂量药物治疗。需要时，应进行心脏再同步化治疗和冠状动脉血运重建治疗。
- 二尖瓣手术（置换或修复）可考虑用于合适的继发性二尖瓣反流患者，但尚无证据证明其可改善预后。
- 在随机临床试验中，应用 MitraClip 装置进行经导管二尖瓣修复术（TMVR）可降低继发性二尖瓣反流和左心室射血分数（LVEF）为 20%～50% 的患者的心力衰竭住院率和死亡率。

定义

原发性二尖瓣反流是由二尖瓣叶病变引起，如二尖瓣脱垂、连枷样瓣叶、心内膜炎、风湿性心脏病、辐射诱导性心脏病或各种炎症性疾病。继发性二尖瓣反流［又被称为功能性二尖瓣反流（functional mitral regurgitation，FMR）］发生于功能正常或接近正常的二尖瓣叶因左心室功能不全和（或）二尖瓣环扩张而无法完全对合时。大多数 FMR 来源于慢性缺血性或非缺血性心肌病，偶尔由慢性心房颤动或限制型心肌病的单纯二尖瓣环扩张引起。缺血性二尖瓣反流这一术语常被用于描述慢性缺血性心肌病因左心室重构而发生的二尖瓣反流，也可指发生于急性心肌缺血期间的短暂而可逆的二尖瓣反流。

急性心肌梗死乳头肌断裂并发症所导致的急性二尖瓣反流不包括在 FMR 的范畴内。本章主要介绍缺血性和非缺血性心肌病中慢性 FMR 的流行病学、发病机制、预后意义和治疗方法。

流行病学

二尖瓣反流是最常见的心脏瓣膜疾病；基于 3 项大型流行病学研究和美国 Olmstead 县数据库的汇

总数据分析显示，≤55 岁人群的发病率<1%，每 10 年逐渐增加，≥75 岁人群的发病率高达 9% 以上[1]，这些研究中的中重度二尖瓣反流是通过超声心动图的定性分级，但没有区分中度和重度二尖瓣反流，也没有区分原发性和继发性二尖瓣反流。随后的一项 meta 分析试图使用 Carpentier 瓣叶运动分类以确定二尖瓣反流的机制，并了解二尖瓣反流在美国人群中的患病率。这项研究估计 2000 年美国有 200 万～250 万人患有二尖瓣反流。典型 FMR 最常见的潜在机制是瓣叶运动仅在收缩期受限（即 Carpentier Ⅲ b 级）[2]。缺血性心肌病引起的 FMR 估计患病率为（7500～9000）/1000 000，非缺血性左心室功能不全引起的 FMR 患病率为 16 250/1000 000。

虽然 FMR 很常见，但大多数患者的二尖瓣反流程度为轻度或中度。例如，在 STICH（Surgical Treatment of Ischemic Heart Failure）试验中，由独立的超声心动图重点实验室判定缺血性心肌病中 FMR 的严重程度，在 1852 例患者中，27% 无反流，47% 为轻度反流，17% 为中度反流，9% 为重度反流（3+或 4+）[3]。约 1/4 的心肌病患者中发生中重度二尖瓣反流。

发病机制

二尖瓣装置由瓣叶、瓣环、腱索和乳头肌及其支持的左心室心肌组成。正常的二尖瓣关闭是通过在收缩期推动瓣叶的闭合力和阻止瓣膜脱出进入左心房的牵引力之间的平衡来实现（图 18.1）。Levine 和 Schwammenthal 回顾了 FMR 的潜在发病机制[4]。通过左心室心肌和二尖瓣环的收缩作用，对二尖瓣叶施加闭合力，这些力被乳头肌及其腱索附着于瓣叶的牵引力所抵消。在正常形态的左心室中，等容收缩期时乳头肌和腱索聚集在一起对瓣叶施加垂直作用力，防止瓣膜在射血时脱垂至左心房。由左心室重构引起的左心室形态发生球形变化可导致乳头肌向外侧和顶端移动；因此，它们在收缩期不能再施加垂直作用力而导致 FMR[5]。

由于室壁运动异常均为节段性，而不是整体性，牵引力通常不对称。例如，下后壁运动异常通常是在二尖瓣后叶的后内侧部分（P3 段），导致内侧瓣环不对称性扩张[6]。除闭合力和牵引力之间的不平衡外，瓣环扩张、瓣环变平及瓣环收缩功能缺失均会导致 FMR[7]。在部分患者中，左心室心肌收缩不同步将进一步打破闭合力和牵引力之间的平衡，导致正常二尖瓣的对合及功能丧失[8]。

虽然几乎所有慢性缺血性或非缺血性心肌病患者的闭合力和牵引力都不正常，但许多患者并没有或只有轻度 FMR。最合理的解释是这些患者二尖瓣闭合力的减少和牵引力的增加可能趋向平衡，所以没有或仅有轻度 FMR。另一个原因是随着时间的推移，二尖瓣叶组织发生扩张，允许更多的瓣叶表面进行对合[9]。在慢性重度主动脉瓣反流患者中，左心室严重扩张伴有瓣叶牵拉，二尖瓣叶面积比正常增加 30%，因此 FMR 不常见[10]。FMR 不单是一种左心室疾病，也可能涉及二尖瓣环没有足够的时间进行代偿性扩大（如急性心肌梗死后的二尖瓣反流）或生理性异常（如高龄、糖尿病、遗传性因素）[11]。

缺血性二尖瓣反流

在经皮冠状动脉介入治疗（percutaneous coronary intervention，PCI）过程中，球囊扩张引起急性心肌缺血可迅速导致节段性心肌运动障碍，球囊吸瘪后可逆转节段性心肌运动障碍[12]。PCI 改善心肌缺血已被证明能减少或消除急性缺血性二尖瓣反流[13]。在急性心肌梗死中，显著的室壁运动异常可能导致 FMR，特别是后下壁心肌梗死[14]。虽然这种情况也代表真正的缺血性二尖瓣反流，但此术语最常用于特指左心室扩张和功能不全的慢性缺血性心脏病患者发生的二尖瓣反流。

根据冠状动脉病变的分布情况，二尖瓣反流的发病机制有所不同。右冠状动脉病变通常导致下后

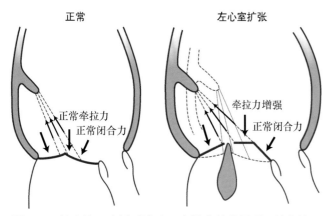

图 18.1 缺血性二尖瓣反流中二尖瓣牵拉的原理。缺血性二尖瓣反流牵拉机制的基本原理以及作用于瓣叶上的相应闭合力和牵拉力之间的平衡。乳头肌的顶端移位（虚线）产生的牵拉力增强，使瓣叶移位导致二尖瓣反流

壁运动异常，LVEF 通常正常或轻度降低。超声心动图可显示后叶（特别是后内侧瓣叶）运动受限，而前叶可覆盖后叶，但没有超过瓣环水平（即假性脱垂）（图 18.2）[15]。前中侧瓣叶可能由于乳头肌和腱索的张力松弛，导致所谓的"海鸥征"（图 18.2）。在急性前壁心肌梗死中，FMR 常由 LVEF 降低的左心室球形重构引起，左心室几何形状的变化改变了乳头肌的位置和施加在二尖瓣上的张力方向[16]。

与传统教学相反，单纯乳头肌梗死不会引起 FMR[17]，而是乳头肌由于下层心肌移位而增加了牵引力，从而导致缺血性 FMR。这些改变可以发生于任何区域心肌的室壁运动异常或缺血性心肌病的整体左心室重构。

无冠状动脉疾病的 FMR

二尖瓣反流常见于各种非缺血性心肌病，包括扩张型心肌病、肥厚型心肌病和限制型心肌病。扩张型心肌病患者的左心室球形重构，导致二尖瓣环扩张、乳头肌向外和向上移位[18]。乳头肌移位引起二尖瓣叶牵拉异常，使瓣叶对合点位于左心室腔内，远低于二尖瓣环水平[19]。肥厚型心肌病患者因二尖瓣向前移位，导致收缩晚期发生 FMR。

限制型心肌病患者的左心室通常不会扩张，多在疾病晚期仍表现出正常的收缩功能。二尖瓣反流通常是由于严重的心房扩大伴瓣环扩张，而不是瓣叶异常牵拉。

心房性 FMR 是继发性二尖瓣反流的一个亚类，

可见于慢性心房颤动和左心房明显扩张的患者[20]。这种形式的 FMR 是由瓣叶运动正常的单纯瓣环扩张（即 Carpentier Ⅰ型）所致，见于少数慢性心房颤动的患者。

诊断

通过病史和体格检查可疑诊二尖瓣反流。劳力性呼吸困难和疲劳是二尖瓣反流主要的伴随症状。但是，对于大多数继发性二尖瓣反流患者，很难区分这些症状是由潜在的心肌病、FMR 还是其他常见合并症（如慢性肺部疾病、肥胖或身体机能减退）导致。

FMR 患者可能没有典型二尖瓣反流的全收缩期杂音。在 TIMI（Thrombolysis in Myocardial Infarction）试验的一个小型亚组研究中，经对比增强左心室造影确诊二尖瓣反流的患者中只有 50% 有明显的心脏杂音[21]。当二尖瓣后叶牵拉时，二尖瓣反流射流束指向后方，杂音可能向后传导到背部，常规心前区检查时可能会漏诊。当左心房压严重升高时，二尖瓣反流持续时间很短，杂音可能被遗漏或被误认为是射血杂音。胸部 X 线检查的表现没有特异性，可能包括左心房、左心室扩大和肺血管充血。

超声心动图

经胸超声心动图（TTE）是检测和评估 FMR 最常用的成像方式。应进行全面的 TTE（表 18.1），首先应准确评估左心室的大小和功能，包括左心室舒张末期和收缩末期容积、球形指数、LVEF 和局部室壁运动异常。美国超声心动图学会（American Society of Echocardiography，ASE）指南推荐，最准确和可重复的技术是应用 3D TTE 测量左心室大小和收缩功能[22]。

判断二尖瓣反流的发病机制需要在多个切面下评估二尖瓣叶的形态，并测量主动脉瓣–二尖瓣幕的面积、对合深度、瓣环直径和后叶角度（图 18.3）。通常情况下应用 TTE 评估是足够的，但有时在特殊患者中也可能需要 TEE 确定二尖瓣反流的机制或评估二尖瓣反流的严重程度。由于没有单一方法具有足够的精确性或可重复性能独立判定二尖瓣的反流程度，因此评估二尖瓣反流的严重程度需要结合多种定性和定量分析的综合方法。表 18.2 显示了不对称性与对称性瓣叶牵拉所致 FMR 的超声心动图结果。

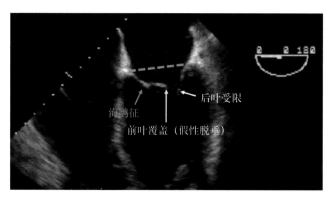

图 18.2　继发性二尖瓣反流因后叶运动严重受限导致前叶假性脱垂。收缩中期的 TEE 图像显示二尖瓣前叶假性脱垂，后叶运动严重受限（白色箭头），前叶将其覆盖（黄色箭头）。前叶由 1 个腱索支撑（即海鸥征）（蓝色箭头）。这不是前叶脱垂，因为前叶从未在瓣环上方移动（蓝色虚线）

表 18.1　超声心动图综合评估继发性二尖瓣反流

评估	参数
左心室大小及功能	• 左心室舒张末期内径与容积/容积指数 • 左心室收缩末期内径与容积/容积指数 • 左心室射血分数 • 左心室壁区域运动异常，包括运动不同步 • 左心室球形指数 • 左心室整体纵向应变
二尖瓣形态	• 瓣叶结构正常（年龄相关性轻度局部增厚可以接受） • 收缩期瓣叶运动受限［前叶和（或）后叶］ • 对称性或不对称性牵拉（后内侧扇叶牵拉最常见） • 通过 2D 成像测量主动脉瓣-二尖瓣幕高度/面积和（或）3D 成像测量的主动脉瓣-二尖瓣幕容积 • 后叶牵拉角度 • 对合长度 • 通过 3D 成像，前后（长轴切面）和交界处平面（TEE 上的二尖瓣交界处切面）测量二尖瓣环直径和（或）面积/周长
二尖瓣反流	• 通过彩色多普勒成像确定是否存在反流 • MR 射流束的数量与方向 • 对 MR 严重程度的综合评估（无、微量、轻度、中度、重度） • 缩流颈宽度（2D 成像）或缩流颈面积（3D 成像） • 有效反流口面积 • 反流量 • 反流分数 • MR 射流束的连续多普勒特性（微弱、致密、三角形、收缩持续时间） • 肺静脉血流模式 • 二尖瓣流入模式 • 估测右心室收缩压（针对三尖瓣反流） • 左心房容积/容积指数 • 继发性三尖瓣反流
动态评估	• 血压控制后重新评估，接受指南推荐的心力衰竭的最佳药物治疗、冠状动脉血运重建和（或）心脏再同步化治疗 • 评估 MR 严重程度，运动后肺动脉压的反应 • 通过收缩储备来识别冬眠或顿抑心肌

MR，二尖瓣反流

超声心动图分级评估二尖瓣反流严重程度

应用 TTE 或 TEE 时，最常用彩色血流多普勒（color-flow Doppler，CFD）成像技术评估二尖瓣反流的程度。CFD 其实是图像平面内流速的空间分布图像，而不是血流的图像。

CFD 测量的射流束大小受仪器设置和血流动力学因素的影响很大[23-24]。当这些因素保持恒定时，射流束的大小由其动量通量 ρAV^2 来决定（ρ 是血液密度，A 是瓣口面积，V^2 是流速平方）[25]。CFD 显示驱动流速为 6 m/s 的反流射流束比驱动流速为 5 m/s 的反流射流束大 44%。当左心室收缩压异常升高（即高血压、主动脉瓣狭窄、左心室流出道梗阻）时，就会出现高驱动流速，临床医师在解释二尖瓣反流的严重程度时应考虑到这一点。

一项比较 TTE 与 CMR 定量评估二尖瓣反流的研究显示，CFD 有高估二尖瓣反流程度的趋势[26]，这也解释了无心脏杂音的健康人在 CFD 上通常也会发现轻微的 FMR[27]。但是，在低驱动流速或二尖瓣反流射流束明显偏心时，二尖瓣反流可能被明显低估。当二尖瓣反流射流束明显偏心时，由于猛烈冲击左心房壁，二尖瓣反流射流束失去动量[28]。低流速射流束（即 4 m/s）令人担忧，因为这意味着左心房压高和左心室压低，符合严重的血流动力学损害（假设连续多普勒波束与二尖瓣反流射流束校准）。

除射流束的驱动流速和偏心度外，CFD 射流束的大小还受到许多其他技术和血流动力学因素的影响[29]。美国和欧洲的指南建议，CFD 不能单独用于评估二尖瓣反流的严重程度[23-24]。

定量参数

ASE 指南强烈推荐应用定量参数［包括有效反流口面积（EROA）、反流量（RVol）和反流分数（RF）］来评估二尖瓣反流的严重程度[23]。这些参数可通过多种技术进行测量，包括近端等速表面积（PISA）法、容积法和 3D 成像[30]。

了解每种方法的技术局限性和不精确性以及获得可重复性数值至关重要。容积法在测量不同部位的每搏量时存在固有误差倍增的问题，但可以解释整个收缩期的二尖瓣反流。当射流束仅出现于收缩早期或晚期时，单帧图像测量（如 PISA、缩流颈宽度或面积）会显著高估二尖瓣反流的严重程度[31]。

假设测量正确，EROA≥0.4 cm²、RVol≥60 ml 或 RF≥50% 对重度二尖瓣反流具有高度特异性；EROA 值≤0.2 cm²、RVol≤30 ml 或 RF<30%，对轻度二尖瓣反流具有高度特异性。中间值可见于重度 FMR，但缺乏特异性。

常见的一种情况是，EROA 和 RVol 值较低也可

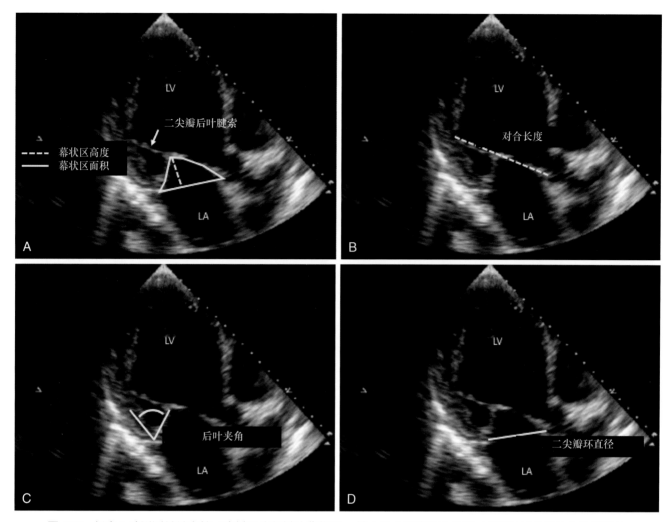

图 18.3　超声心动图测量继发性二尖瓣反流的瓣叶幕状区。缺血性心肌病继发严重二尖瓣反流患者的心尖部长轴切面收缩末期图像。A. 二尖瓣对合时向左心室心尖部隆起。幕状区高度（虚线）和幕状区面积（实线）的测量结果如图所示。B. 对合长度是测量乳头肌位移的指标（虚线）。C. 测量后叶本身和其下心内膜边界之间的后叶角度。D. 二尖瓣环最好在长轴切面（而不是四腔心切面）上测量，因为它与二尖瓣环的短轴（前后轴）对齐

表 18.2　不对称性或对称性瓣叶牵拉引起的继发性二尖瓣反流的超声心动图表现		
特征	不对称性	对称性
原因	下壁或侧壁心肌梗死	广泛前壁或多发性心肌梗死、非缺血性心肌病
牵拉	后叶；通常局限于后内侧扇叶（P3 区域）	双瓣叶；前叶可显示海鸥征
幕状区	没有或轻微增加	明显增加
瓣环	无扩张，轻度，不对称	扩张，变平
左心室重构	仅限于下壁或侧壁，通常仅在基底部	随球形指数增加的整体扩张
二尖瓣反流射流束方向	向后或后外侧	通常为中心性

能是重度二尖瓣反流，如继发性 MR 患者具有明显的新月形瓣口结构：PISA 法由于其固有的圆形瓣口假设（图 18.4）易产生错误的 EROA 低值[32-41]。另一种情况发生在二尖瓣反流有多个射流束时：测量的每一个射流束的 EROA 不能反映二尖瓣反流总体的

严重程度。测量多个二尖瓣反流射流束的 EROA 或缩流颈宽度时应准确，但尚未得到很好的验证。

综合多种参数评估

推荐采用综合的方法评估和整合多个参数，以

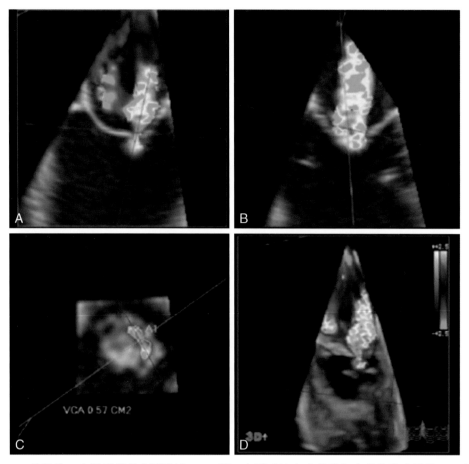

图 18.4 继发性二尖瓣反流的非圆形瓣口。1 例二尖瓣反流患者的彩色多普勒流速图像 3D 重建。A. 长轴切面显示狭窄的二尖瓣反流射流束。PISA 法测得 EROA 为 0.24 cm^2（未显示）。B. 双交界处切面显示宽的二尖瓣反流射流束。C. 经过二尖瓣反流射流束缩流颈的横截切面显示明显的椭圆形瓣口，EROA 为 0.57 cm^2。PISA 公式假设瓣口为一圆形，若瓣口为椭圆形或新月形，则可能低估二尖瓣反流的严重程度。D. 制作重建数据的完整 3D 图像。EROA，有效反流口面积；PISA，近端等速表面积

最终确定二尖瓣反流的严重程度[23-24]。所有超声心动图参数都有优缺点，没有一个参数具有足够的精确度或可重复性来作为二尖瓣反流严重程度的唯一决定因素。尽管如此，大多数医生解释超声心动图时会选择 CFD 评估二尖瓣反流，并形成对其严重程度的初步印象。这种评估方法只能作为初始判断，还需使用贝叶斯法进一步确认，综合多个因素来得出最终的判断。

当轻度或重度二尖瓣反流的多个特定参数评价一致时，判断二尖瓣反流轻度或重度的准确性很高。这种情况常见于 TTE，特别是轻度二尖瓣反流和结构正常的二尖瓣。但是，当不同参数之间不一致或与参数与临床结果不一致时，二尖瓣反流评估被视为严重程度不确定，并应进行进一步检查。TEE 足以判断瓣叶的病理变化和量化二尖瓣反流的严重程度。强烈推荐进行 CMR 电影成像，因为它在定量测量 RVol、RF、左心室容积和 LVEF 方面更准确且可重复性更高[42-46]。

二尖瓣反流的动态特性

人们早就认识到二尖瓣反流的严重程度会随着负荷情况的改变而发生显著变化（图 18.5）[47]。与 TTE 数据相比，TEE 期间的镇静和血压降低均可能导致二尖瓣反流严重程度显著降低。高血压急症患者可出现中重度 FMR，通过血压控制可完全缓解。指南推荐的药物治疗（guideline-directed medical therapy，GDMT）、冠状动脉血运重建和心脏再同步化治疗（cardiac resynchronization therapy，CRT）可减轻心肌病患者二尖瓣反流的严重程度，特别是当干预措施使左心室逆向重构或局部室壁运动改善时。

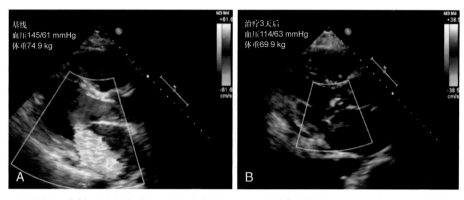

图 18.5　继发性二尖瓣反流的超声心动图动态表现。A. 胸骨旁长轴切面显示 1 例急性失代偿性心力衰竭患者宽大的二尖瓣反流射流束，患者血压为 145/61 mmHg，体重为 74.9 kg，足部水肿（4＋）。B. 经过 3 天正性肌力药物和利尿剂治疗后，患者体重降至 69.9 kg，水肿消失，患者二尖瓣反流射流束明显减小。在接受强化心力衰竭治疗 3 天后，有效反流口面积从基线检查时的 0.46 cm² 下降到 0.08 cm²

除了随着时间推移，二尖瓣反流的严重程度在心动周期内也是动态变化的[48-49]。典型的例子是瓣膜脱垂引起的收缩晚期二尖瓣反流。但是，在束支传导阻滞或心室起搏时，继发性二尖瓣反流可能仅局限于收缩早期。FMR 也可能表现出双相模式（图 18.6），在收缩中期二尖瓣闭合力最大时，二尖瓣反流严重程度降低，而收缩早期和晚期二尖瓣反流会加重[48]。当二尖瓣反流非全收缩期时，单帧测量（如反流缩流颈宽度或面积或 PISA）通常会高估二尖瓣反流的严重程度。这些情况下，应使用包括整个收缩期的容积法来测量 EROA 或 RVol。可以在收缩期纠正 EROA，但该方法尚未得到验证。

在 R-R 间期显著变化（如心房颤动）期间，CFD 测量的二尖瓣反流严重程度也可能会发生明显变化。同样，必须谨慎避免在室性期前收缩（premature ventricular contraction，PVC）期间或 PVC 后测量二尖瓣反流。

运动试验的价值

负荷试验通常用于无症状的原发性二尖瓣反流患者，以诱发症状。在继发性二尖瓣反流中，运动诱导使 EROA 增加≥0.13 cm² 的患者已被证明预后更差。这是 FMR 的动态特性的另一表现，二尖瓣反流在运动中可能比在休息时更严重[50]。运动负荷超声心动图有助于评估左心室收缩功能不全的 FMR 患者，尤其是对于那些表现出与静息左心室功能不全或二尖瓣反流严重程度不成比例的劳力性呼吸困难的患者，以及无明显原因的急性肺水肿、外科手术血运重建之前的中度二尖瓣反流患者[51-52]。负荷试

验也有助于评估部分 FMR 患者的心肌缺血或冠状动脉血运重建前的心肌存活率。

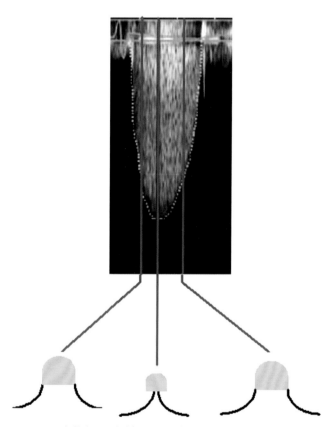

图 18.6　功能性二尖瓣反流患者收缩期近端等速表面积（PISA）的变化。PISA（黄色半圆）的变化是由收缩期反流口面积（ROA）改变所致。在收缩期早期（左图）和晚期（右图），闭合力相对较低，ROA 和 PISA 值相对较大。收缩中期达到峰值反流速度（中间图）时，闭合力最大，迫使瓣叶尖端彼此更靠近，ROA 和 PISA 降低（From Ray S. The echocardiographic assessment of functional mitral regurgitation. Eur J Echocardiogr 2010;11:i11-i17.）

预后

观察性研究一致表明 FMR 与不良预后相关。Hickey 等报道在 11748 例心肌梗死后接受心导管检查的患者中，无论治疗如何，经左心室造影评估的二尖瓣反流严重程度增加与预后更差相关[53]。在 SAVE（Survival and Ventricular Enlargement）试验中[54]，经 TTE 评估的急性心肌梗死后的 FMR 患者比未发生二尖瓣反流的患者更有可能出现心血管死亡（29% vs. 12%）和严重心力衰竭（24% vs.16%）。

Grigioni 等的研究表明，急性心肌梗死后（＞16 天）患者的二尖瓣反流越严重，死亡风险越高[55]。Mentias 等研究评估了二尖瓣反流对 4005 例急性 ST 段抬高心肌梗死（ST-elevation myocardial infarction, STEMI）行急诊 PCI 患者的预后影响[56]。通过 TTE 采用当前指南推荐的综合评分方法对二尖瓣反流进行分级。数据证实二尖瓣反流严重程度的增加与死亡率升高相关（图 18.7）[56]。

在慢性左心室功能不全引起的二尖瓣反流患者中也有类似的发现[57-64]。STICH 试验的结果令人信服，因为其为随机对照试验，该试验比较了药物治疗与冠状动脉旁路移植术（CABG）治疗缺血性心肌病和 LVEF＜35% 的心力衰竭患者的疗效，患者接受针对心力衰竭的 GDMT；事件以前瞻性定义为终点进行裁决。研究显示，死亡率随着二尖瓣反流程度的增加而升高（图 18.8）[62]。

无论心力衰竭的病因是缺血性心肌病还是非缺血性心肌病，伴有 FMR 的心力衰竭患者的预后相似。在 BEST 试验（Beta-blocker Evaluation of Survival Trial）中，约 40% 的患者为非缺血性心肌病。研究表明 3 个变量（即左心室舒张末期容积指数≥120 ml/m²，二尖瓣减速时间≤150 ms，二尖瓣反流缩流颈宽度≥0.4 cm）可预测死亡、心力衰竭住院和心脏移植的复合终点[60]。Rossi 等研究了 1256 例因缺血性和非缺血性心肌病引起 FMR 的患者，其中 27% 无 FMR，49% 为轻中度二尖瓣反流，24% 为重度 FMR[62]。研究表明，FMR 定量是生存率降低的独立预测因子，甚至是在 EROA 为 0.2 cm²（HR＝2.0）时，EROA＝0.2 cm² 通常被认为是区分轻度和中度二尖瓣反流的阈值[62]。在校正 LVEF 和限制性充盈模式后，重度 FMR 与预后仍有很强的独立相关性（HR＝2.0）。

并非所有的研究均表明 EROA＝0.2 cm² 预示着预后不良。Patel 等在一个高级心力衰竭诊所使用 EROA 预测 FMR 患者的预后[64]，结果显示，EROA 大于或小于 0.2 cm² 的患者的死亡率没有差异。对于这种研究结果的明显差异的一个潜在解释是，判断重度二尖瓣反流的 EROA 和 RVol 的阈值是变化的，主要取决于左心室容积和 LVEF[65]。结果表明 EROA＝0.2 cm² 与预后不良相关的研究中的患者通常左心室容积更小（导致反流分数较大），而 Patel 研究中患者的左心室容积非常大（即反流分数＞50%

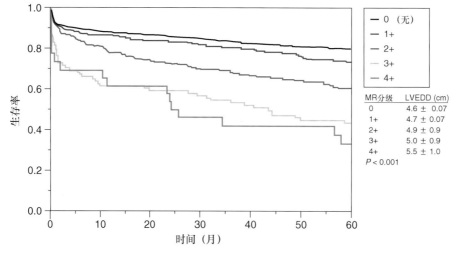

图 18.7　不同二尖瓣反流（MR）分级的接受经皮冠状动脉介入治疗急性 ST 段抬高心肌梗死（STEMI）患者的生存率。MR 生存率随 MR 分级的增加而降低（P=0.001）。超声心动图 MR 每增加一级也与左心室舒张末期内径（LVEDD）增大相关，这与继发性 MR 主要是左心室疾病的假设相一致（From Mentias A, Raza MQ, Barakat AF, et al. Outcomes of ischaemic mitral regurgitation in anterior versus inferior ST elevation myocardial infarction. Open Heart 2016;3:e000493.）

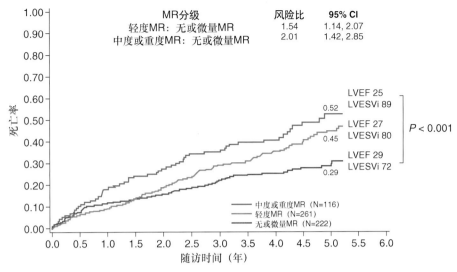

图 18.8　STICH 试验中继发二尖瓣反流（MR）分级的缺血性心肌病和心力衰竭患者的生存率。死亡率随 MR 分级严重程度的增加而升高，MR 分级增加与左心室增大和 LVEF 降低相关，这一发现与多项研究的结果一致。CI，置信区间；LVEF，左心室射血分数；LVSVi，左心室每搏量指数（From Deja MA, Grayburn PA, Sun B, et al. Infl uence of mitral regurgitation repair on survival in the surgical treatment for ischemic heart failure trial. Circulation 2012;125:2639-2648.）

所需要的 EROA 更大，明显扩张的左心室可能是这种结果的主要驱动因素）（图 18.9）。

从观察性研究中可以看出，相对于无二尖瓣反

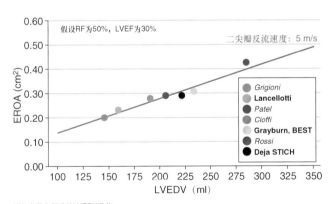

X轴-文献中报道的LVEDV数值
Y轴-文献中未提供LVEDV数值，通过LVEDD或LVEDVI（Cioffi）计算

图 18.9　有效反流口面积（EROA）与左心室舒张末期容积（LVEDV）。该图显示 EROA 和 LVEDV 的相关性，假设重度二尖瓣反流患者的反流分数（RF）为 50%，左心室射血分数（LVEF）为 30%。这种关系呈线性：随着左心室容积的增加，产生重度 MR 需要更高的 EROA。彩色点代表继发性 MR 的研究。研究表明，EROA 为 0.2 cm² 表示重度 MR，较低的 EROA 值代表 50% 反流量。Patel 试验（没有发现 EROA 为 0.2 cm² 可以预测预后）结果位于图中 EROA/LVEDV 相关性直线的右上角，重度 MR 的 EROA 最佳预测值为 0.4 cm²。BEST，Beta-blocker Evaluation of Surviva 试验；STICH，Surgical Treatment of Ischemic Heart Failure 试验（From Grayburn PA, Carabello B, Gillam LD, et al. Defining severe mitral regurgitation: emphasis on an integrated approach. J Am Coll Cardiol 2014;2014;64:2792-2801.）

流，任何程度的 FMR 都会导致预后不良，二尖瓣反流程度越高，左心室大小和收缩功能越异常。目前尚不确定 FMR 是否仅是左心室功能和几何形态恶化的标志[66]。

治疗

药物治疗

由于 FMR 是由潜在的左心室功能不全所致，因此 GDMT 是左心室功能不全引起心力衰竭的一线治疗方法。药物治疗的目标是通过左心室减压并维持正常血容量来优化心功能，改善症状，提高生存率。GDMT 包括使用利尿剂、血管紧张素转化酶抑制剂（ACEI）或血管紧张素受体拮抗剂，或联用血管紧张素受体拮抗剂和脑啡肽酶抑制剂、β 受体阻滞剂和醛固酮抑制剂。心力衰竭指南强调应滴定剂量至有效降低随机临床试验中死亡率的药物剂量[67]。使用卡维地洛可降低 FMR 的严重程度，并与前向主动脉每搏量增加有关[68-69]。在存在 FMR 的情况下，血压控制尤为重要。严重左心室功能不全的高血压患者并不少见，对于没有达到最佳 GDMT 的患者需要增加剂量或添加血管扩张剂。

心脏再同步化治疗

在某些患者中，心脏再同步化治疗（cardiac re-synchronization therapy，CRT）可改善左心室收缩功能，从而降低 FMR 的严重程度[70]。对于符合 ACC/AHA 心脏瓣膜疾病指南的器械治疗适应证的有症状 FMR 患者，应考虑 CRT（推荐类别 I 类，证据等级 A 级）[71]。在缺血性和非缺血性心肌病导致 FMR 患者的大型临床试验中，CRT 后 67% 的患者二尖瓣反流改善，28% 的患者无变化，5% 的患者二尖瓣反流恶化[71]。对于基线检查时没有二尖瓣反流的患者，随访时发生二尖瓣反流并不常见（5%）。

虽然基线检查时发现二尖瓣反流并不一定预示着对 CRT 的反应差，但在 CRT 后出现严重二尖瓣反流的患者预后较差[72-73]。Onishi 等的研究发现，与 CRT 后二尖瓣反流改善独立相关的 3 个超声心动图特征包括：前壁至后壁径向应变不同步 >200 ms、左心室无严重扩张（收缩末期内径指数 <29 mm/m^2）、超声心动图未见插入电极的乳头肌部位有瘢痕[74]。

在非缺血性心肌病患者中，以左心室逆向重构和二尖瓣反流减轻视为对 CRT 成功反应的概率是缺血性心肌病患者的 2~3 倍。伴有瘢痕的下壁心肌梗死是二尖瓣反流的常见原因，而 CRT 对于有瘢痕患者的益处较小[75]。DiBiase 等在多中心试验中也发现了类似的结果，非缺血性心肌病患者的 CRT 反应率（即左心室逆向重构）明显高于缺血性心肌病患者[76]。

冠状动脉血运重建

急性或慢性缺血性心脏病引起的 FMR 患者应根据缺血情况进行适当的血运重建。在急性下壁或后壁心肌梗死的情况下，溶栓再灌注治疗可降低即刻及 30 天时的二尖瓣反流发生率[77]。PCI 时代的后期数据显示，急诊 PCI 也能减少类似的二尖瓣反流[13]。虽然二尖瓣反流在下壁心肌梗死患者中更常见，但前壁心肌梗死后出现缺血性二尖瓣反流的预后更差，即使在 PCI 时代也是如此[78]。在 SHOCK（Should We Emergently Revascularize Occluded Coronaries for Cardiogenic Shock）试验中，39% 的患者出现中重度二尖瓣反流[79]，中重度二尖瓣反流的存在导致死亡率升高了 6 倍以上，是除 LVEF 外唯一的超声心动图死亡预测因子。尽管中重度二尖瓣反流患者的死亡率要高得多，但早期血运重建仍能提高患者的生存获益[79]。

在慢性缺血性心脏病中，虽然支持通过 PCI 和 CABG 进行血运重建，但缺乏比较 FMR 患者中 GDMT、PCI 和 CABG 的随机对照试验。STICH 试验将 1212 例缺血性心肌病所致的心力衰竭患者随机分配至接受 GDMT 组或 GDMT＋CABG 组。随访 1 年时，CABG 组患者的全因死亡率有改善趋势（HR＝0.86；95%CI 0.72~10.4；P＝0.12）[80]，但在 10 年时，CABG 组患者的生存率显著改善（HR＝0.84；95%CI 0.73~0.97；P＝0.02）[81]。事后分析显示，轻度二尖瓣反流患者接受 CABG 优于 GDMT（HR＝0.74；95%CI 0.60~0.92），而在中重度二尖瓣反流患者中并未发现 CABG 优于 GDMT（HR＝0.94；95%CI 0.68~1.29）[81]。

Kang 等报道了一项非随机研究，纳入 185 例慢性缺血性 FMR 患者接受 PCI（n＝66）或 CABG（n＝119）[82]。倾向性匹配分析显示，CABG 组的心脏事件数量低于 PCI 组（HR＝0.499；95%CI 0.25~0.99；P＝0.043）。然而，这项研究并不是随机试验，而且 CABG 组中超过 1/2 的患者接受了二尖瓣环成形术，这可能产生混淆。

Castleberry 等报道了一项来源于 Duke 数据库的最大样本量研究，比较了 4988 例缺血性 FMR 患者接受不同治疗策略的结果[83]。与单纯药物治疗相比，PCI、CABG 或 CABG＋二尖瓣手术的患者长期生存率升高，当将倾向性匹配用于非随机试验设计时，与单独进行 CABG 或 PCI 进行血运重建相比，CABG 同期行二尖瓣修复术并没有提高生存率。综上所述，这些研究为缺血性二尖瓣反流患者进行血运重建提供了强有力的支持。

FMR 的外科治疗

最佳 GDMT 和血运重建（如有需要）后仍有显著症状的 FMR 患者，可考虑外科手术矫治 FMR。但是，目前尚无令人信服的证据表明外科手术治疗 FMR 可降低患者的死亡率。目前指南推荐，如果患者已经计划进行 CABG 或主动脉瓣置换术，建议修复中度或重度 FMR（推荐类别 IIa 类，证据等级 C 级）[71]。存在以下两种情况也可以考虑二尖瓣外科手术：①症状明显（即 NYHA 心功能分级 III 级或 IV 级）的慢性重度 FMR（推荐类别 IIb 类，证据等级 B 级）；②需要接受其他心脏手术的慢性中度 FMR 患者（推荐类别 IIb 类，证据等级 C 级）[71]。

当考虑进行二尖瓣外科手术时，区分缺血性和非缺血性病因很重要。对于中度缺血性二尖瓣反流，CABG 可改善左心室重构，从而改善或消除 FMR[84]。但是，多项研究表明，单纯行 CABG 后约 40% 的患者仍存在显著 FMR[85-86]。一项纳入 102 例患者的小型单中心随机临床试验结果显示，CABG 同期行二尖瓣环成形术没有显著的额外获益[87]。这项研究的证据强度不足，并不能排除获益的可能性。

STICH 试验的一项亚组研究显示，与单纯药物治疗相比，CABG 同期行二尖瓣修复术有很强的获益趋势[63]。接受 CABG＋二尖瓣修复术的患者预期死亡率较低，但无统计学差异意义（HR＝0.62；95%CI 0.35～1.08）。在校正基线预后变量后，CABG＋二尖瓣手术优于单纯行 CABG（HR＝0.41；95%CI 0.22～0.77；P＝0.006）。虽然 STICH 试验是一项随机试验，但在 CABG 期间修复二尖瓣的治疗决策不是随机的，而是由外科医生自行决定。此外，Castleberry 试验显示，与 CABG＋二尖瓣手术相比，单纯行 CABG 的患者的生存率显著升高[83]。

在 RIME（Randomized Ischemic Mitral Evaluation）试验中，73 例中度 FMR 患者被随机分为单纯 CABG 组和 CABG＋二尖瓣修复术组[88]。由于患者出现峰值耗氧量（主要终点）获益，试验被提前终止。CABG＋二尖瓣修复术组的患者术后左心室重构、二尖瓣反流严重程度和心功能分级的情况更好，但该试验没有充分的证据强度检测死亡率差异。

对于非缺血性心肌病患者，一项回顾性分析未能显示出限制性二尖瓣环成形术优于药物治疗[89]。但是，在 ACORN CorCap 心脏支持装置临床试验中，无论有无心脏外部约束装置，二尖瓣修复术均与左心室质量逐渐减少、LVEF 升高和球形指数增大相关，所有这些均符合左心室逆向重构[90]。

在一项关于中度二尖瓣反流的研究中，心胸外科试验网络（Cardiothoracic Surgical Trials Network，CTSN）将 301 例因缺血性心肌病所致的中度（2＋）二尖瓣反流患者随机分配至单纯行 CABG 与 CABG＋瓣环尺寸过小的完整二尖瓣成形环成形术[91]。主要终点为术后 1 年时左心室收缩末期容积指数降低；该试验未能检测到死亡率的差异，也未达到主要终点。虽然接受二尖瓣成形术的患者二尖瓣反流减少的可能性更大，但在术后 1 年时死亡率、再住院率、心功能分级或生活质量方面没有差异。

在一项经常被引用的观察性研究中，左心室舒张末期内径＜65 mm 是限制性二尖瓣环成形术后逆向重构和 FMR 减少程度的最佳预测因子，这提示在发生严重的左心室扩张后，成功修复二尖瓣可能为时已晚[92]。

外科二尖瓣修复术 vs. 二尖瓣置换术

二尖瓣修复术和置换术的选择由外科医生自行决定。在原发性二尖瓣反流中，应尽可能首选二尖瓣修复术[71]。修复术的潜在优势包括围手术期死亡率较低，可避免长期抗凝治疗、瓣膜结构性衰败及降低心内膜炎的风险，并保留自体瓣叶的结构和功能。

目前已有许多关于 FMR 二尖瓣修复技术的报道。瓣环成形术被认为是二尖瓣修复的基石。部分瓣环成形术被认为是不够充分，因为它不能阻止进行性瓣环扩张[93]。同样，与硬质环相比，软质环可允许瓣环变形，因此二尖瓣反流的复发率增高[94]。将一个完整的硬质环缩小 1～2 mm，可以恢复瓣环的几何形状，确保适当的瓣叶对合，同时将狭窄的风险降至最低[92-95]。但是，FMR 的主要机制是二尖瓣乳头肌牵拉，二尖瓣环成形术只能缓解瓣环扩张，不能直接纠正瓣叶异常牵拉。缺血性 FMR 患者二尖瓣成形术后 1 年时二尖瓣反流的复发率为 15%～25%，5 年复发率高达 75%[96-97]。

目前已提出使用其他的手术方法来解决瓣叶异常牵拉，但尚未被外科界广泛采用。将乳头肌尽可能聚在一起或移位到心室壁上较有利的位置可有助于减少瓣叶牵拉[98]。当瓣膜前叶被腱索（即海鸥征）牵拉时，可通过外科手术连接腱索，而不会损害左心室收缩功能[99-100]。

二尖瓣置换术通常用于瓣膜无法合理修复以及由于解剖学原因可能复发 FMR 的情况。二尖瓣置换术适用于原发性和继发性二尖瓣反流的混合性复杂瓣膜病变。二尖瓣置换术通常比修复术更快，体外循环时间更短，因此更适合特定的瓣膜修复困难（即严重二尖瓣环钙化）的高风险外科手术候选者。生物瓣膜通常用于老年、预期生存期＜10 年的患者，以及无法耐受或维持抗凝治疗依从性的患者。FMR 患者的外科手术死亡率为 3%～4%[101-103]。

目前尚不清楚 FMR 患者接受外科修复术是否优于瓣膜置换术。CTSN 随机选取 251 例合并中重度缺血性二尖瓣反流的冠状动脉疾病患者，并将其随机分为接受二尖瓣修复术或保留腱索的置换术组[104]。主要终点为通过 12 个月时左心室收缩末期容积指数的变化评估左心室逆向重构。结果显示，瓣膜修复术组与瓣膜置换术组患者无显著差异（与基线值相比，分别为 −6.6 ml/m² 和 −6.8 ml/m²）。修复术组和瓣膜置换术组 1 年死亡率分别为 14.3% 和 17.6%，该试验未能检测到死亡率的差异。但是，修复术组在术后 12 个月时中重度二尖瓣反流的复发率明显较高（32.6% vs. 2.3%）。

两组在术后 12 个月时的主要不良心脑血管事件、心功能状态或生活质量的综合发生率均无显著差异。因此，该研究认为尽管置换术提供了更持久的二尖瓣反流纠正，但组间临床结果没有显著差异。该研究的长期随访正在进行中。即使是优秀的外科医生使用完整的硬质环，明显二尖瓣反流的复发率仍很高，这可能会改变目前偏好进行瓣环成形术而不是保留腱索的瓣膜置换术的情况。这种结果也可能会降低对研发经皮瓣环成形装置的热情。一项对 CTSN 重度二尖瓣反流试验的事后分析显示，对于因后基底部动脉瘤而严重限制二尖瓣后叶运动的患者，完整二尖瓣成形环成形术后 FMR 复发的可能性更大[105]。这些患者可能受益于保留腱索的二尖瓣置换术，而不是限制性瓣环成形术，因为后者会加重后叶运动限制（图 18.10）。

经导管二尖瓣治疗

目前已有多种经导管方法被用于二尖瓣反流的微创治疗[106]。这些装置试图在不进行体外循环或主动脉阻断的情况下在搏动的心脏中模拟特定的手术技术。这些装置可进行修复瓣叶、置换腱索、改变瓣环形状、改变左心室几何形状和置换瓣膜。使用最广泛的装置是 MitraClip，这是一种用编织物覆盖的钴铬夹子，可通过类似于 Alfieri Stitch 手术的方式将前、后叶固定在一起。全球已有超过 100 000 例患者使用 Mitraclip，并被 AHA/ACC 心力衰竭和心脏瓣膜病指南推荐为治疗 FMR 的 Ⅱ b 级适应证[67,71]。

尽管 MitraClip 可改善二尖瓣反流的严重程度和症状，并使原发性二尖瓣反流和 FMR 患者逆向重构[107-112]，但最初在美国仅批准用于外科修复术风险很高的原发性退行性二尖瓣反流患者。欧洲大型缺血性和非缺血性 FMR 注册研究显示，两组患者的二尖瓣反流严重程度和心功能分级均有显著改善，1 年生存率和再住院率无明显差异[113]。

在接受 MitraClip 或药物治疗的倾向性匹配患者人群中，以 FMR 为主的混合人群在术后 30 天和 1 年时的死亡率显著降低[114]。重要的是，近期报道了两项使用 MitraClip 治疗 FMR 的大型随机临床试验。在 MITRAFR 试验中，与单纯接受 GDMT 相比，随

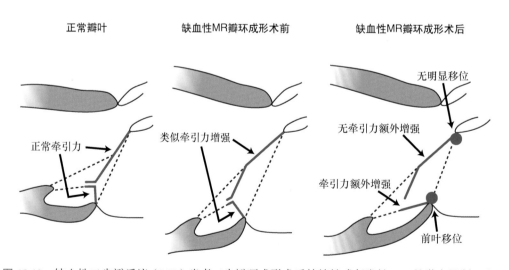

图 18.10　缺血性二尖瓣反流（MR）患者二尖瓣环成形术后持续性或复发性 MR 的潜在机制。左心室重构伴有乳头肌向外移位增加与二尖瓣前叶或后叶与瓣环线之间相似的牵拉角度（中间图）。虽然外科瓣环成形术不会使固定在主动脉根部的前瓣环移位，但该手术会将后瓣环向前提升，这将造成后叶牵拉的复发性 MR 增加（右图）（Diagram by Yutaka Otsuji of University of Occupational and Environment Health, Japan. Reprinted from Beeri R, Otsuji Y, Schwammenthal E, et al. Ischemic mitral regurgitation. In Otto CM, Bonow RO, editors. Valvular heart disease: a companion to Braunwald's Heart Disease. 3rd ed. Philadelphia: Elsevier Science; 2009. p. 260-273.）

机接受 MitraClip＋GDMT 患者的全因死亡率和计划外心力衰竭住院的联合终点无显著降低（54.6% *vs.* 51.3%，*P*＝0.53）[115]。但是，入选标准遵从所有指南的规定，即 EROA≥0.2 cm² 或反流量≥30 ml，而不需要综合多个其他参数。按照定量标准，试验中超过 1/2 的患者为中度二尖瓣反流（EROA 为 0.2～0.3 cm²），只有 16% 的患者 EROA≥0.4 cm²（对重度二尖瓣反流具有高度特异性）。患者的左心室舒张末期容积指数很大，为（135±35）ml/m²。此外，患者随机入组，然后排除不符合入选标准的患者，这可能导致 MitraClip 和对照组中未测量变量的不平衡。治疗组 152 例患者中只有 109 例接受了 MitraClip 手术，技术效果较差，早期并发症发生率高（14.6%），17%

的患者在术后 1 年时残余二尖瓣反流（3＋或 4＋）。尽管存在这些缺陷，MITRAFR 试验仍是一项重要的研究，因为它表明中度 FMR 与预后不良相关，FMR 的治疗不会升高死亡率和心力衰竭住院率。

在 COAPT（Cardiovascular Outcomes Assessment of the MitraClip Percutaneous Therapy for Heart Failure Patients With Functional Mitral Regurgitation）试验中，614 例 LVEF 为 20%～50% 的重度二尖瓣反流（3＋或 4＋）患者被随机分配至 MitraClip＋GDMT 组和单纯 GDMT 组[116]。专家审查小组证实患者在入组前接受了最佳耐受剂量的 GDMT。主要疗效终点是 24 个月以上的累积心力衰竭住院率，MitraClip＋GDMT 组降低 47%（*P*＜0.001）（图 18.11）。MitraClip＋

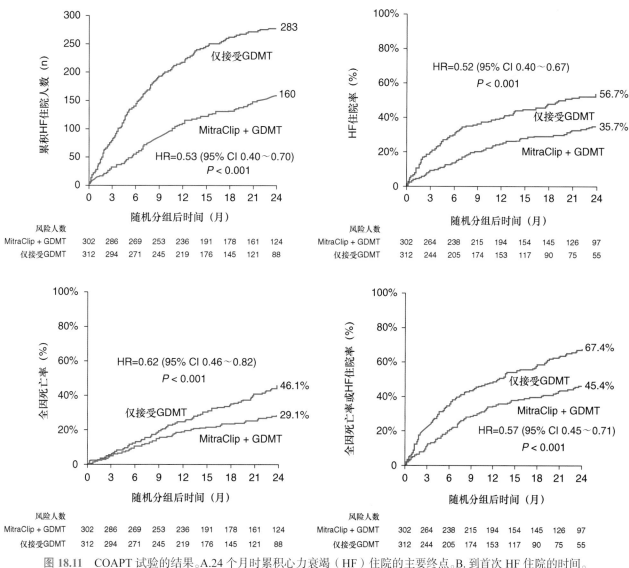

图 18.11　COAPT 试验的结果。A.24 个月时累积心力衰竭（HF）住院的主要终点。B. 到首次 HF 住院的时间。C. 全因死亡率。D. 达到全因死亡率或首次 HF 住院时间的比例。GDMT，指南推荐的药物治疗（From Stone GW, Lindenfeld J, Abraham WT, et al for the COAPT Investigators. Transcatheter mitral-valve repair in patients with heart failure. N Engl J Med 2018;379:2307-2318.）

GDMT 组患者的全因死亡率（预先指定的次要终点）降低 38%（$P<0.001$）。MitraClip 还可显著改善二尖瓣反流的严重程度、生活质量指标和心功能分级。82% 的患者二尖瓣反流的严重程度降低至轻度（1＋），这是迄今为止所有注册试验中报告的最高值。此外，只有 5% 的患者在 2 年时残余重度二尖瓣反流（3＋或 4＋），这表明 MitraClip 是一项具有高质量、疗效持久的技术。COAPT 试验是首项证明 FMR 治疗可改善心力衰竭住院率和生存率的随机临床试验，表明 MitraClip 在 COAPT 试验的患者群体中是有效的。与 MITRAFR 试验相比，COAPT 试验中患者的左心室容积指数更小 [（101 ± 34）ml/m^2 vs.（135 ± 35）ml/m^2]，FMR 更严重 [（EROA:（0.41 ± 0.15）cm^2 vs.（0.31 ± 0.1）cm^2]。提示仔细识别哪些 FMR 患者将受益于 MitraClip，哪些患者将不会受益，仍然是未来研究的重要目标。同时，MitraClip 已获得 FDA 的批准，用于在接受最佳 GDMT 后仍有严重症状的 FMR 且符合 COAPT 试验入选标准的患者。有关新装置的试验也需要与 MitraClip（而不是 GDMT）进行比较。

目前已使用不同方法开发出多种瓣环成形术装置。通过冠状窦的间接瓣环成形术显示出良好的初步结果 [117]，但这种方法的应用受限，因为许多患者的冠状窦位于左冠状动脉回旋支的上方，通常距离二尖瓣环超过 1 cm，不允许进行完全瓣环修复。直接瓣环成形术可通过外科手术入路或经间隔入路进入左心房。这些装置具有连接到二尖瓣环的锚定系统，可在 TEE 的指导下收紧，以最大限度地减少搏动心脏中的二尖瓣反流。Cardioband Transfemoral 试验的早期结果显示，31 例患者的植入成功率为 100%，无围手术期死亡 [118]。患者的二尖瓣反流严重程度降低，心功能分级改善，但耐久性仍有待证明。

所有经皮瓣环成形装置的共同缺点是环形不完整。在 CTSN 试验中，直接外科手术植入完整的硬质环后严重二尖瓣反流的复发率为 32%，经皮瓣环成形术的瓣环耐久性需要进一步证明。腱索修复技术正在研发中，也许它们更适用于治疗原发性退行性二尖瓣反流，而不是 FMR。

目前正在研发多种用于经心尖部和经间隔入路的经导管二尖瓣置换术（TMVR）装置，与经导管主动脉瓣置换术（TAVR）一样，TMVR 为高手术风险的患者提供了在心脏不停跳的情况下进行瓣膜置换术的机会，尤其适用于 FMR 患者。与 TAVR 相比，TMVR 更难发展，因为二尖瓣环的非圆形形状有可能将二尖瓣前叶推入左心室流出道，以及难以将器械固定在二尖瓣环的前部（即主动脉瓣–二尖瓣幕）。

近期一项关于 Tendyne 装置的早期可行性试验报告，30 例受试者经心尖部植入了该装置，该装置具有 D 形柔性裙边和能将装置固定在左心室心尖部的系带 [119]。28 例患者成功植入该装置，无急性死亡。1 例患者在术后 13 天死于肺炎，二尖瓣反流明显减少，只有 1 例患者在 30 天有残余轻度中心性二尖瓣反流。术后 30 天左心室舒张末期容积和堪萨斯城心肌病问卷（Kansas City Cardiomyopathy Questionnaire，KCCQ）均有显著改善，更长期的研究结果尚未公布。其他几个 TMVR 装置正在进行早期可行性试验。考虑到 MitraClip 的安全性，这些瓣膜置换装置很可能会从经心尖部输送演变为经间隔输送。截至撰写本文，所有 TMVR 装置均为试验性，获得 FDA 批准还要等待关键性试验的完成。

FMR 的疾病范围

FMR 疾病范围随左心室功能不全的严重程度而变化（图 18.12）。该范围的起始端是严重扩张的球形左心室伴有左心室收缩功能明显下降和 FMR。在这些患者中治疗二尖瓣反流可能不能改善症状、提高生活质量或逆转左心室重构，因为其主要问题是严重的左心室功能不全。心脏移植或左心室辅助装置可能是比二尖瓣手术更有效的治疗策略。

在疾病范围的另一端，尽管左心室大小、形状和射血分数正常，但孤立性下基底部心肌梗死由于后叶牵拉而发展为重度 FMR。在这些患者中，严重二尖瓣反流是心力衰竭的原因，可能需要手术治疗。

在 FMR 疾病范围的中间部分，很难区分心力衰竭症状是由二尖瓣反流和（或）左心室功能不全导致。目前研究的入组条件混合了 FMR 的非缺血性和缺血性原因以及广泛的左心室功能不全。未来针对 FMR 治疗的研究应确定同质患者群体，以避免纳入不可逆性左心室心肌功能不全或终末期心力衰竭患者而掩盖潜在的治疗获益。

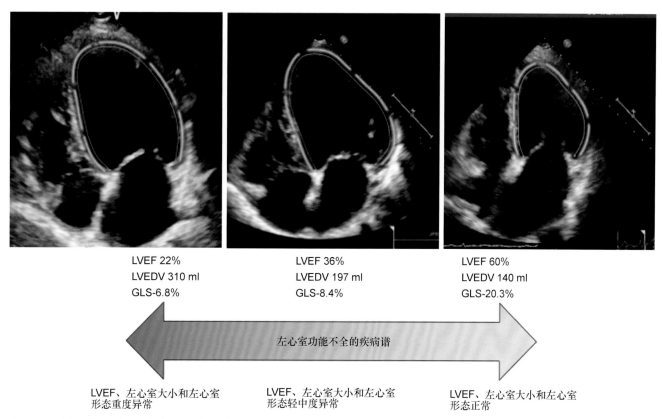

LVEF 22%	LVEF 36%	LVEF 60%
LVEDV 310 ml	LVEDV 197 ml	LVEDV 140 ml
GLS-6.8%	GLS-8.4%	GLS-20.3%

左心室功能不全的疾病谱

| LVEF、左心室大小和左心室
形态重度异常 | LVEF、左心室大小和左心室
形态轻中度异常 | LVEF、左心室大小和左心室
形态正常 |

图 18.12　继发性二尖瓣反流（MR）疾病谱。继发性 MR 发生广泛的左心室收缩功能不全，从严重的左心室收缩功能下降、左心室大小严重改变、球形几何形状（左图），到左心室收缩功能、左心室大小和几何形状轻中度异常（中图），再到左心室收缩功能、左心室大小和几何形状正常（右图）。左心室明显扩张合并左心室射血分数（LVEF）为 20% 的患者不太可能从二尖瓣干预中获益，因为他们仍可能因左心室功能不全而出现严重心力衰竭，而左心室功能不全在二尖瓣手术后会恶化。对于 LVEF、左心室大小和几何形状正常（即小的基底下心肌梗死或心房功能性 MR）的患者，心力衰竭通常是由 MR 本身引起，二尖瓣手术可以改善心力衰竭。目前尚不清楚在中间范围内的患者进行二尖瓣手术是否能有生存获益或生活质量改善。此疾病谱中纳入异质性的患者群体混淆了大多数研究的解释。GLS，整体纵向应变；LVEDV，左心室舒张末期容积

总结

　　FMR 是一种复杂的疾病，是指由于左心室几何形状改变和收缩功能紊乱或左心房增大导致单纯性瓣环扩张而引起的二尖瓣反流。FMR 的治疗应首先针对潜在的左心室功能不全，使用 GDMT 和 CRT 或必要时进行冠状动脉血运重建。对于已经计划进行 CABG 或其他心脏手术的患者，以及接受最佳 GDMT 后症状仍持续存在且可归因于 FMR 的患者，可考虑进行二尖瓣手术治疗。用于治疗 FMR 的经皮装置很有前景，并将继续发展。

参考文献

扫二维码见参考文献

19

外科二尖瓣修复术和二尖瓣置换术

Javier G. Castillo, David H. Adams

祝岩 译　朱鲜阳 审校

要点

- 二尖瓣是由多个独立的解剖结构组成的复杂三维组合体，包括瓣环、瓣叶和交界处、腱索、乳头肌和左心室。这些结构中的任何异常（具有病因学意义的病变）都可能导致对抗左心室压力的瓣膜闭合功能改变（即功能障碍），从而导致二尖瓣反流或二尖瓣狭窄。

- 虽然风湿性疾病仍然是全球二尖瓣反流的最常见病因，但在发达国家，风湿性疾病不再是二尖瓣疾病的常见病因。在西方国家，退行性病变是二尖瓣疾病的首要原因，缺血性二尖瓣反流（继发性二尖瓣反流）占 10%～20%，对急性冠脉综合征患者进行早期经皮介入治疗将逐渐降低该病的患病率。

- 二尖瓣脱垂时，多个变量已被确定可显著影响二尖瓣反流的自然病程，可以作为手术的诱发因素。这些变量包括射血分数<60% 的左心室功能不全、NYHA 心功能分级 Ⅲ 级或 Ⅳ 级、反流口面积≥40 mm²、左心室收缩末期内径>40 mm、左心房指数≤60 ml/m²、左心房内径>55 mm、静息或运动时肺动脉高压以及心房颤动。

- 二尖瓣修复术是退行性二尖瓣疾病的金标准治疗。文献表明，在具有相当规模的心脏中心进行手术时，几乎所有脱垂的退行性二尖瓣病变都可以修复，围手术期风险非常低，且无残余二尖瓣反流，这是至关重要的，因为越来越多的无症状患者转诊进行手术治疗。实践指南已经将经验丰富的心脏中心作为算法变量纳入其中。

- 尽管二尖瓣置换术在退行性瓣膜病变患者中很少应用，但在风湿病患者中却很普遍，对于部分缺血性二尖瓣反流患者也是可行的选择。虽然有早期人工瓣膜相关并发症的风险，但在缺血性二尖瓣反流患者中，由于左心室功能不全的程度不影响人工瓣膜的功能，二尖瓣置换术可能是其很好的替代选择。

- 如果决定实施二尖瓣置换术，应使用保留腱索的术式以保持腱索–心室–瓣环的连续性，这对于长期维持左心室形态和功能非常重要。

- 对于无抗凝禁忌证且存在明确的瓣膜结构性衰败加速风险的中年患者，使用机械人工瓣膜是合理的。然而，也有一些情况倾向于使用生物瓣膜。对于不可能进行高质量的抗凝治疗（依从性差或有禁忌证）、抗凝指标控制良好但仍需再次手术治疗机械瓣膜引起的血栓、计划妊娠的女性以及希望避免抗凝治疗的患者，应推荐使用生物瓣膜。

正常的二尖瓣位于左房室沟，在舒张期允许含氧血液从左心房以近乎无阻力的方式单向流入左心室[1]。二尖瓣是由多个独立的解剖结构组成的复杂三维组合体：瓣环、瓣叶和交界、腱索、乳头肌和左心室。在收缩期，这些解剖结构的相互协调可以使二尖瓣闭合以对抗左心室的压力[2]。即使是功能正常的瓣膜也可能有少量的生理性反流进入左心房；当存在较多二尖瓣反流时，则为病理性[3]。

轻中度二尖瓣反流可以无限期地耐受，重度二尖瓣反流最终会导致左心室重构、心力衰竭和死亡[4]。在这种情况下，二尖瓣反流的自然病程与其病因、左心室容量超负荷的严重程度、左心室收缩性能[5]及反流引起的复合临床病理表现（如心房颤动和肺动脉高压）密切相关[6]。

在美国，原发性退行性二尖瓣病变是孤立性重度二尖瓣反流的最常见原因[7]。该病的不同病理学特征包括二尖瓣卷曲（瓣膜对合完善）和由二尖瓣黏液样变性、腱索冗长或断裂，或乳头肌延长或断裂导致的二尖瓣脱垂（瓣膜对合不良）[8]。

对于重度二尖瓣反流，即使无症状，二尖瓣修复术也是需要手术治疗的退行性二尖瓣反流患者的金标准术式[8-11]。对于这些患者，二尖瓣修复术安全可行，修复术后的瓣膜具有出色的耐久性，特别是在经验丰富的心脏中心进行手术时[12-14]。

心脏瓣膜疾病管理指南建议有针对性地转诊到经验丰富的心脏中心，以确保修复术成功率高于 90%，死亡率不超过 1%[15]。虽然这些新标准促使无症状患者可以进行更宽松的转诊，但二尖瓣修复术在美国仍未得到充分使用。美国胸外科医师学会（STS）的一项数据分析发现，二尖瓣修复率平均仅为 70%[16]。

在许多中心，简单病变（如后叶脱垂）与二尖瓣修复率有非常高的相关性[17]，但在更复杂的情况下，总体修复率仍然不确定，似乎远低于指南推荐的水平，这些情况包括瓣叶受累（如单纯前叶脱垂或双叶脱垂）、复杂病变（如显著的二尖瓣环钙化、组织显著增生）或患者存在合并症（如年龄较大、再次手术）[18]。

二尖瓣的外科解剖学

正常二尖瓣是由独立的解剖结构组成的动态复合体。这些结构中的任何异常（即病变）都可能导致瓣膜对抗左心室压力的闭合功能改变（即功能障

碍），从而导致二尖瓣反流。二尖瓣结构异常被称为原发性二尖瓣病变，而在缺血性心肌病中，由左心室几何形状变化导致的瓣膜功能障碍被称为缺血性二尖瓣反流[20]，在扩张型心肌病中被称为功能性二尖瓣反流。

二尖瓣环

二尖瓣环是一个不连续的、纤维肌性结构的 D 形环，位于左心房与左心室之间的房室沟，作为二尖瓣叶的附着点和铰链点[19]。根据二尖瓣前叶和后叶的附着，可以将二尖瓣环分为前部和后部，也可以按照位置分为隔部和侧部。二尖瓣环的前部与心脏的纤维骨架相连续，并受到左、右纤维三角和主动脉瓣-二尖瓣幕的限制（即左冠瓣和无冠瓣）[20]。二尖瓣环后部缺乏纤维骨架，因此更容易扩张和钙化[21]。

二尖瓣环扩张和钙化所产生的瓣环维度变化导致瓣环比其正常的芸豆形更圆，影响二尖瓣叶的对合。正常的二尖瓣环也具有三维马鞍形状，两个最低点位于三角区底部水平，前叶的中点为峰值点，峰值点始终高于后叶中点，其允许心脏收缩期间凸起，以适应主动脉根部并优化两个瓣叶上的应力分布。

在心脏收缩期，二尖瓣环总周长可缩小 20%（即偏心率降低），以便更好地促进瓣叶中心对合[22]。瓣环收缩开始于心房收缩，收缩中期瓣环缩小达到最大值。

二尖瓣叶和交界处

二尖瓣有两个瓣叶（前叶和后叶），表面积和厚度相似（≈ 1 mm），但形状明显不同。前叶比后叶高，基底部短，呈垂直延伸锚定在左右侧纤维三角区之间的瓣环周长的 1/3 部位[23]。后叶与前叶相比，基底部较宽，高度较低；横卧于二尖瓣口，与交界处共同固定在瓣环的其余 2/3 部位。后叶与左心室壁基底紧密相关，左心室壁是承受心室收缩应力最大之处。

两个瓣叶的方向不同确保了收缩期二尖瓣有效的闭合线。闭合线位于瓣口后 1/3 处，可自然防止收缩期闭合线前移[24]。二尖瓣的两个瓣叶从基底部到游离缘有两个区域：①心房区或室间隔膜部区光滑且呈半透明状；②对合区，由于腱索的附着和融合，该区域粗糙、结节化且增厚。

作为外科手术参考，二尖瓣叶可以通过后叶切迹或凹痕的位置来区分。如果两个交界处都作为单

独的节段，则二尖瓣共可以识别出 8 个节段。与前叶不同的是，后叶游离缘有两个切迹在左心室充盈时完全打开，划分出 3 个节段或扇叶。后叶的中间扇叶被命名为 P2，相邻的内侧扇叶和外侧扇叶分别为 P1 和 P3。前叶与后叶相对应的区域被定义为 A1、A2 和 A3（图 19.1）。

除前叶和后叶扇贝或节段外，二尖瓣还有两个三角区（即交界处），建立了两个瓣叶之间的连续性。这些不同区域的瓣叶组织由腱索支撑，在两个瓣膜交界处获得良好的对合表面至关重要。为了更好地识别，乳头肌及其相对应的腱索的垂直轴被用作参考点，从而获得前交界处和后交界处（图 19.2）。

二尖瓣腱索

腱索是纤维结缔组织的细丝样结构，连接左心室表面乳头肌和二尖瓣叶的游离缘，一般情况下可以连接到左心室后壁形成一个悬吊系统，允许瓣叶在舒张期完全开放，收缩期防止瓣叶脱出瓣环平面以上[25]。

约有 25 根初级腱索起源于乳头肌并逐渐细分连接到瓣叶。腱索根据其在二尖瓣叶游离缘和基底部之间的连接点进行分类。初级或边缘腱索沿瓣叶的边缘（每 3～5 mm）附着，对于防止瓣叶脱垂和在

收缩期对齐前叶和后叶粗糙区域十分重要。次级或中间腱索插入瓣叶的心室侧，用于缓解收缩期过度的张力[26]。第三级或基底部腱索仅位于后叶；它们将基底部和瓣环后部连接到乳头肌，提供与心室的额外连接（图 19.2）。

乳头肌和左心室

二尖瓣叶通过腱索附着在乳头肌上，乳头肌被认为是左心室的延伸。乳头肌在心室的突起数目和确切位置变异较大，但通常可以识别出两组。其命名根据乳头肌与瓣叶交界处的位置关系确定，每个乳头肌与其对应的交界处以及前叶、后叶腱索连接。

前乳头肌为单个突起，体积较大，由左回旋支动脉第一钝缘支和左前降支第一对角支供血（图 19.1）。后乳头肌有两个突起，体积较小，90% 的病例仅由右冠状动脉的后降支供血，10% 的病例仅由回旋支动脉供血。这种供血关系解释了后乳头肌对缺血的相对脆弱性，及其在缺血性二尖瓣反流中参与局部重构[27]。

由于左心室与乳头肌相连，故其支持着整个二尖瓣结构。在容积超负荷和心肌重构的状态下，无论是否缺血，左心室大小的改变都可能导致瓣叶牵拉、活动受限和二尖瓣反流[28]。

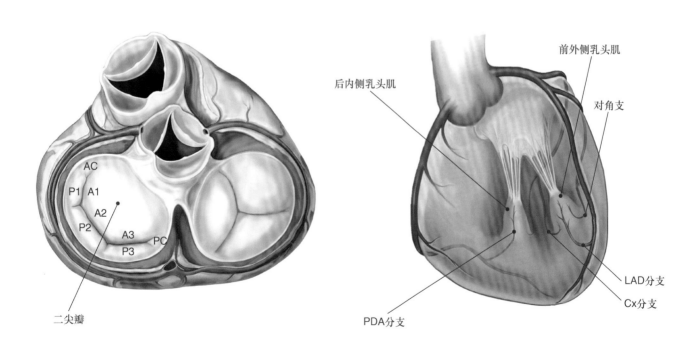

图 19.1　收缩期心脏瓣膜解剖图（左图）。左心室乳头肌的解剖和供血动脉（右图）。A1、A2、A3，二尖瓣前叶节段；AC，前交界处；Cx，回旋支；LAD 为左前降支；P1、P2、P3，后叶节段；PC，后交界处；PDA，后降支

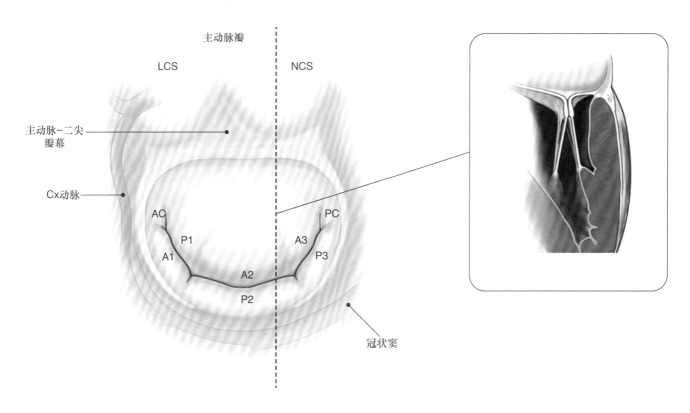

图 19.2　二尖瓣周围的解剖结构。二尖瓣组织的正常功能使两个瓣叶在收缩时对合在一起形成对合区。A1、A2、A3，前叶节段；AC，前交界处；Cx，回旋支；LCS，左冠窦；P1、P2、P3，后叶节段；NCS，无冠窦；PC，后交界处

二尖瓣反流的病理生理学 3 种类型

二尖瓣反流被定义为收缩期存在从左心室进入左心房的血流。微小的结构损害可以通过减少二尖瓣叶的对合而引起二尖瓣反流。仔细识别二尖瓣病变及其定位和大小，对于确定瓣叶修复术成功的概率和为每个患者制订个体化治疗计划至关重要。

30 年前，Carpentier 描述了一种对二尖瓣反流患者进行系统分析的方法，称为二尖瓣反流的病理生理学 3 种类型[29]，3 种类型强调了鉴别二尖瓣反流的病因、确定由此产生的病变以及确定病变如何影响瓣叶运动（即功能障碍）的重要性。除促进外科医生和心脏影像专家之间的相互沟通外，3 种类型还代表着一种有组织和统一的方式，以阐明实现成功瓣叶修复术的最合适的技术。

功能障碍

根据瓣叶边缘相对于二尖瓣环平面的位置，可区分瓣叶功能障碍（即 Ⅰ型、Ⅱ型和Ⅲ型）。Ⅰ型功能障碍提示瓣叶运动正常，明显二尖瓣反流的最常见原因是其中一个瓣叶穿孔（如心内膜炎）或伴有中心反流射流束的重度瓣环扩张（如原发性心房颤动）。Ⅱ型功能障碍是指瓣叶运动过度，多见于腱索延长或断裂，或瓣叶黏液样变性（即反流束射向脱垂的瓣膜对侧）[30]。Ⅲ型功能障碍是指瓣叶运动受限，通常是由于瓣叶下组织挛缩（即Ⅲa 型，风湿性瓣膜疾病或其他导致瘢痕和钙化的炎症性病因）或由左心室重构或扩张（即Ⅲb 型，缺血性或扩张型心肌病）导致的乳头肌移位（即瓣叶受限）所致（图 19.3）。

病因和病变

在世界范围内，风湿病仍然是二尖瓣反流的最常见原因[31]，但在发达国家，风湿病已不再是首要病因[32]。目前缺血性疾病占二尖瓣反流病例的20%，由于对冠状动脉疾病患者进行积极的经皮介入治疗，缺血性二尖瓣反流的占比可能会继续下降。在西方国家，退行性疾病是二尖瓣反流最常见的原因（图 19.4）[33]。

退行性二尖瓣疾病的特点是病变谱的范围

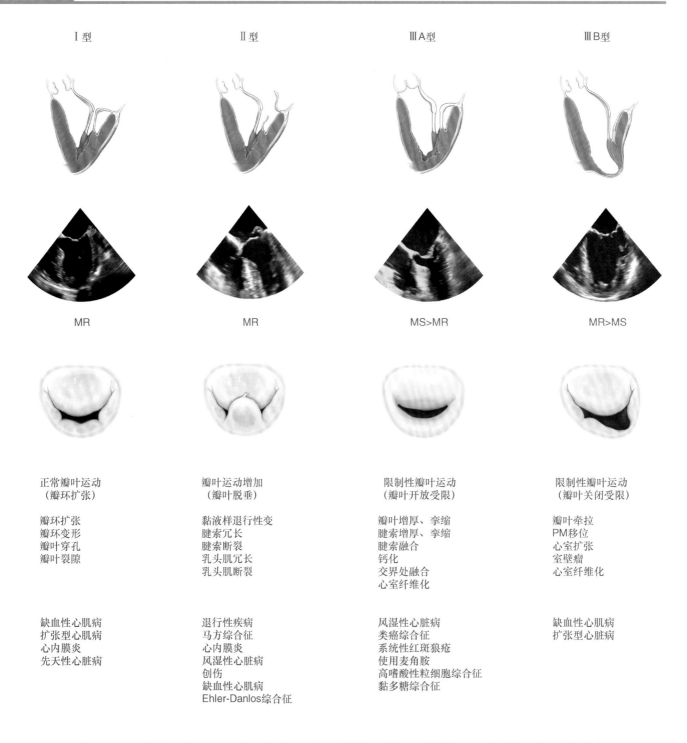

Ⅰ型　　　　　　　Ⅱ型　　　　　　　ⅢA型　　　　　　　ⅢB型

MR　　　　　　　MR　　　　　　　MS＞MR　　　　　　　MR＞MS

正常瓣叶运动 （瓣环扩张）	瓣叶运动增加 （瓣叶脱垂）	限制性瓣叶运动 （瓣叶开放受限）	限制性瓣叶运动 （瓣叶关闭受限）
瓣环扩张 瓣环变形 瓣叶穿孔 瓣叶裂隙	黏液样退行性变 腱索冗长 腱索断裂 乳头肌冗长 乳头肌断裂	瓣叶增厚、挛缩 腱索增厚、挛缩 腱索融合 钙化 交界处融合 心室纤维化	瓣叶牵拉 PM移位 心室扩张 室壁瘤 心室纤维化
缺血性心肌病 扩张型心肌病 心内膜炎 先天性心脏病	退行性疾病 马方综合征 心内膜炎 风湿性心脏病 创伤 缺血性心肌病 Ehler-Danlos综合征	风湿性心脏病 类癌综合征 系统性红斑狼疮 使用麦角胺 高嗜酸性粒细胞综合征 黏多糖综合征	缺血性心肌病 扩张型心肌病

图 19.3　二尖瓣病变的病理生理学 3 种类型。由心室视图、超声心动图视图、心房视图、瓣叶功能障碍、瓣膜病变和病因组成（每列从上到下）。MR，二尖瓣反流；MS，二尖瓣狭窄；PM，乳头肌

广[34]，从单纯腱索断裂导致正常瓣叶的部分节段脱垂（通常是 P2），到两个瓣叶组织明显增厚的多节段脱垂[35]。两个不同的病因导致了位于疾病谱两端的疾病：纤维弹性缺陷和巴洛病[36]。

纤维弹性缺陷见于老年患者（通常年龄＞60 岁），伴有病史较短的严重全收缩期杂音。顾名思义，这种疾病与纤维蛋白原缺乏相关，常导致腱索强度变弱、伸长并最终断裂[37]。P2 处的腱索断裂被认为是纤维弹性缺陷患者最常见的病变。二尖瓣叶通常很薄且呈半透明状，如果病史较长，脱垂的节段可能会有黏液样变性的特征。鉴别纤维弹性缺陷与退行性二尖瓣疾病谱中的其他疾病时，需要对与脱垂

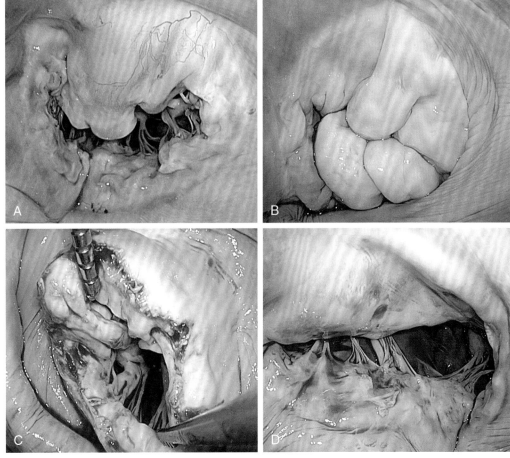

图 19.4　二尖瓣环扩张（A）、退行性疾病（B）、风湿性疾病（C）和缺血性疾病（D）患者的术中二尖瓣视图

的瓣叶直接相连的节段进行详尽的分析，这些节段在大小、高度和组织特性方面正常。在这种情况下，患者的二尖瓣环通常＜32 mm。

退行性疾病谱的另一端是巴洛病[38]。受累患者年龄通常在 60 岁以下，有很长的全收缩性杂音病史。巴洛病患者的瓣膜更加弥漫和复杂。最常见的病变是瓣膜组织过多、瓣膜增厚和扩张，伴有弥漫性腱索冗长、增厚或断裂[39]。在这些患者中，二尖瓣环通常＞36 mm，并伴有不同程度的瓣环钙化（通常累及前乳头肌）和瓣膜下组织纤维化（图 19.5）[40]。

风湿病是欠发达国家和发展中国家二尖瓣疾病的主要病因。全身渗出性炎症反应可涉及皮肤、关节和心脏的结缔组织[32]。心脏受累被描述为具有左心瓣膜特征的全心炎症。严重的水肿和细胞浸润（即重度瓣叶增厚并向交界处延伸）后会形成沿着瓣叶游离缘分布的风湿性结节。瓣膜下组织的所有组成部分（乳头肌和腱索）也会受到影响，引起腱索增厚和挛缩，进而导致腱索和交界处融合。随后，

瓣环会以极不对称的方式扩张，主要沿着 P3 节段。二尖瓣前叶通常比后叶受影响较小，后叶常会出现挛缩。由于病变的复杂性，风湿性二尖瓣病变不像其他病变那样易于修复[41]。

缺血性二尖瓣反流是心肌缺血和重构的结果。在这种情况下，缺血性二尖瓣反流可在乳头肌破裂（原发病）或左心室重构以及乳头肌顶端和下部移位后急性发作[42]。在缺血性二尖瓣反流发作时，二尖瓣叶运动受限，其对合平面在二尖瓣环以下。当瓣叶运动受限主要发生在收缩期，反流是不对称的；这种类型主要见于后壁心肌梗死和后叶运动受限（即偏心性反流射流束）的患者[43]。在扩张型心肌病或前壁和后壁心肌梗死的患者中，两个瓣叶运动均受限，导致对称性反流（即中央性反流射流束）[44]。

在计划缺血性二尖瓣反流的手术入路时，了解疾病的机制（即二级分类）和疾病的动态变化（即可能的进展）至关重要[45]。对二尖瓣反流发病机制的分析需要回答几个预后相关的问题：瓣膜受限的

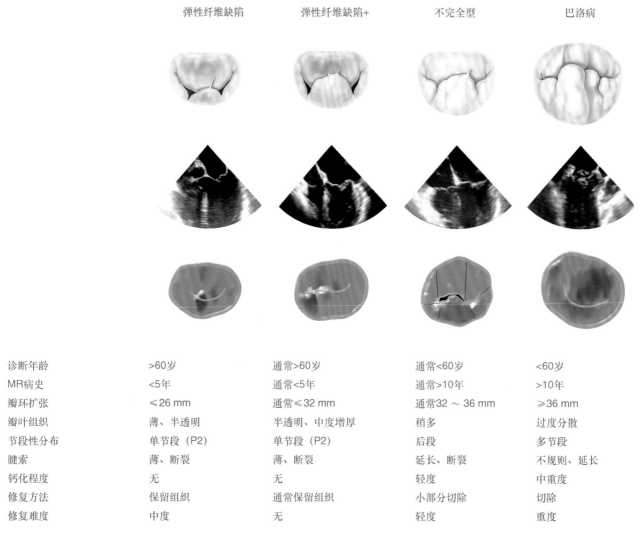

	弹性纤维缺陷	弹性纤维缺陷+	不完全型	巴洛病
诊断年龄	>60岁	通常>60岁	通常<60岁	<60岁
MR病史	<5年	通常<5年	通常>10年	>10年
瓣环扩张	≤26 mm	通常≤32 mm	通常32～36 mm	≥36 mm
瓣叶组织	薄、半透明	半透明、中度增厚	稍多	过度分散
节段性分布	单节段（P2）	单节段（P2）	后段	多节段
腱索	薄、断裂	薄、断裂	延长、断裂	不规则、延长
钙化程度	无	无	轻度	中重度
修复方法	保留组织	通常保留组织	小部分切除	切除
修复难度	中度	无	轻度	重度

图 19.5 退行性疾病谱。纤维弹性缺陷、巴洛病和不完全型之间的临床和外科特征差异

程度如何？是否是假性脱垂？反流是偏心性还是中心性？心室大小是多少？缺血性损伤的可逆程度如何（图 19.6）[46]？

二尖瓣手术

二尖瓣反流容易使左心室容量负荷增加，以补偿因反流造成的容量损失[47]。虽然轻中度二尖瓣反流可以被长期耐受，但重度二尖瓣反流是致命的[48]。重度二尖瓣反流可分为 3 个临床阶段：急性期、慢性代偿期和慢性失代偿期；每一阶段的管理均存在差异，手术指征也不同（图 19.7；见第 17 章和图 17.11）[49]。

重度二尖瓣反流是一种器质性疾病，手术（即二尖瓣修复术或二尖瓣置换术）是唯一明确的治疗方案[50]。虽然缺乏比较二尖瓣修复术和二尖瓣置换术的随机对照研究，使对手术方式的选择存在争议[51]，特别是继发性二尖瓣反流（图 19.8），但由于多种原因，二尖瓣修复术优于置换术，尤其是在退行性二尖瓣疾病患者中（见第 18 章）[52]。这些原因包括：大多数手术患者的围手术期风险较低，无不良事件生存率较高，不存在人工心脏瓣膜的各种并发症，术后左心室功能恢复较好（图 19.9）[53]。

外科手术入路

前文已经介绍了多种二尖瓣的手术入路[54]。尽管最早的二尖瓣手术是通过右侧开胸术，但传统上二尖瓣手术是通过正中胸骨切开术显露[55]。正中胸骨切开术仍然是金标准，也是最受欢迎的手术入路[56]。主动脉插管和主动脉直接夹闭使二尖瓣手术

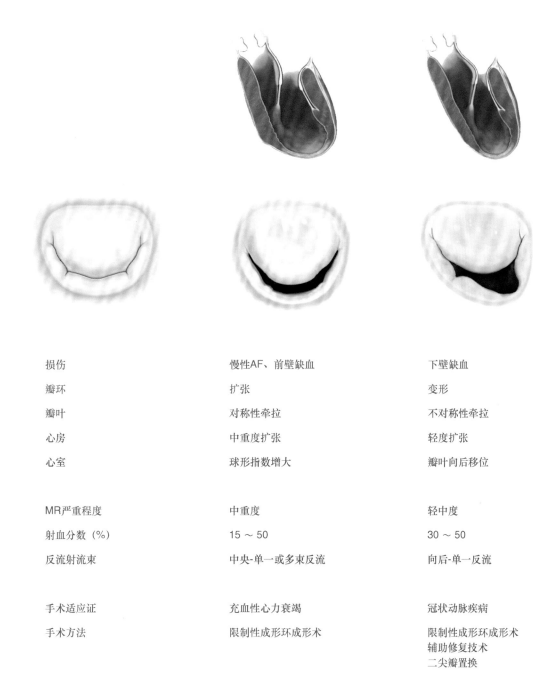

	Ⅰ/Ⅲb型	Ⅲb型
损伤	慢性AF、前壁缺血	下壁缺血
瓣环	扩张	变形
瓣叶	对称性牵拉	不对称性牵拉
心房	中重度扩张	轻度扩张
心室	球形指数增大	瓣叶向后移位
MR严重程度	中重度	轻中度
射血分数（%）	15～50	30～50
反流射流束	中央-单一或多束反流	向后-单一反流
手术适应证	充血性心力衰竭	冠状动脉疾病
手术方法	限制性成形环成形术	限制性成形环成形术 辅助修复技术 二尖瓣置换

图 19.6　继发性二尖瓣反流患者最常见的情况。AF，心房颤动；MR，二尖瓣反流

具有开阔的视野暴露和良好的术后效果[57]。

一些团队已经将切口转变为胸骨下段小切口，将切口的长度限制在 7～9 cm。为了减少创伤性和降低潜在的手术并发症发生率，心脏外科医生采用非胸骨切开入路，即视频辅助入路，包括右侧胸部小切口和机器人手术（图 19.10 和图 19.11）[58-60]。

尽管微创心脏手术的安全性和有效性在多个经验丰富的心脏中心已经确立，但潜在的问题仍然受到关注[61]，包括术后卒中等并发症的发生率较高[62]。值得关注的是微创手术修复的成功率降低，因为微创心脏手术在简单病理情况下比在复杂的瓣膜手术中更为有效[63]，除了美容优势外，微创入路没有明

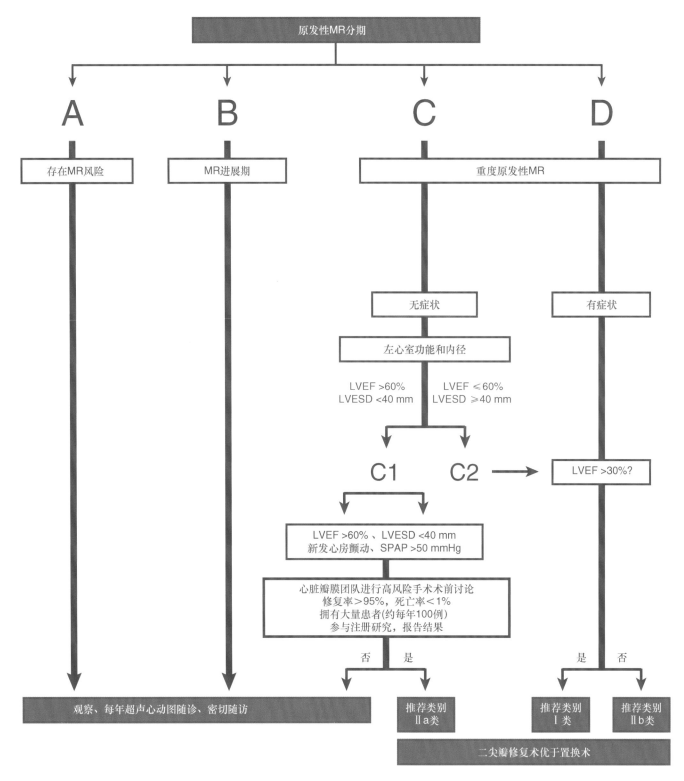

图 19.7 原发性二尖瓣反流患者的管理流程。LVEF，左心室射血分数；LVESD，左心室收缩末期内径；MR，二尖瓣反流，SPAP，肺动脉收缩压（Modified from Nishimura RA, Otto CM, Bonow RO, et al. 2014 AHA/ACC guideline for the management of patients with valvular heart disease: executive summary: a report of the American College of Cardiology/American Heart Association Task Force on Practice Guidelines. J Am Coll Cardiol. 2014;63:2438-2488. ）

显的临床益处[64]。

　　二尖瓣反流患者和参与围手术期管理的医生最重要的目标是实现二尖瓣良好和持久的修复[65]，正

如欧洲心脏病学会（ESC）和欧洲心胸外科协会（EACTS）的最新指南所强调的那样[66]。获得完全和对称的闭合线、良好的对合表面，以及有效地

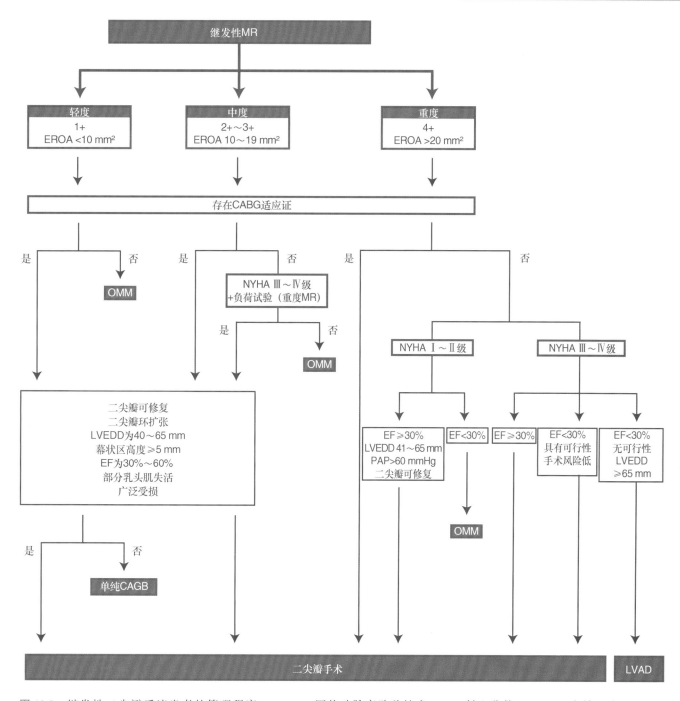

图 19.8　继发性二尖瓣反流患者的管理程序。CABG，冠状动脉旁路移植术；EF，射血分数；EROA，有效反流口面积；LVAD，左心室辅助装置；LVEDD，左心室舒张末期内径；MR，二尖瓣反流；MV，二尖瓣；NYHA，纽约心脏协会心功能分级；OMM，最佳内科管理，包括心脏再同步治疗；PAP，肺动脉压；SPAP，肺动脉收缩压（Modified from Crestanello JA. Surgical approach to mitral regurgitation in chronic heart failure: when is it an option? Curr Heart Fail Rep 2012;9:40-50.）

保持瓣叶的活动性是为患者提供完全和持久修复的关键[67]。

　　在理想情况下，无论首选的手术入路如何，这些原则都可以在简单或复杂的病变环境中得到满足。然而，在现实世界中，在大多数中心接受正中胸骨切开术的患者中，复杂的二尖瓣修复术仍然具有挑

战性，当尝试使用微创手术时，肯定是不可预测的。对于年轻的无症状患者，实施二尖瓣修复术的耐久性至关重要，且卒中的发生更具有破坏性。随着技术进步和外科亚专业培训的发展，微创技术可能应用于更广泛的病变类型。目前，使用这些策略去尝试二尖瓣修复术似乎仅限于特定的经验丰富的专业

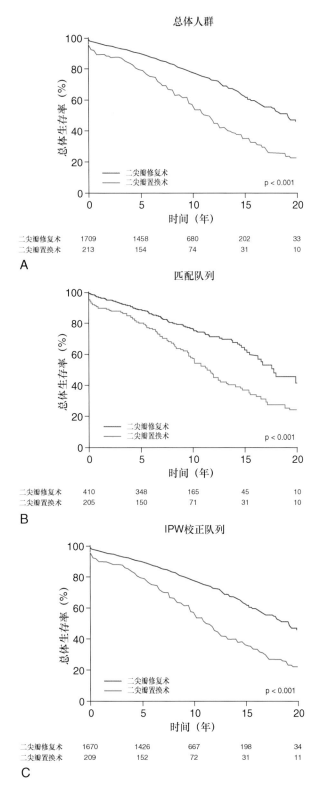

总体人群

二尖瓣修复术 1709 1458 680 202 33
二尖瓣置换术 213 154 74 31 10

A

匹配队列

二尖瓣修复术 410 348 165 45 10
二尖瓣置换术 205 150 71 31 10

B

IPW校正队列

二尖瓣修复术 1670 1426 667 198 34
二尖瓣置换术 209 152 72 31 11

C

图 19.9 Kaplan-Meier 生存曲线比较接受二尖瓣修复术和二尖瓣置换术患者的 20 年总体术后生存率。接受 MR 修复术或 MR 置换术匹配队列的生存曲线（A）和治疗时≥75 岁患者的生存曲线（B）。MR 修复术或置换术后血栓栓塞率（C）和无瓣膜相关并发症的发生率［From Lazam S, Vanoverschelde JL, Tribouilloy C, et al. Twenty-year outcome after mitral repair versus replacement for severe degenerative mitral regurgitation: analysis of a large, prospective, multicenter international registry. Circulation 2017;135(5):410-422.］

心脏中心[64]。

二尖瓣修复术

退行性二尖瓣病变范围广泛，需要多种外科技术进行修复[12]。对病变进行系统分析和鉴定后，二尖瓣修复术应按以下顺序进行：①二尖瓣后叶修复术；②瓣环修复术，首选完整的半硬质成形环；③在注水试验期间检查闭合线后，修复前叶或交界处残留的瓣叶脱垂[68]。

如果后叶脱垂是由纤维弹性疾病所致，最常见的治疗方法是对受累节段进行三角形或局部切除。应去除瓣叶脱垂的部分，并直接缝合瓣叶残余物和游离缘以恢复瓣叶的连续性。有时，可以应用瓣环折叠技术来缓解瓣叶受限。对于非常有限或正常的瓣叶组织，最好避免瓣叶切除，可以使用聚四氟乙烯（polytetrafluoroethylene，PTFE）进行人工腱索移植或应用其他外科技术（即成形环成形术、环中环成形术、瓣环成形术或单根新腱索成形术）。如果需要更大范围的瓣叶切除，则通常在脱垂最严重或瓣叶最长的位置进行。这种切除的宽度应≤1 cm；额外的多余组织可以在后期切除。如果残留瓣叶的高度＞15 mm，可以采用转移技术（包括次级腱索切断），将整个残留瓣叶的高度降低至 12～15 mm。

根据缝合深度的不同，将瓣叶重新附着于瓣环会使瓣叶高度降低几毫米，理想情况下，缝合前叶所有节段的高度均应约为 15 mm。如果瓣叶的长度超过 2 cm，在重新附着之前，可在适当的节段底部进行水平楔形切除，以进一步降低其高度。然后，检查重建后叶的游离缘，以确保所有节段都得到了充分的支撑。通过转移先前分离的次级腱索或 PTFE 人工腱索，可以加强所有支撑区的间隙或由变薄的腱索支撑的所有区域（即使无瓣叶脱垂）。

后叶修复后，需要解决瓣环成形问题，因为瓣环扩张是瓣叶脱垂最常见的相关病变。成形环通常在矫正瓣叶高度或脱垂之前放置在瓣环组织周围。通过测量前叶交界处之间的距离和前叶表面积来确定成形环的大小，缝合线穿过成形环并被牢固地结扎（图 19.12）。

前叶功能障碍的纠正通常在放置成形瓣环后进行，前叶的解剖位置不允许过多切除瓣叶边缘。对侧前叶脱垂的成形手术方法包括微切除（即仅限于瓣叶的粗糙区）或不切除。在对左心室进行适度加压的盐水试验后，可采用以下 1 种或多种技术矫正

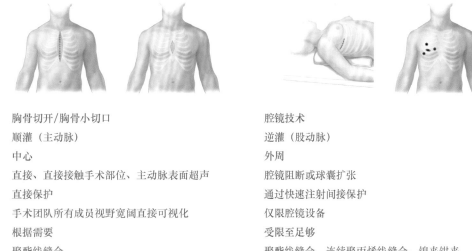

特点	胸骨切开/胸骨小切口	腔镜技术
动脉灌注	顺灌（主动脉）	逆灌（股动脉）
静脉回流	中心	外周
主动脉阻断	直接、直接接触手术部位、主动脉表面超声	腔镜阻断或球囊扩张
心肌保护	直接保护	通过快速注射间接保护
可视化	手术团队所有成员视野宽阔直接可视化	仅限腔镜设备
瓣环成形装置	根据需要	受限至足够
瓣环成形术缝合	聚酯线缝合	聚酯线缝合、连续聚丙烯线缝合、镍夹钳夹
修复技术	根据需要	倾向于使用非分段技术
机械通气	双肺通气	单肺通气

图 19.10　二尖瓣手术入路的技术差异和局限性

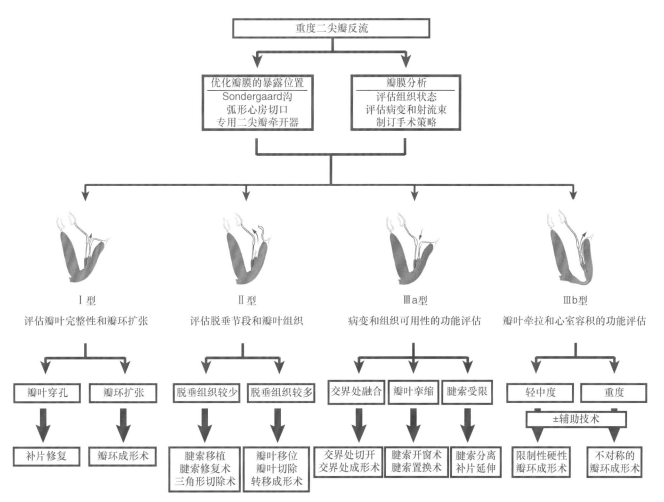

图 19.11　二尖瓣病变的外科手术方法包括优化瓣膜暴露、瓣膜分析以及根据病变应用最常见的技术资源

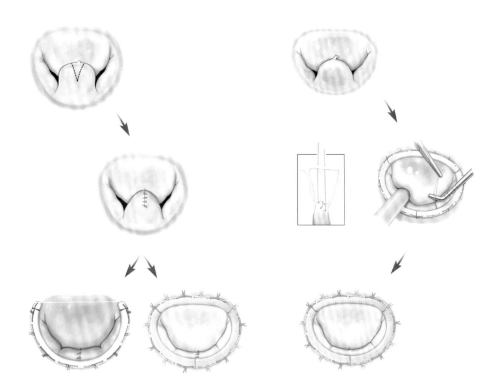

图 19.12　二尖瓣后叶修复后（左图），应进行瓣环重塑，因为瓣环扩张是瓣膜脱垂最常见的病变。将人工瓣环缝合在瓣环组织周围，然后矫正瓣叶高度或脱垂。缝合线穿过瓣环成形环（右图），瓣环被牢固地结扎

前叶脱垂：①基底部腱索、次级腱索或附有腱索的后叶小节段的腱索转移（即转移技术）；②利用 PTFE 缝线重建人工腱索成形术；③ PTFE 环或环中环成形术矫正多个脱垂节段；④脱垂节段的局限性三角形切除。

交界处瓣膜脱垂（常见于巴洛病患者）可以通过 1 条或 2 条缝线（即 Carpentier 的"魔术"缝线）垂直褥式缝合以固定 A1/P1 或 A3/P3 的相应节段来矫正，从而将交界处前移。作为一种有效的替代方案，PTFE 制作的人工腱索可以支撑交界处的相对节段，缝合线的一端穿过相对应的前叶和后叶节段。最佳二尖瓣修复术应满足以下标准：①注水试验合格；②有良好的对合表面；③前叶占瓣膜面积 80% 或以上的闭合线对称；④无残余瓣叶卷曲组织；⑤无收缩期瓣叶向前运动。

评估上述所有标准可能需要两种不同的术中试验：注水试验和墨水试验。注水试验是通过向心室灌注生理盐水进行，检查瓣膜确认无脱垂、卷曲和功能不全；闭合线对称；前叶占大部分瓣膜开口。在最大盐水灌注期间，在瓣膜闭合线上画一条线进

行墨水试验[69]。可以利用墨水试验明确对合区域的范围，对合范围应至少为 6 mm（由于部分墨水痕迹会出现在对合区内，因此在超声心动图上，对合缘高度有可能达到 10 mm）。前叶距墨水线不应超过 1 cm；超过 1 cm 意味着有收缩期瓣叶向前运动的风险。

指南推荐根据二尖瓣反流的严重程度及其症状（而不是病因）进行手术治疗[70]。大多数严重缺血性二尖瓣反流患者都有心力衰竭症状[71]。根据目前的指南，有症状的重度二尖瓣反流患者合并 LVEF ＞ 30% 和（或）左心室收缩末期内径≤55 mm 是接受二尖瓣手术的 I 类适应证。应系统地检查瓣膜结构以评估组织的柔韧性，并以 P1 为参考点确定瓣叶运动是否受限[72]。通常也可检查二尖瓣环来评估瓣环扩张的严重程度。

如果首选二尖瓣修复术，应选择限制性成形环进行二尖瓣环修复[73]。由于缺血性二尖瓣反流中的瓣叶受限会导致可用于对合的瓣叶组织较少，所以有必要将完整的成形环缩小 1 个或 2 个尺寸，或者使用真实大小的 Carpentier-McCarthy-Adams IMR

Etlogix 环（Edwards Lifesciences Corp., Irvine, CA）[74]，以确保瓣环成形术后有足够的对合表面[75]。该产品结合了在 Ⅲ b 型缺血性二尖瓣反流观察到的小尺寸瓣环的原理以及特殊不变形（即沿 P3 的严重撕裂）矫治的益处。

在严重瓣叶牵拉和中重度左心室扩张的情况下，使用限制性成形环成形术和同期冠状动脉旁路移植术（CABG）无法提供持久的治疗效果。目前已经提出多种辅助技术和替代手术，包括分离次级腱索、用心包补片延长后叶、乳头肌重新定位，以及保留腱索的二尖瓣置换术[76]。

风湿性二尖瓣病变的主要特征是二尖瓣狭窄，其原因是瓣膜下结构的纤维化限制。尽管如此，仍有一些患者因不同程度的瓣膜受限、腱索增厚和交界处融合而出现二尖瓣反流。如果瓣膜严重钙化，且有腱索结构硬化，则二尖瓣修复术极其复杂，而且常徒劳无功。如果二尖瓣反流由单纯交界处融合引起或瓣膜下组织保留较多，就像年轻患者中一样，则可以进行二尖瓣修复术[77]。

风湿性瓣膜疾病的修复技术包括交界处切开和交界处重建、清除钙化组织、腱索开窗和分离，以及用戊二醛固定的心包补片延长两个瓣膜，这项技术通常需要用 PTFE 人工腱索重新悬吊瓣叶。

二尖瓣置换术

尽管二尖瓣置换术不常用于退行性二尖瓣疾病患者，应将这些患者转诊至经验丰富的外科医生，但复杂病变患者接受二尖瓣置换术仍然相当普遍。风湿病患者的情况正好相反，所有大型心脏中心二尖瓣置换率高达 50%。

对于慢性缺血性二尖瓣反流患者，最佳治疗方法（二尖瓣置换术或二尖瓣修复术）仍然存在争议。这部分是由于后期存在心室重构的进一步恶化，而左心室功能恶化不会影响人工瓣膜的功能[78]。研究表明，接受二尖瓣置换的患者超声心动图结果更好，但 2.5 年时的死亡率没有显著差异[79]。尚需要更长的随访时间来分析瓣膜置换后常见并发症的发生率，如瓣膜结构性衰败、非结构性功能障碍、瓣膜血栓形成、栓塞、出血事件和心内膜炎。

如果决定进行二尖瓣置换术，则应采用保留腱索的方法。通常带腱索的后叶和全部或部分带腱索的前叶合并到缝合线中用于固定所替换的人工瓣膜。该项技术保留了腱索-心室-瓣环的连续性，这对于保持长期左心室形态和功能十分重要。

指南推荐 ≤65 岁的患者应根据患者偏好决定使用机械瓣膜或生物瓣膜[15]。在实践中，越来越多的患者选择生物瓣膜而不考虑年龄，因为他们不想终身接受华法林治疗。

在美国，有偏向于使用生物瓣膜的重要趋势。1999—2008 年，医疗保险受益者植入机械瓣膜的比例从 53% 下降到 21%，植入生物瓣膜的比例从 22% 上升到 34%[80]。尽管尚无数据表明特定类型的人工瓣膜在长期生存率方面存在显著差异，但仍出现了这种现象。

选择瓣膜类型时，有两个因素可能在决策中发挥重要作用。首先，65 岁以上的患者（从生物瓣膜中获益最大）占接受瓣膜手术患者的比例越来越大。其次，心脏病学专家和内科医生普遍提高了对抗凝药物终身风险的认识。此外，既往认为是植入机械瓣膜的有力因素不再有效，包括心房颤动（可采用更高等级的术中抗心律失常治疗）和透析依赖性肾衰竭，两种情况下患者的长期生存率均较低，更倾向于使用生物瓣膜。

尽管老年患者或年轻患者人工瓣膜的选择似乎很明确，但尚无数据表明中年患者机械瓣膜和生物瓣膜在生存获益方面有显著差异。将再次手术的潜在风险与血栓栓塞和出血并发症的终身风险进行全面对比讨论后发现，两种选择对于该年龄段患者似乎都是合理的[81]。根据心脏瓣膜疾病管理指南，如果无抗凝禁忌证，在患者知情同意的情况下，根据其意愿选择机械瓣膜是合理的。如果有加速瓣膜结构性衰败的风险，或患者由于另一位置的机械瓣膜而正在接受抗凝治疗时，则首选机械瓣膜。计划妊娠的女性和希望避免抗凝治疗的患者，或尽管抗凝剂控制良好，不太可能进行高质量的抗凝治疗（即依从性差或禁忌证）以及需要再次手术治疗机械瓣膜血栓时，推荐使用生物瓣膜。

二尖瓣修复术的预后

数据显示，无论何种病因，二尖瓣修复术后死亡率均很低[60]。尽管在其后的研究中[82]，中重度二尖瓣反流的复发率为每年 1%～4%[12,83-85]，但退行性二尖瓣疾病患者长期不需要再次手术的概率非常低[82]。二尖瓣修复术后，未能使用成形环成形术、采用腱索缩短技术（现在不常用）、前叶病理学改变和柔韧瓣叶组织不可用与较高的失败率相关[86-87]。下文将根据原因分析二尖瓣修复术的预后。

退行性二尖瓣病变

许多经验丰富的瓣膜手术中心，针对退行性疾病的二尖瓣手术报告显示，在高风险人群（如老年患者）[88]及病变更复杂（包括前叶受累）的患者中，二尖瓣置换率为 5%～15%[89]。然而，新的报告表明，在经验丰富的心脏中心，几乎所有脱垂的退行性二尖瓣修复术的手术风险均很低（死亡率<1%）且无残余二尖瓣反流（图 19.13）[12-14,96]。

随着越来越多无症状的退行性二尖瓣病变患者被转诊接受手术[90]，外科医生必须合理地确保以最

小的风险进行修复术，并获得良好的长期效果。由心脏科医生、麻醉师、重症医学科医生和外科医生组成的专业瓣膜团队进行二尖瓣修复术已被证明可以实现这一目标[91]。

有经验的外科医生可通过使用系统的手术策略和多样的手术技术尝试修复所有瓣膜来达到非常高的修复率。采用特定的技术[92-93]（如使用 PTFE）或理念（如切除或检测瓣膜）可能会提高修复率，因为特定的技术和理念并非适用于所有病变。某些瓣膜的修复（如瓣环钙化、晚期巴洛病、再次修复）需要较长的主动脉阻断时间，外科医生必须愿意花费尽可能长的时间实现成功的修复术[94]。此外，所有患者在离开手术室时不应遗留 TEE 可

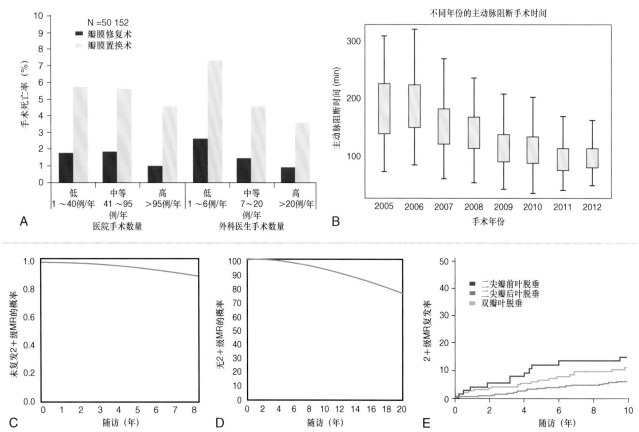

图 19.13　A. 医院和外科医生手术数量对手术结果的影响。B. 改善主动脉阻断时间，2005—2012 年。C-E. 参考中心二尖瓣修复术的长期结果。MR，二尖瓣反流（A, Modified from Kilic A, Shah AS, Conte JV, et al. Operative outcomes in mitral valve surgery: combined effect of surgeon and hospital volume in a population-based analysis. J Thorac Cardiovasc Surg 2013;146: 638-646; B, modified from Weiner MM, Hofer I, Lin HM, et al. Relationship among surgical volume, repair qual-ity, and perioperative outcomes for repair of mitral insuffi ciency in a mitral valve reference center. J Thorac Cardiovasc Surg 2014;148[5]:2021-2026; C, modified from Castillo JG, Anyanwu AC, Fuster V, et al. A near 100% repair rate for mitral valve prolapse is achievable in a reference center: implications for future guidelines. J Tho-rac Cardiovasc Surg 2012;144:308-312; D, from David TE, Armstrong S, McCrindle BW, et al. Late outcomes of mitral valve repair for mitral regurgitation due to degenerative disease. Circulation 2013;127:1485-1492; E, from Suri RM, Clavel MA, Schaff HV, et al. Effect of recurrent mitral regurgitation following degenerative mitral valve repair: long-term analysis of competing outcomes. J Am Coll Cardiol 2016;67:488-498.）

见的轻度及以上二尖瓣反流。如果仍然存在轻度二尖瓣反流，外科医生应重新恢复体外循环并完善修复，通常需要调整腱索或闭合裂缝，这也需要时间[95]。

术后死亡率受年龄影响，≤65 岁的患者的平均风险约为 1%，65～80 岁的患者为 2%，≥80 岁的患者为 4%～5%[96]。术前因素明显影响患者的生存率，包括左心室功能不全（射血分数＜60%）、NYHA 心功能分级 Ⅲ 级或 Ⅳ 级、反流口面积≥40 mm²、左心室收缩末期内径＞40 mm、左心房指数≥60 ml/m²、左心房内径＞55 mm、休息时或运动时有肺动脉高压和心房颤动等[97-98]。二尖瓣修复术后，尽管症状缓解，但术前症状严重的患者（尤其是 LVEF＜50% 的患者）死亡率继续升高，而术前无症状或症状很轻的患者可以实现普通人群的预期寿命[99-100]。

二尖瓣修复的耐久性定义为无中度或更高程度的二尖瓣反流。经验丰富的心脏中心 5 年的耐久性为 90%～95%，每年二尖瓣反流复发率为 1%～1.5%（图 19.13）。如果按照受累瓣叶的耐久性进行分类，单纯性前叶脱垂患者的耐久性较低，5 年耐久性为 75%～85%[101]。这一事实的潜在病因解释是，单纯性前叶脱垂的患者通常有纤维弹性缺陷，瓣膜菲薄且瓣膜组织功能不全。修复后，对合高度不像轻度黏液样变性患者那样牢固，这可能是影响修复耐久性的原因。

缺血性二尖瓣反流

普通人群预期寿命的延长，加上介入治疗的发展提高了心肌梗死后的生存率，预计缺血性二尖瓣反流的患病率在不久的将来会升高。尽管二尖瓣修复术被认为比瓣膜置换术更有益[102]，特别是在退行性疾病患者中，但慢性缺血性二尖瓣反流的最佳治疗方法仍有争议[103]，因此只有少数患者推荐进行手术治疗[104]。在接受限制性成形环成形术的患者中，术后心功能分级和左心室内径得到改善[105]，但是由于缺乏生存益处的确切证据，使得在临床实践中很多患者未能被推荐进行手术治疗[106]。

术后 6 个月显著的二尖瓣反流复发率（15%～25%）促使人们寻找替代治疗方法，包括二尖瓣置换术和经皮导管介入技术[107-108]。

使用限制性成形环成形术后早期发现，即刻的残余二尖瓣反流可能与对称和不对称模式进行性瓣叶牵拉有关。然而，二尖瓣反流的复发大多是由于左心室不良重构和球形恶化所致。这种情况时，二尖瓣置换术可能是很好的替代选择，虽然并发症的风险增加，但是人工瓣膜功能不受左心室功能不全严重程度变化的影响[109]。对于缺血性二尖瓣反流，即使是术后轻度二尖瓣反流也必须加以考虑，因为轻度二尖瓣反流与术后生存率降低相关。相反，对于其他病因（如退行性二尖瓣疾病），术后二尖瓣反流可以通过瓣膜置换术而不是修复术来避免[110]。

有证据表明，单纯 CABG 并不能纠正缺血性二尖瓣反流[111]。最初发表的一篇关于缺血性二尖瓣反流的文章显示，在单纯接受 CABG 的中度二尖瓣反流患者中，40% 的患者存在中度或重度（3＋～4＋）残余缺血性二尖瓣反流[112]。2012 年发表的随机缺血性二尖瓣评价的 RIME（Randomized Ischemic Mitral Evaluation）试验显示，在中度二尖瓣反流和射血分数＞30% 的患者中，CABG 联合瓣环成形术的预后明显更好[113]。对于缺血性二尖瓣反流患者，应强烈推荐使用完整的硬质环或半硬质环的成形环成形术，因为使用软质环或瓣环成形带的术后 18 个月的中重度二尖瓣反流复发率分别为 29% 和 30%。二尖瓣修复术的失败率可能与二尖瓣向 P2 和 P3 的不对称牵拉有关；15 个月和 25 个月时，2＋级或更严重的二尖瓣反流复发的概率分别为 95% 和 89%，通过使用限制性不对称环可得到改善[114]。

后续研究显示，根据无轻中度二尖瓣反流复发分析，二尖瓣置换术的中期（2.5 年）超声心动图结果更好。在其他研究中，当分析中重度二尖瓣反流时，也有类似的结果报道，支持使用二尖瓣置换术是可行的选择[115]。接受二尖瓣置换术的患者未经校正的生存率通常较低[115]。美国心胸外科试验网络（CTSN）报告的二尖瓣修复术与二尖瓣置换术在重度缺血性二尖瓣反流患者中的两年随机试验结果显示，两者在逆转左心室重构或生存率方面无显著差异[116]。此外，修复术组患者二尖瓣反流复发更频繁，导致更多与心力衰竭相关的不良事件和更高的住院率。在这方面，必须强调不同手术中心之间选择和应用的修复技术缺乏一致性（图 19.14）。

风湿性瓣膜疾病

二尖瓣置换术一般被认为是风湿性瓣膜疾病患者的主要手术方式，修复技术的日益成熟促进了二尖瓣修复术的扩大使用[77,117-118]，并且对各种病因引起的瓣膜疾病的预后均有所影响[119]。在过去

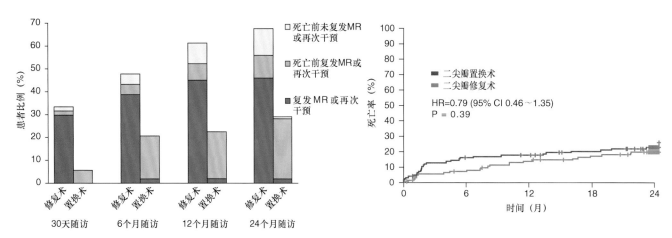

图 19.14　二尖瓣修复术或置换术的累积失败率（左图）和死亡的时间-事件曲线。MR，二尖瓣反流（Modified from Goldstein D, Moskowitz AJ, Gelijns AC, et al. Two-year outcomes of surgical treatment of severe ischemic mitral regurgitation. N Engl J Med 2016;374:344-353.）

10 年中，二尖瓣修复率（相同手术组内）增加了 42%～69%[120]。既往报道的经验丰富的外科医生进行的二尖瓣修复率仅约为 25%[121]。

对文献的仔细分析表明，修复率较低的病例包括多发性硬化患者（即修复后耐久性不确定的更复杂病变）和老年患者（更有可能出现瓣膜下组织纤维化和钙化病变）的比例显著更高[117]。风湿性二尖瓣疾病患者的二尖瓣修复术的失败率估计为每年 2%～5%，相比之下，退行性二尖瓣疾病患者每年的二尖瓣修复术失败率为 1%～2%[120,122]（表 19.1）。

二尖瓣置换术的预后

由于心脏瓣膜手术后发病率和死亡率的报告存在差异，美国胸外科协会和 STS 发布了共识指南，对围手术期死亡率、生存率、结构性和非结构性瓣膜功能障碍、瓣膜血栓形成、栓塞、出血性事件、心内膜炎以及免于再次手术提供了明确定义[123]。2016 年 STS 执行摘要报告，单纯接受二尖瓣置换的患者未经校正的住院死亡率为 5%～6%。如果同期行 CABG，则住院死亡率最高可达 11%。来自美国国家住院患者样本（n = 767 375）的数据显示，接受单纯二尖瓣置换治疗患者的住院死亡率为 4.9%[124]。

表 19.1　成人风湿性二尖瓣病变二尖瓣修复术预后

研究	年份	N	年龄（岁）	功能障碍类型（%）				MS（%）	RR（%）	死亡率（%）[a]	生存率（%）[b]	耐久性（%）[b]
				Ⅰ	Ⅱ	Ⅲ	Ⅲa/Ⅲb					
Yau et al[121]	2000	573	54±14	NA	NA	NA	NA	85	25	0.7	88±1	72±1（R）
Choudhary et al[122]	2001	818	23±11	6	5	88	1	None	NA[c]	4.0	93±1	52±3（E）
Chauvaud et al[77]	2001	951	25±18	7	33	36	24	None	NA	2.0	89±2	82±2（R）
Kumar et al[118]	2006	898	22±10	NA	NA	NA	NA	54	NA	3.6	92±1	81±5（R）
Kim et al[117]	2010	540	49±11	NA	NA	NA	NA	69	23	1.1	86±5	97±2（R）
Yakub et al[120]	2013	627	32±19	NA	NA	NA	NA	13	69	2.4	83±4	72±5（E）

[a] 二尖瓣修复术的死亡率
[b] 生存时间和耐久性估计可达 10 年
[c] 二尖瓣修复率的缺失表明该报告针对选定的患者群体（仅对二尖瓣进行修复）

E，超声心动图无中度及以上 MR；MR，二尖瓣反流；MS，二尖瓣狭窄（任何程度的 MS，包括 MS 合并 MR）；NA，不适用；R，无需再次手术；RR，二尖瓣修复率尚无数据表明机械瓣膜或生物瓣膜的选择对手术死亡率有显著影响。然而，目前明显更趋向于使用生物瓣膜，特别是在经验丰富的中心[125-126]。对于年龄较大的患者和预期寿命<10年的患者，生物瓣膜的无事件生存率更高。生物瓣膜对瓣膜结构性衰败的再次手术的终身风险非常低，避免了大多数与机械瓣膜和终身抗凝相关的血栓和出血性并发症[127]。

瓣膜置换术后的死亡率和长期生存率与人口统计学变量（如年龄）或合并症（如冠状动脉疾病和左心室功能不全）显著相关[128]。随机试验未能显示使用生物瓣膜和机械瓣膜的长期生存率存在差异[129]。Edinburgh 心脏瓣膜试验报告，使用机械瓣膜和生物瓣膜患者的 20 年生存率分别为 28% 和 31%（$P=0.57$）[130]（图 19.15）。

瓣膜功能障碍通常分为结构性（即瓣膜本身不可避免地发生变性，多见于生物瓣膜）和非结构性（即非瓣膜本身的异常，如血管翳形成、瓣周漏或技术错误，但不包括心内膜炎和血栓栓塞性并发症）。瓣膜结构性衰败被认为是生物瓣膜置换术患者最常见的非致命性并发症。虽然每一代瓣膜的耐久性均有明显提高，但 10 年后无瓣膜结构性衰败的概率仍保持在 70%～80%，此后迅速下降，15 年时为 40%～50%[128]。

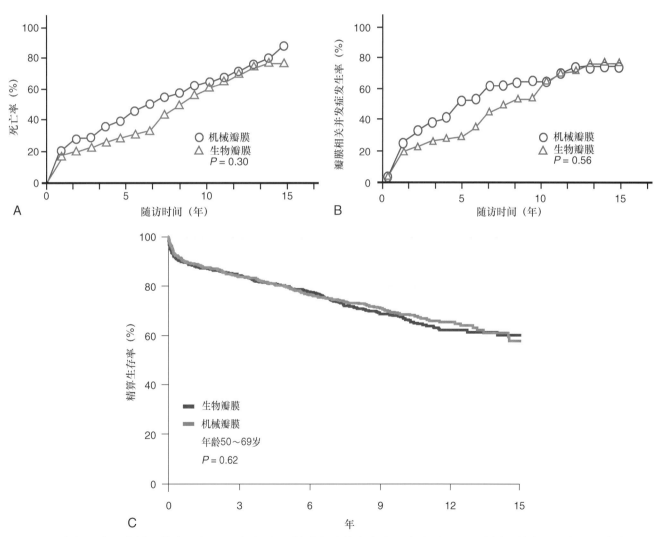

图 19.15　中年患者二尖瓣置换术后的死亡率（A）和瓣膜相关并发症发生率（B）。C. 二尖瓣置换术后患者的生存率（A, Modified from Hammermeister K, Sethi GK, Henderson WG, et al. Outcomes 15 years after valve replacement with a mechanical versus a bioprosthetic valve: final report of the Veterans Affairs randomized trial. J Am Coll Cardiol 2000;36:1152-1158. B, From Grunkemeier GL, Li HH, Naftel DC, et al. Long-term performance of heart valve prostheses. Curr Probl Cardiol 2000;25:73-154. C, Modified from Chikwe J, Chiang YP, Egorova NN, et al. Survival and outcomes following bioprosthetic vs mechanical mitral valve replacement in patients aged 50 to 69 years. JAMA 2015;313:1435-1442.）

肾衰竭可导致生物瓣膜加速钙化，但肾衰竭患者无论使用哪种类型的瓣膜，预期寿命均较低，会使观察性研究产生偏倚。在这一亚群中，机械瓣膜和生物瓣膜的预后没有差异。机械瓣膜很少出现结构性变性，非结构性功能障碍几乎仅见于机械瓣膜。旋转瓣膜（将瓣环缝合至不影响瓣叶开口的位置）被认为可以降低这种并发症的风险。

瓣膜血栓形成在机械瓣膜中更为常见，特别是在二尖瓣的位置（机械瓣膜＜0.2%/ 年，生物瓣膜＜0.1%/ 年）。大型随机试验结果显示，无论何种类型的瓣膜，术后 15 年内瓣膜血栓形成的概率均为 1%～2%[129]。使用机械瓣膜的患者发生栓塞事件的风险更高，约 9% 的人工瓣膜患者会发生严重栓塞。如果按人工瓣膜类型分层，15 年后机械瓣膜和生物瓣膜的全身栓塞发生率分别为 18% 和 22%（P＝0.96）。其他长期研究结果显示，20 年内机械瓣膜和生物瓣膜的栓塞发生率分别为 53% 和 32%（P＝0.13）[130]。接受机械瓣膜和抗凝治疗的患者更容易发生出血事件，这似乎也是合理的，与血栓栓塞性并发症相同，这种可能性在很大程度上取决于长期抗凝的依从性和患者的合并症。

人工瓣膜感染性心内膜炎发生在手术后数年或围手术期早期（如术区污染、伤口感染或留置导管和套管）。在后一种情况下，最常见的致病菌是金黄色葡萄球菌、表皮葡萄球菌和革兰氏阴性菌。这种并发症在接受机械瓣膜手术的患者中稍多见，总发病率为 1%[130]。术后晚期感染性心内膜炎的发病率为 0.2%～0.4%/ 患者－年，不同类型的人工瓣膜的发病率无差异。

参考文献

扫二维码见参考文献

20

经导管二尖瓣修复术与置换术

Howard C. Herrmann

王琦光　译　朱鲜阳　审校

目录

要点

- 老年患者和有多种合并症的重度二尖瓣反流患者的外科手术风险高，且患者均希望术后能够快速恢复，这些原因促使人们更加努力地研发微创介入性治疗方法。

- 不同于外科手术具有多种方法，经导管介入治疗的方法更加有限，通常只能解决引起功能障碍的瓣膜出现二尖瓣反流的单一主要因素。

- 对于原发性二尖瓣反流，瓣叶缘对缘修复是安

全有效的治疗方法；已被批准用于外科手术风险高或有手术禁忌证的患者，以及指南指导的标准治疗后仍不适合外科手术的继发性二尖瓣反流患者。

- 许多评价其他非外科手术器械的安全性和有效性的研究正在进行中，包括二尖瓣环成形术器械、左心室重构器械（以降低左心室扩张患者二尖瓣反流的严重程度）和经导管二尖瓣置换术。

二尖瓣反流可源于复杂二尖瓣装置的任何部分（包括瓣叶、腱索、瓣环和左心室）的功能障碍。二尖瓣反流可大致分为两类：原发性疾病（即器质性或退行性）与继发性疾病（即缺血性或功能性）。前者主要累及瓣叶（如肌纤维发育不良、二尖瓣脱垂、风湿病），后者瓣叶正常（如心房和心室疾病，包括缺血性左心室功能不全和扩张型心肌病）（见第 17 章和第 18 章）。即使在继发性（功能性）或缺血性二尖瓣反流中，也可有累及瓣叶的改变[1]。部分疾病（如缺血性二尖瓣反流）可影响瓣膜装置的多个部分，如瓣叶牵拉合并瓣环扩张而导致二尖瓣反流[2]。

无论有无症状[3-4]，重度二尖瓣反流患者的生存率均降低[5]，通常推荐外科手术。但是，一些研究表明，左心室功能保留的无症状重度二尖瓣反流患者可以进行长期随访监测，直到出现症状、左心室功能不全、肺动脉高压或心房颤动，而不增加手术

死亡率[6]。目前的指南建议对有症状患者和左心室功能异常的无症状患者进行外科手术[7]。如果手术修复成功率高，左心室功能正常的无症状患者也可考虑进行外科手术。

经导管治疗的理论基础

在观察性研究中，外科修复术或二尖瓣置换术可以提高重度二尖瓣狭窄患者的生存率[8]。经导管心脏瓣膜疾病治疗的发展动力来自两个主要因素。首先，期望经导管治疗能避免与外科手术相关的风险和不适，特别是使用体外循环和胸骨切开术或开胸术[9]。其次，患者希望避免外科手术相关的缓慢恢复。但是，这些因素必须与经导管治疗方法的疗效相平衡。经导管治疗方法的创伤性较小，患者恢复速度较快，具有优于外科手术的相同疗效。然而，即便是更安全、恢复更快，但相对奏效较慢的方法，

也需要更为复杂的共同决策，综合考虑患者的年龄、衰弱状态、合并症和护理问题。

　　外科手术相关死亡率为 1%～5%，相关并发症发生率为 10%～20%，包括卒中、再次手术、肾衰竭和长期机械辅助呼吸[10]。一项针对医疗保险-患者年龄的研究显示，超过 20% 的患者术后 30 天内需要再次住院治疗[11]。老年患者或左心室功能不全患者的手术风险极高[10,12]。一项纳入超过 30 000 例接受二尖瓣置换术患者的研究中，死亡率从≤50 岁的 4.1% 增加到≥80 岁的 17.0%（图 20.1）。≥80 岁患者的并发症（即卒中、机械辅助呼吸、肾衰竭、再次手术、胸骨感染）发生率超过 1/3。除年龄外，本研究的风险预测指标还包括血流动力学不稳定、症状显著、肾衰竭和冠状动脉旁路移植术（CABG）[12]。

　　对于合并左心室功能不全的继发性二尖瓣反流（无论是缺血性还是功能性）患者，无论手术与否，生存率均低于左心室功能保留的原发性二尖瓣反流患者[4]。死亡率升高是既往左心室功能不全的结果，还是二尖瓣反流导致生存率下降，仍然是有争议的问题。动物体外研究表明，即使在二尖瓣反流成功修复后，绵羊仍会发生进行性左心室不良的重构[13]。其他研究没有显示扩张型心肌病患者[14]或在 CABG 血运重建同期行瓣环成形术修复二尖瓣反流的获益[15]。一项关于 CABG 同期进行二尖瓣修复术的研究显示，中重度二尖瓣反流患者术后 2 年的

复发率接近 60%[16]。在缺血性和非缺血性功能性二尖瓣反流的病例中，年龄和合并症是最重要的生存率预测因子[17]。

　　大多数缺血性二尖瓣反流患者进行手术的主要原因是为了改善症状，而对于原发性二尖瓣反流患者，其目标是预防左心室功能不全的进展。探讨手术在减轻二尖瓣反流方面的疗效至关重要。在相对年轻（55～60 岁）的原发性二尖瓣反流患者中，对长期无再次手术的情况进行了记录[18-19]。但是，术后 15 年内高达 30% 的患者可能会复发二尖瓣反流（3＋和 4＋）[18-19]。复发性二尖瓣反流在缺血性二尖瓣反流患者中更为常见，这为经导管治疗的发展提供了一个潜在的方向[20]。

经导管修复技术的分类

　　为了与二尖瓣装置的复杂性一致，根据所要解决的主要结构异常来考虑经皮介入方法是有效的[21]。二尖瓣外科手术可采用多种方法，而经导管介入治疗的可选方法更加有限，通常只能解决引起功能障碍的瓣膜发生二尖瓣反流的单一主要因素。

　　本章将介绍这些经导管治疗方法，重点介绍已被世界某些地区批准的器械、已经进入人体植入阶段或 I 期临床试验的器械，以及已公布数据的器械（即临床或临床前）。部分在体内评估失败或不再开发的器械，仅在与当前其他方法相关时会被提及。表 20.1 列出了器械及其制造商、开发状态和已发表的报告。

瓣叶与腱索技术

MitraClip

　　这一类的主要技术是 MitraClip（Abbott Vascular），也是第一个获得欧洲 CE 认证批准的经导管二尖瓣修复技术（图 20.2）。该系统源于 Alfieri 缝合手术，将二尖瓣前后叶的中部区域（P2 与 A2）缝合在一起，形成双孔二尖瓣。虽然这种手术通常需要同期辅助瓣环成形术，但已被证明在不同发病机制导致的二尖瓣反流患者中的长期效果良好，即使是在未进行瓣环成形术的部分患者中[22-23]。

　　复制 Alfieri 缝合手术的经皮介入治疗的概念最初由 St. Goar 提出，随后被 Evalve 公司（后被 Abbott Vascular 收购）发展为 MitraClip[24]。该器械

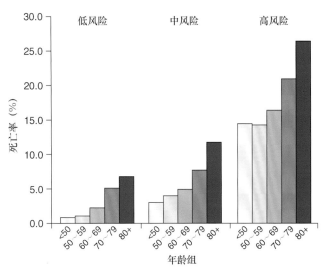

图 20.1　不同年龄段的低、中、高手术风险患者接受二尖瓣置换术的死亡率（From Mehta RH, Eagle KA, Coombs LP, et al. Influence of age on outcomes in patients undergoing mitral valve replacement. Ann Thorac Surg 2002;74:1459-1467.）

表 20.1　经导管二尖瓣治疗的器械

器械	制造商	开发状态	参考文献
瓣叶或腱索手术			
MitraClip	Abbott Vascular，Abbott Park，IL	CE认证 FDA批准	25-35
NeoChord DS1000系统	NeoChord，Inc.，Eden Prairie，MN	CE认证 FDA关键性研究正在进行	36
Harpoon TSD-5	Harpoon Medical Inc.，Baltimore，MD	Ⅰ期临床试验（美国以外地区）	37
Mitra-Spacer	Cardiosolutions，Inc.，West Bridgewater，MA	Ⅰ期临床试验（美国以外地区）	38
MitraFlex	TransCardiac Therapeutics，LLC，Atlanta，GA	临床前研究	—
间接瓣环成形术			
Carillon XE2 二尖瓣轮廓系统	Cardiac Dimensions，Inc.，Kirkland，WI	CE认证 FDA关键性研究正在进行	41-42
Cerclage瓣环成形术	National Heart，Lung，and Blood Institute，Bethesda，MD	美国早期可行性试验	47
直接瓣环成形术或左心室瓣环成形术			
Mitralign经皮瓣环成形系统	Mitralign，Inc.，Tewksbury，MA	CE认证	48-49
AccuCinch系统	Ancora Heart，Santa Clara，CA	Ⅰ期临床试验（美国）	—
Cardioband系统	Edwards Lifesciences，Inc.，Irvine，CA	CE认证 FDA关键性研究正在进行	50
Millipede系统	Boston Scientific Inc.，Marlborough，MA	Ⅰ期临床试验（美国以外地区）	—
联合外科手术			
可调节的成形环成形术	Mitral Solutions，Fort Lauderdale，FL	Ⅰ期临床试验	—
Dynaplasty环	MiCardia Corporation，Irvine，CA	Ⅰ期临床试验	—
左心室重建术			
Phoenix心脏器械（BACE）	Mardil Medical，Minneapolis，MN	Ⅰ期临床试验	—
Tendyne修复	Abbott Vascular，Abbott Park，IL	临床前研究	—
经导管二尖瓣置换术			
Evoque	Edwards LifeSciences，Inc.，Irvine，CA	Ⅰ期临床试验	—
Tendyne	Abbott Vascular，Inc.，Abbott Park，IL	FDA关键性研究正在进行	74
Tiara	Neovasc，Inc.，Richmond，British Columbia，Canada	Ⅰ期临床试验	—
Intrepid	Medtronic，Inc.，Minneapolis，MN	FDA关键性研究正在进行	—
Caisson	Caisson Interventional，Inc.，Maple Grove，MN	Ⅰ期临床试验	—
Highlife	Highlife Medical，Inc.，Irvine，CA	Ⅰ期临床试验（美国以外地区）	

的一系列临床试验［EVEREST（Endovascular Valve Edge-to-Edge Repair Study）Ⅰ］表明其具有可行性，比较其与外科手术修复术的安全性和有效性的随机试验（EVEREST Ⅱ）结果提供了关于这项技术的丰富数据[25-26]。

MitraClip 输送系统采用标准导管插入技术，经右股静脉穿刺房间隔方法[27]。通过 24 Fr 输送鞘管进入左心房，在 2D 和 3D 经食管超声心动图（TEE）引导下通过二尖瓣进入左心室。将一个准确排列和定向的夹子放置在瓣叶的 P2 和 A2 区间，从左心室

侧抓取夹子，钳夹瓣叶。通过超声心动图确认瓣叶钳夹后，释放夹子。如果抓取不满意，可以释放瓣

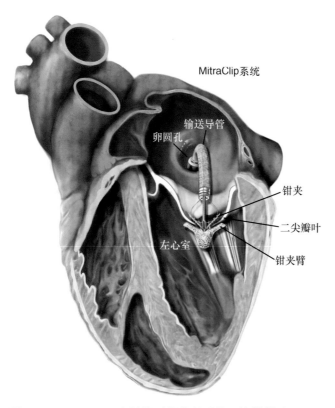

图 20.2 MitraClip 二尖瓣缘对缘修复系统。该器械（Abbott Vascular）在二尖瓣 P2 和 A2 区域间建立一个桥梁，类似于 Alfieri 缝合手术中将瓣膜中间缝合连接。钳夹在抓捕瓣叶之前经房间隔进入二尖瓣口（From Salcedo EE, et al. Transcatheter mitral valve repair. In: Otto CM, editor. The practice of clinical echocardiography. 5th ed. St Louis: Elsevier; 2016. p. 376.）

叶，可在第二次尝试抓取之前重新定位。可根据需要放置 2 个或更多夹子，以获得最理想的二尖瓣反流减轻效果（图 20.3）[27]。

在 EVEREST Ⅱ随机试验中，按照 2∶1 的比例随机分配，184 例患者接受 MitraClip 治疗，95 例接受外科修复术或置换术。经导管治疗组患者的年龄比外科手术组大了近 10 岁（平均年龄 67 岁），且有更多的合并症。术后 30 天时 MitraClip 治疗的主要不良事件发生率明显降低（9.6% vs. 57%；$P<0.00001$），虽然大部分差异归因于外科手术需要更多的输血（图 20.4）[28]。在术后 12 个月时无复合结果（包括死亡、再次手术和严重程度>2＋的二尖瓣反流）发生率方面，外科手术组（73%）高于MitraClip 组（55%；$P=0.0007$）。MitraClip 治疗即刻成功的患者，其结果可持续 5 年，78% 的患者在术后 6 个月内再次进行手术，晚期二尖瓣外科手术率很低[29]（图 20.5）。

对这些数据的后续分析表明，MitraClip 治疗后患者二尖瓣反流分级持续下降，NYHA 心功能分级改善，左心室内径缩小[29]。其他研究证明，术后无二尖瓣狭窄发生，初始心律对结果无影响，高风险受试者获益更大[30-32]。

在 EVEREST Ⅱ高风险研究中，接受 MitraClip 治疗的 78 例患者的预期手术死亡率≥12%（平均为 14%），术后 30 天时的实际死亡率为 8%。12 个月时的生存率为 76%，明显优于同时筛选的对照组，对照组中大多数（86%）患者接受药物治疗。接受

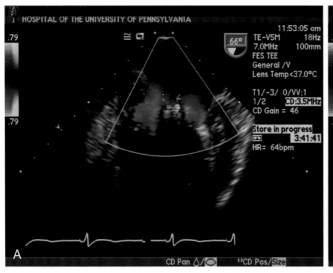

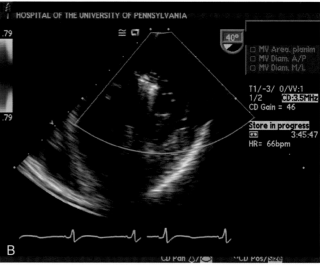

图 20.3 两个 MitraClip 器械（Abbott Vascular）植入二尖瓣后的超声心动图。A. 二尖瓣流入道切面显示血流通过两个 MitraClips 钳夹孔进入左心室。B. 经胃切面显示二尖瓣双孔血流束

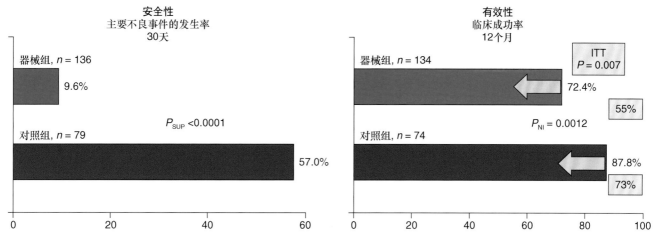

图 20.4　EVEREST Ⅱ 试验的主要安全性与疗效终点。MitraClip 组（Abbott Vascular）的主要不良事件发生率从 57.0% 降至 9.6%（*P*＜0.0001）。即刻手术成功的患者与 12 个月时临床成功率相似，通过所有患者的意向性治疗分析（ITT）（黄色箭头），外科手术组的手术效果（73%）优于 MitraClip 组（55%；*P*＝0.007）。EVEREST，Endovascular Valve Edge-to-Edge Repair Study；RCT，随机对照试验；NI，非劣效性；SUP，优越性（Data from Feldman T, Foster E, Glower D, et al. Percutaneous repair or surgery for mitral regurgitation. N Engl J Med 2011;364:1395-1406.）

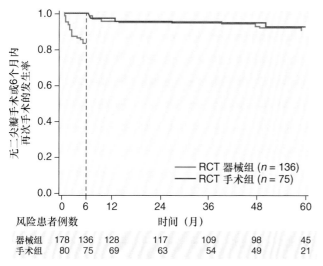

图 20.5　EVEREST Ⅱ 随机试验中植入 MitraClip 或外科手术患者的 6 个月内无二尖瓣手术和再次手术的里程碑分析。MitraClip（Abbott Vascular）植入后 6 个月后疗效良好，可持续 5 年。EVEREST，Endovascular Valve Edge-to-Edge Repair Study；RCT，随机对照试验（From Feldman T, Kar S, Elmariah S, et al. Randomized comparison of percutaneous repair and surgery for mitral regurgitation J Am Coll Cardiol 2015;66:2844-2854.）

MitraClip 治疗的患者在 12 个月时多项指标均有所改善（78% 的患者二尖瓣反流≤2＋、左心室内径缩小、NYHA 心功能分级下降、生活质量提高、住院需求减小）[32]。其他有关风险极高患者手术的研究也显示出相同的益处[33]。基于观察到手术风险高的原发性二尖瓣反流患者的获益，FDA 批准 MitraClip

应用于有手术禁忌证且预期能从中获益的原发性二尖瓣反流患者。

　　尽管 EVEREST Ⅱ 试验未能证明不同手术风险和病因的二尖瓣反流患者接受 MitraClip 治疗与外科手术同样有效，但 EVEREST Ⅱ 高风险注册研究和手术禁忌亚组结合美国以外的经验表明，MitraClip 治疗对于高风险患者和继发性或缺血性二尖瓣反流患者更为适用。欧洲研究人员在 51 例心脏再同步化治疗无效且症状严重的继发性缺血性或功能性二尖瓣反流患者中证实了 MitraClip 治疗的可行性[34]。除改善症状外，多项研究中观察到 MitraClip 植入术后 1 年心力衰竭住院率显著降低 50%～70%，这促使开展了一项随机试验［COAPT（Clinical Outcomes Assessment of the MitraClip Percutaneous Therapy for High Surgical Risk Patients）］，以比较器械与药物治疗继发性二尖瓣反流患者的疗效[35]。

　　已发表的 COAPT 试验结果与相似的欧洲 Mitra-FR 试验结果增加了 MitraClip 在继发性二尖瓣反流患者中应用的新信息。Mitra-FR 试验将 354 例重度继发性二尖瓣反流患者随机分配至 MitraClip 组或药物治疗组，各组间的主要结果（1 年全因死亡或因心力衰竭计划外住院治疗）无差异（图 20.6）[36]。COAPT 随机试验也纳入了重度继发性二尖瓣反流（*n*＝614）患者，结果显示 2 年全因死亡率（从 46% 降至 29%）及所有心力衰竭的年住院率（从 68% 显著下降至 36%）均明显降低（图 20.7）[37]。两项试验结果的

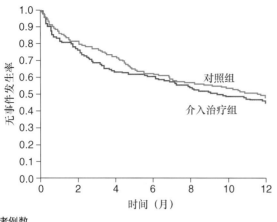

图 20.6 Mitra-FR 试验的主要结果。对照组和介入治疗组的无全因死亡或因心力衰竭的计划外再住院率。1 年时事件发生率无显著差异（From Obadia JF, Messika-Zeitoun D, Leurent G, et al. Percutaneous repair or medical treatment for secondary mitral regurgitation. N Engl J Med 2018;379:2297-2306.）

差异有几种可能的解释，包括 Mitra-FR 试验入组患者的二尖瓣反流更轻，左心室功能不全更多；主要终点、首次住院与所有住院时间的差异；COAPT 试验组患者对最佳药物治疗的依从性更好；COAPT 试验中患者即刻和晚期二尖瓣反流减轻的效果更好[38-39]。

其他器械

其他器械包括 NeoChord、Harpoon、Mitra-Spacer 和 MitraFlex（表 20.1）。NeoChord DS1000 系统是一种经心尖部植入腱索的器械，可以捕捉连枷样瓣叶，并用半钝性针刺穿瓣叶，连接标准聚四氟乙烯（PTFE）的人工腱索，然后将它缝合固定在心尖部的入口处（图 20.8）。一项纳入 30 例患者的多中心 TACT（Transapical Artificial Chordae Tendineae）试验证明了其安全性和可行性，87% 患者获得即刻手术成功，59% 患者在术后 30 天时二尖瓣反流下降至≤2+[40]。一项关于 NeoChord 的关键性试验（ReChord）已经在美国启动（临床试验号：NCT02803957）。

Harpoon Medical TSD-5 是类似的经心尖部腱索输送器械，有研究显示使用该器械的 11 例患者有很高的即刻成功率（100%），30 天随访仅有 1 例出现轻度二尖瓣反流[41]。

Mitra-Spacer（Cardiosolutions，Inc.）是一种封堵器装置，通过经间隔或经心尖部插入锚定于左心室心尖部外侧，在二尖瓣流入道牵拉球囊漂浮垫片，提供二尖瓣叶周围聚结的空间封堵器。该器械已在美国以外的地区进行首次人体评估，并已植入 4 例患者，据报道，可使二尖瓣反流降低 1～2 级[42]。MitraFlex 器械（TransCardiac Therapeutics）通过胸腔镜经心尖部植入人工腱索，这项技术还处于临床前研发阶段。

间接瓣环成形术

心脏静脉的解剖对二尖瓣反流的治疗非常重要，

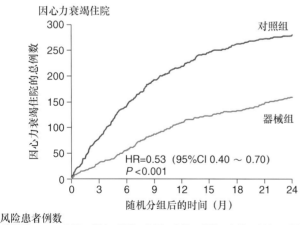

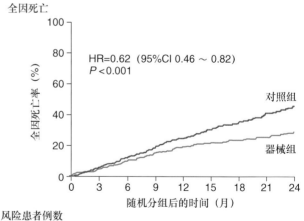

图 20.7 MitraClip 组和药物治疗组患者因心力衰竭住院的人数和全因死亡率。COAPT 试验中 MitraClip（器械组）和指南指导的药物治疗（对照组）的主要结果，左图为住院总例数，右图为全因死亡率。MitraClip 修复组两个终点均有显著改善（With permission from Stone GW, Lindenfeld JA, Abraham WT, et al. Transcatheter mitral-valve repair in patients with heart failure. N Engl J Med 2018;379:2307-2318.）

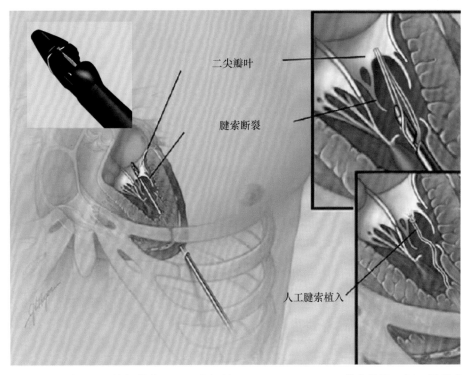

二尖瓣瓣叶

腱索断裂

人工腱索植入

图 20.8　其他瓣叶修复技术。经心尖部植入 NeoChord DS 1000 锚定的聚四氟乙烯腱索
（NeoChord, Inc., Eden Prairie, MN）

因为从右颈内静脉很容易进入靠近二尖瓣环后部的心脏大静脉。一些最初尝试在不手术的情况下治疗二尖瓣反流的方法是通过将器械置入冠状窦内模仿瓣环成形术，即间接或经皮冠状窦瓣环成形术。该方法的目的是重塑瓣环后部，缩紧心脏大静脉或从静脉内缩短瓣环后部，改善瓣叶的对合。

早期的两次尝试强调了这种方法的困难。Monarc 瓣环成形术系统（Edward Lifesciences，Irvine，CA）由两个支架锚栓组成，两者之间有一短桥可将锚栓在几周内拉在一起，目的是收紧静脉，缩短二尖瓣后部的周长（图 20.9A）。该器械最初在 72 例患者中植入 59 例，12 个月时二尖瓣反流分级略有降低：在 22 例基线超声心动图匹配的患者中，12 个月时 50% 的患者二尖瓣反流严重程度至少降低 1 级。令人担忧的是严重不良心血管事件的高发生率，包括心脏压塞、早期和晚期心肌梗死，以及 9 例死亡（其中至少 1 例是与器械相关）[43]。有效性较低和安全性问题导致制造商放弃了后续的研发。

另一种方法是 Viacor 经皮经静脉二尖瓣成形术系统（Viacor，Inc.，Wilmington，MA），需要在冠状窦内放置一根镍钛合金棒，以推动瓣环的 P2 段，从而减少间隔与侧壁的间距以改善瓣叶对合（图 20.9C-E）。该装置的优点是在体内验证其有效性之前不需要永久植入，但存在与 Monarc 相同的局限性：有效性有限，且有心肌梗死的潜在风险，以及心脏大静脉破裂的意外风险[44]。这种方法也被弃用。

目前有一种经冠状窦的方法已经取得成功，并有望获得欧洲 CE 认证，美国正在进行一项研究器械豁免（investigational device exemption，IDE）试验。CarillonXE2 二尖瓣轮廓系统（Cardiac Dimensions）采用新型锚栓永久固定在冠状窦内，通过环形收缩装置相互拉动牵引，缩小二尖瓣环（图 20.9B）。AMADEUS（Carillon Mitral Annuloplasty Device European Union Study）的早期评估显示了其可行性，48 例患者中 30 例植入该器械，二尖瓣反流量化指标有适度改善，冠状动脉损伤（15%）和死亡（1 例）的风险很小[45]。

一种重新设计的器械在 TITAN（Transcatheter Implantation of Carillon Mitral Annuloplasty Device）试验中进行了测试[46]。在纳入的 65 例继发性二尖瓣反流（62% 为缺血性）受试者中，36 例成功植入该器械，平均年龄为 62 岁，平均射血分数为 29%，主要表现为 NYHA 心功能分级 Ⅲ 级症状，二尖瓣反流分级为 2+（30%）、3+（55%）或 4+（15%）。在 6 个月和 12 个月时，植入器械的患者的二尖瓣反流定量指标结果优于入组的 17 例未植入器械患者。

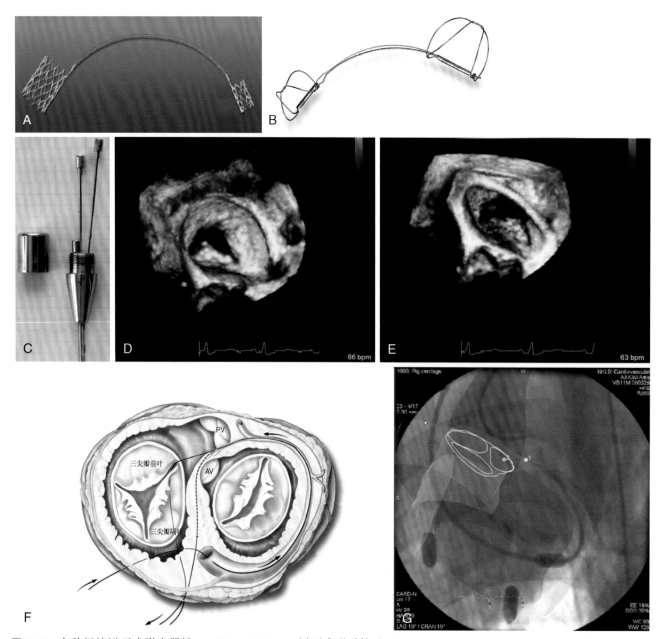

图 20.9　多种间接瓣环成形术器械。A.Edwards Monarc 瓣环成形系统（Edwards Life-sciences LLC，Irvine，CA）。B. Carillon XE2 二尖瓣轮廓系统（Cardiac Dimension，Inc.，Kirkland，WA）冠状窦环缩器械。C.Viacor（Wilmington，MA）冠状窦器械。使用 Viacor 器械的患者术前（D）和术后（E）的 3D 经食管超声心动图，该装置通过推动 P2 区域以重塑瓣环和改善瓣叶对合。环扎术的示意图（F）和具有血管造影成像的叠加磁共振图像（G）。AV，主动脉瓣；PV，肺动脉瓣（F and G From Kim JH, Kocaturk O, Ozturk C, et al. Mitral cerclage annuloplasty, a novel transcatheter treatment for secondary mitral valve regurgitation: initial results in swine. J Am Coll Cardiol 2009;54:638-651.）

FDA 已经启动了纳入 400 例患者比较植入 Carillon 装置与指南指导的药物治疗的关键性试验（临床试验号：NCT03142152）。

另一种器械是 Arto 系统，在冠状窦和房间隔之间放置一个固定锚栓，将二尖瓣环后部向房间隔牵拉缩紧。一项纳入 11 例患者的多中心试验（MAVERIC 试验）显示，随着患者 NYHA 心功能分级和二尖瓣反流分级的改善，二尖瓣环前后径减小 14%[47]。

总体来说，间接瓣环成形术器械并不像外科瓣环成形术那样缩小间隔与侧壁的间距，但能够在经选择的患者中提供适度的二尖瓣反流减少。这种疗效是否会使症状改善和左心室重构以证明手术的合理性还需要进一步研究。治疗效果有限与冠状窦相对于二尖瓣环的位置（高达 10 mm）、个体解剖变异性大、部分瓣环重构的获益有限相关[48-49]。术前解剖学检查可能能够识别出疗效反应非常好的患者。

这种方法的风险必须加以考虑。除心脏静脉系统损伤的风险外，此位置的装置还会压迫左回旋支或对角支，这些冠状动脉在大多数患者的冠状窦和二尖瓣环之间穿行[50]。

一种新的旨在缩小间隔与侧壁间距的间接方法是瓣环环扎成形术（图 20.9F-G）。这种方法试图创建周长更完整的瓣环成形术，将缝线从冠状窦穿刺间隔进入右心房或右心室，从右心房近端拉紧荷包缝合线，创建一条闭合的荷包缝合线[51]。手术过程由心脏磁共振（CMR）成像引导，并使用新型刚性保护装置以避免冠状动脉受压。韩国纳入 5 例患者的首次人体试验结果已公布，美国已经启动早期可行性试验（临床试验号：NCT03929913）[51a]。

直接瓣环成形术与联合技术

在某种程度上，由于上文描述的冠状窦器械的局限性，其他更直接地重塑二尖瓣环的尝试已被开发出来，包括需要外科手术植入再经导管调整的经导管器械和联合器械。

Mitralign 经皮瓣环成形术系统（Mitralign, Inc.）最初是基于外科 Paneth 后叶缝合折叠技术[52]。手术中经主动脉将导管推送至左心室，提供通过瓣环后部的丛状锚栓，共同拉缩（折叠）瓣环至 17 mm（有两个植入物）。在 I 期试验中，71 例患者中 50 例成功植入，间隔与侧壁间距减少约 2 mm（<10%），50% 的患者在 6 个月时二尖瓣反流分级平均降低 1.3 级，并观察到症状轻微改善[53]。该器械已获得欧洲 CE 认证，Ⅱ 期临床试验正在进行中。

AccuCinch 心室修复系统（Ancora Heart, Santa Clara, CA）使用类似的导管方法，沿二尖瓣环后部的心室表面放置 12 个锚栓，将穿过锚栓的绳索拉紧形成折叠。该装置在后续发展中，锚栓被放置在瓣膜水平以下的心室肌层。该系统更像是心室重构方法（即经皮心室成形术），而不是真正的瓣环成形方法。其降低二尖瓣反流和改善左心室功能的评估正在早期的可行性试验中进行（图 20.10）。

目前正在研发的两种器械代表了外科和经导管介入手术的结合。可调式二尖瓣成形环成形术（Mitral Solutions）和 enCor Dynaplasty 环（MiCardia Corp.）是需要外科植入的二尖瓣环成形术（表 20.1）。前者可以通过机械导管附件进行调节（即环形缩小）。同样，enCor 环需要经外科手术放置，通过切口从左心房外部与激活发生器连接的可移动导线提供的射频能量来重塑瓣环。后一种器械已经获得欧洲 CE 认证的批准，美国 IDE 试验正在进行中。目前正在开发经皮下的版本，可以在门诊进行晚期激活和形状改变。这些器械在更广泛的生理条件下（如非体外循环期间）、后续二尖瓣反流进一步发展或心室扩大的情况下，通过细微调整瓣环的大小和形状达到改善瓣环成形术的结果。

正在研发的两种器械试图通过经导管入路模拟外科瓣环成形术。Millipede 镍钛环（Boston Scientific Inc.）被设想为自膨胀式导管输送装置。该装置已经开始在开放手术中进行首次人体评估，并已经证实了经导管的可行性。

Cardioband（Edwards LifeSciences）是一种可调节、经导管输送的无缝合装置，经间隔插入并直接固定在二尖瓣环的心房侧，然后进行调整（图 20.10）。在欧洲 I 期临床试验中，31 例高手术风险的重度继发性二尖瓣反流患者接受了该治疗[54]。平均间隔与侧壁间距明显减小（从 37 mm 减至 29 mm），93% 的患者二尖瓣反流初步减少到轻微或轻度，88% 患者在 30 天时减少至中度及以下[54]。该器械已获得欧洲 CE 认证标准，美国 IDE 试验正在进行中。

左心室重构技术

通过改变左心室形状治疗二尖瓣反流的理论基础来自于继发性缺血性或功能性二尖瓣反流的病理生理学。梗死引起的左心室下壁和侧壁改变可导致二尖瓣后叶的牵拉或膨出，使前叶将其覆盖是产生二尖瓣反流的机制[1-2]。同样，扩张型心肌病中二尖瓣反流的主要病因是左心室整体扩大引起二尖瓣环扩张而导致对合不全[55]。瓣环成形术通常可以改善由左心室扭曲所引起的二尖瓣反流，针对潜在的左心室病理的手术可能有益。

Coapsys 瓣环成形系统（Myocor Inc., Maple Grove, MN）最初被开发作为外科手术血运重建的辅助器械。该器械有两个心外膜垫，由一根可弯曲的经心室瓣膜下腱索连接，其可在术中缩短。在 RESTORE-MV（Randomized Evaluation of a Surgical Treatment for Off-Pump Repair of the Mitral Valve）试验中，165 例患者被随机分配进行 CABG 或 CABG＋Coapsys 心室重建[56]。结果显示，植入器械的患者左心室舒张末期内径明显缩小，二尖瓣反流分级下降，2 年生存率较高。尽管该项试验证明了器械的优势和益处，

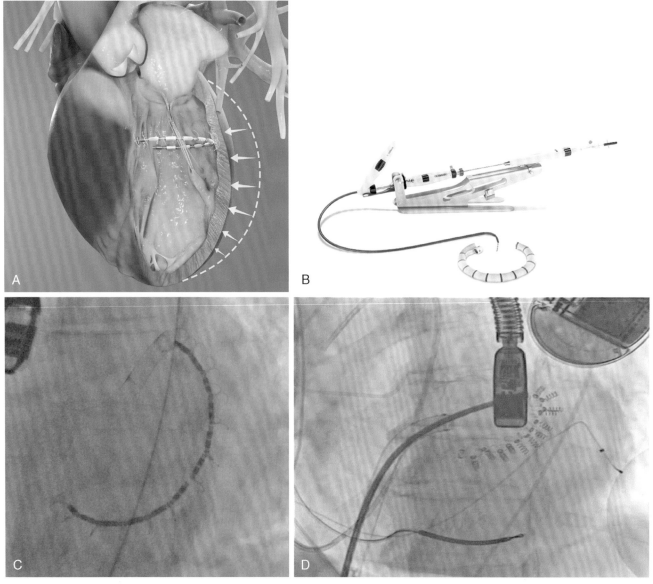

图 20.10　其他瓣环成形术器械。多种系统可以更直接地模拟外科瓣环成形术。A.AccuCinch 心室植入物（即心室修复系统）主要用于心力衰竭和心肌病患者。B.Cardioband（Edwards Lifesciences LLC，Irvine，CA）经导管瓣环成形术系统。C-D. 患者植入器械后的 X 射线透视图像

并通过其经皮原型（iCoapsys）取得了早期成功，但该公司在 2008 年因资金问题停止运营。

其他公司正在开发左心室重构方法（表 20.1）。Phoenix 心脏器械［即心脏外部瓣环基底成形术（basal annuloplasty of the cardia externally，BACE）器械；Mardil Medical］是一种外科植入的心外张力带，在进行 CABG 血管重建时置于心脏外部，用于治疗缺血性二尖瓣反流。在印度，11 例接受治疗的患者的初步报告显示，二尖瓣反流分级从 3.3 级迅速降至 0.6 级[57]。

乳头肌修复有助于二尖瓣环成形术治疗继发性二尖瓣反流的持久性，这种观点并不新颖[58]，且在意大利的一项随机试验中得到了进一步的验证[59]。基于这些概念的经导管方法（Tendyne 修复系统；Abbott Vascular）正在研发中。

经导管二尖瓣置换术

经导管二尖瓣置换术（TMVR）的基本原理来自于外科瓣膜置换术的经验[60]。外科瓣膜置换术是可靠减少二尖瓣反流的最有效方法，这在与经导管修复术的比较中尤为明显，后者似乎不能达到与外科手术修复相同的效果。尽管外科手术已被证明有效，但是外科手术具有风险，包括与切口以及体外循环

相关的显著并发症和死亡率[10-12]。

与外科瓣膜置换术相比，瓣膜修复术最明显的优势之一是改善了与更好的左心室重构相关的生存率[8]。然而，这种观察性比较可能会因患者基线特征和合并症的差异而混淆。一项使用倾向性匹配评分的研究中，322 例接受二尖瓣修复术患者与同样数量接受瓣膜置换术的患者相匹配[61]。在 3.4 年的中位随访期中，瓣膜修复术患者的生存获益稍大，但再次手术的概率比瓣膜置换术高 1 倍。重要的是，只有 15% 的患者为缺血性二尖瓣反流。Gillinov 等[62]比较 397 例接受修复术的缺血性二尖瓣反流患者和 85 例接受置换术患者的研究显示，在最复杂和最严重的患者中，二尖瓣修复术未显示出对患者的生存获益。

目前尚缺乏比较二尖瓣修复术和置换术的随机试验，早期的比较又受限于旧瓣膜的使用和没有腱索保留技术[63-64]。基于此，美国国家心肺血液研究所（National Heart，Lung，and Blood Institute，NHLBI）资助了一项随机试验，比较重度缺血性二尖瓣反流

患者在完全保留瓣膜下结构的情况下进行修复术瓣膜和置换术的结果。该项研究中，251 例重度缺血性二尖瓣反流患者接受外科修复术联合瓣环成形术或保留腱索的瓣膜置换术[65]。术后 12 个月时，虽然修复术成功的患者具有较好的左心室重构，但左心室收缩末期容积指数（主要终点）没有差异，且修复术组中二尖瓣反流复发更常见（32.6% 复发中重度二尖瓣反流 *vs.* 置换术为 2.3%）。尽管如此，这一发现为 TMVR 作为替代手术的方案提供了理论依据。

随着经导管主动脉瓣膜置换术（TAVR）的成功，那些对经导管治疗二尖瓣反流感兴趣的研究者希望 TMVR 能够为不同病因导致的二尖瓣反流提供比经导管修复治疗更加有效的解决方案[66]。这些装置首先用于老年患者和其他处于高手术风险的患者，这些患者进行修复术的获益尚未被证实。应用 TAVR 装置的早期经验证实了这种方法的可行性（表 20.2）。球囊扩张式人工瓣膜被植入退化的生物瓣膜[67-72]和先前外科植入的成形环成形术中[73-75]，主要经心尖部入路。

表 20.2　经导管二尖瓣的瓣中瓣植入术

研究	N	手术入路（n）	手术成功率（n/总数）	术后MR分级	残余平均压力阶差（mmHg）	30天死亡率（%）	备注
Seiffert（2010）[67]	1	经心尖部	1/1	0～1+	2	100	—
Webb（2010）[68]	7	经间隔（1）、经主动脉（1）、经心尖部（5）	6/7	0～1+	8	29	—
Cerillo（2011）[69]	3	经心尖部	2/3	1+	5	33	—
Cheung（2011）[70]	11	经主动脉（1）、经心尖部（10）	9/10	0～1+	7	10	纳入了部分来自Maisano（2016）[54]的患者
Van Garsse（2011）[71]	1	经心尖部	1/1	0	3	0	—
de Weger（2011）[73]	1	经心尖部	1/1	1+	4	0	瓣环成形术后状态
Himbert（2011）[74]	1	经间隔	1/1	1+	8	0	瓣环成形术后状态
Gaia（2012）[72]	1	经心房	1/1	0	5	0	—
Himbert（2012）[75]	8	经间隔	—	—	—	—	瓣环成形术后状态（n=6）
Yoon（2017）[76]	176	65%经间隔	89%	93%≤轻度	6	6	瓣中瓣
	72	28%经间隔	76%	81%≤轻度	6	8	环中瓣

MR，二尖瓣反流

经间隔[68,74-75]或经心房[68,70]也被证明是可行的[76]（图 20.11）。TAVR 器械获得成功的初步报道促使人们尝试在自然钙化的二尖瓣环中经导管植入人工瓣膜，尽管手术成功，但早期死亡率高达 30%，并发症包括瓣膜栓塞、血栓形成和左心室流出道梗阻[77]。

目前有 30 多种专用的 TMVR 器械正在研发，它们具有新的植入方法和折叠、固定与密封机制[78]，其中至少有 5 项已经进入美国的早期可行性研究（图 20.12）。一项大型研究的初步结果报道了 Tendyne 二尖瓣系统（Abbott Vascular）的安全性和有效性[79]。Muller 等在 8 个中心治疗了 30 例高手术风险的患者，这些患者使用经导管或经心尖部的猪心包缝合制作的自膨胀式镍钛合金支架的三叶瓣膜。Tendyne 器械的创新设计包括外部呈 D 形，具有不对称性密封袖口和编织聚乙烯链带，有助于将瓣膜固定在心外膜垫上。

所有患者（平均年龄 76 岁，83% 为男性）患有中重度二尖瓣反流，且平均 STS 评分预测的 30 天死亡风险为 7.3%。77% 的患者为继发性二尖瓣反流，

近 1/2 的患者 LVEF<30%。28 例（93%）成功植入装置，其余 2 例无并发症发生。除 1 例外，所有患者均报告为 0 级二尖瓣反流，无器械栓塞，无卒中，无左心室流出道梗阻。术后 30 天时有 1 例患者死于肺炎，1 例有轻微二尖瓣反流。总体无主要不良事件的发生率为 83%，在 NYHA 心功能分级、步行时间和生活质量方面均有显著改善[79]。

Bapat 等报道了 50 例使用 Intrepid 瓣膜（Medtronic, Inc.）经心尖部自膨胀式人工瓣膜治疗的患者，植入成功率高（96%），30 天死亡率为 14%[80]。这种 TMVR 器械首次在美国进行关键性研究（APOLLO；临床试验号：NCT03242642）。

尽管这些早期研究证明了经导管二尖瓣的瓣中瓣植入的可行性，但在自体瓣膜中重新放置此类器械可能会更具有挑战性[81]。这些器械需要比大多数主动脉瓣器械更大，而固定于病变的二尖瓣会因瓣膜更加复杂、缺乏钙化、潜在的定向需要和瓣环形状非圆形而受到阻碍。二尖瓣对瓣周漏（已被证明可降低 TAVR 后的生存率）的耐受性甚至更差，其驱动压力更高，溶血更常见[82]。二尖瓣置换术对正

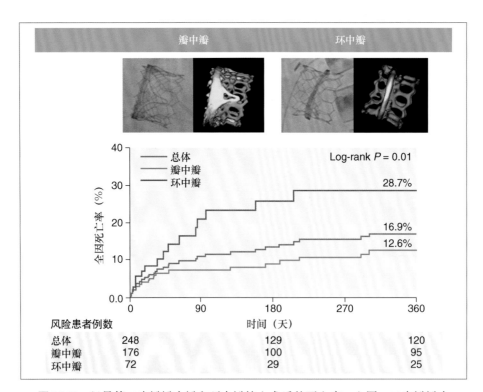

图 20.11　经导管二尖瓣瓣中瓣和环中瓣植入术后的死亡率。上图，二尖瓣瓣中瓣和环中瓣手术的术中和术后 CT 图像。下图，总体、瓣中瓣和环中瓣手术的累积死亡率分别为 16.9%、12.6%、28.75%（From Yoon SH, Whisenant BK, Bleiziffer S, et al. Transcatheter mitral valve replacement for degenerated bioprosthetic valves and failed annuloplasty rings. J Am Coll Cardiol 2017;70:1121-1131.）

常左心室的扭转收缩模式或前叶产生的正常涡流有重要影响，从而可能对左心室功能产生不利影响。所有这些器械都需要保留瓣膜下结构，而不造成左心室流出道梗阻。

目前的大多数设计采用基于支架的自膨胀式生物瓣膜，经间隔插入（如 Evoque、Caisson）或经心尖部插入（如 Tendyne、Tiara、Intrepid）（图 20.12）。如果可以解决输送和放置的问题，预计经间隔植入将比经心尖部入路更有优势。部分装置是分步操作，包括瓣膜插入和锚定步骤，不依赖径向力固定在瓣环内的装置可能有利于减小流出道梗阻的风险。

在 TMVR 广泛应用于临床之前，需要解决试验设计与患者群体相关的问题[83]。II 期临床试验的研究人员将努力解决这一事实，即大多数继发性二尖瓣反流患者在短期内的死亡率并不高，因此经常需要进行药物治疗。与药物治疗相比，克服 TMVR 的手术并发症实现症状获益至关重要，心脏和非心脏合并症可能会妨碍和混淆评估的比较。例如，大多数二尖瓣反流患者合并三尖瓣反流，纳入同时接受外科三尖瓣瓣环成形术的患者会混淆手术对照组。

如果将这些患者纳入研究人群，将很难提高目前手术治疗原发性二尖瓣反流的疗效。

对于原发性二尖瓣反流和高手术风险的解剖条件合适的候选者，使用 MitraClip 经导管二尖瓣修复术的安全性很高。TMVR 的使用将需要在患者个体化层面上做出复杂的决策，包括患者的年龄、衰弱状态、合并症、管理目标（包括患者偏好）、特定的瓣膜解剖结构以及每个器械特定的安全性和有效性。

总结

二尖瓣解剖结构的复杂性和二尖瓣反流的多种类型导致经导管二尖瓣修复和 TMVR 领域的发展比主动脉瓣狭窄的治疗发展更缓慢。心力衰竭在美国老龄化人口中日益增多[84]，加上患者大多合并显著的二尖瓣反流，这将继续推动人们开发更安全、更有效的治疗方法。

经导管二尖瓣修复（特别是 MitraClip）非常安全。TMVR 会导致更多的早期并发症，但有效改善急性和长期二尖瓣反流的潜力更大。目前，多学科

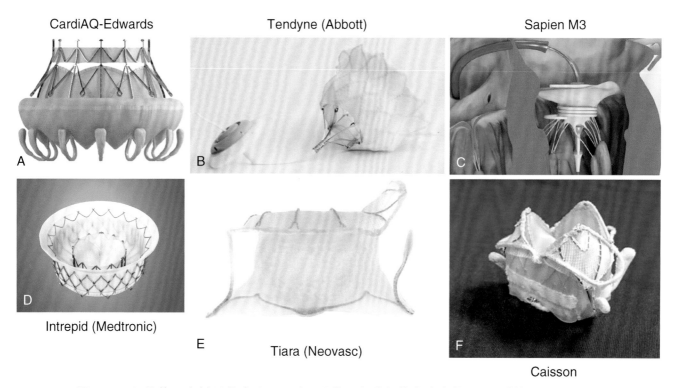

图 20.12 经导管二尖瓣置换术（TMVR）。目前正在进行临床试验的 TMVR 器械。A. CardiAQ-Edwards 器械（Edwards LifeSciences）。B. Tendyne 器械（Abbott Vascular）。C.Sapien M3 器械（Edwards LifeSciences）。D. Intrepid 器械（with permission of Medtronic，Inc.）。E.Tiara 器械（Tiara system，Neovasc，Inc.；all rights reserved.）。F. Caisson 器械（with the permission of Livanova）

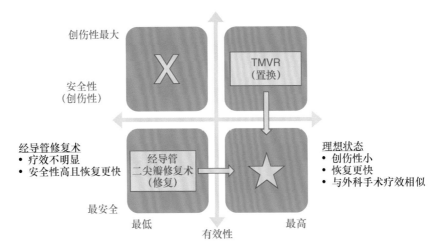

复杂决策（基于个体化）需要考虑以下因素：
- 患者年龄
- 衰弱状态
- 合并症
- 管理目标（包括患者偏好）
- 瓣膜解剖
- 每种装置特有的安全性与有效性

图 20.13　临床决策中的权衡。基于特定患者和器械特性，必须权衡经导管二尖瓣修复术（TMVr）的相对安全性和经导管二尖瓣置换术（TMVR）更好的疗效

心脏团队（是评估复杂心脏瓣膜疾病的 I 类适应证）正努力在这些新技术的使用中发挥核心作用，心脏团队和患者应就权衡个体患者使用特定器械的相对安全性和有效性共享决策（图 20.13）。心脏病内外科医生应相互学习，共同实践，并在医生和工程师的帮助下改善患者的预后，相信经导管二尖瓣治疗将成为更多患者的可用选择。

参考文献

扫二维码见参考文献

21

经导管二尖瓣手术的影像学引导

Ernesto E. Salcedo, Robert A. Quaife, John D. Carroll

姚辉 译 王琦光 审校

目录

要点

- 结构性心脏病介入领域正在迅速扩大。心脏影像学技术的发展有助于患者选择、影像学引导和对接受经导管二尖瓣手术（transcatheter mitral valve procedure，TCMVP）的患者进行随访。

- 三维经食管超声心动图（3D TEE）已成为 TCMVP 影像学引导的基础技术。

- 心脏和二尖瓣建模以及超声心动图 -X 射线透视（超声 / 透视）融合成像技术的发展增强了心脏

超声在心导管室和内外科联合手术室中应用的适用性。

- 由于超声心动图可能显示不清楚，明确心脏磁共振（CMR）成像在量化经导管二尖瓣钳夹置入后二尖瓣反流的严重程度中的作用具有重要意义。

- 多层计算机体层摄影可提供二尖瓣环的高分辨率重建，在经皮二尖瓣置换术中发挥重要作用。

基本原则

　　二尖瓣反流是最常见的心脏瓣膜疾病，可由二尖瓣器质性病变（即原发性二尖瓣反流）或左心相关性疾病（即继发性二尖瓣反流）所致。二尖瓣狭窄较为少见，主要与风湿热（即风湿性二尖瓣狭窄）或二尖瓣钙化性退行性改变（即退行性二尖瓣狭窄）有关。传统上，具有严重临床症状的二尖瓣疾病可通过二尖瓣修复术或置换术进行治疗[1]。随着心脏影像学技术的发展，严重二尖瓣病变患者采取经导管干预已成为治疗的一种选择。

经导管二尖瓣介入治疗的类型

　　TCMVP 主要分为 5 种类型：①风湿性二尖瓣狭窄的经皮球囊二尖瓣交界分离术；②放置一个或多个钳夹进行缘对缘修复以改善二尖瓣叶对合或瓣环形状；③直接或间接二尖瓣环成形术；④人工瓣膜置换术后瓣周漏封堵术；⑤植入生物瓣膜治疗自体

二尖瓣反流和二尖瓣狭窄，或退化生物瓣膜。目前部分治疗方法在影像学指导方面已进行了广泛研究，而另一些新兴技术，其经验仅限于早期可行性研究。本章将讨论这 5 种技术的影像学引导问题。

　　影像学引导在所有 TCMVP 的成功和安全执行中发挥核心作用。新的干预措施促进了影像学技术的发展，同时影像学引导技术的进步和经验的积累也推动了新型介入治疗的发展，医学影像学和介入器械之间的相互依存关系是该领域未来的拓展方向。

影像学引导的目标

　　5 类 TCMVP 及术前的影像学引导有多个共同目标，这为不同类型介入治疗实施不同的方法提供了规范化的标准，包括：

- 术前、术中和术后二尖瓣的解剖结构及功能评估。

- 评估及选择进入左心和二尖瓣的路径，通常经房间隔穿刺或经心尖部入路。

- 评估及选择传送系统器械。
- 评估及选择治疗器械，包括确定器械型号、瞄准器械的最终靶定位、将器械与关键结构对准。
- 预测、发现及处理潜在并发症。

TCMVP 的成像相关目标是通过一系列不断扩展的成像模式和专门的应用程序来实现，这些成像模式可为执行特定任务提供最佳可视化效果，量化关键变量，以及结合不同模式来提高工作流程效率、视觉协调能力及对复杂 3D 关系的理解。

X 射线透视、血管造影和血流动力学评估是导管室的主要引导工具，随着结构性心脏病介入领域的发展，先进的心脏成像技术（包括超声心动图、CMR 和 CT）补充了单纯电影血管造影技术无法提供的软组织影像[2-3]。无创性成像导航技术提供了既往只能通过外科医生在搏动的心脏中才能观察到的可视化心脏结构，特别是超声心动图，已成为所有接受结构性心脏病介入治疗患者的选择、影像学指导及效果评估的工具，尤其是二尖瓣介入治疗。

影像学技术的教育和培训

影像学引导和术前规划要求导管介入医师的团队成员掌握新的技能和新的工作重点。多篇文献回顾了经导管瓣膜技术在治疗心脏瓣膜疾病中的应用[2,4-11]，强调心脏成像和影像学专家在实现成功干预方面所发挥的核心作用。由心脏外科医生、介入医师、麻醉师和心脏影像医师组成的专业心脏团队管理晚期心脏瓣膜疾病，巩固了影像学在结构性心脏病介入治疗中的重要性[12-13]。

为了配合这些治疗二尖瓣疾病的新技术选择，以及影像学技术在手术规划和介入引导方面的关键作用，专业协会需要扩大培训，随着经验和实践的进展，其他教育需求和设施需求也在不断提高。2014 年 AHA/ACC 心脏瓣膜疾病患者管理指南中，推荐 TCMVP 用于有症状的重度二尖瓣狭窄患者，以及因严重合并症而手术风险极高且有严重临床症状的慢性原发性二尖瓣反流患者[14]。

欧洲超声心动图协会（European Association of Echocardiography，EAE）与美国超声心动图协会（ASE）联合发表了使用经导管介入治疗心脏瓣膜疾病的建议[15-16]，更新了 ASE 既往关于超声心动图指导干预的建议[17]。美国心血管造影和介入治疗学会（Society for Cardiovascular Angiography and Interventions，SCAI）、美国胸外科协会（American

Association for Thoracic Surgery，AATS）、ACC 和 STS 的专家共识涉及对进行经导管瓣膜修复术和置换术的操作者和机构的要求[18]，强调了无创性影像学技术的重要性，提出从事 TCMVP 的机构必须拥有足够的无创性成像设施条件。

本章将回顾心脏影像学技术在 TCMVP 中发挥的关键作用。重点介绍 TCMVP 常规影像学引导的相关问题，常用和先进的成像工具的使用，以及特定 TCMVP 的影像学引导，并提出对该领域未来的展望。

影像学引导的关键步骤

TCMVP 的影像学引导需要详细了解二尖瓣解剖学和病理学、明确二尖瓣常规的介入治疗程序，并具有用于指导 TCMVP 的标准和先进成像技术的经验。表 21.1 总结了与 TCMVP 相关的基本影像指导原理。成熟的影像学引导可以提高介入治疗的成功率。

术前规划需要对二尖瓣的形态和功能进行精确的描述和评估，了解介入技术对自体瓣膜或植入瓣膜的影响，必须熟悉导管、器械和介入工作流程。正确的 TCMVP 影像学引导还需要详细了解达到介入治疗目标的入路。术前规划时应根据特定的 TCMVP 类型及每种成像模式相对于 TCMVP 类型的优缺点选择合适的影像学工具。

术中引导是确定介入治疗中每一个步骤所需的成像模式；确定实施二尖瓣介入治疗的关键步骤；促进影像科医师和术者之间的沟通；熟悉导管、器械和介入工作流程；识别特定成像方法的局限性；及时提出可替代的方案。

预测介入医师对影像学引导的需求非常必要。通常首先通过影像学检查发现和了解术中并发症，影像学专家必须熟悉可能发生的并发症，如导管、导丝和器械上的血栓，以及心包积液、心脏压塞、器械栓塞。手术结束在患者离开手术室之前，需要通过影像学结合传统的经导管血流动力学检查进行评估，确定介入治疗是否成功，是否需要进一步调整。

术后评估通常指患者苏醒恢复至血流动力学基线状态后的最终评估。

标准成像工具

将最佳成像模式与先进的可视化工具相匹配是规划、实施和评估 TCMVP 的核心[19]。图 21.1 概述了用于 TCMVP 术前、术中和术后流程的标准和先进

表 21.1　经导管二尖瓣手术中的影像学引导		
二尖瓣解剖和功能评估	了解导管、器械和入路	影像学引导的规划
术前规划		
1.介入治疗需要了解哪些方面的二尖瓣解剖和功能？	所需器械的类型和尺寸？	将需要哪些成像模式？
● 二尖瓣功能障碍的严重程度 ● 明确退行性二尖瓣反流vs.功能性二尖瓣反流	股静脉入路、下腔静脉、房间隔平面、与二尖瓣平行排列路径	评估每一例患者在影像学引导方面可能遇到难点和限制
2.介入治疗的目标是什么？	选择房间隔穿刺部位	确定实施某些操作所需的影像学设备的放置位置
3.介入治疗的目标解剖结构？	动脉入路、逆行主动脉入路、二尖瓣靶点路径	手术过程中可能会接受高剂量辐射，采取哪些措施来尽量减少这种情况？
4.器械应该放在哪里？	经心尖部入路、左心室入口、二尖瓣靶点路径	肾功能不全患者使用对比剂受限吗？
术中引导		
1.确定执行每个干预步骤所需的成像模式	定义执行二尖瓣干预的关键顺序步骤	与介入医师进行清晰、准确的沟通
2.熟悉导管、器械和介入工作流程	以并发症预防为出发点进行干预	预测介入医师对影像学引导的需求
3.掌握导管和器械的成像知识	识别常见和不常见的器械引起的伪影	如果使用的成像工具不充分，建议使用其他成像工具
术后评估		
评估干预措施是否成功	确定何时应进行调整或其他干预	发现并了解术中并发症及其严重程度

经导管二尖瓣手术的影像学引导

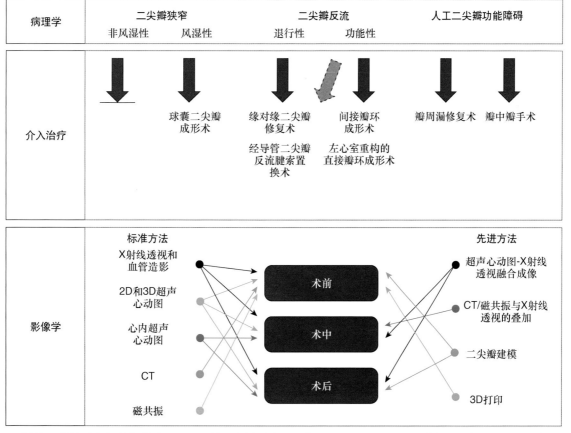

图 21.1　经导管二尖瓣手术的影像学引导。经导管二尖瓣手术的影像学引导是基于对二尖瓣病理、每种二尖瓣疾病过程的可用干预措施以及经导管二尖瓣介入术前、术中和术后的标准和先进成像工具的清晰认识。CT，计算机断层扫描

成像工具。表 21.2 强调了每种成像模式的主要应用和优缺点。

X 线成像

透视和血管造影是进行 TCMVP 的基本影像引导工具，也是标准心导管室的一部分，常规应用于介入手术中的大部分流程：辅助血管入路；引导导丝、导管和器械进入血管和心脏；器械在目标位置的定位和释放（图 21.2）。

由于 X 射线视野范围大，覆盖整个胸部，可提供心脏血管区域的综合影像视野，其主要缺点是缺乏对心脏软组织结构的详细展示。

X 射线透视显示不透 X 线的结构的平面或 2D 图像。只有通过改变视角，临床医生才能了解心脏内部与 3D 的解剖关系。X 射线透视的另一个缺点是辐射暴露和使用具有潜在肾毒性的血管内扩容对比剂。

心室造影可用于评估术前和术后的心室容积和二尖瓣反流严重程度。数字减影技术能够快速、准确地测量左心室容积，这些测量数据的准确性已通过心脏模型打印和 CMR 证实。收缩末期和舒张末期容积可预测反流性瓣膜病变的预后，应在进行左心室造影时常规测量[37]。重复心室造影所需的辐射及对比剂的剂量降低了这种成像模式的安全性，特别是对于肾功能不全或已处于容量超负荷状态的患者。

2D 和 3D 超声心动图

超声心动图已成为结构性心脏病治疗中不可或缺的影像学引导工具。经胸超声心动图（TTE）通常足以提供术前对二尖瓣形态和功能特征的评估，对二尖瓣介入治疗的患者选择有很大的帮助。由于透视干扰、声窗相对有限、无法详细显示二尖瓣结构特征、超声医生的额外 X 射线暴露，以及使用非无

表 21.2 经导管二尖瓣手术的成像工具			
成像模式	主要应用	优点	缺点
标准成像工具			
X 线成像	术中指导	心导管室的标准设备 提供导管和器械的最佳可视化效果	辐射暴露 需要进行对比 无软组织可视化功能
2D TEE 和 3D TEE[3, 15, 20]	术前规划 术中引导 术后评估	软组织可视化 提供实时/多层解剖学和生理学数据	半有创性 需要插管 图像质量和成像伪影不稳定 依赖操作人员的水平
心内超声心动图[21-24]	术中引导	无须麻醉和插管	成本增加、视野范围较小、缺乏 3D 成像
磁共振成像[25-26]	术前规划 潜在的术中引导 术后评估	无辐射 空间分辨率高 测量左心室容积的金标准 无创	不适术中引导 受心脏周期影响
CT[27-29]	术前规划	全面的心脏和血管评估 空间分辨率高 可重复性高 对钙化的显示清晰 无创	需要注射对比剂 辐射暴露 受心脏周期影响 时间分辨率低
先进的成像工具			
超声心动图-X 射线透视融合成像[30-31]	术中引导	心脏解剖结构（3D TEE）与导管和器械的实时图像（X 射线透视）叠加	临床研究证据少
3D CT 和 X 射线透视的叠加[32]	术中引导	心脏解剖结构（CT）与导管和器械的实时图像（X 射线透视）叠加	CT 非实时
二尖瓣 3D 建模[28, 33-35]	术前规划 结果评估	构建二尖瓣环的真实模型	临床研究证据少
快速成型[36]	术前规划	可试用器械的实际物理模型	临床研究证据少

CT，计算机断层扫描

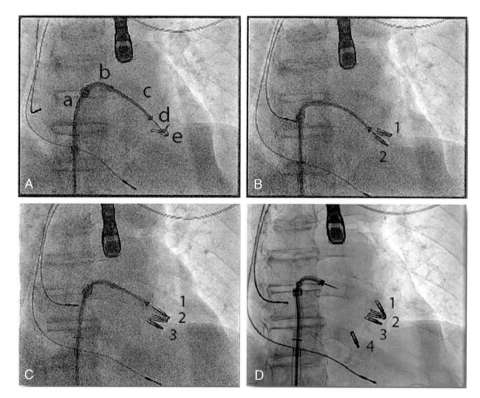

图 21.2　MitraClip 的 X 射线透视图像。接受 MitraClip 手术的患者置入 4 个夹合器。在所有图像中均可以观察到 TEE 探头，这是 MitraClip 手术必需的影像学引导工具。患者有右心房起搏器和右心室导线。A. MitraClip 系统及其组件：指引导管（a）、可调弯导管（b）、输送导管（c）、输送导管的尖端（d）和夹合器（e）。B-D. 使用 2 个、3 个和 4 个夹合器（分别编号为 1 至 4）。在撤出导管时可见输送导管的尖锐头端（D），同时需要仔细在 TEE 和 X 射线透视下观察，以避免周围软组织的损伤

菌探头，TTE 在手术影像学引导中的价值有限。TTE 常作为二尖瓣介入治疗后长期随访的影像学检查。

经食管超声心动图（TEE）已成为 TCMVP 的标准影像学引导工具，包括 2D 和 3D 技术（图 21.3）[38]。二尖瓣 2D TEE 彩色多普勒图像具有高分辨率、高帧率成像等优点。3D TEE 可提供二尖瓣及周围组织结构的解剖细节，极大地促进了对导管和器械到达目标区域的引导。虽然 3D TEE 多普勒因帧率缓慢而受到一些限制，但该技术正在迅速改进，有望增强对 TCMVP 的影像学引导（图 21.4）。

超声心动图对 TCMVP 进行影像学引导的主要优势在于能够提供实时、连续的解剖和生理学数据，但其主要受限于在给定的时刻（与 X 线检查、CT 或 CMR 相比）仅能显示相对较小的心脏视野。虽然 3D TEE 测量反流束缩流颈面积具有一定前景，但二尖瓣介入治疗后二尖瓣反流严重程度的量化仍有难度，特别是使用 MitraClip 后[39-40]。

超声心动图的图像质量依赖于患者，患者的配合是不可预测的。虽然临床医生通常可以获得一些诊断性信息，但患者的部分精细解剖结构可能难以显示。钙化结构、导管、人工心脏瓣膜和植入的器械会产生伪影和盲区，强调了实现最佳可视化必须不断地改变 TEE 探头位置（在食管和胃的限制范围内）。超声心动图的另一个缺点是图像质量依赖于操作者，并且存在明显的学习曲线。

心内超声心动图

心内超声心动图（intracardiac echocardiography，ICE）越来越多地被用于引导经皮介入治疗，主要用于电生理干预、关闭卵圆孔未闭和小型房间隔缺损（atrial septal defect，ASD）。ICE 成像技术已经从使用旋转传感器的横断面成像（类似于血管内超声）发展到使用相位阵列传感器的扇形成像。相位阵列 ICE 是 TCMVP 最常用的 ICE 引导方式，因其高频范围、景深大、可操纵性以及可获取多普勒和彩色血流成像[21]。

3D ICE 在 TCMVP 的影像学引导中发挥重要作用[41]。报道表明，对于经皮二尖瓣修复术和瓣周

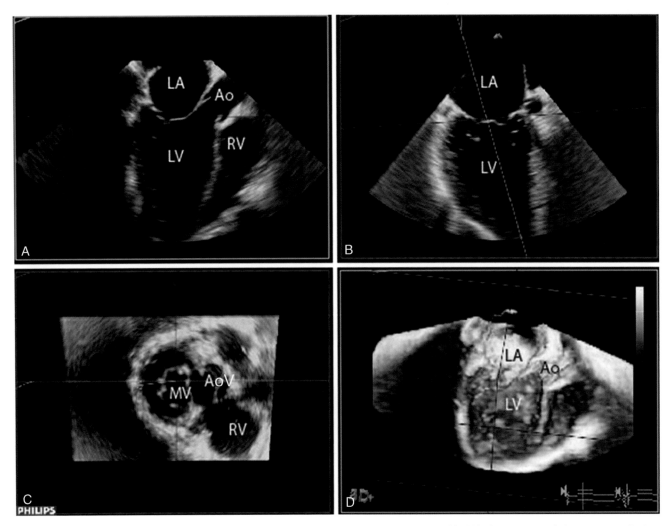

图 21.3　功能性二尖瓣反流 3D 多平面重建。一例 64 岁男性因重度功能性二尖瓣反流转诊接受 MitraClip 治疗。3D TEE 多平面重建显示二尖瓣正常且左心室严重扩张。A. 左心室流出道切面。B. 二尖瓣交界处双心腔切面。C. 短轴切面显示二尖瓣、主动脉瓣和右心室。D. 左心室整体扩张和结构正常的二尖瓣。Ao，主动脉；AoV，主动脉瓣；MV，二尖瓣

漏封堵的患者，ICE 可作为主要引导工具或 TEE 的补充[42]。

与 TEE 相比，ICE 的主要优点在于不需要全身麻醉即可提供非常清晰的图像（因为它贴近目标而无气体所造成的图像质量降低），可以缩短手术时间，减少住院时间和 X 线辐射剂量。主要缺点是导管的额外成本，即使重新消毒和重复使用也是如此[43]。必须培养操作者的技能，且图像显示受到导管定位或无法到位的限制。

ICE 可以在经皮球囊二尖瓣交界分离术（BMC）期间提供必要的影像学引导和程序监测[44]。虽然目前 TEE 更常用于 BMC 的影像学引导，但 ICE 是一种可行的替代方法。目前已有使用 ICE 对人工瓣膜周围二尖瓣反流进行影像学引导的报道，提示 ICE 将成为 TEE 的二线替代工具[45]。

MitraClip 手术通常在 TEE 的引导下进行。然而，在某些患者中，TEE 可能无法提供足够的影像学信息，使用来自左心房、两个心房或左心室的 ICE 进行 MitraClip 手术的可视化和引导已被应用[22,46-47]。利用 ICE 辅助 MitraClip 系统的二尖瓣修复术可用于既往接受过二尖瓣环修复的患者，并获得良好的风险预测和令人满意的手术成功[46]。术后解剖学改变的患者，因外科环成形术的阴影，TEE 成像很难清晰显示二尖瓣叶，特别是在评估后叶是否充分抓捕至 MitraClip 钳臂时。来自左心室的 ICE 引导是一种可行的影像学引导的替代方法[48]。

CMR 成像

实时 CMR 引导的心导管检查是一种可替代 X 射线引导右心导管检查的无辐射方法[25]。随着工具

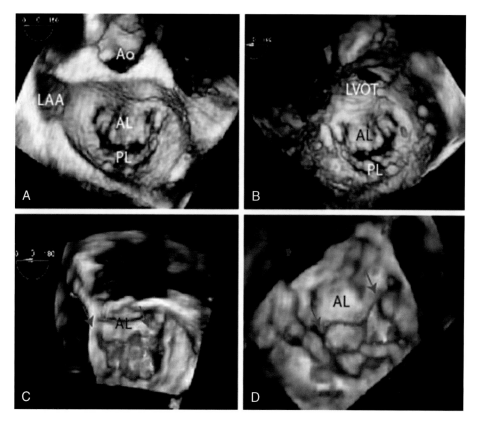

图 21.4 功能性二尖瓣反流。实施 MitraClip 前，从左心房视角（A）和左心室视角（B）观察二尖瓣的 3D TEE 图像。可见沿着瓣叶对合线无瓣叶结构异常且缺乏瓣叶对合。左心房切面（C）和左心室（D）切面 3D TEE 彩色图像显示沿着对合线（红色箭头）存在二尖瓣反流。Ao，主动脉；AL，二尖瓣前叶；LAA，左心耳；LVOT，左心室流出道；PL，二尖瓣后叶

的改进和进一步优化，CMR 可能成为结构性心脏病介入治疗的现实选择。

CMR 在 TCMVP 的影像学引导中发挥的作用有限，主要用于二尖瓣严重程度的术前和术后以及心室和心房重构的评估[49-51]。一项研究强调了超声心动图和 CMR 在评估二尖瓣反流的严重程度方面存在不一致性[52]。研究数据表明，评估二尖瓣反流的严重程度时，CMR 比超声心动图更准确，对于通过超声心动图评估的二尖瓣反流严重程度决定进行二尖瓣修复术或置换术的患者，应考虑进行 CMR 检查。

另一项研究比较了 TEE 与 CMR 在评估 MitraClip 术后残余二尖瓣反流严重程度方面的价值[26]。CMR 对植入 MitraClip 后二尖瓣反流的定量非常准确，与超声心动图方法相比，其具有良好的可重复性。CMR 可用于全面评估 MitraClip 术后患者的残余反流。横断面成像（包括 CT 和 CMR）越来越多地被整合到二尖瓣和三尖瓣疾病的评估中[53]。

Campbell-Washburn 等归纳了 CMR 引导的心脏介入治疗中使用的影像学技术，概述了这些工具的临床目标、标准图像采集和分析工具，并将这些工具整合到临床工作流程中[54]。

多层计算机体层摄影

多层计算机体层摄影（multislice computed tomography，MSCT）是一项有价值的技术，用于对接受 TCMVP 的患者进行术前评估，它可以清楚显示左心室几何形状和二尖瓣解剖结构[27]，尤其有助于接受二尖瓣的瓣中瓣手术的患者（图 21.5）。在中重度功能性二尖瓣反流患者中，通过 MSCT 能够观察到二尖瓣的不对称性重构，以及二尖瓣中央和后内侧水平的牵拉。MSCT 可提供对二尖瓣结构的解剖和几何分析，对指导功能性二尖瓣反流的手术治疗具有一定价值。

Shanks 等[28]证明了使用 3D TEE 评估二尖瓣几何形状的准确性和临床可行性，其与 MSCT 测量的结果相同。3D TEE 和 MSCT 可在二尖瓣疾病患者的评估中提供准确和补充信息。

术前CTA

术中TEE

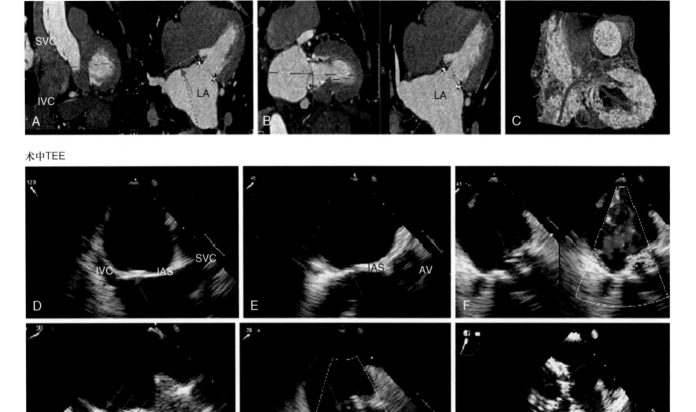

图 21.5　二尖瓣瓣中瓣手术的计算机断层血管造影（CTA）。CTA 图像（虚线和红色箭头）用于术前规划。A. 正交视图显示建议的房间隔穿刺位置。上腔静脉（SVC）和下腔静脉（IVC）之间的红色箭头表示穿刺点。根据 A-C 图模拟植入人工生物瓣膜的路径。 B. 建立瓣膜和左心室流出道的模型，确定瓣膜植入位置和瓣膜支架展开后相对剩余的流出道尺寸。C.3D 容积模型显示导管输送系统从房间隔穿刺点至二尖瓣的路径和轨迹（红线）。通过使用儿科 TEE 探头在瓣中瓣手术中获得图像。在正交视图中，上、下腔静脉切面（D）和心脏基底部短轴切面（E）显示主动脉瓣位置，箭头为房间隔穿刺相对于既往心房切开补片或缝合线的位置。F.通过颜色对比法，可见生物瓣膜脱垂（箭头）及明显的偏心反流束。G.重新植入到生物瓣膜内的瓣膜支架（箭头）。H-I.瓣中瓣手术（红色箭头）。IAS，房间隔；LAA，左心耳

　　Mak 等比较了 3D TEE 和 MSCT 在拟行经导管二尖瓣植入术（TMVI）的重度二尖瓣反流患者中的应用[29]。结果支持使用 MSCT 作为 D 形二尖瓣环3D TEE 评估的辅助工具，以确定二尖瓣环的大小。

先进的成像工具

超声心动图–透视融合成像

　　X 射线透视可提供导管和器械的高对比度和高清晰度图像，而 3D TEE 更适合显示心脏的软组织解剖结构。EchoNavigator（Philips Healthcare, Andover, MA）是一种将两种成像模式结合起来的系统，可实时将 3D TEE 量化记录叠加在 X 线投影图像上[30-31,55-59]（图 21.6 和图 21.7）。

　　由于 X 射线透视和超声心动图图像均为实时获取，融合图像是执行各种二尖瓣干预所需的许多程序的理想选择。术者可以将注意力聚焦于合成图像上，可视化所有重要的目标，而不是在两个单独的图像显示器之间来回扫视。由于 X 射线透视是大多数介入医师使用的影像学引导方法，因此促进了眼手协调。Kim 等报道了使用超声心动图–透视融合成像在引导经导管主动脉瓣置换术中的应用[60]。在MitraClip 手术和左心耳闭合术中，通过实时融合成像指导经房间隔穿刺被证明是安全有效的，并可缩短穿刺时间[61]。

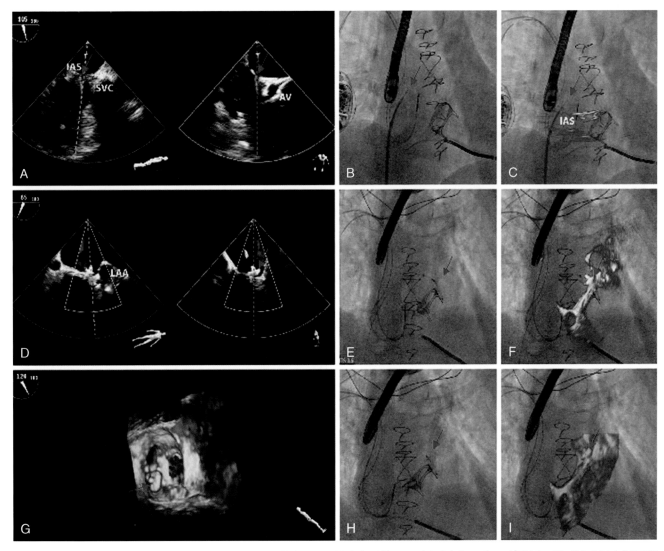

图 21.6 EchoNavigator 系统用于瓣周漏封堵。二尖瓣瓣周漏的封堵术图像。A. 房间隔（IAS）正交视图双平面显示经房间隔穿刺的位置（箭头）。B. 穿刺针（箭头），但如果没有组织验证，很难知道它在空间中的位置。C. 超声心动图和 X 射线透视下房间隔图像重叠，可以同时观察和确定房间隔和穿刺针位置（箭头）。D. 彩色血流多普勒双平面成像显示生物瓣环。可见瓣周漏（箭头）内的血管塞，封堵后残余反流减少。E. X 射线透视图像显示血管塞临近瓣膜缝合环。F. 融合图像显示封堵器的位置（箭头）和封堵器定位后无残余反流。G. 心房视角 3D 图像显示瓣周漏中在 7 点钟位置的血管塞（箭头）。H. 可见二尖瓣的金属环与附近的封堵器（箭头）。I. 叠加图像显示金属瓣膜和封堵器的融合（箭头）。AV，主动脉瓣；LAA，左心耳；SVC，上腔静脉

Faletra 等[62] 描述了在接受 MitraClip、Cardioband 和瓣周漏封堵术的患者中使用超声心动图-透视融合成像的经验，强调了该技术将会成为结构性心脏病经导管介入治疗的主要成像方式。

CT 和透视的叠加

由于具有 2D 特性，单纯 X 射线透视成像通常无法提供足够的解剖细节来引导结构性心脏病介入治疗的实施。现代 C 型臂能够通过旋转图像采集和使用 3D 重建模型来获取类似 CT 的 3D 图像，并将

它们叠加在 X 射线透视图像上，这项新技术在很大程度上为导管和器械操作提供了解剖学指导[63]。

在心导管室中，将 3D CT 数据叠加到实时 X 射线透视图像上有助于介入手术的操作。临床实践中需要完成两幅图像之间的配准，即使如此，实时 X 射线透视图像也只能间歇性与静态 CT 图像配准，这种重叠图像对接受瓣周漏封堵术和肺静脉支架置入术的患者最有帮助[32]。

CT 融合重叠是先进影像学技术应用的又一次更新换代，旨在实现增强手术安全性和疗效的目

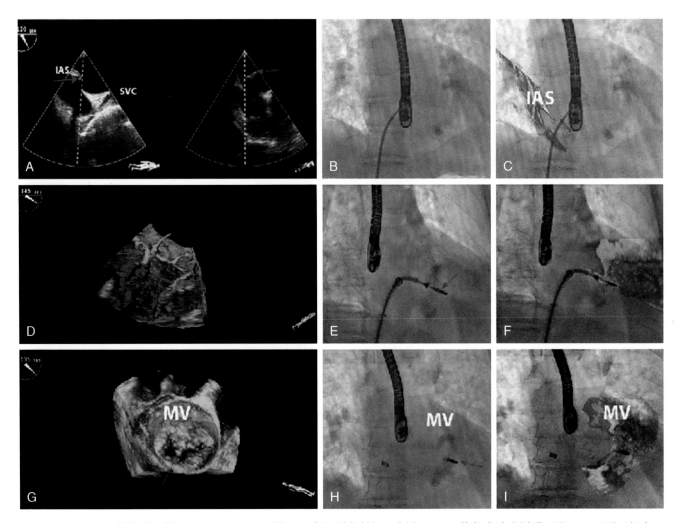

图 21.7　MitraClip 修复术中使用 EchoNavigator 系统。经房间隔穿刺的二尖瓣（MV）修复术治疗瓣膜反流。A. 双平面超声心动图显示经房间隔穿刺（箭头），穿刺针穿过房间隔（IAS）。X 射线透视（B）与 EchoNavigator 融合图像（C）显示房间隔和穿刺针叠加，使组织结构图像一致，为介入心脏病学家提供一个 3D 空间内的组织定位视图。D. 捕获二尖瓣前、后叶的 3D 图像（箭头）。E.X 射线透视下仅可见闭合的夹合器（箭头）。F. EchoNavigator 与 X 射线透视的融合图像可以同时显示打开和闭合的夹合器（箭头）。G. 从左心房视角通过双孔二尖瓣的 3D 超声心动图图像，显示二尖瓣夹合器放置成功（箭头）。H. 夹合器位于钙化二尖瓣环的中心。I. 在二尖瓣组织覆盖层中，钙化环和夹合器位于相同的位置（箭头）。SVC，上腔静脉

标[64]。Schulz 等[65]报道了在实时 3D CT- 透视融合成像引导下进行经导管主动脉瓣置入术与二尖瓣环成形术。

二尖瓣 3D 建模

全容量 3D TEE 数据集可以数字化存储并传输到带有飞利浦 Q- 实验室二尖瓣量化软件（Philips Healthcare）的工作站进行离线分析（图 21.8）。获取完整的瓣环 3D 轮廓后，软件可计算 3D 空间中的瓣环参数，包括瓣环面积、周长、交界处之间的直径、前后径和高度[66]。

Al Amri 等[33]使用 3D TEE 二尖瓣建模证明，经皮 MitraClip 术后二尖瓣前叶对交界处的影响最大，

通过增加交界处长度和面积可改变功能性二尖瓣反流患者的二尖瓣几何形状。Patzelt 等[67]通过使用 MitraClip 系统进行经皮二尖瓣置换术（percutaneous mitral valve replacement，PMVR），证明两个二尖瓣环边缘的力学近似，可以改善二尖瓣环对合，与二尖瓣反流患者的残余二尖瓣反流程度相关。

快速成型技术

快速成型技术是一种将 3D 数字表面模型转换为物理模型的过程，代表着先进图像显示技术的演变，可能作为改进 TCMVP 引导的一种手段[68-70]。未来这项技术将被用于提高日益增多的结构性心脏病患者的治疗水平[36]。凭借现代成像模式（MSCT、

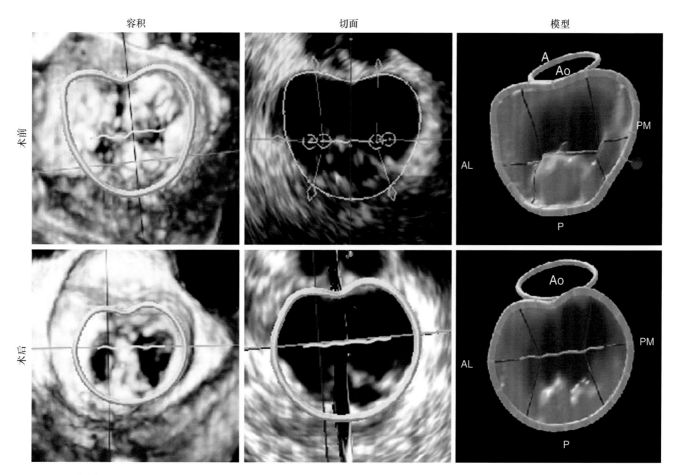

容积　　　　　　　　切面　　　　　　　　模型

术前

术后

图 21.8　二尖瓣的 3D 模型。MitraClip 修复术前后的二尖瓣建模。容积格式（左图）显示从左心房可见二尖瓣的 3D 外观，黄色勾画出二尖瓣环。切面格式（中图）显示 2D 外观（黄色）。图中黄色波浪线表示二尖瓣的对合线。绿色圆圈代表交界处及乳头肌的位置。模型格式（右图）是左心房视角的计算机重建二尖瓣模型。应用 MitraClip 后，二尖瓣前后径从 42 mm 减小到 37 mm，内外径从 46 mm 增加到 48 mm，瓣环周长从 162 mm 减小到 147 mm。MitraClip 发挥治疗作用的两种机制是增强瓣叶对合和调整二尖瓣环。A，前部；AL，二尖瓣前叶；Ao，主动脉；P，后部；PM，后内侧

CMR 和 3D 超声心动图等）所提供的独特功能，快速成型技术已开始扩展到直接影响患者治疗的临床应用领域。本章已描述了在人工二尖瓣置换术后瓣周漏患者中使用快速成型技术[71]。

患者心脏的物理模型有助于术者了解其 3D 关系、规划介入手术类型和对器械实施操作。使用快速成型技术的主要障碍是需要分割图像，产生用于打印的文件格式和打印成本，通常需要花费数千美元。

一般方法

二尖瓣形态和功能的评估

考虑进行 TCMVP 时，外科医生首先需要确定患者的二尖瓣病理形态和功能障碍程度是否适合介入治疗。超声心动图能够详细检查二尖瓣解剖和病理学改变，提供二尖瓣功能障碍的真实程度、类型及其血流动力学结果[72-75]。影像科医师必须全面了解相关解剖结构和拟使用的导管装置。

对于风湿性二尖瓣狭窄患者，支持采用 BMC 的超声心动图表现包括：①二尖瓣口面积缩小（通常＜1.5 cm²）；②二尖瓣交界处融合；③二尖瓣叶无明显增厚和钙化；④非梗阻性腱索；⑤左心房无血栓；⑥无显著的二尖瓣反流。超声心动图可以识别非风湿性二尖瓣狭窄，包括退行性二尖瓣狭窄（即瓣环钙化）、放射治疗所致的二尖瓣狭窄、先天性二尖瓣狭窄和药物诱发的二尖瓣狭窄[75]。这些情况通常不适合经导管干预。

正在考虑接受 TCMVP 的患者常具有显著的二尖瓣反流[76]且患有以下两类疾病之一：退行性（即器质性或原发性）二尖瓣反流［1 个或多个二尖瓣结构受累（图 21.8）］或功能性二尖瓣反流（即继发

性）。功能性二尖瓣反流是由左心室扩张或功能不全和不同步引起的二尖瓣环扩张和瓣膜下结构几何变形的结果，常与缺血性或非缺血性心肌病引起的左心室重构有关（图 21.3 和图 21.4），也可能涉及退行性瓣叶异常和功能异常的混合情况。

房间隔穿刺

经房间隔心导管检查最初被用于左心的血流动力学评估[77]。随着超声心动图的出现，这种方式已不再应用，近 10 年来，除 BMC 和一些消融手术外，经房间隔的心导管检查已很少使用。心房颤动消融和结构性心脏病介入治疗的出现，重新点燃了人们对经房间隔穿刺的兴趣，同时，X 射线透视和血管造影从作为唯一的引导工具转变为 TEE[78-79] 和 ICE[80] 作为经房间隔成像引导的补充。

使用超声心动图辅助经房间隔穿刺可提高对穿刺点精确位置的确定。穿刺点选择的精准性有助于操控导管和器械通过房间隔传送到左心房中和预期的解剖部位[81]；例如，MitraClip 手术的穿刺位点

首选卵圆窝后上方（图 21.9）。TEE 和 ICE 引导的房间隔穿刺也为心脏软组织解剖结构提供了视觉线索，提高了手术的效率和安全性。对于心房扩张或升主动脉扩张的患者，房间隔的直接可视化保证了经房间隔穿刺的安全性显得至关重要。

导管和器械

X 射线透视是结构性心脏病经导管介入治疗的导丝、导管和器械的默认影像学的引导技术。这些导管和器械的设计是为了实现最佳的放射影像可视化。也可以使用超声心动图、CT 和 CMR 替代，但可视化的效果并不理想，常有伪影，术者需要丰富的经验才能在介入过程中最佳地使用这些器械。

特殊经导管二尖瓣介入治疗的影像学引导

表 21.3 总结了目前经导管二尖瓣介入治疗的方式。下文将重点讨论相关的干预措施（使用频率、

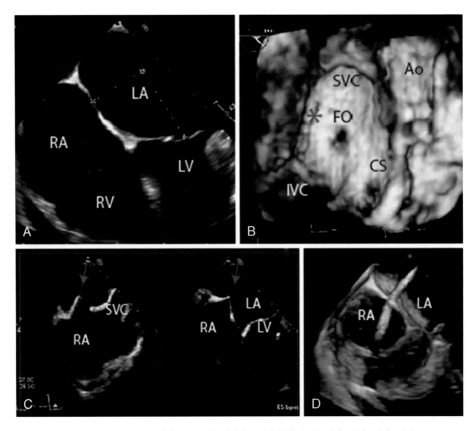

图 21.9 MitraClip 修复术的房间隔穿刺。A. 二尖瓣对合线到房间隔（虚线）的垂直距离（本图为 4 cm）。B. 3D 放大视图从右心房侧显示房间隔。导管尖端（红色星号）位于卵圆窝（FO）的后上方；该区域穿刺有助于将 MitraClip 导引至二尖瓣口。C. X-plane 两腔心切面和四腔心切面显示穿刺针在房间隔待穿刺区域的隆起（红色箭头）。D. 指引导管从右心房推送至左心房。Ao，主动脉；CS，冠状窦；IVC，下腔静脉；SVC，上腔静脉

表 21.3　特定经导管自体二尖瓣介入治疗的影像学引导

介入方法	注释/目前状态	影像学意义
二尖瓣狭窄		
球囊二尖瓣成形术[84]	临床常用 在大多数患者中已取代手术治疗	超声心动图选择解剖结构适合且无明显MR征像
二尖瓣反流		
缘对缘二尖瓣修复术		
MitraClip（Abbott Vascular，Abbott Park，IL）[85]	退行性MR：用于有明显症状的MR患者 功能性MR：COAPT试验正在进行中	超声心动图在患者选择、TEE术中引导和结果评估中发挥核心作用
经导管间接瓣环成形术（经冠状窦）		
Monarc（Abbott Vascular，Abbott Park，IL）[86]	Monarc器械植入冠状窦是可行的，并可减轻MR，但心大静脉通过冠状动脉的患者有冠状动脉受压的风险 停止研发	CT可判断冠状窦与回旋支的关系 TEE/X射线透视可用于确定MR的严重程度及机制、手术引导和结果评估
Viacor（Edwards Lifesciences，Irvine CA）[87]	停止研发	TTE可用于术前和术后MR评估 采用X射线透视和TEE进行术中引导
Carillon二尖瓣轮廓系统（Cardiac Dimensions Inc.，Kirkland，WA）[88]	TITAN试验 CE认证批准	CT可判断冠状窦与回旋支的关系 采用X射线透视/TEE进行术中引导
经导管直接瓣环成形术		
Cardioband（Valtech Cardio Ltd.，Or Yehuda，Israel）[89-90]	正在进行临床试验	需要X射线透视和3D TEE引导
GDS AccuCinch瓣环成形术系统（Graduated Delivery Systems，Santa Clara，CA）[91]	采用逆行经心室入路的直接瓣环成形术装置。在左心室基底部二尖瓣环下间隙植入多组锚栓	超声心动图可定量评估MR和有效反流面积
可调式瓣环成形环（Mitral Solutions，Fort Lauderdale，FL）[92]	新型可塑形镍钛（镍钛合金）成形环加热45 s后会导致几何形状改变为预制形状，从而减小前后径	术中和瓣环调整期间需TEE评估，术后随访采用TTE
动态瓣环成形术系统（MiCardia，Irvine，CA）[93]	完整镍钛合金动态环，可改变房间隔侧直径	二尖瓣修复术心脏复律后用TEE评估
ReCor（QuantumCor，Inc.，Lake Forest，CA）[94]	经皮向二尖瓣环导入治疗性超声能量。可立即减小瓣环直径，似乎更耐久而无瓣环周围组织损伤 动物实验阶段	经TTE测量，相对于基线值，应用器械后二尖瓣环直径立即减小8.4%
经导管腱索置换术		
NeoChord（Neochord，Inc.，Minnetonka，MN）[95]	NeoChord DS1000由一个手持式器械组成，用于通过从左心室心尖部入路进入实施和部署器械	NeoChord DS1000在2D TEE引导下朝向左心房，避免与自体瓣膜下结构连接
经导管左心室重构		
iConasys（Myocor，Inc.，Maple Grove，MN）[96]	RESTOR-MV试验表明，功能性二尖瓣反流患者通过心室重构（而非标准手术）进行血运重建后，生存率升高，主要不良事件发生率显著降低	由两名观察者之一在重点实验室进行MR评估。二尖瓣反流可分为1级（轻度）、2级（中度）、3级（中重度）、4级（重度）
Parachute（CardioKinetix，Palo Alto，CA）[97]	一种基于导管的新型左心室分隔器械可用于治疗心尖部心肌梗死后严重收缩功能不全导致局部室壁运动异常的患者	CT显示，植入器械后，左心室容积显著减小，室壁运动障碍恢复，射血分数有改善的趋势

CT，计算机断层扫描；MR，二尖瓣反流；RESTOR-MV，Randomized Evaluation of a Surgical Treatment for Off-Pump Repair of the Mitral Valve

相关性和上市技术），包括 BMC、MitraClip 缘对缘修复术、二尖瓣瓣周漏封堵术和经导管二尖瓣置换术。尚未达到普遍临床应用的相关介入措施的信息可参见综述文章[4-5,9,82-83]和表 21.3 中列出的参考文献。

BMC

2D 和 3D TTE 和 TEE 在风湿性二尖瓣狭窄患者中的适应证选择、影像学引导和术后评估中发挥重要作用，这些患者可获益于 BMC。其他成像模式［如计算机断层扫描血管造影（CTA）和 CMR］在二尖瓣狭窄患者的评估和管理中发挥次要作用，且在这些患者中很少使用。

TTE 通常足以评估二尖瓣狭窄的病因、严重程度和进行 BMC 的适用性。TEE 和 X 射线透视是 BMC 过程中影像学引导、术中评估及急性并发症监测的常用成像模式。TTE 可用于 BMC 术后的长期随访，包括再狭窄程度判断及再次手术的评估。

二尖瓣缘对缘修复术

术前影像评估

MitraClip 手术已被批准用于手术风险高且有症状的中重度或重度原发性二尖瓣反流患者的经导管治疗[108]，该适应证正在扩大应用于治疗有症状的功能性二尖瓣反流患者[109]。

通常情况下，TTE 能够满足二尖瓣功能障碍的术前评估，识别二尖瓣形态，鉴别退行性、功能性及混合性二尖瓣反流；并将二尖瓣反流划分为中度 / 重度（3＋）或重度（4＋），这是需要进行 MitraClip 手术的反流等级。TTE 可评价心室大小、整体和节段功能、左心房容积、相关肺动脉高压及严重程度。

2D 和 3D TEE 均可提供额外的结构信息，有助于最终筛选合适的 MitraClip 修复术候选患者。TEE 是手术成功不可或缺的一部分，在适用性评估、术中影像指导、手术成功的确认和并发症排除中均发挥作用[110]。

推荐患者进行 MitraClip 修复术的标准包括非风湿性病因、二尖瓣夹合区域无钙化、无重度二尖瓣环钙化、无瓣叶裂隙、无心内血栓或赘生物、中心性二尖瓣反流射流束、二尖瓣口面积≥4 cm²。在合并连枷样瓣叶的退行性二尖瓣反流中，连枷间隙应＜10 mm，连枷宽度＜15 mm，后叶长度≥10 mm。

对于有瓣叶牵拉的功能性二尖瓣反流患者，对合深度应＜11 mm，对合长度应≥2 mm[11,111]。

在接受 MitraClip 治疗的患者中，二尖瓣压力阶差≥4 mmHg，有效反流口面积≥70.8 mm²，二尖瓣开口面积≤3 cm²，提示手术失败的风险增加[112]。3D TEE 测量的二尖瓣口面积可以预测单夹植入后的二尖瓣狭窄；但是，术前左心室流入口中外侧直径更有助于预测双夹植入后的结果[113]。

与上文所述的超声心动图数据纳入标准相比，基线超声心动图评估较差的患者进行经皮缘对缘二尖瓣修复似乎具有相似的安全性和有效性[114]。这些结果表明，随着缘对缘修复术的经验积累，将有机会扩大其使用范围。该技术正在不断改进，包括 MitraClip XTR 系统（Abbott Vascular, Santa Clara, CA）[115]以及其他厂家也正在研发缘对缘修复系统。

在经皮二尖瓣缘对缘修复术后死亡率的预测因子中，基线时的重度三尖瓣反流最为重要。修复术后 30 天三尖瓣反流无改善的患者随访时的死亡率明显升高[116]。这一事实促使人们将 MitraClip 手术联合用于二尖瓣反流和三尖瓣反流的治疗中[117-118]，MitraClip 系统越来越多地被应用于重度三尖瓣反流的经导管治疗中[119]。

术中引导

MitraClip 手术的影像学引导是通过 X 线和 2D TEE、3D TEE 共同完成（图 21.10 至图 21.12）。获取术中基线 TEE 以便能够更好地重新评估二尖瓣形态、全身麻醉下二尖瓣反流的严重程度、左心室大小和功能、二尖瓣跨瓣压力阶差、是否存在肺动脉反流和左心耳血栓、三尖瓣反流的严重程度与肺动脉收缩压。

常规选择经右侧股静脉入路，在直接 X 射线透视引导下，将导丝送入上腔静脉。然后，在 X 射线透视和 TEE 引导下，推送房间隔导管或穿刺针，缓慢撤回至房间隔下缘。在 3 个 2D TEE 平面上（即 90°～120° 两腔心切面、40°～60° 短轴切面和 0° 四腔心切面）选择房间隔穿刺位置，确定穿刺点距二尖瓣环上方的正确高度。

退行性二尖瓣反流和功能性二尖瓣反流的最佳房间隔穿刺高度有所不同。对于退行性二尖瓣反流患者，穿刺部位应位于二尖瓣环上方 4～5 cm，以提供足够的空间来操控导管和装置，而在功能性二尖瓣反流患者中，由于房间隔穿刺隆起处提供了额外

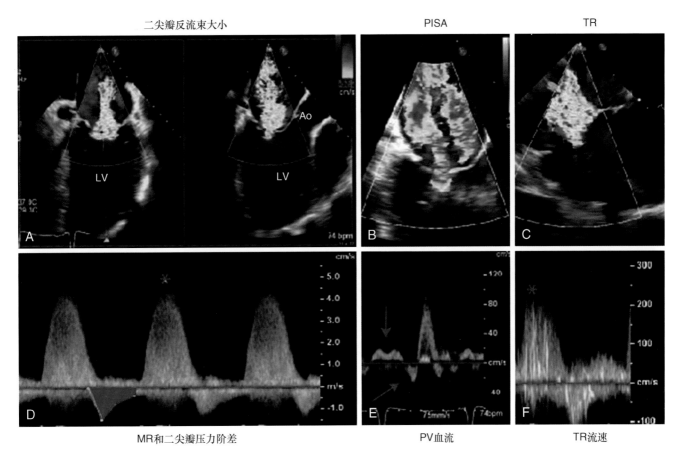

图 21.10　经皮二尖瓣修复术前二尖瓣反流严重程度和血流动力学的评估。A. 填充左心房的彩色血流区域评估重度二尖瓣反流。二尖瓣双交界处水平的两腔心切面和左心室流出道切面显示二尖瓣反流。B. 大直径（＞8 mm）的近端等速表面积（PISA），符合重度二尖瓣反流。C. 合并重度三尖瓣反流（TR），TR 流速仅为 2.5 m/s（见 F 图），由于右心室 / 右心房压力均衡，重度 TR 时用 TR 流速估测肺动脉压不准确。D. 二尖瓣反流射流束的流速约为 5 m/s（红色星号）。二尖瓣平均压力阶差（2 mmHg）和最大压力阶差（5 mmHg）是根据二尖瓣流入的速度-时间积分来估算（红色）；本例中，MitraClip 植入可忽略所有压力阶差。E. 脉冲多普勒记录左上肺静脉（PV）收缩期圆钝（上箭头）和轻度收缩期逆向血流（下箭头），符合重度二尖瓣反流。F.TR 流速图；星号表示 TR 峰值流速。Ao，主动脉

的距离，穿刺点需要略低一些，距瓣环约 3.5 cm 或距瓣叶对合处 4～4.5 cm。应注意观察由导管或穿刺针顶部施加在房间隔上的压力而产生的隔膜隆起处的针尖。对于二尖瓣反流偏向外侧，应增加穿刺点与二尖瓣对合平面的距离，选择位于房间隔最佳穿刺点较低的范围内；如果二尖瓣反流偏向内侧，则需要考虑相反的部位（即选择房间隔最佳穿刺点位置的上限范围）。

当确认导管或穿刺针位于远离主动脉的正确位置上，将穿刺针向前推进或使用射频能量穿过房间隔。穿刺针穿过房间隔时会感觉到轻微的"落空"感；通过 TEE 在左心房中可以观察到穿刺针尖，并常可见微泡，同时血流动力学监测仪上可显示左心房的压力曲线。

在房间隔异常的情况下，TEE 特别有帮助，如

房间隔抵抗、左心房或右心房非常大、房间隔膨出、房间隔膨出瘤或主动脉扩张。TEE 可增加术者选择正确穿刺房间隔位置的信心和安全性。

房间隔穿刺完成后，导管穿过房间隔，撤出穿刺针，在 X 射线透视和 TEE 引导下，将导丝送入左上肺静脉固定导丝推进输送导管。随后，将带有夹合器的操纵系统送入输送导管中，通过操作手柄旋钮来改变输送系统的弯曲角度，使其与二尖瓣对齐，同时应避免与心房壁和华法林嵴接触（图 21.11D）。

在 X 射线透视及 2D TEE 和 3D TEE 引导下，将夹合器输送系统送至二尖瓣口处，其轨迹适合于反流射流束的位置。通过使用双平面 TEE，可同时显示左心室流出道与两个交界处的图像，可将夹合器准确导引至二尖瓣目标区域。在左心室流出道切面可进行夹合器的前后径校正，二尖瓣交界处两腔心

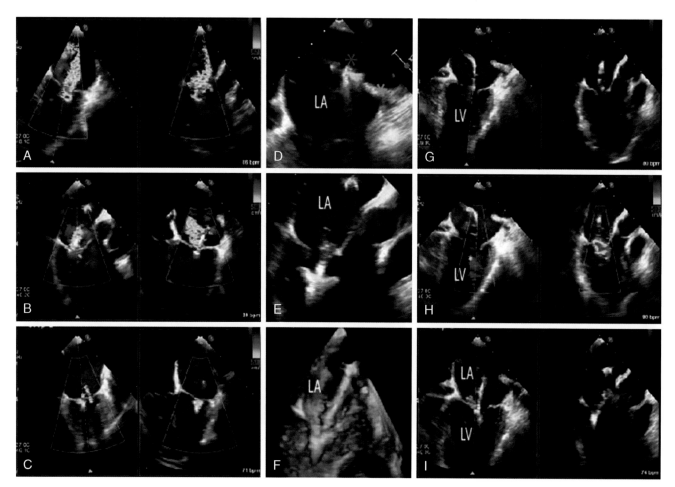

图 21.11 TEE 指导的 MitraClip 修复术。用于修复重度功能性二尖瓣反流的 MitraClip 手术需要两个夹合器。A-C. 彩色 X-plane 切面（二尖瓣双交界处两腔心和左心室流出道切面）提示手术过程中不同时间点的二尖瓣反流严重程度。A. 基线图像显示重度二尖瓣反流。B. 植入 1 个夹合器后仍有中度二尖瓣反流。C. 植入第 2 个夹合器后二尖瓣反流减少。D. 操控夹合器系统（红色星号）在左心房中经过华法林嵴（绿色星号）。E. 左心室内略低于二尖瓣处张开夹合器双臂（箭头）。F.MitraClip 捕获二尖瓣叶的 3D 图像。G.MitraClip 接近二尖瓣口的中心部分。H. 彩色多普勒显像将夹合器引导到二尖瓣反流起源的二尖瓣区域。I.MitraClip 正在捕获瓣叶

切面可矫正中外侧径。

在夹合器系统进入心室前，需要操控系统将夹合器垂直于二尖瓣对合线，从左心房视角通过 TEE 二尖瓣的正面视图可以更好地实现。当夹合器两臂垂直于二尖瓣对合线并位于最大二尖瓣反流束区域时，顺时针或逆时针旋转打开夹合器。随后，在夹臂打开的情况下将其推送至左心室，然后关闭夹臂至 120° 以供后续抓捕瓣膜。在左心室流出道切面，夹合器呈箭头状，以确认夹臂垂直于二尖瓣对合线。

MitraClip 进入左心室并确认没有被腱索卡住后，将其向后拉向二尖瓣，试图抓捕二尖瓣叶。当瓣叶贴附到打开的夹臂后，通过镍钛合金钳夹捕获瓣叶，然后关闭夹合器，但不应达到最紧的程度。应注意使用 2D 和 3D 超声心动图评估瓣叶和夹合器贴合是

否紧密。成功捕获两个瓣叶的关键在于抓捕的瓣叶移动减少、可观察到每个瓣叶均插入夹合器中，以及从左心房视角 3D 正面视图上观察瓣叶夹合的状态。

确认充分抓捕两个瓣叶后，可从多个切面评估是否存在残余二尖瓣反流及其严重程度，然后完全收紧夹合器，这通常会进一步减少反流。此时，二尖瓣呈双孔瓣口，需测量每个瓣孔中的二尖瓣压力阶差，大多数患者有轻度狭窄，理想情况下，通过每个瓣孔的压力阶差应<5~8 mmHg。

满足以下条件时可释放夹合器：有少量残余二尖瓣反流；在不同位置无显著的二尖瓣反流射流束；无明显的二尖瓣狭窄。在 X 射线透视和 TEE 引导下，释放夹合器，移除输送系统，避免输送系统末端的金属矛与左心房壁接触，然后使用导引导管

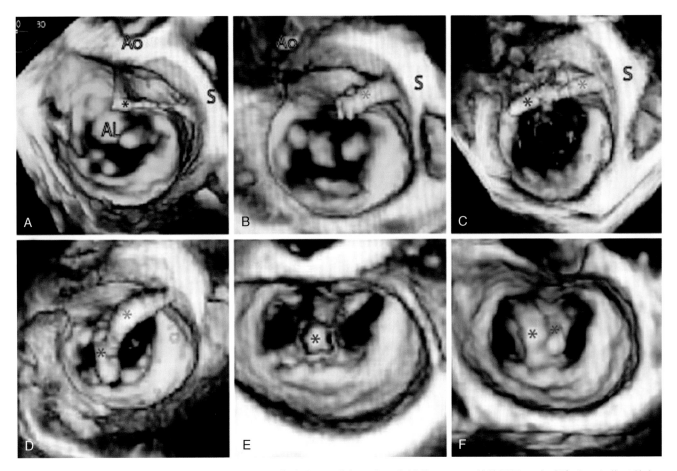

图 21.12 二尖瓣缘对缘修复术的 3D 指引。所有图像均从左心房侧观察二尖瓣的 3D TEE 缩放视图。主动脉（Ao）位于前方；房间隔（S）位于内侧。A. 在左心房中可见导丝（星号）。B. 输送导管（星号）进入左心房。C.MitraClip（红色星号）通过输送导管（绿色星号）进入左心房。D.MitraClip（红色星号）指向二尖瓣口，由输送导管（绿色星号）引导。E.MitraClip（星号）已经捕获二尖瓣前、后叶，形成双孔二尖瓣。F. 患者植入第 1 个夹合器后仍有明显的残余二尖瓣反流，再次植入 1 个夹合器；星号显示两个夹合器

测量左心房压。将导引导管拉回右心房，评估医源性房间隔缺损。撤出导引导管，采用各种方法止血，包括经皮缝合。

如果第 1 个夹合器的内侧或外侧仍有≥2＋的残余二尖瓣反流，术者必须考虑将夹合器移动到更适当的位置或再植入 1 个或多个夹合器。少数情况下，需要处理距离第 1 个夹合器较远处的反流。再次植入的步骤与植入第 1 个夹合器时相同，需要注意的是确认夹合器为关闭状态推进至左心室，此时不能看到箭头状的夹合器，以避免造成第 1 个夹合器脱落。

植入多个夹合器时，超声心动图很难进行区分，可通过搜索已连接到输送导管上的夹合器予以识别。目前放置 2 个夹合器较为普遍，放置 3 个及以上夹合器极为罕见。在释放其他夹合器之前，重要的是评估二尖瓣压力阶差，并采用平面测量法测量两个孔口的大小以确定二尖瓣面积。二尖瓣压力阶差的

评估受心率影响，当患者心率为 60 次 / 分时，二尖瓣平均压差为 7 mmHg，患者清醒且处于身体活跃状态时压力可能增高。

有报道显示，在两个 MitraClip 夹合器之间植入 Amplatzer Ⅱ型血管塞（AVP-Ⅱ，St. Jude Medical，St. Paul，MN）进行封堵治疗，或治疗仅植入 1 个 MitraClip 时出现的二尖瓣交界处的残余反流[120-121]（图 21.13 和图 21.14）。

术后评估

撤出输送导管后，需估测房间隔穿刺区域残留的缺损[122]。通常情况下，患者会出现少量左向右分流，大多在术后几个月内自然闭合。但是，也有部分患者残留较大的房间隔缺损，如果术后持续 1 年，则可导致右心扩大，三尖瓣反流恶化，因心力衰竭而再次住院的概率升高[122]。若存在急性右心室

术前　　　　　　　　　　　　　　　　　术后

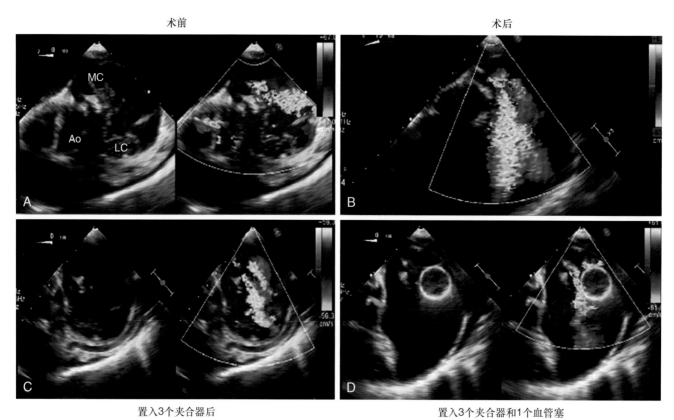

置入3个夹合器后　　　　　　　　　　　置入3个夹合器和1个血管塞

图 21.13　MitraClip 术中植入 3 个夹合器和 1 个血管塞的 TEE 图像。一例 87 岁患者患有重度退行性二尖瓣反流。A. 术前显示二尖瓣内侧交界处（MC）重度二尖瓣反流。B. 植入第 1 个夹合器后几分钟内观察到二尖瓣反流加重。C. 植入第 3 个夹合器后仍有中重度二尖瓣反流 。D. 将 20 mm 的 Amplatzer 血管塞（圆圈）植入内侧两个夹子之间，二尖瓣反流减少至轻度。Ao，主动脉；LC，外侧交界处

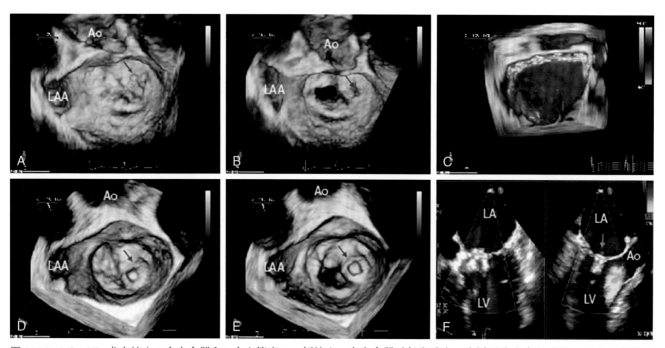

图 21.14　MitraClip 术中植入 2 个夹合器和 1 个血管塞。一例植入 2 个夹合器后复发重度二尖瓣反流患者的处理。A. 左心房视角的二尖瓣收缩期图像。MitraClip（星号）和内侧交界处的残余连枷样腱索（箭头）。B. 舒张期显示双孔二尖瓣，2 个 MitraClip 夹合器（星号）之间有 1 个微小内侧孔（箭头），内侧夹合器的外侧有 1 个较大的外侧孔。C. 起源于夹合器之间的偏心性二尖瓣反流射流束（箭头）穿过整个左心房，终止于左心耳（LAA）。内侧孔太小无法再次植入夹合器，在两个 MitraClip 夹合器之间放置一枚 10 mm 的 Amplatzer II 型血管塞，使残余的二尖瓣反流消失。D. 收缩期血管塞（箭头）图像。E. 舒张期血管塞（箭头）图像。F. 彩色 X-plane 视图显示血管塞（红色箭头）植入后无二尖瓣反流。绿色箭头为内侧 MitraClip 夹合器。Ao，主动脉

功能不全[123]或房间隔缺损分流量较大时，尤其是房间隔组织撕裂或明显的右向左分流可能导致全身性低氧血症时，应考虑经皮置入房间隔缺损封堵器（图 21.15）。

在 TEE 探头撤出之前，须仔细寻找潜在的并发症。通过 3D TEE 评估二尖瓣面积可估测 MitraClip 治疗后的血流动力学改变和预后情况[124]。术者需要排除心包积液和心脏压塞，通常是由房间隔穿刺所致（即穿刺到主动脉或心房后壁）（图 21.16）。在手术的全过程中防止血栓形成非常重要，尤其是房间

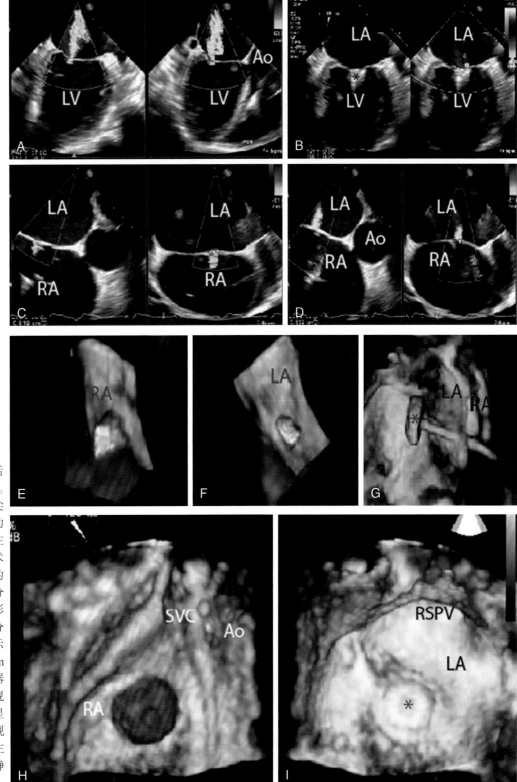

图 21.15　MitraClip 术后大型房间隔缺损（ASD）。A. 一例重度混合性二尖瓣反流患者。B. 患者成功接受 MitraClip 手术，存在微量残余二尖瓣反流。术后出现 ASD 伴有明显的双向分流。C. 左向右分流。D. 右向左分流。E. 彩色 3D 成像提示左向右分流。F. 彩色 3D 成像提示右向左分流。G. 植入 8 mm 的 Amplatzer ASD 封堵器（星号）。H. 从右心房视角观察植入的封堵器（星号）。I. 从左心房视角观察植入的封堵器。Ao，主动脉；RSPV，右上肺静脉；SVC，上腔静脉

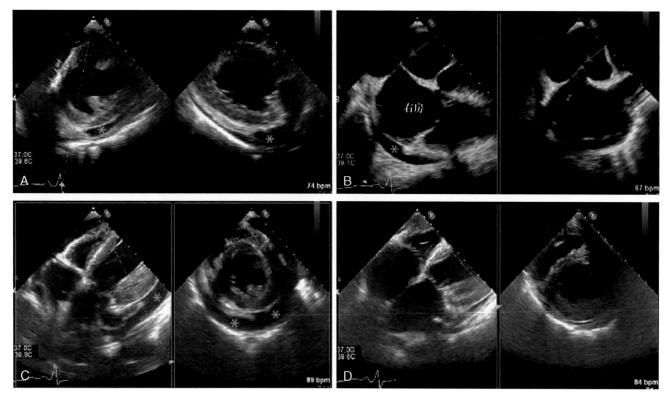

图 21.16   MitraClip 术后心包积液。一例重度功能性二尖瓣反流患者，MitraClip 术后出现大量不明原因的心包积液，引流 270 ml 血性心包积液后心脏压塞缓解，术后二尖瓣反流从重度转为轻度。A. 少量心包积液（星号），提示介入手术开始应观察并记录心包积液量。B. 卵圆窝中央的房间隔隆起（箭头），远离主动脉和左心房后壁，星号为心包积液。C. 大量心包积液（星号）。D. 引流 270 ml 积液后，仍有残余微量心包积液（星号）

隔穿刺区域（图 21.17）。

患者出院前应进行 TTE 检查，最终评估清醒状态下残余二尖瓣反流的程度、二尖瓣跨瓣压力阶差、左心室功能变化、医源性房间隔缺损分流的性质和肺动脉收缩压。

二尖瓣瓣周漏修复术

无明显感染的二尖瓣瓣周漏可在二尖瓣置换术后不久或多年后出现；96.2% 的患者在术后 10 年时无明显的瓣周漏，20 年时为 86.9%[125]。由于某些患者的瓣周漏再次手术矫治具有很高的风险和死亡率，因此出现了经导管介入手术[98,126-127]。在 AHA/ACC 心脏瓣膜疾病管理指南中，对于症状严重或溶血、手术风险高且具有合适解剖特征的患者，推荐进行经皮瓣周漏修复术（推荐类别 Ⅱ a 类）[1]。

经皮瓣周漏修复术需要娴熟的介入技巧和特殊的装置，术前和术中需要影像学技术引导定位，确定瓣周漏的位置、数量和大小；确定通过瓣周漏的入路（经房间隔、逆行经主动脉或直接经心尖部）；协助引导术中的复杂操作[128-131]。

术前影像学规划

二尖瓣瓣周漏术前影像学规划的主要目的包括：①确定瓣周漏的部位、大小和严重程度；②确定是否存在相关人工瓣膜的关闭不全或狭窄；③评估经房间隔穿刺的位置，以优化瓣周漏的导管入路。通常通过 TEE 引导完成，TEE 可以利用解剖学标志作为参考来确定漏口的确切位置。

TEE 评估采用外科手术视图和 3 种角度的测量方法[127]（即主动脉前部、左心耳外侧和房间隔内侧）或基于时钟显示的方向（主动脉位于 12 点钟的位置）[128,130]。CTA 也是如此，从而补充关于漏口大小、形状、边缘和数量等信息（图 21.5）。大多数瓣周漏呈不规则形（而非圆形）、迂曲（而非圆柱形）；瓣环缝合处的一侧可能存在组织钙化。若漏口大于瓣环周长的 1/4 或伴有人工瓣膜摆动，则不适合进行经皮介入修复术。

确定瓣周漏的精确位置后，下一步是决定采用哪种最佳路径经皮封堵，最常见的方法是经房间隔穿刺从左心房顺行入路，也可以直接经心尖部穿刺

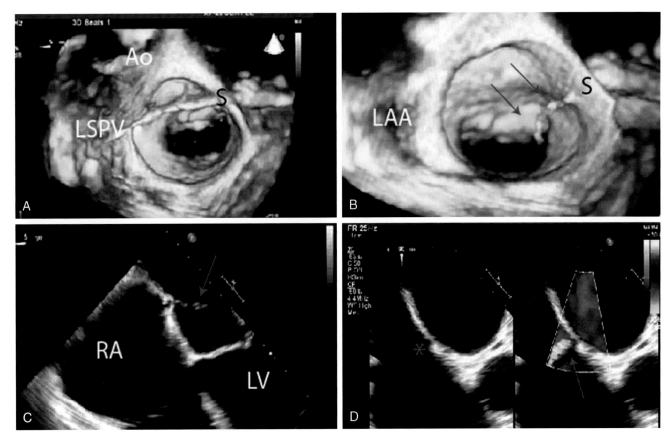

图 21.17　重度二尖瓣反流 MitraClip 术后房间隔血栓。一例因重度二尖瓣反流行 MitraClip 手术的患者。经房间隔穿刺左上肺静脉（LSPV）插管后，发现左心房内有一条索状飘移物附着于房间隔。鉴别诊断包括房间隔穿刺区域的血栓和导管通过时所致房间隔撕裂的组织。可见该飘移物相对稳定，决定继续进行 MitraClip 手术，手术成功完成后二尖瓣反流从 3 级降至 1 级。A. LSPV 中的指引导管和穿刺的房间隔 区域（S）。B.3D TEE 视图可见左心房飘移物（箭头）。C.2D TEE 四腔心切面可见左心房飘移物（箭头），来自房间隔穿刺区域，拟于术后使用房间隔缺损封堵器固定此飘移物。D. 术中显示飘移物消失，术后仅有轻微的左向右单向分流。星号为房间隔缺损区域，箭头为左向右分流。患者无任何全身栓塞的临床证据。Ao，主动脉；LAA，左心耳

或逆行主动脉插管进入左心室[126]。

术中引导

瓣周漏没有特定的修复器械，临床上可超说明书使用多种器械，如房间隔封堵器、Amplatzer Ⅱ型血管塞、动脉导管未闭封堵器和室间隔缺损封堵器[98]。熟悉这些器械和影像学外观有助于影像学引导。

清晰和精确识别解剖标志和 3D 空间定位对于手术成功至关重要，因其有利于影像科医师和介入医师之间的沟通配合。在 X 射线透视和 2D TEE、3D TEE 引导下，将导丝和导管送入左心，推进至瓣周漏区域。随后，将用于穿过瓣周漏的导管更换为输送导管并置入封堵器械。

在器械放置的过程中，成像技术非常重要，以确保器械正确通过漏口，并评估在干预瓣膜周围的瓣周漏时是否对人工瓣膜功能造成影响。确认所选封堵器的位置正确且稳定后，二尖瓣反流可明显减轻，若对瓣膜未造成任何影响，即可释放封堵器械。应根据彩色 TEE 确定是否仍存在残余瓣周漏，是否需要再次置入封堵器械。手术结束前，应评估有无潜在并发症的征象，包括心包积液或心脏压塞、左心室收缩功能和肺动脉压改变，以及房间隔穿刺后的医源性房间隔缺损。

术后评估

TTE 常用于患者出院前的术后评估。根据瓣周漏的位置，TTE 有时不能很好地评估残余二尖瓣反流和已置入的器械状态，需采用 TEE 进一步检查。

TMVI 和经皮瓣中瓣治疗

使用生物瓣膜治疗二尖瓣疾病越来越普遍。但

是，生物瓣膜会随着时间的推移而退化。从历史上看，再次手术是治疗生物瓣膜退行性改变的唯一方法。目前，可以选择经皮瓣中瓣技术和 TMVI。这种创伤性小的介入技术需要进行术前、术中和术后评估[132]。TMVI 适用于手术风险高而不符合手术条件的二尖瓣反流患者[133-135]。尚无经导管二尖瓣手术获得 FDA 的批准。经导管主动脉瓣人工瓣膜 Edwards Sapien（Edwards Lifesciences, Irvine, CA）以超说明书方式用于二尖瓣生物瓣膜植入术后瓣膜退行性病变、二尖瓣环修复术失败，以及瓣环钙化导致的重度二尖瓣反流和二尖瓣狭窄的患者[106,132,136-138]。

多项专用于 TMVR 技术正在进行早期可行性研究。表 21.4 总结了 TMVI 治疗二尖瓣反流临床应用的相关研究。这些器械大多数需要进行心尖部穿刺，并使用 X 射线透视和 TEE 进行手术引导。研究显示，CT 和 3D TEE 的二尖瓣建模有助于 TMVI[29]。术前 CTA 在患者选择和规划介入操作中发挥重要作用。评估潜在的左心室流出道梗阻是所有 TMVR 的关注要点，需要进行术中 X 射线透视和 TEE 检查以比对新旧瓣膜的最佳对齐排列，确定正确位置。评估瓣膜植入后的残余二尖瓣反流、左心室流出道压力阶差和二尖瓣压力阶差至关重要。

表 21.4 特定的二尖瓣介入治疗的影像学引导

介入方法	目前状态	影像学意义
瓣周漏修复		
无特定封堵器材：超说明书使用器械、Amplatzer II 型血管塞、动脉导管封堵器和室间隔封堵器[98]	在大多数患者中已取代手术治疗 评估瓣周漏漏口的大小、位置和数量至关重要 确定封堵瓣周漏所需的方法	TEE 对于指导经房间隔和心尖部入路至关重要 TTE 的应用价值有限：彩色多普勒图像受瓣环钙化和缝合环遮挡的限制 CT 和 TEE 为首选的成像工具
经导管二尖瓣置换术		
用于治疗 MR		
Fortis（Edwards Lifesciences, Irvine, CA）[99] CardiAQ-Edwards（Edwards Lifesciences, Irvine, CA）[100] Tiara 二尖瓣系统（Neovasc Inc., Vancouver, Canada）[101] Tendyne（Tendyne Holdings LLC, a subsidiary of Abbott Laboratories, Chicago, IL）[102] Medtronic Intrepid TMR 系统（Medtronic, Minneapolis, MN）[103]	功能性和退行性 MR 的替代选择 经心尖部和经房间隔入路 固定系统和避免瓣周漏是主要的挑战	3D TEE 是对 CT 评估 D 形二尖瓣环的补充，以确定经导管二尖瓣植入的型号 需要 X 射线透视和 TEE 引导；TEE 可用于引导输送系统与瓣环同轴
用于治疗二尖瓣狭窄和二尖瓣环钙化		
Sapien Valve（Edwards Lifesciences, Irvine, CA）[104] Direct Flow valves（Direct Flow Medical, Santa Clara, CA）[105]	二尖瓣狭窄或重度二尖瓣环钙化患者可采用球囊扩张瓣膜进行经导管二尖瓣置换术，但与显著的不良事件相关。对于治疗选择有限的高风险患者，此器械可能是一种替代方法	CT 和 TTE 可用于评估二尖瓣和瓣环 X 射线透视和 TEE 可用于术中引导
经导管瓣中瓣修复		
Sapien Valve（Edwards Lifesciences, Irvine, CA）[106] Lotus（Boston Scientific Corp., Marlborough, MA）[107]	二尖瓣置换术后功能障碍 二尖瓣环功能障碍 对于生物瓣膜退化或瓣环成形术失败的高风险患者，经皮二尖瓣植入术是心脏直视手术的有吸引力的替代选择	TTE 可用于术前评估人工二尖瓣功能障碍 X 射线透视和 2D/3D TEE 可用于术中引导

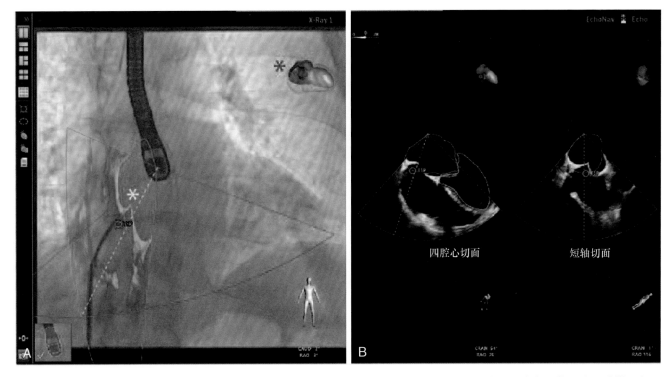

图 21.18　房间隔穿刺的心脏模型和 X 射线透视叠加。一例接受 MitraClip 修复术的患者，在房间隔穿刺时使用全心脏模型与 X 射线透视的融合图像。A. 蓝色星号标注心脏模型，红色框标注导管位置，黄色星号标注房间隔穿刺处隆起的隔膜。B. 图上部显示正确解剖方向的心脏模型示意图。左侧显示四腔心切面的左心房和左心室，右侧显示双腔心的短轴切面。两个图像中均可见房间隔穿刺处隔膜隆起。同时观察心脏模型的超声心动图 -X 射线透视融合图像有利于指导介入手术

总结和展望

由于心脏影像学技术的进步在患者选择、影像学引导和接受 TCMVP 患者的随访中发挥着重要作用，结构性心脏病介入治疗领域正在迅速扩展。3D TEE 可提供详细的结构和功能信息的实时再现，其已成为 TCMVP 影像学引导的主要技术。

传感器设计、硬件和软件方面的研发工作将继续提高超声心动图的图像质量，以引导结构性心脏病的介入治疗。心脏和二尖瓣建模以及超声心动图 -X 射线透视融合成像的拓展，正在扩大超声在心导管室和内外科联合手术室中的适用范围，如叠加透视的全心脏建模、叠加透视的二尖瓣建模，以及选择性增强的组织渲染（图 21.18 至图 21.20）。

对于无法进行 TEE 或 TEE 图像不理想的患者，ICE 将成为可替代的方案，尤其是在 3D ICE 成为常规检查之后。

CMR 是评估左心室重构的金标准，其评估二尖瓣反流的严重程度越来越准确。当超声心动图不能精确评估时，CMR 有助于判断 MitraClip 术后患者二

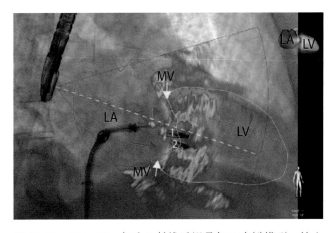

图 21.19　MitraClip 术后 X 射线透视叠加二尖瓣模型。植入 2 个 MitraClip 夹合器后即刻获得的图像，显示 X 射线透视下的心脏模型，紫色轮廓为左心房（LA），粉色轮廓为左心室（LV），黄色箭头标注二尖瓣（MV），红色箭头显示通过双孔二尖瓣的彩色多普勒血流，LV 中部可见 2 个夹合器（1 和 2）

尖瓣反流的严重程度。

MSCT 可提供二尖瓣和二尖瓣环的高分辨率重建，并在显示二尖瓣的形态学特征中发挥越来越重

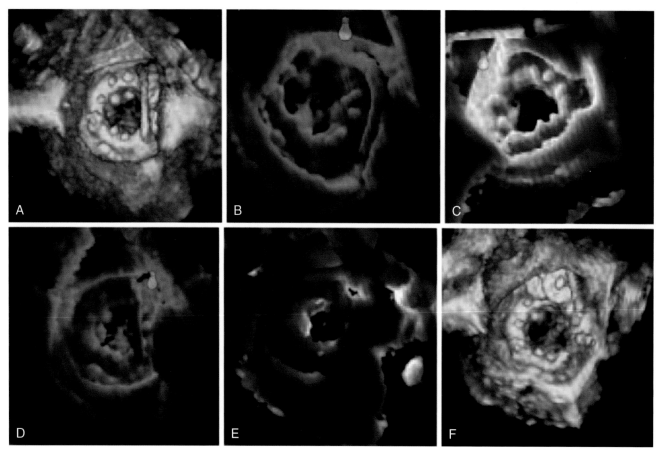

图 21.20　人工二尖瓣置换术后行瓣周漏封堵术的实时图像效果。人工二尖瓣置换术后瓣周漏封堵术的连续 3D TEE 图像。从左心房视角观察人工二尖瓣的所有正面视图。A 图和 F 图使用常规色彩再现，增强的各种照明角度代表不同解剖学位置。B. 灯泡标记的光源位于 12 点钟位置。C. 光源位于 11 点钟位置。D. 光源位于 1 点钟位置。E. 来自左心室的光源，突出显示 1 点钟位置的瓣周漏

要的作用。MSCT 的应用将继续拓展，尤其是在经皮二尖瓣置换的新兴领域中。MSCT 将成为快速成型技术的基础，随着 3D 打印更加低廉和普及，MSCT 将在这种成像模式中发挥核心作用。

TCMVP 与先进的心脏成像技术的结合十分成功，人们满怀信心地预测这种结合将非常持久。

参考文献

扫二维码见参考文献

22

二尖瓣外科手术中的超声心动图应用

Donald C. Oxorn

庚靖淞 译 孙丹丹 审校

要点

- 二尖瓣反流和二尖瓣狭窄是由于二尖瓣装置（包括瓣叶、瓣环、腱索和乳头肌）和左心房、左心室的异常所致。

- 术中超声心动图是二尖瓣外科手术的重要诊断技术，建议用于所有瓣膜修复手术。应用 3D 超声心动图（无论是否为彩色多普勒）有助于临床医生在体外循环前后识别瓣膜病变。

- 全身麻醉和正压通气引起的负荷状态改变对反映二尖瓣反流和二尖瓣狭窄严重程度的指标有显著影响。体外循环后的高流量状况将会导致通过人工二尖瓣的跨瓣压力阶差假性升高。

- 不同种类的人工瓣膜类型（即机械瓣膜或生物瓣膜）在体外循环术后的 TEE 图像上具有独特的超声心动图表现。

- 如果胸骨切开术后二尖瓣功能障碍的机制仍不清楚，外科医生可采用心外膜超声心动图评估二尖瓣的动态状况。

- 二尖瓣修复后残余反流预示预后不良。二尖瓣反流的位置（即中心性或偏心性）及其机制［瓣环矫正不足、新腱索失效、残余瓣叶异常、破裂修复、瓣环断裂或收缩期前向运动（systolic anterior motion，SAM）］与反流程度同样重要。

- 常见的人工瓣膜异常是瓣叶开闭受损（由于血栓、血管翳、钙化或瓣膜下组织压迫）和瓣周漏。瓣膜置换术后遗留的自体二尖瓣组织有可能产生 SAM。瓣膜置换术后的少量瓣周漏通常在肝素减量或停用后消失。

专业术语

超声心动图医师和外科医师之间成功沟通的关键是确保使用相同的专业术语[1]。参考不同的解剖学术语，对结构的命名可能会有所不同。例如，外侧交界处和内侧交界处有时被分别称为前交界处和后交界处。超声心动图医师很容易将瓣叶基底部的连接点识别为瓣环，而通过手术识别时则是左心房心肌和致密白色瓣叶之间可见的过渡水平（图22.1）。当实现最佳沟通且与超声心动图评估一致时，手术效果最好[2]。

二尖瓣前叶与主动脉瓣-二尖瓣幕关系密切，有时被称为主动脉瓣。在主动脉瓣-二尖瓣幕的外缘有一纤维三角区，是重要的外科学标志。后叶可能被称为壁侧瓣叶，因为其接近左心室壁。美国超声心动图学会和美国心血管麻醉医师学会认可的分类如图 22.2 所示。从左到右（或从外侧到内侧），后叶分为 P1、P2 和 P3 节段，非扇形前叶的相应节段为 A1、A2 和 A3。在高达 30% 的后叶标本中发现异常裂隙[3]。

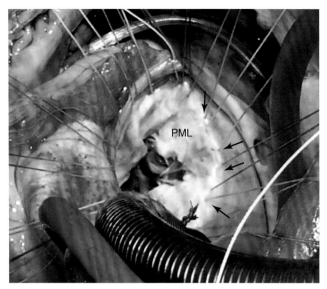

图 22.1　二尖瓣手术暴露。外科医生已缝合二尖瓣后瓣环，后瓣环位于粉红色心房肌和白色瓣叶之间（箭头）。PML，二尖瓣后叶

术中情况

即使对于经验丰富的超声心动图医生，由于没有将大部分临床工作时间放在手术室，术中配置仍是艰巨的任务。许多因素限制了最佳图像采集，包括明亮的灯光和噪声。多名不同的医生和护士负责手术准备和手术程序，所以图像采集时间非常有限。如果可行，超声心动图医生应要求调暗房间照明，或至少要求头顶手术照明均应远离超声心动图系统的屏幕。

大多数全身麻醉药物会降低血管张力和收缩

力。患者常在术前服用血管扩张剂，如血管紧张素转化酶抑制剂（ACEI）和血管紧张素受体拮抗剂（ARB）。超声心动图医生在量化二尖瓣反流程度时必须考虑后负荷降低的影响。正压通气和体外循环对血流动力学有明显影响，可能改变超声心动图检查结果。

手术开始后，使用电灼术会干扰 2D 超声心动图、多普勒超声心动图频谱，尤其是彩色血流多普勒成像数据的质量。在 3D TEE 的多心动周期采集过程中，电灼术也会造成拼接伪影。心电图的失真可能妨碍从 QRS 波正确地触发电影环路记录；超声心动图仪器应配置在设定的时间内存储数据（如 2 s），而不是根据心动周期设定。使用电灼术可能会导致 3D 多心动周期采集模式无法使用。

体外循环前评估

术前准备

在过去的几十年里，随着手术的选择和手术时机的改变，进行手术治疗的瓣膜疾病患者诊断的多样性和敏锐性都有了很大的提高[4-5]。由于先前瓣膜置换术的并发症，患者可能需要再次手术（即手术或介入治疗）或修复。

术前评估后仍存在的不确定因素应予以确定，并制订解决方案。术前 TTE 数据应与临床数据和其他影像学检查结果一起进行回顾；如果可能，应检查实际图像以评估数据质量。如果在 TEE 中发现了

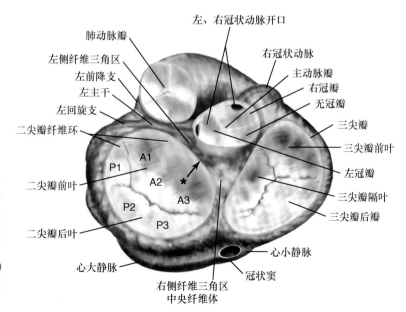

图 22.2　心脏瓣膜解剖示意图，左心房和右心房已切除，大血管被切断。可见 4 个心脏瓣膜的解剖关系。特别是主动脉瓣沿着二尖瓣前叶的中段与二尖瓣相毗邻。肺动脉瓣略高于主动脉瓣，主动脉瓣和肺动脉瓣平面几乎相互垂直。二尖瓣后叶的 3 个扇形瓣叶分别为外侧（P1）、中央（P2）和内侧（P3）；前叶的相应节段为 A1、A2 和 A3。星号表示主动脉瓣-二尖瓣幕

既往未诊断的病理学征象，则应立即与外科医生共享该信息。

全面检查

建议进行系统的术中基线 TEE 检查，以确认或排除二尖瓣异常的机制和严重程度，评估瓣膜的可修复性，并为术后评估提供对比图像。基线 TEE 检查包括 2D TEE、频谱 TEE 和彩色多普勒 TEE，使用标准方法定量二尖瓣狭窄和二尖瓣反流（见第 15 章和第 16 章）。3D 成像可进一步增强对二尖瓣功能异常的理解。

对其他结构（特别是左心和三尖瓣）的继发性影响有助于确定病程。一些通常与原发性和继发性二尖瓣疾病相关的病变（表 22.1），在二尖瓣手术时可能需要矫正。最重要的是认识到负荷状态和心室功能的改变对二尖瓣反流严重程度的深远影响。

2D 成像

2D 成像可以评估瓣叶的一般情况，包括瓣叶厚度、活动度、钙化和瓣膜下病变的程度。评估左心房有无血栓和腱索破裂。若发现左心房或左心室扩张，提示二尖瓣异常的长期性，并应使用现行指南进行评估[6]。超声自发显影或"云雾影"提示左心房内血液相对淤滞；常见于有明显二尖瓣狭窄的患者，预示着左心耳血栓的可能性很高。检测时发现实质性占位通常提示心内膜炎的可能性，可造成瓣膜延伸、瓣叶穿孔、其他瓣膜受累和假性动脉瘤形成（见第 25 章）。

随后，应对二尖瓣进行系统检查。Shanewise等[7]、Foster 等[8]、Bhatia 等[9] 和 Hahn 等[10] 描述了评估计划（图 22.3 和图 22.4；表 22.2）。Hahn 的报告结合了标准 2D 和 3D 切面的结果以及 TEE 适应证、禁忌证和培训要求。使用这些指南可以帮助超

表 22.1　二尖瓣疾病相关病变的围手术期影响		
继发性情况	术前意义	术后意义
肺动脉高压	提示左心室衰竭、左心室流出道梗阻、主动脉瓣疾病、重度二尖瓣反流	需要进行主动脉瓣手术 需要药物治疗
右心衰竭	通常由于左心充盈压升高	需要积极的药物治疗
三尖瓣反流	通常是由于左心充盈压升高；二尖瓣手术时考虑行修复术	必须与原发性三尖瓣疾病相鉴别
二尖瓣收缩期前向运动	考虑进行修复（即部分室间隔切除术）	需要积极的药物治疗；需要进行瓣膜置换术
风湿性瓣膜病	主动脉瓣狭窄、主动脉瓣反流、三尖瓣狭窄/反流需要干预主动脉瓣反流可能影响压力减半时间法计算二尖瓣面积	二尖瓣手术后需要重新评估自体瓣膜或进行修复术/置换术

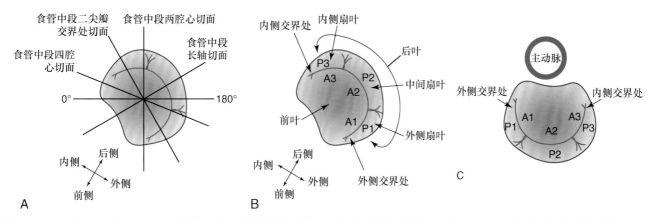

图 22.3　二尖瓣 TEE 切面。A. 二尖瓣短轴切面显示食管中段切面如何横断二尖瓣。通过 0°～180° 多平面角度旋转，使成像平面轴向穿过整个二尖瓣。B. 二尖瓣的解剖平面。C. 外科医生的二尖瓣视野。A1，前叶外侧 1/3 扇叶；A2，前叶中间 1/3 扇叶；A3，前叶内侧 1/3 扇叶；P1，后叶外侧扇叶；P2，后叶中间扇叶；P3，后叶内侧扇叶（From Shanewise JS, Cheung AT, Aronson S, et al. ASE/SCA guidelines for performing a comprehensive intraoperative multiplane transesophageal echocardiography examination: recommendations of the American Society of Echocardiography Council for Intraoperative Echocardiography and the Society of Cardiovascular Anesthesiologists Task Force for Certification in Perioperative Transesophageal Echocardiography. J Am Soc Echocardiogr 1999;12:884-900.）

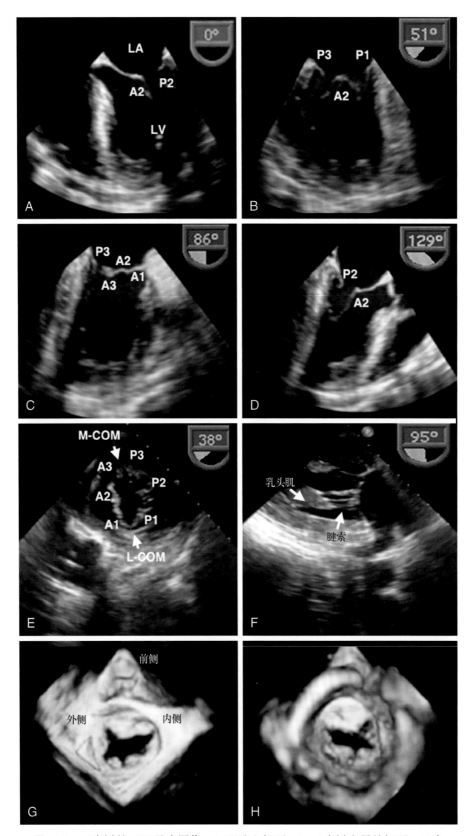

图 22.4　二尖瓣的 TEE 基本图像。A. 四腔心切面。B. 二尖瓣交界处切面。C. 食管中段两腔心切面。D. 食管中段长轴切面。E. 经胃短轴切面。F. 经胃两腔心切面。 G. 左心房视角的二尖瓣 3D 正面视图。H. 左心室视角的二尖瓣 3D 图像。A1、A2、A3，前叶各扇叶；L-COM，前外侧交界处；M-COM，后内侧交界处；P1、P2、P3，后叶各扇叶

表 22.2　二尖瓣的系统检查

切面	切面描述	2D TEE 表现
食管中段四腔心切面（≈0°～10°）	二尖瓣前叶位于左侧，靠近主动脉瓣 二尖瓣后叶位于右侧 可见的后叶和前叶区域主要为P2和A2 探头弯曲和轻微撤回将使A1和P1进入视野；后屈和轻微前移可见 A3和P3	参见图22.4A
食管中段二尖瓣交界处切面（≈50°～70°）	两个明显的接合点 从左至右可见的二尖瓣节段为P3、A2和P1	参见图22.4B
食管中段两腔心切面（≈80°～100°）	小的P3位于左侧，大的二尖瓣前叶位于右侧 与P3对合的节段为A3 其余可见的前叶各不相同	参见图22.4C
食管中段长轴切面（≈120°～140°）	后叶位于左侧，前叶位于右侧 如果扫描平面居中，可见P2和A2 可从一侧扫描到另一侧	参见图22.4D
经胃短轴切面（≈0°～20°）	前叶位于左侧，后叶位于右侧 顶部为后交界处，底部为前交界处	参见图22.4E
经胃两腔心切面（≈90°～110°）	顶部为下壁 底部为前壁 从一侧到另一侧轻微移动可显示乳头肌和腱索	参见图22.4F
3D左心房切面	该切面从左心房俯视瓣膜，最接近外科医生观察瓣膜的实际视野	参见图22.4G
3D左心室切面	该切面从左心室心尖部向上仰视瓣膜 顶部为前叶，底部为后叶	参见图22.4H

A1，A2，A3，前叶节段；P1，P2，P3，后叶节段

声心动图医生在术中识别瓣膜病变的位置。从食管中部位置可获得二尖瓣叶的基本切面（图 22.4）。获得此切面时，轻微移动探头（后退和前进、左右旋转、弯曲和伸展）来全面检查瓣叶的每个节段。在检查阶段可以使用彩色多普勒血流成像，这更有助于阐明二尖瓣反流的机制（图 22.5 和图 22.6）。

经胃切面能最清晰地观察瓣膜下结构，沿着乳头肌方向可以观察到腱索增厚、冗余或明显断裂。在这些图像的基础上，Carpentier 分类可用于确定二尖瓣反流的机制和病因，有助于规划手术方式[11]（图 22.7 和表 22.3）。

测量瓣环直径可指导外科医生选择人工瓣膜或瓣环成形术的瓣环。3D 重建可显示马鞍形二尖瓣环（图 22.4）。马鞍形的低点在交界处，可经交界处切面显示，高点在前后轴上，可经食管中段长轴切面显示。

在与心脏 CT 对比的基础上，瓣环测量的最佳方法是 TEE 二尖瓣交界处切面中的交界处–交界处峰值收缩期直径和长轴切面中的前后径[12]。这也可以通过 3D 成像来实现，使用或不使用二尖瓣重建软件均可。应评估瓣环钙化的程度，从而预测瓣周漏[13]、围手术期卒中[14]，以及是否进行广泛的瓣环清创术；还应评估房室沟处的左心室破裂[15]和左心房夹层[16]。

评估二尖瓣反流的机制时，还需要检查整体和节段性左心室功能。继发性二尖瓣反流是由整体或局部左心室收缩功能不全或左心室几何结构改变所致。然而，慢性原发性二尖瓣反流也会导致左心室扩张，并有可能导致进行性左心室功能不全（见第 5 章），使二尖瓣手术的围手术期管理复杂化。

心外膜超声心动图

如果 TEE 图像不理想，外科医生可以在体外循环前后采用心外膜超声心动图技术[17]。将经胸探头放置在无菌鞘内，然后直接置于心脏上，可以获得大多数高分辨率的标准经胸切面。3D 心外膜超声心动图的应用已被证明是可行的，且图像质量高[18]。

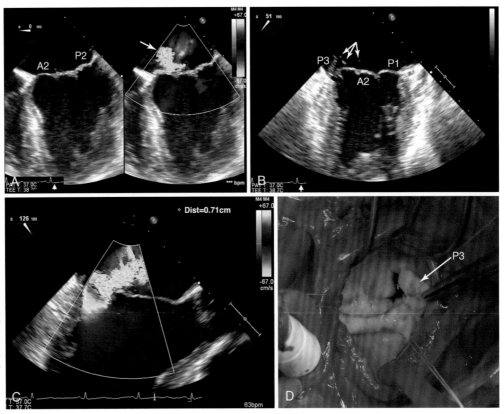

图 22.5　前向二尖瓣反流射流束。46 岁患者，气短多年，入院前 1 周呼吸困难急剧加重。A. 四腔心切面（左）显示二尖瓣对合正常，但彩色血流多普勒图像（右）显示前向二尖瓣反流射流束（箭头），表明后叶脱垂或前叶受限。B. 交界处切面显示 P3 扇叶呈连枷样改变和多条腱索断裂（箭头）。C. 缩流颈宽度 0.71 cm，提示重度二尖瓣反流。D. 手术图像显示后叶 P3 扇叶受累（箭头）。A2，前叶中间扇叶；P1，P2，P3，后叶各扇叶

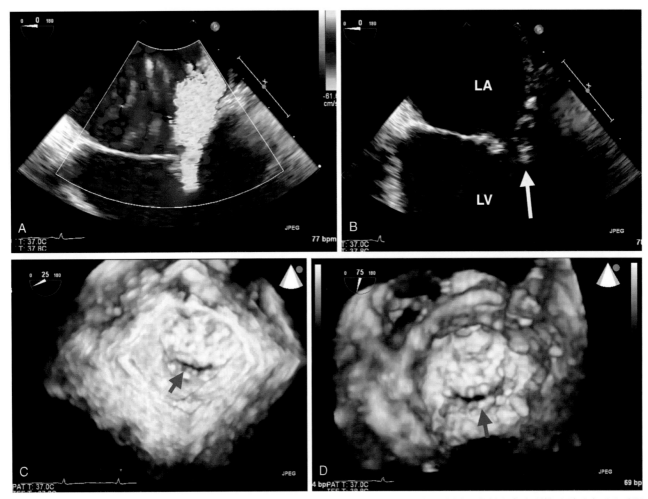

图 22.6　缺血性（继发性）二尖瓣反流。55 岁患者，既往有下壁心肌梗死病史。A. 后向二尖瓣反流射流束表明前叶脱垂或后叶受限。B. 后叶收缩期运动受限（箭头）。左心房视角（C）和左心室视角（D）的 3D TEE 图像显示收缩期瓣膜对合处缺损（红色箭头）

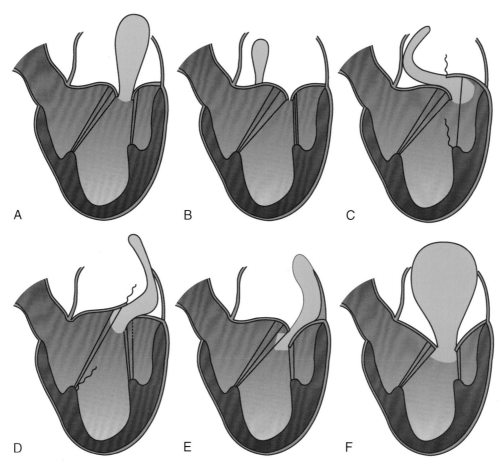

图 22.7　根据瓣叶运动的 Carpentier 二尖瓣反流分类。瓣叶运动分为正常（Ⅰ型）、过度（Ⅱ型）或受限（Ⅲ型）。A-B. 在Ⅰ型中，瓣叶运动正常，射流束倾向于中心性。二尖瓣反流的病因通常是瓣环扩张（A）或瓣叶穿孔（B）。C-D. 在Ⅱ型中，瓣叶运动过度，射流束远离病变瓣叶。E-F. 在Ⅲ型中，病变瓣叶运动受限。Ⅲ型进一步分为ⅢA（即舒张期和收缩期瓣叶运动受限）和ⅢB（即收缩期瓣叶运动受限）。射流束可以指向受累瓣叶（E），两个瓣叶同时受损时射流束可为中心性（F）（Modified from Perrino AC, Reeves ST. The practice of perioperative transesophageal echocardiography. Philadelphia: Lippincott William & Wilkins; 2003.）

表 22.3　手术室中观察到的二尖瓣反流的常见病因	
二尖瓣反流类型	常见病因
结构性二尖瓣反流	二尖瓣脱垂 风湿病 先天性瓣膜疾病 二尖瓣心内膜炎
继发性二尖瓣反流	缺血性心脏病 非缺血性扩张型心肌病
二尖瓣反流伴左心室流出道梗阻	肥厚型心肌病 左心室充盈不足或高动力（通常合并肥厚型心肌病） 二尖瓣修复术后（通常处于充盈不足/高动力状态）

3D 超声心动图

　　许多报道描述了术中 3D 采集和评估的技术[19-22]。潜在益处包括对患者二尖瓣反流机制的解释，更好地评估需要手术处理的瓣膜病变，评估二尖瓣修复术和置换术及术后瓣周漏的定位[23]。

　　尽管 3D TEE 常用作 2D TEE 的补充，但很少有研究试图定义 3D TEE 提供的额外价值。虽然很少有人会质疑二尖瓣手术的术中 3D TEE 是一项成熟的技术，但围手术期的成像技术仍无法弥补术中暴露不足[24]。

　　Grewal 等[25]比较 2D TEE 和 3D TEE 在二尖瓣手术中的应用，发现这两种方法对二尖瓣病因的诊断同样可靠；但是，3D TEE 对累及二尖瓣后叶 P1 段或前叶 A3 段的疾病和二叶式病变具有更高的敏感性和特异性。相似地，Ben Zekry 等[26]报道了 TEE 的 2D 和 3D 方法在诊断二尖瓣疾病方面均非常准确，但 3D TEE 可以更好地预测病变的位置。两项研究均存在这种对比的固有局限性。术中所见被认为是金标准，即使是在心脏松弛的状态下进行。

在一项研究中，Maffessanti 等[27]评估了一大组 Carpentier Ⅱ型患者，发现 3D TEE 可以提高对瓣叶异常的定位，且在修复术前后确定瓣环形状的能力更强。其他研究也报道了 3D TEE 在二尖瓣病变评估中的准确性更高[28-32]，尤其是当交界处受累时[33]（图 22.8）。

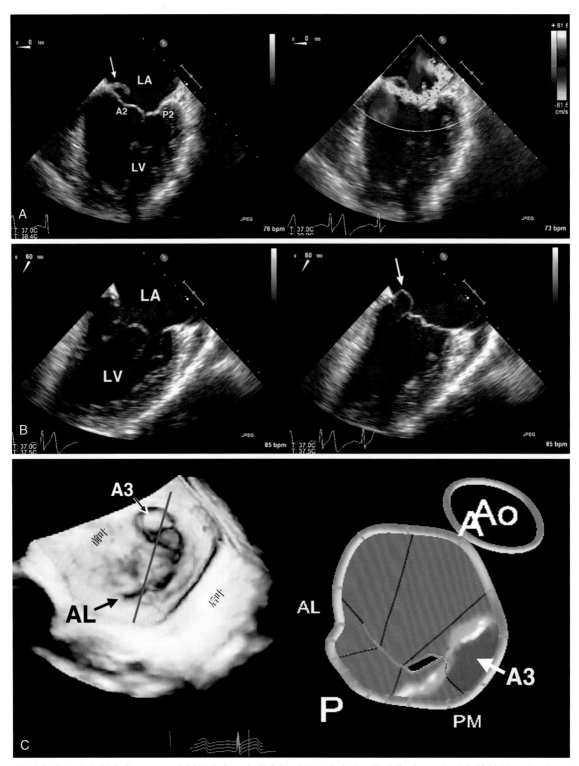

图 22.8　前叶部分呈连枷样改变。A. 42 岁男性患者，有劳力性呼吸困难病史，收缩期从 0° 向后方旋转的四腔心切面 2D 图像（左）显示二尖瓣 A2 和 P2 扇叶功能正常，但有 1 个扇叶存在连枷样改变（箭头）。彩色血流成像（右）显示后向二尖瓣反流射流束，符合前叶病变。B. 在 60° 二尖瓣交界处切面中，瓣膜在舒张期（左）和收缩期（右）正常开放。P3 扇叶脱垂（箭头），但与 A 图中所见的后向二尖瓣反流射流束矛盾。C. 3D 量化显示了这种矛盾现象的产生原理。从左心房视角（左），红色线段近似于 TEE 瓣膜交界处平面；但是，可见 A3 扇叶脱垂，与瓣膜交界处平面相交，并遮挡 P3 扇叶。量化（右）显示 A3 扇叶受损。A，前侧；AL，前外侧；P，后侧；PM，后内侧

3D TEE 可增强人们对二尖瓣叶和瓣环机械结构的理解，以及在体外循环建立前后确定复杂病变的能力（见第 2 章）。瓣膜可从左心房和左心室侧成像。二尖瓣定量软件能提高对二尖瓣病变的全面评估能力，有助于外科医生更好地规划手术方案[2]：切除什么、瓣环形状的选择，以及乳头肌复位等重塑手术的预期效果[34]。手术室使用 3D TEE 的局限性与电灼术对多心动周期采集的负面影响以及分辨率低于 2D TEE 有关，这两种技术仍在相互补充。

二尖瓣反流严重程度

负荷状态

术中评估二尖瓣反流时最重要的混杂变量是负荷条件，这在很大程度上受以下因素的影响：①全身麻醉对心肌收缩力和血管张力的抑制作用[35]；②心脏直视手术和非开胸手术中正压通气对全身静脉回流的影响[36]。由于这些原因，术中二尖瓣反流的程度通常明显低于术前经胸检查所观察到的，这一发现有时会给正确的手术过程带来不确定性。

现已提出了多种策略来重现术前状态下的 TEE 发现。在一项针对各种原因导致的中度及以上二尖瓣反流患者的前瞻性研究中，TEE 在 3 个阶段进行：在麻醉诱导前的清醒镇静阶段、麻醉诱导后和使用去氧肾上腺素使血压恢复至麻醉诱导前水平后[37]。麻醉诱导后血压会显著下降，使用去氧肾上腺素后血压可升高至基线水平以上。与麻醉诱导前的结果相比，缩流颈宽度、反流口面积和反流量的测量值有所减小，但无统计学意义。去氧肾上腺素可使反流参数恢复到基线水平，与麻醉诱导后相比，无论潜在原因如何，二尖瓣反流严重程度会显著增加，这可能是血压升高、前负荷变化和心肌缺血共同作用的结果。

在另一项针对缺血性二尖瓣反流患者的研究中，使用去氧肾上腺素和液体来恢复麻醉诱导前的血流动力学。麻醉诱导后反映二尖瓣反流严重程度的参数值下降，但无显著性差异，随着负荷的增加，血压、反流口面积和反流量超过了基线值[38]。然而，并非所有患者都能观察到这些效应。在不同的二尖瓣反流患者群体中，尽管使用血管活性药物使血压恢复到基线水平，仍有 20% 的患者二尖瓣反流严重程度低于基线水平[39]。

这些研究结果和临床经验强调了术中多普勒估计二尖瓣反流的严重程度较为复杂。二尖瓣反流严重程度的测量受血压下降、体外循环建立后使用起搏器、前负荷和后负荷的变化、左心室收缩力、左心室不同步、二尖瓣闭合力、二尖瓣疾病的病因、合并的其他瓣膜病变及可能诱发心肌缺血的影响。在某种程度上，使用药理学方法恢复基线条件是人为的，负荷参数过大导致的二尖瓣反流严重程度增加的意义尚不确定。此外，在动力性左心室流出道梗阻的患者中，使用去氧肾上腺素可减少二尖瓣反流量。

应在手术室进行无全身麻醉的高质量术前超声心动图检查。基于患者的临床病程和症状、左心室扩张和收缩功能不全的程度以及术前检查中二尖瓣反流定量这三个方面而得出的结论，很少仅因为术中 TEE 二尖瓣反流严重程度定量指标与术前的指标存在差异而被推翻。

彩色多普勒成像

彩色多普勒成像定义二尖瓣反流射流束较为复杂。由于许多技术和生理因素，射流束进入左心房时的大小的定量价值有限[40]。射流束的方向提供了有关二尖瓣反流机制的有用信息（图 22.8），存在多个射流束可能表明瓣叶穿孔（图 22.9）。但是，偏心性射流束看起来比中心性射流束小，因为进入心腔壁的阻挡使它们变得平坦。生理因素（如通过瓣膜的驱动压力或与慢性反流相关的左心房顺应性变化）也会影响射流束的大小。仪器设置（如颜色增益、脉冲重复频率）可独立于反流口面积而影响射流束尺寸。

缩流颈

缩流颈（图 6.15）是反流口处或其下游射流束最窄的中心血流区[41]。在手术室很容易测量缩流颈，可用于评估反流的严重程度。缩流颈可在近端血流汇聚区和流入的腔室中射流束扩张之间的狭窄颈部测量，位于瓣膜口处或远端。缩流颈测量值与二尖瓣反流的侵入性测量值相关，与反流的原因无关，与更复杂的测量值（如反流量和反流口面积）相比，缩流颈测量值更具优势[42-43]。

目前的指南建议，在可行的情况下，应通过更好的定量方法来确认宽度为 3～7 mm 的缩流颈[44-45]。包括其他基于多普勒成像的技术［如近端等速表面积（PISA）］、基于通过二尖瓣和主动脉瓣计算每搏量的容积法[44]。然而，这些方法在术中 TEE 中可能有一定难度。

二尖瓣反流的 3D 定量方法引起了人们的关注[46]。

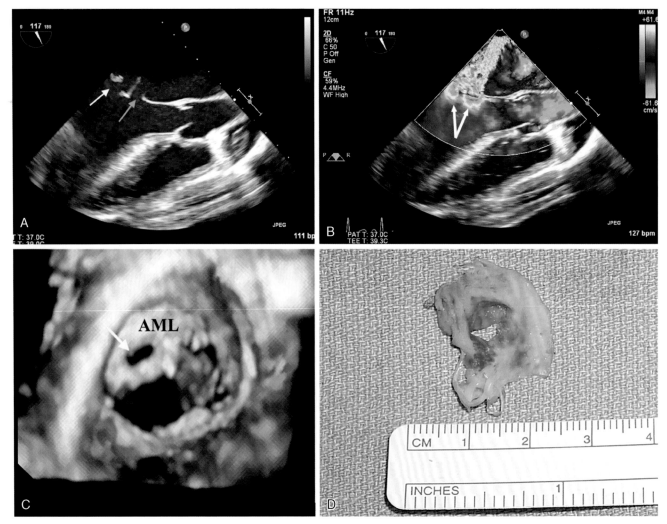

图 22.9 二尖瓣前叶穿孔。A. 在食管中段长轴切面中，白色箭头代表正常的对合点，绿色箭头表示另一反流口。B. 同一切面的彩色多普勒图像。可见两处二尖瓣反流射流束（双箭头），一处为正常的中心性血流束，另一处射流束似乎通过瓣叶穿孔。C.3D TEE 证实二尖瓣前叶（AML）穿孔（箭头）。D. 切除的二尖瓣叶

3D 射流束缩流颈面积的测量很有吸引力，在理论上克服了继发性二尖瓣反流患者的一些非圆形几何差异。重度二尖瓣反流的截断值范围为 0.4～0.6 cm²。然而，上文介绍的术中 3D 成像的固有局限性也适用于这种情况：需要多次搏动、拼接伪影、需要调整交叉平面的精确定向，以及取决于所选收缩期相位的变化[46]。尽管许多研究表明与其他二尖瓣反流定量方法有很好的一致性[47]，但缩流颈面积的测量尚未纳入现行的指南。

频谱多普勒成像

连续多普勒超声心动图可用于检查二尖瓣反流射流束的时间特征和射流束密度。密集、早期峰值和三角形射流束更能显示出明显的二尖瓣反流（图22.10）。

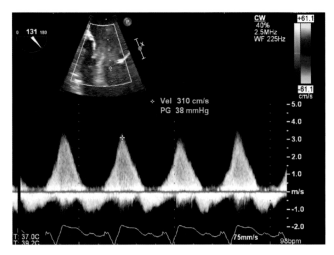

图 22.10 二尖瓣反流的连续多普勒超声心动图。流速剖面非常密集，呈三角形，表明明显二尖瓣反流

表 22.4　基于超声心动图结果的原发性二尖瓣反流修复术成功的概率

类型	功能障碍（Carpentier分类）	钙化	二尖瓣环扩张	修复的可能性
退化性	Ⅱ：局部脱垂［P2和（或）A2节段］	无/局部	轻/中度	可行
缺血性或继发性	Ⅰ 或Ⅲb	无	中度	可行
巴洛病	Ⅱ：广泛脱垂（≥3个扇叶，后交界处）	局部（瓣环）	中度	困难
风湿性	Ⅲa，前叶柔韧	局部	中度	困难
严重巴洛病	Ⅱ：广泛脱垂（>3个扇叶，前交界处）	广泛（瓣环＋瓣叶）	重度	不太可能
心内膜炎	Ⅱ：脱垂伴破坏性病变	无	无/轻度	不太可能
风湿性	Ⅲa，前叶僵硬	广泛（瓣环＋瓣叶）	中/重度	不太可能
缺血性或继发性	Ⅲb，伴瓣膜严重变形	无	无或重度	不太可能

From Lancellotti, P, Tribouilloy C, Hagendorff A, et al. Recommendations for the echocardiographic assessment of native valvular regurgitation: an executive summary from the European Association of Cardiovascular Imaging. Eur Heart J Cardiovasc Imaging 2013;14(7):611-644.

肺静脉的脉冲多普勒超声心动图检查很容易进行，发现收缩期逆向血流对于重度二尖瓣反流的特异性高，但敏感性较低；收缩期圆钝表明中度二尖瓣反流，但其通常与导致左心房压升高的其他原因共存。

可通过脉冲或连续多普勒超声心动图测量二尖瓣流入速度，以评估二尖瓣狭窄。各种定量技术的优点和局限性详见其他章节（见第15章和第16章）。

可修复性瓣膜

目前已有多种二尖瓣修复技术，且在不断发展（见第19章）。特定瓣膜的修复术取决于病变（表22.4和表22.5），更重要的是取决于外科医生的技术。超声心动图医师必须提供做出适当手术决定所需的信息，这涉及全面的二尖瓣2D超声心动图检查，如果具备合适的设备和熟练的操作人员，则需

表 22.5　继发性二尖瓣反流中不利于二尖瓣修复术的经胸超声心动图特征

对合处距离>1 cm
幕状区面积>2.5 cm²
后外侧角>45°（高后叶牵拉）
远端二尖瓣前叶角>25°
左心室舒张末期内径>65 mm
左心室收缩末期内径>51 mm
收缩末期乳头肌间距>20 mm
收缩期球形指数>0.7

From Lancellotti P, Tribouilloy C, Hagendorff A, et al. Recommendations for the echocardiographic assessment of native valvular regurgitation: an executive summary from the European Association of Cardiovascular Imaging. Eur Heart J Cardiovasc Imaging 2013;14(7):611-644.

要进行系统的3D检查。Carpentier分类[11]被广泛用于描述二尖瓣反流的亚组，并与手术方式的选择相关。

Carpentier Ⅰ型：瓣叶运动正常。 在瓣叶穿孔的情况下，瓣叶运动正常的二尖瓣反流（图22.7和图22.9）通常可用补片修复，除非瓣叶的破坏程度妨碍了这种方法。扩张型心肌病患者进行二尖瓣手术联合或不联合冠状动脉旁路移植术（CABG）的适应证详见第18章。必要时，可通过瓣环成形术或瓣膜置换术来完成修复。

Carpentier Ⅱ型：瓣叶运动过度。 过度的瓣叶运动（如二尖瓣脱垂）通常可以修复，最常见切除多余的后叶节段和二尖瓣成形环成形术（图22.11和图22.7）。改变瓣叶长度和瓣环直径可以改变对合点和室间隔之间的距离，因此有可能产生术后室间隔收缩期前向运动（SAM征）。瓣膜置换术后SAM征的病理生理学与解剖因素有关，这为前叶阻塞左心室流出道[48]和体外循环后的生理学异常奠定了基础。解剖因素包括后叶过度运动导致瓣膜对合处向前移位，以及前叶过长（伴有或不伴有成形环尺寸过小的二尖瓣成形环成形术）。

Maslow 等[49]和 Varghese 等[50]强调了体外循环术前检查的重要性，并强调了左心室小、基底间隔扩大、前叶-后叶比例小、主动脉瓣-二尖瓣成角窄和对合处-间隔距离小的重要性，这些均是流出道梗阻的预测因子。用于降低SAM征可能性的改良手术包括后叶缩小联合移位瓣环成形术[51]、后叶脱垂的三角形切除术[52]、前叶缩短术和左心室流出道室间隔部分切除术[53]（见第19章）。巴洛病和双瓣叶脱垂的患者通常不适合修复术。

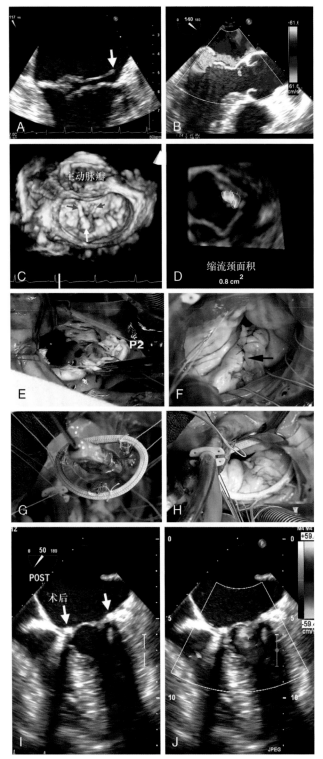

图 22.11 二尖瓣后叶脱垂的修复。A. 在食管中段长轴切面中，二尖瓣瓣叶轻度增厚，P2 脱垂，腱索撕裂（箭头）。B. 彩色血流多普勒成像显示前向二尖瓣反流射流束，射流束的 3 个组成部分均可见。缩流颈宽度为 0.7 cm。C. 外科医生视野的二尖瓣实时 3D 超声心动图显示 P2 脱垂（白色箭头）伴有腱索撕裂（红色箭头）。D. 3D 测量的缩流颈面积为 0.8 cm²。E. 术中外科医生钳夹病变的 P2 段。F. 切除 P2 段后，将 P1 和 P3 扇叶缝合在一起（箭头）。G. 二尖瓣成形环成形术的瓣环尺寸与前叶相符。H. 缝合到位。I. 箭头指示冠状动脉旁路移植术后二尖瓣成形环成形术的瓣环位置。J. 未见残余反流

前叶脱垂的矫正更为复杂，因为它与主动脉瓣-二尖瓣幕有关（图 22.2）。治疗选择包括植入联合腱索或腱索转移[54]和前后瓣叶缘对缘折叠。

如果瓣叶过度运动由心内膜炎导致，通常建议进行瓣膜置换术。极少数情况下，乳头肌破裂会合并心肌梗死，通常累及后下壁。左心房内有时可观察到连枷样瓣叶节段，外科治疗通常选择瓣膜置换术。

Carpentier Ⅲ B 型：收缩期瓣叶运动受限。对称性或不对称性牵拉通常见于缺血性心脏病患者（表 22.6；图 22.7）。瓣叶受限的程度越大，修复术成功的可能性就越小。由于异常并非发生于瓣叶，而是在左心室和瓣膜下结构，新的成形方法正逐渐被引入治疗领域[34]。缺血性二尖瓣反流的外科治疗技术差异很大，美国胸外科学会关于缺血性二尖瓣反流治疗的指南对此进行了总结[55]。

Carpentier Ⅲ A 型：收缩期和舒张期瓣叶运动受限。患有风湿性心脏瓣膜疾病的成人患者通常会接受瓣膜置换术，尤其是合并二尖瓣狭窄的患者（图 22.7）[56]。这些患者的瓣膜通常广泛变形，常伴有腱索受累，不能进行球囊瓣膜成形术。当瓣膜增厚和腱索融合不明显，但因过度反流而判断不适合行瓣膜成形术时，可考虑瓣环成形术。

表 22.4 和表 22.5 列出了基于超声心动图检查结果的原发性和继发性二尖瓣反流患者进行二尖瓣修复术的成功率。梗阻性肥厚型心肌病伴随的二尖瓣反流并不完全符合先前定义的任何类别，其外科治疗包括室间隔心肌切除术和二尖瓣[57]及瓣膜下结构[58]的联合手术。

人工瓣膜

人工瓣膜的问题（如瓣膜破裂或瓣叶卡住引起的瓣周漏）可在胸腔闭合前检测到，这些问题应在患者离开手术室前得到纠正。

出现人工瓣膜问题的患者可能会在后期进行瓣膜置换术，其表现形式取决于人工瓣膜的类型。随着时间的推移，生物瓣膜会发生纤维化和钙化，瓣叶变性可导致反流，而钙化常导致狭窄。机械瓣膜的瓣叶运动异常多由血管翳或血栓形成引起，导致不同程度的狭窄和反流，且多为急性；血管翳和血栓的鉴别通常比较困难，需要其他术前影像学检查，如 64 排心脏 CT[59]。

心内膜炎是机械瓣膜和人工生物瓣膜的另一个

表 22.6　体外循环后二尖瓣的检查

关注的结构	检查	切面	关注点
二尖瓣修复术			
左心室	局部和整体功能、容积状态	食管中部两腔心和四腔心切面、食管中部长轴切面、经胃长轴和短轴切面	足够的收缩力对瓣膜闭合很重要；低血容量或过度收缩易引起SAM征 如果进行乳头肌复位，应检查左心室限制性
右心室	局部和整体功能	食管中部四腔心切面、经胃长轴和短轴切面	新发功能不全可能提示右冠状动脉空气栓塞、明显残余二尖瓣反流
二尖瓣功能	定义残余射流束严重程度及方向 评估对合处长度、残余脱垂、连枷样改变、牵拉	图22.4和表22.2中概述的切面 正确设置的彩色多普勒 肺静脉脉冲多普勒	轻微中心性射流束通常可以接受 偏心性射流束可能提示瓣膜修复有破损
二尖瓣压力阶差	压力阶差增大提示二尖瓣成形环成形术的瓣环尺寸过小	二尖瓣流入血流的脉冲和连续多普勒	由于体外循环后的高流量状态，可能会出现压力阶差
瓣环	评估二尖瓣成形环成形术的瓣环周围位置和二尖瓣反流	图22.4和表22.2中概述的切面	二尖瓣成形环成形术的瓣环周围反流通常是异常的，提示与自体瓣环分离、瓣膜位置不良
LVOT	LOVT梗阻	食管中部四腔心和长轴切面、经胃底切面、经胃长轴彩色血流和连续多普勒切面	异常血流加速提示LOVT梗阻 寻找SAM
周围结构	主动脉瓣、左冠状动脉回旋支、房室结动脉[a]	检查主动脉瓣功能、左冠状动脉回旋支区域、心脏传导阻滞视图	
人工瓣膜置换术			
机械瓣膜	评估正常的双瓣叶运动 彩色多普勒、脉冲和连续多普勒压力阶差	经食管中部扫描 如果瓣膜置于解剖位置，在0°～20°最易观察；如果放置位置与解剖位置相反，在50°～70°最易观察；3D TEE有助于确定瓣叶运动是否充分	小的射流束可以接受 如果瓣周漏很小，通常在肝素减量后自行消失
	LVOT梗阻	食管中部四腔心和长轴切面、经胃底切面、经胃长轴彩色血流和连续多普勒切面	保留前叶可导致SAM
生物瓣膜	评估瓣叶运动、彩色多普勒、多普勒测量压力阶差	食管中部四腔心和长轴切面	常出现小的中心性二尖瓣反流
	LVOT梗阻	食管中部四腔心和长轴切面、经胃底切面、经胃长轴彩色血流和连续多普勒切面	保留前叶可能会导致SAM（图22.17） 人工瓣膜框架可伸入LVOT，很少引起LVOT梗阻

[a]Berdajs D, Schurr UP, Wagner A, et al. Incidence and pathophysiology of atrioventricular block following mitral valve replacement and ring annuloplasty. Eur J Cardio-Thorac Surg 2008;34:55-61.

LVOT，左心室流出道；SAM，收缩期二尖瓣前向运动

问题，可能导致栓塞、瓣叶功能障碍和瓣周感染等并发症，引起瓣膜破裂和形成瘘口。在超声心动图成像中，远端声影是机械瓣膜更令人担忧的问题。使用TTE时，左心房和二尖瓣反流射流束可能会被遮挡，而使用TEE时，左心室和左心室流出道无法很好地显示。这两种技术相互补充，通常在患者评估中都需要使用。

完整的术中评估需要从胃和食管以及不同的角度仔细扫描二尖瓣人工瓣膜。记录瓣叶的外观和生物瓣叶运动是否过度或受限。频谱多普勒成像可用于获得平均压力阶差和压力减半时间，2D和3D彩色多普勒超声心动图可以量化二尖瓣反流的严重程度以及射流束与缝合环的关系（图 22.12）。3D TEE有助于二尖瓣瓣周漏的评估和经皮闭合[60]（见第 21 章）。

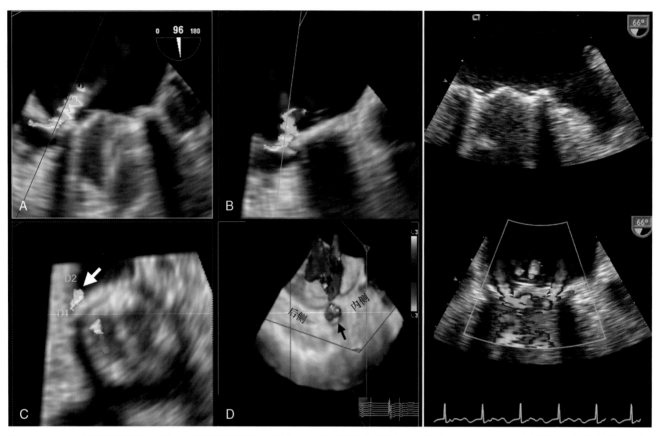

图 22.12   人工瓣膜瓣周漏。1 例 62 岁男性使用双叶机械二尖瓣，因溶血进行 TEE 检查。A-B. TEE 正交图像显示瓣周漏射流束，缩流颈直径为 0.65 cm 和 0.4 cm，缩流颈面积为 0.4 cm²。C. 瓣环内的射流束（箭头）。D.3D 成像精确定位于瓣环后内侧的射流束（箭头）。患者接受外科再次瓣膜修复术。右侧两张图片显示正常的双叶机械瓣膜，在缝合环内有 4 处射流束

三尖瓣反流

三尖瓣反流通常由右心室和三尖瓣环扩张引起，常伴随二尖瓣疾病出现。继发性三尖瓣反流的病理生理学非常复杂。某些情况下，在相对健康的患者中，较轻的三尖瓣反流可以在单纯二尖瓣手术后消退，中重度三尖瓣反流应考虑进行瓣环缩小术，尤其是在扩张型心肌病的情况下[61]。这种方法的合理性在于可使三尖瓣反流进展较缓慢、逆转功能障碍右心室的重塑和使患者获得更好的预后[62-63]。

严重牵拉、年龄增加和术前重度三尖瓣反流提示瓣环成形术后残余三尖瓣反流的可能性很高（图 22.13）。在临床决策中，必须考虑麻醉患者低估三尖瓣反流的风险，因为右心室负荷条件发生了变化。由瓣叶病变引起三尖瓣疾病的患者需要瓣膜置换的可能性更高。

体外循环后评估

自体瓣膜评估

选择合适的患者进行二尖瓣修复术具有良好的长期耐久性。但是，二尖瓣修复术后的残余反流与手术的复杂性有关，预示着再次手术率、二尖瓣反流复发、左心室功能不全和死亡方面的长期预后较差[64-65]。

Anyanwu 和 Adams[66] 将二尖瓣修复术失败的原因大致归类为技术缺陷（如瓣环成形术的瓣环选择不当）或伴有整体或局部左心室重构的潜在疾病进展。超声心动图医师必须识别这两种情况，需要立即在手术室注意的变化，因其可预测晚期手术失败。

在二尖瓣修复术后和取出夹钳之前，外科医生可使用生理盐水扩张心室以寻找修复术的严重不足。术后评估在体外循环结束后开始。此时，超声心动

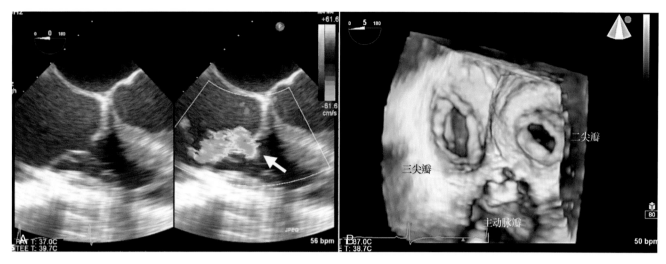

图 22.13　风湿性二尖瓣疾病合并三尖瓣反流。A-B.31 岁风湿性心脏病患者的 TEE 图像可见重度三尖瓣反流，该患者拟行二尖瓣置换术。实时检测下，瓣膜运动减弱（箭头）。B.3D TEE 显示三尖瓣瓣叶增厚、融合。手术置换两个房室瓣

图医师应完全了解外科医生在做什么，以及可以预见的问题。由于此时是血流动力学快速变化的时期，对效果的最终意见应等待基线条件的恢复。体外循环结束后的检查内容见表 22.6。

应仔细评估左心室和右心室功能，特别是进行 CABG（联合或不联合心室重构手术）时。右心室功能不全可能由主动脉阻断期间持续的重度二尖瓣反流、冠状动脉内空气栓塞或心室保护不足所致。所有辅助手术（如三尖瓣环成形术）均须仔细评估。

残余二尖瓣反流的检测是术后检查最重要的组成部分。与体外循环前评估一样，必须检查二尖瓣的多个切面，包括非轴向切面、3D TEE（如果可行），以确定是否存在残余二尖瓣反流。使用与基线水平自体瓣膜相同的标准评估严重程度。在最终确定之前，必须建立正常的负荷条件。

残余二尖瓣反流可能由多种因素引起，人工腱索或腱索转移术失败均能导致二尖瓣反流的持续存在，如果瓣环没有适当缩小，则可能出现对合长度不足和残余中心性二尖瓣反流。如果二尖瓣反流呈偏心性，必须重新检查瓣膜，以确定是否存在持续的对合异常。若残余反流射流束发生在对合区域以外，可能出现切除后用于闭合瓣叶缺损的缝线发生断裂。若二尖瓣反流射流束位于二尖瓣成形环成形术的瓣环以外，提示成形环成形术的瓣环已与自体瓣环分离。术后射流束的方向通常与术前不同。

如果术后二尖瓣反流分级为轻度以上，或是由于严重的技术失败，患者应重建体外循环，重新修复瓣膜或进行二尖瓣置换术[67]。仅在特殊情况下（如患者病情不稳定），才不进行第二次体外循环。

二尖瓣收缩期前向运动（SAM 征）

二尖瓣修复术后的 SAM 征通常首先因为左心室流出道的彩色多普勒混叠而被发现，并伴有残余二尖瓣反流，在四腔心切面和长轴切面上明显可见（图 22.14）。连续多普勒超声心动图的峰值高速延迟（呈匕首样）表现，通常在经胃长轴切面和经胃底部切面中显示，可用于计算流出道的压力阶差，虽然由于多普勒声束与高速射流束之间的角度不平行，压力阶差容易被低估。SAM 征在缺血性二尖瓣反流中很少出现，因为流出道通常较宽大。

前负荷和后负荷的降低以及心率和收缩力的增加可能导致 SAM 征，应通过控制血管张力、容积和心肌收缩力来解决。若二尖瓣反流不能改善，应重新启动体外循环，再次进行瓣膜修复术或置换术。术中 SAM 征在手术室中接受治疗并得以解决的患者，在随访评估时，无论是否进行负荷实验，SAM 征的复发率均较低[68-69]。

极少数情况下，某些先天性异常可能导致术后左心室流出道梗阻。典型示例为房室间隔缺损时出现的主动脉瓣向前移位和左心室流出道鹅颈畸形[70]。二尖瓣环成形术中的瓣环放置足以在术后造成固定性阻塞，可能需要移除成形环成形术的瓣环（图 22.15）。

在全身肝素抗凝减量和移除体外循环插管之前，

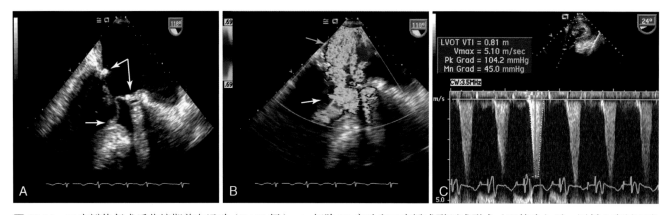

图 22.14　二尖瓣修复术后收缩期前向运动（SAM 征）。A. 切除 P2 扇叶和二尖瓣成形环成形术（双箭头）后，因低血容量而出现 SAM（单箭头）。B. 彩色血流多普勒显示二尖瓣反流（紫色箭头）和左心室流出道梗阻，表现为彩色多普勒混叠（白色箭头）。C.TEE 经胃底成像连续多普勒波束与流出道平行排列，显示冰锥状射流束，提示动态梗阻。二尖瓣反流和流出道梗阻可通过增加血容量和负性肌力的措施得以缓解。实时显像 SAM 征（左）与血流动力学优化后（右）的比较

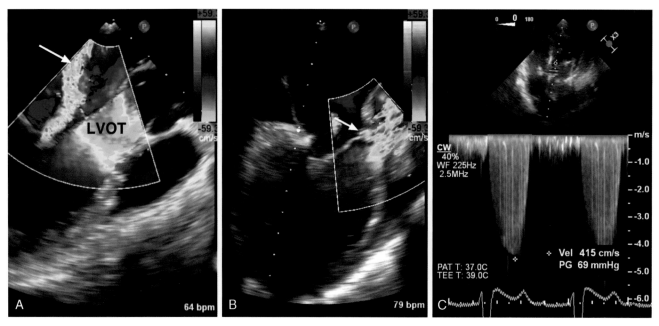

图 22.15　二尖瓣环成形术后左心室流出道（LVOT）梗阻。1 例房室间隔缺损的患者行二尖瓣修复术，可见 LVOT 呈鹅颈征畸形。A. 收缩期食管中段长轴切面显示二尖瓣反流的中心性射流束（箭头）和左心室流出道内的血流。B. 术后，食管中段长轴切面显示二尖瓣成形术的成形环向前移位（箭头），导致 LVOT 狭窄和湍流。C. 经胃底切面显示 LVOT 梗阻模式，峰值压力阶差为 69 mmHg。患者再次建立体外循环，手术移除成形环，LVOT 梗阻得到缓解

必须及时进行评估以纠正问题。

人工瓣膜评估

　　瓣膜置换术后，应通过 2D、3D（如可行）、频谱和彩色多普勒超声心动图对人工瓣膜进行成像。评估三叶瓣的人工生物瓣膜较直接。对于机械瓣膜，在食管中部位置进行 0°～180° 的扫描可以确定评估瓣叶的最佳角度，两个瓣叶均应不受限制地运动（图 22.16）。

　　新植入的人工瓣膜的压力阶差通常高于预期。体外循环后压力阶差的评估可能会被多个因素混淆，包括：体外循环后心输出量增加和贫血、压力恢复、人工瓣膜复杂的血流模式、使用简化的伯努利方程（压力阶差 $=4v^2$；简化方程没有考虑二尖瓣近端的高速血流）[71]。如果有明显的瓣膜功能障碍，任何压力阶差的增大都有意义。人工生物瓣膜的框架有可能阻塞左心室流出道，特别是当左心室流出道较窄而瓣膜轮廓较大时。在后期随访中，发现压力阶差

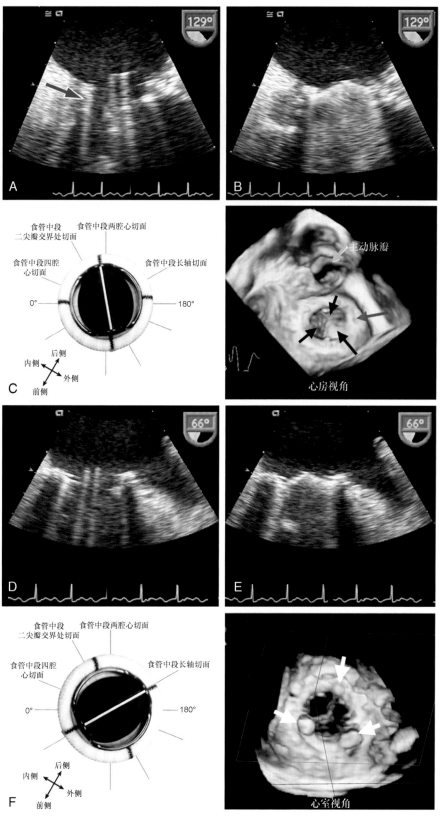

图 22.16　人工二尖瓣定位。A-C. 当双叶人工瓣膜与自体瓣叶平行对齐时（即解剖位置），食管中段长轴切面显示两个瓣叶在舒张期正常打开（A），在收缩期闭合（B）。A 图中箭头表示来自缝合环的混叠或彗星尾样伪影。D-F. 当人工瓣膜垂直于自体瓣膜时（即反解剖位置），TEE 图像平面必须旋转约 65° 以显示舒张期（D）和收缩期时（E）的正常瓣膜运动。右边两个 3D 图像可见正常生物瓣膜。黑色箭头表示 3 个瓣叶，红色箭头表示缝合环，白色箭头表示人工瓣膜的 3 个框架

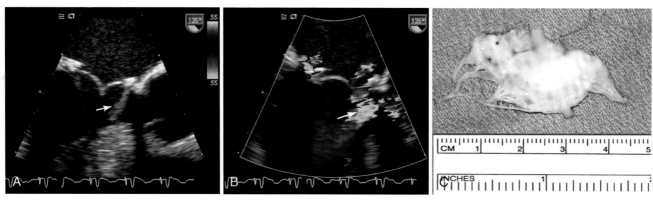

图 22.17 主动脉瓣下梗阻。A. 二尖瓣人工瓣膜置换术和瓣膜下结构保留术后，可见自体前叶组织阻塞左心室流出道（LVOT）（箭头）。B. 彩色血流多普勒显示 LVOT 内出现混叠血流，表明流速加快。C. 重新建立体外循环切除自体前叶后，LVOT 压力阶差恢复。切除的瓣叶组织如图所示

较大时应尽快检查病理性瓣膜阻塞或患者-人工瓣膜不匹配（第 26 章）[71-72]。

大多数人工瓣膜均可观察到二尖瓣反流的彩色多普勒血流，人工生物瓣膜通常可见小的二尖瓣中心性反流射流束，双叶机械瓣膜亦可见小而清晰的瓣膜内射流束（图 22.12）。多角度超声心动图检查有助于确定射流束是生理性还是病理性。

如果保留的二尖瓣组织阻碍瓣膜开闭，则可能出现异常大的瓣膜内射流束[73]。通常需要再次建立体外循环，以便在缝合环内旋转瓣膜或切除多余组织。瓣周射流束通常是异常的（图 22.12），其原因是自体瓣环的位置不当，尤其是在二尖瓣环钙化的情况下。小的瓣周漏在肝素减量后常消失，但较大的瓣周漏在拔管前应在手术室处理，3D TEE 有助于精确定位。

如果患者无法耐受再次体外循环手术或尝试修补瓣周漏在技术上难度很大，则可考虑术后经导管封堵。如果自体瓣膜的前叶保留，二尖瓣置换术后可能合并 SAM 征，这种情况常发生在生物瓣膜和机械瓣膜置换术后（图 22.17）。

邻近结构的评估

二尖瓣环附近有多个薄弱的解剖结构。二尖瓣缝合环中的缝线可能会夹住主动脉瓣的左冠瓣和（或）无冠瓣。左冠状动脉回旋支经过二尖瓣环后方处也很薄弱（图 22.18）[74-75]。应采用 2D TEE 和多普勒超声心动图检查，以排除对这些组织结构的损伤。

指南和预后

AHA/ACC/ASE 指南推荐，在所有外科瓣膜修

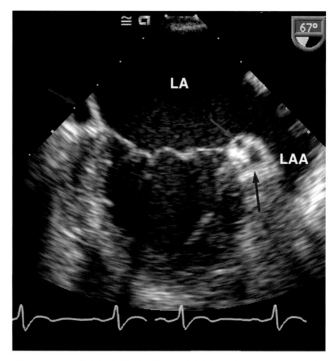

图 22.18 二尖瓣环周围解剖。二尖瓣交界处切面可见左冠状动脉回旋支位于二尖瓣环（红色箭头）附近。蓝色箭头表示冠状窦。LA，左心房；LAA，左心耳

复术和复杂瓣膜置换术中使用术中 TEE（推荐类别 I b 类）[5]。

使用 TEE 存在一些重要的问题：阐明二尖瓣病理时，在体外循环前进行 TEE 能提供哪些额外信息？术后 TEE 对即刻再手术率和延迟再手术率有何影响，是否能改善疗效？

如果体外循环前的检查结果与术前 TTE 结果相矛盾，是否应改变手术计划？答案是肯定的，但前提是能够证明这一新发现不是负荷条件改变的结果，

而是术前 TTE 可能遗漏的某些征象，如瓣叶穿孔。术中 TEE 与术前 TTE 的比较有助于揭示两者之间的差异。

如果体外循环后影像学检查发现异常，是否应提示再次建立体外循环以进行手术纠正？修复术的技术失误或人工瓣膜的明显异常（如瓣叶粘连、大面积瓣周漏、最佳治疗后仍有持续性 SAM 征）应在手术室处理，但在人工瓣膜负荷过重的患者中，更微量的二尖瓣反流都会带来更大的挑战。证据似乎支持采用积极的策略来纠正所有轻微以上程度的二尖瓣反流，因为这是二尖瓣反流复发和不良预后的独立预测因子[65]。在术中环境中，患者对第二次体外循环的耐受能力是一个重要的考虑因素。

总结

二尖瓣手术的决策是一项复杂的任务，必须将临床病史、检查结果和精确成像与当前手术技术和预后结合起来。术中超声心动图的重要作用是识别手术可接受的结果或手术失败。3D 技术的不断更新和对二尖瓣疾病病理生理学的深入了解促进了临床实践和研究领域的发展。

参考文献

扫二维码见参考文献

23

三尖瓣疾病

Grace Lin

米沅 译　张端珍 审校

目录

要点

- 三尖瓣反流通常为功能性改变，并非由三尖瓣叶原发性病变所致，而是继发于其他病变，导致右心室扩张、瓣膜下结构变形、三尖瓣环扩张。
- 连枷样瓣叶所致的重度三尖瓣反流预后不良，应早期手术修复。
- 无论左心室射血分数（LVEF）和肺动脉高压的严重程度如何，三尖瓣反流对临床结局和生存率均有负面影响。
- 若瓣叶无严重发育异常或受损，应首选三尖瓣修复术治疗三尖瓣反流。
- 需要行三尖瓣置换术时，生物瓣膜通常优于机械瓣膜，尽管两者的长期死亡率相似。
- 经导管三尖瓣介入技术是治疗功能性三尖瓣反流新方法。
- 三尖瓣狭窄比较少见，且很少单独出现。

三尖瓣疾病的病理生理学

原发性与继发性三尖瓣疾病

在评估和管理三尖瓣疾病时，鉴别三尖瓣病变是原发性瓣膜病变或继发于肺动脉高压或原发性右心疾病非常重要的第一步。原发性三尖瓣疾病可由风湿性心脏病、类癌性心脏病、三尖瓣脱垂、心内膜炎、外伤和先天性心脏病引起。三尖瓣反流通常为继发性或功能性，系由右心慢性压力超负荷或容量超负荷引起的三尖瓣环扩张和右心室重构所致。

右心对压力超负荷和容量超负荷的反应

右心室的结构和功能随右心室压力和容量负荷的增加以及重构程度而改变。三尖瓣反流可导致右心室慢性容量超负荷，右心室扩大（主要为径向，而不是纵向）[1-2]，进一步导致三尖瓣环扩张，三尖瓣反流加重。与左心对容量超负荷的典型反应不同，右心室收缩功能的变化发生更早[3-4]。然而，与左心瓣膜疾病一样，除非收缩功能下降已经不可逆转，通常对原发性瓣膜疾病进行干预后，右心室容积和收缩功能均有望改善。

右心室容量超负荷也与室间隔运动异常或矛盾运动有关；收缩期时室间隔向右心室中心移动，舒张期快速向后移动，与正常模式相反[5-7]。在这类患者中，室间隔反向弯曲在舒张末期最为明显。相比之下，压力超负荷的患者反向弯曲更为明显，且发生于舒张早期[8]。

右心室对慢性压力超负荷（如肺动脉高压和肺动脉狭窄等）的反应与左心室不同。虽然初始反应均为室壁厚度增加，但前者也可同时出现心室扩张，主要取决于压力超负荷发生的速度与严重程度。如果右心室压力逐渐增加，随着右心室壁代偿性增厚，右心室大小和收缩功能可维持正常[9]。通过干预降低压力负荷后，随着右心室后负荷的下降，右心室收缩功能可逐渐改善。肺移植后大部分患者的右心室大小和收缩功能可获得改善，也支持收缩功能可因后负荷降低而改善这一概念[10-11]。

右心室压力突然升高时，如急性肺栓塞等，即使平均肺动脉压仅为 20～40 mmHg，也可出现右心室收缩功能下降和右心衰竭症状[12]。急性和亚急性右心室压力超负荷常可使右心室扩张，继而导致三尖瓣环扩张和三尖瓣反流，这会叠加容量超负荷状态，形成恶性循环，加重右心室扩大和三尖瓣反流。

诊断原则

三尖瓣狭窄与反流

在详细询问病史和体格检查后，超声心动图仍是诊断三尖瓣病变的基础。原则上与其他瓣膜病变的评估方法完全相同，即明确是否存在三尖瓣狭窄和反流及其严重程度。正确判断三尖瓣狭窄或三尖瓣反流的发病机制并评估右心室重构的严重程度对制订最佳治疗方案至关重要。三尖瓣反流和三尖瓣狭窄的特异性超声心动图评估将在下文介绍。

三尖瓣病变分期

AHA/ACC 指南和 ESC 心脏瓣膜疾病指南建议对瓣膜病变进行分期，以便判断心脏瓣膜疾病进展情况与严重程度。A 期表示存在瓣膜功能障碍的风险；B 期为瓣膜疾病进展期；C 期（无症状）和 D 期（有症状）为严重瓣膜功能障碍期（表 23.1 和表 23.2）[13-16]。

三尖瓣结构正常的患者因其他原因行 TTE 检查

表 23.1　三尖瓣反流的分期			
结构异常	瓣膜血流动力学	血流动力学后果	症状
A期：风险期			
原发性	无或微量	右心大小和充盈压正常	无TR症状
轻度结构异常（如风湿病或脱垂）			
功能性（继发性）			
无或轻度瓣环扩张			
B期：进展期			
原发性	轻度	轻度	无TR症状
进行性结构异常（如中重度脱垂）	反流射流束面积<5 cm^2	右心大小正常	
功能性（继发性）	CW呈抛物线轮廓	中度	
轻度瓣环扩张、中度瓣叶牵拉	中度	右心室大小正常	
	反流射流束面积<5～10 cm^2	右心房正常或轻度增大	
	VC<0.7 cm	IVC正常或轻度扩张、右心	
	CW射流束致密，轮廓多变	房压力正常	
	收缩期肝静脉血流减少		
C期：无症状重度TR			
原发性	反流射流束面积>10 cm^2	右心室/右心房/IVC扩张	无TR症状
瓣叶连枷样变或严重受损	VC>0.7 cm	右心房压力升高	
功能性（继发性）	CW射流束致密，轮廓呈早峰匕首状	体格检查可见V波	
瓣环重度扩张	收缩期肝静脉血流逆向	舒张期室间隔变平	
D期：有症状重度TR			
原发性	反流射流束面积>10 cm^2	右心室/右心房/IVC扩张	右心衰竭
瓣叶连枷样变或严重受损	VC>0.7 cm	右心房压力升高	疲劳
功能性（继发性）	CW射流束致密，轮廓呈早峰匕首状	体格检查可见V波	腹水
重度瓣环扩张（>40 mm或	收缩期肝静脉血流逆向	舒张期室间隔变平	腹部不适
>21 mm/m^2）、瓣叶严重牵拉		右心室收缩功能下降	呼吸困难
			食欲减退
			水肿

CW，连续多普勒；IVC，下腔静脉；TR，三尖瓣反流；VC，缩流颈

From Nishimura RA, Otto CM, Bonow RO et al. 2014 AHA/ACC guideline for the management of patients with valvular heart disease: a report of the American College of Cardiology/American Heart Association Task Force on Practice Guidelines. J Thorac Cardiovasc Surg 2014;148:e1-e132.

表 23.2　三尖瓣狭窄的分期

分期	结构异常	TS的严重程度	后果	症状
C期和D期：重度TS	瓣叶增厚、变形或钙化	PHT≥190 ms 瓣口面积≤1.0 cm² 心率70次/分时压力阶差>5～10 mmHgª	右心房/IVC扩张	受合并瓣膜病变严重程度的影响，无症状或有右心衰竭症状： 疲劳 肝淤血 腹部不适 呼吸困难 水肿

ª 跨三尖瓣压力阶差受心输出量、心率和呼吸时相的影响

IVC，下腔静脉；PHT，压力减半时间；TS，三尖瓣狭窄

From Nishimura RA, Otto CM, Bonow RO et al. 2014 AHA/ACC guideline for the management of patients with valvular heart disease: a report of the American College of Cardiology/American Heart Association Task Force on Practice Guidelines. J Thorac Cardiovasc Surg 2014;148:e1-e132.

时偶然发现微量或轻度三尖瓣反流，通常是一种正常生理现象。相比之下，如果三尖瓣结构异常，瓣膜病变则有不断进展的风险，即使是微量三尖瓣反流也应对其症状进行监测，同时对瓣膜病变严重程度和右心室重构程度等进行评估。虽然指南对所有三尖瓣反流的分期均提出指导意见，但三尖瓣狭窄仅有 C 期和 D 期的描述（表 23.2）。

右心室大小和功能评估

晚期右心室功能不全可导致心力衰竭恶化，使三尖瓣外科手术后死亡率升高[17]。尽管超声心动图可对右心室大小和功能进行形态学评估，但右心室的 3D 解剖结构复杂，准确测量非常困难[18-19]。3D 超声心动图成像对右心室容积的测量优于 2D 成像，而 CMR 成像的准确性和可重复性更高[20-22]。但是，CMR 评估右心室功能的准确性低于评估左心室[23]。

M 型超声心动图测量收缩期三尖瓣环位移是一种简单且可重复性高的评估右心室纵向功能的方法，该方法与超声心动图的其他右心室功能测量方法（如右心室射血分数）相关性良好，但对于特殊人群（如先天性心脏病患者），准确性欠佳[18-20,24]。

采用其他反映右心室功能的指标同样可行，如右心心肌功能指数（Tei 指数）[25]和组织多普勒超声测量的收缩期峰值流速和三尖瓣环位移等[26-28]，这些指标对于肺动脉高压和其他病变的预后判断具有一定价值[18-19]。超声心动图测量右心室纵向应变可用于评估右心室整体和局部收缩功能，纵向应变降低提示肺动脉高压进展[18-19,29]。

右心室肥大的程度可根据右心室游离壁厚度进行定性评估[18-19]。室间隔运动时间也可反映右心室功能，但 M 型超声心动图的效果通常比 2D 超声心动图更好。如有右心室扩大，仔细评估房间隔和肺静脉对于排除左向右分流至关重要，若 TTE 仍然难以确定，则应行 TEE 检查。

肺动脉压

测量肺动脉压是评估右心瓣膜疾病的基本组成部分。右心室压可以通过三尖瓣反流射流束的流速（V_{TR}）和下腔静脉形态进行无创性评估。大部分三尖瓣反流患者可以估测右心室-右心房压力阶差（ΔP_{RV-RA}），简化的伯努利方程如下：

$$\Delta P_{RV-RA} = 4\,(V_{TR})^2$$

其中，ΔP＝压力变化；RA＝右心房；RV＝右心室；TR＝三尖瓣反流；V＝流速。

根据下腔静脉内径和呼吸时的内径变化，可以估测右心房压力，然后加上多普勒测量的压力阶差，即可计算右心室收缩压。然而，对于瓣口开放较大的重度三尖瓣反流，由于其腔室之间的压力可迅速获得平衡，导致右心室-右心房压力阶差降低，右心室收缩压可能会被超声心动图低估。

三尖瓣解剖

正常解剖与变异

正常三尖瓣由 3 个帆状瓣叶组成：前叶、后叶和隔叶（图 23.1）。前叶最大，解剖学变异最小，后叶和隔叶较小，大小和位置变化较大。三尖瓣乳头肌的数量各不相同。前乳头肌较大，通常恒定存在，并为前叶和后叶提供腱索。约 20% 的正常人存在间

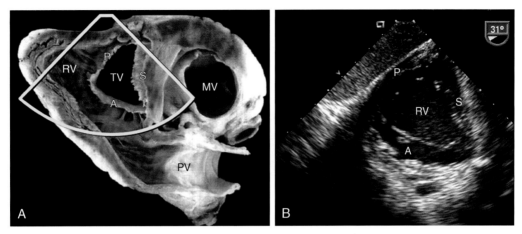

图 23.1　正常三尖瓣解剖。A. 短轴切面右心室（RV）和三尖瓣（TV）病理解剖图。该病理切片方式复制了
TEE 经胃切面探头 31° 的图像。可见三尖瓣隔叶（S）、前叶（A）和后叶（P）。B.TEE 经胃相同切面显示的
右心室短轴切面，以及三尖瓣隔叶、前叶和后叶（A, Image courtesy of Dr. William D. Edwards, Department of
Laboratory Medicine and Pathology, Mayo Clinic College of Medicine. ）

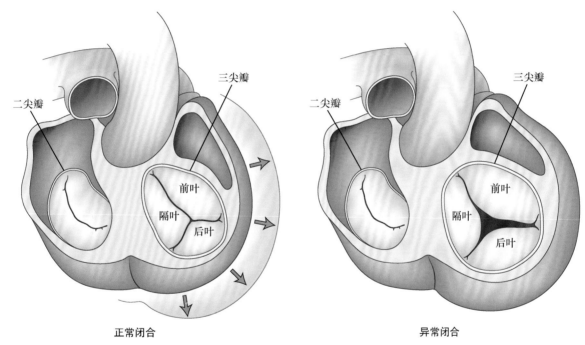

图 23.2　三尖瓣关闭状态示意图。三尖瓣闭合正常（左图）和因功能性三尖瓣反流而闭合异常（右图）。由于
右心室邻近前叶和后叶沿游离壁（箭头）向一侧扩张，导致三尖瓣中心性闭合不良

隔乳头肌缺如[30-31]，隔叶也可直接插入右心室游离
壁，且通常比二尖瓣前叶的间隔部分更靠近心尖部
（≤10 mm）[30,32-33]。隔叶的移动性最小，最大支撑
力来源于纤维三角区[33]。

病理状态下的解剖学变化

正常三尖瓣环呈椭圆形、非平面或呈马鞍形。
间隔至外侧壁的横径（从主动脉瓣到外侧游离
壁）比前后径更大，最高点位于前间隔（靠近主动脉

和右心室流出道）与后侧壁（邻近游离壁处），最低
点位于后间隔和前外侧壁[34-35]（图 23.2 和图 23.3）。
三尖瓣环间隔部包括纤维三角区，随着右心室扩大，
三尖瓣环主要沿右心室游离壁靠近前叶和后叶处向
外扩张[33,35-36]，瓣环变得更圆、更扁平，从而影响
前叶和后叶的闭合[33,35-36]。

重度功能性三尖瓣反流手术干预的建议是基于
三尖瓣环扩张的严重程度（表 23.1）。AHA/ACC 和
ESC 心脏瓣膜病指南[3-16] 将重度三尖瓣环扩张

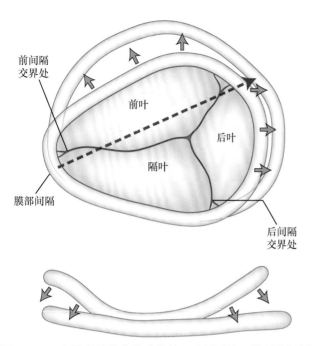

图 23.3　三尖瓣环扩张合并功能性三尖瓣反流。瓣环沿间隔至侧壁（虚线）轴向扩张（箭头）。随着瓣环扩张，三尖瓣原先有高有低的正常马鞍形消失，瓣环变圆、变扁平（底部）

（C 期或 D 期）定义为瓣环≥40 mm 或 21 mm/m²。但是，正常人三尖瓣环大小会因心动周期和超声心动图不同切面而不同[37]。

采用统一方法测量瓣环大小对决定是否行外科手术和经导管介入治疗至关重要。三尖瓣环通常应测量最大径，即在舒张早期测量心尖四腔心切面间隔中段至前壁中段距离[37-38]。虽然 2D TTE 是测量三尖瓣环大小最常用的方法，心脏 CT 和 CMR 也可显示瓣环附近和瓣周结构，为制订外科手术和经导管介入治疗方案提供有用信息。当 2D 超声心动图在成像方面存在技术上的困难或难以进行超声心动图时，CT 和 CMR 可对瓣环进行精确测量[30,39-40]（图 23.4）。

三尖瓣叶成像

标准 2D TTE 切面很难同时观察到三尖瓣的 3 个瓣叶，而需采用不同切面并调整探头角度，常用切面包括胸骨旁右心室流入道长轴切面、主动脉瓣水

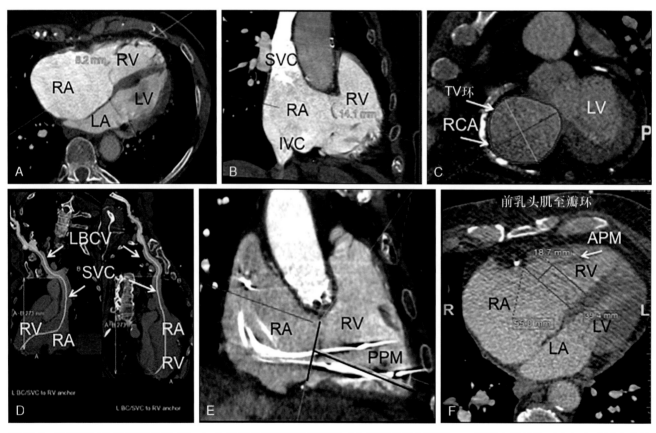

图 23.4　经导管三尖瓣修复术前 CT。A-C. 采集多切面图像以测量三尖瓣环直径和面积。D. 测量血管结构至右心室壁锚定点的距离（绿线和箭头）。E. 识别和定位其他结构，如装置导线等，防止其术中受损。F. 识别前乳头肌（箭头），以便测量其至三尖瓣环的距离。APM，前乳头肌；IVC，下腔静脉；LBCV，左侧头臂静脉；PPM，后乳头肌；RCA，右冠状动脉；SVC，上腔静脉；TV，三尖瓣

平短轴切面、心尖四腔心切面和剑突下切面等[41]。通常，一个切面只能显示 2 个瓣叶，而前叶在超声心动图中最易显现[42]。

　　在心尖四腔心切面，前叶与右心室游离壁最近，而隔叶与之相反，且靠近间隔。在胸骨旁右心室流入道切面，前叶在近场区，其对侧可能是隔叶，也可能是后叶[42]。除非能从调整后的剑突下切面或 TEE 经胃切面采集三尖瓣短轴图像[38,41]，其他切面很难准确区分三尖瓣的 3 个瓣叶。准确无误地区分 3 个瓣叶须进行实时 3D 超声心动图检查[41,43]，心脏 CT 或 CMR 检查也有益处，尤其是对于先天性心脏病患者（如 Ebstein 畸形）[42,44]。

三尖瓣反流

病因

　　本质上，中度及以上三尖瓣反流多为功能性改变。功能性三尖瓣反流是指反流并非由三尖瓣原发性病变引起，而是由其他可导致右心室、右心房和三尖瓣环扩张、瓣膜下结构变形和瓣叶对合不良的疾病所致[38]。无论何种原因，中度及以上三尖瓣反流通常会引起右心室容量超负荷，对血流动力学产生负面影响，进一步加重三尖瓣反流，导致进展缓慢但不可避免的临床症状和血流动力学恶化。临床明显三尖瓣反流的病因见框 23.1。

　　功能性三尖瓣反流见于严重左心疾病所致的肺静脉高压、肺动脉高压或因肺部疾病引起肺源性心脏病导致的肺动脉高压患者[30,33,38]。一般规律是，当肺动脉收缩压升高至 55 mmHg 以上时，即使三尖瓣叶解剖结构正常，也可发生三尖瓣反流；如果肺动脉收缩压较低（<55 mmHg）仍出现轻度以上三尖瓣反流，则提示三尖瓣叶或瓣膜下结构存在异常[45]。慢性心房颤动导致的三尖瓣环扩张、心肌梗死或心肌病所致的右心室扩张、房间隔缺损或肺静脉异位引流等导致的长期左向右分流，这些疾病均可引起瓣叶张力增加或对合不良，出现功能性三尖瓣反流[30,38,44,46]。

　　引起三尖瓣反流的三尖瓣原发性病变包括钝性创伤、医源性损伤和特殊疾病等。永久起搏器或心内除颤器导线可通过多种机制损伤瓣膜，包括导线与三尖瓣附属结构缠绕、直接导致瓣叶穿孔、导线与瓣叶发生纤维性粘连、拔除导线时拽脱或撕裂三

框 23.1　三尖瓣反流的病因
先天性病因
Ebstein 畸形
三尖瓣发育异常
三尖瓣发育不全
三尖瓣裂隙
双孔三尖瓣
先天性三尖瓣口无功能
右心室疾病
右心室发育异常
心内膜心肌纤维化
获得性病因
瓣环扩张
左心瓣膜病变
缺血性心脏病伴乳头肌断裂或破裂
感染性或消耗性心内膜炎
创伤
三尖瓣脱垂或连枷样变
类癌性心脏病
风湿性心脏病
医源性（如辐射、药物、活检、起搏器、埋藏式心脏复律除颤器等）
右心室扩张
肺动脉高压
原发性肺动脉高压
继发于左心疾病（如心脏瓣膜疾病、心肌病等）
右心室容量超负荷
房间隔缺损
异常肺静脉引流

尖瓣叶[47]。由于瓣叶损伤易被漏诊，因此临床上应高度警惕，尤其是当此类患者出现右心衰竭恶化时。超声心动图（包括 3D 成像）有助于明确三尖瓣叶与导线之间的位置关系（图 23.5）。导线也可通过 CT 显示[48]，但由于存在导线伪影，其与三尖瓣叶的位置关系难以确定。

　　有症状的患者可能需要修复或置换三尖瓣[47]。无感染患者取出起搏器或除颤器对三尖瓣反流的改善作用尚不明确，这是因为长期留置的导线本身就可造成瓣叶损伤[49]。

　　经静脉行心内膜心肌活检可直接损伤三尖瓣叶或腱索，尤其是心脏移植患者为监测免疫排斥反应而反复进行活检时[50]（图 23.6），活检时使用超声心动图实时 3D 成像监测可防止三尖瓣叶或瓣膜下结构

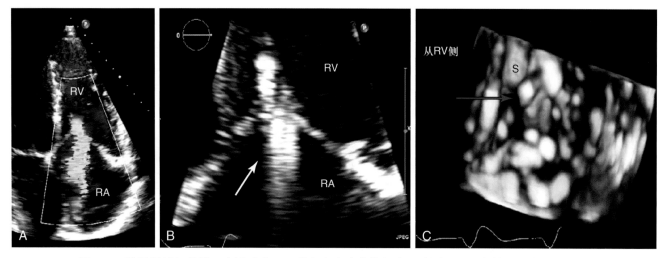

图 23.5　装置导线相关的三尖瓣反流。A. 彩色血流多普勒超声心动图显示三尖瓣反流与多个装置导线有关。B. 心尖四腔心切面放大图像显示多个导线（箭头）穿过三尖瓣。C. 三尖瓣 3D 超声心动图图像。采集全容积图像，再行剪截获得三尖瓣短轴切面，此处是右心室侧的瓣膜图像，装置导线（箭头）妨碍了隔叶活动。S，隔叶

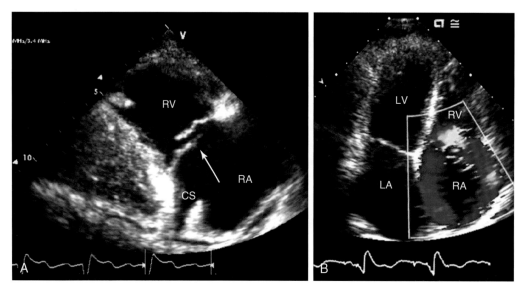

图 23.6　心内膜心肌活检后出现的三尖瓣连枷样改变。A. 胸骨旁右心室流入道切面显示后叶连枷样改变（箭头）。B. 彩色血流多普勒心尖四腔心切面可见三尖瓣反流呈一侧偏心性射流束。CS，冠状窦

的损伤[51]。

　　胸部钝器外伤也可损伤三尖瓣叶及其支撑结构，最常见于机动车事故，导致乳头肌、瓣膜或腱索断裂。受伤患者可能多年无症状，而且通常并非因闻及三尖瓣反流杂音而发现存在三尖瓣损伤[52]。创伤性三尖瓣反流患者中，90% 以上存在传导异常，包括左、右束支传导阻滞和左前分支阻滞等。连枷样瓣叶所致的重度三尖瓣反流预后不良，应尽早手术修复[50]。

　　右心感染性心内膜炎所致的三尖瓣反流十分少见，通常由静脉注射毒品、透析或化疗静脉置管、起搏器或埋藏式心脏复律除颤器感染所致[53-58]（图 23.7）。90% 的右心感染性心内膜炎可累及三尖瓣，80% 由金黄色葡萄球菌感染所致，但在起搏器和除颤器相关性心内膜炎中，凝固酶阴性葡萄球菌更为常见[53-54,57-58]。建议采用直接针对致病微生物的抗生素治疗。

　　相较于左心感染性心内膜炎，右心感染患者外科手术的适应证和手术时机均不明确，但如果出现下列情况，则建议外科手术：①无论是否存在右心

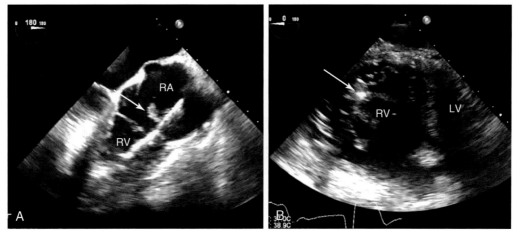

图 23.7　装置导线导致的心内膜炎。A.TEE 显示赘生物（箭头）黏附于右心室（RV）除颤器导线的右心房（RA）侧和三尖瓣后叶。B.经胃短轴切面三尖瓣图像可见除颤导线和赘生物（箭头）与三尖瓣后叶一起活动，拔除导线之后，赘生物仍然与后叶黏附

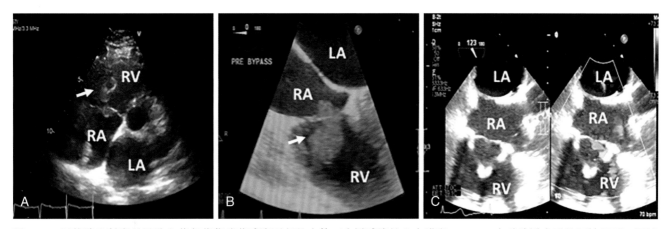

图 23.8　因静脉注射毒品导致金黄色葡萄球菌感染引起的自体三尖瓣感染性心内膜炎。A.TTE 主动脉瓣水平的短轴切面。可见一巨大、多叶异源性赘生物（箭头）黏附于三尖瓣前叶。B.术中 TEE 显示，巨大赘生物（箭头）黏附于三尖瓣前叶。C.术中探查发现，赘生物侵犯大部分前叶和部分后叶，随后切除前叶并行瓣膜置换术

衰竭，三尖瓣赘生物≥20 mm 且反复发作化脓性肺栓塞；②进行适当的抗菌治疗后菌血症仍持续 7 天以上或致病菌（如真菌）难以根除；③三尖瓣反流导致右心衰竭且使用利尿剂无效（推荐类别 Ⅱa 类，证据等级 C 级）[57-58]（图 23.8）。

手术患者的住院死亡率正在逐渐降低，可能等于或低于接受保守治疗的患者。如果同时存在左心瓣膜感染、房间隔缺损、留置导管或心脏内装置时，应尽早手术[59]。如果感染与植入式心脏装置或留置导管有关，应尽早拔除以降低死亡率。即使存在大量赘生物，起搏器或除颤器通常均可安全移除[54,60]。

消耗性（非感染性）心内膜炎可见于恶性肿瘤、系统性红斑狼疮、类风湿性关节炎或抗磷脂抗体综合征，也可累及三尖瓣，但不常见[61]。7%~8% 的风湿性瓣膜疾病可累及三尖瓣[62]。

5- 羟色胺活性药物可通过 5- 羟色胺 2B 受体（5-HT2B）介导而诱发瓣膜组织纤维增生性改变，虽然以左心瓣膜更为常见，但这些改变也可发生于三尖瓣[63]。其病理和超声心动图特征与类癌性心脏病相似（即瓣叶增厚、活动受限，但无明显钙化和交界处融合），可导致三尖瓣反流[64]。这种相关性最初被描述为用于治疗偏头痛的麦角生物碱、麦角胺和麦角新碱[65]。随后，人们发现食欲抑制药芬氟拉明和右芬氟拉明、多巴胺激动剂培高利特和卡麦角林、致幻剂亚甲二氧基甲基苯丙胺（MDMA、摇头丸）和苯氟龙（糖尿病患者使用的减肥药）也可通过类似机制引起瓣膜增厚[64,66-69]。

类癌性心脏病是一种罕见而独特的心脏瓣膜疾病，主要影响右心瓣膜，可见于 40%~50% 的类癌综合征患者[70]。肿瘤来自亲银细胞。原发灶通常位

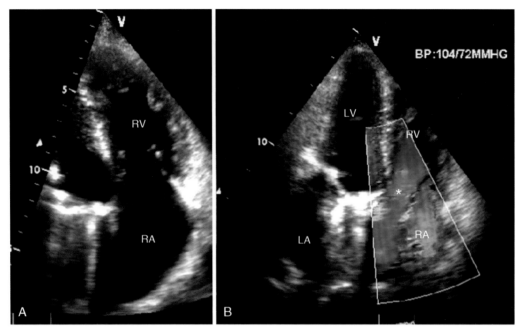

图 23.9　类癌性三尖瓣疾病。A. 心尖四腔心切面显示，类癌性心脏病患者三尖瓣隔叶和前叶增厚，右心室（RV）扩大、功能不全。该患者曾行二尖瓣置换术。B. 彩色血流多普勒图像显示三尖瓣重度反流，可见右心房（RA）增大，彩色层流（星号）充盈整个右心房

于小肠，然后转移至肝，产生 5- 羟色胺，诱发并加重瓣膜病变[71]。罕见情况下，类癌瓣膜病可无肝转移，此时应探查是否存在卵巢类癌[72]。类癌瓣膜病患者三尖瓣显著增厚，瓣叶挛缩，活动受限，导致反流，偶尔也可出现狭窄（图 23.9）。肺动脉瓣变化与之相似。约 10% 的类癌患者可有左心瓣膜受累，通常与卵圆孔未闭右向左分流使富含 5- 羟色胺的血液进入左心系统或原发性肺转移有关[73]。

N- 末端脑钠肽前体（N-terminal pro-brain natriuretic peptide，NT-proBNP）水平超过 260 pg/ml 已成为类癌瓣膜病的有效筛查工具，建议对 NT-proBNP 和（或）5- 羟基吲哚乙酸（5-hydroxyindoleacetic acid，5-HIAA）水平升高以及临床症状提示心脏瓣膜疾病或心力衰竭的患者进一步行超声心动图筛查[70]。

虽然纵隔放疗后最常见主动脉瓣和二尖瓣异常，但其也可累及三尖瓣（图 23.10）。表现为瓣叶变厚、钙化，引起运动受限，继而出现狭窄与反流。辐射引起二尖瓣病变后，三尖瓣环也可能扩张，手术时需同时修复三尖瓣[74]。这些心脏瓣膜病变可能在放疗后数年才显现。一项针对霍奇金淋巴瘤的病例研究显示，诊断该病 30 年后放疗相关性心脏瓣膜疾病的累积风险为 8%，辐射剂量超过 30 Gy 时风险进一步增加[75]。虽然可行瓣膜修复术，但辐射瓣膜修复后耐久性有限，因此首选瓣膜置换术[74]。

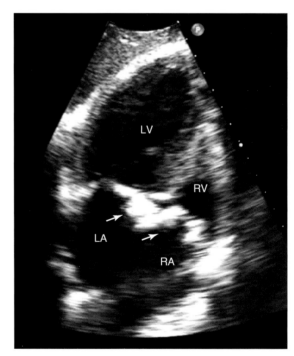

图 23.10　淋巴瘤患者放疗引起的心脏瓣膜疾病。二尖瓣、三尖瓣叶和三尖瓣环（箭头）弥漫性增厚并钙化

心内膜心肌纤维化在非洲热带地区比较普遍，可致乳头肌顶端纤维化，瓣叶和腱索增厚、缩短，引发反流。该病可累及二尖瓣和三尖瓣。

先天性三尖瓣反流非常少见，包括三尖瓣脱垂（可单独出现，但多合并二尖瓣脱垂）和三尖瓣发育

异常（如 Ebstein 畸形）[76-77]（图 23.11）。Ebstein 畸形时，三尖瓣隔叶和后叶向右心室心尖部方向移位，前叶受到不同程度的牵拉，三尖瓣反流严重程度不一。超过 50% 的患者合并卵圆孔未闭或房间隔缺损，也可合并异常房室传导束、肺动脉狭窄和室间隔缺损等[78]。三尖瓣反流也可见于累及右心室或三尖瓣环的先天性心脏畸形，如 Uhl 畸形、肺动脉闭锁和法洛四联症等[79]。

诊断

三尖瓣反流的病程与临床表现各异，中重度三尖瓣反流通常耐受性良好，患者多年无症状，是否出现症状取决于瓣膜功能障碍发展的快慢以及右心扩张程度。症状通常与因三尖瓣反流所致右心房压力升高而引起的血流动力学变化有关。重度慢性三

尖瓣反流可致右心衰竭，最终使心输出量下降，患者出现疲劳、运动耐量降低和外周水肿，因肝淤血可出现厌食、腹胀和腹水，甚至全身性水肿。

体格检查的特征性表现为颈静脉怒张伴收缩期 v 波[80-82]。90% 的患者可出现肝大，但很少触及肝收缩期搏动。三尖瓣反流的典型杂音为胸骨左缘全收缩期杂音，向肝区传导，吸气时由于体循环回流增加，强度增强[81]。然而，杂音通常难以闻及，即使已经确诊三尖瓣反流，也仅有不足 20% 的患者可闻及杂音[80-82]。心房颤动发生之后，杂音强度随呼吸而变化这一特点随之消失[80-83]。

可根据彩色血流多普勒图像右心房收缩期彩色血流信号范围对三尖瓣反流进行定性分级，也可根据连续多普勒信号密度对三尖瓣反流进行半定量分级（图 23.12A）。重度三尖瓣反流的特征为连续多

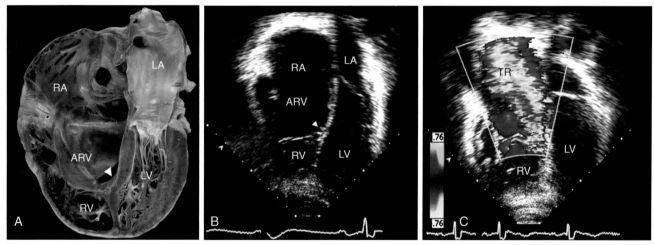

图 23.11　Ebstein 畸形。典型表现为三尖瓣隔叶（箭头）向心尖部移位，前叶功能闭合张力发生变化。位于嵌入瓣叶和解剖瓣环之间的右心室（RV）心肌被心房化［房化右心室（ARV）］。A. 心尖四腔心切面偏向心尖部的病理解剖图。B. 相同切面 2D 超声心动图。C. 彩色血流多普勒显示，瓣膜发生病变而导致三尖瓣重度反流（TR），右心显著增大（A, Image courtesy of Dr. William D. Edwards, Department of Laboratory Medicine and Pathology, Mayo Clinic College of Medicine.）

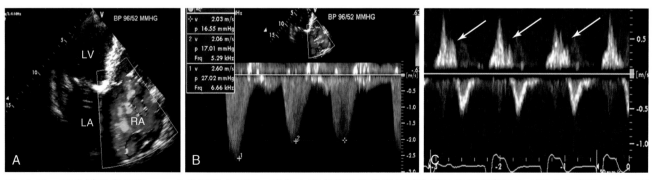

图 23.12　三尖瓣重度反流。A. 心尖四腔心切面。彩色血流多普勒图像显示三尖瓣反流射流束至少充盈右心房的 30%，面积≥10 cm²。B. 三尖瓣连续多普勒显示，反流信号呈匕首状，提示右心房（RA）和右心室压力迅速获得均衡。C. 心电图示踪脉冲多普勒检查显示，肝静脉存在收缩期血液逆流信号（箭头），肝静脉逆流在临床上可表现为肝搏动，体格检查可见颈静脉 v 波。存在心房颤动时，肝静脉收缩期逆流信号对于重度三尖瓣反流无特异性

普勒超声可见密度一致的匕首状波形，系由右心房与右心室压力快速平衡所致（图 23.12B）。此外，重度三尖瓣反流的超声心动图辅助征象包括下腔静脉扩张>2 cm 和收缩期肝静脉血液逆流等[15-16,42]（图 23.12C）。

有效反流口（ERO）面积可通过彩色血流多普勒测量缩流颈宽度而估测，缩流颈宽度>0.7 cm 提示重度三尖瓣反流[15-16,42]。虽然近端等速表面积（PISA）法需要进行角度校正，但也可用于多普勒定量评估[42]。PISA 半径为 0.9 cm（Nyquist 极限为 30~40 cm/s）、ERO≥0.4 cm^2、反流量（RVol）≥45 ml 时，提示重度三尖瓣反流[42]。其他重度三尖瓣反流的超声定性标准参见表 23.1。

与听诊一样，呼吸变化会影响三尖瓣反流的多普勒定量测量。ERO 和 RVol 均会随吸气而增大，且这种变化与三尖瓣反流严重程度、病理生理学变化及肺动脉高压严重程度无关[84]。

自然病程

重度三尖瓣反流的自然病程通常漫长，最终导致右心室容量负荷进行性加重至右心房容量超负荷。由于右心房扩大，房性心律失常很常见，且在持续性三尖瓣反流的情况下治疗心律失常十分困难。右心衰竭和容量超负荷在早期可通过利尿剂缓解症状，但随着肝淤血和食欲下降，患者可出现营养耗竭状态。

三尖瓣反流对临床的负面影响已在一系列心血管疾病患者中得到证实。无论射血分数和肺动脉高压严重程度如何，三尖瓣反流均可致死亡率升高，且随着三尖瓣反流的加重而升高[85]。ERO≥0.4 cm^2 的患者生存率显著低于三尖瓣反流较轻的患者（10 年生存率分别为 38% 和 70%）[86]。因二尖瓣疾病行经皮球囊二尖瓣成形术或二尖瓣置换术后仍存在重度三尖瓣反流的患者，其生存率更低，运动耐量更差[87-88]。

起搏器相关性三尖瓣反流并非良性。一项纳入 58 000 多例患者的队列研究显示，无论是否植入起搏器，存在明显三尖瓣反流患者的生存率均低于无三尖瓣反流的患者[89]。

梅奥诊所对 60 例患者的队列研究显示，连枷样三尖瓣导致三尖瓣反流患者的死亡率和并发症发生率均明显升高。其中，1/2 的患者需手术干预（27 例行三尖瓣修复术，6 例行三尖瓣置换术）[50]，与相匹配的美国人群相比，未手术患者的年死亡率高于预期（4.5%，$P<0.01$）。研究结果显示，患者的手术风险较低，88% 的患者术后症状改善。即使没有症状，右心扩大患者的死亡率也会显著升高[50]。成功修复三尖瓣后房性心律失常的风险仍将持续存在。

内科和外科治疗

概述

应根据患者的临床状态和三尖瓣反流病因制订恰当的治疗策略[13,15]（表 23.3 和框 23.2），识别并处理三尖瓣反流的可矫正因素。三尖瓣反流出现症状后应以右心衰竭为中心进行治疗，主要为使用利尿剂，同时限制液体和钠盐摄入以控制容量。

伴有左心室功能不全的患者，应加用其他治疗左心衰竭的药物。但是，随着心力衰竭的进展，疲

表 23.3	2017 年 ESC 三尖瓣疾病手术治疗指南
适应证	**推荐类别和证据等级[a, b]**
接受左心瓣膜手术的患者合并重度原发性或继发性 TR	I，C
单纯原发性 TR，有明显症状但无严重右心室功能不全	I，C
有症状的重度 TS；单纯 TS 可考虑经皮球囊瓣膜成形术	I，C
接受左心瓣膜手术的患者存在重度 TS 且有症状；如果二尖瓣可行经皮闭式扩张术，则 TS 也可考虑经皮球囊瓣膜成形术	I，C
接受左心瓣膜手术的患者存在中度原发性 TR	IIa，C
无症状单纯重度原发性 TR 伴进行性右心室扩大或功能不全	IIa，C
接受左心瓣膜手术的患者存在轻中度继发性 TR 伴三尖瓣环扩张（≥40 mm 或>21 mm/m^2）	IIa
既往左心外科术后出现有症状的重度 TR，在无严重的左心室或右心室功能不全以及重度肺动脉高压的前提下，右心室功能不全进行性发展	IIa，C
轻中度继发性 TR，无瓣环扩张，但近期有右心衰竭的证据	IIb，C

[a] 推荐类别：I，治疗或操作有益、有用和有效，已有充分证据和（或）共识；II，治疗或操作有用/有效的证据矛盾和（或）意见存在分歧；IIa，证据或意见倾向于有用/有效；IIb，有用/有效的证据或意见尚不明确或不统一。

[b] 证据等级：A，数据来源于多个随机临床试验或 meta 分析；B，数据来源于单个随机试验或大规模非随机试验；C，数据来源于目前专家共识和（或）小规模研究、回顾性研究和注册研究

TR，三尖瓣反流；TS，三尖瓣狭窄

框 23.2　2014 年 AHA/ACC 三尖瓣外科手术推荐意见

推荐类别 I 类ᵃ

1. 接受左心瓣膜手术时患者存在重度TR（证据等级C级）ᵇ
2. 接受左心瓣膜手术时患者存在重度TS（证据等级C级）
3. 单纯重度TS（证据等级C级）

推荐类别 II a 类

1. 轻中度功能性TR伴三尖瓣环扩张或右心衰竭，行左心瓣膜手术时可考虑行三尖瓣修复术（证据等级B级）
2. 有症状的重度原发性TR，药物治疗无效，接受三尖瓣手术是合理的（证据等级C级）
3. 有症状的单纯TS（无TR），可考虑经皮球囊交界切开术（证据等级C级）

推荐类别 II b 类

1. 轻中度功能性TR合并肺动脉高压，接受左心瓣膜手术时可考虑行三尖瓣修复术（证据等级C级）
2. 无症状的重度原发性TR，进行性中度及以上右心室扩大或有收缩功能不全，可考虑行三尖瓣手术（证据等级C级）
3. 既往接受左心瓣膜手术的有症状的重度TR，但无严重肺动脉高压或严重右心功能不全或右心衰竭，可考虑行单纯三尖瓣手术（证据等级C级）

ᵃ 推荐类别：I，手术或治疗被推荐或应当进行；II a，进行治疗是合理的；II b，手术或治疗可以考虑；III，手术或治疗无益或有害
ᵇ 证据等级：A，数据来源于多个随机临床试验或 meta 分析；B，数据来源于单个临床试验或非随机试验；C，仅为专家共识、病例研究或标准治疗
ACC，美国心脏病学会；AHA，美国心脏协会；TR，三尖瓣反流；TS，三尖瓣狭窄

劳和低血压等心输出量降低的症状可能占据主导地位，限制了这些药物的使用。

外科手术指征

虽然建议使用药物治疗重度三尖瓣反流所致的右心衰竭症状，以及降低肺动脉高压以改善功能性三尖瓣反流，但外科手术已被证明是改善重度三尖瓣反流症状唯一有效的根本方法[13,15]。AHA/ACC和 ESC 有关三尖瓣修复术和置换术的适应证总结于表 23.3 和框 23.2[13,15]。两个指南均强调，是否进行外科手术治疗三尖瓣反流须重点考虑以下几点：①右心衰竭症状；②右心扩张和功能不全；③三尖瓣环扩张（超声心动图显示三尖瓣环直径＞40 mm 或≥21 mm/m²，或术中探查≥70 mm）；④需要同时行左心瓣膜手术。

三尖瓣反流合并左心瓣膜疾病

无论三尖瓣反流由何种原因引起，均建议在二尖瓣或主动脉瓣手术时对重度三尖瓣反流进行矫治[13,15]，因为临床观察显示，左心瓣膜病变矫正后，右心室后负荷（肺动脉高压）得以改善，但三尖瓣反流和右心室功能不全并不总是随之改善。

由于术前轻中度三尖瓣反流在左心瓣膜术后可能加重[90]，存在右心衰竭或三尖瓣环扩张的患者也应行三尖瓣手术（推荐类别 II a 类；表 23.3 和框 23.2）。然而，进行手术对长期生存率是否有益尚不清楚[13,15,91]。一项 2017 年的 meta 分析显示，此类患者同时行三尖瓣修复术后心血管死亡风险降低（OR＝0.38；95%CI 0.32～1.05；P＝0.07），长期随访显示三尖瓣反流严重程度降低。但是，该 meta 分析纳入的主要是观察性研究和回顾性研究，结论是否可靠尚需要进行前瞻性和随机试验验证[92]。

部分研究者认为，此类患者还有其他治疗选择。一项单中心研究表明，699 例患者因退行性二尖瓣脱垂而行二尖瓣修复术，虽然术前合并重度以下三尖瓣反流，但术后三尖瓣反流改善，随访 5 年三尖瓣反流仍无临床意义[93]。但是，功能性三尖瓣反流是否进展或恶化受二尖瓣病变原因的影响，由于病因不同，结论不能一概而论[93]。

在左心瓣膜手术的同时对重度以下三尖瓣反流患者行三尖瓣手术的另一个原因是，若在左心瓣膜手术后对晚期继发性三尖瓣反流患者再次手术，死亡率和并发症发生率均较高，尤其是高龄和既往多次接受心脏手术的患者[94]。在发生严重右心功能不全之前进行瓣膜手术的急性期死亡率（30 天死亡率为 6%～8%）可以接受，但长期死亡率不明确，若术前存在显著肺动脉高压，则长期死亡率较高[30,95]。

右胸微创手术可降低早期死亡率，规避反复正中胸骨切开术和右心室周围粘连组织广泛剥离的风险，防止术后右心室扩张[96]。

单纯三尖瓣手术

虽然三尖瓣手术逐年增加，但大部分仍与二尖瓣手术同时进行[97-98]。单纯三尖瓣手术仅占 20%，院内死亡率较高，当前大多数病例报告的死亡率为 8%～10%，部分单中心研究报告达 20%[97-100]。由于数据有限，有关单纯三尖瓣反流的手术指南推荐证据并不充分，这些证据来源于连枷样三尖瓣和类癌性心脏病患者，提示手术治疗的效果优于药物治疗[50,70,73]，但样本量小。因此，如果药物治疗后症状无改善或在出现明显右心功能不全之前有手术机

会，也可考虑外科手术[13,15]。

无症状患者接受单纯三尖瓣反流手术的时机仍有争议，部分原因在于有关术后效果的数据有限且结论不一致。目前指南倾向于只对存在右心室功能不全的患者考虑手术干预。这种谨慎的做法反映出人们的担心，即无论右心功能如何，单纯重度三尖瓣反流均会升高死亡率，但三尖瓣术后长期死亡率同样很高，10 年死亡率可达 50%[17,86,101-103]。这提示三尖瓣反流存在潜伏期，而患者通常在右心室功能不全和心力衰竭晚期才行外科手术。

高龄、急诊手术、继发性心房颤动和肺动脉高压等预示着手术效果差[102]，但心力衰竭晚期（NYHA 心功能分级 Ⅲ～Ⅳ 级）是手术效果差的关键因素[17,104]。这些发现又使得人们认为，即使没有症状，单纯重度三尖瓣反流患者也应在严重右心功能不全和心力衰竭出现之前进行手术干预。

三尖瓣修复术与置换术

是否行瓣膜修复术或置换术通常取决于瓣叶损伤或瓣环扩张的程度，因此术前的首要任务是对三尖瓣解剖结构进行准确的影像学检查。术中 TEE 有助于瓣环成形术精准操作以获得最佳治疗结果[105-107]，但由于多普勒超声的探查角度有限，实际操作比较困难，且围手术期血流动力学改变易使三尖瓣反流严重程度被低估，因此术前对三尖瓣反流严重程度进行仔细而全面的 TTE 评估仍是最佳方法。

在三尖瓣环扩张而无三尖瓣叶明显异常的情况下，通常首选三尖瓣修复术，尤其是需同时行左心瓣膜手术的患者，以尽量缩短体外循环的时间[13,15]。对美全国住院患者样本数据库进行回顾性分析显示，70% 以上的三尖瓣手术是修复术，且大多数与左心瓣膜手术同时进行[97]。相比之下，三尖瓣置换术更多见于单纯三尖瓣手术（59.2% vs. 40.8%）[98]。

目前关于三尖瓣修复术与置换术后的生存率获益及耐久性的证据结论不统一，这可能与三尖瓣反流的病因不同有关[108-110]。Singh 等对比了原发性三尖瓣病变患者进行置换术与修复术的效果，结果显示，修复术组患者围手术期和中期无事件生存率更高，虽然三尖瓣反流复发后反流更加严重，但随访期间再次手术的比例和 NYHA 心功能分级无显著差异[111]。相反，对 315 例三尖瓣手术患者（包含较大比例的功能性或继发性三尖瓣反流）行倾向性分析显示，修复术和置换术后的 10 年死亡率均很高，虽

然三尖瓣置换术的死亡率更高（10 年生存率分别为 49% 和 66%；P＝0.66），但差异不明显。Zack 等[98]报道，在接受单纯三尖瓣手术的患者中，三尖瓣置换术的院内死亡率更高。

三尖瓣修复术包括成形环或软环成形术、荷包（DeVega）瓣环成形术、缘对缘（Alfieri）修复术和后瓣环（Kay）二瓣化成形术等方式[112-113]。机器人辅助和其他右胸微创手术方式已应用于临床，并作为临床降低术后早期死亡率的潜在替代治疗方案[96,114]。与荷包瓣环成形术相比，瓣环成形术的长期无事件生存率更高，三尖瓣反流复发率更低[115]。三尖瓣叶牵拉状态、术后早期左心室功能不全的程度和复发性三尖瓣反流是三尖瓣修复术后是否出现残余三尖瓣反流和持续性三尖瓣反流的重要决定因素[116-117]。虽然报道显示术前和术后肺动脉高压并不能预测术后三尖瓣反流是否复发，但术后肺动脉压升高是三尖瓣反流复发的危险因素[117]。

三尖瓣置换术适用于三尖瓣叶异常且无法修复者，包括类癌性心脏病、风湿性心脏病、部分 Ebstein 畸形以及既往修复术后三尖瓣反流复发等。三尖瓣置换术最常使用生物瓣膜，因为其无须长期抗凝，且由于右心跨瓣压力阶差较低，生物瓣膜的使用寿命长于左心[118]。在三尖瓣位置应避免使用心包生物瓣膜，因为这种瓣膜瓣叶僵硬，会增加梗阻风险。

有明确长期抗凝指征的患者，如需要同时行左心机械瓣膜置换术或存在心房颤动，可考虑使用三尖瓣机械瓣膜。虽然机械瓣膜置换术后长期抗凝存在血栓形成和出血的风险，但多项大型病例研究报告显示，尽管早期死亡率均很高，但使用机械瓣膜和生物瓣膜的长期死亡率无显著差异[101,119-121]。

治疗三尖瓣反流的经皮手术方法包括经导管瓣膜置换术和采用对合装置降低三尖瓣反流程度[122-123]。三尖瓣人工瓣膜出现功能障碍后，可采用经皮途径将人工瓣膜置入原瓣膜处进行瓣膜置换（瓣中瓣），效果显著，可减少三尖瓣反流，改善临床症状[124-126]（图 23.13），也可在下腔静脉和上腔静脉处植入带瓣支架解决腔静脉反流的问题[127]。对合装置包括缘对缘（Alfieri 型）修复装置（MitraClip 系统，Abbott Vascular，Santa Clara，CA）、类似于 Kay 二叶化的瓣环成形系统（Trialign，Mitralign Inc，Tewksbury，MA）、成形环（Cardioband，Edwards LifeSciences，Irvine，CA）和减少反流口面积的垫片装置（FORMA 系统，Edwards LifeSciences）

等[128-131]（图 23.14）。TriValve（Transcatheter Tricuspid Valve Therapies）注册研究和早期可行性研究结果表明，高风险患者进行经导管介入治疗重度三尖瓣反流方法是可行的，但其长期效果和临床有效性有待验证[129]。

基于病因的特殊问题

连枷样三尖瓣叶

连枷样三尖瓣叶所致的重度三尖瓣反流应考虑尽早手术，因为这种病变的长期预后差，且修复的可能性很高[50]。

Ebstein 畸形

尽管可能需要进行三尖瓣置换术，但部分 Ebstein 畸形患者也可进行修复治疗[76]。恰当的患者选择至关重要，且这些手术应由专门从事先天性心脏病的外科医生在三级医疗中心实施。虽然既往提出了多种修复方法，但现代修复术强调将所有可用的瓣叶组织连接于一体形成圆锥型（即 cone 修复

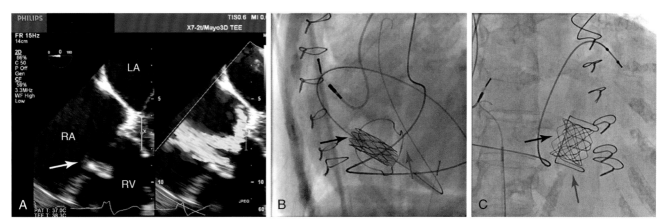

图 23.13　三尖瓣人工瓣膜功能障碍后植入 Melody 带瓣支架（即瓣中瓣手术）。A.TEE（左图）显示右心房（RA）、左心房（LA）和右心室（RV）横切面，以及三尖瓣生物瓣膜（箭头）。彩色血流多普勒图像显示人工瓣膜存在重度三尖瓣反流（右图）。B. 左侧位 X 射线透视图显示装载 Melody 瓣膜（黑色箭头）的导管穿过三尖瓣生物瓣膜（红色箭头）；双腔起搏器以冠状窦导线作为右心室主要起搏导线，不通过三尖瓣生物瓣膜植入右心室电极。C. 右前斜位显示 Melody 瓣膜（黑色箭头）释放后支架充分展开，横跨于三尖瓣生物瓣膜上（红色箭头）

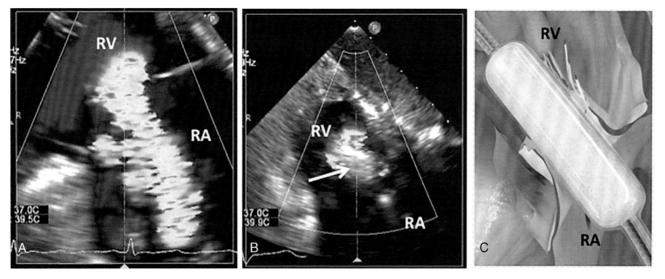

图 23.14　功能性重度三尖瓣反流经导管瓣膜修复术。TTE 指导垫片装置（Forma system, Edwards Life Sciences, Irvine, CA）植入（图 A 为介入治疗前，图 B 为介入治疗后）。彩色血流多普勒显示垫片装置横跨三尖瓣（箭头），改善了闭合不良，减少了三尖瓣反流。C. 垫片装置穿过三尖瓣的示意图（C, Image courtesy of Dr. Mackram Eleid, Depart of Cardiovascular Diseases, Mayo Clinic College of Medicine）

术），然后将圆锥型瓣叶组织固定于真正的三尖瓣环上，继而将右心室心房化的部分予以折叠。超声心动图显示右心室或三尖瓣环严重扩张、隔叶缺如以及高龄患者的修复非常困难[132-133]，可考虑行三尖瓣膜置换术，首选生物瓣膜[132]。

类癌性心脏病

类癌性心脏病的最佳治疗方式为外科瓣膜置换术，手术对患者生存率和心功能分级均有益[71,134-135]。类癌已被控制的患者进行手术干预的指征包括出现疲劳进行性加重、呼吸困难、右心衰竭、进行性右心扩大或功能不全。如预计需行部分肝切除或肝移植，即使没有相关症状，严重类癌性心脏病患者也具有瓣膜置换术的适应证[70]。三尖瓣术后需优化类癌治疗方案以防止血管活性肽损害生物瓣膜[70]。

肺动脉血栓栓塞性疾病和肺动脉高压所致的继发性三尖瓣反流

对于肺动脉血栓栓塞性疾病所致的肺动脉高压患者，可单纯行肺动脉内膜血栓切除术以降低肺动脉高压，减少三尖瓣反流，无须同时行三尖瓣环成形术，即使存在三尖瓣环扩张[136]。因严重原发性肺动脉高压所致的三尖瓣反流通常只宜采用肺血管扩张剂和利尿剂治疗，外科手术干预的风险大，预后差。

起搏器和除颤器所致的三尖瓣反流

对于因起搏器或埋藏式心脏复律除颤器导线损伤瓣膜或瓣膜穿孔而导致的重度三尖瓣反流，行三尖瓣修复术或置换术可以改善患者症状[47]。修复方法包括缝合瓣叶缺损、将右心室导线缝合固定于后间隔凹陷处或前后叶交界处。有专家主张移除右心室血管内导线，改用心外膜导线或冠状窦导线，以防止三尖瓣反流复发[108,137]。

当瓣膜广泛损伤而需行三尖瓣置换术时，右心室导线应置于缝合环外侧。当已有三尖瓣机械瓣膜的患者需要进行起搏治疗时，心室导线不能穿过瓣膜，须使用心外膜导线或冠状窦起搏导线（图 23.15A-B）。部分患者的起搏导线可穿过三尖瓣生物瓣膜而不会造成瓣膜功能明显障碍，但术前必须仔细筛选[138]（图 23.15C）。

左心室辅助装置植入术后三尖瓣反流

越来越多的晚期心力衰竭患者应用左心室辅助装置，但术后早期常见右心室功能不全等并发症，使死亡率升高[139]。由于重度三尖瓣反流会导致术后右心衰竭的风险增加[140]，植入左心室辅助装置可能需要同时行三尖瓣修复术。然而，三尖瓣手术将使体外循环时间延长，三尖瓣修复术是否对植入左心室辅助装置的治疗效果有益尚不清楚，因此这种情况下的三尖瓣反流的最佳处理方式仍有争议[141]。

房间隔缺损

成人房间隔缺损引起的功能性三尖瓣反流以及其他分流性疾病导致的三尖瓣环扩张的管理尚存争

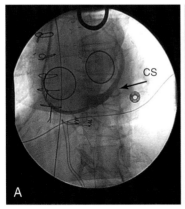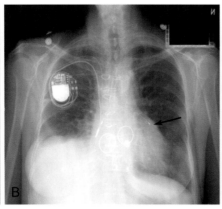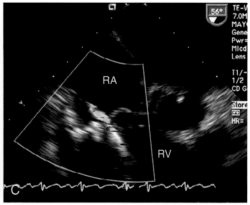

图 23.15　三尖瓣人工瓣膜患者起搏器导线的植入位置选择。A. 冠状窦（CS）（黑色箭头）造影图，患者为辐射诱导的心脏瓣膜病，已行二尖瓣和三尖瓣机械瓣膜置换术。可见废弃的心外膜起搏导线（红色箭头）。B. 同一患者植入冠状窦导线（箭头）作为心室起搏电极。C.TEE 右心房（RA）、右心室（RV）横切面彩色血流多普勒显示，经三尖瓣人工瓣膜放置导线后，存在微量三尖瓣反流，术后 2 年仍为微量反流

议。由于无法预测单纯行房间隔缺损闭合术后是否能减轻三尖瓣反流，因此建议存在中度以上三尖瓣反流的患者在手术关闭房间隔缺损的同时行三尖瓣修复术，以减轻右心扩大，但这种处理方式目前并无强有力的证据支持。

　　研究显示，继发孔型房间隔缺损患者接受经皮封堵术后随访 30 个月（中位随访时间）时，三尖瓣反流和右心大小均获得改善[142]，但该结论能否推广至因分流性疾病而行外科修复手术以及三尖瓣反流和右心室扩张均非常严重的患者尚有待观察。

框 23.3	三尖瓣狭窄的病因

风湿性心脏病
先天性三尖瓣狭窄
右心房肿瘤
类癌性心脏病
心内膜心肌纤维化
瓣膜赘生物
心脏外肿瘤

三尖瓣狭窄

病因

　　在发达国家，三尖瓣狭窄十分罕见。虽然 90% 由风湿性心脏病引起，但风湿性二尖瓣疾病患者中仅 3%～8% 同时合并三尖瓣狭窄[62,144-145]。

　　其他更为罕见的三尖瓣狭窄病因包括类癌性心脏病[146]、先天性异常、感染性或消耗性心内膜炎、起搏器植入或心肌内膜活检造成的创伤或纤维化、嗜酸性粒细胞增多症[147] 和惠普尔病等。三尖瓣人工生物瓣膜退化也可引起狭窄和血栓形成[148]。右心房黏液瘤和其他肿瘤可出现类似三尖瓣口水平梗阻的体征和症状（图 23.16A-B；框 23.3）。

诊断

　　由于风湿性三尖瓣狭窄通常与二尖瓣疾病同时存在，因此很难将三尖瓣狭窄症状与二尖瓣狭窄或反流进行区分，包括疲劳、呼吸困难、腹水、肝淤血、外周水肿和全身性水肿等[145,149-150]。体格检查可见因颈静脉压升高而出现明显的 a 波，典型病例有开瓣音，随后于胸骨右缘可闻及舒张期隆隆样杂音，杂音随呼吸而变化[151]，与三尖瓣反流类似，杂音通常难以闻及。

　　50% 的三尖瓣狭窄病例有心房颤动，但窦性心律的患者心电图可见右心房明显扩大[145,149-151]。胸部 X 线检查可见右心房扩大，而肺动脉直径正常，肺野清晰。跨三尖瓣压力阶差和瓣口面积可通过心导管检查测量，但多普勒超声心动图现已取代常规的心导管检查[152-154]。

　　超声心动图可明确三尖瓣狭窄的病因及其严重程度。风湿性三尖瓣狭窄与风湿性二尖瓣病变相同，包括交界处融合，腱索增厚、缩短而出现舒张期圆顶征等（图 23.17）。即使是在超声心动图上，轻微

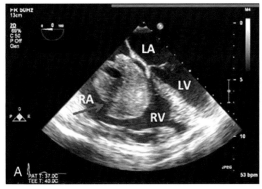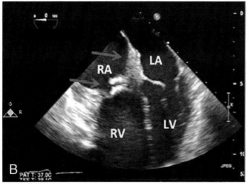

图 23.16　巨大赘生物导致三尖瓣口梗阻。术中 TEE 显示一巨大黏液瘤（A）和一形态不规则的钙化肿物（B）造成三尖瓣入口梗阻。A. 巨大右心房黏液瘤（箭头）呈异源性表现，收缩期脱落至右心室，造成血液流入受阻。B. 外科手术探查显示，三尖瓣环广泛钙化，并累及瓣叶（箭头），使瓣膜活动受限

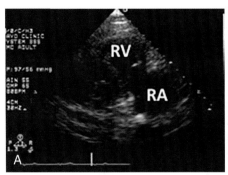
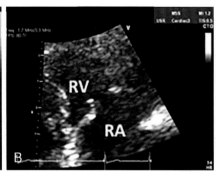
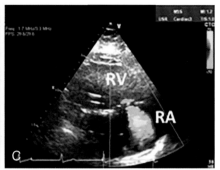

图 23.17　风湿性三尖瓣狭窄随访的 TTE 图像。A. 早期随访可见瓣膜轻微增厚，瓣叶尖端较为明显，可见圆顶征和明显的曲棍球棒样变形。B. 8 年后曲棍球棒样变形更加明显。C. 三尖瓣狭窄和反流逐步加重

的三尖瓣病变很容易被忽略，除非发现风湿性二尖瓣病变后对三尖瓣予以特别关注。与二尖瓣狭窄不同，短轴 2D 图像很难显示三尖瓣狭窄瓣口，3D 成像有助于明确瓣膜解剖结构和瓣口大小[155]。

三尖瓣狭窄程度的评估包括平均压力阶差和瓣口面积等，如平均压力阶差≥5 mmHg，瓣口面积≤1.0 cm²，压力减半时间≥190 ms，则认为三尖瓣狭窄具有血流动力学意义[155]。测量平均压力阶差时，应测量整个呼吸周期后取平均值，如测量时出现心房颤动，应至少记录 5 个心动周期后取平均值。与二尖瓣狭窄相同，三尖瓣口面积可采用压力减半时间计算，常数为 190；若无明显的三尖瓣反流，也可用另一种测量方法，即连续方程[155]。三尖瓣狭窄通常采用 TTE 评估，如果患者有症状，且临床表现与超声心动图结果不一致，可考虑心导管检查的有创性血流动力学检测[15]。

自然病程

由于三尖瓣狭窄几乎均与风湿性二尖瓣疾病并存，关于单纯三尖瓣狭窄自然病程的数据很少。一项回顾性研究纳入 13 例重度风湿性三尖瓣狭窄患者，其中 12 例行二尖瓣和（或）主动脉瓣病变外科手术，6 例同时行三尖瓣手术[156]。与二尖瓣狭窄相同，三尖瓣阻塞也是一种慢性、渐进性疾病，随着狭窄程度逐渐增加，症状逐渐显现。2014 年 AHA/ACC 指南对三尖瓣狭窄的严重程度进行了分期，主要根据超声心动图标准（表 23.2）将重度三尖瓣狭窄分为有症状（D 期）和无症状（C 期）[15]，与三尖瓣反流不同，目前没有进展期和早期（风险期）三尖瓣狭窄的标准。

内科和外科治疗

三尖瓣狭窄出现明显血流动力学变化后，可采用药物治疗，如使用利尿剂改善体循环淤血、控制心率增强舒张期充盈等，其他治疗主要针对原发病因和系统性疾病（如感染性心内膜炎），但这些均为临时应对办法，如有严重症状，无论是单纯性重度三尖瓣狭窄还是需行左心瓣膜手术的患者，三尖瓣手术才是行之有效的治疗方法[13,15]（表 23.3 和框 23.2）。

手术时可先尝试三尖瓣修复术，如果瓣叶广泛受损或瓣膜下结构明显受累，则通常需行三尖瓣置换术[157-158]。人工瓣膜的选择与三尖瓣反流患者相似，一般首选生物瓣膜，机械瓣膜可增加血栓风险且需要长期抗凝[157]。

具备以下两项指征的患者可考虑经皮球囊三尖瓣成形术：①单纯三尖瓣狭窄，无明显三尖瓣反流和瓣叶钙化；②手术风险高，不适合外科手术[13,15]。需要注意的是，球囊成形术易造成重度三尖瓣反流，而且一旦出现重度三尖瓣反流，预后很差[159-160]。

既往行瓣膜置换术且出现生物瓣膜狭窄的患者，如条件合适，经皮瓣膜置换术（即瓣中瓣手术）也是一种选择，短期和中期效果良好，但长期效果数据有限[125-126,161]。在瓣中瓣国际数据库中，156 例患者因三尖瓣生物瓣膜功能障碍（29% 为生物瓣膜狭窄，47% 合并反流和狭窄）行瓣中瓣介入治疗，随访 13.3 个月（中位随访时间）时，10 例需再次介入治疗，另有 3 例再发瓣膜功能障碍，存活者症状明显改善，跨瓣压力阶差和反流程度明显减轻，有晚期心力衰竭症状和介入操作时病情急剧恶化的患者，生存率明显低于其他患者[126]。

总结

三尖瓣疾病历来不受重视，随着诊断方法的改进和认识的提高，该病在诊断和治疗方面均取得巨大进展。CMR 成像的发展与应用使人们能更准确地测量右心室大小和功能以及三尖瓣病变的不良影响。经皮瓣膜介入治疗新技术的应用使得复杂病例的三尖瓣修复术和置换术效果显著改善。正确应用这些新技术并准确认识三尖瓣疾病的严重性将为改善患者长期预后提供助力。

参考文献

扫二维码见参考文献

24

成人肺动脉瓣疾病

Yuli Y. Kim

肖家旺　译　王琦光　审校

要点

- 先天性轻度肺动脉瓣狭窄患者耐受性良好，有较好的自然病程。
- 球囊瓣膜成形术是重度肺动脉瓣狭窄的一线治疗方法，特别是圆顶状肺动脉瓣。
- 右心室双腔心是一种少见的右心室流出道梗阻性疾病，该病患者的右心室分为近端高压腔和远端低压腔。外科手术修复有效，发病率和死亡率较低。
- 肺动脉瓣上狭窄与遗传综合征相关，可累及主肺动脉和（或）分支动脉。主肺动脉狭窄的修复通常需进行外科手术，经皮支架置入术是一些患者的另一种选择；经导管介入治疗被认为是周围肺动脉狭窄的一线治疗。
- 肺动脉瓣反流通常发生于法洛四联症修复术后和肺动脉瓣狭窄外科瓣膜切开术后，在症状出现前可耐受数年或数十年。
- 心脏磁共振（CMR）是法洛四联症成像的首选技术，特别适用于肺动脉瓣反流程度、右心室大小和功能的定量测定。
- 肺动脉瓣置换术（pulmonic valve replacement，PVR）的适应证正在不断扩展，主要基于临床症状、高度依赖 CMR 评估的右心室大小和收缩功能。
- PVR 可以改善症状，但不能持续改善右心室收缩功能，无数据表明其可降低死亡率。
- 经导管 PVR 已成为一些患者的替代治疗，技术的快速发展有望进一步扩大其适应证。目前尚无任何头对头的研究直接比较外科与经导管两种治疗方法，关于右心室重构和症状改善的短中期研究结果相似。

肺动脉瓣疾病概述

病因

成人肺动脉瓣疾病是最常见的先天性缺陷之一，也可表现为获得性疾病的一部分，如风湿性心脏病、类癌或感染性心内膜炎，还可由创伤引起。肺动脉高压或马方综合征引起肺动脉扩张是解剖正常的肺动脉瓣患者发生肺动脉瓣反流的主要原因[1]。本章重点讨论先天性肺动脉瓣膜疾病，包括法洛四联症。

病理生理学

肺动脉瓣狭窄、瓣下狭窄和瓣上狭窄患者由于右心室压力超负荷引起右心室收缩力增加和扩张，最终导致右心室壁应力增加和代偿性肥厚。肥厚的心肌使得增大的右心室能维持足够排血量。严重肥厚可导致右心室顺应性降低，从而引起右心室舒张末期压和右心房压增高[2]。如果有房间交通，可能会发生右向左分流。随着时间的推移，进行性右心室肥厚和僵硬导致右心室舒张功能不全，表现为呼吸困难或运动耐力下降。

肺动脉瓣反流所致的右心室容量超负荷可引起右心室扩张，其反流程度与右心室舒张末期容积呈线性关系[3]。右心室舒张末期容积的增加使每搏量代偿性增加，以维持心排血量。长期的右心室容积超负荷可导致右心室舒张功能不全，最终引起右心室舒张期末压升高[4]。

虽然肺动脉瓣反流与主动脉瓣反流的生理学条件有所不同，但从慢性主动脉瓣反流影响左心室所吸取的经验教训表明，慢性重度肺动脉瓣反流可能遵循类似的过程。无症状主动脉瓣反流代偿期可在耐受多年后，出现由进行性心室重构和心室功能障碍组成的失代偿期，并可伴随症状[5]。右心室和三尖瓣环的扩张是功能性三尖瓣反流的基础，可合并容积超负荷。

肺动脉瓣、瓣下狭窄及瓣上狭窄

肺动脉瓣狭窄

病理改变

肺动脉瓣狭窄通常是一种孤立性病变，占所有先天性心脏病的 8%～10%，是最常见的右心梗阻形式[6]。肺动脉瓣狭窄通常在收缩期呈圆顶状，中央开口狭窄和瓣叶融合，老年人可以发生钙化。

肺动脉瓣发育不良是一种相对少见的肺动脉瓣狭窄形式，瓣叶增厚，活动不良，没有交界处融合，可能与瓣环发育不全和肺动脉瓣上狭窄有关。肺动脉瓣发育不良更常见于其他先天性心脏病和非心脏畸形患者。肺动脉瓣单瓣畸形和双瓣畸形很少单独发生，常见于复杂的先天性心脏病，如法洛四联症（图 24.1）。肺动脉瓣狭窄与遗传综合征相关，包括Noonan 综合征、Alagille 综合征和 Williams 综合征，以及先天性风疹[6]（表 24.1）。

肺动脉瓣狭窄常伴有肺动脉瘤样扩张，由于狭窄后射流方向偏左，更易造成左肺动脉扩张。然而，肺动脉扩张的程度并不一定与肺动脉瓣狭窄的严重程度相关。大多数患者不需要外科手术修复，除非发生肺动脉瓣反流导致右心室显著扩张或出现压迫邻近结构的临床症状。在无肺动脉高压、左向右分流或结缔组织疾病的情况下，发生肺动脉夹层或破裂的风险很低，保守治疗较为合适[7]。

临床表现和评估

大多数肺动脉瓣狭窄患者无症状，多因心脏杂音被发现。症状很少发生于儿童时期，随着年龄增

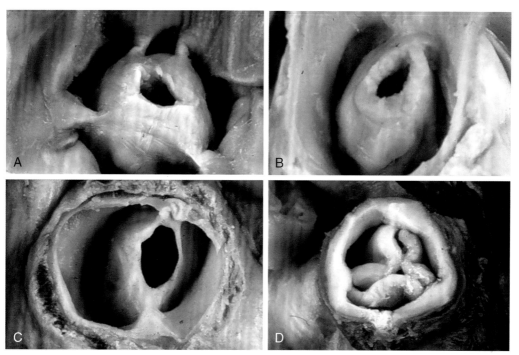

图 24.1　先天性肺动脉瓣狭窄的病理标本。A. 先天性肺动脉瓣狭窄通常瓣膜呈圆顶状，中央开口狭窄，融合嵴发育不完全，无明显的交界处。B. 单叶瓣。C. 双叶瓣。多可见于复杂的先天性心脏病。D. 发育异常的瓣膜明显增厚，瓣叶不活动

表 24.1 肺动脉瓣与瓣上肺动脉狭窄相关的遗传综合征

遗传综合征	遗传缺陷	心脏特征	心外特征
Noonan综合征	*PTPN11*、*SOS1*、*RAF1*、*RIT1*→异常的RAS-MAPK信号通路、常染色体显性遗传	肺动脉瓣发育异常、肺动脉瓣上狭窄、肥厚性心肌病	身材矮小、眼距增宽、下颌小、高腭弓、双耳位置低并后旋、颈蹼
Leopard综合征（Noonan综合征伴多雀斑痣）	*PTPN11*、*RAF1*、*BRAF*、*MAP2K1*、常染色体显性遗传	肥厚型心肌病、肺动脉瓣或瓣上肺动脉狭窄	皮肤多发性雀斑、眼距增宽、眼睑下垂、漏斗胸畸形、生殖器异常、生长迟缓、耳聋
Williams综合征	7q11.23 缺失、常染色体显性遗传、大多数病例为散发性	主动脉瓣上狭窄或肺动脉瓣上狭窄	小精灵面容、身材矮小、认知和发育迟缓、内分泌紊乱、泌尿生殖系统异常
DiGeorge综合征	22q11.2缺失、常染色体显性遗传、大多数病例为散发性	圆锥动脉干异常，如法洛四联症	眼距增宽、低位后旋耳、后旋转的耳朵、腭部异常、小颌、发育迟缓、胸腺发育不全、低钙血症、免疫和神经精神疾病
Alagille综合征	*JAG1*、*NOTCH2*、常染色体显性遗传	周围肺动脉狭窄、法洛四联症	三角形脸型、宽鼻梁、深眼窝、肝内胆汁淤积、蝶状椎骨
Keutel综合征	*MGP*突变、常染色体隐性遗传	周围肺动脉狭窄	软骨钙化异常、末节指骨短小症、智力障碍、听力丧失
先天性风疹综合征	—	周围肺动脉狭窄、动脉导管未闭	先天性白内障/青光眼、耳聋、色素性视网膜病变

Modified from Cuypers JA, Witsenburg M, van der Linde D, et al. Pulmonary stenosis: update on diagnosis and therapeutic options. Heart 2013; 99:339-347.

长和疾病加重，症状更加常见。中重度肺动脉瓣狭窄的症状包括心排血量不足导致的运动不耐受和呼吸困难，如果狭窄不解决，可进展为明显的右心衰竭。右心室心肌相对缺血或合并冠状动脉粥样硬化可引起劳力性胸部不适。患者很少出现因肥厚性右心室心肌灌注减少导致缺血或心律失常而发生晕厥甚至猝死。心房水平右向左分流可致动脉血氧饱和度下降，如房间隔缺损或卵圆孔未闭。

肺动脉瓣狭窄的体格检查结果取决于狭窄的严重程度和其他合并的相关病变。轻度肺动脉瓣狭窄中，颈静脉波形正常，心前区无明显杂音。在肺动脉瓣听诊区可闻及收缩期递增递减型杂音，吸气时杂音增强，通常在收缩中期结束，但会随着梗阻严重程度的增加而进一步延长[8]。可能闻及肺动脉瓣喷射性喀喇音，吸气时减低，常有第二心音（S_2）分裂。

重度肺动脉瓣狭窄患者颈静脉压可升高，波幅明显，出现右心室抬举性搏动和收缩期响亮、粗糙的喷射性杂音，伴有向背部传导的震颤。第二心音分裂程度与狭窄程度成正比，可能发生较宽的固定分裂。但是，重度狭窄患者第二心音的肺动脉瓣成分减弱或缺失，难以闻及分裂，有时能闻及右侧第四心音。

轻度肺动脉瓣狭窄患者的心电图通常正常，随着电轴右偏越来越严重，可出现右心室肥厚和右心房增大的表现。胸部 X 线片显示主肺动脉增大，轻中度肺动脉瓣狭窄患者的心脏轮廓和血管分布通常正常，重度肺动脉瓣狭窄可显示心脏扩大、右心房增大，肺血管纹理减少（图 24.2）。

超声心动图是肺动脉瓣狭窄的主要成像方法（图 24.3）。根据 2018 年 AHA/ACC 成人先天性心脏病管理指南[9]，重度肺动脉瓣狭窄的定义是肺动脉瓣峰值流速（V_{max}）>4 m/s 或峰值瞬时压力阶差>64 mmHg，而轻度肺动脉瓣狭窄的定义为 V_{max}<3 m/s 或峰值瞬时压力阶差<36 mmHg（表 24.2）。

跨肺动脉瓣血流的生理变化可影响应用改良伯努利方程计算跨瓣压力阶差的准确性，如存在严重的右心室收缩功能障碍，右心室不能产生足够的压力来克服显著的肺动脉瓣狭窄，此时测量的峰值瞬时压力阶差将低估狭窄的严重程度。同样，间隔缺损引起的左向右分流或伴随的肺动脉瓣反流可增加跨肺动脉瓣的血流量和压力阶差，从而高估肺动脉瓣狭窄的严重程度。长节段狭窄和连续梗阻[即相关的肺动脉瓣下狭窄和（或）瓣上狭窄]也是多普勒超声测量跨肺动脉瓣压力阶差不太可靠的因素。

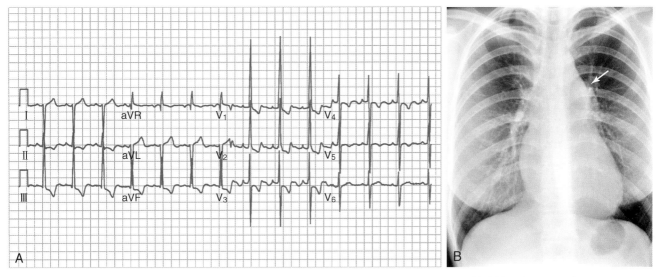

图 24.2　重度肺动脉瓣狭窄患者的心电图及胸部 X 线检查。A. 心电图显示电轴右偏和右心室肥厚。
B. 胸部 X 线片显示右心房和右心室增大，主肺动脉扩张（箭头），肺纹理减少

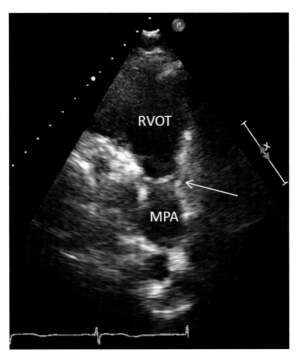

图 24.3　肺动脉瓣狭窄。TTE 胸骨旁短轴切面聚焦于主肺动脉（MPA），显示收缩期肺动脉瓣增厚（箭头）。RVOT，右心室流出道

表 24.2　肺动脉瓣狭窄的严重程度评估			
评估指标	轻度	中度	重度
多普勒峰值流速（m/s）	<3	3～4	>4
多普勒峰值压力阶差（mmHg）	<36	36～64	>64
多普勒平均压力阶差（mmHg）	—	—	>40
右心室收缩压/左心室收缩压比值	<50%	50%～74%	≥75%

Modified from Cuypers JA, Witsenburg M, van der Linde D, et al. Pulmonary stenosis: update on diagnosis and therapeutic options. Heart 2013;99:339-347.

心导管检查是评估肺动脉瓣狭窄严重程度的金标准，术中可获得血流动力学数据，包括跨肺动脉瓣压力阶差、右心室收缩压与体循环收缩压的比值，以及右心充盈压。在心排血量正常的患者中，诊断轻度狭窄为压力阶差<35～40 mmHg 或右心室收缩压小于体循环压的 1/2。中度狭窄是压力阶差为 40～60 mmHg，右心室收缩压为体循环压的 1/2～3/4。重度肺动脉瓣狭窄为压力阶差>60 mmHg 或右心室收缩压等于或大于体循环压的 3/4[6]。

右心室造影可显示肺动脉瓣的形态学特征，包括瓣叶增厚、活动性和偏移、瓣叶牵拉，以及相关病变（如肺动脉瓣环发育不全、漏斗部梗阻、主肺动脉远端或肺动脉分支狭窄）。

超声心动图测量的跨肺动脉瓣峰值间压力阶差高于经导管测量的峰值压力阶差与麻醉因素有关。三尖瓣反流峰值流速估测右心室收缩压、间隔位置定性评估和右心室肥厚程度能提供肺动脉瓣狭窄严重程度的其他信息。超声多普勒获得的压力阶差与临床表现具有相关性。

肺动脉瓣狭窄超声心动图与右心导管检查两种

方法测量跨肺动脉瓣压力阶差的准确性尚无统一结论。有研究表明两者测量的峰值间压力阶差均具有极好的相关性[10-11]，而另一些研究表明，峰值瞬时压力阶差高于峰值间压力阶差，但与心导管检查测得的最大瞬时压力阶差相等[12-13]。在单纯性与复杂性肺动脉瓣狭窄中，平均多普勒跨瓣压力阶差与峰值间压力阶差的相关性最好[14-15]。

管理与预后

儿童轻度肺动脉瓣狭窄早期进展缓慢。第二项有关先天性心脏病自然史的研究表明，无论内科或手术策略如何，轻度肺动脉瓣狭窄患者和普通人群的生存率相似，大多数患者无症状。压力阶差在 25～49 mmHg 的患者仅有 20% 需要手术干预，而大多数压力阶差≥50 mmHg 的患者将会出现进行性狭窄，需要手术干预[16]。

肺动脉瓣狭窄的手术适应证汇总见表 24.3。1982 年首次报道成功进行经皮球囊肺动脉瓣成形术，其成为典型圆顶状肺动脉瓣狭窄的首选治疗（图 24.4）[17]。缓解狭窄的机制是瓣膜交界处分离，通常预后良好[18-19]。对于肺动脉瓣发育不良的患者，尽管效果不如典型圆顶状肺动脉瓣狭窄，但球

表 24.3	右心室流出道梗阻、肺动脉瓣狭窄和肺动脉瓣上狭窄的干预建议			
病变	**ACC/AHA**		**ESC**	
	推荐类别/证据等级	建议	推荐类别/证据等级	建议
右心室流出道梗阻（任何水平）			I/C	重度右心室流出道梗阻（ΔP_{max}>64 mmHg），无论有无症状，如果右心室功能正常，且不需要瓣膜替换，建议进行修复
			IIa/C	有症状，ΔP_{max}<64 mmHg 的右心室流出道梗阻患者，如果出现右心室功能减低，严重的心律失常或导致房间隔或室间隔水平明显的右向左分流，建议进行修复
右心室双腔心	I/C-LD	有症状的中度以上梗阻的右心室双腔心患者，建议外科手术修复	I/C	ΔP_{max}>64 mmHg 的右心室双腔心患者，无论有无症状，如果右心室功能正常，且不需要瓣膜替换，建议进行修复
	IIb/C-LD	无症状的重度梗阻的右心室双腔心患者，也需考虑外科手术修复	IIa/C	ΔP_{max}<64 mmHg 的右心室双腔心患者，可考虑外科修复
肺动脉瓣狭窄	I/B-NR	中重度狭窄的症状性肺动脉瓣狭窄患者［心力衰竭、经心房间交通右向左分流导致发绀和（或）运动不耐受］，建议进行球囊瓣膜成形术	I/C	重度肺动脉瓣狭窄患者（ΔP_{max}>64 mmHg），无论有无症状，如果右心室功能正常，且不需要瓣膜替换，建议进行球囊瓣膜成形术
	I/B-NR	不适合行球囊成形术、中重度狭窄、症状性肺动脉瓣狭窄患者，建议外科手术修复	I/C	右心室收缩压>80 mmHg、无症状的重度肺动脉瓣狭窄患者，如果球囊瓣膜成形术无效，外科瓣膜替换术是唯一的选择
	IIa/C-ED	无症状的肺动脉瓣狭窄患者，建议干预	IIa/C	对于 ΔP_{max}<64 mmHg 的无症状肺动脉瓣狭窄患者，如果出现右心室功能减低，严重的心律失常或导致房间隔或室间隔水平明显的右向左分流，建议进行修复
周围肺动脉分支狭窄	IIa/B-NR	周围肺动脉分支狭窄，球囊动脉成形术或支架置入术有益	IIa/C	直径变ீ>50% 以及右心室收缩压>50 mmHg 和（或）肺灌注异常的周围肺动脉狭窄患者，无论有无症状，建议进行修复

ACC，美国心脏病学会；AHA，美国心脏协会；ESC，欧洲心脏病学会；ΔP_{max}，最大瞬时压力阶差

Data from Stout KK, Daniels CJ, Aboulhosn JA, et al. 2018 AHA/ACC guideline for the management of adults with congenital heart disease: a report of the American College of Cardiology/American Heart Association Task Force on Clinical Practice Guidelines. J Am Coll Cardiol 2019;73:1494-1563; Bergersen L, Foerster F, Marshall AC, Meadows J, editors. Pulmonary angioplasty. In: Congenital heart disease: the catheterization manual. New York: Springer; 2009.

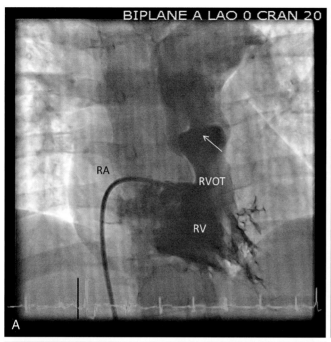

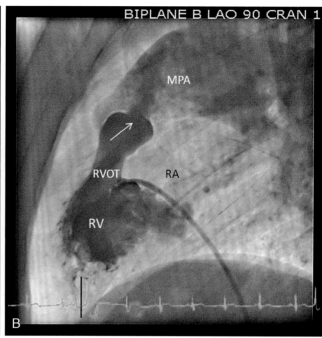

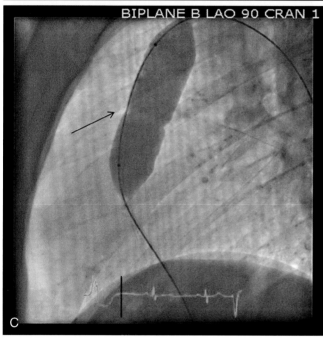

图 24.4　肺动脉瓣狭窄。A. 右心室造影前后位。B. 右心室侧位造影显示圆顶状肺动脉瓣叶（箭头）。主肺动脉（MPA）明显扩张。C. 球囊肺动脉瓣成形术的侧位造影图像，显示跨肺动脉瓣的扩张球囊，肺动脉瓣阻塞处有轻微的凹征（箭头）。RVOT，右心室流出道

囊肺动脉瓣成形术可能提供一定程度的缓解，也是合理的一线选择[20]。

一项纳入 533 例肺动脉瓣狭窄患者的大型多中心登记研究中，经皮球囊肺动脉瓣成形术后平均随访 33 个月（1 个月至 8.7 年），23% 的患者效果不佳（残余压力阶差＞36 mmHg 或重复经皮球囊肺动脉瓣成形术或外科瓣膜切开术）。效果不佳的预测因子包括研究初期接受治疗、较高的术后残余压力阶差和不利的瓣膜解剖[21]。139 例接受经皮球囊肺

动脉瓣成形术的患者中位随访 6 年（0～21 年）时，仅 9.4% 的患者需要再次干预，主要原因为再狭窄。轻度肺动脉瓣反流很常见，但经皮球囊肺动脉瓣成形术后中位随访 15.1 年（10.1～26.3 年）时，高达 60% 的患者存在中度或重度肺动脉瓣反流[22-23]。

肺动脉瓣狭窄外科手术治疗包括瓣膜交界处切开或使用体外循环技术经肺动脉主干的瓣膜切开术。瓣膜切除术仅适用于简单瓣膜切开无效的情况（即肺动脉瓣发育不良），需要使用自体心包补片来扩大

瓣环和瓣上区域。外科瓣膜切开术后远期随访显示，40 年的生存率为 90%～96%，但会因肺动脉瓣反流而需要再次手术（如 PVR）的发生率显著增加[24-28]。

外科瓣膜切开术或经皮球囊肺动脉瓣成形术缓解肺动脉瓣膜狭窄后均可记录到右心室漏斗部梗阻加重，但随着时间的推移，右心室肥厚逐渐消退，梗阻得以改善[29-30]。肺动脉瓣反流并不少见，特别是外科治疗瓣膜狭窄后。外科瓣膜切开术后重度肺动脉瓣反流患者行 PVR 的适应证尚不明确，PVR 可能适用于进行性右心室扩张和功能障碍的患者[9,31]。下文将讨论残留肺动脉瓣反流的处理（见"法洛四联症"）[32]。

肺动脉瓣下狭窄

病理改变

解剖学右心室由三部分［流入部、心尖小梁部或窦部以及流出部（也称漏斗部）］组成。肺动脉瓣下狭窄是一种罕见的右心先天性心脏病，因右心室流出道漏斗部狭窄引起，这种狭窄是由于弥漫性纤维肌肉隆起或呈环状，或因肌束肥大导致的右心室双腔心。漏斗部狭窄可以位于右心室内的任何位置，从漏斗部的开口到肺动脉瓣的下方，而右心室双腔心阻塞则发生在漏斗部，异常肌束将右心室分为近端高压心室腔和远端低压漏斗腔（图 24.5）。

漏斗部狭窄亦可由肺动脉瓣狭窄导致的漏斗部肌肉增厚引起，常与法洛四联症、大动脉转位和室间隔缺损有关。右心室双腔心的病因尚不清楚。肥大肌束可能来源于局部肌肉组织肥厚，或是在胎儿发育期间原始心球成熟过程中的改变[6,33]。

右心室双腔心是一种罕见的病变，占所有先天性心脏病的 0.5%～2%[34]。60%～90% 的病例合并室间隔缺损，最常见膜部缺损，通常位于左心室和近端高压腔之间。约 40% 的病例伴有肺动脉瓣狭窄，约 17% 的病例伴有房间隔缺损。右心室双腔心也可能发生于复杂先天性心脏病，如右心室双出口或法洛四联症[34-35]。

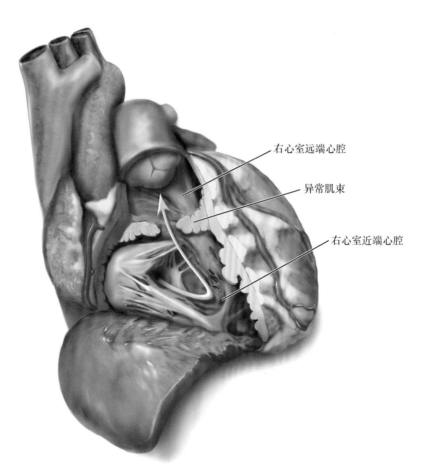

右心室远端心腔

异常肌束

右心室近端心腔

图 24.5　右心室双腔心示意图。右心室双腔心是由异常肌束将右心室分为近端腔和远端腔（From Otto C, editor. Practice of clinical echocardiography. 5th ed. Philadelphia: Elsevier; 2016.）

临床表现和评估

任何形式的肺动脉瓣下狭窄都可以与肺动脉瓣反流有相似的表现，取决于梗阻的程度和相关室间隔缺损或其他异常。随着时间的推移，右心室心腔内肌肉束肥厚会导致右心室梗阻逐渐加重，但梗阻程度不同[36-37]。据推测，右心室双腔心患者成年以后可能发生室间隔缺损自发性闭合。对于位于梗阻近端的室间隔缺损，右心室压的增高可降低左向右分流的程度，甚至出现严重的右向左分流和发绀。

肺动脉瓣下狭窄患者的体格检查显示胸骨左缘的收缩期杂音位置低于肺动脉瓣狭窄的患者。没有肺动脉瓣喷射性喀喇音，第二心音的肺动脉瓣成分正常。由于右心室严重增大，可能会出现心前区隆起。约 25% 的右心室双腔心患者可在梗阻部位闻及喷射性杂音[34]，也可能闻及室间隔缺损的杂音。

与肺动脉瓣狭窄一样，肺动脉瓣下狭窄患者大多数心电图显示右心室增大，也可表现为不完全性右束支传导阻滞和电轴右偏。除非存在显著的室间隔缺损，否则胸部 X 线检查也类似于肺动脉瓣狭窄。TTE 具有诊断意义，尤其对于年轻患者，而对老年患者有些难度，TEE 有助于诊断[35]（图 24.6）。

在肺动脉瓣正常的情况下，采用三尖瓣反流射流束的流速测得右心室收缩压升高以及严重右心室增大时，如果没有发现右心室流出道梗阻，可能会被误诊为肺动脉高压。确定室间隔缺损与梗阻性肌束的位置很重要[36-37]。如果存在明显的右心室流出道梗阻，室间隔缺损与近端高压心室腔交通，跨室间隔缺损的血流速度相对较低，即使室间隔缺损为限制性小量分流。

CMR 成像越来越多地被用于提供良好的可视化心脏解剖结构[38-39]。偶尔需要心导管检查，以确定梗阻近端和远端压力。如果心导管通过右心室窦部直接进入流出道，而没有仔细注意波形，则可能会漏诊。

管理与预后

外科手术修复是流出道嵴性隆起或肥厚性肌束所致右心室漏斗部梗阻的首选治疗。由于疾病呈进展性，除非梗阻程度轻微，否则不建议推迟右心室双腔心的手术修复。外科最常采用的手术方式是经心房入路，也可能需要右心室切开术，右心室双腔心预后良好，极少遗留残余病变[40-41]。手术修复指征的总结见表 24.3。

肺动脉瓣上狭窄及周围肺动脉狭窄

病理改变

先天性肺动脉瓣上狭窄中有 1%～2% 位于肺动

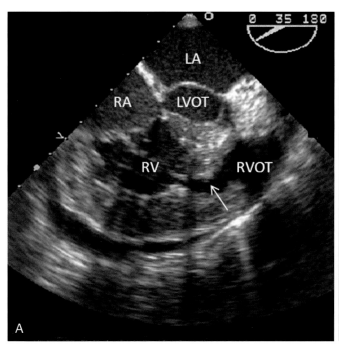
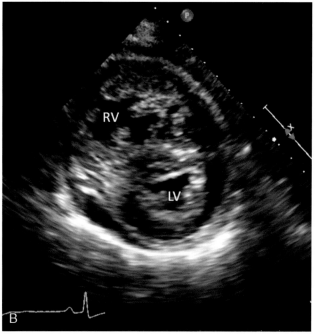

图 24.6　右心室双腔心。A.TEE 的食管中部短轴切面显示右心室（箭头）梗阻。B.TTE 胸骨旁短轴切面显示右心室扩张、严重右心室肥厚、收缩期室间隔扁平、呈 D 形。LVOT，左心室流出道；RVOT，右心室流出道

脉主干，2%～5% 为周围肺动脉分支狭窄[42-43]。约 60% 的孤立性肺动脉分支狭窄合并其他先天性心脏畸形，如肺动脉瓣狭窄、房间隔缺损、室间隔缺损和动脉导管未闭[42]。

发育和遗传因素在肺动脉主干和分支狭窄的发病机制中起作用，这些病变与 Noonan 综合征、Williams 综合征、Alagille 综合征和 Keutel 综合征，以及复杂的先天性心脏病（如法洛四联症）相关[6]。致畸作用也参与发病，如先天性风疹综合征（表 24.1）。

肺动脉瓣上狭窄还可见于肺动脉环缩术后或完全性大动脉转位调转术后。形态学和严重程度可以是局灶性单发狭窄，也可以是从主肺动脉到周围肺动脉分支的多发性狭窄，或呈弥漫性发育不全或接近闭锁。

临床表现和评估

轻中度单侧或双侧肺动脉分支狭窄的患者通常无症状。严重梗阻时可能出现劳力性运动耐力下降，甚至右心衰竭，类似于右心室后负荷增加导致肺动脉瓣或肺动脉瓣下狭窄的情况。

值得注意的是，听诊没有喷射性咯喇音。第二心音分裂，有一突出的肺动脉成分。在重度狭窄的情况下，右心室射血时间延长，肺动脉瓣关闭延迟。在胸骨左上缘可闻及收缩期喷射性杂音，传导到背部和周围肺野。也可能闻及连续性杂音，提示严重梗阻所致显著的舒张期压力阶差。

肺动脉瓣上狭窄或周围肺动脉狭窄患者的心电图通常正常，严重梗阻时可显示右心室肥厚。胸部 X 线片正常，除非在重度梗阻的情况下同时存在左向右分流，否则肺血管异常并不明显[6]。

超声心动图评估声窗不理想的成年肺动脉瓣上狭窄和周围肺动脉分支狭窄比较困难。胸骨旁短轴或胸骨上短轴切面（图 24.7）可以观察到右肺动脉，但左肺动脉通常难以观察到。CMR 对肺动脉分支的诊断价值与心血管造影相同[44]，因此，推荐使用 CMR 或 CT 等成像模式[9]。

有创性血流动力学心导管检查与心血管造影能够明确诊断。单侧肺动脉分支狭窄时，对侧肺动脉可以适应增加的血流量，而压力没有显著升高[20]。在受影响的肺动脉中，由于病变肺动脉血流减少，跨狭窄收缩压的差异可能低估梗阻的严重程度，而舒张压的差异反映梗阻的程度[6]。肺动脉分支狭窄

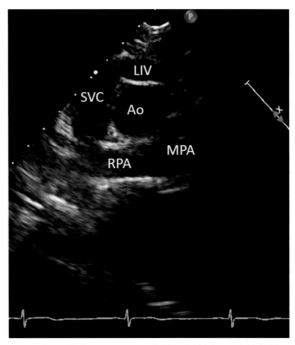

图 24.7　右肺动脉。TTE 显示胸骨上短轴切面沿其长轴显示右肺动脉（RPA）。Ao，主动脉；MPA，主肺动脉；LIV，左无名静脉；SVC，上腔静脉

的完整评估需要通过核素灌注扫描评价相对血流或 CMR 速度电影成像评价分支血流。

管理与预后

肺动脉干瓣上狭窄的修复通常需要外科手术，尤其是涉及肺动脉分支的病变。如果不损害瓣膜功能和肺动脉分支，可以选择支架成形术[20]。

大多数轻中度单侧或双侧分支狭窄的成人患者不需要治疗。周围肺动脉狭窄干预的指征为跨狭窄部位压力阶差＞20 mmHg，肺灌注减少（单肺血流量＜35%），右心室压增高，至少为体循环压的 1/2 或＞50 mmHg，狭窄处直径＞50%，或出现症状[20,45-46]（表 24.3）。

心导管介入技术被认为是治疗周围肺动脉狭窄的选择，外科手术主要用于不适合接受经皮介入治疗的病变和同时存在需要外科手术修复的畸形[41]。1983 年引入临床的球囊血管成形术可改善病变部位的血管造影形态和压力阶差，但效果通常不持久[47-48]。对于耐受传统高压球囊技术的肺动脉分支狭窄，切割球囊是有效的[49]。当解剖条件合适，尤其是球囊扩张失败时，建议进行肺动脉支架置入术。

一项大型多中心注册研究报告 1183 例儿童和成

人肺动脉支架置入术的手术结果，76% 的患者成功获得了双心室循环（即右心室压降低 20% 或肺动脉直径增加 50%），并发症发生率为 14%，主要不良事件发生率为 9%，手术死亡率为 0.2%[50]。肺动脉分支支架置入术的长期结果主要发表在儿科文献中，短期随访较好，大多需要再次干预，特别是 Williams 综合征、Alagille 综合征或法洛四联症患者[51-54]，长期监测和随访至关重要。

法洛四联症

先天性右心室漏斗部、肺动脉瓣和肺动脉分支异常是法洛四联症的特征。在解剖学和病理生理学上有很大的差异。法洛四联症修复术后肺动脉瓣反流在成人中很常见。

病理改变

法洛四联症是最常见的发绀型先天性心脏病，发病率为每 1000 例活产婴儿中 0.33 例；占所有先天性心脏病的 6.7%[55-56]。病变是由室间隔缺损、主动脉骑跨、右心室流出道梗阻和右心室肥厚组成的圆锥动脉干异常（图 24.8A）。

法洛四联症的病因尚不清楚，与已知的相关染色体异常、单基因缺陷和综合征 [如 DiGeorge 综合征或腭-心-面综合征（即 22q11 缺失）、唐氏综合征、Alagille 综合征和 VATER 或 VACTERL 联合畸形相关的遗传病变（包括至少合并以下 3 种先天性畸形：脊柱缺损、肛门闭锁、心脏异常、气管食管瘘、肾和肢体畸形）] 相关[57]。

法洛四联症的室间隔缺损主要由于右心室漏斗部与室间隔对位不良，间隔向前向上偏离，使室间隔不在同一平面，导致漏斗部梗阻（图 24.8B），异常的肌束穿过右心室流出道也会加重梗阻（图 24.8C）。肺动脉瓣的解剖结构和形态变化很大，肺动脉瓣通常发育不良，可能是两叶瓣或单叶瓣，伴有不同程度的肺动脉瓣狭窄。

伴有肺动脉闭锁的法洛四联症是最严重的类型，可出现不连续的肺动脉分支和供应肺部的主动脉与肺动脉侧支。肺动脉瓣缺如的法洛四联症是一种罕见的肺动脉瓣叶缺失或发育不全，会导致主肺动脉和肺动脉分支瘤样扩张。瓣上狭窄和肺动脉分支狭窄在法洛四联症中很常见，尤其是由于导管吊带在其插入位置导致的左肺动脉狭窄[58]。

外科修复与残余病变

大多数成人法洛四联症均接受手术修复。在无体外循环的时代，可采取分阶段手术的方法，在完全矫治前进行主动脉-肺动脉分流术来增加肺血流量。20 世纪 80 年代，一期完全矫治成为手术治疗的标准，但在肺动脉闭锁的婴儿、有症状的新生儿和未开展新生儿初级修复手术的中心，仍可进行改良的 Blalock-Taussig 分流术。目前该术式已不作为常规手术，但临床上仍会遇到早年行初级姑息性分流手术的老年法洛四联症患者（表 24.4 和图 24.9）。

如果患者通过一期姑息手术得到缓解，则可进行二期根治手术，包括关闭室间隔缺损、解除右心室流出道梗阻、切除分流管道。可以采用多种术式治疗右心室流出道梗阻和肺动脉瓣狭窄，包括肌束切除、右心室流出道补片加宽、跨瓣膜补片、肺动脉瓣切开术 / 切除术，如果合并肺动脉闭锁或异常冠状动脉穿过右心室流出道时，可于右心室和肺动脉之间植入心外管道。

残余的结构和功能异常是法洛四联症修复后的常态。既往接受右心室切开术和跨瓣补片修复术的患者，虽然可有效缓解右心室流出道梗阻，但可能导致重度肺动脉瓣反流。肺动脉瓣反流曾被认为是无害的。慢性重度肺动脉瓣反流可表现为进行性右心室扩张和功能障碍，与运动耐量减低、心力衰竭、心律失常和猝死有关[59-62]。肺动脉分支狭窄亦可导致劳力性呼吸困难和肺动脉瓣反流加重[63]。

采用瓣膜保留技术能有效降低肺动脉瓣反流的程度，但少数患者会残留肺动脉瓣狭窄[64]。儿童时期接受右心室-肺动脉管道植入的患者（不是自体右心室流出道）需要根据躯体生长状况进行修复或调整管道大小，这些管道随着时间的推移将出现退化而致狭窄、反流或狭窄合并反流。

临床表现和评估

患者对肺动脉瓣功能不全的耐受性良好，可长期无症状[65]。根据年龄和残留病变，成人可有劳力性呼吸困难、运动耐力下降，甚至出现心力衰竭。如果存在三尖瓣反流，体格检查时可发现颈静脉压升高和 v 波增大。胸廓手术切口瘢痕伴有同侧肱动脉或桡动脉缺失或减弱，提示既往有 Blalock-Taussig 分流手术史。心前区可见右心室抬举性搏动，由于右心室扩张和右束支传导阻滞导致传导延迟，第二

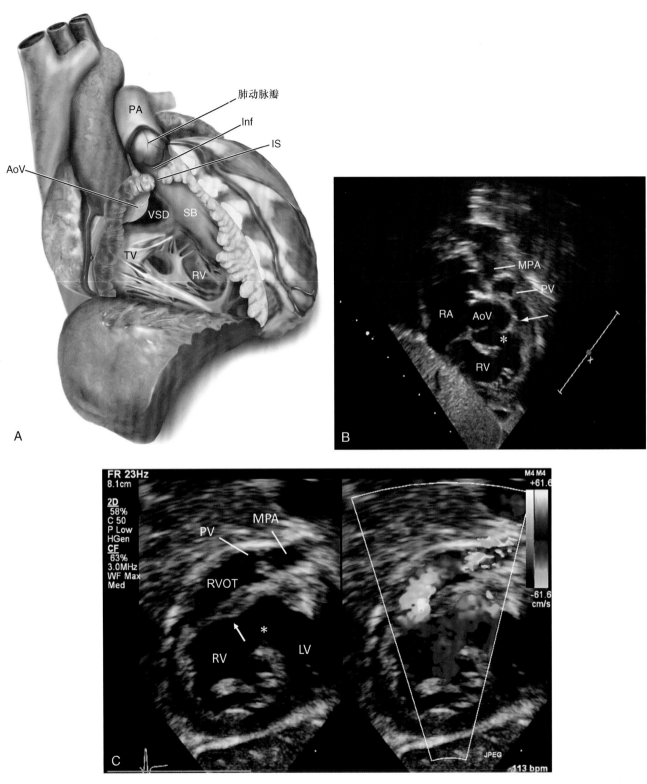

图 24.8 法洛四联症的示意图。A. 法洛四联症伴漏斗间隔向前偏移（Inf）、漏斗狭窄（IS）、室间隔缺损（VSD）、主动脉瓣骑跨（AOV）、右心室（RV）肥大。B. 未修复的法洛四联症。经胸超声心动图右肋下前斜切面显示 Inf（箭头）前后对位不良，导致 VSD（星号）、主动脉骑跨（AOV）和肺动脉瓣发育不全（PV）。C. 剑下短轴切面彩色多普勒显示收缩期彩色湍流，为前后对位不良（箭头）导致右心室流出道（RVOT）狭窄和 VSD（星号）所致。注意在肺动脉瓣上有彩色多普勒混叠的瓣叶发育不良、增厚。MPA，主肺动脉；PA，肺动脉；SB，间隔带；TV，三尖瓣（From Otto C, editor. Practice of clinical echocardiography. 5th ed. Philadelphia: Elsevier; 2016. ）

表 24.4　法洛四联症的姑息性手术类型		
分流术式	说明描述	备注
经典Blalock-Taussig 分流	锁骨下动脉与同侧肺动脉的端-侧吻合术	同侧肱动脉和桡动脉搏动减弱 很少导致肺动脉血流增多和肺动脉高压 通常在主动脉弓对侧进行 发绀型心脏病的首次姑息性心脏手术
改良Blalock-Taussig 分流	Gore-Tex人工管道植入锁骨下动脉至同侧肺动脉	新生儿为0.5~4 mm 与经典分流术相比能更好地控制肺血流 可能导致同侧上肢脉搏较弱
Waterston分流	升主动脉与右肺动脉侧-侧吻合	导致肺动脉血流过多和肺动脉高压、肺动脉扭曲或获得性肺动脉闭锁
Potts 分流	降主动脉与左肺动脉侧-侧吻合	出现上述的类似问题
中央分流	Gore-Tex人工移植管道植入升主动脉与肺动脉之间	不能控制肺动脉血流增多和肺动脉高压

Modified from Babu-Narayan SV, Gatzoulis M. Tetralogy of Fallot. In: Gatzoulis M, Webb G, Daubeney PE, editors. Diagnosis and management of adult congenital heart disease. 2nd ed. Philadelphia: Elsevier Saunders; 2011:316-327.

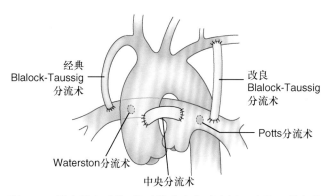

图 24.9　姑息性主动脉-肺动脉分流术示意图。法洛四联症的主动脉-肺动脉分流术的解剖学描述见表 24.4

心音呈单一或宽分裂。

　　肺动脉瓣听诊区通常可闻及收缩期喷射性杂音，提示右心室流出道血流加速，伴有肺动脉瓣反流的舒张期递减性杂音，在右心室流出道形成往返血流。如果肺动脉瓣反流轻微，舒张压快速平衡，舒张期杂音可能较短或几乎听不清。亦可能闻及三尖瓣反流的全收缩期杂音或右侧第三心音。补片边缘残余的室间隔缺损通常很小，且为限制性缺损；可在胸骨左缘闻及高调的全收缩期杂音。

　　法洛四联症修复术后成人患者的特征性心电图表现为右束支传导阻滞。QRS 波时限>180 ms 与法洛四联症患者发生恶性室性心律失常和心脏性猝死相关[66]。胸部 X 线片可显示中央肺动脉增宽、心脏增大，侧位片心后间隙消失，提示右心室增大（图 24.10）。

　　CMR 是评估肺动脉瓣反流、右心室大小和功能的金标准，超声心动图是法洛四联症常规评估中的主要影像学方法[67]。很少采用心导管检查作为一线诊断手段，仅在其他方法获得的数据不确定或相互矛盾的情况下进行。法洛四联症成像指南强调采用多模态方法进行全面评价[68]。

　　应寻找残余右心梗阻并确定梗阻的程度和范围，类似于上文所讨论的漏斗部或肺动脉瓣膜狭窄的评估。超声心动图可见右心室流出道呈动脉瘤样扩张，即主肺动脉前侧或外侧显示较大的无回声腔，伴室壁变薄和运动障碍。

　　拟行自体右心室流出道或右心室-肺动脉管道外科手术或介入治疗的患者，应测量肺动脉瓣环或管道直径。正常肺动脉瓣环直径范围为 17~26 mm[69]。肺动脉瓣环位于胸骨后，有时位置可不同，所以管道在超声心动图中很难识别，需要通过多个切面来充分展示，而多普勒超声对于管道定位和压力阶差测量十分必要。分支肺动脉应作为常规评估的一部分，而左肺动脉分支狭窄是法洛四联症修复术后的后遗症[70]。

　　法洛四联症患者肺动脉瓣反流的严重程度取决于瓣口大小、右心室顺应性和右心室后负荷[63]。超声心动图评估肺动脉瓣反流的严重程度属于定性评价，是区分轻度和重度肺动脉瓣反流的最佳方法。分支肺动脉的舒张期逆向血流[71-72]和反流射流束宽度>瓣环直径的 70%[71,73]均与重度肺动脉瓣反流相关（图 24.11A）。

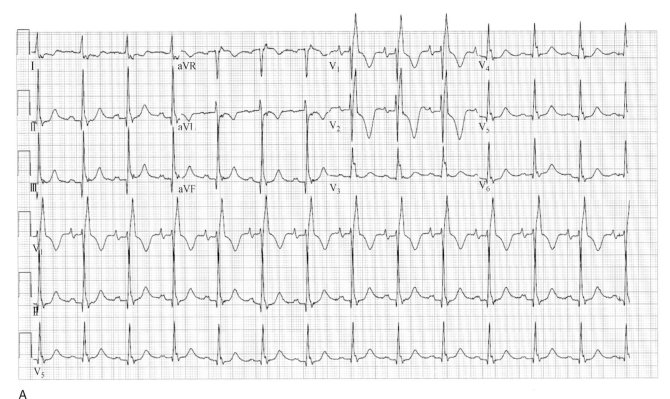

A

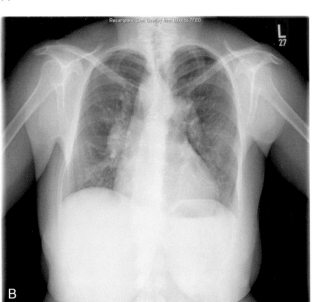

B

图 24.10　法洛四联症修复术后患者的心电图和胸部 X 线检查。A. 心电图显示右束支传导阻滞。B. 胸部 X 线片显示心脏增大、主肺动脉扩张和右位主动脉弓，25% 的法洛四联症患者有右位主动脉弓（From Roche SL, Greenway SC, Redington AN. Tetralogy of Fallot with pulmonary stenosis, pulmonary atresia, and absent pulmonary valve. In: Allen HD, Shaddy RE, Penny DJ, et al, editors: Moss and Adams' heart disease in infants, children, and adolescents: including the fetus and young adult. Vol 2, 9th ed. Philadelphia: Lippincott Williams & Wilkins; 2016:1029-1052.）

　　轻度肺动脉瓣反流被定义为射流束宽度≤瓣环直径的 1/3，中度反流为射流束宽度为瓣环直径的 1/3～2/3，重度反流为射流束宽度≥瓣环直径的 2/3[74]。压力减半时间＜100 ms 与血流动力学显著的肺动脉瓣反流相关[75]，由于舒张末期压力的快速平衡以及非顺应性右心室伴舒张功能障碍，可导致该测量方法高估了反流程度（图 24.10B）。其他超声心动图指标已经应用，具有不同的敏感性和特异性，或尚未得到验证[76-79]。

　　CMR 能够定量评估肺动脉瓣反流的严重程度，通过将反流的逆向血流除以主肺动脉的前向血流量来计算反流分数（图 24.12）。不伴有三尖瓣反流、主动脉瓣反流或残余分流时，此数值与右心室和左心室的每搏量测量值无差异。尚无标准的 CMR 肺动脉瓣反流严重程度分级方法，根据反流分数可将肺动脉瓣反流定义为轻度反流的反流分数≤20%，中度

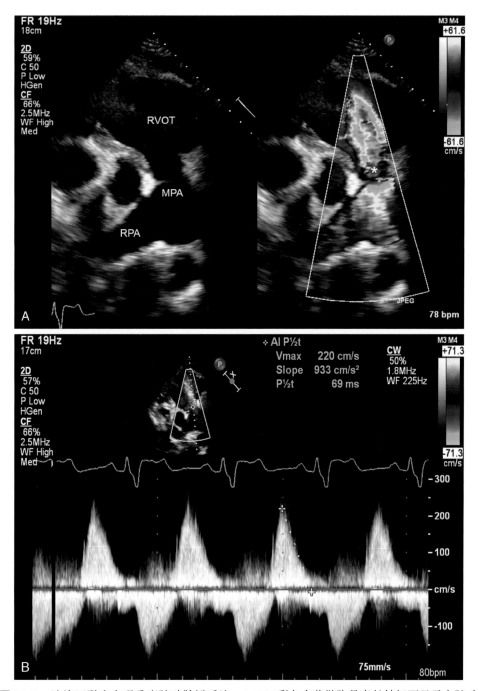

图 24.11　法洛四联症出现重度肺动脉瓣反流。A.TTE 彩色多普勒胸骨旁长轴切面显示右肺动脉（RPA）内逆向的彩色血流。此反流射流束的宽度占据整个肺动脉瓣环（星号）和呈瘤样扩张性右心室流出道（ROVT）。B. 连续多普勒频谱显示跨肺动脉瓣环的重度肺动脉瓣反流，舒张早期压力平衡，压力减半时间为 69 ms（虚线）。MPA，主肺动脉

反流为 20%～40%，重度反流≥40%[78]。CMR 测量的反流容积（相当于反流分数）能更好地区分中度和重度右心室扩张，临床尚未广泛应用[80]。

　　限制性右心室的生理学特点是由慢性右心室压力超负荷或右心室顺应性降低所致的右心室肥厚，使心室舒张期顺应性差。晚期外科手术修复已被确定为限制性右心室危险因素[81]。限制性右心室可减轻肺动脉瓣反流的严重程度，因为舒张中晚期舒张压升高，与肺动脉压平衡，心房收缩期后可观察到舒张末期前向血流。限制性右心室在收缩期作为右心房和肺动脉之间的被动管道。有关限制性右心室生理学与右心室大小及运动耐量等因素相关性的研究结果不一致，可能与患者年龄和手术修复年代的差异有关[82-84]。

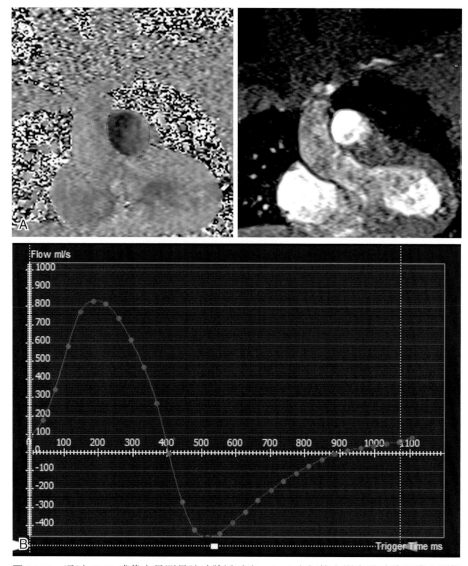

图 24.12　通过 CMR 成像定量测量肺动脉瓣反流。A. 心电门控电影在肺动脉近端血流信号聚集区域的相位对比（左图）和大小（右图）成像。B. 根据时间（X 轴）绘制的流量（Y 轴）显示前向流量（即基线以上面积）和逆向流量（即低于基线面积）。用逆向流量除以前向流量，计算脉冲反流分数

慢性肺动脉瓣反流可导致右心室扩张和功能障碍。超声心动图评价右心室仍有难度，因为右心室位于胸骨后，其几何形状比左心室复杂且变异性较大。因此，CMR 被认为是法洛四联症中右心室成像的金标准（图 24.13）[68-69]。短轴切面的心电图门控电影、右心室稳态自由进动成像可在收缩末期和舒张末期形成轮廓，以测量右心室容积、射血分数和心肌质量[68]。

肺动脉瓣反流与 PVR 的时机

法洛四联症修复术后的晚期生存率良好，术后40 年生存率达 86%[60,85-86]。然而，肺动脉瓣反流的发病率很高，近 1/2 的患者需要再次干预，PVR 是最常用的手术方式[86]。有症状的肺动脉瓣反流患者进行瓣膜置换术已经明确，对无症状患者的最佳手术时间仍在探讨。

Thierren 等[87]提出"手术太晚"的概念，建议右心功能已经开始恶化的慢性肺动脉瓣反流患者应尽早手术，以恢复或维持其右心室收缩能力。右心室功能不全除导致右心衰竭外，还可影响左心室功能，对患者的长期预后具有特殊意义。一项大型、多中心法洛四联症注册登记的 INDICATOR 队列研究收集了 873 例患者的 CMR 数据，发现除导致左心室功能不全、房性心动过速和右心室肥厚外，右心室

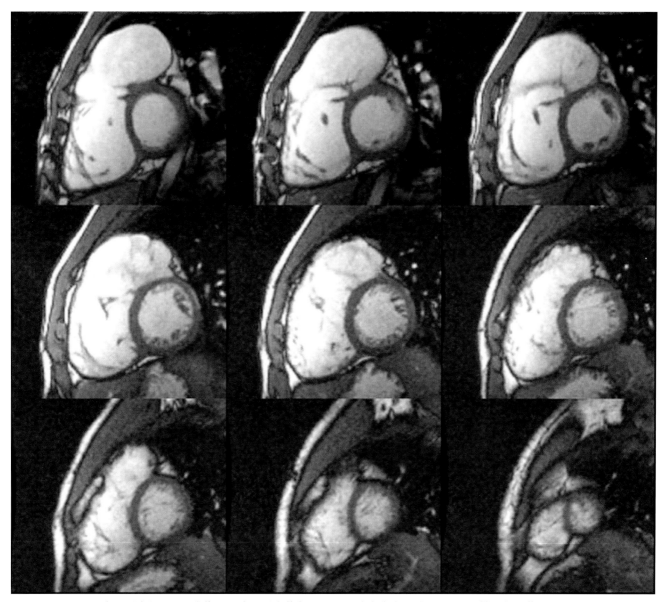

图 24.13　法洛四联症的 CMR 成像。法洛四联症修复后的电影稳态自由进动 CMR 的短轴叠加图像。通过追踪在舒张末期和收缩末期心内膜边界的每一切面计算右心室容积和射血分数。可见右心室严重扩张和薄壁漏斗部的前部（上排），与之前的补片相一致

功能不全还与死亡或持续性室性心动过速相关[88]。

关于 PVR 是否能够改善右心室射血分数的数据尚有争议。一项 meta 分析发现右心室射血分数无显著改善[89]。Geva 等发现术前右心室射血分数＜45% 与术后持续性右心室功能不全相关，提示 PVR 应在发生右心室功能不全之前进行，在右心室大小发生不可逆性结构变化之前，应考虑 PVR[90]。

CMR 可用于量化右心室大小和功能，使得右心室大小阈值的概念能够实现并延续，超过此阈值，PVR 不太可能使右心室逆向重构。最初的研究表明，可将右心室舒张末期容积为 170 ml/m² 或收缩末期

容积为 85 ml/m² 作为阈值，但此阈值逐渐向更小的右心室内径发展[91-94]。与慢性主动脉瓣反流一样，人们更强调收缩末期容积[95-96]，表 24.5 总结了关于 PVR 可恢复正常右心室大小的右心室阈值的证据[97-98]。

除右心室大小的参数（包括右心室与左心室舒张末期直径比值≥2）外，右心室功能不全（右心室射血分数＜47%）、左心室功能不全（射血分数＜55%）和其他临床参数（如右心室流出道瘤样扩张、QRS 波时限＞160 ms、进行性运动耐量下降、持续快速性心律失常）和其他残余血流动力学病变均可作为 PVR

表 24.5　法洛四联症患者 PVR 前右心室容积阈值及达到正常右心室容积的演变

研究	年份	例数	右心室舒张末期容积（ml/m²）	右心室收缩末期容积（ml/m²）
Therrien et al.[91]	2005	17	170	85
Buechel et al.[97]	2005	20	150	—
Oosterof et al.[93]	2007	71	160	82
Frigiola et al.[98]	2008	71	150	—
Geva et al.[90]	2010	64	—	90
Lee et al.[95]	2012	170	163	80
Bokma et al.[96]	2016	157	—	80
Heng et al.[94]	2017	57	158	82

的手术时机[9,99]。

有明显的残余肺动脉瓣狭窄的患者，手术干预的适应证与单纯瓣膜狭窄相似。右心室流出道中度梗阻或右心室压＞体循环压的 2/3 时，建议行 PVR[9]。经导管瓣膜成形术仅作为解剖条件适合的患者的替代方法。

很少有数据指导临床医生治疗混合性肺动脉瓣疾病。传统的建议是针对主要病变进行干预。然而，肺动脉分支狭窄可导致右心室后负荷增加，与肺动脉瓣反流恶化相关[100]。因此，建议先解决肺动脉分支狭窄，然后重新评估肺动脉瓣反流[9]。

长期以来，运动试验一直是法洛四联症患者 PVR 前功能监测的客观方法，有助于评估手术干预的时机。Babu-Narayan 等[101]回顾单中心 220 例接受 PVR 的患者，发现峰值耗氧量（V_{O_2}）、每分钟通气和二氧化碳产生（VE/V_{CO_2} 斜率）的关系、术前心肺运动试验的心率储备可预测 PVR 后的早期死亡。有数据显示，当患者仍有合理的功能能力时，PVR 与术后的预后改善相关，支持常规使用心肺运动试验以确定最佳手术时机。目前 PVR 指南总结见表 24.6。

外科 PVR 与预后

法洛四联症修复术后患者的外科 PVR 需要评估右心室流出道、主肺动脉和肺动脉分支。标准入路是横向肺动脉切口，如果右心室流出道梗阻或由于补片钙化而需要重新修补，则应选择垂直肺动脉切口。切口可以延伸到肺动脉分支，特别是左肺动脉[102]。

最常用人工生物瓣膜（通常是猪或牛心包瓣膜），但其耐久性有限。一项由 227 例植入人工生物瓣膜的法洛四联症儿童和成人患者组成的单中心队列研究中[103]，5 年无再次干预和瓣膜结构性衰败的发生率为 74%，再次干预的中位时间为 6.4 年（范围为 2～10.1 年）。接受 PVR 时的年龄是人工瓣膜衰败的独立预测因子。来自同一机构的一项随访研究描述了 1996—2014 年共 611 例接受 PVR 患者的结果（其中 68.6% 是法洛四联症患者），发现 Sorin Mitroflow 瓣膜（LivaNova，London）比 Carpentier-Edwards Magna/Magna Ease 或 Perimount 瓣膜（Edwards Lifesciences，Irvine，CA）需要再次干预的时间更短[104]。

由低温保存的主动脉和肺动脉组织组成的同种移植右心室-肺动脉管道也有退行性病变的风险，通常不被选择，尤其是用于年轻患者，管道过小是同种移植管道衰败的危险因素[105-106]。肺动脉瓣机械瓣膜置入术的短期和中期耐久性良好[107-108]，但有血栓和血管翳形成的风险，尤其在抗凝不足、妊娠或右心室功能不全时[109-110]。

PVR 可使肺动脉瓣反流消失，右心室内径缩小，但右心室射血分数不能持续改善（图 24.14）。临床上患者自我感觉良好而运动能力的客观指标无变化。表 24.7 总结了 PVR 的临床和血流动力学反应[111-113]。

目前尚不清楚基于术后右心室重构正常化目标的肺动脉瓣置换手术时机是否会转化为硬性临床终点[114]。接受冷冻消融的 PVR 后患者可降低房性和室性心律失常[115-116]，尚无研究表明单独肺动脉瓣置换与术后死亡率或室性心动过速发生率降低相关[117-118]，进行 PVR 的患者似乎仍存在心脏性猝死和室性心律失常的风险[115-116]。

仅少数接受 PVR 的成年患者以残余肺动脉瓣狭窄病变为主，预后可能不同。与合并肺动脉瓣反流的法洛四联症患者相比，肺动脉瓣狭窄由于后负荷改善，右心室射血分数和运动能力显著改善，运动负荷试验时右心室射血分数可显著改善[119-120]。

从长期结果来看，尽管存在需要干预的残留病变，但接受 PVR 的法洛四联症患者通常预后良好。人工肺动脉瓣的耐久性有限，平均寿命估计为 10～15 年[89,99]。虽然最初右心室大小有所改善，证

表 24.6　肺动脉瓣狭窄、法洛四联症和右心室−肺动脉管道修复术后的治疗建议

病变	ACC/AHA		ESC	
	推荐类别/证据等级	推荐	推荐类别/证据等级	推荐
肺动脉瓣狭窄修复术后	I /C-EO	修复术后的肺动脉瓣狭窄伴有右心室扩张或右心室功能不全的患者，出现中度以上有症状的肺动脉瓣反流，推荐行PVR		
	II b/C-EO	修复术后的肺动脉瓣狭窄伴有右心室扩张或右心室功能不全的患者，出现中度以上无症状肺动脉瓣反流，可行PVR		
法洛四联症修复术后	I /B-NR	法洛四联症修复术后患者出现中度以上有症状的肺动脉瓣反流，推荐进行PVR（包括外科开胸或经导管介入）	I /C	法洛四联症修复术后出现重度肺动脉瓣反流或狭窄（右心室收缩压＞60 mmHg）的有症状患者，推荐行PVR
	II a/B-NR	法洛四联症修复术后右心室大小与功能保留的无症状患者，合并以下至少两种情况，推荐PVR（包括外科开胸或经导管介入） ● 右心室或左心室功能不全 ● 重度右心室扩张（右心室舒张末期容积≥160 ml/m²，右心室收缩末期容积≥80 ml/m²） ● 右心室舒张末期容积/左心室舒张末期容积比值≥2 ● 右心室流出道梗阻导致右心室收缩压≥左心室收缩压的2/3 ● 运动耐量进行性减低	II a/C	法洛四联症修复术后出现重度肺动脉瓣反流和（或）肺动脉瓣狭窄的无症状患者，合并以下任何一种情况时，建议行PVR： ● 运动耐量降低 ● 进行性右心室扩张 ● 进行性右心室功能障碍 ● 进行性三尖瓣反流（至少为重度） ● 右心室流出道梗阻伴右心室收缩压＞80 mmHg ● 持续性房性或室性心律失常
	II b/C-EO	法洛四联症修复术后患者出现中度以上肺动脉瓣反流或合并其他需要外科手术修复的病变，推荐进行外科PVR		
	II b/C-EO	法洛四联症修复术后出现中度以上肺动脉瓣反流与室性心动过速的患者，可推荐进行PVR和心律失常处理		
右心室−肺动脉管道	II a/B-NR	右心室−肺动脉管道中度以上狭窄或反流的患者出现右心室功能减低或心律失常，推荐外科或经导管干预治疗	I /C	右心室收缩压＞60 mmHg有症状的右心室−肺动脉管道和（或）中重度反流患者，推荐外科或经导管干预治疗
	II b/B-NR	右心室−肺动脉管道重度狭窄或反流合并右心室收缩功能降低或右心室扩张的患者，推荐外科或经导管干预治疗	II a/C	无症状的右心室−肺动脉管道重度狭窄和（或）反流患者，合并以下任何一种情况，推荐外科或经导管干预治疗： ● 运动功能试验下降 ● 右心室进行性扩张 ● 右心室功能进行性降低 ● 三尖瓣反流进行性加重（至少是中度） ● 合并右心室收缩压＞80 mmHg的右心室流出道梗阻 ● 持续性房性或室性心律失常

ACC，美国心脏病学会；AHA，美国心脏协会；ESC，欧洲心脏病学会；EO，专家意见；LD，数据有限；NR，非随机化

Data from Stout KK, Daniels CJ, Aboulhosn JA, et al. 2018 AHA/ACC guideline for the management of adults with congenital heart disease: a report of the American College of Cardiology/American Heart Association Task Force on Clinical Practice Guidelines. J Am Coll Cardiol 2019;73:1494-1563; Baumgartner H, Bonhoeffer P, De Groot NM, et al. ESC guidelines for the management of grown-up congenital heart disease (new version 2010). Eur Heart J 2010;31:2915-2957.

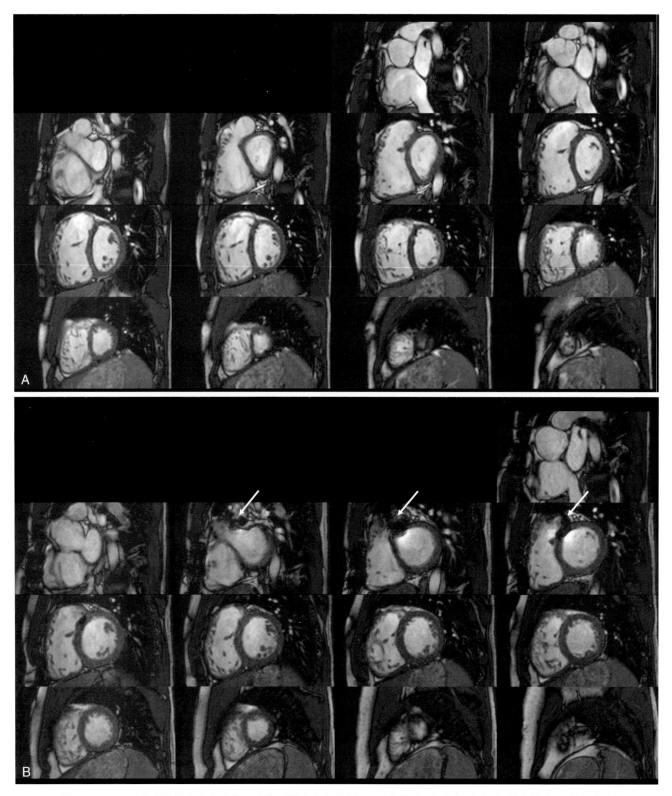

图 24.14　PVR 术后逆转右心室重构。法洛四联症患者进行 PVR 术前（A）和术后（B）的电影稳态自由进动 CMR 短轴叠加图像。术前可见舒张期室间隔变平，符合右心室超负荷。可见术后右心室缩小，肺动脉瓣处可见置入的人工生物瓣膜信号伪影（箭头）

表 24.7　PVR 的临床研究		
临床参数	支持PVR术后改善的参考文献	支持PVR术后无改善的参考文献
NYHA心功能分级	90，93，98，111，112	
右心室收缩功能	95，98	90，93，94，111，113
左心室收缩功能	94，95，98	90，93，111
三尖瓣反流	9，111	93
峰值氧耗量		90，98，111，119
QRS 波时限	93，95，112	90，111，115

包括 2005 年以后发表的 50 例或 50 例以上患者的研究

据表明在随后的 10 年里，患者可出现进行性人工瓣膜功能障碍和右心室恶化，右心室大小回到术前状态[121]。鉴于这一事实以及右心室流出道与肺动脉瓣功能恢复后右心室重构的变化，很难判断在无症状情况下，临床医生应该使用何种标准来决定患者进行再次 PVR。

经导管肺动脉瓣置换术

发展背景

自 2000 年首次应用经导管 PVR 以来[122]，其已成为非外科手术的替代方法，用于治疗既往接受PVR 或右心室-肺动脉管道功能障碍的先天性心脏病（图 24.15）。目前瓣膜的选择有限，但正在迅速发展，并逐渐扩大适用人群范围。表 24.6 总结了对右心室-肺动脉管道功能障碍患者的干预建议。

Melody 经导管肺动脉瓣（Medtronic Inc.，Minneapolis，MN）是一种球囊扩张支架，2010 年在美国上市，在 2015 年获得 FDA 的上市前批准[123-124]。这种瓣膜的局限性在于尺寸相对较小，市场上销售的直径≥16 mm，有两种直径可能扩展到 20 mm 或22 mm，也有成功置入 24 mm 瓣膜的报道[125]。

Edwards Sapien 系统（Edwards Lifesciences）广泛应用于主动脉瓣置换，于 2006 年首次报道应用于PVR[126]。最大直径为 23 mm 和 26 mm，目前已报道了 I 期多中心临床试验的结果[127]。

Plessis 等[128] 发表了 71 例应用 Edwards Sapien瓣膜的经导管 PVR 患者的结果，其中大多数是Sapien XT 瓣膜（直径达 29 mm），取得了良好的技术成功。最新的迭代产品是 Sapien 3，它的裙边设计使得瓣周漏最小化，理论上可在右心室流出道提供特殊的稳定性。2015 年 6 月 FDA 批准该瓣膜用于主动脉瓣置换，于 2016 年首次被用于经导管 PVR[129]。

虽然最初经导管 PVR 只被批准用于有外科右心室-肺动脉管道置入术史的患者，但 Melody 和Edwards Sapien 瓣膜系统仍在自体右心室流出道中超说明书使用，并具有良好的中短期效果[130-132]。目前已有联合使用经导管技术和微创外科技术的新型杂交手术的报道[133-134]，但是技术的适用性和广泛使用尚未确定。

两种自膨胀式瓣膜正在进行临床试验，目标人群大多为接受法洛四联症修复术且没有置入管道或人工瓣膜的患者，2010 年首次成功地置入自膨胀式肺动脉瓣膜[135]。Harmony 经导管肺动脉瓣（Medtronic Inc.）在羊肺动脉瓣反流模型中验证有效[136]，早期可行性研究的结果令人鼓舞[137]，研究器械豁免（IDE）试验正在计划入组。

Venus-P 瓣膜（Venus Medtech，Shanghai，China）是一种新型心包组织瓣膜，采用自膨胀式镍钛合金支架，支架两端呈喇叭形，适合于扩张的右心室流出道[138]。该国产瓣膜支架的初步经验显示短期手术成功，随访观察支架断裂率为 27%[139-141]。

Alterra 自适应支架（Edwards Lifesciences）是一种自体右心室流出道支架，其可为 29 mm 的 Spien 3瓣膜提供着陆区，以解决自体右心室流出道功能障碍。2018 年报道了第一例人体置入[142]，临床可行性试验正在进行中。

经导管技术正在迅速发展，在不同阶段至少有 15 项产品正在积极开展经导管 PVR 的临床试验（https://clinicaltrials.gov/）。表 24.8 总结了可获得或正在研究的可经导管置入的肺动脉瓣。

预后

Melody 和 Edwards Sapien 瓣膜系统的中短期结果的支持性数据显示，手术成功率高，风险低，

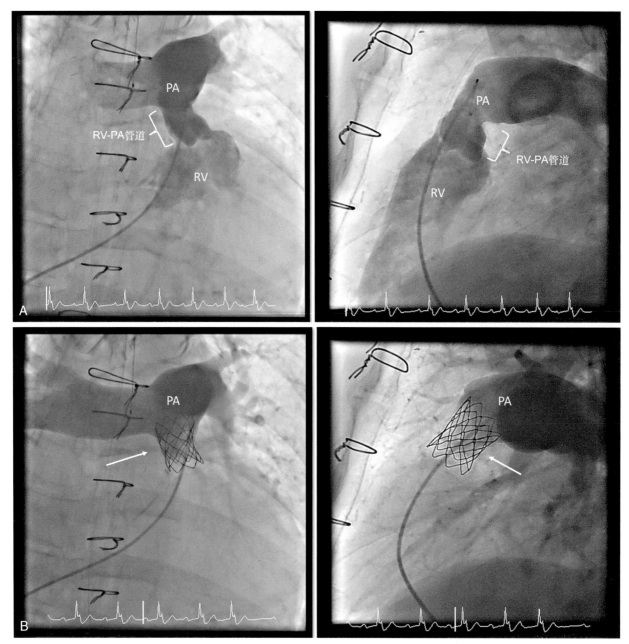

图 24.15　将 Melody 瓣膜（Medtronic Inc., Minneapolis，MN）置入功能失调的右心室（RV）至肺动脉（PA）管道中。A. 通过右心室管道的正侧位 X 线图像。B. 放置 Melody 瓣膜后的正侧位 X 线图像（箭头）。可见在舒张期静止图像上无瓣膜反流

CMR 评估的心室参数改善，三尖瓣反流减少，运动能力提高[122,143-146]。手术并发症很少，包括冠状动脉压迫、瓣膜栓塞、管道破裂和肺动脉梗阻。随访时最常见的并发症是支架断裂，12 项观察性试验的汇总研究中，12.4% 的病例发生支架断裂，但使用预固定时支架断裂的发生率降低[144-147]。Melody 瓣膜经导管 PVR 批准后的真实世界研究结果提示，短期瓣膜功能良好，1 年时 96.9% 的患者无瓣膜功能障碍[148]。

与外科 PVR 结果相似，经导管 PVR 后恢复时间更短、风险更低。尚无头对头研究直接将两种手术方式进行比较，但术后肺动脉瓣反流和右心室大小的改善似乎相同[143,149]。

值得关注的是，Melody 瓣膜置入后心内膜炎的发生率相对较高。一项对 2007—2012 年 147 例 Melody 瓣膜置入患者的单中心研究中，14 例（9.5%）术后发生血液感染，其中 4 例（2.7%）患有 Melody 瓣膜心内膜炎[150]。同年，一项针对 311 例经导管

表 24.8　经导管 PVR 的选择

装置	公司	类型	批准使用	超说明书使用	可扩展直径（mm）	输送系统（Fr）
Melody经导管肺动脉瓣	Medtronic	牛颈静脉瓣膜缝合在C-P覆膜支架	右心室流出道管道＞16 mm	自体右心室流出道，较小的管道	20、22	22
Edwards Sapien	Edwards	牛心包组织瓣膜安装在不锈钢支架上	右心室流出道管道＞21 mm	自体右心室流出道	23、26	22～24
Sapien XT	Edwards	在钴铬合金支架上安装的牛心包组织瓣膜	右心室流出道管道、自体主动脉瓣、主动脉瓣中瓣、二尖瓣瓣中瓣	自体右心室流出道	23、26、29	18～19
Sapien 3	Edwards	牛心包组织瓣膜安装在钴铬合金支架上，带有聚对苯二甲酸乙二醇酯外部裙边	自体主动脉瓣、右心室流出道管道（观察性研究）	自体右心室流出道	20、23、26、29	14～16
Harmony	Medtronic	猪心包瓣膜安装在自膨胀沙漏型镍钛合金支架	自体右心室流出道（观察性研究）		23.5	25
Venus-P 瓣膜	Venus Medtech	猪心包瓣膜安放在喇叭形自膨胀式支架	自体右心室流出道（观察性研究）		20～32	14～22
Alterra 自适应支架	Edwards	聚乙烯织物覆盖的自膨胀式镍钛合金喇叭形支架为29 mm Sapien 3瓣膜提供稳定的着陆区	自体右心室流出道（观察性研究）		27	16

PVR 患者的多中心研究报告了 16 例（5.1%）感染性心内膜炎[151]。

多项研究表明，经导管 PVR 后心内膜炎的发生率高于对外科 PVR 的预期；据估计，中期随访发生率可高达 10%～15%，而外科 PVR 的这一比例为 1%～2%[150-153]。危险因素包括右心室流出道梗阻、支架释放不完全、突然停用阿司匹林[153]。经导管 PVR 前的牙科评估（类似于外科 PVR 前的牙科清洁）至关重要，常规清洁前也要严格注意良好的牙科卫生和预防性应用抗生素。

肺动脉瓣疾病管理的影响

从历史上看，确定手术的时机包括避免右心室恶化（即太晚）和重复手术干预（即太早）的权衡。后者在年轻的先天性心脏病患者人群中尤为重要，因为他们期待几十年的良好健康状况。在作者所在的机构，标准做法是通过外科置入至少 27 mm 的人工生物肺动脉瓣，下一个瓣膜将通过经导管技术置入，从而消除重复心内直视手术的风险和发病率。目前，经导管 PVR 与外科 PVR 的适应证相同。

数据表明，年轻患者（特别是混合性肺动脉瓣疾病患者）早期接受经导管 PVR 可使右心室大小和功能以及运动负荷试验参数显著改善，这些数据仍在不断研究中[154]。鉴于 Melody 瓣膜的安全性、低发病率和良好的中短期免于再干预率[123]，一些专家建议采取更积极的策略，等待患者达到 PVR 的阈值可能不太合适[155]。

关于经导管 PVR 耐久性的长期数据尚不清楚，这取决于解剖结构和人工瓣膜功能障碍的发生率，患者一生中多次瓣膜置换手术可能会转化为后期需要外科管道修复。然而，早期 PVR 可能带来很大益处，增加保留右心室功能的机会，避免心力衰竭、心律失常和死亡的不良后果。

参考文献

扫二维码见参考文献

25

感染性心内膜炎

Andrew Wang, Thomas Michael Bashore

张坡 译 朱鲜阳 审校

目录

要点

- 感染性心内膜炎（infective endocarditis，IE）是一种亚急性或急性心脏瓣膜、心内膜表面、人工瓣膜/材料或心脏植入式电子装置（cardiac implantable electronic device，CIED）感染性疾病。

- 尽管 IE 的诊断和治疗有所改进，但住院死亡率并未下降，仍保持在 20%。高龄患者、卫生保健相关感染与 CIED 感染比例增加，这些流行病学的变化反映了患者病情较重是导致持续高死亡率的原因之一。

- 金黄色葡萄球菌和链球菌是最常见的致病微生物，IE 患者的临床特征与这些微生物感染有关。

- 尚无证据表明预防性措施可以降低 IE 的发病率，美国心脏协会（AHA）和欧洲心脏病学会（ESC）修改了牙科、外科或其他医疗程序的抗生素预防建议，限制常规预防性使用抗生素。

- 改良 Duke 诊断 IE 的主要标准包括：①多次血培养发现 1 种典型的 IE 病原体阳性；②心内膜受累的证据，最常见的检查是超声心动图。IE 的超声心动图表现为新发瓣膜反流、赘生物、心内脓肿、新发人工瓣膜瓣周漏、人工瓣膜断裂和瘘道形成。TTE 对这些病变的敏感性低于 TEE，因此 TEE 是中度和高度怀疑 IE 的首选诊断方法。

- 超声心动图检查报告疑似患有 IE 的人工瓣膜或

CIED 患者。[18]F- 氟代脱氧葡萄糖正电子发射计算机体层显像（PET CT）对诊断 IE 和疑似 IE 的鉴别诊断具有较高的敏感性。

- 建议对 IE 患者进行多学科管理，包括心内科、感染科和心外科医生，以优化 IE 的抗生素和手术治疗，进一步降低住院死亡率。

- 约 1/3 的 IE 患者合并严重瓣膜反流导致的心力衰竭，特别是发生在左心系统的 IE，也是外科治疗最常见的适应证。置入 CIED 的患者，即使无装置感染的确凿证据，可在 IE 或隐匿性菌血症的情况下完全取出装置。

- IE 栓塞事件是常见的并发症，与巨大赘生物（>10 mm）、金黄色葡萄球菌和二尖瓣受累有关。IE 患者中很高比例的栓塞事件发生在发病时或发病后第 1 周内。为了降低栓塞事件的风险，建议对 ≥10 mm 的赘生物立即进行手术治疗。

- 约 1/2 的 IE 住院患者接受心脏外科手术。大多数 IE 患者病情进展需要外科手术治疗，1/4 的患者因为手术风险或预后不佳而不能进行外科手术治疗。如果影像学检查已排除颅内出血，且神经损害不严重，可考虑对有卒中、亚临床脑血栓或残余赘生物的 IE 患者进行瓣膜手术。

IE 在传统上被认为是心内膜（特别是心腔内的瓣膜和腱索）的感染，这一定义已经扩大到心脏内任何结构的感染，包括正常的内皮表面（如心肌、瓣膜结构表面）、人工心脏瓣膜（如机械瓣膜、生物瓣膜、同种异体移植物、自体移植物）和植入器械（如起搏器、埋藏式心脏复律除颤器、心室辅助装置）。

尽管该病的诊断和内外科治疗有了很大改进，但住院死亡率仍然高达近 20%。这一比例反映了该疾病的复杂性，其流行病学和微生物学复杂多变，诊断和治疗非常具有挑战性。

流行病学

文献报道的 IE 发病率很大程度上取决于研究或患者人群。Hogevik 等报道[1]，1984—1988年，瑞典城市环境中 IE 的发病率为 5.9/100 000。同时期内，在美国费城的一项大都市研究中，总发病率约为 9.29/100 000[2]。排除静脉注射吸毒（injection drug use，IDU）的患者后，发病率降至 5.02/100 000[2]。在法国城市和乡村，1991 年的发病率估计为 2.43/100 000[3]，1999 年升高至 3.1/100 000，老年人发病率最高为 14.5/100 000[4]。

在美国医疗保险人群中，老年人的发病率不断上升，因其通常有更多的共患疾病，1998 年为20.4/100 000（比 1986 年增加 13.7%）[5]。在美国和欧洲，超过 1/2 的 IE 病例为 60 岁以上，在过去 40年里，患者的中位年龄稳步上升[6]。IE 发病存在性别差异，男女性之比为 3.2∶1～9∶1[6-7]。

在所有心脏瓣膜疾病中，IE 是一种相对少见的疾病过程。普通人群中各种瓣膜疾病的欧洲心脏调查显示，只有不到 1% 的主动脉瓣或二尖瓣狭窄、7.5% 的主动脉瓣反流和 3.5% 的二尖瓣反流患者合并IE[8]。表 25.1 汇总了各种心脏病患者的 IE 发病率。

心内膜炎累及左心瓣膜是最常见的表现，约占所有 IE 病例的 70%。大多数患者在诊断 IE 的同时被发现有潜在的结构性心脏病[9-10]。1967 年前的早期报道显示，风湿性心脏病是最常见的心脏结构异常，约占 IE 患者中的 39%[11]，常见于中青年人。

当前，退行性瓣膜疾病是心脏病变的主要基础疾病，这些患者的 IE 患病率随着年龄的增长而升高[12]。退行性二尖瓣病变（即二尖瓣脱垂）是首要

的易感病变，尤其是 50 岁以上的患者 IE 风险明显增高。退行性主动脉瓣疾病的患者亦有风险，随着时间的推移易感 IE 患者的年龄也随之增加。

表 25.2 总结了 IE 患者基础瓣膜病变分布。在患有 IE 的 2 岁以下儿童中，50%～70% 没有明显的潜在心脏病，而年龄较大的儿童通常有先天性心脏病[13]。在 IDU 患者中，无明显瓣膜病变也可能发生心内膜炎[14]。

人工瓣膜心内膜炎（prosthetic valve endocarditis，PVE）占心内膜炎国际协作前瞻性队列研究中 IE 患者的 20%[15]。超过 1/2 的 PVE 病例发生在瓣膜植入后 1 年内，估计 1 年内发生 IE 的比例为 1.4%～3.1%，5 年后发生 IE 的比例为 3%～5.7%[16]。

表 25.1　估计心内膜炎的发病率	
分组	估计每10万人的IE年发病率（%）
普通人群	5～7
心脏病患者	
无杂音二尖瓣脱垂	4～6
二尖瓣脱垂伴二尖瓣反流	52
室间隔缺损	145（若病变闭合，则风险减半）
主动脉瓣狭窄	271
风湿性心脏病	380～440
人工心脏瓣膜	308～383
自体瓣膜IE心脏手术	630
自体瓣膜IE病史	740
人工瓣膜术后IE	2160

From Pallasch TJ. Antibiotic prophylaxis: problems in paradise. Dent Clin North Am 2003;47:665-679.

表 25.2　心内膜炎患者估计的心脏瓣膜疾病发生率	
病变	IE病例（%）
自体瓣膜疾病，左心	70
二尖瓣反流	21～33
主动脉瓣反流	17～30
主动脉瓣狭窄	10～18
先天性心脏病	4～18
发绀型心脏病	8
法洛四联症	2
室间隔缺损	1.5
动脉导管未闭	1.5
艾森门格综合征	1.2
房间隔缺损、主动脉缩窄	<1
右心IE，包括置入器械感染	5～10
人工瓣膜IE	20

人工瓣膜植入术后可早期或晚期发生 PVE。早期定义为植入后 60 天内发生的 IE，多数为院内感染，尤其是金黄色葡萄球菌。晚期涉及的微生物与引起自体瓣膜 IE 的微生物相似。随着时间的推移，致病微生物逐渐发生变化，一些研究人员建议区分早期（2 个月）、中期（2～12 个月）和晚期（>12 个月）PVE[16]。中期 PVE 的微生物学研究提示，凝固酶阴性葡萄球菌在院内和社区获得性感染中占主导地位。

虽然人们一直认为机械瓣膜更易发生 PVE，但在术后最初的 5 年中，机械瓣膜和生物瓣膜的 IE 发生率相似；大多数研究显示不同型号、位置或类型（即机械瓣膜或生物瓣膜）的 IE 风险无明显差异[17]。一些患者因素与 PVE 有关，包括肾功能不全、年龄较小、既往 IE 病史和围手术期伤口感染[18]。健康管理相关的 PVE 在所有病例中占 37%，大多数感染（71%）发生在瓣膜植入后的第 1 年内[19]。

在接受经导管主动脉瓣置换术（transcatheter aortic valve replacement，TAVR）治疗的主动脉瓣狭窄患者中，IE 的年发生率约为 1%，且多在 TAVR 后 6 个月内出现[20]。与 TAVR IE 相关的临床因素包括年龄较小、男性、糖尿病和中度以上主动脉瓣反流[20]。最常见的致病细菌是肠球菌和金黄色葡萄球菌。由于高龄和其他合并症，只有不足 20% 的 TAVR 心内膜炎患者接受心脏手术，导致较高的住院死亡率（36%）[20]。

随着 CIED 使用的增加，特别是有更多共病和更多医疗暴露的老年患者中，CIED 的感染率增加[21-23]。器械感染与患者因素或身体状况有关，如高龄（>65 岁）、心力衰竭、呼吸衰竭、糖尿病和肾功能不全[21]。CIED 相关 IE 的定义为电极导线的感染，同时累及心脏瓣膜或心内膜表面，如果感染来源是一过性菌血症，则可能与器械囊袋感染无关。

纳入 2009—2011 年数据的 MEDIC（Multicenter Electrophysiologic Device Infection Cohort）注册研究报告发现，早期器械感染（植入后 6 个月）通常与囊袋感染有关，而晚期 IE 则由其他菌血症引起[24]。来自美国医疗保险数据库的一项研究发现，在 20 世纪 90 年代，器械植入率上升 42%，而 IE 的比例上升 124%[25]。已有不需要静脉导线的永久性起搏器和埋藏式心脏复律除颤器的应用，但这些器械对 CIED 感染率的影响尚不清楚。大多数 CIED IE 病例是由金黄色葡萄球菌或凝固酶阴性葡萄球菌引起[23,26]。

诊断医源性 IE 须符合以下标准：①入院时或出院后 6 个月内没有 IE 证据，住院 48 h 后出现症状（即医源性 IE）；②症状出现前 6 个月内在门诊进行诊断或治疗性操作（即医源性 IE），包括长期使用中心静脉导管、血液透析使用自体或人工管道动静脉瘘、有创性血管内技术（如心导管检查、起搏器植入或其他血管内器械植入）、泌尿外科、妇科或消化科操作以及针灸[27]。队列研究中，医源性 IE 占总 IE 的 30%，主要由金黄色葡萄球菌感染引起[27]。在金黄色葡萄球菌性 IE 患者中，39% 是医源性感染[28]。高龄和合并需要医疗干预的疾病是医源性 IE 的主要危险因素。

吸毒者 IE 的发病率持续上升[29]。早期研究估计，IDU 患者中 IE 的总发病率为每年（1.5～20）/1000[30-31]。在 IDU 患者中，高达 76% 的 IE 病例发生在右心，而非吸毒者的这一比例仅为 9%[30-31]。三尖瓣受累占 40%～69%，主动脉瓣和二尖瓣受累 20%～30%，多瓣膜受累占 5%～10%[32]。

非细菌性血栓性心内膜炎（nonbacterial thrombotic endocarditis，NBTE）是一种罕见的疾病，其特征是瓣膜赘生物不含细菌，且与其他疾病有关，特别是恶性肿瘤、自身免疫性疾病和高凝状态（如抗磷脂抗体综合征）。NBTE 与栓塞事件的高复发率有关，当感染性原因已被排除或是罕见情况下，可以考虑诊断 NBTE。建议治疗原发病；与 IE 不同的是，NBTE 的抗凝治疗有利于减少栓塞事件，当伴有较大的赘生物、严重的瓣膜功能障碍或已接受抗凝治疗后再发栓塞事件时，可考虑手术治疗。

表 25.3 总结了非心脏性易感情况和与之相关的常见微生物。

发病机制

正常心脏瓣膜由内皮层、海绵状纤维层和心室纤维层三层组织结构组成。动脉、心房和心室壁上的内皮相互连续，除少数高毒力微生物外，内皮层对细菌或真菌感染有抵抗力。导致 IE 的事件涉及宿主和入侵微生物之间复杂的相互作用，包括血管内皮、患者免疫系统、凝血机制、心脏解剖特征、表面特性、微生物产生的酶和毒素，以及引起菌血症的外周因素[16]。

内皮损伤是诱因，血小板纤维蛋白沉积为细菌

表 25.3	感染性心内膜炎发生与常见致病微生物相关的流行病学因素
流行病学特征	常见微生物
静脉注射吸毒	金黄色葡萄球菌、凝固酶阴性葡萄球菌、β-溶血性链球菌、真菌、需氧革兰氏阴性杆菌（包括假单胞菌）、多种微生物混合感染
植入医疗器械	凝固酶阴性葡萄球菌、β-溶血性链球菌、真菌、需氧革兰氏阴性杆菌、棒状杆菌
牙科疾病	草绿色链球菌、HACEK组球杆菌、营养缺陷型链球菌、缺陷性厌氧菌、颗粒状芽孢杆菌、双歧杆菌
糖尿病	金黄色葡萄球菌、β-溶血性链球菌、肺炎链球菌
HIV/AIDS	沙门氏菌、肺炎链球菌、金黄色葡萄球菌
慢性皮肤感染、烧伤	金黄色葡萄球菌、β-溶血性链球菌、需氧革兰氏阴性杆菌、真菌
泌尿生殖系统感染或操作，包括妊娠、流产、分娩	肠球菌、B组链球菌、单核细胞增生性李斯特菌、需氧革兰氏阴性杆菌、奈瑟菌
酒精性肝硬化	巴尔通体、气单胞菌、李斯特菌、肺炎链球菌、β-溶血性链球菌
胃肠道病变	牛链球菌、肠球菌、败血梭菌
固体器官移植	金黄色葡萄球菌、烟曲霉、念珠菌、肠球菌
无家可归者、体虱	巴尔通体
肺炎、脑膜炎	肺炎链球菌
接触容器装牛奶或受感染的农场动物	布鲁氏菌属、巴氏杆菌属、伯氏柯克斯体属、丹毒丝菌属
接触犬猫	巴尔通体、巴氏杆菌属、败血症梭菌

HACEK，嗜血杆菌、聚集杆菌、人型心杆菌、啮蚀艾肯菌和金氏杆菌属

Modified from Baddour LM, Wilson WR, Bayer AS, et al. Infective endocarditis: diagnosis, antimicrobial therapy, and management of complications. Circulation 2005;111:e394-e434.

定植提供了环境。内皮损伤作用作为诱因得到以下证据的支持：赘生物最有可能形成的区域与血液流动最有可能发生损伤的区域相似，高发区域分布在半月瓣边缘的心室侧和房室瓣的心房侧[33]。来自关闭不全瓣膜的射流束也可损伤内皮，如在主动脉瓣反流时的二尖瓣腱索、二尖瓣反流时的心房壁（即McCallum 补片）、室间隔缺损时的三尖瓣隔叶等部位形成赘生物。图 25.1 显示心内膜和瓣膜病变的典型位置和赘生物的形成过程。

受损的内皮或微生物干扰内皮细胞的完整性，瓣膜内皮层下的胶原蛋白暴露导致血栓形成，当血小板和纤维蛋白沉积在该部位时会形成 NBTE 损伤。赘生物是无定形的血小板和纤维团；如果赘生物上有微生物黏附，即会发展为 IE。若为一过性菌血症，细菌可黏附在 NBTE 病变上，形成感染性赘生物。

感染性赘生物形成的关键成分是病原微生物在内皮细胞或 NBTE 表面黏附。微生物表面的黏附基质分子促进微生物与赘生物结合，形成 IE 的细菌具有黏附在心脏内皮细胞表面的蛋白质分子，如金黄色葡萄球菌拥有独特的表面蛋白质能够极好地附着在患者组织上。配体蛋白（如细菌细胞蛋白 A 的

N 端）可发挥黏附蛋白的作用[34]。能够与细胞外基质分子相结合的黏附蛋白被称为识别黏附基质分子的微生物表面成分（microbial surface components recognizing adhesive matrix molecule，MSCRAMM）。

当金黄色葡萄球菌被内皮细胞吞噬后，细菌被保护在细胞内环境中，免受宿主防御系统攻击和细胞外抗生素杀灭[35]。金黄色葡萄球菌可产生一种促凝酶，其能够促进纤维蛋白原转化为纤维蛋白。纤维蛋白外壳的形成可保护赘生物内的微生物，提高其抵抗宿主防御、增加繁殖和侵入周围组织的能力[32]。

上述相互作用过程最终会导致赘生物中微生物的增殖。随着病原菌黏附、增殖和血小板-纤维蛋白沉积重复进行，赘生物不断生长和发展，中性粒细胞和细菌位于未经治疗而受感染的赘生物中，弹力纤维和胶原蛋白破坏，加速导致瓣膜的破坏。极高浓度的细菌（如每克组织 $10^9 \sim 10^{11}$ 个细菌）会在心内膜赘生物内积累，赘生物膨胀变大，延伸到周围组织中，有时形成能引起栓塞的大型易碎赘生物，随着过程的继续而发展为脓肿。

治疗后，赘生物中可出现毛细血管和成纤维细胞，而未治疗的病变通常没有血管。在愈合过程中

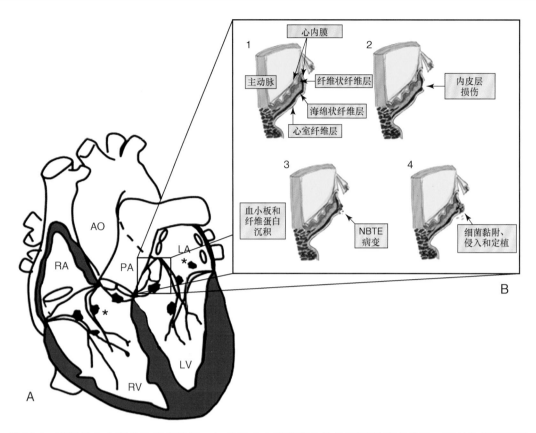

图 25.1 感染性心内膜炎的发病机制。A. 出现心内膜炎赘生物的高速射流束位置。可见位于房室瓣膜的低压心房侧和半月瓣的心室侧。半月瓣的射流束损伤可导致腱索损伤。星号标记心内膜上射流病变区域（即 McCallum 损伤区），如来自室间隔缺损（病变在三尖瓣隔叶）射流损伤或二尖瓣反流引起的左心房损伤。B. 显示主动脉瓣心内膜炎病变进展。第 1 步，正常主动脉瓣叶。在交界线下方增厚部分是瓣叶的附着区域，也是最有可能发生损伤的区域。内皮层覆盖瓣膜的部分是主动脉和心室内皮细胞的延伸。纤维状纤维层为瓣叶提供主要支撑。心室纤维层位于瓣膜游离边缘下方，海绵状纤维层位于另外两层之间的中央区。第 2 步，最初是内皮损伤和瓣膜胶原暴露。第 3 步，血小板和纤维蛋白沉积，形成非细菌性血栓性心内膜炎（NBTE）病变。第 4 步，微生物黏附、侵入 NBTE 病变并定植。炎症细胞明显增多，弹性蛋白和胶原蛋白断裂，瓣膜破坏。Ao，主动脉；PA，肺动脉（Modified from Bashore TM, Cabell C, Fowler V Jr. Update on infective endocarditis. Curr Probl Cardiol 2006;31:274-352. ）

的不同阶段，坏死成分和血管形成同时发生，即使在成功的抗微生物治疗后，许多无菌赘生物团块仍然持续存在，伴随终身[36]。

预防

　　一过性菌血症是引起 IE 的关键因素，也是 IE 预防性建议的基础。草绿色链球菌是正常口腔菌群的一部分，肠球菌正常生长在胃肠道和泌尿生殖道中。这些微生物是 IE 的常见原因，通常对推荐的预防性口服抗生素敏感。

　　AHA 预防性抗生素使用指南推荐的预防用药原则如下[37]：

　　（1）IE 是威胁生命的高死亡率疾病，预防优于治疗。

　　（2）潜在的心脏病或病理改变（如风湿性心脏病）易合并 IE。

　　（3）IE 的致病微生物引起的一过性菌血症很常见，易发生于牙科和涉及口腔、胃肠道和泌尿道的医疗操作期间。

　　（4）实验动物模型中预防性抗生素应用可以有效减少 IE 的发生，故推测人类在牙科、胃肠道或泌尿生殖系统医疗操作时应用抗生素可预防 IE。

　　预防性使用抗生素的建议主要是基于专家共识而非更有利的随机研究数据，在超过半个世纪的时间里，IE 预防的建议不断发展，推荐预防性抗生素应用降低 IE 的发生一直是整体趋势。1997 年，AHA 对 IE 预防建议作出重大修订，限制预防性抗生素的使用[38]，减少预防性应用抗生素的理由包括以下几点：

（1）IE 更可能来自日常活动期间（如咀嚼食物、刷牙）的随机且经常发生的菌血症，而不是由牙科、胃肠道或泌尿生殖系统医疗操作引起的一过性菌血症。

（2）预防性应用抗生素仅能在经历这些医疗操作的个体中预防很少一部分 IE。

（3）抗生素相关不良事件的风险要超过预防性抗生素使用的少许获益。

（4）良好的口腔健康和卫生习惯可以降低日常活动期间一过性菌血症的发生率，而不是牙科操作期间常规预防性使用抗生素。

虽然推荐减少预防性使用抗生素，但 AHA 认为，与相对健康患者自身瓣膜 IE 相比，某些具有易感性心脏疾病患者的 IE 有更高的发病率和死亡率。这些心脏疾病的患者在接受涉及牙龈组织或牙齿根尖穿孔区或口腔黏膜的牙科手术前，仍建议预防性应用抗生素[37]。对于牙科手术，推荐的方案包括手术前 1 h 阿莫西林 2 g 口服或静脉注射，或克林霉素 600 mg 口服或静脉注射，或阿奇霉素 500 mg 口服或静脉注射。

英国国家卫生与临床优化研究所（National Institute for Health and Clinical Excellence，NICE）工作组于 2008 年在这一不断发展的过程中迈出了具有决定性的一步，推荐在所有医疗操作前限制预防性抗生素应用[39]。NICE 指南认为，某些易患 IE 的情况，包括获得性心脏瓣膜疾病、瓣膜置换术、结构性先天性心脏病（已行矫治手术或姑息性手术的先天性心脏病、完全修复的室间隔缺损或动脉导管未闭和植入封堵器）、既往 IE 病史和肥厚型心肌病，如果发生菌血症，将会增加 IE 的风险。根据对全部可用数据的审查，NICE 指南推荐所有牙科和非牙科手术取消预防性应用抗生素[39]，且氯己定（洗必泰）漱口水没有预防作用。

表 25.4 比较了来自指南委员会的各种建议[40]。丹麦全国注册登记的一项研究证实了 IE 的高危易感情况，在这项研究中，有 IE 病史或人工瓣膜的患者与匹配的对照组相比，IE 的相关风险显著增加[41-43]。

基于这些较为有限的 IE 预防推荐，多项评估 IE 发病率的研究存在偏倚。Rochester 流行病学项目数据的分析发现，此规定之后，由草绿色链球菌引起的 IE 的发病率没有升高[42-43]。其他研究证实，IE 发病率的变化与 AHA 指南的改变无时间上的相关性[44-45]。

表 25.4　感染性心内膜炎的最大风险：牙科手术后预防心内膜炎建议的比较 [a]	
美国心脏协会	英国心脏协会
用于瓣膜修复的人工心脏瓣膜或人工材料	人工心脏瓣膜
感染性心内膜炎病史	感染性心内膜炎病史
发绀型心脏病	发绀型心脏病
先天性心脏病	大动脉转位
未修复的发绀型心脏病（包括姑息性分流和人工管道）	法洛四联症
人工材料或经皮装置完全修复缺损术后6个月内	外科体-肺分流管道；左心室至右心房瘘
修复术后人工材料处或其附近残余漏（射流病变）	二尖瓣脱垂合并关闭不全或瓣叶增厚
心脏移植术后瓣膜病变伴反流	—

[a] 2009 年英国国家卫生与临床优化研究所（NICE）指南建议在任何情况下都不应预防性使用抗生素

Data from Wilson W, Taubert KA, Gewitz M, et al. Prevention of infective endocarditis: guidelines from the American Heart Association: a guideline from the American Heart Association Rheumatic Fever, Endocarditis, and Kawasaki Disease Committee, Council on Cardiovascular Disease in the Young, and the Council on Clinical Cardiology, Council on Cardiovascular Surgery and Anesthesia, and the Quality of Care and Outcomes Research Interdisciplinary Working Group. Circulation 2007;116(15): 1736-1754; and Richey R, Wray D, Stokes T; Guideline Development Group. Prophylaxis against infective endocarditis: summary of NICE guidance. BMJ 2008;336(7647):770-771.

而在英国，用于预防的抗生素处方的显著减少与 IE 病例明显增加有关[46]。但是，尚缺乏相关 IE 的致病微生物，特别是口腔链球菌感染率的数据[46]。

诊断

临床表现

IE 的表现形式千差万别。表 25.5 中总结了 IE 患者临床特征的发生率。Osler 在古尔斯通学术会议中描述了许多症状和体征[47-48]，但由于流行病学的变化和诊断技术的改进，这些症状和体征现在并不常见。

发热是最常见的症状，64%～93% 的自体瓣膜 IE 患者、85% 的人工瓣膜心内膜炎患者和 75%～88% 的静脉注射吸毒 IE 患者会出现发热。老年患者和充血性心力衰竭、肾衰竭、严重虚弱或既往接受抗生素治疗的患者中发热较少见[49]。80%～85% 的患者有明显的心脏杂音[16]。急性瓣膜反流的杂音性质和强度不及慢性瓣膜反流。在急性主动脉瓣关闭不全

表 25.5   IE 的临床表现

症状或体征	发生率（%）
发热	58～90
体重减轻	25～35
头痛	15～40
肌肉骨骼疼痛	15～40
心理状态改变	10～20
心脏杂音	80～85
周围瘀斑	
瘀点	10～40
Janeway病变	6～10
Osler结节	7～23
线状出血	5～15
杵状指	10～15
神经系统表现	30～40
Roth斑点	4～10
脾大或脾梗死	15～50

的情况下听诊杂音尤其具有挑战性，因为此时由于心动过速和左心室舒张压显著升高，舒张期短暂而不易闻及杂音。

　　各种外周皮肤表现是心内膜炎的经典体征（图25.2）。在目前的 IE 病例中，只有一小部分患者存在这些征象[50]，缺乏 IE 诊断的敏感性和特异性。Janeway 皮损是一种无痛、无隆起、红斑样皮肤病变，通常出现于手指腹侧或脚趾腹侧皮肤，是脓毒性栓塞的外周表现。组织活检显示为没有动脉炎的微脓肿，常可以从中培养出微生物。相比之下，Osler 结节是痛性可触及的病变，表现为脚趾或指尖结节，持续数天。Osler 结节的原因尚不清楚，可能出现在其他情况下，如系统性红斑狼疮（活检有血管周围炎的组织学证据），这使得许多人认为其是免疫学现象。很少能从 Osler 结节中培养出微生物，表明栓子来源于激发机制[51]。

　　Roth 斑点是中心为白色的视网膜出血，代表败血症栓子，像 Osler 结节一样可见于其他临床情况中，也被描述为系统性红斑狼疮、贫血、糖尿病、多发性骨髓瘤或人类免疫缺陷病毒（human immunodeficiency virus，HIV）感染的表现[52]。

　　在其他部位也可以观察到栓子，包括口腔或结膜瘀点、甲床线状淤血、皮肤、眼或内脏器官血管栓塞。线状出血易发生在甲床的近端，而外伤引起的碎裂则发生在甲床的远端。神经系统症状很常见，30%～50% 的 IE 患者会出现症状，在 IDU 患者和葡萄球菌 IE 患者中更为常见[53]。栓塞性卒中是最常

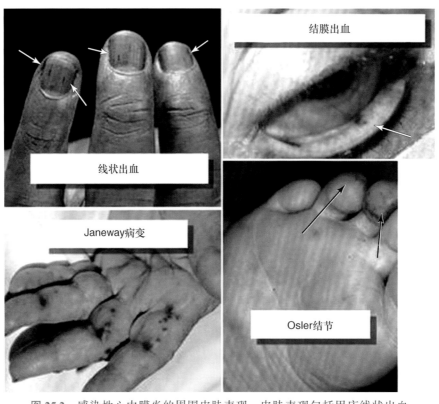

图 25.2   感染性心内膜炎的周围皮肤表现。皮肤表现包括甲床线状出血（箭头）、结膜出血（箭头）、Janeway 病变和 Osler 结节（箭头）

见、最严重的表现，颅内出血多见于动脉血管破裂、真菌性动脉瘤破裂或栓塞性卒中伴出血[54]。神经系统症状与脑炎或脑膜炎有关，也可能与中毒或免疫介导的损伤相关，脑脓肿较为少见，但金黄色葡萄球菌等致病微生物也可引起脑内微脓肿[55]。脑膜炎是肺炎链球菌所致 IE 的主要特征。

诊断标准

虽然心内膜上的感染性病变与 IE 临床表现的关联已得到公认，但临床表现为非特异性，给 IE 的准确诊断带来困难[56]。1977 年，Pelletier 和 Petersdorf 提出了 IE 的病例定义[57]，主要依赖于临床特征，侧重于菌血症的持续存在。这些指标是 IE 的诊断标准化的第一步，具有高度特异性，但缺乏敏感性。1981 年，Von Reyn 等[58] 扩展了这些临床标准，提供 IE 诊断层次的确定标准（即否定、可疑、疑似和确诊）。这些修改提高了诊断敏感性和特异性，但未纳入心内膜受累的证据。

1994 年，由 Durack 等提出的 Duke 标准[40] 首次将超声心动图检测到心内膜受累表现及微生物学和临床标准相结合。如果存在病理学证据（即手术病理学或赘生物组织学或组织培养结果），或者存在 2 个主要标准，或 1 个主要标准加上 3 个次要标准或 5 个次要标准的临床证据，则可以确诊心内膜炎。可疑心内膜炎被定义为 1 个主要标准加上 1 个次要标准或 3 个次要标准。如果有 1 个确定的替代诊断，抗生素治疗 4 天或更短时间后感染持续缓解，或在治疗 4 天或更短时间后手术或尸检时没有 IE 的病理证据，则可以明确排除心内膜炎。

主要标准侧重于识别微生物并提供瓣膜、心脏或植入装置感染该微生物的证据。血培养阳性发挥着重要作用。如果两次单独的血培养显示典型的致病菌［如金黄色葡萄球菌、草绿色链球菌、牛链球菌、HACEK 组球菌（嗜血杆菌、聚集杆菌、人型心杆菌、啮蚀艾肯菌和金氏杆菌属）或肠球菌］，或血培养结果持续阳性（即间隔 12 h 以上的 2 次或 2 次以上血培养阳性，或 1 h 内抽取的 3 次或 4 次血培养阳性），则满足主要诊断标准。另一个主要标准是局部心脏感染的证据，超声心动图发现心脏或植入器械赘生物或瓣膜破坏，如赘生物、脓肿或人工瓣膜断裂；查体时发现新的反流性瓣膜病变也符合主要诊断标准。

次要标准侧重于 IE 中较少出现的特异性临床症

状或体征，包括 IE 的易感因素（来自已知的心脏病或静脉注射吸毒患者）、发热、血管现象（大动脉栓塞、败血症肺梗死、真菌性动脉瘤、颅内出血、结膜出血或 Janeway 病变）、免疫现象（肾小球肾炎、Osler 结节、Roth 斑、类风湿因子阳性）和其他微生物学证据（如血培养结果阳性或血清学证据不符合典型的 IE 致病菌）。

多项有关 Von Reyn 标准和 Duke 标准在不同队列中的比较研究已经确定 Duke 标准与早期病例定义相比具有显著敏感性[59-66]。这些标准的阴性预测值 > 92%，敏感性（100%）和特异性高（88%）[67-68]。其后对 Duke 标准的修订（表 25.6）改善了这些诊断标准的临床可操作性[69]。改良 Duke 标准将金黄色

表 25.6　　改良的 Duke 标准 a
Ⅰ. 主要标准
A. 微生物学检查
● 从病理标本或阳性血培养中分离或鉴定的典型微生物（每 4 个样本中有 3 个或 3 个在 1 h 内提取或 2 个阳性培养相隔 12 h），或单一的伯氏柯克斯体阳性血培养［或伯氏柯克斯体Ⅰ相免疫球蛋白 G（IgG）抗体效价为 1 ∶ 800］
B. 心内膜受累
● 超声心动图阳性结果（有其他解剖原因解释的瓣膜或支撑结构、反流通道或植入心脏器械上有随血流摆动的心内包块、瓣周脓肿或人工瓣膜新发的断裂）或新的瓣膜反流
Ⅱ. 次要标准
A. 易感倾向
● 感染性心内膜炎病史
● 静脉注射毒品
● 人工瓣膜植入术后
● 二尖瓣脱垂
● 发绀型先心病
● 能产生心腔内湍流的其他心脏缺损
B. 发热：体温 > 38℃
C. 血管现象（如栓塞事件、真菌性动脉瘤、Janeway 病变）
D. 免疫现象（如肾小球肾炎、Osler 结节、Roth 红斑、类风湿因子阳性）
E. 不符合主要标准中典型致病微生物的阳性血培养或典型致病微生物活动性感染的血清学证据

a 明确感染性心内膜炎 = 2 个主要标准或 1 个主要标准 + 3 个次要标准或 5 个次要标准。疑似感染性心内膜炎 = 1 个主要标准 + 1 个次要标准或 3 个次要标准
From Li JS, Sexton DJ, Mick N et al. Proposed modifications to the Duke criteria for the diagnosis of infective endocarditis. Clin Infect Dis 2000;30:633-638.

葡萄球菌菌血症作为 1 个主要标准（无论是社区获得性还是医疗环境获得性），通过 IE 流行病学研究认识到医源性感染的增加[70]。

除血培养阳性外，改良 Duke 标准的特异性血清学指标包括血培养阴性病例。血清学指标提高了对在常规血培养（如布鲁氏菌属）中生长缓慢或需要特殊培养基（如巴尔通体属、鞭毛虫属）或不可培养（如贝纳柯克斯体）的病原体的诊断敏感性[71]。血培养阴性心内膜炎中，血清学检测贝纳柯克斯体（Q 热）和巴尔通体仅可在 1/2 的病例中鉴定出致病微生物[72]。

由于根据最初的 Duke 标准，可疑 IE 的比例很高，改良标准改变了要求至少 1 个主要加 1 个次要标准或 3 个次要标准。因此，重新分类的一部分 IE 病例被排除[69]，这些标准最初是为流行病学和临床研究定义病例而开发，已被证明可用于研究和实际临床工作中。

血培养

作为主要的诊断标准，菌血症的鉴定对于 IE 的诊断和治疗至关重要。至少应从不同静脉穿刺部位获得 3 次血培养，记录第 1 次和最后 1 次血培养采血时间[71]。应在经验性抗生素治疗启动前获取血培养，启动抗生素治疗后血培养阴性比例明显增大。

生物标志物和聚合酶链反应

基线时升高且治疗后恢复正常的 C 反应蛋白（C-reactive protein，CRP）水平与预后良好相关[73]，而治疗后 CRP 水平持续升高表明心血管事件发生率升高[74]。降钙素原是全身性细菌感染的标志物，IE 时可出现降钙素原水平升高，是该病的早期标志物[75]。93% 的 IE 患者肌钙蛋白 T 升高，其最高水平与不良预后相关[76]。脑钠肽（brain natriuretic peptide，BNP）值升高或与肌钙蛋白同时升高能预测 IE 相关的不良结果[77]。

有研究者提出，某些生物标志物（特别是红细胞沉降率和 CRP）应加入 Duke 标准以提高诊断敏感性。这些生物标志物的主要局限性是特异性低，特别是在合并其他疾病的患者中。

如前所述，血清学检测有指导作用，为已知可引起 IE 的致病菌提供公认的诊断标准，特别是血培养阴性的心内膜炎。细菌 16S 核糖体 RNA 基因具有高度保守和可变区，聚合酶链反应（polymerase

chain reaction，PCR）可以检测细菌并提供鉴定。虽然血液样本的 PCR 可增加血培养阴性 IE 病例中致病微生物的检出率，但检测到的大多数微生物都是可通过血清学检测的人畜共患微生物[72]。PCR 可提高心脏瓣膜置换术后的诊断敏感性和特异性[78-79]。然而，即使是来自手术的心内膜样本，67% 的敏感性并不理想[80]。

经胸超声心动图和经食管超声心动图

适应证

经胸超声心动图（TTE）和经食管超声心动图（TEE）在疑似 IE 患者的诊断和治疗中发挥重要作用。TTE 可快速提供重要诊断信息，在理想条件下，TTE 可以明确地识别直径<5 mm 的异常结构，而 TEE 能够发现≤1 mm 的异常结构。高度怀疑 IE 的患者具备以下情况时应进行 TEE 检查，甚至作为首选影像学检查（如既往未进行 TTE），包括：①人工心脏瓣膜和疑似 IE 的患者；②未知来源的持续葡萄球菌菌血症和非医源性持续葡萄球菌菌血症；③疑似 CIED 感染者。过分强调超声心动图观察到可疑心内膜或植入装置的赘生物和其他并发症并不恰当。

对于培养阴性的疑似 IE 患者（约占所有确诊 IE 病例的 10%），TEE 比 TTE 具有更高的敏感性，可发现更小的心内膜炎病变[81]。TTE 对自体瓣膜 IE 的诊断敏感度为 50%～90%，特异性为 90%。TTE 对人工瓣膜 IE 的诊断敏感性显著降低。TEE 报告自体瓣膜的诊断敏感性为 90%～100%，特异性为 90%，对人工瓣膜 IE 的敏感性略低。

在适当的临床情况或 IE 的验前概率较高（2%～3%）时，任何诊断工具（如超声心动图）都是适宜的，虽然很少有经验数据来量化疾病的验前概率，但人们普遍认为某些特征会增加疾病诊断的可能性（表 25.7）。

研究表明，超声心动图等影像技术在某些临床情况下会被过度使用，例如在评估疑似 IE 时，Kurupuu 等研究发现，在疾病验前概率较低的患者中，使用简单超声心动图检测能避免 53% 的误诊率。同样，Greaves 等也发现如果以下 5 个简单临床标准都不满足，TTE 发现 IE 证据的可能性为 0：①血管炎或栓塞现象；②中心静脉通路；③近期静脉注射吸毒史；④人工心脏瓣膜异常；⑤血培养阳性[82]。总

表 25.7　根据患者特征预测 IE 的验前概率	
临床特征	**估计的验前概率**
草绿色链球菌菌血症	14%（95%CI 6%～22%）
不明原因菌血症	5%～40%
菌血症和近期静脉注射毒品	31%（95%CI 19%～44%）
入院时发热和近期静脉注射毒品	13%（95%CI 7%～19%）
持续血培养阳性和有易感心脏病	>50%
持续血培养阳性和新发反流性杂音	>90%
无以下任何一项：血管炎/栓塞现象、中心静脉置管、近期静脉注射毒品、人工瓣膜、血培养阳性	0%
4天内找到IE综合征的可靠替代诊断或解决方案	<2%
明确的非心脏感染来源革兰氏阴性菌血症	<2%

CI，置信区间

Data from Heidenreich PA, Masoudi FA, Maini B, et al. Echocardiography in patients with suspected endocarditis: a cost-effectiveness analysis. Am J Med 1999;107:198-208; Greaves K, Mou D, Patel A, Celermajer DS. Clinical criteria and the appropriate use of transthoracic echocardiography for the exclusion of infective endocarditis. Heart 2003;89:273-275.

之，研究表明，疾病验前概率很低的患者采用超声心动图检查不会降低诊断的准确性。

研究表明[83]，许多临床情况下，初始进行 TEE 成像的策略是最经济有效的方法。将 TEE 作为疑似 IE 的初始成像方式比序贯 TTE、TEE 分期检查更具成本效益[84]。在这项研究中，临床疑似 IE 患者最佳方法是首选 TEE，通常观察到的 IE 患者（即 4%～60%），与初始使用 TTE 检查相比，初始使用 TEE 费用略有降低[85]。

一项类似的心导管检查相关性菌血症研究比较了 3 种处理策略：①经验性使用抗生素 4 周（即长疗程）；②经验性使用抗生素 2 周（即短疗程）；③ TEE 指导治疗。在 TEE 检查中，阳性结果给予长疗程治疗，阴性结果给予短疗程治疗。经验性长疗程治疗和 TEE 指导治疗策略的疗效均优于经验性短疗程治疗。当考虑到成本时，TEE 指导的策略优于经验性长疗程策略，每一个质量调整寿命年的估计成本节约超过 150 万美元。

如果初次 TEE 检查不能确诊，但临床上仍高度怀疑 IE，或临床表现发生变化，建议在 3～5 天内或更早时间再次进行 TEE。在 IE 治疗过程中，如果临床怀疑有新发心内并发症，可以重复 TEE 检查[71]。抗生素治疗结束后，复查 TTE 有助于建立新的瓣膜和心功能基线水平，以便与随访检查结果相比较[71]。

超声心动图发现

IE 的超声心动图特征包括赘生物、脓肿、动脉瘤、瘘道、瓣叶穿孔和瓣膜破裂（表 25.8）。赘生物发生在心内膜剥脱区域，通常是由先前存在的瓣膜病变引起（图 25.3）。心内膜表面的破坏可导致血小板黏附和纤维蛋白沉积，在短暂的菌血症期间微生物附着在上面而形成受感染的赘生物。

近 90% 的确诊 IE 患者可见赘生物[50]。超声心动图上赘生物表现为不规则形状、散在分布、随血流摆动的回声团块，附着在瓣膜、腱索或其他心内膜表面（如瓣膜的反流束或间隔缺损分流束路径上的心内膜表面）。病变位于高速射流的低压侧，反流时位于二尖瓣和三尖瓣的心房侧，以及主动脉瓣和肺动脉瓣的心室侧。表现为与心肌中部结构相同的不均匀回声，强回声和弱回声混杂在一起。非心脏结构（如心内器械）上也可以发现赘生物。在赘生物中，超声可能发现瓣叶穿孔，多普勒血流通过穿孔的洞口，常伴有重度瓣膜反流。

必须优化机器设置，如帧频、扇面大小、灰度和聚焦区，并应进行仔细检查，包括非标准切面，以排除赘生物的存在。增加增益设置和不适当的聚焦区域会使赘生物看起来比实际更大。彩色血流成像会改变脉冲频率，导致赘生物显示不清楚。赘生物的大小应在换能器支持的分辨率内测量，以便在临床上需要复查超声时，可以复制机器设置用于比较赘生物的大小。直径≥10 mm 定义为大型赘生物。

超声心动图上的赘生物需要与外观相似的其他肿块相鉴别，如 Libman-Sacks 心内膜炎（非细菌性疣状心内膜炎）、退行性改变（如断裂的二尖瓣腱索）、Lambl 赘生物、血栓或肿瘤。由于没有超声心动图特征能可靠地区分感染性和非感染性心内膜病变，正确诊断的关键在于整合影像数据和临床信息。严重的潜在瓣膜退行性变，尤其是瓣叶明显钙化，可能会干扰不同赘生物的超声成像。

超声心动图也可以识别 IE 患者组织破坏产生的其他结构并发症。早期报道中，30%～40% 的 IE 患者检测出瓣周脓肿[86]。一项更大规模的研究中，仅

表 25.8　感染性心内膜炎病理特征：超声心动图表现及临床意义

超声心动图发现	病理特征	超声心动图表现和测量	缺陷	临床意义
赘生物	微生物在血小板、纤维蛋白和其他炎症细胞构成的赘生物中的聚集，赘生物附着在心脏内皮细胞表面	形状不规则且呈散在分布的团块附着于心脏表面，但与心脏表面回声不同 团块随血流摆动提示感染性赘生物，但并非特异性标志 测量团块最大直径	假阴性结果：体积小；固定且不随血流摆动；瓣膜退行性改变；不适当的增益设置 假阳性结果：术后改变；瓣膜钙化；Libman-Sacks 心内膜炎；瓣膜肥大；血栓；肿瘤	大小、位置与栓塞风险相关 直径较大提示单独使用抗生素治愈的可能性较低
脓肿	有液化坏死形成的空洞，内含脓性渗出物	心肌或瓣环增厚区域或团块回声区和无回声区不均匀混合分布特征	假阴性结果：无血流；脓肿形成早期；增益设置；二尖瓣环后部钙化 假阳性结果：瓣膜置换术后变化，包括瓣周漏；增益设置	可能与新的传导异常有关 外科手术适应证
瘘道	两个不同心脏间存在非正常解剖通道的异常连接	彩色多普勒成像上可见左向右分流 记录应包含感兴趣区域的扫描 连续多普勒成像显示高速射流束通过缺损	假阴性结果：小缺损；被瓣膜反流或血液湍流掩盖 假阳性结果：瓣膜反流或其他湍流；未发现高速多普勒射流束通过缺陷	左向右分流所致心力衰竭 外科手术指征
瓣叶穿孔	瓣叶穿孔，且有血流通过穿孔部位	彩色多普勒成像记录通过穿孔的反流束 多个切面鉴别穿孔与瓣膜反流 3DE 有助于术前精确定位 定量反流	假阴性结果：高增益设置；小穿孔；反流喷射束掩盖穿孔血流 假阳性结果：假性回声失落；瓣叶交界处或瓣叶裂隙	增加反流的严重程度和心力衰竭的可能性
人工瓣膜裂开	人工瓣膜在至少一个方向上摆动 >15°	彩色多普勒成像可见的反流 定量反流	假阴性结果：未观察到瓣周漏 假阳性结果：瓣环随心动周期正常摆动	瓣周漏可能导致心力衰竭、溶血 外科紧急手术指征
CIED 感染	发热、菌血症和（或）栓塞事件时，心内器械（导线）上可见随血流摆动的赘生物	观察到附着在器械上的赘生物 沿整个器械仔细寻找赘生物 评估是否伴有其他瓣膜感染	假阴性结果：赘生物位于器械的心外区 假阳性结果：血栓	一般采用器械拔除加抗生素治疗

3DE，三维超声心动图；CIED，心脏植入式电子装置

From Otto C. The practice of clinical echocardiography. 5th ed. St Louis: Elsevier; 2016.

14% 的 IE 患者发现脓肿[50]。脓肿是侵袭性感染的结果，沿着连续的组织平面延伸，主动脉瓣感染患者尤其易发生心肌脓肿。出现新发房室传导异常、临床表现恶化、持续性菌血症或发热、主动脉瓣 IE、静脉注射吸毒、侵袭性病原体（葡萄球菌）感染，人工瓣膜患者应注意探查是否有主动脉根部脓肿[87]。

当临床怀疑脓肿时，TEE 是首选的诊断技术。TEE 诊断脓肿见于心肌或瓣环区域的增厚或肿块，表现为不均匀回声或回声透亮[86]，彩色多普勒成像在该区域内检测到血流时，进一步支持脓肿诊断。自体瓣膜的脓肿最常发生的部位是主动脉根部和二尖瓣前叶交界处的主动脉瓣环，可能延伸到相邻的室间隔、右心室流出道、房间隔和二尖瓣前叶等。某些位置的脓肿通过超声心动图显示困难，尤其是存在二尖瓣环后部钙化的患者[88]。

在 ICE（International Collaboration on Endocarditis）队列中，22% 的主动脉瓣 IE 合并主动脉瓣环周围脓肿[87]，多为人工瓣膜和凝固酶阴性葡萄球菌感染患者，外科手术中脓肿的发生率比 TEE 检出的更高[88]。人工瓣膜周围新发瓣周漏提示瓣周脓肿或瓣膜缝线感染。

当超声心动图检查发现瓣膜感染时，需要仔细多切面评估瓣膜受累的程度，明确是否存在脓肿，脓肿需要外科手术干预。瓣膜结构完整性破坏、瓣

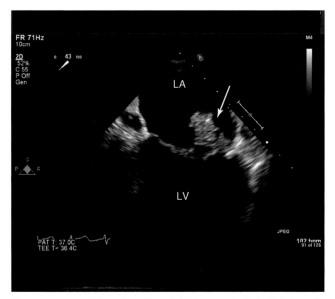

图 25.3　TEE 观察到的自体二尖瓣典型心内膜炎赘生物。赘生物（箭头）的超声回声与心肌相似（From Bashore TM, Cabell C, Fowler V Jr. Update on infective endocarditis. Curr Probl Cardiol 2006;31:274-352.）

膜反流、赘生物以及邻近组织增厚有助于区分自体主动脉瓣周脓肿和心包横窦中的液体，这些相关的发现也有助于检测人工主动脉瓣膜周围脓肿。外科术后改变（如人工瓣膜瓣环和主动脉根部之间存在的回声空间、是否存在瓣周漏）会给发热的人工瓣

膜患者的诊断带来干扰，可与术中 TEE 图像进行比较以确定病变的性质。

极少数情况下，脓肿暴露于血管内高压和进行性扩大的脓腔可能导致假性动脉瘤形成（彩色多普勒成像在脓腔内探测到与血管腔相通的血流）。随着疾病进展，瓣周脓腔或假性动脉瘤可形成瘘道（主动脉心房瘘或主动脉心室瘘），导致瓣叶穿孔，甚至心肌穿孔。

在 4681 例确诊自体瓣膜 IE 患者中，瘘道形成率约为 1.6%，人工瓣膜约为 3.5%[89]。3 个主动脉窦的瘘道发生率相似。来自右冠窦或无冠窦的瘘道通常与右心室相通，来自左冠窦的瘘道通常进入左心房[90]。TEE 是检测这些瘘道的首选方式。彩色多普勒血流成像在心腔和主动脉窦之间可显示异常五彩血流。主动脉瘘（特别是主动脉右心瘘道）会产生心内分流，进一步加重临床情况和恶化血流动力学（图 25.5）。

由感染引起的进行性组织破坏可导致自体瓣膜二尖瓣腱索断裂和人工瓣膜破裂。瓣膜破裂是罕见的严重并发症，患者多预后不良。在超声心动图上，瓣膜破裂表现为瓣膜的摇摆运动，至少在一个方向上偏移≥15°。图 25.6 显示超声心动图观察到的一例人工瓣膜断裂，人工瓣膜断裂常伴有严重的

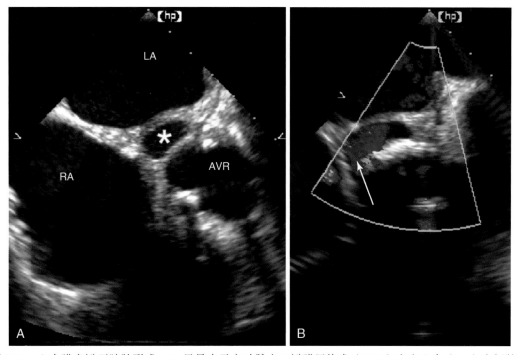

图 25.4　心内膜炎瓣环脓肿形成。A. 星号表示主动脉人工瓣膜置换术（AVR）和左心房（LA）之间的瓣周脓肿区。B. 彩色多普勒超声心动图显示脓肿处流入和流出的血流（箭头）。RA，右心房（From Bashore TM, Cabell C, Fowler V Jr. Update on infective endocarditis. Curr Probl Cardiol 2006;31:274-352.）

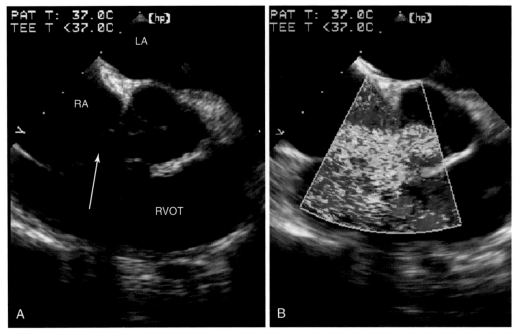

图 25.5　感染性心内膜炎的瘘道形成。A. 感染的主动脉窦动脉瘤（箭头）破入右心室流出道（RVOT）和右心房（RA）。B. 彩色多普勒成像显示高速血流从高压的主动脉流入低压的右心房和右心室。LA，左心房（From Bashore TM, Cabell C, Fowler V Jr. Update on infective endocarditis. Curr Probl Cardiol 2006;31:274-352.）

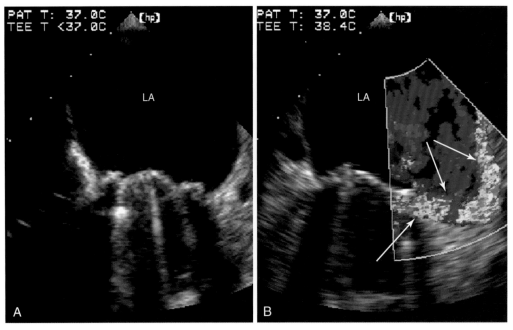

图 25.6　人工瓣膜心内膜炎伴瓣膜断裂。A.2D TEE 观察人工二尖瓣（St. Jude）。B. 彩色血流多普勒超声心动图显示由于二尖瓣置换术后人工瓣膜断裂，大量血流经二尖瓣周围（箭头）进入左心房（LA）（From Bashore TM, Cabell C, Fowler V Jr. Update on infective endocarditis. Curr Probl Cardiol 2006;31:274-352.）

瓣周漏。

　　除这些 IE 并发症外，新发的瓣膜反流提示心内膜感染，是 Duke 诊断标准的主要标准之一。确定反流的机制并量化其严重程度很重要；由于急性瓣膜关闭不全缺乏代偿，重度瓣膜反流在临床上耐受性较差，是外科手术干预的指征。

　　在人工瓣膜患者中，全面的检查需要联合进行 TTE 和 TEE。人工瓣膜感染很难获得满意的成像质量，因为病理学通常涉及瓣周组织，常见的并发症（如人工瓣膜瓣周漏、裂开、瓣环脓肿和瘘管形成等）通常被人工材料引起的声学阴影和混绕层流伪像掩盖。TTE 能够观察到瓣膜的心室面，但是由于光束衰减和人工瓣膜遮挡而难以观察心房结构。多普勒超声心动图可使用速度-时间积分评价人工瓣膜反流，TEE 可以更好地评估瓣膜反流和评估人工瓣膜心房侧的赘生物。

在植入 CIED 的患者中，存在大量伪影，如果怀疑 CIED 感染，TEE 优于 TTE[91-93]。从 TEE 观察近端上腔静脉中的导线可以识别附着于心脏植入导线的赘生物，这些赘生物很难通过其他方式观察。在检查过程中，完整观察整个血管和心脏结构中的人工装置极其重要，应仔细评估心脏瓣膜，因为伴发瓣膜感染的比例很高，特别是三尖瓣。图 25.7 显示附着在起搏器导联上的赘生物。疑似 CIED 感染中，通过超声心动图观察到黏附着于心脏导线的异物可能是血栓或感染所致的赘生物，单独超声心动图很难区分血栓和赘生物。一项回顾性研究发现，5% 的粘连异物被认为是血栓[94]，所以必须结合临床表现仔细判断，明确是否有 CIED 感染。

其他影像学检查

在特定情况下，其他影像学检查也能为疑似或确诊 IE 患者提供证据。心脏 CT 具有出色的空间分辨率，人工瓣膜成像伪影较少，可用于诊断和描绘人工瓣膜 IE 并发症，如脓肿或动脉瘤[95-96]，但其存在辐射暴露且需要静脉注射碘对比剂。心脏 CT 诊断心内膜炎瓣膜旁并发症为推荐类别 Ⅱ 类。

CT 成像与 [18]F- 氟代脱氧葡萄糖正电子发射断层显像（[18]FDG-PET）或白细胞闪烁成像相结合可发现心脏结构异常和炎症活性。怀疑人工瓣膜或 CIED 感染时，放射性标记白细胞成像或 [18]FDG-PET CT 能够将人工材料高比例的可疑 IE 确诊为 IE，提高改良 Duke 标准的诊断敏感性[97]。在疑似人工瓣膜心内膜炎或 CIED 心内膜炎患者中，[18]FDG-PET CT 显示总体敏感性为 87%，特异性为 90%，将改良 Duke 标准的敏感性从 51% 提高到 90%[98]。ESC 在 IE 的诊断标准中纳入了这些互补的影像学技术和超声心动图检查。图 25.8 提供了人工瓣膜 IE 的 PET CT 图像示例。

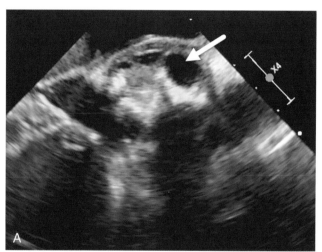

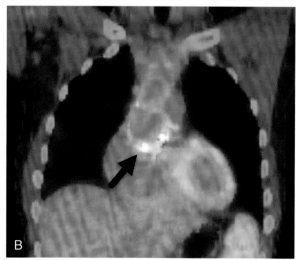

图 25.8　主动脉瓣环脓肿。A. TEE 短轴切面可见人工生物瓣膜置换术后瓣周无回声区（箭头）。B. [18]FDG-PET CT 图像显示人工主动脉瓣周围摄取增加（箭头），符合瓣周脓肿

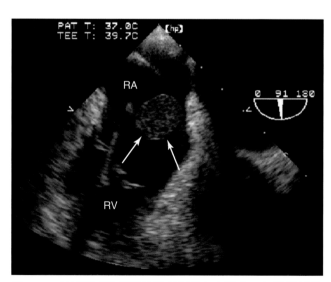

图 25.7　起搏器或除颤器导线引起的心内膜炎。起搏器导线上的球状金黄色葡萄球菌赘生物（箭头）[右心房（RA）中可见垂直回声]。RA 和右心室（RV）之间的水平回声代表三尖瓣（From Bashore TM, Cabell C, Fowler V Jr. Update on infective endocarditis. Curr Probl Cardiol 2006;31:274-352.）

管理

AHA 和 ESC 指南强烈建议 IE 病例由心脏病学家、传染病专家和心脏外科医生组成的多学科团队管理。采取多学科联合、适当的抗生素和手术治疗与较高的住院生存率相关[99-100]。

内科治疗

抗生素治疗

IE 涉及广泛的微生物，但葡萄球菌和链球菌占大多数。国际心内膜炎合作–前瞻性队列研究发现，在来自 16 个国家 39 所医疗中心的 1779 例 IE 患者中，42% 的病原微生物是葡萄球菌，40% 的病原微生物为链球菌[50]。表 25.3 概括不同临床情况涉及的各种微生物的比例。

根据疑似病原体和症状的严重程度，在血培养和其他诊断检测结果尚未回报时，可先开始经验性抗生素治疗。表 25.9 总结了推荐的经验性抗生素治

疗方案。一般来说，经验性抗生素治疗方案应根据 IE 的类型（自体瓣膜或人工瓣膜）和耐药或不常见微生物的风险因素来制定。如果疑似 IE 患者临床情况稳定，抗生素治疗可暂缓应用，等待血培养结果，可以在几天内确定微生物及其对抗生素的敏感性。如果已开始经验性抗生素治疗但 IE 的诊断仍不确定，患者病情稳定可停止抗生素治疗，重复进行血培养[101]。

治愈 IE 感染需要长期的非肠道杀菌抗生素治疗。这一理念基于受感染赘生物的独特特征，包括高密度的局部细菌感染、生物膜中细菌生长速度慢以及微生物代谢活性低[102]。接种效应是指抗生素对高密度细菌群体的活性降低。在细菌密集的环境中，微生物对抗生素的杀菌作用有耐受性，高接种率也可能存在抗生素耐药亚群，这一现象也能发生在抗生素治疗的环境中[71]。因此，抗生素治疗应集中在杀菌剂上，并延长治疗时间，以确保赘生物内细菌完全清除。静脉治疗时间：自体瓣膜、左心瓣膜置换术的 IE 为 4 周，人工瓣膜 IE 为 6 周。

表 25.9	感染性心内膜炎的经验性抗生素治疗	
抗生素	剂量/用法	注意事项
1. MVE：临床症状较轻		
阿莫西林[a]	2 g，q4h，IV	如果患者病情稳定，最好等待血培养结果
和		与青霉素相比，对肠球菌和许多HACEK微生物的活性更好
（可选）庆大霉素[a]	1 mg/kg，ABW	如果真正的青霉素过敏，请使用方案2
		在血培养结果出来之前，是否使用庆大霉素存在争议
2. MVE：严重脓毒症（无肠杆菌科、假单胞菌感染危险因素）		
万古霉素[a]	根据当地指南确定给药剂量，IV	严重脓毒血症时，抗生素需覆盖葡萄球菌（包括耐甲氧西林葡萄球菌）
和		如万古霉素过敏，可使用达托霉素6 mg/kg，q24h，IV
庆大霉素[a]	1 mg/kg，IBW，q12h，IV	如果担心肾毒性或急性肾损伤，可以用环丙沙星代替庆大霉素[a]
3. MVE：严重脓毒症和多重耐药肠杆菌科或假单胞菌感染		
万古霉素[a]	根据当地指南确定给药剂量，IV	抗生素需覆盖葡萄球菌（包括耐甲氧西林葡萄球菌）、链球菌、肠球菌、HACEK组细菌、肠杆菌和铜绿假单胞菌
和		
美罗培南[a]	2 g，q8h，IV	
4. PVE：血培养未回报或血培养阴性		
万古霉素[a]	1 g，q12h，IV	严重肾损害时使用低剂量利福平
和		
庆大霉素[a]	1 mg/kg，q12h，IV	
和		
利福平[a]	300～600 mg，q12h，PO/IV	

[a] 剂量需要根据肾功能进行调整
ABW，实际体重；HACEK，嗜血杆菌、聚集杆菌、人型心杆菌、啮蚀艾肯菌和金氏杆菌属；IBW，理想体重；IV，静脉注射；NVE，自体瓣膜心内膜炎；PVE，人工瓣膜心内膜炎；PO，口服；q4h，每 4 h 1 次；q8h，每 8 h 1 次；q12h：每 12 h 1 次
From Gould FK, Denning DW, Elliott TS, et al. Guidelines for the diagnosis and antibiotic treatment of endocarditis in adults: a report of the Working Party of the British Society for Antimicrobial Chemotherapy. J Antimicrob Chemother 2012;67:269-289.

AHA 和 ESC 指南推荐针对细菌感染的抗生素方案[71,103]。IE 患者应咨询传染病专家，以确定最佳治疗方案，一些更广泛的原则包括：

（1）氨基糖苷类药物不再推荐用于葡萄球菌性自体瓣膜心内膜炎，因其临床获益不确切且有肾毒性。氨基糖苷类药物仍然被推荐用于草绿色链球菌或肠球菌感染引起的 IE 和葡萄球菌感染引起的人工瓣膜 IE。

（2）利福平不推荐用于治疗葡萄球菌性自体瓣膜 IE 的治疗，但仍是葡萄球菌性人工瓣膜心内膜炎治疗方案的一部分。

（3）达托霉素被批准用于治疗金黄色葡萄球菌菌血症和右心 IE，建议作为患有自体瓣膜、甲氧西林敏感或耐甲氧西林金黄色葡萄球菌心内膜炎患者中万古霉素的替代药物。

在一些特殊的临床情况下，较短疗程的肠外抗生素治疗安全有效。对于青霉素高度敏感的铜绿假单胞菌组链球菌 IE 患者，无并发症、治疗反应迅速且无潜在肾病的患者，可使用包括庆大霉素在内的 2 周方案[71]。接受瓣膜置换手术的自体瓣膜 IE 患者，如果血培养为阴性，则可考虑追加 2 周的静脉抗生素治疗（不包括瓣膜置换前抗生素治疗的时间）[71]。

在一项具有严格纳入和监测标准的丹麦多中心随机临床试验中，左心 IE 和临床状态稳定的患者，最初的肠外抗生素治疗至少 10 天后随机接受口服或继续静脉注射抗生素治疗（两组随机治疗的中位时间均为 17 天）。对于由全因死亡率、计划外心脏手术、栓塞事件或菌血症复发组成的主要复合终点，改用口服抗生素方案不亚于继续静脉治疗[104]。

抗凝治疗和抗血小板治疗

接受慢性抗凝治疗的患者，值得关注的是，持续抗凝会促进脑栓塞事件转变为出血性卒中。对于机械瓣膜置换术的患者，出血与人工瓣膜血栓形成引起血栓栓塞的风险同等重要。一些专家建议 IE 患者停止所有形式的抗凝治疗，无论是哪种类型的人工瓣膜。AHA 推荐机械瓣膜 IE 患者如出现中枢神经系统栓塞事件应至少停止抗凝 2 周[71]。

若无出血并发症，在 IE 发生时可继续长期服用阿司匹林。不推荐使用阿司匹林用于减少 IE 相关并发症，阿司匹林（325 mg/d）的随机试验显示，阿司匹林对赘生物消退或栓塞事件没有益处，仅有增加出血事件的趋势[105]。

并发症

IE 与许多严重的并发症有关，这些并发症在表 25.10 中概述。

瓣膜反流和心力衰竭

IE 最常见的并发症和手术治疗指征是心力衰竭。急性左心瓣膜反流而非心室功能障碍是 IE 心力衰竭的主要病因，出现急性瓣膜反流时，左心室容积急速增加而舒张充盈压没有随之增加，缺乏适应性左心室肥厚以代偿左心室容积增加而导致心力衰竭，包括肺水肿和心输出量减少，严重情况下会发生血流动力学恶化和心源性休克。急性瓣膜反流时的心脏代偿能力取决于多个因素：瓣膜反流的严重程度、哪个瓣膜关闭不全、瓣膜功能障碍的发展速度以及接受反流血液心腔的大小和功能。

约 1/3 的 IE 病例合并心力衰竭[106]。20 世纪 70 年代报道，IE 中主动脉瓣比其他瓣膜更容易发生心力衰竭[107]，近期的一项研究显示，主动脉瓣和二尖瓣新发关闭不全的频率相似[106]。这项关于 IE 的大型国际多中心研究中，与心力衰竭相关的其他变量包括年龄较大、医源性感染和瓣周并发症，在 IE 发生心力衰竭的患者中，2/3 有严重症状（NYHA 心功能分级 Ⅲ～Ⅳ级）[106]。

由于缺乏心室适应和存在反流恶化的可能性，IE 患者发生心力衰竭是紧急手术的指征。IE 中的严重

表 25.10 估计当代感染性心内膜炎并发症的发生率	
并发症	发生率（%）
死亡	12～45（平均24%）
充血性心力衰竭（主动脉瓣反流＞二尖瓣反流＞三尖瓣反流）	50～60
栓塞（二尖瓣＞主动脉瓣）	20～25
卒中	15
其他大血管栓塞	
四肢	2～3
肠系膜	2
脾	2～3
肾小球肾炎	15～25
瓣环脓肿	10～15
真菌性动脉瘤	10～15
心脏传导系统异常	5～10
中枢神经系统脓肿	3～4
少见并发症（心包炎、心肌炎、心肌梗死、心内瘘道、转移性脓肿）	1～2

心力衰竭是院内死亡率和 1 年死亡率较高的独立危险因素，住院期间接受手术治疗的患者院内和 1 年死亡率均有所降低[106]。一项关于 IE 的大型国际多中心观察性研究发现，IE 住院期间接受手术治疗的患者 1 年死亡率为 29%；而未接受手术治疗患者的 1 年死亡率为 58%。

一般来说，出现心力衰竭症状者应行急诊手术，不应等待心功能稳定后延迟进行。如果延迟手术干预，可考虑短效静脉用血管扩张剂，但其使用和效果受低血压的限制。急性重度二尖瓣反流患者采用主动脉内球囊反搏可获得血流动力学支持。

栓塞事件

栓塞是 IE 的第二常见并发症，卒中是常见的栓塞类型。14% 的 IE 患者有栓塞或真菌性动脉瘤引起的脑梗死[108-109]。MRI 有助于检测卒中，区分缺血性卒中和出血性卒中（图 25.9）。

开始使用有效抗生素后，栓塞事件的发生率迅速下降，从第一周每 1000 例患者每日 13 个事件下降到治疗 2 周后每 1000 例患者每日少于 1.2 个事件[110-111]。静脉注射吸毒的三尖瓣心内膜炎患者有 66%～75% 合并肺栓塞，多为脓毒性。栓子涉及几乎全身所有器官，包括肝、脾、肾和腹部肠系膜血管。肾栓塞可引起血尿和疼痛。脾梗死可导致脾脓肿并引起长时间发热，左上腹痛或膈肌刺激可引起左肩

疼痛。冠状动脉栓塞可导致心肌梗死。远端栓子可产生外周转移性脓肿，尤其是脊柱或其他骨结构。IE 中肌肉和关节疼痛并不少见，但严重的骨关节疼痛提示脓毒性骨栓塞[112]。

多项研究发现，赘生物直径 ≥10 mm 且随血流摆动是预测栓塞的高危征象[113-114]。一项 meta 分析显示，除赘生物大小外，栓塞事件的其他主要预测因子包括静脉注射吸毒、金黄色葡萄球菌感染和二尖瓣赘生物。已发现 IE 栓塞事件是院内死亡强有力的独立预测因子[116]。一项包括 384 例确诊 IE 患者的多中心前瞻性研究显示，赘生物长度 ≥15 mm 与 1 年内死亡独立相关[117]。一项纳入 132 例左心 IE 患者的观察性研究中，约 40% 的患者赘生物长度 ≥15 mm，早期手术（即诊断后 7 天内）的栓塞事件风险显著低于延迟手术治疗（手术推迟到发生并发症后）（图 25.10）[83]。

在有关早期手术与延迟手术的小型随机研究中，左心 IE 早期手术治疗能减少栓塞事件。随机分组后 48 h 内接受手术的左心大赘生物（>10 mm）患者在 6 周时无栓塞事件发生，而常规治疗的患者中 21% 发生栓塞事件，两组之间的院内或 6 个月死亡率无显著差异[118]。目前 AHA/ACC 指南建议，自体瓣膜 IE 患者无论有无卒中事件，如果赘生物直径 >10 mm，且随着血流摆动，推荐外科手术治疗（推荐类别 Ⅱb

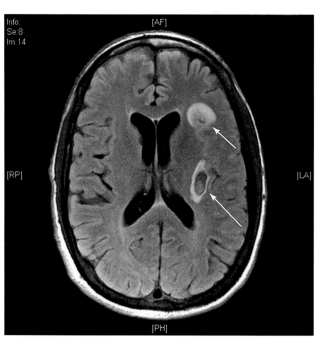

图 25.9 磁共振成像（MRI）显示心内膜炎合并脑血管出血。脑部 MRI 显示真菌性动脉瘤破裂引起的颅内出血（箭头）

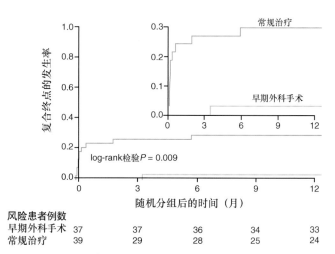

图 25.10 EASE（Early Surgery Versus Conventional Therapy in Infective Endocarditis）随机对照研究中，早期手术与常规治疗中复合终点的累积发生率。虽然死亡率无差异，但早期手术组因任何原因死亡、栓塞事件、感染性心内膜炎复发或因进展为充血性心力衰竭而再次住院的复合终点发生率为 3%，而常规治疗组为 28%，主要获益来自于栓塞事件的减少（From Kang DH, Kim YJ, Kim SH, et al. Early surgery versus conventional treatment for infective endocarditis. N Engl J Med 2012;366:2466-2473.）

类，证据等级 B 级）[119]。

虽然赘生物特征在风险分层中很重要，但仅基于该参数的手术临床决策有一定局限性，不同观察者测量赘生物的直径差异较大。Heinle 等研究发现，只有 73% 的病例在赘生物直径、57% 在活动性、37% 在形状和 40% 在附着性方面取得完全一致的观察者意见。这些数据需要仔细标准化的超声检查。在抗生素治疗的第 1 周，栓塞风险迅速下降（图 25.11）[121]，当考虑手术预防 IE 相关栓塞事件时，应权衡利弊，评估药物治疗的效果。

栓塞事件发生后，残留的赘生物仍有复发性栓塞风险。IE 栓塞的常规监测表明，约 50% 的病例发生栓塞事件（脑、脾、肾或肺），且大多数栓塞事件在临床上是隐匿或无症状的。在这种情况下，使用抗生素治疗的栓塞风险降低，亚临床栓塞事件是否需要进行心脏手术的决策较为困难。无症状脑梗死与 IE 患者的预后较差相关，无脑出血、脓肿或重大神经损伤发生时通常不会增加心脏手术的风险[122]。

神经系统并发症

高达 40% 的 IE 患者会出现神经系统后遗症，大多数事件与脓毒症栓子导致缺血性卒中有关[122-124]。有灌注异常影像学证据（特别是 MRI 弥散加权成像）的 IE 患者发生神经系统并发症的比例更高[122]。大多数脑栓塞事件与临床症状或体征无关，仍具有判断预后的重要性[124]。最常见的脑区是大脑中动脉区（40%）、额顶区（20%）、多灶区（11%）和丘脑（5%）[125]。

一项研究提示，大脑中动脉区卒中的患者比其他梗死区的患者神经功能恢复更差。除了缺血性卒中，IE 患者还可能有其他神经系统并发症，包括颅内出血、蛛网膜下腔出血、脑膜脑炎、颅内脓肿、真菌性动脉瘤和脑病[126]。这些神经系统并发症在 IE 患者中的相对患病率见表 25.11。

真菌性动脉瘤是由感染性赘生物栓塞至动脉腔内或脑血管滋养血管所致；在链球菌 IE 感染者中，真菌性动脉瘤最常发生在大脑中动脉区域的血管分叉处（图 25.12）[71]。虽然是不常见（IE 患者的 2%～4%）的 IE 并发症，但非常危险，总死亡率超过 50%。

表 25.11　估计 IE 的神经系统后遗症患病率

神经系统并发症	估计患病率（%）
缺血性卒中	70
颅内出血	10
蛛网膜下腔出血	5
脑膜脑炎	5
脑脓肿	5
真菌性动脉瘤	5
脑病	—

Modified from Yanagawa B, Pettersson GB, Habib G, et al. Surgical management of infective endocarditis complicated by embolic stroke: practical recommendations for clinicians. Circulation 2016;134:1280-1292.

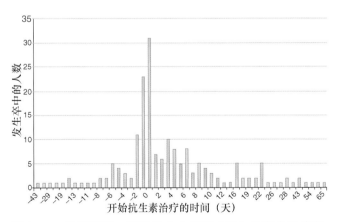

图 25.11　栓塞事件。感染性心内膜炎（IE）患者自发病起的卒中发生率，在抗生素治疗的第 1 周内，栓塞事件的数量进行性下降［From Dickerman SA, Abrutyn E, Barsic B, et al. The relationship between the initiation of antimicrobial therapy and the incidence of stroke in infective endocarditis: an analysis from the ICE Prospective Cohort Study (ICE-PCS). Am Heart J 2007;154:1086-1094.］

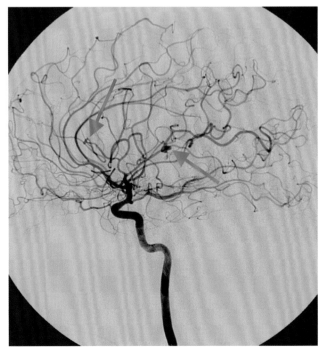

图 25.12　真菌性动脉瘤的血管造影。与图 25.9 为同一患者。脑血管造影显示真菌性动脉瘤（箭头）

所有出现严重局限性头痛、神经功能缺损或脑膜体征的 IE 患者，应进行脑成像检查，包括脑血管 CTA 或磁共振血管成像（magnetic resonance angiography，MRA）。对于无神经系统并发症症状或体征的左心 IE 患者，脑成像检查的临床效用尚未确定[71]。

外科干预

AHA/ACC 和 ESC 已经制定了 IE 手术治疗指南，其在很大程度上来源于观察性研究[71,96,103]。

适应证

住院期间约有 1/2 的左心 IE 病例进行手术[50]，大部分是由于急性严重瓣膜反流引起的心力衰竭[127]。

除心力衰竭外，单独使用抗生素治疗无法有效治疗或治愈的其他 IE 并发症也是外科手术适应证，包括脓肿、残余赘生物所致复发性栓塞事件、耐药菌或持续性菌血症（图 25.13）[96,103]，适用于自体瓣膜和人工瓣膜。

目前尚缺乏外科手术与单纯药物治疗的大型随机对照研究，但已经进行了多项观察性研究，并对临床特征的差异进行倾向性调整，以评估 IE 的手术结果[128-130]。一般而言，与药物治疗相比，外科手术能降低自体瓣膜或人工瓣膜 IE 并发症患者的死亡率。虽然手术干预 IE 的决定需要考虑适应证的严重程度和手术风险，手术比单纯药物治疗的风险大，但复杂 IE 的外科手术能提高生存率[131]。

有并发症的 IE 病例，包括高度耐药的微生物感

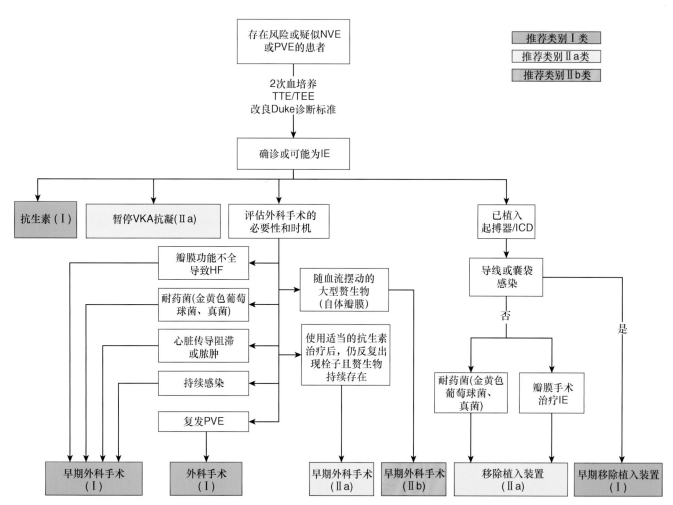

图 25.13 感染性心内膜炎（IE）的外科手术建议。仅用抗生素治疗不能有效治疗或治愈的 IE 并发症是外科手术的适应证，包括脓肿、残余赘生物复发栓塞事件、耐药菌和持续性菌血症。HF，心力衰竭；ICD，埋藏式心脏复律除颤器；NVE，自体瓣膜心内膜炎；PVE，人工瓣膜心内膜炎；VKA，维生素 K 拮抗剂（From Nishimura RA, Otto CM, Bonow RO, et al. 2014 AHA/ACC guideline for the management of patients with valvular heart disease: executive summary: a report of the American College of Cardiology/American Heart Association Task Force on Practice Guidelines. Circulation 2014;129:2440-2492.）

染，建议由心脏内科、传染病和心脏外科医生参与的多学科管理，以评估手术风险和适当的手术时机[100]。多个风险评分已被用于预测手术的死亡风险[132]，在这些风险模型中，美国胸外科医师学会感染性心内膜炎（Society of Thoracic Surgeons-Infective Endocarditis，STS-IE）评分是基于接受手术治疗的活动性或已治愈 IE 患者的最大队列；经过内部验证，显示出比其他评分具有更高的区分度和准确度（表25.12）[132-133]。在纳入 19 543 例 IE 手术患者的队列研究中，手术死亡率为 8%，手术状态（即立即、紧急或择期）和正在接受抗生素治疗的活动性 IE 对死亡风险有很强的预测作用[133]。然而，这一风险评分不包括病原生物体或其他与较差预后相关的因素，如医源性感染。

大多数左心 IE 患者都有外科手术适应证，但其中约 1/4 的患者在住院期间没有接受手术[131]。未接受手术的可能原因包括手术风险高或临床改善或不具有外科适应证（如轻微的心力衰竭症状、无栓塞事件或菌血症清除）。虽然手术风险评分已经排除与手术生存率较低相关的临床变量，但对于部分具有

手术适应证的患者，临床实践中并没有常规执行手术治疗，即使有手术适应证，若同时合并其他疾病，可能取消手术干预[131]。

金黄色葡萄球菌是最常见的致病微生物，并与许多 IE 并发症和较高的死亡率相关，在患有左心 IE 的患者中，与其他微生物引起的 IE 相比较少进行手术[131]。这一矛盾与不利因素有关，这些因素包括金黄色葡萄球菌 IE 较高的脓毒症和医源性感染（如血液透析）比例[131,134]。一些有并发症的 IE 患者虽然手术风险很高，但仍有证据表明手术治疗对生存有益（图 25.14）。专业指南中，金黄色葡萄球菌引起的左心 IE 在完整抗生素治疗完成前行外科手术治疗是 I 类适应证[96]，AHA/ACC 和 ESC 的指南不建议无其他 IE 并发症的患者首选外科手术[71,103]。

最佳手术时机

复杂 IE 的最佳手术时机尚无定论。早期手术被认为是在抗生素治疗结束前的任意时间（即 4～6 周窗口）进行手术[96]，此期间手术与较高的手术死亡率相关[135]。ESC 指南建议大多数有并发症的 IE 应在几天内行紧急手术[103]。一项有关链球菌 IE 的小型随机对照研究发现，在合并严重瓣膜反流和大直径赘生物的患者中，随机分组后 48 h 内立即手术与 6 个月内栓塞事件减少有关，但生存率与延迟手术相似[118]。

纳入 21 项手术治疗 IE 观察性研究的 meta 分析发现，入院后 7 天或更短时间内进行手术的全因死亡风险最低，但没有校正手术风险或紧迫性[136]。令

表 25.12　STS-IE 预测活动性或已治愈感染性心内膜炎与外科手术相关的手术死亡率和主要危险因素风险评分	
危险因素	主要危险因素和手术死亡率关系分值
需要紧急、挽救生命的手术或有心源性休克	17
血肌酐＞2.0 mg/dl 或肾衰竭	12
术前使用主动脉内球囊反搏或正性肌力药	12
2 个或以上瓣膜需要外科手术	7
胰岛素依赖型糖尿病	7
活动性感染性心内膜炎	7
NYHA 心功能分级 IV 级	6
需要急诊或紧急外科手术但无心源性休克	6
冠状动脉旁路移植术史	5
瓣膜外科手术史	5
女性	5
心律失常	5
年龄＞60 岁	4
体表面积＞1.9 cm²	1

Modified from Gaca JG, Sheng S, Daneshmand MA, et al. Outcomes for endocarditis surgery in North America: a simplified risk scoring system. J Thorac Cardiovasc Surg 2011;141:98-106.

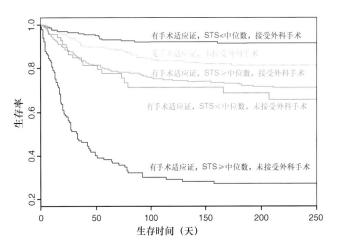

图 25.14　STS-IE 评分和心内膜炎的外科治疗。不同外科手术适应证的 6 个月生存率。尽管有并发症的 IE 患者手术风险很高，但证据表明手术治疗对生存有益

人放心的是，修复或更换瓣膜的 IE 复发或再感染率很低（＜5%）[137]。

由于瓣膜手术需要体外循环和大剂量抗凝，人们对缺血性卒中转变为出血性卒中、小量出血性卒中扩大或神经系统功能恶化有适当的担忧。系列观察性研究评估了出血性事件转换率，报告的发病率仅为 1%～2%[123,125]。据报道，术后神经系统功能恶化程度较低（6%），且仅发生在术前有症状性缺血事件的患者中[138]。一些小样本观察性研究对缺血性卒中后心脏手术时机进行倾向性调整后发现，与延迟手术相比，栓塞事件发生后 2 周内接受手术患者的死亡率无明显升高[139-140]。如果中重度卒中累及 1 个脑叶的 30% 以上或多发栓塞，IE 手术在栓塞后 2 周内（而不是 2 周后）进行的手术死亡率明显较高[108]。

根据这些数据，如果影像学检查已排除颅内出血，且神经损害不严重，则有卒中或亚临床脑血栓和残余赘生物的 IE 患者可考虑尽早行瓣膜手术[71]。由于出血性卒中患者在脑血管事件发生后 4 周内接受心脏手术的死亡率较高（75%）[108]，此时，将手术延迟至少 4 周相对合适。

外科手术入路

瓣膜性心内膜炎的外科治疗入路千差万别。外科瓣膜修复术而非瓣膜置换术越来越受欢迎，这也反映在 STS-IE 指南中[109]。对于自体主动脉瓣置换术，机械瓣膜或生物瓣膜的选择与其他瓣膜疾病的主动脉瓣置换术无差异。如果存在瓣环旁脓肿，推荐使用机械瓣膜或支架瓣膜（推荐类别 II a 类，证据等级 B 级），如果破坏范围很大，建议使用同种异体瓣膜（推荐类别 II b 类，证据等级 B 级）。对于人工主动脉瓣心内膜炎，建议同上。对于自体二尖瓣 IE，二尖瓣修复术为推荐类别 I 类，瓣膜置换术为推荐类别 II 类。人工二尖瓣 IE 重复人工瓣膜置换术的选择与非 IE 患者无差异。接受生物瓣膜置换术（而不是机械瓣膜置换术）的活动性 IE 患者的 1 年死亡率较高，此结果可能与接受生物瓣膜置换的患者的不同宿主因素（即年龄较大、更多共存疾病、医源性感染）和 IE 并发症有关，与瓣膜类型无关[141]。

现行指南建议尽可能修复三尖瓣（推荐类别 I 类，证据等级 B 级），而不是置换（推荐类别 II a 类，证据等级 C 级）。STS 的数据显示，三尖瓣置换术比三尖瓣修复术或瓣膜切除术更为常见，这 3 种手术的死亡率相似（总体死亡率为 7.3%，与左心 IE 的死亡率相似）[142]。

CIED 的移除

仅靠抗生素治疗不太可能根除 CIED 中的葡萄球菌感染。所有确诊 CIED IE（瓣膜或导线 IE 或脓毒症）的患者，建议完全拔除装置和导线[143]。器械局部或囊袋感染时，建议完全移除器械并拔除导线。在无器械感染证据的 CIED 中，如果存在瓣膜心内膜炎，则应取出器械和导线。发生隐匿性葡萄球菌菌血症时，必须考虑 CIED 已感染，应将其移除[143]。

移除器械后抗生素治疗持续时间的建议见图 25.15。对于起搏器依赖患者（如潜在的严重心动过缓、高度心脏传导阻滞），感染被根除之前可以使用临时起搏器，不能植入永久心脏起搏器（封闭式起搏器）。存在室性心律失常导致的心搏骤停高风险的患者，重新植入另一种永久性装置之前，可穿戴式心脏复律除颤器背心或许能够提供几个月的保护。

CIED 心内膜炎患者的长期生存率较低，与不利的宿主因素有关，CIED 移除相关的手术并发症和死亡率在当前明显较低[143]。

长期预后和随访

IE 抗生素治疗结束后，应及时拔除用于给药的静脉导管，以减少菌血症复发的风险。无发热或感染迹象的情况下，抗生素治疗后的常规血培养不再被推荐。有 IE 病史的患者有较高的感染复发风险，应教育他们关于 IE 的症状和体征以及牙科手术需要预防性应用抗生素[71]。吸毒者应戒除毒瘾。由不同微生物引起 IE 复发的再感染与多个临床因素有关，包括静脉注射吸毒者、人工瓣膜置换术后、瓣周漏和慢性透析。

未接受瓣膜手术的 IE 患者会出现慢性瓣膜反流。复查 TTE 有助于掌握患者瓣膜功能、心室大小和功能的基线资料。与普通人群相比，IE 患者第 1 年的死亡率较高，尤其是年轻患者和静脉注射吸毒者[144]。在丹麦进行的一项 IE 全国性研究中，IE 患者 10 年的死亡率超过 50%，心血管疾病是死亡的主要原因。接受手术治疗的患者长期生存率高于单纯接受药物治疗的患者[145]。因此，在成功治疗心内膜炎后应连续监测患者因瓣膜反流所致心力衰竭的症状和体征。

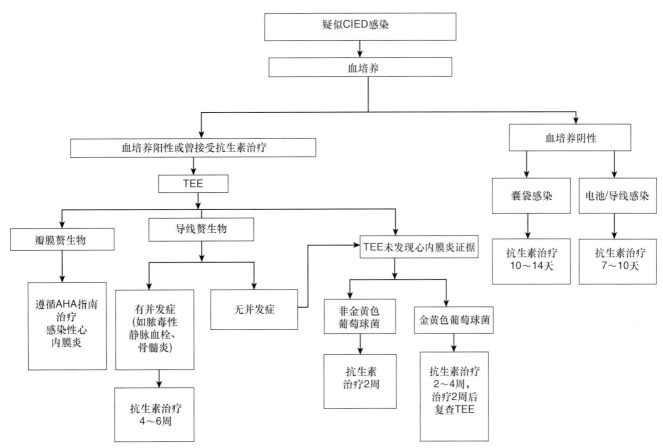

图 25.15　疑似心脏植入式电子装置（CIED）感染的治疗流程。建议移除感染的 CIED 后进行抗生素治疗的时间。AHA，美国心脏协会（From Baddour LM et al. Update on cardiovascular implantable electronic device infections and their management: a scientific statement from the American Heart Association. Circulation 2010;121:458-477.）

参考文献

扫二维码见参考文献

26

人工心脏瓣膜

Philippe Pibarot，Patrick T. O'Gara

赵科研　译　朱鲜阳　审校

要点

- 在瓣膜疾病发展的自然病程中，心脏瓣膜置换术具有里程碑意义，其需要建立临床和超声监测方案。特别是原发性二尖瓣反流，在解剖可行并有外科医生的经验支持时，优先选择外科修复术。

- 瓣膜置换术是将自体瓣膜替换为无免疫源性的瓣膜，血流动力学特点随着瓣膜类型和大小、心输出量或跨瓣膜血流的改变而变化。所有机械瓣膜或支架生物瓣膜都有一定程度的狭窄，少量反流是机械瓣膜和某些生物瓣膜的正常特征。

- 机械心脏瓣膜耐久性好，但患者必须终身口服维生素 K 拮抗剂（vitamin K antagonist，VKA），并有血栓栓塞和出血的双重风险。生物瓣膜或组织瓣膜相对不易导致血栓形成，随着时间的推移易出现可预测的结构性衰败，可能需要再次手术。结构性瓣膜衰败的速度随一些情况而变化，如瓣膜类型、瓣膜位置和患者特性（如植入时年龄、妊娠和钙平衡的改变）。同种主动脉瓣的耐久性不及牛心包瓣膜。

- 直接口服抗凝剂（非 VKA 类）尚未被批准用于植入机械心脏瓣膜的患者。妊娠女性机械瓣膜置换术后的抗凝处理非常有挑战性。在孕期每周随访时，华法林（剂量≤5 mg/d 时）和低分子量肝素之间的选择必须个体化。

- 选择人工心脏瓣膜必须考虑患者的价值观和偏好，权衡耐久性、抗凝以及血栓栓塞和出血的综合风险。许多<60 岁的患者为避免抗凝治疗而选择生物瓣膜，增加再次手术可能。经导管主动脉瓣置换术（TAVR）治疗具有外科高风险的症状性重度主动脉瓣狭窄患者，则在很大程度上改变了目前的手术方式。强调了关于人工瓣膜类型和植入方式（外科治疗 vs. 经导管治疗）的共同决策。主动脉或二尖瓣生物瓣膜结构性衰败可以选择经导管瓣中瓣植入治疗，尤其是严重症状、再次手术具有高风险或禁忌的患者。

- 彩色血流多普勒 TTE 是瓣膜置换术后患者随访的必要工具。多普勒和心导管评估的跨人工瓣膜平均压力阶差具有很好的相关性，尽管在某些病例中的一致性并不可靠。压力回升现象可导致瓣膜压力阶差被高估，特别是在主动脉瓣位的双叶机械瓣膜。应该参考已发布的不同品牌和型号的人工瓣膜正常多普勒超声心动图的参数来指导治疗。

- 术后基线 TTE 检查应在术后 6～12 周进行，以作为将来临床决策的比较参考值。TEE 可用于怀疑人工瓣膜出现功能障碍、瓣周漏或心内膜炎时。监测 TTE 的频率依赖于瓣膜类型，若无机械瓣膜功能障碍的症状和体征，不需要常规进行影像学检查。生物瓣膜在植入后的 5～10 年需每年进行 TTE 检查。在特定情况下，其他影像学检查（心脏 CT）可以提供准确的诊断信息。

- 所有接受人工瓣膜的患者在牙科手术（包括齿龈组织、牙周或口腔黏膜操作）前应接受抗生素预防性治疗。处理人工瓣膜感染性心内膜炎需要多学科团队，包括心脏病学家、心脏外科医生、影像学专家和感染病学专家。

- 处理左心人工瓣膜血栓形成合并休克或 NYHA 心功能分级 Ⅲ～Ⅳ 级心力衰竭时，如果可以进行急诊手术，推荐急诊手术而不是溶栓治疗。在右心人工瓣膜血栓形成的患者中，合并较小的血栓和新近出现的 NYHA 心功能分级 Ⅰ 级或 Ⅱ 级的患者，溶栓治疗是合理的。使用低剂量、缓慢注入溶栓药物治疗机械瓣膜血栓形成的经验逐步增多。

- 严重瓣膜-患者不匹配是一些患者瓣膜置换术后（主动脉瓣或二尖瓣）的重要并发症。尝试植入允许的最大人工瓣膜在一些患者中受到解剖条件的限制，轻度不匹配通常能很好地耐受。

在过去的几十年，心脏瓣膜置换术患者生存率和功能的改善取得了惊人的进步[1]。人工瓣膜的设计和性能、手术技巧、心肌保护、体外循环灌注、脑保护和麻醉处理等方面也在持续完善，使外科治疗应用于更广泛患者成为可能。在大多数拥有大量手术例数的中心，解剖条件合适的患者采用微创外科方法和更积极的自体瓣膜修复术已是常规。对于复杂的病例，应组建心脏瓣膜团队以提供多学科评估和治疗，包括在合适的时机选择经导管主动脉瓣和二尖瓣植入[2]。

2017 年，根据美国胸外科医师学会（STS）国家成人心脏数据库报告了超过 58 000 例主动脉瓣或二尖瓣置换术（联合或不联合冠状动脉旁路移植术）[3]。熟悉现有的心脏瓣膜替代物的特殊血流动力学、耐久性、血栓源性和固有限制，以及长期并发症的可能性，对于修复不适合或不可行的患者做出合适的决策至关重要。

人工瓣膜选择是在瓣膜耐久性和血栓栓塞的风险，以及对抗凝相关危害和生活方式限制之间的权衡。理想的瓣膜替代物仍是难以实现的目标。

人工心脏瓣膜的类型

机械瓣膜

有 3 种基本类型的机械瓣膜：双叶瓣、侧倾碟瓣和球笼瓣。SJM Regent 双叶瓣（图 26.1A）于 1977 年由 St.Jude Medical（此后被 Abbott，Santa Clara，CA 收购）开发，现在已经是全球植入最广泛的机械瓣膜。它由两个热解的半圆形瓣叶或碟片组成，有一个在两个瓣叶之间的裂缝样中心开口和侧面两个大的半圆形开口。瓣叶开口角度相对于瓣环平面是 75°～90°。血流动力学具有比侧倾碟瓣更好的特点（表 26.1 和表 26.2）。作为性能指数，有效开口面积（EOA）与缝合环面积比例为 0.40～0.70，这取决于瓣膜型号，EOA 从 19 mm 瓣膜的 0.7 cm^2 到 31 mm 瓣膜的 4.2 cm^2。

平均峰值流速在主动脉瓣位为（3.0±0.8）m/s，二尖瓣位为（1.6±0.3）m/s[4-5]。峰值瞬时压力阶差可以通过伯努利方程估算，但评估平均压力阶差更有用。跨双叶瓣和球笼瓣压力回升现象使左心室和主动脉压力（收缩压力阶差）被放大，特别是测量临近瓣膜而不是升主动脉的远端（图 26.2）。其他通过双叶瓣狭窄的中心开口血流加速作用也可混淆测量数值。

多普勒流速判断可能高估双叶瓣的跨瓣压力阶差，应参考已发布的各种瓣膜型号预期流速指导表，并与术后基线检查进行比较，以避免误诊人工瓣膜狭窄（表 26.1 和表 26.2）[6]。

Carbomedics 机械心脏瓣膜（LivaNova，Arvada，CO）与 SJM Regent 瓣膜的不同之处是瓣叶可以旋转，以防止瓣叶被瓣下组织所限制。与侧倾碟瓣相比，对于特定的瓣环尺寸，双叶瓣的有效开口面积更大，跨瓣压力阶差更低。双叶瓣具有小束正常反流（即冲洗射流束），这样设计可部分降低血栓形成的风险。通过彩色血流多普勒成像可以观察到由碟片铰链点发出小的中央射流束和两个汇聚的射流束[7-8]。

侧倾碟瓣或单叶瓣使用单一圆形碟片，可在硬质环内旋转闭合或开放瓣膜开口。碟片通过侧面或中央的金属导向柱锁住。Medtronic-Hall 瓣膜（Medtronic，Inc.，Minneapolis，MN）具有薄的钨浸渍石墨热解涂层的圆形碟片，中心由带有钛外壳的弯曲中央导向柱锁住。缝合环由聚四氟乙烯（特氟隆）制成。主动脉瓣型号碟片可开放至 75°，二尖瓣可开放至 70°。

Omniscience 瓣膜碟片（Medical CV，Inc.，Inner Grove Heights，MN）由热解碳制成，有无缝的聚酯编织缝环。相对于瓣环平面，碟片可以开放至 80°，

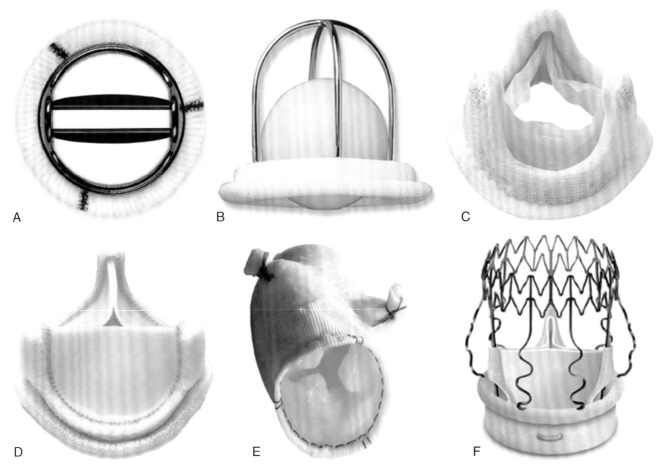

图 26.1　不同类型的人工瓣膜模型。A. SJM Regent FlexCuff 机械瓣膜（Abbott，Santa Clara，CA）。B. Starr-Edwards 球笼机械瓣膜（Edwards Lifesciences，Irvine，CA）。C. Medtronic Mosaic 带支架猪生物瓣膜（Medtronic Inc.，Minneapolis，MN）。D. Edwards Magna 带支架牛心包生物瓣膜（Edwards Lifesciences）。E.Medtronic 无支架猪生物瓣膜（Medtronic Inc）。F.Perceval 免缝合生物瓣膜（Sorin Group USA Inc.，a wholly owned subsidiary of LivaNova PLC，Arvada，CO）（A, SJM Regent and FlexCuff are trademarks of Abbott or its related companies. Reproduced with permission of Abbott, © 2019. All rights reserved.）

关闭至 12°。

　　这两种类型的侧倾碟瓣横截面上大的开口呈半圆形，瓣膜挡板在非垂直的开放角度可轻度增加血流阻力，特别是大开口，在主动脉瓣位会导致估计压力阶差为 5～25 mmHg，二尖瓣位为 5～10 mmHg（表 26.1 和表 26.2）[9]。侧倾碟瓣也有来自瓣叶周边的小缝隙导致的少量反流。Hall-Medtronic 瓣膜在中心导向柱周围亦有少量反流[9]。

　　笨重的 Starr-Edwards 球笼瓣（Edwards Lifesciences，Irvine，CA）（图 26.1B）是市售的最老式人工瓣膜，最早使用于 1965 年，2007 年停止使用。与双叶瓣和侧倾碟瓣相比，球笼瓣容易形成血栓，血流动力学特性较差。

耐久性和长期结果

　　机械瓣膜具有非常好的长期耐久性，Starr-Edwards 瓣膜长达 50 年，SJM Regent 瓣膜超过 35 年。在一些老一代瓣膜［如 Björk-Shiley 瓣膜（碟片栓塞导致瓣柱断裂）和 Starr-Edwards 瓣膜（球形变异）］中出现的瓣膜结构性衰败（structural valve deterioration，SVD）现在已很罕见。SJM Regent 和 Carbomedics 双叶瓣的 10 年无瓣膜相关死亡率超过 90%[10]，Medtronic-Hall 瓣膜也有相似的寿命。精算生存率依赖于患者的多个因素，如年龄、性别、心室功能、冠心病、功能状态和主要合并症，SJM Regent 瓣膜的 10 年精算生存率为 94%±2%，Omniscience 瓣膜的 9 年精算生存率为 85%±3%，Starr-Edwards 瓣膜的 10 年精算生存率为 60%～70%（表 26.3）[11-17]。

　　所有机械瓣膜置换患者需要进行维生素 K 拮抗剂（VKA）终身抗凝。直接口服抗凝剂（direct-acting oral anticoagulan，DOAC）不适用于这类患者。在一项小型 Ⅱ 期研究中，与华法林相比，达比加群酯

表 26.1　主动脉瓣人工瓣膜正常多普勒超声心动图数值

瓣膜名称	类型	型号	峰值压力阶差（mmHg）	平均压力阶差（mmHg）	峰值流速（m/s）	有效瓣口面积（cm²）
机械瓣膜						
SJM Regent	双叶瓣	19	35.17±11.16	18.96±6.27	2.86±0.48	1.01±0.24
		21	28.34±9.94	15.82±5.67	2.63±0.48	1.33±0.32
		23	25.28±7.89	13.77±5.33	2.57±0.44	1.6±0.43
		25	22.57±7.68	12.65±5.14	2.4±0.45	1.93±0.45
		27	19.85±7.55	11.18±4.82	2.24±0.42	2.35±0.59
		29	17.72±6.42	9.86±2.9	2±0.1	2.81±0.57
		31	16	10±6	2.1±0.6	3.08±1.09
On-X	双叶瓣	19	21.3±10.8	11.8±3.4	—	1.5±0.2
		21	16.4±5.9	9.9±3.6	—	1.7±0.4
		23	15.9±6.4	8.5±3.3	—	2±0.6
		25	16.5±10.2	9±5.3	—	2.4±0.8
		27~29	11.4±4.6	5.6±2.7	—	3.2±0.6
Medtronic-Hall	倾斜碟瓣	20	34.37±13.06	17.08±5.28	2.9±0.4	1.21±0.45
		21	26.86±10.54	14.1±5.93	2.42±0.36	1.08±0.17
		23	26.85±8.85	13.5±4.79	2.43±0.59	1.36±0.39
		25	17.13±7.04	9.53±4.26	2.29±0.5	1.9±0.47
		27	18.66±9.71	8.66±5.56	2.07±0.53	1.9±0.16
		29	—	—	1.6	—
Omniscience	倾斜碟瓣	19	47.5±3.5	28±1.4	—	0.81±0.01
		21	50.8±2.8	28.2±2.17	—	0.87±0.13
		23	39.8±8.7	20.1±5.1	—	0.98±0.07
Starr-Edwards	球笼瓣	21	29	—	—	1
		22	—	—	4±0	—
		23	32.6±12.79	21.98±8.8	3.5±0.5	1.1
		24	34.13±10.33	22.09±7.54	3.35±0.48	—
		26	31.83±9.01	19.69±6.05	3.18±0.35	—
		27	30.82±6.3	18.5±3.7	—	1.8
		29	29±9.3	16.3±5.5	—	—
生物瓣膜						
Carpentier-Edwards 心包瓣	支架生物瓣膜	19	32.13±3.55	24.19±8.6	24.19±8.6	1.21±0.31
		21	25.69±9.9	20.3±9.08	2.59±0.42	1.47±0.36
		23	21.72±8.57	13.01±5.27	2.29±0.45	1.75±0.28
		25	16.46±5.41	9.04±2.27	2.02±0.31	—
		27	19.2±0	5.6	1.6	—
		29	17.6±0	11.6	2.1	—
Carpentier-Edwards	支架生物瓣膜	19	43.48±12.72	25.6±8.02	—	0.85±0.17
		21	27.73±7.6	17.25±6.24	2.37±0.54	1.48±0.3
		23	28.93±7.49	15.92±6.43	2.76±0.4	1.69±0.45
		25	23.94±7.05	12.76±4.43	2.38±0.47	1.94±0.45
		27	22.14±8.24	12.33±5.59	2.31±0.39	2.25±0.55
		29	22	9.92±2.9	2.44±0.43	2.84±0.51
		31	—	—	2.41±0.13	—

表 26.1　主动脉瓣人工瓣膜正常多普勒超声心动图数值（续）

瓣膜名称	类型	型号	峰值压力阶差（mmHg）	平均压力阶差（mmHg）	峰值流速（m/s）	有效瓣口面积（cm²）
CryoLife-O'Brien 无支架瓣	无支架生物瓣膜	19	—	12±4.8	—	1.25±0.1
		21	—	10.33±2	—	1.57±0.6
		23		8.5		2.2
		25	—	7.9		2.3
		27	—	7.4		2.7
Hancock Ⅱ	支架生物瓣膜	21	20±4	14.8±4.1		1.23±0.27
		23	24.72±5.73	16.64±6.91		1.39±0.23
		25	20±2	10.7±3		1.47±0.19
		27	14±3	—		1.55±0.18
		29	15±3			1.6±0.15
Medtronic Mosaic Porcine	支架生物瓣膜	21	—	12.43±7.3		1.6±0.7
		23	—	12.47±7.4		2.1±0.8
		25	—	10.08±5.1		2.1±1.6
		27	—	9		
		29	—	9		
Mitroflow	支架生物瓣膜	19	18.7±5.1	10.3±3		1.13±0.17
		21	20.2	15.4	2.3	—
		23	14.04±4.91	7.56±3.38	1.85±0.34	—
		25	17±11.31	10.8±6.51	2±0.71	—
		27	13±3	6.57±1.7	1.8±0.2	—
Toronto stentless porcine	无支架生物瓣膜	20	10.9	4.6		1.3
		21	18.64±11.8	7.56±4.4	—	1.21±0.7
		22	23	—		1.2
		23	13.55±7.28	7.08±4.33		1.59±0.84
		25	12.17±5.75	6.2±3.05		1.62±0.4
		27	9.96±4.56	4.8±2.33		1.95±0.42
		29	7.91±4.17	3.94±2.15		2.37±0.67

Modified from Rosenhek R, Binder T, Maurer G, et al. Normal values for Doppler echocardiographic assessment of heart valve prostheses. J Am Soc Echocardiogr 2003;16:1116-1127.

增加了血栓栓塞和出血的并发症比例[18]。与主动脉瓣机械瓣膜置换、多个机械瓣膜置换和存在其他血栓栓塞风险（如心房颤动）的患者相比，二尖瓣机械瓣膜置换需要更高强度的抗凝治疗。即使达到了合适的抗凝目标，报告的双叶瓣或侧倾碟瓣血栓栓塞性风险的比例为（0.6～3.3）/100（患者·年）[12-13,16-17,19]。

植入机械瓣膜人群抗凝相关并发症发生率为（0.9～2.3）/100（患者·年）[20]。机械瓣膜相关的长期并发症包括感染性心内膜炎、瓣周漏、溶血性贫血、血栓栓塞/瓣膜血栓形成、血管翳形成、人工瓣膜–患者不匹配（prosthesis-patient mismatch，

PPM）和抗凝相关的出血并发症（表 26.3）。

生物瓣膜

生物瓣膜或组织瓣膜包括带支架和无支架的猪和牛生物瓣膜、人类尸体来源的同种移植物、心包或肺动脉瓣的自体移植物。由于没有其他血栓栓塞性风险，不需要长期抗凝，其为患者提供了不易导致血栓形成的心脏瓣膜替代选择。

支架生物瓣膜

传统的生物瓣膜设计是由猪主动脉瓣或牛心包制成的 3 个生物瓣叶，经戊二醛处理减少抗原性。

表 26.2　二尖瓣人工瓣膜正常多普勒超声心动图数值

瓣膜名称	型号	峰值压力阶差（mmHg）	平均压力阶差（mmHg）	峰值流速（m/s）	压力减半时间（ms）	有效开口面积（cm²）
机械瓣膜						
SJM Regent 双叶瓣	23	—	4	1.5	160	1
	25	—	2.5±1	1.34±1.12	75±4	1.35±0.17
	27	11±4	5±1.82	1.61±0.29	75±10	1.67±0.17
	29	10±3	4.15±1.8	1.57±0.29	85±0.29	1.75±0.24
	31	12±6	4.46±2.22	1.59±0.33	74±13	2.03±0.32
On-X双叶瓣	25	11.5±3.2	5.3±2.1	—	—	1.9±1.1
	27～29	10.3±4.5	4.5±1.6			2.2±0.5
	31～33	9.8±3.8	4.8±2.4			2.5±1.1
Medtronic-Hall 侧倾碟瓣	27	—	—	1.4	78	—
	29		—	1.57±0.1	69±15	
	31		—	1.45±0.12	77±17	
生物瓣膜						
Carpenter-Edwards支架生物瓣膜	27	—	6±2	1.7±0.3	98±28	—
	29		4.7±2	1.76±0.27	92±14	
	31		4.4±2	1.54±0.15	92±19	
	33		6±3		93±12	
Hancock Ⅱ支架生物瓣膜	27	—	—	—	—	2.21±0.14
	29					2.77±0.11
	31					2.84±0.1
	33					3.15±0.22
Hancock心包支架生物瓣膜	29		2.61±1.39	1.42±0.14	105±36	
	31		3.57±1.02	1.51±0.27	81±23	
Mitroflow支架生物瓣膜	25		6.9	2	90	
	27		3.07±0.91	1.5	90±20	
	29		3.5±1.65	1.43±0.29	102±21	
	31		3.85±0.81	1.32±0.26	91±22	

Modified from Rosenhek R, Binder T, Maurer G, et al. Normal valves for Doppler echocardiographic assessment of heart valve prostheses. J Am Soc Echocardiogr 2003;16:1116-1127.

瓣叶安装在金属或聚合物支架环上，收缩期开放呈环形开口，类似于自体主动脉瓣解剖（图 26.1C-D），多数生物瓣膜经过抗钙化处理。

更新一代的牛心包瓣膜 [Carpentier-Edwards Magna，Edwards Lifesciences（图 26.1D）或 St. Jude Trifecta，LivaNova] 与早期猪生物瓣膜（表 26.1 和表 26.2）相比，能提供更好的血流动力学。在主动脉位置，前向流速随着瓣膜大小而变化，接近 2.4 m/s，平均压力阶差为 14 mmHg，瓣膜面积指数为 1.04 cm²/m²。心包主动脉瓣在 19～29 mm 的任何型号均具有更大的有效开口面积。在二尖瓣位的平均峰值压力阶差为（9±3）mmHg，EOA 为（2.5±0.6）cm²[21]。一项针对主动脉疾病患者的前瞻性随机试验中，Carpentier-Edwards Perimount Magna 牛心包瓣（Edwards Lifesciences）与新一代 Medtronic Mosaic 猪瓣膜（Medtronic，Inc.）相比，术后 5 年有更好的血流动力学性能和更大的左心室质量[22]。

在 10% 正常功能的生物瓣膜中，彩色多普勒可以发现少量反流。早期生物瓣膜的限制是 SVD 导致的有限耐久性，一般开始于植入后 5～7 年内，但因植入时的位置和年龄而不同，生物瓣膜组织的改变特点为钙化、纤维化、撕裂和穿孔（图 26.3）。

表 26.3　机械瓣膜置换术后长期结果：选择瓣膜系列

瓣膜类型	参考文献	植入年份	病例数	平均年龄	生存率	并发症（患者年%）			
						血栓	出血	人工瓣膜心内膜炎	人工瓣血栓
双叶瓣									
SJM Regent	118	1977—1987	1298	62±13	无事件发生率：9年：67%±8%	1.5	0.56	0.16	0.09
SJM Regent	25	1978—1991	91	39（范围为15～50）	无事件发生率：10年：94%±2%	0.6	0.8	0.4	—
SJM Regent AVR	29	1977—1997	1419	63±14	精算生存率：5年：82% 15年：51% 19年：45%	—	—	—	—
SJM Regent AVR＋CABG	29	1977—1997	971	70±10	精算生存率：5年：72% 10年：45% 19年：15%	—	—	—	—
Carbomedics	28	1989—1997	1019	61±10	无事件发生率：7年：82% 年死亡率：2.9%	1.0	1.7	0.1	0.1
侧倾碟瓣									
Medtronic-Hall	24	1977—1987	1104	56	精算生存率：AVR 15年：46%±2%	— 1.8	1.2	— —	— 0.05
					MVR 15年：2%±4%	1.9		—	0.19
					DVR 15年：28%±5%	1.9		—	0.13
球笼瓣									
Starr-Edwards	26	1963—1977	362	40±10	无事件发生率：AVR 10年：66.4%	— 1.36	— 1.06	— —	— —
					MVR 73.4%	1.25	0.56	—	—
Starr-Edwards	27	1969—1991	1100	57	10年：59.6% 20年：31.2%	1.26	0.18	0.39	0.02

AVR，主动脉置换术；CABG，冠状动脉旁路移植术；DVR，双瓣膜置换术；MVR，二尖瓣置换术

发生在二尖瓣位的 SVD 早于主动脉瓣位，可能是由于二尖瓣位生物瓣膜暴露于相对更高的左心室闭合压力。SVD 的过程在年轻患者（图 26.4）、钙代谢紊乱患者以及妊娠女性中的发展较快。随着更多现代化心包生物瓣膜的发展，其耐久性更优异，10年时 SVD 的发生率为 2%～4%，15年为 10%～20%，20年为 40%[23-24]（表 26.4 和表 26.5）。据报道，Mitroflow 12A/LX 的 SVD 速度快且使用患者的生存率降低[25]。

无支架瓣膜

硬质缝合环和带支架生物瓣膜更容易植入且能保留瓣叶的 3D 关系。然而，这些特征也会损害血流动力学并导致 SVD 的加速。无支架猪瓣膜（图 26.1E）的研发正是为了解决这些问题，但它们的应用仅限制在主动脉瓣位。无论是冠状动脉开口下或主动脉根部的一小部分，植入技术均具有挑战性，因此仅有少数外科医生首选。

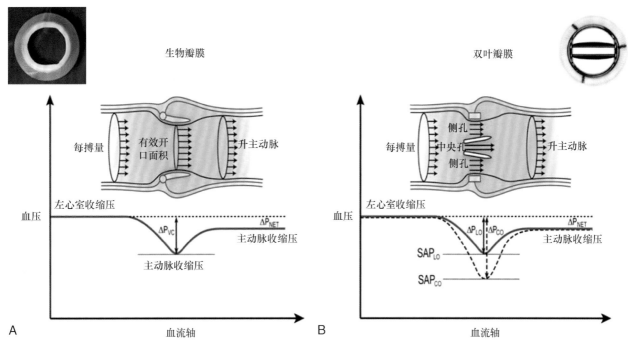

图 26.2　压力回升。在支架生物瓣膜（左）和双叶机械瓣膜（右）情况下，左心室流出道到升主动脉血流速度和压力变化。由于压力恢复，主动脉远端的速度较低，收缩期主动脉压力高于血流反流束最窄处。这种现象在双叶机械瓣情况更为明显，因为血流在有效开口处速度更高，压力下降更大。多普勒压力阶差通过缩流颈的最大流速评估，代表最大压力阶差，而心导管测量反映的是左心室和主动脉的收缩压差（ΔP）（Modified from Zoghbi WA, Chambers JB, Dumesnil JG, et al. Recommendations for evaluation of prosthetic valves with echocardiography and Doppler ultrasound. J Am Soc Echocardiogr 2009;22:975-1014.）

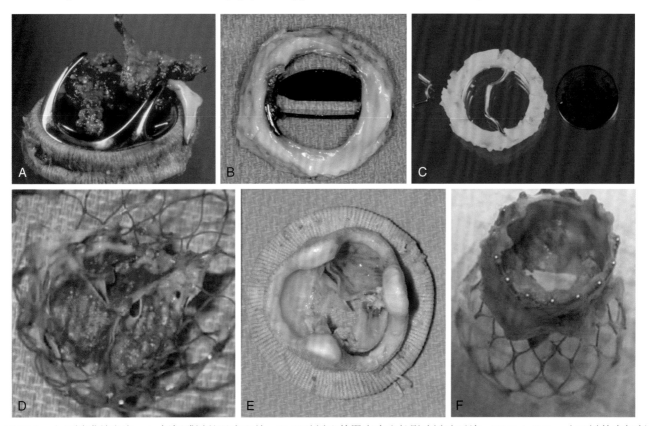

图 26.3　人工瓣膜并发症。A. 侧倾碟瓣的阻塞血栓。B. 双叶瓣血管翳向内生长影响瓣叶开放。C.Bjӧrk-Shiley 人工瓣外支架断裂瓣叶脱离。D. 经导管自膨胀式主动脉瓣血栓形成。E. 猪生物瓣膜瓣叶钙化退行性改变和撕裂。F. 经导管自膨胀式主动脉瓣钙化退行性变和狭窄［Courtesy Drs. Siamak Mohammadi, Quebec Heart and Lung Institute（A and C），and Christian Couture（B），Quebec Heart & Lung Institute, Quebec; Gosta Petterson, Cleveland Clinic, Cleveland（E）D, From Ando T, Briasoulis A, Telila T, et al. Does mild paravalvular regurgitation post transcatheter aortic valve implantation affect survival? A meta-analysis. Catheter Cardiovasc Interv 2018;91:135-147. F, From Seeburger J, Weiss G, Borger MA, et al. Structural valve deterioration of a CoreValve prosthesis 9 months after implantation. Eur Heart J 2013;34:1607.］

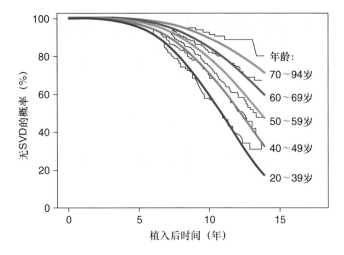

图 26.4　无结构性瓣膜衰败（SVD）的生存率。4910 例采用 Hancock 猪瓣膜（Medtronic，Inc.，Minneapolis，MN）或 Carpentier-Edwards 猪瓣膜（Edwards Lifesciences Corporation，Irvine，CA）进行单纯主动脉瓣或二尖瓣置换术幸存者的 SVD 精算生存率。曲线按年龄组分层，显示老年患者 SVD 的发生率明显低于年轻患者。基于患者年龄和瓣膜位置（平滑线）的 Weibull 回归模型用于适合保险统计 Kaplan-Meier 曲线（锯齿线）（Modified from Grunkemeier GL, Jamieson WRE, Miller DC, et al. Actual vs. actuarial risk of structural valve deterioration. J Thoracic Cardiovasc Surg 1994;108:709-718.）

表 26.4　人工生物瓣膜植入长期结果：选择系列

瓣膜类型	参考文献	植入年份	病例数	年龄（年±SD）	保险公司统计的生存率	无血栓事件（年发生率）	无瓣膜结构性损害（年发生率）
支架生物瓣膜							
Porcine（Hancock and Carpenier-Edwards）	39	1971—1990	2879	AVVR 60±15	5年：77%±1% 10年：54%±2% 15年：32%±3%	10年：92%±1%	10年：78%±2% 15年：49%±4%
				MVR 58±13	5年：70%±1% 10年：50%±2% 15年：32%±3%	10年：86%±1%	10年：69%±2% 15年：32%±4%
Carpentier-Edwards Porcine	40	1975—1986	1195	57.3	10年：57.4%±1.5%	（1.6%/患者-年）	（3.3%/患者-年）
Carpentier-Edwards Pericardial	42	1984—1995	254	71（范围为25～87）	5年：80%±3% 10年：50%±8% 12年：36%±9%	12年：67%±13%	12年：86%±9%
无支架生物瓣膜							
Toronto SPV	105	1987—1993	123	61±12	6年：91%±4%	6年：87%±7%	（0%/患者-年）
Edwards Prima	106	1991—1993	200	68.5±8	1年：95%	（1年：3%）	（房室传导阻滞需植入永久起搏器1年为7%，轻度AR 1年为27%）
同种瓣膜移植							
低温保存同种瓣膜	107	1981—1991	18	46	8年：85%		8年：85%
抗生素处理的冠状动脉下同种瓣膜	108	1973—1983	200	50	10年：81%±3% 20年：58%±4%	20年：31%±5% 10年：81%±3%	
肺动脉自体移植							
自体肺动脉移植	109	1986—1995	195	8个月至62年			2年：95%±2% 8年：81%±5%
自体肺动脉移植	28	1994—2001	108	38年（19～66年）	5年：95% 10年：95%		10年：99% 无需再次手术

AR，主动脉瓣反流；AVR，主动脉瓣置换术；MVR，二尖瓣置换术

表 26.5	人工瓣膜患者抗血栓治疗			
	VKA INR目标值	阿司匹林 （75~100 mg）	氯吡格雷 （75 mg）	推荐类别
机械瓣膜				
AVR：双叶瓣或新一代单叶倾斜碟瓣无血栓风险[a]	是 （INR：2.5）	是[b]	否	I
AVR：老一代瓣膜[c]和（或）任何血栓风险	是 （INR：3.0）	是	否	I
MVR：机械瓣膜	是 （INR：3.0）	是	否	I
AVR：On-X瓣膜和无血栓风险	是 （INR：1.5~2.0[b]）	是	否	Ⅱb
生物瓣膜				
AVR 或 MVR无血栓风险：术后前3~6个月	是 （INR：2.5）	是	否	Ⅱb
AVR 或 MVR：术后3~6个月后	否	是	否	I
经导管主动脉瓣				
前6个月	否	是	是	Ⅱb
6个月后无瓣膜血栓证据[e]	否	是	否	Ⅱb

[a] 血栓风险：心房颤动、左心室功能降低（LVEF≤35%）、左心房扩大（直径≥50 mm）、既往血栓和高凝状态
[b] 如果双联抗血栓治疗的出血风险低
[c] 球笼瓣，老一代单叶倾斜碟瓣
[d] AVR 术后前 3 个月 INR 2.0~3.0
[e] 定期随访并通过 VKA 或 DOAC 治疗瓣叶血栓
AVR，主动脉瓣置换术；INR，国际标准化比值；MVR，二尖瓣置换术；VKA，维生素 K 拮抗剂；DOAC，直接口服抗凝剂

术后早期平均压力阶差可能<15 mmHg（随着主动脉根部的重塑，瓣膜特性进一步改善），导致运动峰值跨瓣压力阶差更低和左心室质量更快减小[26]。David 等[27] 报告无支架 Toronto SPV（St. Jude Medical，St. Paul，MN）瓣膜 12 年无 SVD 的患者比例为 69%±4%，年龄<65 岁患者为 52%±8%，>65 岁患者为 85%±4%。研究者将无支架瓣膜限用于主动脉瓣环小的老年患者，也强调了植入 1 年内因瓣膜衰败再次手术具有明显的死亡风险[27]。为降低瓣膜植入的复杂性和时间，目前已经研制出免缝合生物瓣膜（图 26.1G）。

同种异体瓣膜

主动脉瓣同种异体瓣膜是在死亡 24 h 内人类尸体上获取的，采用抗生素处理并于−196 ℃冷冻保存，最常见的植入方式是将整个主动脉根部替换及冠状动脉再植入。同种瓣膜显示出对感染的抵抗，很多外科医生偏好采用此种瓣膜处理主动脉瓣及主动脉根部活动期的心内膜炎，不需要免疫抑制和常规抗凝。

无论早期的期望如何，超过 10 年的长期耐久性并不优于现在的心包瓣膜[28]，由于过多的根部和瓣叶钙化，再次手术更具有技术挑战性。一项纳入 570 例植入同种主动脉瓣膜患者超声心动图的随访研究中，植入（6.8±4.1）年后 72% 的患者出现瓣膜功能障碍体征，中重度主动脉瓣反流发生率为 15.4%，中度主动脉瓣狭窄发生率为 10%，重度主动脉瓣狭窄发生率为 2.5%[29]。同种瓣膜由于 SVD 在术后 15 年再次手术的概率：41~60 岁时植入的患者接近 20%，>60 岁的患者为 16%，但这并非是所有 SVD 的病例[30]。

自体移植物

Ross 手术将患者自体的肺动脉瓣或自体移植物（包含肺动脉瓣、瓣环和近端肺动脉）以组织块获取，插入主动脉位置，通常作为完整的主动脉根部

置换术并进行冠状动脉再移植[31]。肺动脉瓣和右心室流出道采用同种主动脉或肺动脉移植。手术需要两个独立的瓣膜手术、更长时间的体外循环时间和陡峭的学习曲线。在经验丰富的中心，由专业的外科医生选择合适的年轻患者，手术死亡率<1%，20年生存率高达95%，类似于普通人群。自体移植的优势包括具有随着儿童生长发育而体积增长的能力、优异的血流动力学特性、无血栓形成和对感染的耐受性。

　　肺动脉自体移植物的血流动力学特性与正常自体主动脉瓣类似。早期移植物狭窄见于10%～20%的患者，原因是炎症和外膜纤维化导致的外源性压迫[32-33]。手术通常在儿童和年轻人中进行，应避免在主动脉根部扩张的患者中进行，因为会导致加速退化、肺动脉自体移植物扩张和明显反流，明显的主动脉瓣反流和钙化沉积是不良结果的标志。在经选择的年轻患者倾向性匹配分析中，Ross 手术存活和功能结果具有相同或优于机械瓣膜或生物瓣膜置换术的结果[31]。

经导管生物瓣膜

　　对于症状性重度主动脉瓣狭窄且具有手术风险的患者，经导管主动脉瓣置换术（TAVR）是外科主动脉瓣置换术（SAVR）的替代选择。2016年，美国治疗单纯主动脉瓣狭窄的 TAVR 数量超过 SAVR，差距持续增大[34]。经导管主动脉瓣膜主要使用两种类型：球囊扩张瓣膜和自膨胀式瓣膜（图 12.1）。

　　Edwards Sapien XT 和 Sapien 3 球囊扩张瓣膜（Edwards Lifesciences）由安装在钴铬框架三瓣叶牛心包瓣组成。可使用的型号包括 20 mm、23 mm、26 mm 和 29 mm。最常用的 TAVR 入路是经股动脉、经心尖部和经主动脉。80%～90% 的 TAVR 采用经股动脉入路。由于输送鞘管已经减小（大多数鞘管为 14 Fr 或 16 Fr），更多选择经股动脉入路，与其他入路相比，经股动脉入路具有死亡率更低和康复更快的优势。

　　CoreValve Evolut R 和 Evolut Pro 自膨胀式瓣膜（Medtronic, Inc.）由安装于相对较高位置的镍钛合金框架内的猪心包三瓣叶组成，以提供真正的环上瓣叶。可使用的型号包括 23 mm、26 mm、29 mm 和 31 mm。CoreValve Evolut R 和 Evolut Pro 最常选择经股动脉入路。

　　对于给定的主动脉瓣环尺寸，与外科生物瓣膜

相比，经导管瓣膜具有更大的 EOA 和更低的跨瓣压力阶差。TAVR 的 SVD 比例并不高于 SAVR[35-36]。与 SAVR 相比，经导管瓣膜植入导致更高比例的瓣周漏[37]和需要植入永久性起搏器的心脏传导阻滞，瓣周漏和心脏传导阻滞的风险随着病例选择的改善和器械性能的提高而降低。中重度瓣周漏可增加死亡率 2.0～2.5 倍[38]。研究表明，即使是轻度主动脉瓣反流也会对易感患者亚群（既往无主动脉瓣反流合并重度左心室向心性肥厚和重度舒张功能恶化的患者）产生不良影响[39]。

　　新一代球囊扩张瓣（Sapien 3）在瓣膜支架的流入端增添裙边设计以减少瓣周漏。与球囊扩张式瓣膜相比，自膨胀式瓣膜具有轻度扩大的有效开口面积和更低的压力阶差，但是瓣周漏发生率更高[40-41]。自膨胀式瓣膜术后 PPM 的发生率较高[42-43]。对于再手术具有高风险的患者，已批准在外科置换的衰败生物瓣膜内经导管再次植入瓣膜（瓣中瓣手术）[44]。

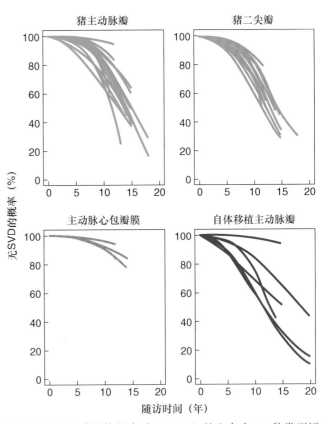

图 26.5　无瓣膜结构性衰败（SVD）的生存率。4 种类型瓣膜无 SVD 的 Weibull 分布曲线，可见主动脉心包瓣膜发生SVD 的比例逐渐增大（Modified from Grunkemeier GL, Li H-H, Naftel DC, et al. Long-term performance of heart valve prostheses. Curr Prob Cardiol 2000;25:73-156.）

机械瓣膜和生物瓣膜的比较

两种瓣膜类型最明显的差别是耐久性（理论上机械瓣膜的耐久性无限而生物瓣膜的耐久性有限）和抗凝需要（机械瓣膜强制抗凝，生物瓣膜无其他血栓风险时不需要抗凝）。低瓣架机械瓣膜（如 SJM Regent）中短期血流动力学特性与相似大小的支架生物瓣膜类似，人工瓣膜心内膜炎发生率无差异，一些研究认为机械瓣膜比生物瓣膜的早期感染（＜1年）发生率更高[45]。

在 1977—1982 年美国退伍军人事务部进行的随机试验中，接受主动脉瓣置换术（AVR）的患者中，机械瓣膜比生物瓣膜具有更高的 15 年生存率，而 MVR 中两者的患者生存率没有差别[46]（图 26.6）。对于 AVR，生物瓣膜组患者的死亡率升高主要是由于 SVD 的比例更高。机械瓣膜组出血的比例增加，但是没有观察到其他瓣膜相关并发症（如血栓栓塞或人工瓣膜心内膜炎）。其后一项针对 55～70 岁主动脉瓣疾病患者的小型随机试验显示，新一代机械瓣膜和生物瓣膜相比，晚期生存率没有差别。使用生物瓣膜的患者 SVD 和再次手术的比例高，但是次要终点无差异[47]。

在报告给 STS 成人心脏数据库和与关联的医疗保险项目中，超过 65～80 岁的 39 000 例接受 AVR

患者的分析中，与接受机械瓣膜患者相比，生物瓣膜置换的患者具有相似的调整后死亡风险，更高的再手术率和人工瓣膜心内膜炎风险，以及较低的卒中和出血风险[48]。

来自 SPARCS（Statewide Planning and Research Cooperative System）的两项倾向性匹配分析报告，50～69 岁接受机械瓣膜与生物瓣膜的主动脉瓣或二尖瓣置换的患者相比生存率无差异[49-50]。接受机械瓣膜置换的患者卒中和出血比例较高，但再手术比例低。但是，根据 SWEDEHEART（Swedish system for the Enhancement and Development of Evidence-based care in Heart disease Evaluated According to Recommended Therapies）注册研究，该年龄组接受机械瓣膜置换术较生物瓣膜置换术的患者更具生存优势[51]。尽管机械瓣膜置换术后出血率较高，再次手术的概率较低，但两组的卒中风险相似。

2017 年，美国加利福尼亚州健康规划与发展办公室对生物瓣膜与机械瓣膜置换术后的整体生存率和再次手术、卒中、出血的概率进行了研究[52]。在 45～54 岁接受主动脉瓣置换术的患者中，术后 15 年接受生物瓣膜的患者比机械瓣膜患者的死亡率明显更高（HR=1.23；P=0.03），但 55～64 岁患者的结果并非如此。40～49 岁接受二尖瓣置换术的患者中，生物瓣膜与机械瓣膜相比具有更高的死亡率（HR=1.88；P<0.001），在 50～69 岁的患者中，死亡率分别是 50.0% 和 45.3%（HR=1.16；P=0.01）（图 26.7）。生物瓣膜使用在 1996—2013 年的 17 年中明显增加，接受机械瓣膜置换的患者，再手术的比例较低，但出血和卒中（在某些年龄组）风险较高[52]。

瓣膜手术和人工瓣膜类型的选择

瓣膜手术

瓣膜干预的指征确定后，下一步就是选择手术类型（瓣膜修复术或置换术），以及必要时和外科医生讨论选择偏好的人工瓣膜类型[44]。选择须考虑多个因素，包括瓣膜耐久性、特殊瓣膜类型和型号的血流动力学、解剖学、外科医生经验、长期抗凝的潜在需要和患者偏好。

TAVR 的适应证不断扩展，期望这种治疗不久将可用于具有各种外科风险的症状性主动脉瓣狭窄

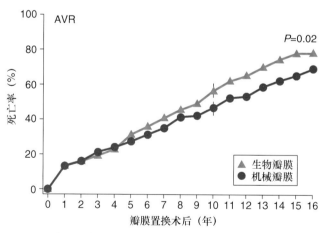

图 26.6　美国退伍军人事务部随机对照试验结果。机械瓣膜（Björk-Shiley, Pfizer, Inc., New York, NY）和带支架猪瓣膜（Hancock, Medtronic, Inc., Minneapolis, MN）主动脉瓣置换术（AVR）的死亡率。15 年时，机械瓣膜组的死亡率为 66%±3%，带支架猪瓣膜组为 79%±3%（P=0.02）（From Hammermeister K, Sethi GK, Henderson WG, et al. Outcomes 15 years after valve replacement with a mechanical versus a bioprosthetic valve: final report of the Veteran Affairs randomized trial. J Am Coll Cardiol 2000;36:1152-1158.）

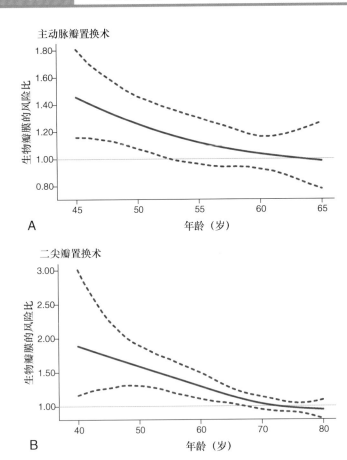

图 26.7 生物瓣相关的死亡风险。与机械瓣膜相比，主动脉瓣位（A）或二尖瓣位（B）生物瓣年龄依赖性的死亡风险。曲线分析表明，与机械瓣膜相比，年龄 <55 岁行主动脉瓣置换术的患者和 <70 岁行二尖瓣置换术的患者接受生物瓣膜置换的死亡风险更高（From Goldstone AB, Chiu P, Baiocchi M, et al. Mechanical or biologic prostheses for aortic valve and mitral valve replacement. N Engl J Med 2017;377:1847-1857.）

患者[42-43,53-54]。该技术应用于二叶式主动脉瓣疾病的患者（被比较 TAVR 与 SAVR 的随机对照试验排除）[55] 和主动脉瓣反流的患者尚存在问题[56]。年龄 <65 岁的主动脉瓣狭窄患者如果选择生物瓣膜置换，其后几十年需面对再次外科手术和经导管干预 SVD 的风险。

实践指南的更新有望解决与年龄有关的 TAVR 或 SAVR 的选择。实践中很难拒绝具有高负荷的并存疾病并且期望存活时间为数月（而不是数年）的患者进行 TAVR。多个原因时考虑选择 SAVR 而不是 TAVR，包括解剖因素（如钙化范围和分布）、入路情况以及合并手术的需要，如主动脉根部和升主动脉置换术和冠状动脉旁路移植术。

若慢性重度原发性二尖瓣反流患者达到二尖瓣外科手术指征，且能够成功且持久地完成修复，应推荐二尖瓣修复术而不是二尖瓣置换术[44]。对于许多慢性继发性二尖瓣反流接受手术的患者，二尖瓣置换术优于二尖瓣修复术，因为二尖瓣置换术后反流复发率和心血管疾病发病率较低[44,57]。使用夹合装置经导管缘对缘修复已被批准用于重度原发性二尖瓣反流合并手术高风险的患者，以及经最佳内科治疗后仍存在中重度或重度二尖瓣反流合并左心室收缩功能降低的患者，包括有指征的心肌再同步化治疗[58-59]。其他用于治疗二尖瓣反流的经导管修复和置换系统仍在研发中。

当重度三尖瓣反流或轻中度三尖瓣反流伴有明显的瓣环扩张（>40 mm）时，在左心瓣膜手术的同时，常实施三尖瓣环成形术[24]。重度三尖瓣疾病不能修复时需进行瓣膜置换术，如进展性风湿病、类癌和破坏性心内膜炎。经导管三尖瓣介入治疗的适应证正在发展中，成人患者很少行经外科或经导管肺动脉瓣置换术。

人工瓣膜类型

2017 年国际心脏瓣膜疾病患者管理实践指南强调了与患者共同决策的必要性，对存在抗凝禁忌证、不适合或不愿意进行抗凝治疗的任何年龄段患者，推荐应用生物瓣膜。年龄 ≤50 岁且无抗凝禁忌证的患者，采用机械主动脉瓣或二尖瓣置换都是合理的；≥70 岁的患者应选用生物瓣膜[44,60-61]，50~70 岁的患者可以选择生物瓣膜或机械瓣膜。计划妊娠的年轻女性亦可选择生物瓣膜以避免抗凝风险。2017 年美国加利福尼亚州报告指出，提高生存率的年龄阈值为主动脉瓣机械瓣膜置换术为 <54 岁，二尖瓣机械瓣膜置换术为 <70 岁[52]，这是否会影响患者和外科医生的决策尚不确定。

瓣膜置换术后的药物治疗和监测

抗血栓治疗

一般原则

表 26.5 列出了 2017 年更新自 2014 年的 AHA/ACC 心脏瓣膜疾病患者不同类型手术和人工瓣膜处理指南的抗血栓策略[44,61]。所有植入机械瓣膜的患者需要终身使用 VKA 抗凝，强度随瓣膜类型或血栓源性、瓣膜位置和数目，以及血栓形成的其他风险

（如心房颤动、左心室收缩功能降低、血栓形成病史和高凝状态）而变化（图 26.8 和表 26.5）。

抗凝治疗应在外科手术后确定安全时启用，推荐在最初的 2 天内开始，从静脉注射普通肝素转用 VKA。术后第 1 个月血栓形成的风险最高。在抗凝治疗水平下发生血栓栓塞可以通过增加低剂量阿司匹林和（或）增大国际标准化比值（INR）的目标值范围进行处理。

根据 AHA/ACC 指南，是否所有的机械瓣膜受体均应常规使用阿司匹林仍不确定[60-61]。接受机械瓣膜的患者不应口服直接凝血酶抑制剂或抗 Xa 因子的药物进行抗凝治疗[18,44,61]，尚无明确的共识意见，当出血风险较低时，VKA 可以用于无血栓形成风险的主动脉生物瓣膜置换或二尖瓣生物瓣膜置换术后的前 3～6 个月[44,60-61]。

丹麦国家患者注册报告强调了主动脉生物瓣膜置换术后 6 个月内停用华法林与心血管死亡风险增加的关联[62]。低风险的主动脉瓣和二尖瓣生物瓣膜置换的患者，传统上长期治疗由低剂量的阿司匹林

组成，尽管没有数据支持这种做法。生物瓣膜置换或瓣膜成形术患者的晚期（非围手术期）抗凝指征（如心房颤动）直接口服抗凝剂（DOAC）的经验不断增加，一篇文章证实 DOAC 具有与华法林可比的有效性和安全性[63]。

TAVR 后处理方案不断演化，大多数患者持续接受双联抗血小板治疗几个月再转为单抗（通常阿司匹林）（图 26.8）[44,60-61]。一项小型随机对照试验（N=222 例）比较 TAVR 后单抗还是双抗，结果显示无差异，但是双联抗血小板治疗增加严重或不威胁生命的出血风险[64]。同样，在一项纳入 3 项随机对照试验和 3 项观察性研究的 meta 分析（N=840例）中得到证实[65]。此外，更大规模的试验正在进行中。

TAVR 后平均跨瓣压力阶差＞10 mmHg、CT 显示低密度缺陷、瓣叶增厚和活动减小时，高度提示生物瓣膜血栓形成的敏感性。这种情况在外科生物瓣膜置换者中不常见，推荐华法林或 DOAC 治疗[66]。

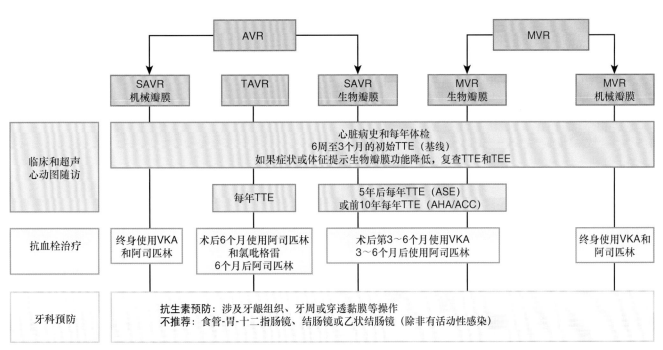

图 26.8　心脏瓣膜置换术后监测。心脏瓣膜置换术后临床和超声心动图随访、抗血栓治疗和抗生素预防。ACC，美国心脏病学会；AHA，美国心脏协会；ASE，美国超声心动图学会；AVR，主动脉瓣置换术；MVR，二尖瓣置换术；SAVR，外科主动脉瓣置换术；TAVR，经导管主动脉瓣置换术；TEE，经食管超声心动图；TTE，经胸超声心动图；VKA，维生素 K 拮抗剂［Data from Nishimura RA, Otto CM, Bonow RO, et al. 2014 AHA/ACC guideline for the management of patients with valvular heart disease: a report of the American College of Cardiology/American Heart Association Task Force on Practice Guidelines. J Am Coll Cardiol 2014;63:e57-e185; Avezum A, Lopes RD, Schulte PJ, et al. Apixaban in comparison with warfarin in patients with atrial fibrillation and valvular heart disease. Findings from the Apixaban for Reduction in Stroke and Other Thromboembolic Events in Atrial Fibrillation (ARISTOTLE) trial. Circulation 2015;132:624-632.］

抗血栓治疗中断

进行非心脏手术计划中断口服抗凝药时，以下因素必须考虑：手术的性质；基于瓣膜类型、位置和数目的血栓风险程度；患者是否存在潜在的危险因素和围手术期出血的风险[61]。低风险的主动脉瓣位低瓣架双叶瓣或侧倾碟瓣的患者，通常在非心脏手术前停止华法林治疗 3~5 天，在术后认为安全时即可重新开始口服，不需要肝素桥接。所有其他机械瓣膜患者应按照外科医生的指导，在手术前后给予低分子量肝素或静脉注射普通肝素[44,61]。

使用低分子量肝素可以避免手术前患者对住院的需求。这些患者中，非心脏手术使用桥接策略仅有少量的随机试验数据，机构和手术者具有巨大的差异。一项研究发现，机械瓣膜置换术后即刻使用低分子量肝素是安全有效的桥接方法，直至达到口服抗凝药的治疗标准[67]。

接受 DOAC 的生物瓣膜置换患者，中断时间取决于手术性质、个体药代动力学和肾功能。椎管麻醉或干预需要事先停止药物至少 72 h[68]。桥接的注意事项与接受心脏机械瓣膜的患者类似，并基于风险效益分析。熟悉口服抗凝药物的拮抗剂［如Ⅳ因子凝血酶原浓缩复合物、艾达赛珠单抗、安得塞奈α（Andexanet alfa）］的使用是有益的。

妊娠

人工瓣膜置换的妊娠患者应被密切关注，因其可能存在人工瓣膜功能不全，使血流动力学负荷增加导致或恶化心力衰竭，妊娠期间的高凝状态可增加瓣膜血栓形成的风险。所有抗血栓治疗策略都会增加胎儿的风险，以及增加流产和产妇出血的风险。患者需要适当咨询、严密监测和调整抗凝治疗。

华法林治疗对于母亲是最安全的抗凝药物，但会导致胎儿胚胎病的风险，总发生率为 6%[69-70]。妊娠第 6~12 周危害最大，观察性数据显示胚胎病的风险与剂量相关，母亲口服华法林 <5 mg/d 时很少发生胎儿畸形（<3%）[71-73]。妊娠早期使用 VKA 对胎儿中枢神经系统畸形风险的影响最小。

对于接受机械瓣膜置换的妊娠患者，建议妊娠早期华法林剂量 ≤5 mg/d，妊娠中期和晚期达到治疗的 INR 目标[44,61]。另一选择是整个妊娠期使用每日两次剂量调整的低分子量肝素，目标值为抗 Xa 因子水平达到 0.8~1.2 IU/ml，皮下注射低分子量肝素 4 h 后进行评估，如果不能监测抗 Xa 因子，则不推荐使用低分子量肝素。

由于妊娠期会发生药代动力学改变，应每周进行检测[44]。如果使用静脉注射普通肝素，活化部分凝血活酶时间（activated partial thromboplastin time，APTT）应达到对照值的 2 倍，或抗 Xa 因子为 0.35~0.70 IU/ml。推荐接受机械瓣膜置换的妊娠患者中断华法林时在产前静脉注射普通肝素，如果有指征并且出血风险较低，在妊娠中晚期使用小剂量阿司匹林比较安全[44,61]。

感染性心内膜炎的预防性治疗

由于外来的瓣膜表面和缝合环的原因，人工瓣膜患者感染性心内膜炎的风险增加。推荐人工瓣环置换的患者接受涉及牙龈组织、牙周或穿透口腔黏膜等的牙科手术操作时预防性使用抗生素，不推荐在非牙科手术［如 TEE、食管胃镜、结肠镜或膀胱镜］时（除非这些区域有活动性感染）时预防性使用抗生素[44-45]（图 26.8）。

临床评估

术后随访应在瓣膜植入 3~6 周后开始。第 1 次随访重点确保从医院或康复机构到家庭的平稳过渡、调整药物、评估神经认知功能、伤口愈合、容量状态、心脏节律和听诊发现（图 26.9）。随后着重于检测心力衰竭或功能耐力降低、心律失常、血栓或感染的症状。所有使用 VKA 的患者均应评估是否遵守 INR 监测的推荐时间表和在治疗范围内的相对监测时间。接受 DOAC 的患者应监测肾功能[68]，鉴别出血问题。

每一次随访时都要重点进行心血管检查（图 26.8），应重复关于抗生素预防的说明。在 6 个月后，随访可以每年进行 1 次，除非期间出现问题。

外科医生第一次随访时，应通过胸部 X 线检查评估残留的胸腔积液、肺炎、肺通气和心脏大小。应常规检查心电图并回顾心律、传导功能和动态的复极化改变。机械瓣膜置换的患者应建立术后血红蛋白、血细胞比容、乳酸脱氢酶（lactate dehydrogenase，LDH）、结合珠蛋白和胆红素的基线值，以便于后期怀疑溶血时进行比较，也应进行其他有临床意义的实验室检查。

多普勒超声心动图

推荐在人工瓣膜植入后 6 周到 3 个月内进行首次 TTE 检查，评估人工瓣膜和心室功能，作为比较后续并发症或病情恶化时的基线资料[73-74]（图 26.8）。如果临床症状或体征发生变化提示瓣膜功能障碍时，推荐复查 TTE 和 TEE。对于生物瓣膜患者，美国超声心动图学会（ASE）推荐第 5 年后常规每年进行 1 次 TTE 随访，但 2014 年 AHA/ACC 心脏瓣膜疾病指南编写委员会提出，应在前 10 年每年进行 1 次 TTE 随访[44]（图 26.8）。

基于多普勒超声心动图随访的研究估计 25%～35% 主动脉瓣位生物瓣膜植入的患者不超过 10 年就会出现一定程度的瓣膜衰败或功能障碍[75-76]。临床状态无改变的机械瓣膜患者，不推荐常规每年超声心动图检查[44]。

完整的超声心动图检查包括人工瓣膜 2D 图像、评估瓣叶形态和运动、测量跨瓣膜流速和压力阶差、瓣膜 EOA、多普勒速度指数，以及估计反流程度、左心室大小和收缩功能，计算收缩期肺动脉压[73-74]。机械瓣膜的流体动力学实际上与自身瓣膜和生物瓣膜不同（图 26.2）。单叶瓣血流呈偏心性，双叶瓣是由 3 个分离的射流束组成。由于跨人工瓣膜的射流束方向可为偏心性，多切面连续多普勒频谱搜索以获得最大跨瓣流速信号至关重要。通过主动脉瓣或二尖瓣位双叶机械瓣膜较小的中央开口，连续多普勒频谱有时可搜索到与局部高流速相关的异常高速射流压力阶差，这种现象可能会导致高估压力阶差、低估 EOA，因而产生人工瓣膜功能障碍的假象。

瓣周漏在 TAVR 后比 SAVR 后更常见，在经导管瓣膜中检测瓣膜 EOA 比在外科瓣膜更具挑战性，因为存在左心室流出道的瓣膜支架。特别推荐由 ASE 和美国瓣膜学术研究联盟（Valve Academic Research Consortium，VRAC）提供的 TAVR 多普勒超声心动图评估[77]。

当需要时，超声心动图数据可以用其他诊断技术信息进行补充。X 射线透视有助于评估机械瓣膜瓣叶或碟片运动，特别是怀疑血栓的病例，过度的摆动提示瓣膜裂开。CMR 成像能够提供准确定量和评估心室的容积和功能，CMR 或 CT 血管造影可清楚显示主动脉的大小和轮廓，特别是主动脉根部或升主动脉置换术后。这些方法也可评估移植冠状动脉的近端。

基线 CMR 或 CT 血管造影应该在联合主动脉瓣 / 升主动脉手术后 3 个月进行，其后每年 1 次，无

瓣膜类型	人工主动脉瓣		人工二尖瓣	
	正常表现	异常表现	正常表现	异常表现
球笼瓣 (Starr-Edwards)	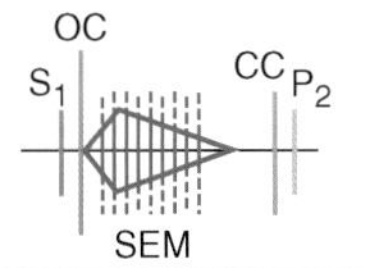	主动脉舒张期杂音 开放或关闭喀喇音降低	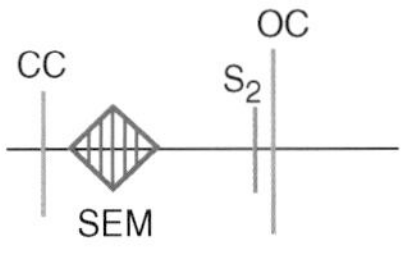	心尖部低频舒张期杂音杂音 高频全收缩期杂音
单叶侧倾碟瓣 (Björk-Shiley或 Medtronic-Hall)	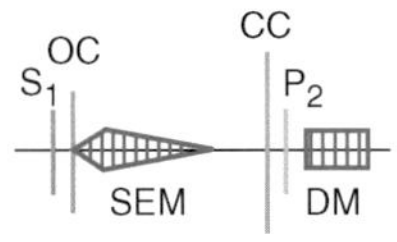	关闭喀喇音降低	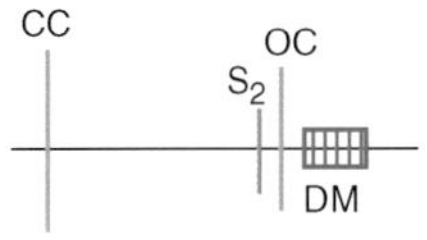	高频全收缩期杂音 关闭喀喇音降低
双叶侧倾碟瓣 (St. Jude Medical)	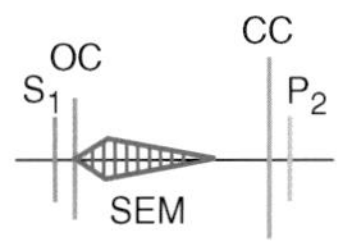	主动脉舒张期杂音 关闭喀喇音降低	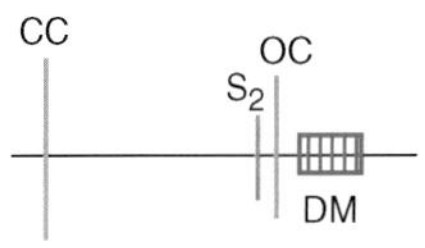	高频全收缩期杂音 关闭喀喇音降低
生物瓣膜 (Hancock或 Carpentier– Edwards)	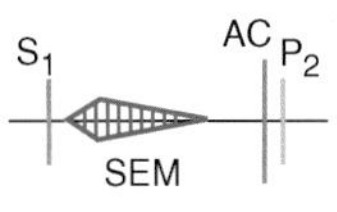	主动脉舒张期杂音	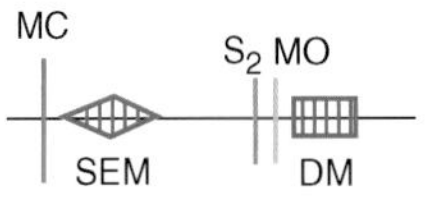	高频全收缩期杂音

图 26.9 人工瓣膜听诊特征。依据瓣膜类型和位置分层的表现。AC，主动脉瓣关闭；CC，关闭喀喇音；DM，舒张期杂音；MC，二尖瓣关闭；MO，二尖瓣开放；OC，开放喀喇音；P2，肺动脉瓣关闭；S1，第一心音；S2，第二心音；SEM，收缩期喷射性杂音（From Vongpatanasin W, Hillis D, Lange RA. Prosthetic heart valves. N Engl J Med 1996;335:407-416.）

论是保留自体瓣膜还是移植管道的瓣膜（图 26.10）。这种监测影像对于潜在主动脉疾病的患者特别重要，如合并马方综合征或二叶式主动脉瓣疾病。动脉瘤扩大可以发生在自体主动脉的各个节段，沿吻合口缝合线的假性动脉瘤虽不常见但可能致命。

人工瓣膜功能障碍和并发症的评估与治疗

　　可基于临床状态、新的听诊体征或常规 TTE 检查发现不正常的高流速和压力阶差而疑诊人工瓣膜功能障碍。多普勒超声心动图是评估人工瓣膜功能并鉴别和定量人工瓣膜狭窄或反流，以及 PPM 的首选方法（图 26.11 至图 26.14）[73-74]。心血管造影术和多探测器 CT 也能够帮助评估人工瓣膜结构和运动[74]（图 26.12 和图 26.16）。

　　人工瓣膜狭窄可能因为血栓形成和（或）血管翳向内生长，以及由生物瓣膜的瓣叶钙化和赘生物所致（图 26.3、图 26.15 和图 26.16）。人工瓣膜反流与血栓形成（机械瓣膜）、瓣叶撕裂（生物瓣膜）、

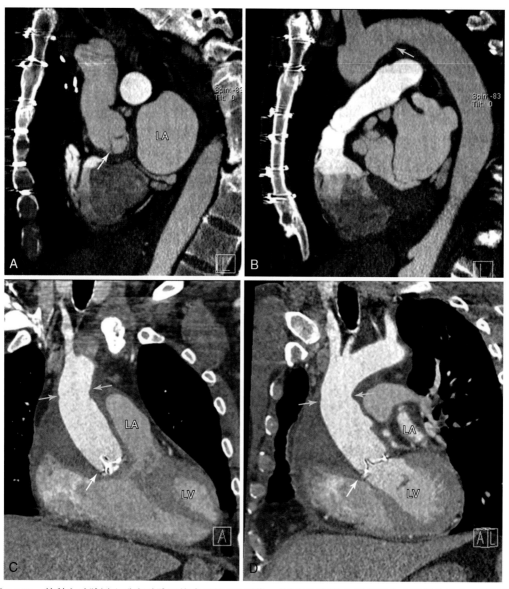

图 26.10　外科主动脉瓣和升主动脉置换术后的 CT 图像。心脏 CT 评估 2 例外科主动脉瓣和升主动脉置换术患者。A-B. 58 岁强直性脊柱炎男性患者，采用 29 mm St. Jude Toronto Bioroot 主动脉瓣置换和 28 mm 移植管道（Vascutek Ltd.，Renfrewshire，Scotland）升主动脉置换半弓重建侧位图像。A. 主动脉瓣置换（白色箭头）和升主动脉。B. 主动脉弓（黄色箭头）。C-D.41 岁患者二叶式主动脉瓣合并升主动脉瘤的患者采用 27 mm Carpentier Edwards Perimount 牛心包瓣（白色箭头）进行主动脉瓣置换，34 mm Dacron（Ed-wards Lifesciences，Irvine，CA）移植管道正位和侧位图像。B-D. 黄色箭头标注为远端吻合处

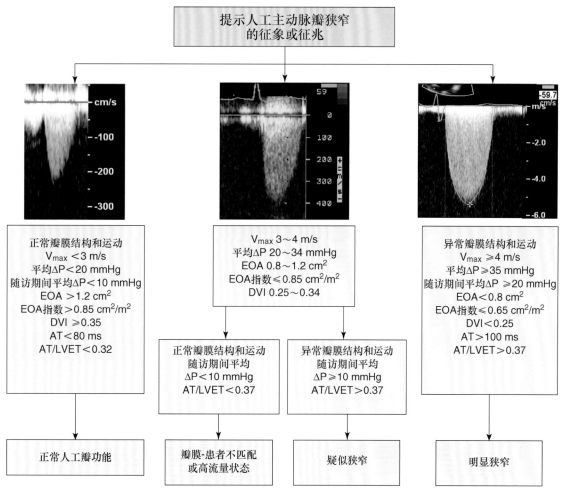

图 26.11 主动脉人工瓣狭窄的评估。评估可能主动脉人工瓣狭窄的实用方法始于狭窄严重程度的标准测量，包括最大流速（V_{max}）、平均压力阶差（ΔP）、有效开口面积（EOA）和多普勒血流速度指数（DVI）（左心室流出道与主动脉流速之比）。应参考每一种瓣膜类型和大小的正常值，简单阈值是 V_{max} 3～4 m/s，平均 ΔP 为 20～35 mmHg。中度狭窄的患者评估随访期间瓣膜结构和运动，进一步测量 ΔP、EOA 和 DVI 的变化，有助于区分正常人工瓣功能和瓣膜-患者不匹配或瓣膜狭窄的高流速。流速曲线的形状也有帮助，相对于左心室射血时间（LVET）的三角形短暂加速时间（AT；即时间-峰值速度）提示正常瓣膜功能，而圆形波（即 AT/LVET 比率增加）提示明显的狭窄。其他影像学检查包括 TEE、X 线血管造影、多层 CT 以评估瓣叶结构和运动

赘生物或瓣周漏有关（图 26.15G）。

PPM

当功能正常的人工瓣膜型号相对于患者体型和心输出量需求过小时，可导致植入术后瓣膜狭窄，压力阶差不正常即会发生 PPM。PPM 定义为主动脉瓣人工瓣膜 EOA 指数<0.85 cm²/m²（重度<0.65 cm²/m²），二尖瓣 EOA 指数<1.2 cm²/m²（重度<0.9 cm²/m²）。鉴于肥胖患者将 EOA 指数与体表面积匹配会导致对 PPM 的高估，建议使用较低的 PPM 截断值，即主动脉瓣整体和重度不匹配分别为<0.70 cm²/m² 和<0.55 cm²/m²；二尖瓣整体和重度不匹配分别为<1.0 cm²/m² 和<0.75 cm²/m²[78]。

主动脉瓣或二尖瓣置换术后中度 PPM 的发生率为 20%～70%，重度为 2%～20%[79-81]。与无主动脉瓣 PPM 的患者相比，主动脉瓣 PPM 患者心功能分级和运动能力更差[81-84]，左心室肥厚逆转降低，心脏再住院率增多，围手术期和晚期死亡风险增加（图 26.17）[85-86]。二尖瓣 PPM 患者有持续性肺动脉高压，心力衰竭和死亡率亦增加。主动脉瓣 PPM 更大的临床影响也在特殊患者中观察到，如已经存在的左心室功能降低或严重左心室肥厚和（或）伴随二尖瓣反流，以及年龄<65～70 岁的患者。

与 SAVR 相比，PPM 在 TAVR 不常见，特别是在主动脉瓣环小的亚组患者中[84]。图 26.11 至图 26.14 提供了正常人工瓣膜功能、PPM 和因为 SVD、

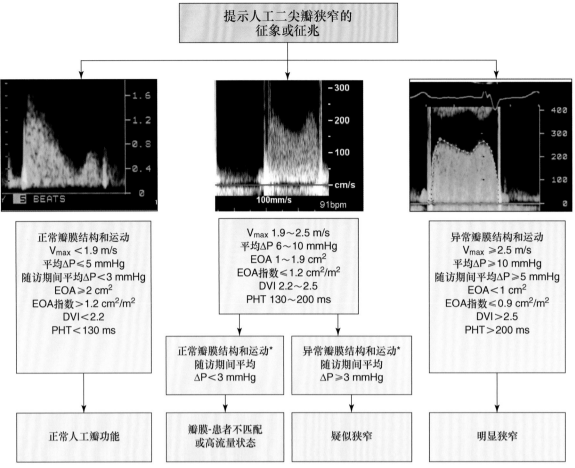

图 26.12 二尖瓣人工瓣膜狭窄的评估。评估从狭窄严重程度的标准测量方法开始，包括最大流速（V_{max}）、平均压差（ΔP）、有效开口面积（EOA）、压力减半时间（PHT）。多普勒流速指数（DVI）是二尖瓣与左心室流出道和主动脉速度之比，数值增高为异常。应该参考每种瓣膜类型和大小的正常值。进一步监测狭窄严重程度，鉴别诊断包括重度狭窄、瓣膜-患者不匹配和高流速期。其他影像学检查（＊）包括 TEE、血管造影、多层 CT 以评估瓣叶结构和运动

血栓或血管翳导致的固有瓣膜功能降低之间区别的计算法。

瓣膜结构性衰败（SVD）

机械瓣膜具有优异的耐久性，现在很少出现 SVD。在过去的产品中发生过瓣膜机械故障，如瓣架折断、瓣叶脱落和因为脂质吸收导致的闭合障碍。瓣叶钙化或胶原纤维断裂导致 SVD 是生物瓣膜毁损的主要原因。SVD 可以导致瓣叶变硬和进展性狭窄或瓣叶撕裂而导致跨瓣膜反流（图 26.3）。

图 26.11 至图 26.14 提供人工主动脉瓣和二尖瓣狭窄和反流的定量范围[73-74]。长期以来认为 SVD 单纯是被动的退行性病变过程，但研究提示可能涉及主动和潜在的可改变的过程，包括脂质浸润、炎症、免疫排斥和活跃的矿化。经导管瓣中瓣植入是存在

禁忌或高外科风险衰败的生物瓣膜患者再手术的另一选择[61,88]。

SVD 的传统定义几乎在所有主动脉瓣置换系列中使用，基于结构性瓣膜衰败相关的复合瓣膜再介入或死亡。然而，这个定义低估了 SVD 的真实发生率，仅仅捕捉了与心衰症状相关最严重的 SVD 的病例，患有严重 SVD 的患者实际上可能没有接受瓣膜再干预，因为他们被认为处于再手术或瓣中瓣手术不良预后的高风险之中。

即使 SVD 直接或间接导致死亡，但可能没有将其归类为与瓣膜相关。基于图像的 SVD 评估标准提出[89-90]，定义为 4 期：0 期，无 SVD；1 期，形态学 SVD；2 期，中度血流动力学改变的 SVD（随访期间发生中度瓣膜狭窄或跨瓣的反流）；3 期，重度血流动力学改变的 SVD（重度狭窄或反流）。2018

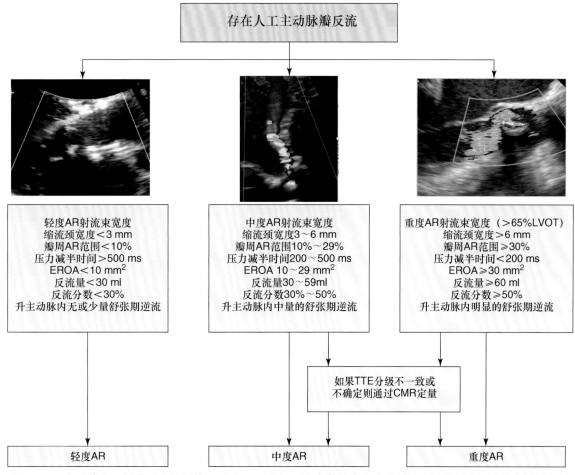

图 26.13 主动脉人工瓣膜反流的评估。通过 TTE 多切面多参数综合方法鉴别反流的类型（经瓣膜或瓣周）并量化其严重程度。人工主动脉瓣反流（AR）严重程度始于反流半定量数据的测量，如果通过半定量参数 AR 级别不确定或与临床发现不一致，则应在可行的情况下获得定量参数［即有效反流口面积（EROA）、反流量和反流分数］。如果 TTE 定量不可行或与患者临床症状有差异（如严重症状患者的中度 AR），则应考虑心脏磁共振（CMR）定量反流分数。LVOT，左心室流出道

年发表的外科主动脉生物瓣膜置换术回顾性研究中，10 年 TTE 确定 41% 发生 2 期或 3 期 SVD 比主动脉瓣因为 SVD 再介入发生率（3.5%）明显增高。2 期或更高的 SVD 独立地合并全因死亡率增加 2.5 倍，证实 TTE 基础评估 SVD 与临床高度相关。

瓣周漏

瓣周漏多发生在人工瓣膜外侧，在缝合环和自身瓣环之间的界面（图 26.15G），这是因为不适当的技术、缝合裂开、妥协的自体组织连续性（如密集的钙化、广泛的黏液退行性变）、感染、或缝合环与钙化或硬质瓣环的慢性磨损。

反流量的大小依赖于漏口的大小。常规彩色多普勒超声心动图检查时可以发现血流动力学上不重要的小的瓣周漏，治疗上无须特殊处理。然而，小的瓣周漏可能合并明显的血管内溶血和贫血，因为红细胞被迫高速通过狭窄漏口，此时临床上高度怀疑但听不到新的反流性杂音。TEE 有助于区分瓣周和跨瓣的反流，并显示缺损，特别是二尖瓣置换的患者。大的瓣周漏导致严重的容量负荷和心力衰竭，一定程度上具有再手术或经导管闭合。术后晚期发展明显的瓣周漏经常是心内膜炎的结果。

瓣周漏在 TAVR 比外科主动脉瓣置换更为常见，新一代人工瓣中这种情况明显降低[42-43]。TAVR 后瓣周漏经常是多个、不规则、偏心的射流束，成像和分级具有挑战性（图 26.15H-I）。多普勒超声心动图多切面、多参数综合方法评估瓣周漏的严重程度十分重要（图 26.13 至图 26.15）[37-38,77]。其他影像方式，如心血管造影、心脏 CT、CMR 和血清标志物（如 LDH）有助于补充或确认超声心动图的发

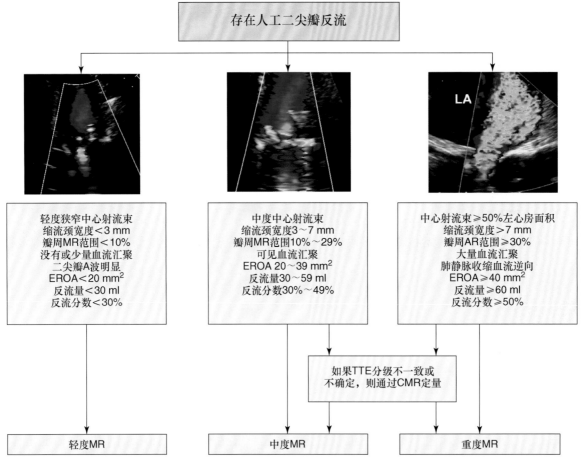

图 26.14　二尖瓣人工瓣膜反流的评估。多切面多参数综合方法用于鉴别反流的类型（经瓣膜或瓣周）并定量其严重程度。当不能确定二尖瓣反流（MR）时，推荐 TEE，因为左心房遮挡，人工瓣膜 TTE 图像受限。因此，即使重度 MR 经 TTE 也难以发现。MR 严重程度的分级从评估反流半定量参数开始，如果通过半定量参数 MR级别不确定或与临床发现不一致，则应在可行的情况下获得定量参数［有效反流面积（EROA）、反流容量和反流分数］。如果 TEE 定量不可行或患者临床症状有差异（严重症状患者的中度 MR），则应该考虑心脏磁共振（CMR）定量反流分数

现[53,74,91]。根据瓣周漏严重程度和手术并发症的风险，可以考虑再次矫治手术如球囊扩张、瓣中瓣植入或经导管漏口封堵[37]。

血栓和出血

血栓栓塞是人工瓣膜患者最主要的致病原因。临床可识别的事件发生率为（0.6%～2.3%）/（患者–年）[20,92]，此数据不包括仅能通过敏感成像技术发现的任何亚临床事件[93]。不抗凝的生物瓣膜患者与合适抗凝的机械瓣膜患者血栓发生比例相似。血栓危险因素包括人工瓣膜内在的血栓源性、瓣膜位置（二尖瓣大于主动脉瓣）、瓣膜数目、华法林抗凝范围之外的时间、栓塞病史、高凝状态、心房颤动、左心房增大和左心室功能降低。

机械瓣膜患者血栓栓塞性事件的处理通常遵循

以下 1 项或多项策略：

（1）INR 未达到治疗效果的患者，华法林剂量增加至预期的 INR 范围。

（2）INR 达到治疗范围的患者，华法林剂量增加至更高 INR 范围和（或）提供低剂量阿司匹林（如果没有使用）。

（3）告知患者及其家属出血增加的风险。

（4）审核使用药物的潜在相互作用。

对于积极的抗血栓治疗后仍再发血栓栓塞性事件的患者，很少进行再次植入减少血栓源性的瓣膜手术。

出血的风险估计每年为 1%，并且随着年龄和抗凝强度增加而增加。当 INR>4.5 时，特别是存在活动性出血，应考虑纠正超过治疗范围 INR。由于出血或紧急非心脏手术的需要，必须快速纠正治疗性

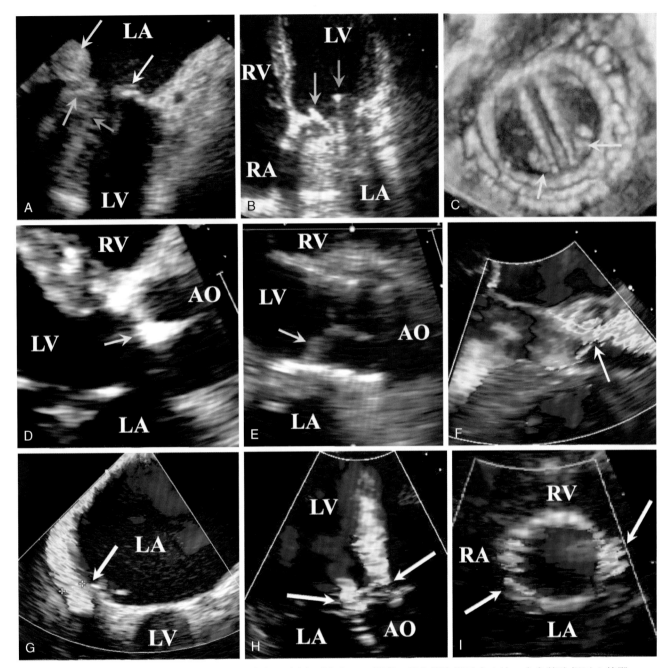

图 26.15　人工瓣膜功能障碍图像。A. 阻塞的二尖瓣双瓣叶 TEE 图像．黄色箭头提示大血栓，白色箭头提示血管翳，蓝色箭头提示活动瓣叶，绿色箭头提示不活动的瓣叶。B.TTE 显示二尖瓣双瓣叶舒张期固定（绿色箭头）；另一瓣叶仍然可动（蓝色箭头）。C. 从左心房视角观察二尖瓣机械瓣膜的双瓣叶，显示小血栓（黄色箭头）附着瓣膜交界处，无瓣叶运动障碍。D. TTE 显示支架生物瓣膜钙化呈退行性改变、增厚和瓣叶活动性降低（黄色箭头）。E-F. TTE 经导管球囊扩张主动脉瓣内梗阻的血栓。瓣叶增厚（E；黄色箭头）和经人工瓣射流宽度变窄（F；白色箭头）。G. 彩色多普勒 TEE 显示二尖瓣机械瓣膜重度瓣周漏（白色箭头）。H-I. 彩色多普勒 TTE 显示经导管置入的主动脉瓣两处瓣周漏反流束（白色箭头）（H，心尖三腔心切面；I，胸骨旁短轴切面）[Courtesy Dr. Steven A Goldstein, Washington Hospital Center（A）, and Dr. Arsène Basmadjan, Montreal Heart Institute, Montreal, Canada（G）.]

的 INR。手指针刺获得的 INR＞4.0 必须通过静脉抽血标本实验室分析进行验证。对于轻度增加 INR 无活动性出血的患者，调整或停止 1 剂或 2 剂 VKA，然后重复测量 INR。

2012 年美国胸科医师学会（American College of Chest Physicians，ACCP）抗血栓治疗指南推荐，在接受 VKA 治疗的患者，INR 为 4.5～10 且无出血证据时反对常规使用维生素 K，个别患者的情况有所不同[94]。口服维生素 K 推荐用于 INR＞10 而无出血证据的患者，口服维生素 K（5 mg/d）并停用 VKA

时，INR 从 6～10 需要 1.4 天才能下降至 ＜4.0，不推荐皮下注射维生素 K。对于 VKA 相关出血的患者，推荐使用Ⅳ因子凝血酶原复合物浓缩物，而不是新鲜冷冻血浆进行快速逆转，另外可以考虑静脉注射维生素 K。

艾达赛珠单抗（Idarucizumab）是一种人源化单克隆抗体，可中和达比加群酯及其代谢物的抗凝作用[95]。安得塞奈 α（Andexanet alfa）是一种重组修饰的Ⅹa 分子，以直接和间接Ⅹa 因子抑制剂为靶点，并将其隔离[96]。

人工瓣膜血栓

在发达国家，机械瓣膜血栓发生率估计每年在 0.3%～1.3%，发展中国家高达 6%[97]。机械瓣膜血栓有灾难性结果（图 26.3、图 26.15 和图 26.16）。生物瓣膜（外科或经导管）瓣膜血栓很少见，报告发生率为 0.03%～0.5%[98]。研究发现，5%～15% 的患者在 TAVR 后的头两年可发生亚临床血栓[66,99-101]。

临床怀疑人工瓣膜血栓时能够通过心力衰竭症状、血栓栓塞和（或）低心输出量、瓣膜闭合音（机械瓣膜）强度减弱、新发病理性杂音和（或）抗

凝不充分的记录等来明确。在二尖瓣和三尖瓣瓣位的人工瓣膜血栓比主动脉瓣位更常见。尽管难以与血管翳相鉴别，临床背景通常允许做出准确诊断。

TTE/TEE 评估帮助指导处理决策[73-74]，机械瓣膜患者，证实在血栓情况下存在不正常瓣叶或碟片偏移，也可以通过造影或多层 CT 获得[74]。后者图像形态鉴别对生物瓣膜置换术后瓣叶增厚和运动降低更有帮助[66]（图 26.16）。

急诊外科手术在左侧人工瓣膜血栓合并休克或 NYHA 心功能分级Ⅲ～Ⅳ级症状，以及血栓较大的患者（TEE 检查 ≥0.8 cm²）是合理的[44]。溶栓治疗可以选择新近发生（＜2 周）NYHA 心功能分级Ⅰ～Ⅱ级症状和血栓较小（＜0.8 cm²）的患者，或是血栓较大不能或不建议外科手术情况下条件更差的患者中应用。右侧人工瓣膜血栓患者中推荐应用溶栓治疗。没有或极少症状合并小血栓的患者可以静脉注射普通肝素，如果不成功可转换到溶栓治疗。一份令人鼓舞的报告显示，在人工瓣膜血栓的孕妇中证实低剂量、缓慢注入组织型纤溶酶原激活剂有效，应该推动在其他人群亚组中观察这个方法[102]。

在转为 VKA 治疗的过程中，任何溶栓治疗的

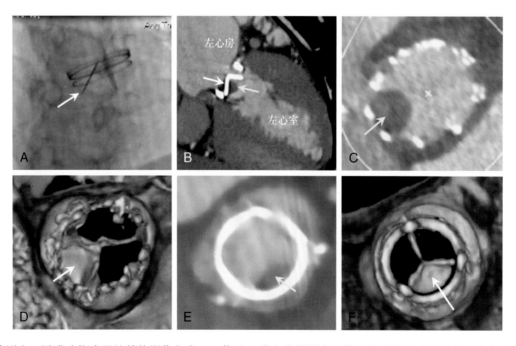

图 26.16　检测人工瓣膜功能障碍的其他影像方式。A. 使用 X 线电影摄影术评估机械瓣膜瓣叶活动度。白色箭头提示二尖瓣双叶机械瓣不活动的瓣叶。B. 使用多层 CT 评估机械瓣膜的瓣叶活动度，白色箭头提示不活动的瓣叶；黄色箭头提示血栓。C-F. 在外科和经导管主动脉生物瓣膜中使用四维多层 CT 探查亚临床血栓形成。黄色箭头提示血栓；白色箭头提示活动受限的瓣叶（A, Courtesy Dr. Steven A Goldstein, Washington Hospital Center. C-F, From Mahjoub H, Dahou A, Pibarot P, et al. Prosthetic valve dysfunction, echocardiographic recognition and quantitation of prosthetic valve dysfunction. In: Otto CM, editor. Practice of clinical echocardiography. 5th ed. St. Louis: Elsevier. 2017. ）

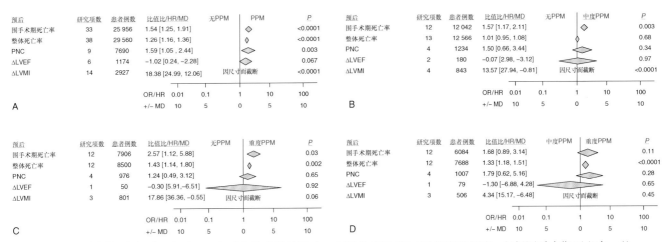

图 26.17　瓣膜-患者不匹配（PPM）对心脏事件的影响。本图总结了 PPM 对预后的影响，包括围手术期死亡率、整体死亡率、术后神经并发症（PNC）、术后左心室射血分数（LVEF）和左心室质量指数（g/m²）（LVMi）的改变。A. 无 PPM *vs.* 任何程度 D PPM。B. 无 PPM *vs.* 中度 PPM。C. 无 PPM *vs.* 重度 PPM。D. 中度 PPM *vs.* 重度 PPM（From Dayan V, Vignolo G, Soca G, et al. Predictors and outcomes of prosthesis patient mismatch after aortic valve replacement. JACC Cardiovasc Imaging 2016;9:924-933.）

过程在合适间隔后持续静脉输入普通肝素，使用或不使用低剂量阿司匹林，以提高 INR 目标值。系列的 TTE 检查有助于评估治疗的反应，怀疑或证实生物瓣膜血栓，血流动力学稳定而无抗凝禁忌的患者，启用 VKA 治疗是合理的，尽管 DOAC 用于该适应证的经验逐渐增加。

感染性心内膜炎

人工瓣膜心内膜炎是最严重的感染性心内膜炎类型，发生在 1%～6% 人工瓣膜的患者，占感染性心内膜炎所有患者的 10%～30%[45]。人工瓣膜心内膜炎是极其严重的情况，合并高达 30%～50% 的死亡率。

诊断依据改良的 Duke 标准，主要依赖于阳性血培养和人工瓣膜感染的超声证据，包括赘生物、瓣周脓肿或新出现的瓣周反流。TEE 对于人工瓣膜患者诊断至关重要，发现这些异常具有较高的敏感性。研究提示 PET CT 检查 [18]FDG 摄取增加可以提高人工瓣膜心内膜炎的早期诊断[103]，特别是在临床高度怀疑而超声数据无法做出诊断时。

虽然快速、合适的抗生素治疗，大多数人工瓣膜心内膜炎患者最终仍需要手术。晚期（发生在术后 >6 个月）和非金黄色葡萄球菌感染的人工瓣膜心内膜炎单纯药物治疗可能获得成功。以下情况应该考虑外科手术：心力衰竭；抗生素治疗失败；血流动力学明显的人工瓣膜反流，尤其合并左心室功能恶化；大的赘生物（>10 mm）；治疗期间持续血培养阳性；持续赘生物的反复栓塞；心内窦道形成[61]。

即使在非常专业的外科中心处理这类患者围手术期死亡率高达 25%～35%。TAVR 后的人工瓣膜心内膜炎主要在第 1 年，发生率较低（1%），但是住院和 2 年的死亡率高（分别为 35% 和 67%）[104]，可能反应患者的年龄与并存疾病的原因。推荐即使没有明确涉及导线和触发器的人工瓣膜心内膜炎患者也要移除以前植入的起搏器或除颤系统（包括导线和触发器）。

溶血性贫血

瓣膜置换或修复术后非免疫性溶血性贫血常来源于跨瓣膜的红细胞破坏。诊断基于高度怀疑加上实验室的溶血证据，包括红细胞形态变化（裂红细胞）、间接胆红素和 LDH 增高，网织红细胞计数增加和血清结合珠蛋白降低。

出现心力衰竭需要持续输血或生活质量较差是再次手术或导管闭合的指征。经验性药物治疗包括铁剂和叶酸替代治疗及 β 受体阻滞剂，排除人工瓣膜心内膜炎的诱因很重要。

参考文献

扫二维码见参考文献

27

人工生物瓣膜衰败的管理

Danny Dvir

赵科研　译　朱鲜阳　审校

目录

要点

- 选择外科瓣膜置换还是经导管瓣中瓣（valve-in-valve，VIV）植入治疗人工生物瓣膜衰败依赖于多学科心脏瓣膜团队对患者特征、外科瓣膜和解剖参数的仔细评估。

- 经导管 VIV 手术与自体瓣膜经导管主动脉瓣植入术（TAVR）后的临床预后不同；VIV 的机械并发症较少，死亡率、传导阻滞和瓣周漏的发生率也较低。

- 衰败的外科生物瓣膜 TAVR VIV 术后的不良反应包括残余狭窄、临床血栓形成、瓣膜错位和冠状动脉阻塞。

- 降低 TAVR 后狭窄风险的方法包括经导管主动脉瓣膜的环上放置、避免瓣膜膨胀不良和故意断裂生物瓣环。

- 约 8% 的患者 VIV TAVR 在术后发生临床血栓，需要仔细进行植入后监测和合适的抗凝治疗。

- 通过 VIV 手术防止冠状动脉开口阻塞的新方法是将生物瓣膜或自体主动脉瓣叶有意撕裂，以防止医源性冠状动脉阻塞的技术。

人工心脏瓣膜的历史

人工心脏瓣膜的发展开始于依靠工业支持、富有创新精神的医师工作。1956 年，Murray[1] 首次实施在升主动脉植入同种移植物。1961 年，Albert Starr 和 Lowell Edwards[2] 使用机械瓣膜模型引入临床原位瓣膜置换治疗。几年后，Donald Ross 和 Barratt Boyes 将同种主动脉移植和自体肺动脉移植引入到临床实践，Carlos Duran 等研发猪主动脉瓣和二尖瓣的植入[3-5]。主要在 Hancock 实验室、Edwards Lifesciences（Irvine，CA）、Medtronic（Minneapolis，MN）和 Shiley 公司等引领下，猪生物主动脉瓣置换术明显增加。

1969 年，Alain Carpentier[6] 使用戊二醛阻止猪主动脉瓣的退化。1971 年，Marian Ionescu[7] 设计第一代牛心包瓣膜。在 20 世纪 80 年代初，临床上出现几种类型的第二代生物瓣膜，其后开始了经导管肺动脉瓣植入。2002 年 Alian Cribier 实施第一例经导管主动脉瓣置换，标志着经导管瓣膜置换时代的开始[8-9]。

组织生物瓣膜几乎用于所有外科植入和所有经导管瓣膜植入中[10-13]，生物瓣膜比机械瓣膜更加受到欢迎，因为其血栓形成率较低且不必长期抗凝。新型抗凝剂不能足够有效地降低这些病例血栓形成的风险，因此机械瓣膜使用率快速降低[14]。1997 年，美国超过 50% 的瓣膜置换使用机械瓣膜，10 年后降低到 25% 以下[15]。现在，超过 90% 的瓣膜置换中使用生物组织瓣膜，主动脉瓣位 TAVR 手术在这组中占很大一部分。

尽管生物瓣膜比机械瓣膜更不容易形成临床血

栓，但是组织瓣易合并瓣膜结构性衰败（SVD），可限制其长期的耐久性[16]。AHA/ACC 指南推荐，植入人工心脏瓣膜类型的选择应该基于医师和患者共同的决策过程，提出应考虑患者的价值观和喜好[17-18]，应包括关于抗凝治疗的风险和再干预的潜在风险的讨论。

在 AHA/ACC 指南中，考虑机械瓣膜植入的年龄界限<50 岁。ESC 指南建议的年龄界限为主动脉瓣<60 岁，二尖瓣<65 岁[19]。

心脏生物瓣膜的特性

众多的人工心脏瓣膜设计和大量专门的抗钙化处理（见第 26 章）。这些装置在组织特性、框架设计和植入方法上有所不同[20]，通常具有独特的 X 射线透视外观，这对优化 VIV 展开至关重要。本章关注是更常见的心脏瓣膜亚组：人工生物组织瓣膜（图 26.1）。

生物瓣膜根据植入方法可以分类为经导管和外科手术。外科生物瓣膜通常根据组织类型（猪心包 vs. 牛心包）或框架设计（带支架、无支架或免缝合）进行分类。经导管瓣膜通常分类为球囊扩张式、机械可膨胀式或自膨胀式装置。最初多数外科人工主动脉生物瓣膜植入到主动脉瓣环平面（即瓣环内位置）；现今，许多瓣膜植入到瓣环平面以上（即瓣环上位置），这样可允许更大开口并可降低瓣膜-患者不匹配（PPM）的风险。

生物瓣叶通常附着于支架柱内面，尽管几种外科生物瓣膜设计外部安装瓣叶，包括 Mitroflow（Livanova，London，England）和 Trifecta（St. Jude Medical，now Abbott Cardiovascular，Santa Clara，CA）瓣膜。后者设计具有更好的血流动力学特征并降低 PPM 的风险，但在某些解剖情况下 VIV 术后冠状动脉阻塞的风险更高。

瓣叶通常由动物组织制成（即异种移植物），有时也由人类瓣膜制成（即同种移植物和自体移植物）。大多数生物瓣膜由猪瓣膜组织或牛心包制成，而经导管瓣膜偶尔也由猪心包组织制成。通常将瓣膜组织保存在戊二醛中，使胶原纤维的交联降低细胞外基质的抗原性、酶降解和重塑[21-22]。

带支架的外科生物瓣膜包括由高性能金属制成的支撑结构，是一种钴镍钼合金（Elgiloy Specialty Metals）、钛、或聚甲醛和缩醛聚合物（DuPont de Nemours，Inc.，Wilmington，DE）。框架附着于环形或扇形基底环上。框架的半刚性材料吸收作用于瓣叶上的压力，目的是延长瓣叶耐久性。基底环常由缝合袖带覆盖，这方便了心脏手术时缝到自体组织上。缝合环取决于患者组织环相关的瓣膜位置。环上缝合环的设计保证了外科心脏瓣膜完全固定在患者的组织环上，而瓣环内缝合环确保其完全或大部分在患者的组织环内[23]。

无支架的生物瓣膜缺乏牢固的支撑结构。这些瓣膜包括同种移植物，猪的组织瓣［Freestyle（Medtronic）］和牛的心包组织瓣［Freedom Solo（Livanova）］，在主动脉根部提供了更自然的血流[24]。同种移植物可从心脏移植受体或器官捐献者中获得，可作为完整的主动脉根部或冠状动脉下技术或偶尔改良的冠状动脉下技术植入。新型外科生物瓣膜（即快速展开瓣膜）包括 Intuity 瓣膜（Edwards Lifesciences）和免缝合 Perceval 瓣膜（Livanva）[25]，缩减了主动脉阻断和心肺转流的时间。

人工瓣膜有几方面的定义。最常见特征是标签型号，通常代表流入部的外径[26-27]，关于生物瓣膜的型号和标签尚存在不一致和争论[27]。2019 年行业在立场声明中描述了生物瓣膜材料和物理尺寸不统一或不完整的报告[28]。

对于 VIV 型号，最相关的是瓣膜内径[29]。这些测量包括生产商明确的内径（inner diameter。ID）和测量工具测量的瓣膜内径（真实 ID）；后者考虑到框架内的瓣叶。生产商 ID 和真实 ID 存在显著差异[28]，真实 ID 通常比报告 ID 小 1～3 mm。基于这些特征，几个应用程序用于决策。

其他相关的人工瓣膜测量指标包括框架和瓣叶倾斜时的高度。偶尔，瓣叶的长度相当于框架的长度，但并不总是这样。瓣叶长度和能被倾斜的角度是重要的测量指标，能够影响 VIV 术后冠状动脉阻塞的风险[30]。

心脏生物瓣膜衰败的机制

人工心脏瓣膜衰败有许多原因（框 27.1）。机械瓣膜易于形成血栓，而生物瓣膜易于毁损（图 27.1）。SVD 是获得性内在的生物瓣膜异常所致瓣叶或支持结构的退化，导致人工瓣膜材料增厚、钙化、撕裂或破坏，最终引起相关的瓣膜血流动力学狭窄和（或）反流的功能障碍[31-32]。

框 27.1　心脏生物瓣膜衰败的主要原因
SVD
血栓形成
心内膜炎
瓣膜-患者不匹配
血管翳形成
瓣周漏
错位
瓣膜膨胀不全或支架缓慢移位

SVD 有两种主要途径：生化途径，主要与瓣叶和血液互相作用相关，导致内在瓣叶钙化；生物力学途径，与瓣叶上的应力相关，能导致瓣叶撕裂[33]。通常 SVD 的过程是生化和生物力学联合作用的影响，表现为渐进性退行性变和加速的血流动力学恶化。关于大量的 SVD 文献，包括许多对这种异常情况的定义[34-37]。免于再次手术被认为是许多研究的主要终点，但对于 SVD 是一个很差的替代指标，如果不是 SVD 的原因可能就进行了再干预（外科或经导管）。相反，如果缺少超声心动图随访而没有发现

SVD，则可能也不进行再干预。

2018 年，生物瓣膜 SVD 的标准定义发布，根据衰败瓣膜血流动力学的程度进行具体分期[38]（图 27.2）。瓣膜退变的过程通常是渐进的，持续数年，SVD 的分期取决于植入瓣膜的情况而不是患者的临床状态。排除 PPM、瓣周漏和其他非 SVD 情况后，根据功能障碍类型［即中度狭窄和（或）反流］进行划分，1 期包括早期瓣叶形态改变而无血流动力学变化的并发症，2 期指瓣叶形态异常合并血流动力学功能障碍，一些 2 期的患者，尤其是混合性衰败的患者，可能会出现临床症状需要考虑再干预，3 期包括重度狭窄和（或）重度反流。

早期 SVD 有许多的危险因素。广泛认为患者年龄与 SVD 风险相关：植入时年龄较小与早期瓣膜退变关系密切[31]。其他早期 SVD 相关因素包括装置位置（二尖瓣和三尖瓣比主动脉瓣退变更快）、肾功能障碍（终末期肾病、透析治疗）、钙/磷代谢异常、非常严重的血脂异常（如纯合子家族性高胆固醇血症患者）、妊娠、严重 PPM 等。

瓣膜类型也与 SVD 风险相关。一些与早期衰败

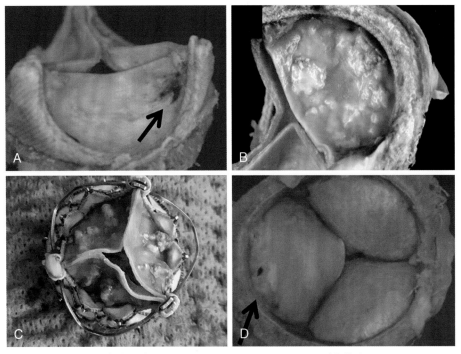

图 27.1　生物瓣膜退化性病变示例。A. Carpentier-Edwards Perimount 瓣膜（Edwards Lifesciences）瓣叶撕裂（箭头）。B. Carpentier-Edwards Magna Ease 瓣膜（Edwards Lifesciences）瓣叶钙化。C. Engager THV（Medtronic）瓣叶受限和钙化。D. Carpentier-Edwards Perimount 瓣膜（Edwards Lifesciences）瓣叶撕裂，心室侧（箭头）（From Dvir D, Bourguignon T, Otto CM, et al. Standardized definition of structural valve degeneration for surgical and transcatheter bioprosthetic aortic valves. Circulation 2018;137:388-399.）

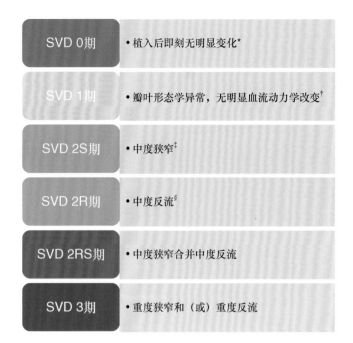

SVD 0期	• 植入后即刻无明显变化*
SVD 1期	• 瓣叶形态学异常，无明显血流动力学改变†
SVD 2S期	• 中度狭窄‡
SVD 2R期	• 中度反流§
SVD 2RS期	• 中度狭窄合并中度反流
SVD 3期	• 重度狭窄和（或）重度反流

图 27.2　瓣膜结构性衰败（SVD）的定义。定义中排除感染性心内膜炎、瓣膜血栓形成、单纯性瓣膜与患者不匹配但无瓣膜功能恶化、单纯性瓣周漏和框架变形但瓣叶功能无异常。这些情况可能是 1 期 SVD，因为生物瓣膜易发生早期 SVD。* 无显著的血流动力学异常（平均跨瓣压力阶差＜20 mmHg，瓣内反流＜中度），瓣叶无形态学异常（如瓣叶增厚）。† 瓣叶钙化、硬化、增厚或新的瓣叶运动失调。‡ 必须包括从基线状态增加＞10 mmHg，伴随有效开口面积（EOA）和多普勒速度指数（DVI）的下降。临床上应排除血栓性瓣叶增厚，如果经过抗凝治疗可以逆转，则应视为瓣膜血栓形成。§ 如果主要表现形式是瓣周漏，则不应视为 SVD（From Dvir D, Bourguignon T, Otto CM, et al. Standardized definition of structural valve degeneration for surgical and transcatheter bioprosthetic aortic valves. Circulation 2018;137:388-399.）

相关的瓣膜已退出市场[39-40]。某些瓣膜比其他瓣膜更倾向于发生特殊类型的衰败，牛心包瓣膜通常倾向于狭窄而失效，猪瓣叶更常见因反流而失效。

当前 TAVR 时代，生物瓣膜衰败的患者可以通过这种创伤更小的方法治疗，为更细致的超声心动图监测手段提供了论据支持。共识文献推荐所有患者每年超声心动图监测[38]，但在何时开始尚有差异：ESC 指南是从术后第一年开始，AHA/ACC 指南是从植入后的第 10 年开始[18-19]。

心脏生物瓣膜衰败的心脏直视手术

再次手术被普遍认为是增加风险的手术：死亡率高于首次手术，尽管一些注册登记发现矛盾的证据[41-42]。STS 数据库数据显示，再次接受主动脉瓣置换的 3380 例患者，平均年龄 68 岁；STS 预测死亡风险（Predicted Risk of Mortality，PROM）评分的平均分为 5.4%，住院死亡率 4.6%[43]。这个记录代表最多的报告人数，是现在 VIV 时代再次外科手术临床预后的重要参考。

接受再次心脏直视手术的生物瓣膜组包括 2213 例患者，手术死亡率 4.7%。手术死亡率和重大发病的综合发生率为 21.9%。1.8% 的患者卒中，11.5% 的患者需要安装起搏器。选择大手术量的心脏中心再次手术后 30 天死亡率较低，为 2%～3%[44-46]。经导管治疗时代之前，对于生物瓣膜狭窄和（或）反流的患者，外科再手术是主要的治疗形式。当微创的经导管 VIV 技术可用时，再次心脏直视手术已经不常见[47]。

比较再次心脏直视手术和经导管 VIV 手术的结果具有挑战性，因为患者人群明显不同。VIV 手术通常在 70～85 岁高危患者中实施，而心脏直视手术通常在≤70 岁合并症较少的患者中实施。然而，一些研究已经发表[48-50]，小队列比较显示接受心脏直视再次手术与 VIV 手术患者相比，具有相似的短期和 1 年的生存率，VIV 手术组住院时间更短，不需要安装起搏器或转为心脏直视手术；接受再次直视手术的患者具有更好的血流动力学和更少的血管并发症。

表 27.1 列出有利于再次心脏直视手术外科方法或经导管 VIV 方法的患者特征、外科瓣膜特性和解剖参数。证据表明选择性的生物瓣膜衰败患者受益于心脏直视手术。这些患者包括活动性心内膜炎，小型外科瓣膜但受益于主动脉根部的扩大，主动脉 VIV 手术有冠状动脉阻塞的风险，二尖瓣 VIV 手术有左心室流出道阻塞风险，以及其他情况下候选心脏直视手术的患者。极少数时，生物瓣膜衰败的患者具有隐匿性感染性心内膜炎，可能会破坏 VIV 手术植入的新瓣膜，心脏直视手术会更好地治疗这些患者，包括外科清创以前植入的瓣膜，尤其是因为 TAVR 后心内膜炎与非常差的预后相关[51]。

先进影像模式（包括 PET CT）的作用在 VIV 手术之前的评估中还有待确定[52-53]。可以想象，与最终需要第 2 次 VIV 手术与经导管瓣膜相比，再次心脏直视手术后植入的瓣膜可以为将来的 VIV 手术提供更好的平台。在这样的病例中，心脏直视手术瓣膜置换允许多年以后选择更好、更微创的治疗[54]。

表 27.1　生物瓣膜衰败患者中支持再次心脏直视手术或经导管瓣中瓣植入的临床特点

支持心脏直视手术	支持经导管VIV手术
患者特点	
低风险心脏直视手术	高风险心脏直视手术
年龄<60岁	年龄>70岁
预期延长寿命	不适合全身麻醉
其他原因候选心脏直视手术	肾衰竭
患者选择	患者选择
外科瓣膜/瓣环特点	
小型号外科瓣膜	大型号外科瓣膜
严重瓣膜-患者不匹配	—
非环形和（或）硬质二尖瓣或三尖瓣环	环形的半硬或软的二尖瓣或三尖瓣环
瓣周漏和瓣膜漏混合	清晰X线定位标志
可能存在活动性心内膜炎	可扩展的外科瓣环
解剖参数	
主动脉VIV经股动脉路径差	经导管路径良好
二尖瓣VIV经间隔路径差	主动脉根部钙化
VIV错位高风险	瓷化主动脉
主动脉VIV冠状动脉阻塞风险	
二尖瓣VIV或环中瓣手术左心室流出道阻塞风险	

VIV，瓣中瓣

经导管主动脉瓣中瓣植入术

在 TAVR 时代之前，被认为处于高危外科风险生物瓣膜衰败患者的微创治疗选择有限，一些患者接受支持性药物疗法处理，但相关预后很差。

虽然单纯球囊瓣膜成形可能改善生物瓣膜衰败机制中显著狭窄患者的瓣膜功能，但是球囊扩张的有限疗效和退化的生物瓣叶处于撕裂高风险的事实都不支持这种临床应用。据报道，尝试球囊扩张有时是无效的，一些病例会出现更严重的反流或随后急诊外科手术[55-56]。因此，单纯的球囊干预治疗退行性生物瓣已被广泛避免。然而，对于近期植入的生物瓣膜还没有发生瓣叶钙化或经导管心脏瓣膜扩张不充分的病例，单纯球囊扩张可以得到改善[57]。

临床前期和早期临床研究

VIV 植入是推荐治疗毁损生物瓣的微创方法。在绵羊模型中，6 只动物先植入 Mosaic（Medtronic）生物瓣膜，然后通过非体外循环路径再植入安装在支架上的牛颈静脉瓣膜[58]。

随后，在 7 只猪上进行经导管球囊扩张瓣早期植入可行性的评估[59]。在主动脉和二尖瓣位置植入 Carpentier-Edwards 瓣膜（Edwards Lifesciences），然后再次经心尖部 VIV 植入 23 mm Cribier-Edwards 瓣膜，观察到良好的血流动力学功能并被尸检证实。

几项实验测试研究中[60-62]，在各种型号 Carpentier-Edwards Perimount 瓣膜中经导管植入 23 mm Edwards-SAPIEN 瓣膜（来源于最初的 Cribier-Edwards 设计）的血流动力学进行了广泛检测。术后主动脉瓣压力阶差与外科瓣膜装置的尺寸呈负相关，环上瓣膜设计的经导管瓣膜植入产生更好的血流动力学获益。2017 年加拿大和德国的研究组发表了主动脉 VIV 可行性的最初报告。继加拿大注册中心（N=24）后，意大利注册中心（N=25），德国两个注册中心（N=20，N=47），以及许多其他病例报告和小数据的病例系列记录了主要有利的结果[63-82]。

美国 TAVR 的实践记录在 STS/ACC TVT（Transcatheter Valve Therapy）注册研究中，该注册研究描述了 VIV 手术数年来的趋势[83]，VIV 手术的比例从 2012 年的 2.5% 上升到 2017 年的 6.1%。过去 20 年中，随着生物瓣膜使用的剧增，除了患者寿命增加和 TAVR 延伸到以前心脏手术的患者，可以想象 VIV 手术比例增长到所有 TAVR 病例的 10% 或更多。

在美国、加拿大和欧洲使用几种不同装置的 VIV 是经批准且有指征的治疗方法，已发布的生物瓣膜衰败治疗指南中提及。2017 年 AHA/ACC 更新指南重点指出，VIV 治疗适用于有严重症状的生物瓣膜衰败伴有狭窄或反流的患者，这些患者再次手术风险高或存在禁忌证，以及可预期血流动力学改善（推荐类别 Ⅱ a 类）[18]。

该适应证完全建立在注册数据基础上，没有任何经导管途径和心脏直视手术的随机对照试验。在 TAVR 扩展到低危患者人群之后，设计一项随机化安排先前心脏直视手术的患者（通常被认为具有较高的手术风险）重新再次分配到心脏直视手术组中的研究非常有难度。

多项大型研究评估接受主动脉 VIV 手术的患者（表 27.2）。2010 年进行的 VIVID（Valve-in-Valve International Data）注册研究旨在整理这种不断增长但分布广泛的经验[84-85]。该注册现在包括最大的 VIV 手术队列，收集来自世界范围 127 个中心超过 4100 多例 VIV 病例。其他注册包括 PARTNER 研究中 VIV 注册、CoreValve 美国注册、VIVA 注册和 TVT 注册 VIV 队列[83,86-89]。

接受主动脉 VIV 治疗的患者通常在 70～85 岁，并有 7～12 年前植入生物瓣膜的毁损，到 VIV 手术平均时间 9 年（四分位数范围为 6～12 年）。具有明显瓣膜狭窄患者比反流的患者时间明显缩短（8 vs. 10 年；P＝0.04）。接近 80% 的病例中，衰败的生物瓣膜是外科支架瓣膜，最常见型号包括 21 mm、23 mm 和 25 mm[84]，小型号外科瓣膜（≤21 mm）几乎占主动脉 VIV 的 1/3。瓣膜衰败机制包括明显狭窄和（或）明显反流。

直到几年前，大多数主动脉 VIV 经验都是来自 Medtronic 的 CoreValve 或 Edwards 的 SAPIEN XT 装置。许多其他经导管装置已经使用，绝对多数主动脉 VIV 手术使用的是 Evolut（Medtronic）或

表 27.2　高危患者的主动脉瓣中瓣 TAVR 的大型多中心研究					
	主动脉VIVID	PARTNER 2	CoreValve US	VIVA	TVT
患者特点					
研究人群（N）	2318	365	227	202	1150
年龄（岁）	78	79	77	80	79
STS死亡率预测风险评分（平均%）	8.8	9.1	9.0	6.6	6.9
植入瓣膜类型比例（患者%）					
CoreValve	39.1	0	100	9.4	19
Evolut	14.2	0	0	90.6	42
SAPIEN XT	26.9	100	0	0	25
SAPIEN 3	13.9	0	0	0	14
30天预后					
死亡率（%）	4.4	2.7	2.2	2.5	2.9
卒中（%）	1.4	2.7	0.9	3.0	1.7
冠状动脉阻塞（%）	2.3	0.8	0.9	2.5	0.6
瓣环破裂（%）	0	0	0	0	0
瓣周漏≥中度（%）	5.2	3.2	3.5	2.8	3.3
转到外科直视手术（%）	0.7	0.6	0.5	0.5	0.2
安装起搏器（%）	6.7	1.9	8.1	8.0	3.0
平均压力阶差（mmHg）	16.2	17.7	17.0	17.5	16.0
瓣膜面积（cm²）	1.2	1.1	1.4	1.3	1.3
住院时间（天）	7	5	—	7	3
1年死亡率（%）	13.3	12.4	14.6	8.8	11.7

STS，美国胸外科医师学会；TAVR，经导管主动脉瓣置换术；VIV，瓣中瓣

SAPIEN 3（Edwards）装置[83]。

经导管主动脉瓣中瓣植入的临床结果

主动脉 VIV 的临床结果与常规 TAVR 在几方面不同（表 27.3）。常规 TAVR 和主动脉 VIV 病例匹配的比较显示，VIV 组具有较低的死亡率，甚至在校正基线特征差异之后[83]。当瓣膜植入支架生物瓣膜内的时候，其框架和瓣环能够保护周围结构，罕见发生机械并发症，瓣环损伤或主动脉夹层的风险在 VIV 手术中更低，传导障碍更为少见。

VIV 术后起搏器植入始终低于 10%。甚至一些装置［如 Lotus 瓣膜（Boston Scientific Corporation, Marlborough, MA）］通常认为在常规 TAVR 术后植入起搏器的需求更大，而 VIV 术后起搏器植入比例较低（VIVID 注册研究中为 5% 风险）。衰败生物瓣膜框架能够提供 VIV 术后良好的密封，如果先前植入的瓣膜没有瓣周漏，则瓣周漏的风险也很低。

一些不良事件在 VIV 手术中更常见，包括残余狭窄（特别是小而狭窄的支架外科瓣）、临床血栓形成、位置不良（尤其是反流的无支架瓣膜和 X 线标记较差瓣膜）以及冠状动脉阻塞。

患者在主动脉 VIV 术后显示明显的临床改善。接近 90% 患者在手术后 30 天 NYHA 心功能分级可以达到 I / II 级[85]。这些患者日常功能显著好转，在术后早期，堪萨斯城心肌病调查表（KCCQ）评分平均绝对增加超过 30 分，6 min 步行距离平均增加 66 m（图 27.3）[86-87]。在一项主动脉 VIV 研究中，平均左心室质量指数从基线检查时（136.4±37.4）g/m^2 下降到 30 天时的（125.0±34.0）g/m^2 和 3 年时的（109.1±28.2）g/m^2（$P<0.0001$）[87]，明显的左心室质量回归被认为是良好的预后信号。

主动脉 VIV 手术后临床结果与外科瓣膜特征明显相关，小型而狭窄的外科支架瓣膜与较差的临床结果相关。VIVID 注册研究依据外科瓣膜尺寸对患者进行分层的数据显示，小尺寸的外科瓣膜（标签尺寸≤21 mm）与中等或更大型外科瓣膜患者相比，具有较差的 1 年死亡率（分别为 25.2%、18.2%、6.7%）[85]。其后对低风险患者人群进行更小的分析未能显示 1 年死亡率的差别[89]。衰败机制始终与术后的临床结果相关，特别是与术后跨瓣膜压力阶差增加的风险相关。

根据主动脉 VIV 术中植入的经导管装置类型不同，临床结果也不相同。几项研究比较了不同的装置。VIVID 注册数据揭示瓣环内经导管装置和具有潜在瓣环上功能装置的血流动力学存在差异[84-85]。两项研究比较经导管装置，CoreValve/Evolut 平台和用于主动脉 VIV 术的 Portico 装置（Abbott, Abbott Park, IL），显示早期死亡率和卒中率相似，但是在 Porcico 组有更高的 1 年死亡率和更多的残存瓣周漏[90]。在 SAPIEN XT 和 SAPIEN 3 装置之间的匹配比较显示，小型生物瓣膜经 VIV 植入后具有相似的血流动力学特征和残余狭窄风险[91-92]。与接受 SAPIEN XT 瓣膜相比，接受 SAPIEN 3 的 VIV 患者具有更多的起搏器植入需求和更少的血管并发症。

尚无主动脉 VIV 候选者专用的计算风险评分，通常采用心脏直视手术的外科风险评分作为替代指标。在一项比较几种常见风险评分计算系统的分析中，欧洲心脏手术风险评分系统（EuroSCORE）Logistic EuroSCORE、EuroSCORE II 和 STS 评分均会高估 30 天的死亡率，但 EuroSCORE II 的可预测性最高[93]。

在植入支架的生物瓣膜内行主动脉 VIV 发生错位罕见，然而，因位置不良需要植入第二个经导管瓣膜的风险非常高。VIVID 注册研究的数据显示，5.3% 的支架生物瓣膜在 X 射线透视下发生错位，X 射线透视标记较差的 11.6% 带支架瓣膜患者和 13.2%

表 27.3 瓣中瓣 TAVR 或自体瓣膜 TAVR 的主要并发症

并发症	支架瓣TAVR	无支架瓣VIV	THV VIV	常规TAVR
瓣膜狭窄	＋＋＋	＋	＋	＋
临床血栓	＋＋	＋	＋＋	＋
冠状动脉阻塞	＋＋	＋＋＋	＋＋＋	＋
位置不良	＋	＋＋	＋	＋
瓣周漏	—	＋＋	＋	＋＋
瓣环破裂	—	＋	—	＋

TAVR，经导管主动脉瓣置换术；THV，经导管心脏瓣膜手术；VIV，瓣中瓣手术；—，没有病例；＋，不常见；＋＋，常见；＋＋＋，非常常见

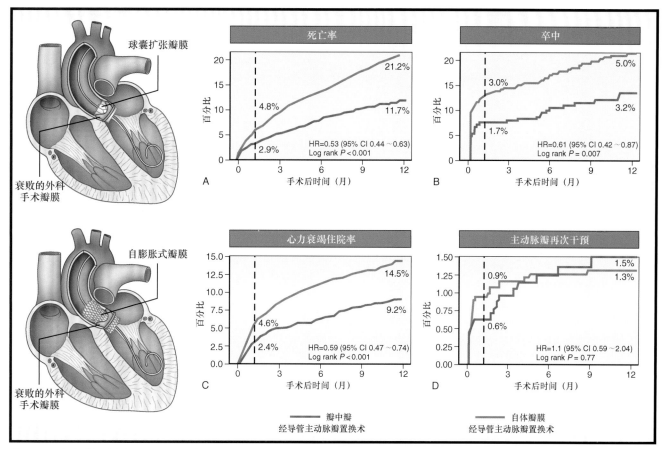

图 27.3　主动脉瓣中瓣（VIV）经导管主动脉瓣置换术（TAVR）与自体主动脉瓣狭窄的 TAVR 比较。STS/ACC 注册显示，2011 年 11 月 9 日至 2016 年 6 月 30 日接受 VIV TAVR（$n=1150$）与接受自体瓣膜 TAVR（$n=2259$）患者的比较结果，匹配基于性别、不能手术或风险极大、胸部解剖条件不佳或瓷化主动脉、5 m 行走时间和再次手术的 STS PROM 评分。ACC，美国心脏病学会；CI，置信区间；HR，风险比；PROM，预测死亡风险的评估工具；STS，美国胸外科医师学会（From Tuzcu EM, Kapadia SR, Vemulapalli S, et al. Transcatheter aortic valve replacement of failed surgically implanted bioprostheses: the STS/ACC Registry. J Am Coll Cardiol 2018;72:370-382.）

无支架瓣膜的患者出现位置不良，并且与急性肾损伤和更高早期死亡率相关。装置错位的独立相关因素是瓣膜衰败导致的单纯性反流，自膨胀式经导管瓣膜和缺乏 X 射线透视标记的瓣膜。

重度 PPM 的瓣中瓣手术

PPM 是植入人工瓣膜相对于患者体型大而瓣膜太小时出现的情况[94]。重度 PPM 被定义为植入术后瓣膜有效开口面积（EOA）指数在不肥胖患者［体重指数（BMI）$<30\ kg/m^2$］$<0.65\ cm^2/m^2$，在肥胖患者（BMI$\geqslant30\ kg/m^2$）$<0.6\ cm^2/m^2$。发生重度 PPM，在有环上装置功能的 TAVR 术中为 5%～10%，外科主动脉瓣替换术为 10%～25%[95-96]。与达到中度 PPM 相比，TAVR 或 SAVR 术后严重 PPM 的长期死亡率更高，术后临床改善更差，装置耐久性更短，再干预的比例更高[97-98]。

VIVID 注册研究的数据提示，接受主动脉 VIV 手术患者合并重度 PPM（占注册的 7.6%）的临床结果显著较差（图 27.4）[99]。调整外科瓣膜标签尺寸后，发现先前存在重度 PPM 与 1 年时死亡风险增加有关（OR=1.88）。似乎已证实小型外科瓣膜与 VIV 术后更差临床结果之间存在关联，至少有一部分与重度 PPM 相关，而不是直接与外科瓣膜的小尺寸相关[85]。重度 PPM 的术后跨瓣膜压力阶差增加频率更高[99]。在重度 PPM 行主动脉 VIV 中降低狭窄风险的尝试可能包括生物瓣环断裂（BVF）[100]。

由于 PPM 患者临床结果更差，强烈支持在手术中预防重度 PPM，已经提出与这些外科策略相关的安全性问题，在选择的队列中显示出可喜的结果[101]。预防策略包括主动脉根部扩大和优先使用更大瓣口面积的装置，从而降低 PPM 的风险。几项研究报道，使用环上位置比环内装置的外科生物瓣膜

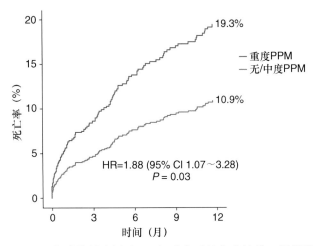

图 27.4　主动脉瓣中瓣（VIV）手术后的临床结果。根据严重瓣膜-患者不匹配（PPM）校正的 TAVR VIV 术后 1 年死亡率。数据来自 VIVID 注册研究的经导管 VIV 数据，包括 1168 例患者，其中 89 例（7.6%）既往存在严重 PPM（From Pibarot P, Simonato M, Barbanti M, et al. Impact of pre-existing prosthesis-patient mismatch on survival following aortic valve-in-valve procedures. JACC Cardiocasc Interv 2018;11:133-141.）

具有更好的血流动力学[102-103]。免缝合快速展开的瓣膜和无支架瓣膜已被提议作为主动脉根部扩大的替代方案，具有可接受的安全性并能够提供更好的瓣口面积[104-105]。自从 VIV 时代的开始，植入的外科瓣膜尺寸明显增大，重度 PPM 的比例降低[106]。

主动脉瓣中瓣术后的持续性狭窄

与 10 年前相比，随着操作者经验的增加和装置的改进，VIV 手术后大多数不良事件比例一直在降低。然而，主动脉 VIV 术后狭窄仍是重要的问题[107]。VIV 后主动脉瓣跨瓣压力阶差增加相对常见，被认为是这些手术的致命弱点[85]。与心脏直视手术相比，TAVR 手术中增加一种设备而无需脱钙或移除任何组织，在以前植入的生物瓣膜上经导管植入新的瓣膜会产生新植入瓣膜比以前瓣膜小的现象。如果新植入的瓣膜与前一个瓣膜尺寸相似，通常会出现极度膨胀不全。主动脉 VIV 后残余狭窄至少可以部分解释为支架生物瓣环的不一致性[26]。体外研究表明，膨胀不全的瓣膜在局部区域产生高应力导致退化加快[108]。

VIV 术后平均主动脉瓣跨瓣压力阶差（12～20 mmHg）明显高于常规 TAVR 手术（6～14 mmHg），这给 VIV 手术带来独特的挑战[109]。主动脉 VIV 术后狭窄的相关因素可分为术前、术中和术后的 3 种

特征（框 27.2）。狭窄术前相关因素包括基线的重度 PPM，涉及小型、明显狭窄或带支架的外科瓣膜。术后相关因素包括新植入瓣膜的临床血栓形成和 SVD。

有多种术中因素与术后跨瓣压力阶差增加相关，这是由操作者判断来修改和选择，经导管心脏瓣膜类型、尺寸和植入位置是优化血流动力学结果的重要参考因素。简化观点，有两种主要瓣膜设计即环内瓣膜和环上瓣膜。环内瓣膜的瓣叶置于瓣膜水平；环上瓣膜将瓣叶置于环上发挥作用。这些商业上可用于经导管心脏瓣膜中，Sapien XT 和 Sapien 3 瓣膜（Edwards Lifesciences）是环中瓣，CoreValve 和 Evolut 瓣膜（Medtronic）是环上瓣（当高位植入时）。由于环上装置的功能部分位于更高的位置，可以自然地实现更完全的瓣膜展开，获得更好的血流动力学结果，这个结论已得到多项体外研究的支持[110-111]。

一项试验研究中，环内经导管心脏瓣膜跨瓣压力阶差取决于外科瓣膜尺寸，23 mm 的 Perimount 外科瓣膜平均压力阶差为 9.1 mmHg，21 mm 生物瓣膜为 19.5 mmHg，19 mm 生物瓣膜为 46.5 mmHg[60]。其他试验研究发现，Trifecta 外科瓣内植入 CoreValve 瓣膜后，环上位置优于瓣环内位置，可以产生更低的跨瓣压力阶差[112]。已有临床数据证实环上瓣的重要性：内径＜20 mm 的小型外科瓣膜，59% 的 SAPIEN 瓣膜术后发现跨瓣压力阶差增加。

在瓣环上植入时，压力阶差增加与外科瓣膜尺寸的关系并不明显。如果这些装置植入较高，则允许更大的开口和减少外科瓣膜的限制[60]。一项临床

框 27.2	主动脉瓣中瓣术后狭窄的相关因素

术前特征
- 狭窄是衰败基线机制
- 术前重度瓣膜-患者不匹配
- 带支架外科瓣膜
- 小型外科瓣（内径≤20 mm）

术中特征
- 经导管心脏瓣环内
- 经导管心脏瓣膜位置深度
- 生物瓣环断裂困难

术后特征
- 瓣叶血栓形成
- 术后瓣膜-患者不匹配
- SVD

研究中显示，除了经导管心脏瓣膜类型和外科衰败机制之外，植入深度是平均压力阶差增加的重要独立危险因素[113]。

试验测试和临床数据显示，对于每一个经导管心脏瓣膜装置都有一个理想的高位，能够安全地降低术后跨瓣压力阶差增加的风险（图 27.5）[112-114]。植入达到 4 mm 深度（Evolut 装置）或达到外科瓣环下 20% 的装置框架（Sapien 3）认为是最优临界点。在主动脉 VIV 中，Sapien 3 最理想位置是将中心标志底部定位于外科瓣环上 6 mm 以获得高位植入目标[92]。一项研究建议，专注于将中心标志定位展开而不在 Sapien 3 框架的顶部可能会有所帮助[92]。尽管较高装置定位有更好的血流动力学改善，但过度增高的位置会导致瓣膜位置不当、血栓或冠状动脉通路的困难，极少数情况下还会发生冠状动脉阻塞[115-116]。

术中选择装置方面，操作者应该在临界情况下考虑使用更大的经导管心脏瓣膜以改善术后血流动力学的重要性[114]。如果在 VIV 条件尝试采用相对较大的经导管心脏瓣膜，扩大型号，就很有必要将其放置在较高位置，以避免植入瓣膜在舒张期不能完全展开和严重的瓣叶卷曲。

小型经导管心脏瓣膜（如 20 mm Sapien 3）允许在更小的外科瓣膜中植入，经导管心脏瓣膜很少出现变形。然而，较小经导管心脏瓣膜因为小的瓣膜开口面积可以自然地产生严重 PPM，应在术前仔细测算以避免出现次优的结果。已经发表许多报道，成功采用超高压扩充相对非顺应性的球囊，有意撕裂生物瓣膜的瓣环以扩展经导管心脏瓣膜[100,115,117-122]（图 27.6）。

允许已植入或即将植入的生物瓣环断裂，这增加 VIV 的瓣膜面积并降低 PPM 的可能性[100]。小型外科瓣膜患者，在 VIV 术后存在残余压力阶差升高的风险，似乎能更多受益于这种技术。临床数据显示，在高压扩充时能够有效地使各种各样的外科瓣膜环断裂[118]。

生物瓣膜在出现瓣环断裂的压力方面各不相同[123]。多种外科瓣膜，如 Epic（St. Jude Medical）和 Mosaic（Medtronic）瓣膜，会在相对较低的压力下断裂；如 Hancock Ⅱ（Medtronic）、Trifecta、老一代 Carpentier-Edwards 和 Avalus（Medtronic）瓣膜，球囊扩张不能使其断裂，偶尔缝合环和框架可被拉伸开。其他生物瓣膜［如 Inspiris 瓣膜（Edwards

Lifesciences）］允许在低压下扩张瓣环，这使 VIV 手术更加有效，并且无高压球囊扩张时所带来的潜在危险。

生物瓣环断裂的安全性、目标人群和最佳候选者仍然未定。由其造成的观察和理论上的风险，包括重大并发症，不常见但很严重。目前尚不清楚生物瓣环断裂在经导管心脏瓣膜植入前还是植入后实施。在 VIV 之前实施生物瓣环断裂可能会导致血流动力学不稳定，而在 VIV 术后高压扩张可损坏新植入的经导管瓣膜，存在耐久性问题，在少数情况下会出现急性瓣膜反流。需要长期随访数据来了解，除了观察到的急性血流动力学改善之外，还需证实生物瓣环断裂是否能改善临床预后。

主动脉瓣中瓣的人工瓣膜临床血栓形成

一般来说，在 TAVR 特别是 VIV 人群中，临床瓣膜血栓形成是低估的不良事件。很可能主动脉 VIV 术后随访中一些残余狭窄可以通过有效的抗凝得以缓解。低密度的瓣叶增厚在 10%～20% 的常规 TAVR 手术中发生[124-126]。相对普遍表现为可通过抗凝所阻止，但是与跨瓣膜压力阶差升高无关，几乎所有这些患者都无症状。常规 TAVR 术后合并血流动力学意义的临床瓣膜血栓形成很少见[127]。然而，实验测试和临床数据提示主动脉 VIV 术后临床血栓形成明显常见[128-132]。

来自 VIVID 注册的分析，VIV 术后临床血栓形成发生率为 7.6%[133]。这些病例一般在术后 3～6 个月诊断。大多数患者存在症状恶化，几乎所有患者均有跨瓣膜压力阶差的增加，在抗凝治疗后可以明显地下降。临床血栓形成在出院后口服抗凝药的患者不常见，而在 Mosaic 或 Hancock Ⅱ 支架猪生物瓣膜中更常见。据计算，置换这两种瓣膜患者在主动脉 VIV 后不采取抗凝治疗，约 20% 的患者在后来出现临床血栓形成[133]。

这些发现有重要的临床意义。VIV 术后早期跨瓣的平均压力阶差显著增加可能是血栓并发症的信号，需要严密监测。对于患者来说，在 VIV 术后有必要进行血流动力学结果良好的基线评估和细致的随访，包括 30 天超声心动图评估，以便早期鉴别血栓并发症。同时，选择接受 VIV 手术，尤其是那些接受特殊外科瓣膜容易在 VIV 术后出现临床血栓的患者，并且无法接受细致的超声心动图随访的患者，可能受益于 3～6 个月的抗凝治疗，除非他们出血并

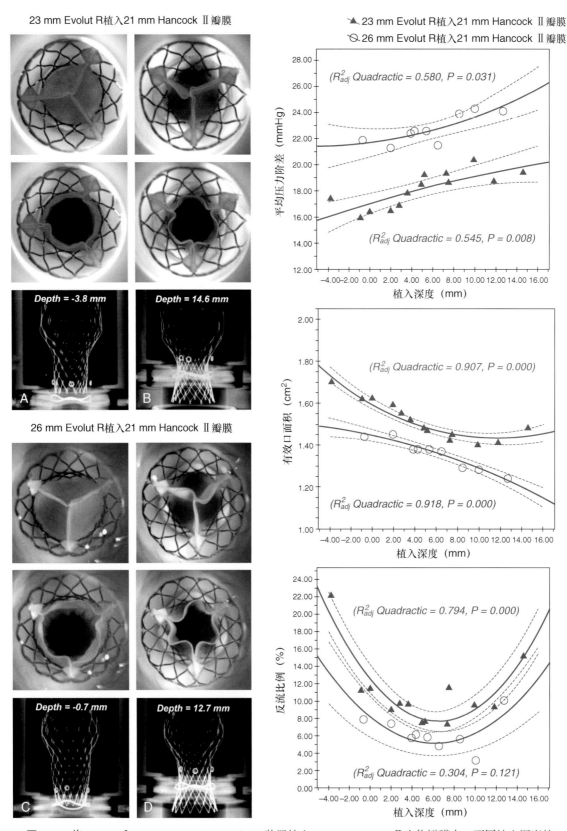

图 27.5 将 23 mm 和 26 mm CoreValve Evolut R 装置植入 21 mm Hancock Ⅱ 生物瓣膜中，不同植入深度的血流动力学结果和瓣叶变形。A. 23 mm Evolut R 在 3.8 mm 处。B. 23 mm Evolut R 在 14.6 mm 处。C. 26 mm Evolut R 在 0.7 mm 处。D. 26 mm Evolut R 在 12.7 mm 处。虚线代表 95% 置信区间。$P<0.05$ 被认为有统计学差异。R^2_{adj}，校正的 R 平方（From Azadani AN, Reardon M, Simonato M, et al. Effect of transcatheter aortic valve size and position on valve-in-valve hemodynamics: an in vitro study. J Thorac Cardiovasc Surg 2017;153:1303-1315.）

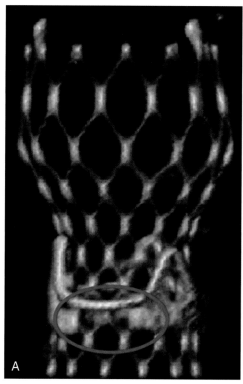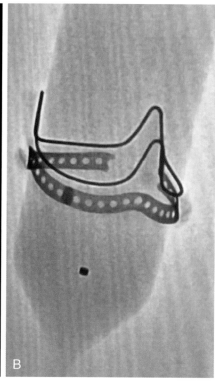

图 27.6　生物瓣环断裂使经导管植入的心脏瓣膜容易展开。A. 术后 CT 影像证实 21 mm Edwards Magna 组织瓣上单一断裂点（红色圆圈），患者接受经导管主动脉瓣中瓣植入术，采用 22 mm True Dilation 球囊（CR Bard，Murray Hill，NJ）和高压扩充使生物瓣断裂，然后将 23 mm Medtronic Evolut R 瓣膜植入。B. 既往实验测试使用 22 mm 的 True Dilation 球囊使 21 mm Edwards Magna 组织瓣断裂获得的 X 射线透视图像显示出相似之处（From Allen KB, Chhatriwalla AK, Saxon JT, et al. Bioprosthetic valve frac-ture: technical insights from a multicenter study. J Thorac Cardiovasc Surg 2019;158:1317-1328.）

发症风险增加。TAVR 人群的特殊亚组抗凝试验将有助于指导未来的术后方案，以阻止血栓并发症。

主动脉瓣膜植入后的冠状动脉阻塞

TAVR 术后冠状动脉血流减少是严重的并发症[30,134]。临床上表现为瓣膜植入术后即刻或短时间内突然的严重低血压或心电图变化[135]。超声心动图节段性左心室运动障碍也提示立即进行主动脉造影评估。冠状动脉阻塞后住院死亡率接近 50%，其风险在主动脉 VIV 中（2%～3%）约为常规 TAVR（0.2%～0.5%）的 10 倍[136-137]。同样，VIV 术后延迟的冠状动脉阻塞发生在术后几小时甚至几天，也比常规 TAVR 更常见。

新植入经导管心脏瓣膜的生物瓣叶移位经常是阻塞的主要原因[30,138]。在舒张期，主动脉瓣叶处于闭合状态，广泛开放的主动脉窦使大量血液传送到冠状动脉。TAVR 后，存在于倾斜的生物瓣叶舒张期不关闭的异常情况，血液流向主动脉窦减少。在倾斜瓣叶升高到冠状动脉平面之上，使瓣叶与主动脉

窦壁或窦管交界处间隙狭窄[30,138]，冠状动脉开口起源较低和狭窄主动脉窦的患者易于发生冠状动脉阻塞（框 27.3）。

VIVID 分类根据能够决定冠状动脉阻塞风险

框 27.3　主动脉瓣中瓣术后冠状动脉阻塞的相关因素

解剖因素
- 低位冠状动脉开口
- 窦管交界处狭窄/窦部高度低
- 主动脉窦狭窄
- 既往主动脉根部修复（即主动脉根部替换、冠状动脉再植）

生物瓣膜因素
- 瓣环上位置
- 高瓣叶轮廓
- 内支架框（如 Mitroflow、Trifecta）
- 无支架框（如自体移植物、无支架瓣）
- 瓣叶庞大

经导管瓣膜因素
- 密封袖套加长
- 高位植入

的开口位置和主动脉窦或窦管交界处的大小，定义了冠状动脉开口的解剖关系，将其分为 3 种主要类型[138]（图 27.7）。Ⅰ 型，冠状动脉开口在倾斜瓣叶的顶部上方，即使主动脉窦部狭窄，倾斜瓣叶也不能覆盖到冠状动脉的血流。Ⅱ 型，倾斜瓣叶可能超过冠状动脉开口上方水平，此时冠状动脉阻塞风险依赖于主动脉窦部容纳倾斜瓣叶的能力（Ⅱ A 型，宽窦部；Ⅱ B，窄窦部）。偶尔，植入瓣膜有瓣叶在倾斜的时候延展到主动脉窦管交界处水平之上。这些情况时只要主动脉窦和窦管交界处宽（Ⅲ A 型），可能不会带来 TAVR 后冠状动脉阻塞风险。然而，如果主动脉窦部（Ⅲ B 型）或窦管交界处（Ⅲ C 型）单纯狭窄，可以发生倾斜瓣叶导致的冠状动脉阻塞。

VIVID 注册研究对 1612 例主动脉 VIV 手术进行分析，结果表明，冠状动脉阻塞在无支架生物瓣

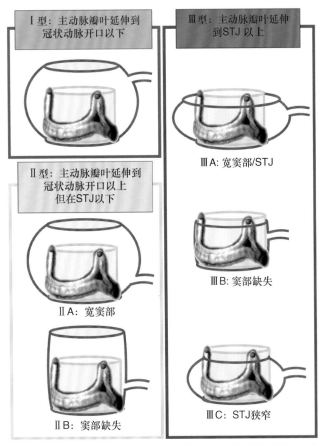

图 27.7 VIVID 注册研究对瓣中瓣冠状动脉阻塞风险的分类。VIVID 对冠状动脉开口和主动脉根部形态分类，影响经导管主动脉瓣置换术（TAVR）后的冠状动脉阻塞风险。STJ，窦管交界处（From Komatsu I, Mackensen GB, Aldea GS, et al. Bioprosthetic or native aortic scallop intentional laceration to prevent iatrogenic coronary artery obstruction. Part 1: how to evaluate patients for BASILICA. Eurointervention 2019;15: 47-54.）

膜或外部安装瓣叶的支架生物瓣膜比带支架内部安装瓣叶的生物瓣膜更常见[139]。尚未显示经导管心脏瓣膜类型和即刻冠状动脉阻塞风险的相关性。然而，使用自膨胀式瓣膜装置有更高的延迟性冠状动脉阻塞风险。识别冠状动脉阻塞风险的患者对避免这种罕见但可能致命的并发症至关重要[138]。尽管 CT 是评估冠状动脉阻塞风险的金标准，在心导管室常规冠状动脉造影和主动脉造影能够传递这种风险的重要基本图像信息。

接受外科生物瓣膜置换术后出现反流的患者，主动脉根部造影时对比剂显影较差的情况相对常见。半选择性地将对比剂注射到冠状动脉开口或仅注射到冠状动脉窦的基底部，可以使用极少量对比剂更好地评估衰败外科瓣膜和冠状动脉开口之间的几何关系。采用左前斜位加头位投射，支架生物瓣膜内的支柱以 1～2 方式对齐（即获得一个瓣叶侧面投影），能够显示左主干开口与潜在的倾斜瓣叶的关系，也能很容易地显示开口是否起源在外科瓣膜位置的上方（Ⅰ 型），这种病例没有阻塞风险存在。冠状动脉造影另一个重要的方面是如果发生阻塞，能够鉴别阻塞区域的大小，旁路移植的通畅性、明显的侧支循环血流和冠状动脉优势类型，可能会改变冠状动脉阻塞的临床意义。

CT 可对主动脉根部的解剖进行 3D 评估，包括冠状动脉开口高度、主动脉窦宽度和高度以及窦管交界处。CT 可显示瓣膜组织特性、体积和钙化，虚拟经导管心脏瓣膜到冠状动脉开口距离（VTC）是 CT 获得的参数，联合了冠状动脉高度，主动脉窦宽度和经导管心脏瓣膜大小的风险等因素，并显现生物瓣膜根部倾斜[30,140]。这是通过叠加虚拟环模拟预期的膨胀式经导管心脏瓣膜的直径，放置到外科人工瓣膜的几何中心，然后用卡尺测量出瓣环到每个冠状动脉开口距离的最佳实施办法。

短的 VTC 距离可预测冠状动脉阻塞：理想的最佳界限水平 4 mm 最能识别具有高敏感度和高特异性（分别为 85% 和 89%）的高危患者，尽管阳性预测值较低，但其与临床实践中冠状动脉阻塞较低的发生率相关[139]。当倾斜瓣叶顶部能够覆盖窦管交界处时，倾斜瓣叶和窦管交界处的距离也应该测量。仍然还存在与植入后经导管心脏瓣膜的实际直径、位置、形状和倾斜度相关的不确定性，所有这些受到许多因素的影响，这些因素在 TAVR 前难于预测[138]。

紧急冠状动脉支架植入在冠状动脉阻塞时是可行的[141-142]。因为瓣叶阻塞后进入冠状动脉具有挑战性，因此在 TAVR 前冠状动脉内放置指引导丝（带有或不带有未展开的支架），必要时可以在冠状动脉开口植入支架，这样实施冠状动脉保护是合理的。支架沿着经导管心脏瓣膜向冠状动脉开口展开，以保持生物瓣叶远离开口（烟囱或通气管支架植入）。但是，这种支架保护技术在不需要时展开支架是有支架嵌顿的风险。

紧急救援技术的长期结果并非最佳，担心包括支架血栓形成、再狭窄和再进入冠状动脉极具挑战[30,143]。如果紧急救援支架植入或其他经导管技术不可能时，紧急冠状动脉旁路移植术是另一种选择，但通常是高危手术。

为了避免冠状动脉阻塞，推荐一种维持冠状动脉血流的手术方法。生物或自体的主动脉瓣叶的有意撕裂以阻止医源性冠状动脉阻塞，手术通过撕裂处于危险冠状动脉前面的瓣叶（bioprosthetic or native aortic scallop intentional laceration to prevent iatrogenic coronary artery obstruction，BASILICA）可直接解决冠状动脉阻塞的病理生理学问题[144-147]。BASILICA 的概念是在 TAVR 后有意地将切割的瓣叶展开，以创造一个三角形空间允许血液流向主动脉窦部，并流向冠状动脉，否则冠状动脉就被阻塞。

BASILICA 手术步骤使用带电的金属线穿透瓣叶，然后撕裂。通过 X 线正侧位透视图像和 TEE 的精确指导，准确地穿透生物瓣叶[148]。由于临床数据有限，手术和短期结果显示有利的效果，能够应用于几乎所有冠状动脉阻塞的病例，无须提前植入支架的必要[149]，也还有其他的医源性冠状动脉阻塞的主动脉根部流体力学受益，有可能降低血栓风险，提高瓣膜的耐久性[150-151]。

医源性冠状动脉阻塞需要对冠状窦和瓣叶有更深入的解剖学理解以获得精确的穿孔和撕裂。使用源自 CT 的两个垂直透视角度即正位和侧位投射角度，对于每个冠状窦都有其最佳投射角度[148]。当医源性冠状动脉阻塞在非常狭窄的冠状窦内实施时，每一冠状动脉偏心开口位置涉及与每一冠状窦的关系尤其重要，这能够通过 CT 鉴别。

在外科植入后，左主干开口通常起源于左侧冠状窦中心的前面，而右冠状动脉开口通常轻度偏向右冠窦和无冠窦交界。TAVR 术后，冠状动脉开口与瓣叶的关系是随机的。TAVR 术后评估新冠状窦大小

和阻塞风险的次优能力，应该考虑与医源性冠状动脉阻塞手术风险相关。医源性冠状动脉阻塞治疗技术可以持续改进，包括使用专用工具可安全有效地预防冠状动脉阻塞。

少见生物瓣膜的主动脉瓣中瓣植入

15%～20% 的主动脉 VIV 手术在无支架的外科生物瓣中实施，采用快速展开的瓣膜（即免缝合瓣膜）和经导管心脏瓣膜，这些不同亚组的临床结果各不相同。

无支架生物瓣膜缺乏金属框架，没有 X 射线透视标志，主要见于同种移植物、自体移植物和各种生物瓣膜［如 Freestyle、Freedom、Toronto SPV 和 Prima（Edwards Lifesciences）］[20]。这些瓣膜更常见的衰败表现是反流而不是狭窄，近些年它们的临床使用已经减少，衰败的无支架瓣膜中 VIV 手术与较高的手术并发症发生率相关。

VIVID 注册按研究的数据共 1598 例 VIV 手术（18% 无支架），比较无支架和有支架瓣膜结果[152]。无支架瓣膜衰败的患者比有支架瓣膜衰败的患者年轻，在 56% 无支架瓣和 20% 带支架瓣中生物瓣膜衰败的机制表现为主动脉瓣反流。无支架 VIV 手术更常在全身麻醉及 TEE 指导下实施，自膨胀式瓣膜也更常用于这些手术。与有支架 VIV-TAVR 相比，无支架 VIV-TAVR 更常涉及最初装置错位（10.3% vs.6.2%；P=0.014），再次经导管植入瓣膜（7.9% vs. 3.4%；P<0.001），冠状动脉阻塞（6.0% vs.1.5%；P<0.001），轻度以上的瓣周漏更多（P<0.001）。然而，与有支架瓣膜相比，无支架瓣膜 VIV TAVR 后严重 PPM 和术后跨瓣压力阶差升高的发生率较低，30 天（6.6% vs.4.4%；P=0.12）和 1 年（15.8% vs.12.6%；P=0.15）的死亡率无显著增加趋势。

多种外科瓣膜被设计用于快速展开，如 Perceval（Livanova）和 Intuity（Edwards Lifesciences）瓣膜正在被越来越多地植入。由于这些人工瓣膜在手术时间和血流动力学改善方面的潜在优势，经常被植入已经处于高危和易于发生 PPM 的患者中，以及对他们来说再次手术是高危风险。VIV 干预在治疗快速展开瓣膜衰败的合适患者中发挥着重要作用。

来自 VIVID 注册研究数据中 30 例免缝合瓣膜衰败的 VIV（包括 24 例 Perceval 瓣膜）已经发表[153]。免缝合瓣 VIV 手术主要在体型相对较小的患者中

实施，这些体型特征的 PPM 风险更大。与匹配支架 VIV 术相比，免缝合瓣 VIV 术后压力阶差更低，并且没有文献报道冠状动脉阻塞的病例，免缝合瓣 VIV 术仍需进一步研究。

经导管心脏瓣膜装置内的 VIV 手术并不少见，被分类为急诊 VIV 手术，主要由于瓣膜位置不良引起，以及用于经导管心脏瓣膜退行性病变 VIV 手术。关于经导管心脏瓣膜退化的 VIV 手术，急诊要比常规手术的数据多很多[154]，主要因为早年 TAVR 是相对新的手术，由于操作者缺乏经验和装置的特性（如短支架、无法重新放置），经常出现装置位置不良的风险。随着世界范围内 TAVR 手术大量增加，以及更好的操作技巧和装置特性，可预期因为位置不良而导致的主动脉 VIV 手术更少，更多的是因为装置退变。关于经导管心脏瓣膜衰败装置中行主动脉 VIV 临床结果的数据有限[155-156]。这些手术的主要挑战是更多与冠状动脉阻塞、瓣膜血栓形成和进入冠状动脉通路的风险相关，而更少与主动脉 VIV 手术其他风险相关，如术后跨瓣压力阶差增加和装置位置不良。这些病例中，预防医源性冠状动脉阻塞的新技术正在发展中。

展望

在过去 20 年里，人工生物瓣膜代替机械瓣膜的植入持续增加。这些装置易于发生结构性瓣膜毁损并最终导致瓣膜衰败。令人担忧的是即将来临的生物瓣膜衰败大流行的可能，特别是接受治疗的年轻患者，当这些瓣膜衰败时，需要微创方法施行 VIV 的期望明显增加。目前的装置和技术有助于成功治疗大多数退变的外科瓣膜。

主动脉 VIV 主要受限于主动脉根部缺乏足够的空间（如残余狭窄）和失败的装置组织倾斜有关的机械并发症（如冠状动脉阻塞）直接相关。新兴的工具和技术使操作者能够掌握现有装置并在其内部安全植入新的装置。理想的生物瓣膜除了在衰败时容易治疗外，还应有极佳的耐久性记录，但耐久性不能视为这些病例长期处理的唯一考虑。一些生物瓣膜不适合安全有效的 VIV。

以良好的疗效和极小的风险（如最佳的瓣膜处理性）用 VIV 治疗生物瓣膜衰败的能力是重要的概念。参考已发表的证据，使用先进的经导管技术，如生物瓣环断裂和防治医源性冠状动脉阻塞，可有助于阻止 VIV 后的不良事件，但需要持续的研究。

尚需处理经导管心脏瓣膜装置衰败不断增长的其他问题，目前正在开发新的策略，移除或置换现在心脏瓣膜衰败的瓣叶，从而使经导管 VIV 植入更加容易，并实现进入冠状动脉顺畅。仔细的术前影像筛查，操作者更好理解和熟练技巧将进一步改善接受 VIV 患者的临床结果。只要人工瓣膜具有有限的耐久性，我们就期待治疗他们的技术和工具将不断地改进。

参考文献

扫二维码见参考文献

28

妊娠合并心脏瓣膜疾病

Karen K. Stout, Eric V. Krieger

孟立立 译 朱鲜阳 审校

目录

要点

- 妊娠增加心输出量和血容量，使狭窄的心脏瓣膜病变加重，增加严重瓣膜狭窄患者的心力衰竭。
- 产后即刻血容量增加，高危患者分娩后需要48～72 h密切监测。
- 患有心脏病的女性发生心血管事件的风险为5%～70%。NYHA心功能分级较高、二尖瓣狭窄或主动脉瓣狭窄、机械瓣膜、肺动脉高压或伴有多发性病变的孕妇风险最高。

- 母体或胎儿不良事件风险增加的孕妇应转诊到有丰富经验的治疗中心。
- 大多数心脏病变患者选择阴道分娩较为安全，剖宫产仅适用于具有剖宫产指征的孕产妇。
- 机械瓣膜置换术后的孕妇风险事件较高，必须严格抗凝，尽管华法林对胎儿影响较大，但仍推荐孕妇在妊娠中期和晚期使用。每例患者均需要个体化的抗凝治疗。

发达国家中妊娠通常安全，患有心脏病的女性在妊娠期间死亡的风险要比无心脏病的女性高100倍。准确的风险评估、产前咨询、妊娠期和围产期的多学科诊治至关重要[1]。

妊娠合并心脏瓣膜疾病包括既往有心脏瓣膜疾病史的女性，须评估产妇和胎儿的潜在风险；已知患有心脏瓣膜疾病女性的妊娠前咨询；妊娠期间诊断为心脏瓣膜疾病的女性，妊娠的正常生理变化都会加剧心脏瓣膜病变的血流动力学改变，而非妊娠状态的无症状女性，在妊娠期间也有发展为失代偿性的病变。

由于药物、辐射或手术对胎儿的潜在影响，这类疾病的孕妇管理尤为复杂。孕产妇和胎儿的风险增加，大多数患有心脏瓣膜疾病的孕妇可以在经验丰富的中心，由多学科团队的系统管理下成功地完成妊娠。

妊娠的生理学改变

正常血流动力学变化

妊娠

妊娠期间，血浆体积、红细胞容积和心输出量均有大幅度增加（图28.1）[2-6]。心输出量增加达45%，心率增加20%～30%，每搏量增加较少[7-10]。最早发生心脏排血量增加是在妊娠的第10周，24周时达到最大（图28.2）[9,11-12]。妊娠期间肺动脉压可保持正常，在高容量的肺循环中，通过血管扩张可降低肺血管阻力[13]，左心室充盈压力维持正常[14]。

妊娠期间静脉张力的增加使前负荷加重[15]，而主动脉僵硬度的降低和微循环的改变可使后负荷降低[7]。全身血管阻力的减低可抵消心输出量的增加，使血压在妊娠期略有下降，左心室壁应力下降约

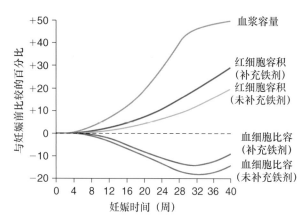

图 28.1　妊娠期间的血浆、红细胞和血细胞比容水平。在妊娠期间，血浆和红细胞容积显著增加（From Pitkin RM. Nutritional support in obstetrics and gynecology. Clin Obstet Gynecol 1976:19:489-513.）

30%，心肌需氧量随之减少。一些研究表明，左心室收缩力可能有轻度抑制，这种变化的幅度不具有临床意义[5,16-17]。由于妊娠的改变，心脏在收缩力降低的情况下仍可保持每搏量，足月时左心室充盈压与每搏量将达到非妊娠时的状态[18]。

体位变化

患有心脏瓣膜疾病孕妇的体位变化对血流动力学的影响尤为突出。仰卧位，妊娠子宫压迫下腔静脉，导致前负荷、每搏量和心输出量的减少，此时通过左侧卧位可避免这种改变[19]，一些患者需要在左侧卧位分娩，以维持心输出量。

围生期和产后的变化

围生期血流动力学将会受到子宫收缩、分娩疼痛和失血量的影响。疼痛使心率增快、血压升高和每搏量增加。子宫收缩将血液重新引入循环系统，伴随着心率增快，每次收缩时血容量均有增加，心输出量增加约 20%（图 28.3）。患有心脏瓣膜疾病的情况下，这些血流动力学的改变将加剧临床恶化[20-21]。分娩时由于子宫收缩引起血容量的增加可使左心室舒张末压升高，导致左心室顺应性降低的患者出现肺水肿。

妊娠期血容量的增加部分代偿阴道分娩的失血量，但患有心脏瓣膜疾病的孕妇不能迅速地耐受这种急性变化，尤其是左心室舒张压与容量关系非常陡峭时，如重度主动脉瓣狭窄的孕妇：血容量和前负荷的微小减低均可导致心输出量的显著下降。剖

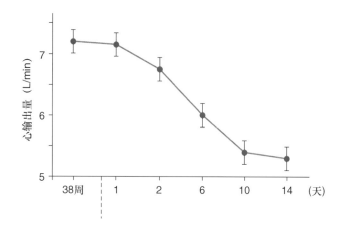

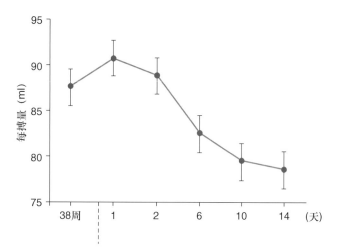

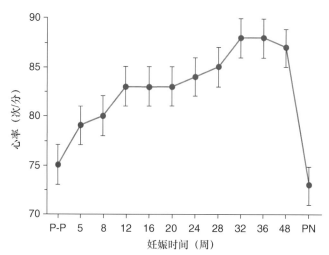

图 28.2　妊娠期与妊娠前相比，心输出量、每搏量和心率增加。P-P，妊娠前；PN，产后（From Hunter S, Robson SC. Adaptation of the maternal heart in pregnancy. Br Heart J 1992; 68:540-543.）

宫产手术时容量的变化要大于阴道分娩[6,22]，因此，心脏瓣膜疾病的产妇应减少剖宫产。

胎盘分娩后，每搏量和心输出量增加约 10%，并持续升高约 24 h。其后 2 周内，随着心率减慢和

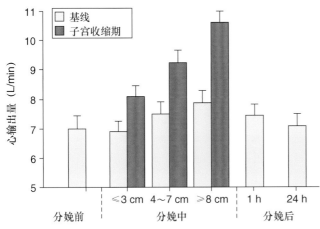

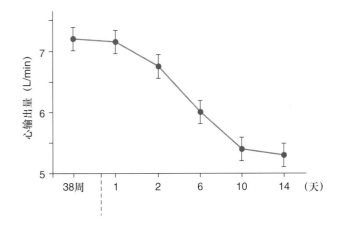

图 28.3　正常分娩期间心输出量的变化。每次子宫收缩时血容量增加，心率增快（From Hunter S, Robson SC. Adaptation of the maternal heart in pregnancy. Br Heart J 1992;68:540-543.）

血容量的减少，心输出量可下降 25%～30%[23-24]（图 28.4）。产后血管内外容量的转移恢复至原来的自身容量水平，一些患者在分娩后会出现症状[18,25]。分娩后 6～12 周，血流动力学恢复到基线水平，但产后新的基线状态可能与妊娠前不同，例如，左心室和主动脉的内径增大，高于基线时水平[8,24]。

超声心动图评估

正常解剖变化

　　妊娠的正常生理变化可在超声心动图上清楚展现。与基线值相比，左心室舒张末期直径增加 2～3 mm，收缩末期直径无变化，短轴缩短率和射血分数增加[26-32]。在妊娠后期，主动脉根部和左心室流出道直径增加 1～2 mm 并且持续存在[33-34]。左心房面积增加约 2 cm²[29]，与血清心房利钠肽水平的增高相关[35-36]。二尖瓣环直径略有增加，三尖瓣环直径明显增大[29]。25% 健康女性在妊娠期间会出现少量心包积液[36]。

多普勒改变

　　妊娠期心脏排血量增加导致经瓣膜的血流流速增快，主动脉瓣和左心室流出道速度增加约 0.3 m/s。心室早期充盈峰值（E 峰）速度增加 0.1 m/s，反映心房收缩的舒张晚期充盈（A 峰）速度增加 0.1～0.2 m/s[9,29]。与 E 峰速度相比，A 峰速度的增加更为明显，正常年轻人的 E/A 比率转向均衡或反向。肺静脉血流模式显示肺静脉 A 波的速度加快[7]，持续时间无变化，由于这些原因，孕妇在超声心动图

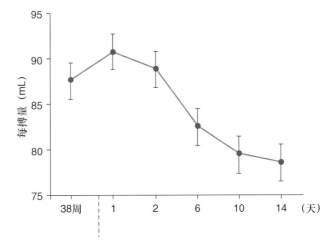

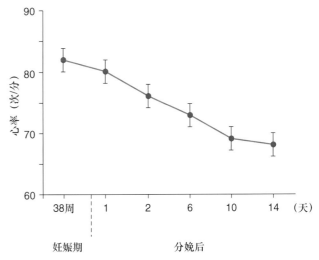

图 28.4　正常分娩后心输出量、每搏量和心率的变化。胎盘分娩后，每搏量增加，并持续升高约 24 h。其后 2 周内，随着心率和血容量的下降，心输出量下降 25%～30%（From Hunter S, Robson SC. Adaptation of the maternal heart in pregnancy. Br Heart J 1992;68:540-543.）

上可能出现心脏舒张功能障碍。

　　妊娠期间常见三尖瓣和肺动脉瓣的轻度反流、生理性二尖瓣反流，大多由瓣环扩张所致[37]。由于血容量增多和心率增快，妊娠期自身瓣膜和人工瓣

膜的压力阶差增大，将在其后相关的心脏病变中进行讨论。

流行病学

在过去的 40 年中，发达国家风湿性心脏病的发病率逐渐下降[38-39]，同一时期，成人先天性心脏病的患者有所增加，导致心脏瓣膜性疾病的其他原因（包括结缔组织疾病如马方综合征）在妊娠期间越来越多地得到确诊。发展中国家的风湿性心脏病孕妇仍然很常见，但在发达国家更为常见的是先天性和遗传性心脏瓣膜疾病。

先天性或遗传性心脏瓣膜疾病的患者常伴有其他相关的心血管异常，维持体循环的右心室或主动脉的病理改变使患者的风险更大。妊娠期心脏瓣膜疾病的风险评估较为困难，但仍可确定常见与特殊的心脏瓣膜疾病的风险。

不良预后的危险因素

欧洲心脏病学会（ESC）创建了 ROPAC（Registry on Pregnancy and Cardiac Disease），前瞻性地招募 1300 多例心脏病孕妇。患有心脏瓣膜疾病的入组者中，孕产妇死亡率为 2.1%，住院率为 38%。相对于北美和欧洲的中心，这一数值若有高估，因为大多数死亡发生在资源匮乏的国家[1]。并非所有心脏瓣膜疾病孕妇的风险都会增加，妊娠前咨询和妊娠期间合理的监测能准确识别不良事件的危险因素[40]。

一项多中心 CARPREG（Canadian study of Cardiac Disease in Pregnancy）纳入了患有各种类型心脏病的孕妇[41]。孕期不良事件的预测因子包括妊娠前心脏事件史、NYHA 心功能分级大于 II 级、发绀、左心梗阻和全心衰竭，这些因素可以预测母体事件的风险（表 28.1 和图 28.5）[42-43]，此研究中活产率为 98%。框 28.1 中列出胎儿或新生儿死亡的母体风险因素[44]。新生儿不良事件发生在 20% 的妊娠中，包括 18% 早产和 4% 小于胎龄的出生体重。患有先天性心脏病但非公认的遗传综合征孕妇的婴儿中，7% 患有先天性心脏病。

在同一研究群体中，将 302 例患有心脏病的孕妇与 575 例无心脏病的孕妇进行比较。心脏病孕妇的母体心脏并发症发生率为 17%，对照组为 0%，心力衰竭和心律失常占心脏并发症的 94%，2 例产后孕妇死于心力衰竭或肺动脉高压。新生儿并发症的风险为正常情况的 2.3 倍（图 28.6）。受孕产妇心脏和产科危险因素的叠加影响，需将患有这些疾病的孕妇转诊到高危产科诊所治疗（图 28.5）[45]。

2018 年 CARPREG II 前瞻性研究发表，研究对

表 28.1 孕产妇妊娠期心血管事件的预测因子：孕产妇不良预后的风险

CARPREG研究中孕产妇不良事件的预测因子[41]
- 既往心脏事件（心力衰竭、短暂性脑缺血发作、妊娠前卒中或心律失常）
- 基线NYHA心功能分级＞II级或发绀
- 左心梗阻（二尖瓣面积＜2 cm²，主动脉瓣面积＜1.5 cm²，超声心动图显示左心室流出道峰值压力阶差＞30 mmHg）
- 体循环心室收缩功能降低（射血分数＜40%）

CARPREG风险评分：每项CARPREG预测因子为1分。孕产妇心血管并发症的风险估计：0分，5%；1分，27%；＞1分，75%

CARPREG II 研究中孕产妇不良事件的预测因子[43]

既往发生心脏事件或心律失常	3分
基线NYHA心功能III～IV级或发绀	3分
机械瓣膜	3分
体循环心室轻度收缩功能障碍	2分
高危左心瓣膜疾病/LVOT梗阻	2分
肺动脉高压	2分
冠状动脉疾病	2分
高危主动脉病变	2分
既往无心脏干预	1分
妊娠晚期评估	1分

CARPREG II 风险评分：孕产妇心血管并发症风险评估：0～1分，5%；2分，10%；3分，15%；4分，22%；＞4分，41%

ZAHARA研究中孕产妇不良事件的预测因子[42]
- 心律失常发作史
- 基线NYHA心功能＞II级
- 左心梗阻（主动脉瓣峰值压力阶差＞50 mmHg）
- 机械瓣膜
- 体循环心室（左心）房室瓣中重度反流
- 肺循环心室（右心）房室瓣中重度反流
- 妊娠前使用心脏药物
- 已修复或未修复的发绀型心脏病

CARPREG，妊娠心脏病研究；LVOT，左心室流出道；NYHA，纽约心脏协会；ZAHARA，先天性心脏病女性妊娠荷兰研究
Modified from Regitz-Zagrosek V, Blomstrom Lundqvist C, Borghi C, et al. ESC guidelines on the management of cardiovascular diseases during pregnancy: the Task Force on the Management of Cardiovascular Diseases during Pregnancy of the European Society of Cardiology (ESC). Eur Heart J 2011;32:3147-3197, with the addition of the CARPREG II risk score.

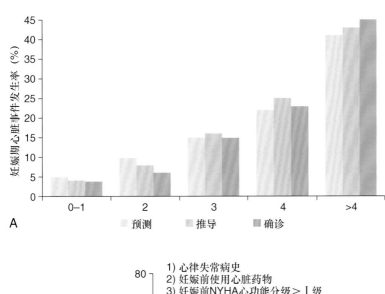

预测事件	得分
既往发生心脏事件或心律失常	3
基线 NYHA 心功能分级Ⅲ～Ⅳ 或发绀	3
机械瓣膜	3
心室功能不全	2
高危左心瓣膜疾病/左心室流出道梗阻	2
肺动脉高压	2
冠状动脉疾病	2
高危主动脉病变	2
既往无心脏干预措施	1
妊娠晚期评估	1

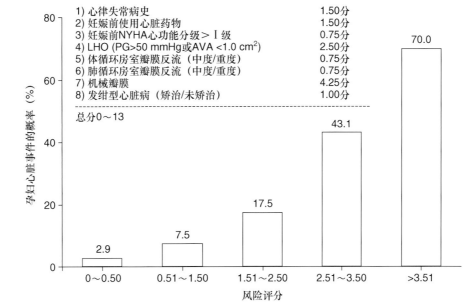

图 28.5　孕妇主要心脏事件的概率。CARPREG Ⅱ（A）和 ZAHARA（B）心血管风险评分的预期母体心血管风险（%）和观察到的心血管事件（%）。AVA，主动脉瓣面积；LHO，左心梗阻（Data from Drenthen W, Boersma E, Balci A, et al. Predictors of pregnancy complications in women with congenital heart disease. Eur Heart J 2010;31:2124-2132; Silversides CK, Grewal J, Mason J, et al. Pregnancy outcomes in women with heart disease: the CARPREG Ⅱ study. J Am Coll Cardiol 2018;71:2419-2430.）

象为 1938 例患有心血管疾病的孕妇，其中约 2/3 患有先天性心脏病[43]，多变量分析确定 10 个不良孕产妇事件的临床预测因子，对每个分数进行加权，制定新的 CAPREG 分数（表 28.1）。不良事件的最强预测因子是既往心脏事件、基线 NHYA 心功能分级Ⅲ级或更高、发绀和存在心脏机械瓣膜。不良事件的其他多变量预测因子包括心室功能不全、左心梗阻、肺动脉高压、冠状动脉疾病、主动脉病变、既往无心脏干预和妊娠晚期评估（图 28.7）。

　　另一项对 1302 例先天性心脏病（ZAHARA）孕妇的研究中，孕产妇不良事件的总发生率为 7.6%。

框 28.1　母亲对胎儿并发症的危险因素

胎儿不良事件的预测因子
- 发绀[41, 44, 158]
- NYHA 心功能分级＞Ⅱ级[41]
- 左心梗阻[41, 158]
- 吸烟[41, 44, 158]
- 抗凝剂[41]
- 多胎妊娠[41, 44]
- 心律失常[158]
- 妊娠前使用心脏药物[44]
- 心脏机械瓣膜[44]

NYHA，纽约心脏协会

孕产妇不良事件的最强预测因子是存在机械瓣、二尖瓣狭窄或主动脉瓣狭窄、NYHA 心功能分级大于 Ⅱ 级、有心律失常史以及妊娠前需要服用心脏药物。危险因素呈递加性，有 1 个以上危险因素的女性在妊娠期间发生孕产妇不良事件的风险超过 18%（表 28.1）[42]。

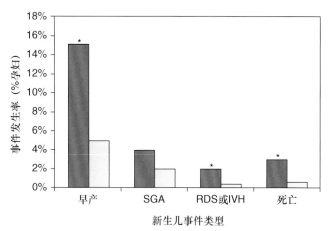

图 28.6　有和无心脏病孕妇的新生儿并发症。302 例心脏病孕妇的新生儿并发症（紫色），572 例无心脏病孕妇的新生儿并发症（浅蓝色）。* 表示有心脏病与对照组比较的 P<0.005。早产是指妊娠<37 周分娩；死亡包括胎儿和新生儿死亡。IVH，颅内出血；RDS，呼吸窘迫综合征；SGA，出生时体重低于胎龄（From Siu SC, Colman JM, Sorensen S, et al. Adverse neonatal and cardiac outcomes are more common in pregnant women with cardiac disease. Circulation 2002;105:2179-2184.）

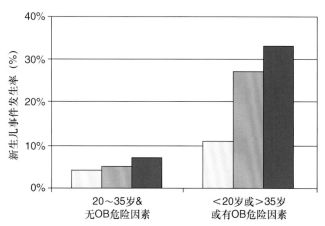

图 28.7　孕产妇年龄和危险因素对新生儿并发症发生率的影响。根据母体是否存在非心脏危险因素分为两组。产科（OB）高危因素包括吸烟、抗凝治疗、多胎妊娠以及孕妇年龄较小或较大。浅蓝色条表示对照组。灰蓝色条表示无左心梗阻（LHO）组或心功能差 / 发绀型心脏病患者组。深蓝色条代表 LHO 或心功能等级差 / 发绀的高危心脏病患者（From Siu SC, Colman JM, Sorensen S, et al. Adverse neonatal and cardiac outcomes are more common in pregnant women with cardiac disease. Circulation 2002;105:2179-2184.）

世界卫生组织（World Health Organization，WHO）利用已发表的风险模型和专家意见，制定了一份基于共识的文件，将患有心血管疾病的女性风险分为四类（框 28.2）[48]。WHO 风险 Ⅰ 类是指无明显风险增加的女性，如二尖瓣脱垂或室间隔缺损修术后的女性。高危妊娠 Ⅳ 类病变的女性，如有严重症状的主动脉瓣狭窄或二尖瓣狭窄和肺动脉高压的女

框 28.2　根据修改后的 WHO 分级确定的妊娠风险

WHO 风险 Ⅰ 类：孕产妇死亡率无明显升高，并发症发病率无或仅轻度升高
- 无并发症、极轻或轻度肺动脉狭窄、动脉导管未闭、二尖瓣脱垂
- 简单病变已成功修复（房或室间隔缺损、动脉导管未闭、肺静脉异位引流）
- 单纯性房性或室性期前收缩

WHO 风险 Ⅱ 类：孕产妇死亡率风险轻度增加或并发症发病率中度升高
- 未修补的房间隔或室间隔缺损
- 已修补的法洛四联症

WHO 风险 Ⅱ 类或 Ⅲ 类（取决于个体）
- 轻度左心室受损
- 先天性或获得性心脏瓣膜疾病不考虑 WHO 风险 Ⅰ 类或 Ⅳ 类
- 无主动脉扩张的马方综合征
- 二叶式主动脉瓣升主动脉<45 mm
- 已修补的主动脉缩窄

WHO 风险 Ⅲ 类：孕产妇死亡或严重并发症的风险显著增加；需要进行专家咨询。如果决定妊娠，在全妊娠期、分娩期和产褥期需要加强专业的心脏和产科专家的监测
- 心脏机械瓣膜
- 体循环性右心室
- Fontan 循环
- 未修复的发绀型心脏病
- 其他复杂性先天性心脏病
- 马方综合征伴升主动脉扩张 40～45 mm
- 二叶式主动脉瓣伴升主动脉扩张 45～50 mm

WHO 风险 Ⅳ 类：孕产妇死亡或严重并发症的风险极高；妊娠为禁忌证。如果已妊娠应建议终止妊娠。如果继续妊娠请参照 Ⅲ 类妊娠风险
- 重度二尖瓣狭窄，有症状的重度主动脉瓣狭窄
- 马方综合征伴升主动脉扩张>45 mm
- 伴有二叶式主动脉瓣相关性主动脉疾病，升主动脉扩张>50 mm
- 先天性重度主动脉缩窄
- 任何原因的肺动脉高压
- 体循环重度心室功能不全（LVEF<30%、NYHA 心功能分级 Ⅲ～Ⅳ 级）
- 既往患有围生期心肌病，并伴有残余左心室功能不全

LVEF，左心室射血分数；NYHA，纽约心脏协会

性，禁止妊娠。来自专家共识的世界卫生组织标准，在预测风险方面优于 CARPREG 和 ZAHARA 研究[49-51]（图 28.8）。ESC 建议按照世界卫生组织的风险分类进行孕产妇风险评估[52]。

主动脉扩张发生在二叶式主动脉瓣、法洛四联症、大血管转位或永存动脉干和已经接受过主动脉瓣修复术（Ross 手术）的女性中。这类女性在妊娠期间发生主动脉破裂或夹层的风险是基线时的 4 倍[53]。

妊娠通过多种机制增加主动脉夹层的风险：雌激素干扰胶原蛋白的沉积、弹性蛋白酶加速血管壁弹性层的破坏、松弛素减少胶原蛋白的合成。先天性异常的解剖风险似乎没有遗传性结缔组织疾病的风险那么高。患有二叶式主动脉瓣的孕妇在妊娠晚期和主动脉直径增大（尤其 > 45 mm）时发生夹层的风险最大（WHO 风险 Ⅲ 类）[54,56-57]。马方综合征患者中，主动脉直径 > 40 mm 的患者风险最高[58,60]。

这些研究强调将心脏瓣膜疾病与患者其他心脏病变综合评估的重要性，不良事件的风险因素多为

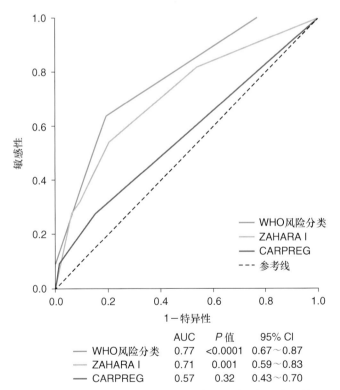

图 28.8　WHO、CARPREG 和 ZAHARA 研究结果对母体心脏事件的预测准确性。研究表明，修改后的 WHO 分类在预测母体心血管事件风险优于 ZAHARA 和 CARPREG 模型。AUC，曲线下面积；CI，置信区间 [From Balci A, Sollie-Szarynska KM, van der Bijl AG, et al. Prospective validation and assessment of cardiovascular and offspring risk models for pregnant women with congenital heart disease. Heart (British Cardiac Society) 2014;100:1373-1381.]

叠加性，功能分类在风险评估中很重要，优于潜在的血流动力学异常。

基本临床方法

疾病严重程度评估

患有心脏瓣膜疾病的孕妇评估，首先明确诊断并确定疾病的严重程度，心脏病症状的病史和体格检查的异常结果至关重要。

健康孕妇经常提示有心脏病的症状或体征（框 28.3）。80% 孕妇可检测到收缩期杂音，通常为良性血流杂音[61]。舒张期杂音和（或）良性血流性杂音不一致的杂音提示存在病理性改变。

既往有心脏病史、相关症状、动脉血氧饱和度降低、3/6 级或更强的收缩期杂音或任何舒张期杂音，需要进行超声心动图检查。超声心动图可以准确诊断心脏瓣膜疾病的位置和严重程度，识别相关的血流动力学异常（如肺动脉高压），评估左、右心室收缩和舒张功能不全。

TTE 能清晰描述瓣膜和心室功能，声窗较差或解剖结构复杂的患者不能准确诊断，TEE 是合适的替代检查。CMR 在孕妇中相对安全，特别是妊娠 3 个月之后，可以准确地量化瓣膜反流、心室大小和心室功能。评价心室与瓣膜功能而不需要钆对比剂，钆在妊娠期的安全性尚有争议，钆能穿透胎盘，故孕期避免使用。

心脏功能状态在风险分层中起着重要的作用。心功能分级差是母婴并发症的危险因素，除仔细询问症状外，运动测试可在妊娠前咨询中发挥作用。

框 28.3　正常妊娠期的心脏检查结果
症状
1. 疲劳
2. 端坐呼吸
3. 运动耐力降低
4. 心悸
5. 下肢水肿
体格检查
6. 胸骨左缘收缩期中期杂音（肺动脉血流杂音）
7. 第一心音分裂（S1）
8. 柔和的连续性杂音（静脉嗡鸣音）
9. 下肢水肿
10. 第三心音（S3）

如果有明显的心脏瓣膜病变和心功能状态受损，应考虑在妊娠前进行瓣膜手术。

妊娠期管理

临床监测

已经诊断心脏瓣膜疾病的孕妇，应该由心脏病专家与高危产科专家决定最佳随诊时间，评估所需的药物治疗，讨论分娩相关的问题，若患者在妊娠期间病情恶化，需确定相关的应急方案。

中重度心脏瓣膜疾病患者应密切监测，防止孕产妇和胎儿并发症，疾病的严重程度和临床病程决定随诊频率。每次就诊时，应仔细询问有无端坐呼吸、阵发性夜间呼吸困难、运动耐量下降、胸痛、呼吸困难或心悸的早期症状。任何运动耐量的变化或细微症状都应重新评估和重复影像学检查，与患者和亲属讨论未来妊娠的计划和产后干预的措施。

药物治疗

妊娠前应仔细检查所使用的药物，避免那些对胎儿有副作用的药物。如果一种药物非必要性，且在妊娠期间可能不安全，则应立即停止，如 ACEI 治疗无症状主动脉瓣反流的女性在妊娠期间应停止使用。维持临床稳定性的重要药物需要在妊娠期继续或调整，若患者正在接受维持病情稳定至关重要的致畸药物，则不建议妊娠。

有时，非药物治疗（如卧床休息、吸氧、避免仰卧位和患者教育）可以有效地减轻症状。利尿剂和 β 受体阻滞剂在妊娠期间广泛使用，特别是二尖瓣狭窄患者，可缓解妊娠期心动过速。因美托洛尔在妊娠期会加速新陈代谢，应与产科团队共同协商滴定剂量至心率效应。其他 β 受体阻滞剂也具有相似加速代谢的作用，许多研究发现阿替洛尔最明显。FDA 将阿替洛尔列为妊娠期 D 类药物，会导致胎儿宫内生长迟缓。袢利尿剂适用于肺充血的治疗，但可导致羊水过少，应谨慎使用[64]。

并发疾病的影响

患有心脏瓣膜疾病的孕妇起初身体状况良好，当出现血流动力学应激时，如伴有发热性疾病[65]会突然失代偿。发热和心动过速引起的代谢增加，感染可能导致心绞痛或心力衰竭的症状，建议适当接种流感和肺炎球菌疫苗。

遗传度

患有先天性心脏病（包括先天性心脏瓣膜疾病）的孕妇更有可能生下患有先天性心脏病的孩子[66]。虽然外显率不完全，但二叶式主动脉瓣在许多家族中是常染色体显性遗传[67-68]。二叶式主动脉瓣患者的子女更有可能出现相关疾病，如主动脉缩窄、主动脉病变或左心发育不全综合征[67,69]。

胎儿超声心动图可以诊断胎儿先天性心脏病，然而，主动脉缩窄或动脉导管未闭，通过胎儿超声心动图很难或无法诊断[70]。患有先天性心脏病的孕妇必须进行胎儿超声心动图检查，辨别重要的心脏缺损并提前规划治疗以及婴儿分娩后的护理。如果发现严重的心脏异常，可以咨询儿科心脏病专家、围生期专家和心脏外科专家讨论治疗问题，决定终止妊娠时应考虑有关选择性终止妊娠的法律。

围生期管理

指南不建议对心脏瓣膜病产妇阴道分娩时抗生素的预防[52,71-72]。

围生期血流动力学监测

重度心脏瓣膜疾病患者，特别是临床上存在严重症状的左心梗阻性病变的重症患者，应考虑进行有创血流动力学监测，放置导管至肺动脉和主动脉内连续监测血流动力学变化，并在分娩期和产后早期优化前负荷和后负荷。对于高危患者，分娩后需持续监测 24～48 h，以避免在此期间发生的血流动力学改变引起的病情恶化。

分娩方式

大多数患有心脏病的孕妇可以阴道分娩，剖宫产仅用于具有产科指征的患者[52]。心脏病孕妇阴道分娩与剖宫产围生期并发症的发生率无明显差异[45]。在 599 例心脏病孕妇中，27% 选择剖宫产分娩，其中 96% 为产科适应证，仅有 4% 的孕产妇是由于心脏状态差而选择剖宫产结束分娩。

许多高危产科中心建议引产，要确保有经验的心脏和产科团队对患者进行管理。最佳时机是接近足月，具备良好的子宫颈条件进行短期诱导，避免长期诱导。心脏病产妇的疼痛控制尤为重要，尽量减少儿茶酚胺的分泌刺激、心率和全身血管阻力的变化。硬膜外镇痛可致低血压，通常需增加血容量灌注以升高血压。如果胎儿有心脏异常，应计划分娩及时对新生儿监护。许多中心避免采用 Valsalva 动作，尽量减少母体的血流动力学应激。然而，这种做法尚无循证医学证据，可能会增加严重撕裂伤和产后出血的风险[73]。剖宫产适用于主动脉直径＞45 mm、慢性主动脉夹层或抗凝的产妇[52]。

手术干预时机

妊娠前接受评估的心脏瓣膜疾病女性，风险评估有助于决定是否有必要进行手术干预。大多数患有轻度至中度心脏瓣膜疾病的女性能够很好地耐受妊娠，瓣膜手术可以安全地推迟，严重的瓣膜功能障碍决策较为困难。拟行瓣膜修复，如二尖瓣脱垂的修复或二尖瓣狭窄的球囊瓣膜成形术，通常适合于妊娠前的干预。

如果妊娠期间需要更换心脏瓣膜，必须权衡纠正血流动力学异常的优势与使用人工瓣膜的风险。机械瓣膜需要抗凝，可以增加产妇并发症的发生率。生物瓣膜的耐久性有限，对年轻患者尤为明显。一些研究表明，妊娠会加速瓣膜的退行性改变；而另一些研究提示，瓣膜的退行性变率与年龄成正相关，而与妊娠无关。

应给予心脏瓣膜疾病孕妇个体化的建议，评估抗凝与再次手术的风险[74,76]。所有接受瓣膜置换术的年轻女性，应考虑到随后妊娠的可能性来选择人工瓣膜的类型。作者很少建议计划妊娠的女性中放置机械心脏瓣膜，因为妊娠期机械瓣膜并发症的发生率很高。

对于妊娠期首次出现心脏瓣膜疾病的女性，即使瓣膜性疾病较为严重，通常将手术干预推迟到产后。已患有心脏瓣膜疾病和血流动力学损害严重的女性，可以在妊娠期间进行手术干预。妊娠期间瓣膜手术的孕产妇死亡率为 3%，与非孕妇发病率相似，但胎儿死亡率为 12%～50%[77-81]。

孕妇或胎儿不良事件的危险因素包括 NYHA 心功能分级大于Ⅲ级、左心室功能不全和急诊手术，特别是主动脉夹层。为了尽量缩短体外循环时间，应由有经验的外科医生进行手术操作，胎儿的风险随着体外循环时间的延长而增加[82]。当心肺血流量＞2.4 L/（min·m²），平均动脉压＞70 mmHg，体温接近正常时，胎儿成活率最高[81]。妊娠期进行经皮球囊二尖瓣或主动脉瓣成形术，需将腹部屏蔽以防止胎儿辐射暴露。然而，瓣膜成形术多为紧急手术，其并发症会给胎儿带来不良后果。

妊娠期间接受医学管理的严重心脏瓣膜疾病的孕妇，应在分娩后使用与非妊娠的瓣膜疾病患者相同的标准进行手术治疗。产后幸福感的改善和照顾婴儿的责任可能导致患者对随访的依从性较差。合理的方法是在妊娠期间仔细评估心脏瓣膜疾病的程度，与患者讨论治疗的方案，如果需要手术，尽可能在同一所医院，产后的早期进行球囊瓣膜成形术或瓣膜置换术。

特殊心脏瓣膜病变及转归

主动脉瓣狭窄

重度主动脉瓣狭窄是妊娠期一种高危病变，在 ZAHARA 研究和 CAPREG 研究与 WHO 分类中确定为不良事件的预测因子。孕妇主动脉瓣狭窄的原因通常是先天性病变，表现为单瓣或双瓣畸形[41,83]，这些患者中有许多在儿童时期接受过外科瓣膜成形术或瓣膜切开术。已行主动脉单瓣切开术的 20% 患者，出现再狭窄而需要再次手术的时间，平均在首次手术后的 13 年，恰是最有可能妊娠的年龄[84]。

主动脉瓣狭窄孕妇每搏量的增加与跨瓣膜速度和压力阶差的增加相关。瓣膜面积计算和瓣膜指数在妊娠期间不会有很大的变化。由于全身代谢需求增加和每搏量的限制，许多先前无症状的主动脉瓣狭窄女性在妊娠期间出现症状[83,85]，左心室顺应性降低可引起充血性心力衰竭。妊娠期相对的心动过速限制了冠状动脉舒张期血流的时间，有时会导致心绞痛。叠加的血流动力学应激，如感染或贫血，可使以前耐受妊娠的女性发生临床恶化。主动脉瓣狭窄诱发母婴风险增加，风险分级与左心室流出道梗阻的严重程度密切相关[83,85-87]。约 1/2 的患者会上升 1 个 NYHA 心功能分级等级，充血性心力衰竭是最常见的并发症，发生率高达 40%[41,85,88]。

ROPAC 是主动脉瓣狭窄女性妊娠事件最大的前瞻性研究，包括 96 例中度或重度主动脉瓣狭窄孕妇。无孕产妇死亡，21% 的患者在妊娠期间因心血管疾病住院治疗，最常见的病因是心力衰竭，既往有严重症状性主动脉瓣狭窄孕妇住院率最高达 42%。新生儿并发症的风险明显增大，占主动脉瓣狭窄孕妇 25% 以上[41,88]。最常见的新生儿并发症是早产和出生时低于正常胎龄的体重，多由胎盘血流灌注减少所致[1,89-90]。

大多数患有轻度或中度狭窄的女性在妊娠期间无心脏事件发生，而重度狭窄患者即使妊娠前无症状，约 40% 出现相关的心脏事件[89,91]。妊娠期的临床恶化可能持续存在于分娩之后，使这部分患者延迟手术治疗增多[92]。

超声心动图可以量化主动脉瓣狭窄并识别任何相关性异常，如主动脉瘤。在妊娠晚期趋于平稳之前每搏量增加，峰值和平均主动脉瓣压力阶差在妊娠中期比早期增加约 50%[93]，主动脉瓣面积和瓣膜直径指数保持不变。

主动脉瓣狭窄增加孕产妇的风险，但大多数病例都能够成功地得到救治。即使狭窄很严重，孕产妇死亡较为少见[85,88,94]。如果出现症状，保守治疗选择包括卧床休息、利尿剂，减少消耗、氧气支持，发热时可以通过降低体温和卧床休息缓解。对于难治性症状或血流动力学障碍则需要在重症监护病房进行监测，优化前负荷和后负荷。药物治疗失败后的重度主动脉瓣狭窄孕妇施行球囊主动脉瓣成形术和主动脉瓣置换术[88,95-97]，经导管主动脉瓣置换术已成功地作为妊娠期外科主动脉瓣置换术的替代方法[98]。

二尖瓣狭窄

二尖瓣狭窄常由风湿性心脏病引起，偶见先天性二尖瓣狭窄[39]。孕妇二尖瓣狭窄杂音很难识别，超声心动图可以评估狭窄或反流的程度，估测肺动脉收缩压。妊娠期心输出量增加和心动过速导致平均舒张压增加约 30%[93]。

既往无症状的二尖瓣狭窄患者因相关的血流动力学变化，将会在妊娠早期出现症状[41]。43% 孕妇心脏功能状态轻微下降，30% 孕妇下降较严重，无心血管疾病的女性在妊娠时心脏功能状态也会有所下降[64]。随着经二尖瓣血流速度的增加，舒张期充盈时间缩短导致左心房压力升高，肺动脉压力增高与肺水肿。

症状多开始于妊娠中期，30%～43% 的二尖瓣狭窄患者发生心力衰竭，10%～20% 出现快速性心律失常，50% 需要药物治疗，43% 需要住院治疗[64,99]。2018 年发表的一项大型前瞻性队列研究中，23% 二尖瓣狭窄女性在妊娠期间住院，48% 重度二尖瓣狭窄患者发生心力衰竭[100]。

β 受体阻滞剂通过增加舒张期充盈时间，降低左心房压力，使前向每搏量增加来改善二尖瓣狭窄的孕妇。利尿剂仅用于容量过多的患者，利尿会减少子宫胎盘的血流量，在使用时必须谨慎。患有风湿性二尖瓣疾病的孕妇，需继续使用预防性抗生素以防止妊娠期风湿热复发（图 28.9）。

进入重症监护病房需要放置肺动脉导管来指导重症患者的药物治疗。药物治疗无效的患者，可以在妊娠期行球囊二尖瓣成形术。腹部须屏蔽以防止辐射暴露，或在 TEE 指导下进行，尽量减少 X 射线暴露[102-107]。如果辐射量＜5 拉德（rad）致畸性的风险非常低；如果辐射量＞10 rad，致畸性、中枢神经系统异常和儿童癌症的风险就会增加，应建议终止妊娠。

球囊瓣膜成形术的即刻和长期效果都很好。一项 71 例接受瓣膜成形术的 NYHA 心功能分级 Ⅲ～Ⅳ 级患者的研究中，98% 患者在妊娠结束时为 NYHA 心功能 Ⅰ～Ⅱ 级，44 个月时的无事件生存率为 54%。大多数事件发生在药物治疗的开始，一些患者接受再次瓣膜成形术或二尖瓣手术。母体瓣膜成形术后出生新生儿无临床异常，生长发育正常。

2010 年 Cochrane 回顾了 68 篇文章，1289 例妊娠期接受经皮球囊瓣膜成形术或二尖瓣狭窄手术的女性。轻微不良事件的发生率为 3%，主要并发症的发生率为 0.7%[108]。研究数据表明，如果药物治疗失败，可选择经皮瓣膜成形术[109-110]。

失代偿风险最高的孕妇是妊娠前有中重度二尖瓣狭窄和心脏症状的患者[64,99,111-112]。

主动脉瓣反流

主动脉瓣反流（图 28.10）在孕妇中并不常见，多见于二叶式主动脉瓣、既往瓣膜切开术、心内膜炎、风湿性瓣膜病和主动脉根部扩张。在主动脉疾病的病例中，如马方综合征，妊娠和主动脉夹层的风险比主动脉瓣反流更加密切相关。理论上，妊娠时全身血管阻力降低和舒张期的缩短会降低主动脉瓣反流的严重程度。现实中，主动脉瓣反流的严重程度变化不大是因为全身血管阻力的减少和妊娠相关的血容量增加，以及主动脉根部轻微扩大所抵消。通常，主动脉瓣反流患者妊娠耐受性良好，若出现症状时需仔细的评估，以区分瓣膜疾病的恶化或其他原因所致。

二尖瓣反流

妊娠期二尖瓣反流（图 28.11）多由二尖瓣脱垂、心内膜炎或风湿病引起。孕妇对轻度到中度二

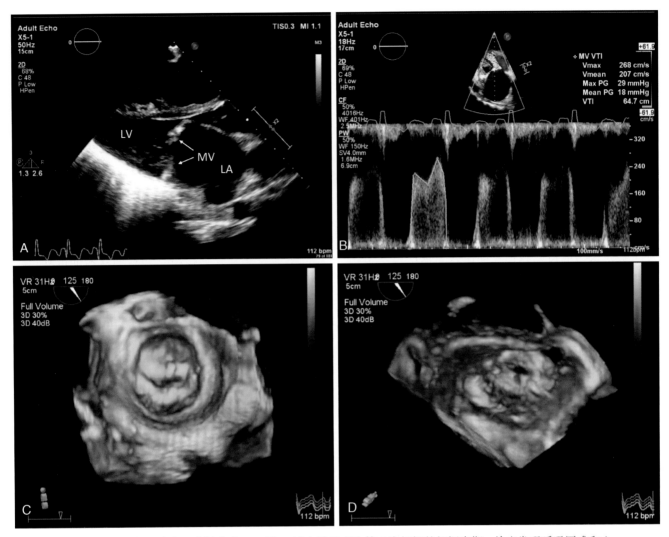

图 28.9　风湿性心脏病二尖瓣狭窄。一例 39 岁女性患者为第 5 次妊娠的妊娠中期。检查发现呼吸困难和心脏杂音，有心房颤动伴快速心室率。A.TTE 显示风湿性二尖瓣狭窄，胸骨旁长轴切面显示舒张期二尖瓣叶增厚和隆起，肺动脉高压导致右心扩张。B. 心率为 125 次 / 分，二尖瓣舒张期平均压力阶差为 18 mmHg，表明重度二尖瓣狭窄。给予利尿和心率控制，该患者仍有明显症状。TEE 检查有助于进行球囊二尖瓣成形术。C. 左心房视角的二尖瓣显示瓣叶尖端增厚，瓣叶交界处融合，有效瓣口面积小。D. 左心室视角的二尖瓣呈狭窄裂缝孔状、瓣叶交界处融合和瓣膜隆起。二尖瓣成形术后，舒张期压力阶差为 7 mmHg，瓣膜反流保持轻度，患者病情好转。LA，左心房；LV，左心室；MV，二尖瓣

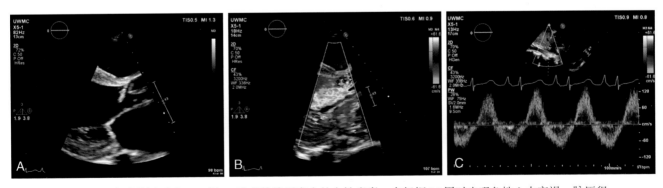

图 28.10　主动脉瓣反流。一例 26 岁有静脉吸毒史的女性患者，在妊娠 24 周时出现急性心力衰竭。脉压很大伴有舒张期杂音。A. 胸骨旁长轴切面显示主动脉瓣上有赘生物，左心室大小正常。B. 彩色多普勒图像显示主动脉反流的广泛射流束。C. 降主动脉的脉冲多普勒显示全舒张期逆向血流，符合重度反流

尖瓣反流耐受性良好。二尖瓣脱垂与产妇风险增加无关，除非存在重度二尖瓣反流[112-113]，如合并心房颤动或肺动脉高压。有病例报告提示由心内膜炎或二尖瓣黏液瘤引起的急性二尖瓣腱索断裂可导致妊娠期的临床恶化。

妊娠期间和分娩时要仔细监测二尖瓣反流孕妇，目前尚无数据支持在妊娠期间使用血管扩张剂，而妊娠本身会引起后负荷明显减轻。

右心瓣膜疾病

妊娠期的先天性或矫治术后的肺动脉瓣狭窄，如果病情严重，很可能在婴儿期或儿童期已接受过治疗。成人中重度先天性肺动脉瓣狭窄很少见，轻度肺动脉瓣狭窄极少在成人期发展为重度狭窄。妊娠期间重度肺动脉瓣狭窄通常由先天性心脏病患者的再狭窄或人工瓣膜功能障碍所致，轻度至中度肺动脉瓣狭窄在妊娠期耐受性良好[64,113]。肺动脉瓣狭窄时采用三尖瓣反流的多普勒射流速度估测右心室收缩压，减去跨肺动脉瓣的压力阶差即为肺动脉压力。

一项 599 例妊娠心脏病的研究中，肺动脉狭窄约占所有患者 10%[41]。58 例妊娠中无不良心脏事件发生，仅有 1 例孕妇的心脏症状恶化，17% 出现新生儿并发症[41]。另一项 2491 例妊娠的回顾性研究中，123 例肺动脉瓣狭窄孕产妇无心脏不良事件的发生[114]。非心脏的并发症较为常见，如妊娠期高血压和早产、胎龄小、宫内生长迟缓等胎儿并发症的发生率高于预期[115]。这些发现尚未在其他研究中得到证实，妊娠期血压升高的机制也不明确。妊娠期三尖瓣狭窄很罕见，已有报道可采用经皮球囊成形术治疗。

妊娠期右心瓣膜反流性病变一般耐受性良好。

由先天性心脏病所致的肺动脉瓣反流，通常多为先前外科手术的后遗症，如法洛四联症的矫治（图 28.12）。法洛四联症矫治术后的患者，母胎并发症发生率通常较低，当伴有右心室功能受损的重度肺动脉瓣反流、左心室功能不全和重度肺动脉高压是母体心脏事件发生的危险因素[116-117]。重度肺动脉瓣反流合并其他危险因素，如双胎妊娠、右心室功能不全，右心梗阻性病变均能增加不良事件发生的风险[118]。

与肺动脉瓣反流相关的母婴并发症的发生率较低，无症状女性在妊娠前多不需要接受预防性瓣膜置换术[118]，三尖瓣下移畸形或曾有心内膜炎病史可以导致三尖瓣反流[41,119]。

人工心脏瓣膜

使用人工心脏瓣膜的患者即使瓣膜功能正常，妊娠的血流动力学改变可使经瓣膜血流速度增加。妊娠期间瓣膜面积保持稳定，妊娠中晚期时人工主动脉瓣峰值和平均压力阶差增加 50%，人工二尖瓣平均压力阶差增加约 35%[93]。妊娠早期的超声心动图检查对于妊娠后期出现症状具有参考价值。

预后

妊娠期人工心脏瓣膜的主要管理问题是机械瓣膜抗凝和生物瓣膜退行性病变的风险。生物瓣或机械瓣膜的孕妇妊娠预后明显比无瓣膜疾病的女性差，大多数系列研究中，产妇死亡率>1%[119-123]。老式机械瓣膜，如球笼瓣，并发症发生率较高，目前孕妇中较少遇见[121-124]。

使用生物瓣膜的女性血栓栓塞或出血并发症较少，可能会出现生物瓣膜功能障碍或心肌功能障碍

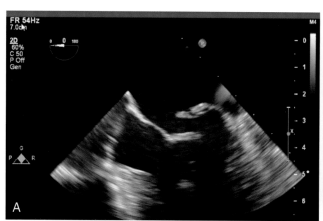
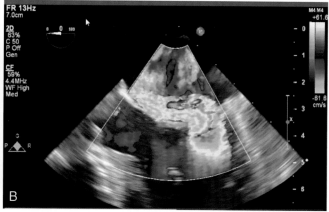

图 28.11　二尖瓣反流。33 岁女性患者，既往有心脏杂音，妊娠 20 周时呼吸困难加重。TTE 显示二尖瓣明显反流，但声窗较差。A.TEE 显示二尖瓣后叶呈连枷样改变。B. 彩色多普勒图像显示严重的偏心性二尖瓣反流

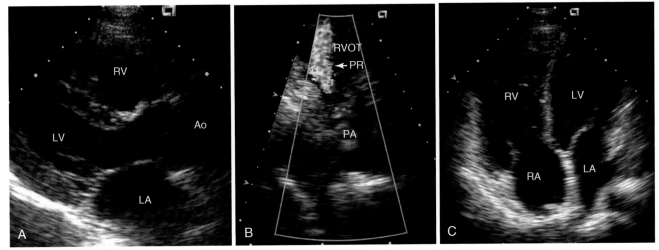

图 28.12　法洛四联症。28 岁女性患者，无症状法洛四联症，妊娠 15 周就诊。3 岁时接受手术修补，关闭室间隔缺损（VSD）和跨瓣右心室流出道补片以缓解肺动脉狭窄。因肺动脉瓣反流和右心室增大长期随访。A. 胸骨旁长轴切面显示主动脉（Ao）、VSD 补片和右心室增大。B. 肺动脉瓣和肺动脉（PA）彩色多普勒图像显示肺动脉瓣反流（PR）。C. 心尖四腔心切面显示右心室增大，收缩功能正常。LA，左心房；LV，左心室；RVOT，右心室流出道

的不良后果[124]。关于妊娠时生物瓣膜影响的数据相互矛盾，一系列研究表明妊娠期间或分娩后生物瓣膜迅速老化[74,122-123,126]，推测妊娠期间高血流量或高钙会导致瓣膜降解[75,121]。亦有研究者认为，新一代生物瓣膜的性能更好，未发现妊娠对瓣膜耐久性的影响[74-76,126-130]。

妊娠是否加速瓣膜退行性变或年轻孕妇瓣膜退行性变相对更快的结论仍有争议。已有报道自体肺动脉移植术（Ross 手术）后的孕妇退行性病变较轻，但经验有限[131-132]。

抗凝治疗

使用人工机械瓣膜的孕妇，妊娠期间必须进行有效的抗凝治疗；寻找对母亲和胎儿均安全有效的方案较为困难，妊娠期选择每一种抗凝药物都会对母体和胎儿有风险。总之，机械瓣膜置换的产妇并发症发生率很高，血栓栓塞的发生率为 2.5%～11%，这取决于使用的抗凝策略和瓣膜类型[123,135-136]。2014 年 AHA/ACC 心脏瓣膜疾病指南推荐的抗凝治疗策略如图所示[75]。

华法林是机械瓣膜抗凝的最有效药物，已经转向在妊娠期鼓励使用华法林。2014 年 AHA/ACC 心脏瓣膜疾病指南和 2011 年 ESC 妊娠期心血管疾病管理指南建议，如果华法林剂量<5 mg/d，则在妊娠前 3 个月继续口服，无论使用的剂量大小，两项指南都支持在妊娠中期和晚期继续使用华法林[52,72]。

妊娠期间应用华法林血栓栓塞性并发症的风险最低[137]。接受华法林治疗的主要风险是流产、胚胎病和胎儿出血以及妊娠早期的致畸性，特别是在妊娠第 6～12 周，其后的任何时候都可能增加胎儿中枢神经系统的异常[138]。抗凝治疗最大的风险是胎儿出血，尤其在分娩时，因此，在妊娠 35 周时应过渡到普通肝素[52,139]。

根据不同数据的文献综述提示华法林所致胚胎疾病的发生率低于 5%～10%[65,121,136,139-142]。一项综述发现华法林胚胎病的发生率为 6.4%[136]，而另一项综述发现活产婴儿中发生率为 7.4%[76]，合理估计为 4%～10%。流产率可能高达 29%[123,137]。

华法林所致的胚胎病似乎呈剂量依赖性，服用>5 mg/d 的孕妇，胎儿并发症发生率为 88%，8% 出现胚胎畸形。相反，每天服用≤5 mg 孕妇中，胎儿并发症发生率为 15%，没有胚胎畸形。随后一项研究发现，与服用较高剂量的孕妇相比，服用华法林<5 mg/d 孕妇，胎儿的不良事件减少 90%。使用 5 mg/d 低剂量华法林，国际标准化比值（INR）达到 1.5～2.0 的主动脉机械瓣患者仍与较高的瓣膜血栓发生率相关[143]。由于华法林存在致畸的风险，在选择抗凝策略时，与患者共商决策至关重要。

口服抗凝的孕妇应改用普通肝素或低分子量肝素。使用低分子量肝素的患者应在分娩前至少 36 h 改用普通肝素，以降低孕产妇出血的风险。如果接受口服抗凝治疗的孕妇需要紧急分娩，产妇出

血的风险很高，剖宫产是防止胎儿颅内出血的首选方法[52]。

低分子量肝素不通过胎盘对胎儿较为安全，使用合理的治疗剂量和精心监测可以提供有效的抗凝作用。根据抗 Xa 峰值水平给予低分子量肝素[144-145]，治疗峰值水平达到 0.7～1.2 U/ml 时的许多情况下也会出现亚治疗性的谷浓度，定期监测非常必要，应由具有低分子量肝素剂量方面专业知识的团队进行剂量的调整[146]。基于体重差异，绝对禁忌使用固定剂量的低分子量肝素[147]。使用低分子量肝素的孕妇中，瓣膜血栓形成的发生率为 4%～9%，最常见的情况是低分子量肝素处方错误或使用不当，绝大多数的瓣膜血栓发生在 Xa 达到治疗水平时的孕妇[148-150]。

肝素治疗的缺点是发生骨质疏松症，症状骨折的风险<2%，骨密度降低的高风险为 33%[150-153]。

要进行肝素抗凝的严密监测，根据监测结果需要经常调整剂量。静脉留置输液管会增加人工瓣膜心内膜炎的风险，皮下给药难以获得稳定的抗凝治疗效果[126,154]，与华法林相比，妊娠期使用普通肝素发生血栓栓塞性相关并发症的风险更高[135]。

目前尚无妊娠期心脏机械瓣膜抗凝方案比较的随机对照试验。丹麦全国性注册研究发现，30 年来，采用不同抗凝方法的孕妇并发症水平相似[155]。一项大型 meta 分析显示，使用华法林的孕妇母体风险最低，使用普通肝素的孕妇母体风险最高[136]。其他队列研究、小病例系列研究或病例报告提供了综述和建议，缺乏质量数据。心脏协会强调在整个妊娠期的频繁监测，达到有效抗凝治疗的重要性。指南讨论了持续有效抗凝的几种治疗选择，提出大多数情况下口服抗凝药获益更大（图 28.13）。

无论采用何种方法，密切监测对维持治疗性抗

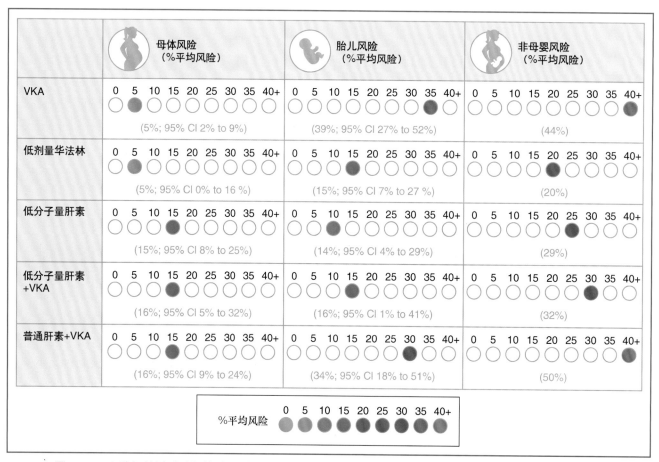

图 28.13　心脏机械瓣膜孕妇接受不同抗凝治疗的风险。通过 meta 分析确定不同抗凝方法的母胎风险。维生素 K 拮抗剂（VKA）治疗的母体风险最低，而低分子量肝素治疗的胎儿风险最低。低剂量华法林在妊娠期间发生孕产妇或胎儿并发症的风险最低，但即使低剂量华法林仍有很大的不良预后风险。CI，置信区间（From Steinberg ZL, Dominguez-Islas CP, Otto CM, et al. Maternal and fetal outcomes of anticoagulation in pregnant women with mechanical heart valves. J Am Coll Cardiol 2017;69:2681-2691.）

凝和避免出血或血栓并发症都至关重要。如果处理不细致，并发症发生率明显增高[121]。通过严格的抗凝治疗和监测方法，可以避免妊娠期间与抗凝和人工瓣膜相关的许多出血和血栓栓塞并发症。

　　妊娠期急性瓣膜血栓形成是一个潜在的灾难性事件。重组组织型纤溶酶原激活剂不通过胎盘，尚不清楚是否导致动物的致畸性[156]。溶栓可引发胎盘出血、早产或胎盘早剥[157]。一组 28 例妊娠期人工瓣膜血栓形成的前瞻性研究中，TEE 指导下低剂量缓慢静脉输注重组组织型纤溶酶原激活剂可使所有病例的血栓完全溶解，仅一例发生分娩后胎盘出血[158]。妊娠期紧急瓣膜置换术有较高的胎儿死亡率，低剂量缓慢静脉输注溶栓剂对血流动力学稳定的瓣膜血栓形成的孕妇是合适的选择。

　　新型口服抗凝剂（如直接凝血酶抑制剂或 Xa 因子抑制剂）目前不建议应用于使用心脏机械瓣膜的患者。

参考文献

扫二维码见参考文献

索 引